北京大学药学专业特色教材

生物药剂学与药物动力学
Biopharmaceutics and Pharmacokinetics
（第3版）

主　编　齐宪荣　周田彦

编　委　（以姓名汉语拼音为序）

　　　　窦桂芳（军事医学研究院辐射医学研究所）
　　　　蒋惠娣（浙江大学药学院）
　　　　焦　正（上海交通大学医学院附属胸科医院）
　　　　刘东阳（北京大学第三医院）
　　　　卢　炜（北京大学药学院）
　　　　吕万良（北京大学药学院）
　　　　齐宪荣（北京大学药学院）
　　　　王坚成（北京大学药学院）
　　　　王学清（北京大学药学院）
　　　　杨　劲（中国药科大学药学院）
　　　　张　烜（北京大学药学院）
　　　　赵　维（山东大学药学院）
　　　　周田彦（北京大学药学院）

北京大学医学出版社

SHENGWUYAOJIXUE YU YAOWUDONGLIXUE

图书在版编目（CIP）数据

生物药剂学与药物动力学 / 齐宪荣，周田彦主编.
—3版. —北京：北京大学医学出版社，2024.9
ISBN 978-7-5659-3161-1

Ⅰ. ①生… Ⅱ. ①齐… ②周… Ⅲ. ①生物药剂学－医学院校－教材 ②药物代谢动力学－医学院校－教材
Ⅳ. ①R945 ②R969.1

中国国家版本馆CIP数据核字（2024）第106530号

生物药剂学与药物动力学（第3版）

主　　编：齐宪荣　周田彦
出版发行：北京大学医学出版社
地　　址：(100191) 北京市海淀区学院路38号 北京大学医学部院内
电　　话：发行部 010-82802230；图书邮购 010-82802495
网　　址：http://www.pumpress.com.cn
E - mail：booksale@bjmu.edu.cn
印　　刷：北京信彩瑞禾印刷厂
经　　销：新华书店
责任编辑：刘云涛　　责任校对：靳新强　　责任印制：李　啸
开　　本：850 mm×1168 mm　1/16　印张：30.25　字数：862千字
版　　次：1997年9月第1版　2024年9月第3版　2024年9月第1次印刷
书　　号：ISBN 978-7-5659-3161-1
定　　价：95.00元
版权所有，违者必究
（凡属质量问题请与本社发行部联系退换）

本书由
　　北京大学医学出版基金资助出版

前 言

生物药剂学与药物动力学是在药理学、生理学、药剂学、生物化学、数学、计算机科学等学科基础之上发展起来的一门交叉学科，着重阐述药物在体内过程和速度规律，以及剂型和给药方式等对药物体内过程和速度规律的影响，是药学领域重要的分支学科。它对于新剂型和新制剂的研究与开发，药品质量评价以及临床合理用药均有着重要的理论支撑与实践指导价值，目前已经得到广泛应用，是药学专业学生必须掌握的学科之一。

本书第1版、第2版分别于1997年和2004年出版，得到广大读者的厚爱。为了适应学科发展和药学专业长学制学生的需要，编者在第2版的基础上进行了适当的结构调整和内容增减。在生物药剂学部分，本书涵盖了药物在体内吸收、分布、代谢、排泄相关的基础知识和最新研究进展，加强了新兴的纳米药物、生物技术药物的研究和应用内容，丰富了药物的膜转运相关的知识和研究进展；在药物动力学部分，除了介绍传统的基于个体的药物动力学（药动学）理论体系之外，本书加强了基于群体的药动学、药效学以及两者的联合模型介绍，新增了蛋白多肽类药物、儿童用药药动学及同位素示踪法在药动学研究中的应用，强调了相关知识在生物等效性研究、新药临床研发等领域的应用，体现了"模型引导的药物研发"和"模型引导的精准用药"的核心知识体系。

本书分为两篇。第一篇为生物药剂学，共六章，包括概述、药物的膜转运、药物吸收、药物分布、药物代谢和药物-药物相互作用、药物排泄。阐明药物吸收、分布、代谢、排泄的基本规律，讨论机体的生物因素、药物剂型因素以及给药途径对药物疗效和安全性之间的关系。第二篇为药物动力学，共十五章，前九章主要介绍传统药物动力学中的相关知识，包括概述、隔室模型、非线性动力学、统计矩模型、生物利用度和生物等效性、生理药物动力学模型；后六章介绍近年来药动学的主要进展及其应用，包括群体药动学、药动学/药效学模型、新药临床药动学、儿童用药的药动学、蛋白多肽类药物的药动学以及同位素示踪法在药物动力学研究中的应用。

本书突出了本学科的基本理论、基本知识和研究方法，特点为理论结合实际，加强了应用环节，反映了生物药剂学与药物动力学新的进展与发展趋势，内容较为丰富、全面、系统。本书可用作医药院校教材和相关药学工作者的参考资料。

由于编者水平与经验所限，不足之处在所难免，敬请读者和专业工作者批评指正。

编者
2024年4月

目　　录

第一篇　生物药剂学
Biopharmaceutics

第 1 章　生物药剂学概述
Overview of Biopharmaceutics … 2

第一节　生物药剂学的概念 Overview of Biopharmaceutics … 2

一、生物药剂学的定义 Definition of biopharmaceutics … 2

二、生物药剂学研究的剂型因素 Dosage form factors for biopharmaceutical studies … 2

三、生物药剂学研究的生物因素 Biological factors for biopharmaceutical studies … 2

四、剂型与生物因素对药效的影响 Influences of dosage form and biological factors on drug efficacy … 3

第二节　生物药剂学的研究进展 Advances in biopharmaceutics … 3

一、生物药剂学发展简史 Brief history of biopharmaceutics … 3

二、生物药剂学的研究内容 Research contents in biopharmaceutics … 3

三、药物及其制剂的体内过程总览 Overview of in vivo processes of drugs and preparations … 4

四、生物药剂学与相关学科的关联性 The relationship between biopharmaceutics and related disciplines … 5

五、生物药剂学研究的意义 The significance of biopharmaceutical research … 6

第三节　生物药剂学的实验设计 Experimental design of biopharmaceutics … 7

一、生物药剂学研究的基本实验方法 Basic experimental methods for biopharmaceutical studies … 7

二、生物药剂学研究的实验对象 Subjects for biopharmaceutical studies … 7

第 2 章　药物的膜转运
Membrane Transport of Drug … 9

第一节　细胞膜的结构与特点 Structure and characteristics of cell membrane … 9

第二节　上皮细胞的结构与特点 Structure and characteristics of epithelial cells … 10

一、上皮细胞层 Epithelium … 11

二、黏液层 Mucus layer … 12

第三节　内皮细胞的结构与特点 Structure and characteristics of endothelial cells … 13

第四节　药物膜转运机制 Membrane transport mechanism of drug … 14

一、被动扩散 Passive diffusion … 14

二、主动转运 Active transport … 15

三、促进扩散 Facilitated diffusion … 16

四、膜动转运 Membrane-mobile transport … 16

第五节　药物转运体 Drug transporters … 19

一、药物转运体概述 Introduction of drug transporters … 19

二、药物转运体分类 Classfication of drug transporters ⋯⋯ 20

三、重要组织的药物转运体 Drug transporters in important tissues ⋯⋯ 32

第3章 药物吸收 Absorption of Drugs ⋯⋯ 39

第一节 口服药物吸收 Drug absorption via oral administration ⋯⋯ 39

一、胃肠道的构造与功能 Structure and function of gastrointestinal tract ⋯⋯ 39

二、影响口服药物吸收的因素 Factors affecting oral drug absorption ⋯⋯ 40

三、口服药物吸收的研究方法 Methods for oral drug absorption study ⋯ 47

第二节 其他腔道黏膜部位用药物的吸收 Drug absorption via other lumen mucosa ⋯⋯ 51

一、口腔用药物的吸收 Drug absorption from buccal mucosa ⋯⋯ 51

二、鼻腔用药物的吸收 Drug absorption from nasal mucosa ⋯⋯ 53

三、肺部用药物的吸收 Drug absorption from pulmonary location ⋯⋯ 56

四、直肠用药物的吸收 Drug absorption from rectal mucosa ⋯⋯ 59

五、阴道用药物的吸收 Drug absorption from vagina ⋯⋯ 62

第三节 眼部用药物的吸收 Drug absorption via eyes ⋯⋯ 64

一、眼的结构与生理 Structure and physiology of eyes ⋯⋯ 64

二、眼部用药物吸收途径 Drug absorption routes via eyes ⋯⋯ 66

三、影响眼部用药物吸收的因素 Factors affecting drug absorption via eyes ⋯⋯ 66

四、眼部用药物吸收的研究方法 Methods for drug absorption study via eyes ⋯⋯ 69

第四节 注射部位的药物吸收 Drug absorption from injection sites ⋯⋯ 70

一、注射部位与吸收途径 Injection sites and absorption route ⋯⋯ 70

二、影响注射部位药物吸收的因素 Factors affecting the drug absorption from injection sites ⋯⋯ 71

第五节 皮肤用药物的吸收 Drug absorption via skin ⋯⋯ 73

一、皮肤的结构与药物的转运 Structure of skin and drug transport ⋯⋯ 73

二、影响药物经皮渗透的因素 Factors affecting transdermal penetration of drugs ⋯⋯ 75

三、经皮药物吸收的研究方法 Methods for transdermal drug absorption study ⋯⋯ 76

第六节 纳米给药系统的口服吸收 Oral absorption of nanodrug delivery system ⋯⋯ 77

一、纳米给药系统简介 Introduction of nanodrug delivery system ⋯⋯ 77

二、纳米给药系统在胃肠道中的跨膜转运机制 Transmembrane transport mechanism of nanodrug delivery system in gastrointestinal tract ⋯⋯ 78

三、影响纳米给药系统跨膜转运的因素 Factors affecting transmembrane transport of nanodrug delivery system ⋯⋯ 80

四、纳米给药系统跨膜转运途径与机制的研究方法 Research methods for transmembrane transport pathways and mechanisms of nanodrug delivery system ⋯⋯ 82

五、纳米给药系统增加药物口服吸收的机制 Mechanisms of nanodrug delivery system increasing oral drug absorption ·········· 84

第4章 药物分布
Distribution of Drug ········ 87

第一节 组织分布
Drug distribution in tissue ······ 88
一、组织分布的过程 Process of drug distribution in tissue ·········· 88
二、表观分布容积 Apparent volume of distribution ·········· 89
三、影响药物组织分布的主要因素 Factors influencing drug distribution in tissue ·········· 89

第二节 淋巴系统转运
Transport via lymphatic system ·········· 93
一、淋巴系统的构造 Structure of lymphatic system ·········· 93
二、药物从血液向淋巴系统的转运 Drug transport from blood to lymphatic system ·········· 93
三、药物从组织间隙向淋巴系统的转运 Drug transport from tissue interstitial space to lymphatic system ······ 94
四、药物从消化道向淋巴系统的转运 Drug transport from gastrointestinal tract to lymphatic circulation ·········· 94

第三节 脑内转运
Drug transport to brain ······ 94

第四节 胎内转运
Drug transport to foetus ······ 95

第五节 纳米给药系统的分布及靶向化
Distribution and targeting of nanodrug delivery system ·········· 96
一、药物靶向递送系统 Targeting drug delivery system ·········· 97
二、纳米制剂与蛋白冠 Nanopreparation and protein corona ·········· 98
三、纳米制剂举例 Examples of nanopreparation ·········· 99

第5章 药物代谢和药物-药物相互作用
Drug Metabolism and Drug-drug Interaction ·········· 101

第一节 概述
Introduction ·········· 101

第二节 药物代谢与药物的药理毒理活性
Drug metabolism and pharmacological/toxicological effects ·········· 103
一、代谢失活 Metabolic inactivation ·········· 103
二、代谢激活 Metabolic activation ·········· 103
三、生成活性更强或成药性更佳的化合物 Produce more active or better druggability compounds ·········· 103
四、生成的代谢物活性改变 Produce the metabolites with altered activities ·········· 104
五、生成毒性代谢物 Produce toxic metabolites ·········· 104

第三节 Ⅰ相代谢和代谢酶
Phase Ⅰ metabolism and metabolic enzymes ·········· 105
一、氧化反应和氧化酶 Oxidation and oxidases ·········· 105
二、还原代谢和还原酶 Reductive metabolism and reductases ······ 111
三、水解反应和水解酶 Hydrolysis and hydrolases ·········· 112

第四节 Ⅱ相代谢和代谢酶
Phase Ⅱ metabolism and metabolic enzymes ·········· 113
一、Ⅱ相代谢 Phase Ⅱ metabolism ·········· 113
二、Ⅱ相代谢酶 Phase Ⅱ metabolic enzymes ·········· 114

第五节 影响药物代谢和转运的因素
Factors affecting drug metabolism and transport ·········· 118
一、生理因素 Physiologic factors ·········· 118
二、病理因素 Pathological

factors ………………… 120
　　三、体外因素 In vitro factors …… 122
　第六节　代谢性药物-药物相互作用
　　　　　Metabolic drug-drug
　　　　　interactions ……………… 122
　　一、概述 Introduction ………… 122
　　二、基于药物代谢酶的药物相互作用
　　　　Drug metabolic enzyme mediated
　　　　drug interactions ………… 123
　　三、转运体介导的药物相互作用
　　　　Transporter-mediated drug
　　　　interactions ……………… 125
　第七节　药物代谢和转运研究方法
　　　　　Approaches to study drug
　　　　　metabolism and transport …… 127
　　一、药物代谢研究方法 Approaches to
　　　　study drug metabolism ……… 128
　　二、药物转运研究方法 Approaches to
　　　　study drug transport ………… 132

第6章　药物排泄
　　　　Excretion of Drug …………… 137
　第一节　肾排泄
　　　　　Renal excretion …………… 137
　　一、肾的结构与基本功能 Renal
　　　　structure and basic function … 137
　　二、药物的肾排泄机制 Mechanism of
　　　　drug renal excretion ………… 139
　　三、肾疾病时药物的肾排泄 Drug
　　　　renal excretion of kidney
　　　　disease …………………… 141
　　四、药物的肾毒性 Nephrotoxicity of
　　　　drug ……………………… 141
　第二节　胆汁排泄
　　　　　Biliary excretion …………… 141
　　一、胆汁的形成和排泄 Formation
　　　　and excretion of bile ………… 141
　　二、药物的胆汁排泄 Drug excretion
　　　　via bile …………………… 142
　　三、影响胆汁排泄的因素 Factors
　　　　affecting biliary excretion …… 142
　　四、肠肝循环 Enterohepatic
　　　　circulation ………………… 143
　第三节　其他排泄途径
　　　　　Other excretion pathways …… 143
　　一、药物从乳汁排泄 Drug excretion
　　　　via milking ………………… 143
　　二、药物从唾液排除 Drug excretion
　　　　via saliva ………………… 144
　　三、药物经呼吸或出汗排除 Drug
　　　　excretion via respiration or
　　　　sweating …………………… 144

第二篇　药物动力学
Pharmacokinetics

第7章　药物动力学概述
　　　　Overview of Pharmacokinetics … 146
　　一、药物动力学的定义与发展过程
　　　　Definition and history of
　　　　pharmacokinetics …………… 146
　　二、药物动力学研究的目的与内容
　　　　Purposes and contents of
　　　　pharmacokinetic studies …… 148

第8章　一室模型
　　　　One-Compartment Model …… 150
　第一节　静脉注射
　　　　　Intravenous injection ……… 150
　　一、模型的建立,血药浓度与时间的
　　　　关系 Establishment of model,
　　　　relationship between plasma
　　　　drug concentration and time …… 150
　　二、药物动力学参数的估算
　　　　Estimation of pharmacokinetic
　　　　parameters ………………… 151
　第二节　消除速率常数、半衰期和表观分布
　　　　　容积
　　　　　Elimination rate constant, half
　　　　　life and apparent volume of
　　　　　distribution ……………… 153
　　一、消除速率常数 Elimination rate

  constant ················· 153
 二、生物半衰期 Biological half
  life ···················· 154
 三、表观分布容积 Apparent volume
  of distribution ············ 156
第三节 静脉注射,尿排泄数据和清除率
   Intravenous injection,urinary
   excretion data and
   clearance ················ 158
 一、静脉注射,尿排泄数据
  Intravenous injection,urinary
  excretion data ············ 158
 二、清除率 Clearance ············ 160
第四节 血中代谢物浓度
   Metabolite concentration in
   plasma ················ 165
 一、血中代谢物浓度与时间的关系
  Relationship between plasma
  metabolite concentration and
  time ··················· 165
 二、当 $k_m>k$ 的情况 In the case of
  $k_m>k$ ················· 165
 三、当 $k>k_m$ 的情况 In the case of
  $k>k_m$ ················· 166
第五节 静脉输注
   Intravenous infusion ······· 167
 一、模型的建立,血药浓度与时间的
  关系 Establishment of model,
  relationship between plasma
  drug concentration and time ····· 167
 二、稳态血药浓度 Steady-state
  plasma drug concentration ······ 167
 三、达稳分数所需时间 The time
  required to reach fraction of
  steady-state ··············· 168
 四、终止静脉输注后估算消除速率常数
  与表观分布容积 Estimation of
  elimination rate constant and
  apparent volume of distribution
  after stopping intravenous
  infusion ················· 168
 五、未达稳态前停止输液 Infusion is
  terminated prior to the attainment

  of a steady-state plasma drug
  concentration ············· 169
 六、快速静脉注射同时静脉输液
  Rapid intravenous injection
  simultaneous with intravenous
  infusion ················· 169
第六节 血管外给药
   Extravascular administration ··· 170
 一、模型的建立,血药浓度与时间的
  关系 Establishment of the model,
  relationship between plasma
  drug concentration and time ······ 170
 二、药物动力学参数的估算
  Estimation of pharmacokinetic
  parameters ··············· 171
 三、吸收速率常数、吸收半衰期、
  吸收分数、滞后时间 Absorption
  rate constant,absorption
  half-life,absorption fraction
  and lag time ··············· 175
 四、尿药浓度数据 Urinary drug
  concentration data ·········· 176

第9章 多室模型,模型的判断
  Multicompartment Model,
  Model Identification ········ 181
第一节 二室模型,静脉注射
   Two-compartment model,
   intravenous injection ········ 182
 一、静脉注射,血药浓度 Intravenous
  injection,plasma drug
  concentration ············· 182
 二、尿药浓度数据 Urinary drug
  concentration data ·········· 186
第二节 二室模型,静脉输注
   Two-compartment model,
   intravenous infusion ········ 187
 一、模型的建立,血药浓度与时间的
  关系 Establishment of model,
  relationship between plasma drug
  concentration and time ········ 187
 二、输注期间血药浓度与时间的关系
  The relationship between plasma

concentration and time during infusion …… 187

三、静脉输注停止后血药浓度与时间的关系 Relationship between plasma concentration and time after intravenous infusion is stopped …… 188

第三节 二室模型,血管外给药与一级吸收 Two-compartment model, extravascular administration with first order absorption …… 190

一、模型的建立,血药浓度与时间的关系 Establishment of model, relationship between plasma concentration and time …… 190

二、药物动力学参数的估算 Estimation of pharmacokinetic parameters …… 190

第四节 三室模型,静脉注射 Three-compartment model, intravenous injection …… 194

一、模型的建立,血药浓度与时间的关系 Establishment of model, relationship between plasma concentration and time …… 194

二、药物动力学参数的估算 Estimation of pharmacokinetic parameters …… 194

第五节 模型的判断 Identification of model …… 195

一、图解判断 Graphical identification …… 196

二、用加权离差平方和判断 Judging by the weighted sum of squared deviations …… 197

三、AIC 判断法 Judging by Akaike's information criterion …… 197

第 10 章 多剂量给药 Multiple-Dosage Regimen …… 199

第一节 一室模型,多剂量给药 One-compartment model, multiple-dosage regimen …… 199

一、多剂量函数 Multiple-dosage function …… 199

二、血药浓度与时间的关系 Relationship between plasma drug concentration and time …… 200

三、稳态血药浓度 Steady-state plasma drug concentration …… 201

四、平均稳态血药浓度 Average steady-state plasma drug concentration …… 202

五、用叠加原理预估多剂量给药后的血药浓度 Prediction of the plasma drug concentration after multiple dose administration using principle of superposition …… 204

第二节 体内药物蓄积、达稳分数所需时间、负荷剂量与维持剂量、血药浓度波动程度 Drug accumulation in the body, the time required to reach a fraction of steady-state, loading dose and maintenance dose, and fluctuation degree of plasma drug concentration …… 204

一、体内药量蓄积 Drug accumulation in the body …… 204

二、达稳分数所需时间 The time required to reach a fraction of steady-state …… 205

三、负荷剂量与维持剂量 Loading dose and maintenance dose …… 206

四、血药浓度波动程度 Fluctuation degree of plasma drug concentration …… 207

第三节 二室模型,多剂量给药 Two-compartment model, multiple-dosage regimen …… 208

一、血药浓度与时间的关系 Relationship between plasma

drug concentration and time 208
二、负荷剂量 Loading dose 208

第11章 非线性药物动力学
Nonlinear Pharmacokinetics 210

第一节 概述
Introduction 210
一、非线性药物动力学的概念 Concept of nonlinear pharmacokinetics ... 210
二、非线性药物动力学的特点 Characteristics of nonlinear pharmacokinetics 211
三、非线性药物动力学的识别 Identification of nonlinear pharmacokinetics 212

第二节 非线性药物动力学方程及其参数的求算
Nonlinear pharmacokinetic equations and calculation of pharmacokinetic parameters 213
一、Michaelis-Menten 方程 Michaelis-Menten equation ... 213
二、药物浓度与时间的关系及药物动力学参数的计算 Relationship between drug concentration and time and the calculation of pharmacokinetic parameters ... 215
三、非线性药物动力学参数(k_m 与 V_m)的求算与解释 Calculation and interpretation of nonlinear pharmacokinetic parameters (k_m and V_m) 216

第三节 非线性药物动力学的主要原因
The main reasons for nonlinear pharmacokinetics 217
一、非线性吸收 Nonlinear absorption 218
二、非线性分布 Nonlinear distribution 219
三、非线性代谢 Nonlinear metabolism 221
四、非线性排泄 Nonlinear excretion 222

第四节 靶点介导的药物处置
Target-mediated drug disposition 223
一、定义和特征 Definition and characteristics 223
二、大分子化合物 Macro-molecular compounds 224
三、小分子化合物 Small-molecule compounds 225

第12章 统计矩方法在药物研究中的应用
Application of Statistical Moment in Pharmaceutical Studies 228

第一节 统计矩的原理
Statistical moment theory 228
一、零阶矩 Zero moment 229
二、一阶矩 First moment 229
三、二阶矩 Second moment 230
四、平均驻留时间的原理 The principle of mean residence time 230

第二节 半衰期、清除率和稳态分布容积
Half life, clearance and steady-state volume of distribution 232
一、半衰期 Half life 232
二、清除率 Clearance 232
三、稳态分布容积 Steady-state volume of distribution 233

第三节 生物利用度、平均稳态血药浓度、达稳时间的预测、吸收动力学与代谢分数
Bioavailability, average steady-state plasma drug concentration, prediction of time required to reach steady state, absorption pharmacokinetics, and fraction of metabolism 235
一、生物利用度 Bioavailability 235
二、平均稳态血药浓度 Average steady-state plasma drug concentration 236

三、达稳时间的预测 Prediction of time required to reach steady state ……………… 236

四、吸收动力学 Absorption pharmacokinetics ……………… 236

五、代谢分数 Fraction of metabolism ……………… 237

第四节 统计矩原理在药物剂型研究中的应用 Application of statistical moment theory in pharmaceutical dosage form studies ……………… 237

一、MRT、F 与 F_r MRT、F and F_r ……………… 238

二、平均吸收时间 (MAT) Mean absorption time (MAT) ……… 238

三、平均溶出时间与平均崩解时间的计算 Calculation of mean dissolution time and mean disintegration time ……………… 239

四、统计矩方法的药物动力学计算结果 The pharmacokinetic calculation results of statistical moment method ……………… 240

五、在缺乏静脉注射数据时统计矩参数的计算 Calculation of statistical moment parameters in the absence of intravenous injection data ……………… 240

第五节 统计矩方法与隔室模型的比较 Comparison of statistical moment method and compartment model ……… 242

第 13 章 生物利用度和生物等效性 Bioavailability and Bioequivalence ……………… 244

第一节 概述 Introduction ……………… 244

一、生物利用度和生物等效性的定义 Definition of bioavailability and bioequivalence ……………… 244

二、生物等效性评价和临床比较研究的关系 The relationship between bioequivalence evaluation and clinical comparative study ……………… 246

三、生物利用度研究和生物等效性评价的主要参数 Main parameters of bioavailability study and bioequivalence evaluation …… 247

四、影响生物利用度的因素 Factors influencing bioavailability …… 248

第二节 生物利用度及生物等效性试验原则和研究方法 Principles and research methods of bioavailability and bioequivalence testing …… 249

一、生物等效性临床试验流程 Bioequivalence clinical trial process ……………… 249

二、基本要求 Basic requirements … 251

第三节 生物等效性评价的统计学方法 Statistical methods for bioequivalence evaluation … 257

一、生物等效性评价方法 Bioequivalence evaluation method ……………… 258

二、群体等效性和个体等效性简介 Introduction of population bioequivalence and individual bioequivalence ……………… 266

第 14 章 生理药物动力学 Physiologically-Based Pharmacokinetics ……………… 269

第一节 生理药物动力学定义与发展历史 Definition and development history of physiologically-based pharmacokinetics ……………… 269

第二节 生理药物动力学模型的基本原理与基本模型结构 Basic principles and basic model structure of physiologically-based pharmacokinetics model …… 270

一、内在清除率、抽提率及混合良好模型 Intrinsic clearance, extraction ratio, and well-stirred model ………………… 270

二、异速放大方法 Allometric scaling method ………………… 272

三、体外体内外推方法 In vitro-in vivo extrapolation method ………… 274

四、生理药物动力学基本模型结构与重要参数 Basic model structure and important parameters of physiologically-based pharmacokinetics ………… 276

五、生理药物动力学建模与模拟基本步骤 Physiologically-based pharmacokinetics modeling and simulation basic steps ………… 279

第三节 复杂情况下的生理药物动力学模型 Physiologically-based pharmacokinetics model in complex situations ………… 281

一、渗透限速模型 Permeability-limited model ………… 281

二、分布过程的生理药物动力学模型 Physiologically-based pharmacokinetics model of distribution process ………… 281

三、吸收过程的生理药物动力学模型 Physiologically-based pharmacokinetics model of absorption process ………… 282

第四节 生理药物动力学模型的应用 Physiologically-based pharmacokinetics model application ………… 283

一、生理药物动力学模型在药物相互作用研究中的应用 Application of physiologically-based pharmacokinetics model in drug-drug interaction ………… 283

二、生理药物动力学在特定人群临床研究中的应用 Application of physiologically-based pharmacokinetics model in specific population ………… 285

第五节 生理药物动力学模型研究的挑战与展望 Challenges and perspectives of physiologically-based pharmacokinetics model studies ………… 286

一、生理药物动力学模型软件 Physiologically-based pharmacokinetics modeling software ………… 286

二、生理药物动力学模型系统参数获取 Acquirement for system parameters of physiologically-based pharmacokinetics model ………… 287

三、生理药物动力学模型未来研究潜在热点 Perspectives on the future research of physiologically-based pharmacokinetics model ………… 288

第15章 群体药物动力学 Population Pharmacokinetics … 290

第一节 概述 Introduction ………………… 290

一、研究群体药物动力学的目的 The purpose of population pharmacokinetic studies ……… 290

二、群体药物动力学的特点 Characteristics of population pharmacokinetics ………… 291

第二节 群体药物动力学基本原理 Fundamentals of population pharmacokinetics ………… 291

一、传统药物动力学中常用拟合方法的原理 Principles of fitting methods used in ordinary pharmacokinetics ………… 292

二、影响观测结果的误差因素 Error factors affecting observation results ………… 292

三、群体药物动力学的研究方法 Research methods of population pharmacokinetics …… 296

第三节 群体药物动力学的模型化过程 Modeling process of population pharmacokinetics …… 300

一、结构模型的建立 Establishment of structural model …… 300

二、群体模型的建立和优化 Establishment and optimization of population model …… 305

三、模型的验证 Model validation …… 307

第四节 群体药物动力学的应用 Application of population pharmacokinetics …… 310

一、模型模拟 Model simulation …… 310

二、群体药物动力学应用实例 Population pharmacokinetic application example …… 311

第16章 药物动力学/药效动力学模型 Pharmacokinetic/Pharmacodynamic Models …… 329

第一节 概述 Introduction …… 330

一、药物动力学/药效动力学模型的定义及沿革 Definition and history of pharmacokinetic/pharmacodynamic models …… 330

二、药效动力学的基本原理 The basic principles of pharmacodynamics …… 331

三、血药浓度与药物效应间的关系 The relationship between plasma drug concentration and pharmacological effects …… 336

第二节 PK/PD模型的建立及其特点 The establishment and characteristics of various PK/PD models …… 338

一、生物相分布模型 Biophase distribution model …… 339

二、间接效应模型 Indirect response model …… 341

三、传导隔室模型 The transit compartment model …… 345

四、其他 PK/PD 模型 PK/PD models of other types …… 348

五、PK/PD模型研究中的注意事项 Caveats for PK/PD models studies …… 352

第三节 疾病进展模型 Disease progression models …… 352

一、疾病进展模型的定义及背景 The definition and background of disease progression models …… 352

二、疾病进展模型的建立 Establishment of disease progression models …… 353

第四节 PK/PD模型在新药研发和临床实践中的应用 Applications of PK/PD models in innovation drug development and clinical practice …… 355

第17章 药物动力学在临床中的应用 Clinical Application of Pharmacokinetics …… 362

第一节 概述 Introduction …… 362

一、临床药物动力学和给药方案设计 Clinical pharmacokinetics and design of dosing regimens …… 362

二、给药方案的个体化 Individualization of dosing regimens …… 362

第二节 个体化给药方案设计的基本原则 Basic principles for the design of individualized dosing regimens …… 363

一、基础理论 Basic theory …… 363

二、常用方法 Common methods …… 366

三、影响因素 Influential factors …… 367

第三节 个体化给药方案的设计和调整 Design and adjustment of individualized dosing regimens …… 369

一、初始给药方案 Initial dosing regimens ………… 369
二、调整给药方案 Adjusted dosing regimens ………… 372
三、用药依从性 Medication adherence ………… 375

第18章 新药临床药物动力学 New Drug Clinical Pharmacokinetics ………… 379

第一节 新药临床药物动力学研究的概念及主要类型 Concepts and main types of new drug clinical pharmacokinetic study …… 379

第二节 新药临床药物动力学研究的主要内容 Primary contents for new drug clinical pharmacokinetic study ………… 380

一、首次人体试验 First-in-human (FIH) trial ………… 380
二、多次给药的剂量递增试验 Multiple ascending dose (MAD) trial ………… 382
三、食物影响试验 Food effect (FE) trial ………… 383
四、代谢产物与排泄研究 Metabolite and excretion study ………… 383
五、药物相互作用研究 Drug-drug interaction (DDI) study ………… 384
六、特定人群研究 Specific population study ………… 386
七、临床药效学研究 Clinical pharmacodynamic study ………… 386
八、安全性研究 Safety study …… 388

第三节 新药临床药物动力学的试验设计与研究方法 Design and research methods of new drug clinical pharmacokinetic trial ………… 389

一、受试者 Subject ………… 389
二、样本量 Sample size ………… 390
三、给药方案 Dosing regiments … 390
四、样本采集 Sample collection … 391
五、药物浓度的生物分析方法 Bioassay methods concentration ………… 392
六、药物动力学分析方法 Pharmacokinetic analysis methods ………… 393
七、药效动力学分析方法 Pharmacodynamic analysis methods ………… 394
八、安全性数据的分析方法 Safety data analysis methods ………… 394
九、暴露量-效应分析 Exposure-response analysis … 396

第四节 新药临床药物动力学研究结果的解读 Interpretation of new drug clinical pharmacokinetic research results ………… 398

一、临床药物动力学的变异及其来源 The variabilities in clinical pharmacokinetics and their sources ………… 398
二、新药临床研发的关键环节及其挑战 Milestones and challenges for new drug clinical development ………… 400

第19章 儿童用药的药物动力学 Pharmacokinetics of Children's Medication ………… 403

第一节 儿童及新生儿的药物动力学特点 Pharmacokinetic characteristics of children and neonates … 403

一、儿童的药物动力学 Pharmacokinetics in children ………… 403
二、新生儿的药物动力学 Pharmacokinetics in neonates ………… 404

第二节 基于模型的儿童药物动力学研究 Model-based pharmacokinetic study of children … 405

一、概述 Introduction ………… 405

二、成人药物动力学数据外推至儿科人群 Extrapolation of pharmacokinetic data from adults to pediatric patients …… 406

三、真实世界证据支持儿童药物临床试验 Real-world evidence supports clinical trials of drugs in children …………………… 408

第三节 药物动力学研究在儿童个体化治疗中的应用 Application of pharmacokinetic study in individualized treatment of children ……… 410

一、儿童药物治疗中存在的问题 Problems of drug treatment in children …………………… 410

二、免疫抑制剂他克莫司在儿童器官移植患者治疗中的应用 Application of immunosuppressant (tacrolimus) in the treatment of pediatric patients with organ transplantation …………… 410

三、万古霉素在新生儿败血症治疗中的应用 Application of vancomycin in the treatment of neonatal sepsis …………… 413

四、阿奇霉素在儿科患者社区获得性肺炎治疗中的应用 Application of azithromycin in the treatment of pediatric patients with community-acquired pneumonia …………… 414

五、布洛芬在儿科患者解热和镇痛治疗中的应用 Application of ibuprofen in the treatment of pediatric patients with antipyretic and analgesic …… 414

第20章 蛋白多肽类药物动力学 Pharmacokinetics of Proteins and Peptides ……… 416

第一节 概述 Introduction ………… 416

一、治疗用生物制品的分类及结构特征 Classification and structural characteristics of therapeutic biological products …………… 417

二、预防用生物制品 Prophylatic biological products …………… 420

三、生物制品的发展趋势 The development trend of biological products …………… 420

第二节 蛋白多肽类药物的结构特征与药物动力学特点 Structural and pharmacokinetic characteristics of protein and peptide drugs …………… 421

一、结构特征与性质 Structural characteristics and properties …… 421

二、药物动力学特点 Pharmacokinetic characteristics …………… 423

第三节 蛋白多肽类药物的生物分析方法 The bioanalysis methods for proteins and peptides ……… 429

一、同位素示踪法 Isotope tracer method …………… 429

二、免疫测定法 Immunoassay …… 429

三、生物检定法 Bioassay ……… 432

四、色谱和质谱法 Chromatography and mass spectrometry …… 432

五、电泳法 Electrophoresis, EP … 432

六、活体成像技术 Living animal imaging technology …………… 432

七、新型分析技术 Modern analytic techniques …………… 433

第四节 蛋白多肽类药物动力学研究实验设计要点 Key points of experiment design for proteins and peptides pharmacokinetic studies …… 435

一、实验设计的一般原则 General principles of experimental design …………… 435

二、生物样品测定方法的选择 Selection of determination methods for biological

samples ……………… 435
三、代谢转化研究设计 Design of metabolic transformation research ……………… 436
四、展望 Prospect ……………… 436

第21章 同位素示踪法在药物动力学研究中的应用
Application of Isotope Tracer Method in Pharmacokinetic Study ……………… 438

第一节 概述
Introduction ……………… 438

第二节 核素、标记化合物的基本概念
Basic concepts of nuclides and labeled compounds ……… 439

一、核素、同位素、同质异能素 Nuclide, isotope and isomer ……… 439

二、标记 Label ……………… 441

第三节 药物动力学研究中的放射性测量
Radioactivity measurement in pharmacokinetic study ……… 443

一、绝对测量和相对测量 Absolute counting and relative counting …… 443

二、放射性测量的分类 Classifications of radioactivity measurements …… 444

三、放射性测量统计误差 Statistical error of radioactivity measurement ……………… 445

四、放射性测量常用的设备 Equipment commonly used in radioactivity measurement …… 446

第四节 药物动力学研究中同位素示踪物的选择
Selection of isotopic tracer in pharmacokinetic study …… 448

一、同位素标记方法 Isotopic labeling methods ……………… 448

二、标记化合物的性质及质量控制 Properties and quality control of labeled compounds ……………… 449

第五节 放射标记技术在药物动力学研究中的应用
Application of radiolabeling technique in pharmacokinetic study ……………… 451

一、应用核技术研究药物的吸收、分布及排泄 Application of nuclear technology to study the absorption, distribution and excretion of drugs ……………… 451

二、用核素标记方法进行新药研究设计要点 Key points of research and design of new drugs by nuclide labeling method ……… 453

三、辐射防护 Radiation protection …… 454

中英文专业词汇对照索引 ……………… 456

第一篇

生物药剂学
Biopharmaceutics

第 1 章 生物药剂学概述
Overview of Biopharmaceutics

本章要求：
1. 掌握生物药剂学的定义与研究内容。
2. 熟悉剂型因素及生物因素分别包括的内容。
3. 了解目前生物药剂学研究的意义和主要进展。

第一节 生物药剂学的概念
Concept of biopharmaceutics

一、生物药剂学的定义 Definition of biopharmaceutics

生物药剂学是研究药物及其剂型在体内的吸收、分布、代谢和排泄过程，阐明药物的剂型因素、生物因素与药效之间相互关系的一门学科。

药物从用药部位进入体循环的过程称为吸收（absorption）。药物吸收后，通过细胞膜屏障向各组织、器官或者体液进行转运的过程称为分布（distribution）。药物在体内受酶系统或者肠道菌群的作用而发生结构转化的过程称为生物转化（biotransformation）或代谢（metabolism）。药物以原型或者代谢产物的形式排出体外的过程称为排泄（excretion）。其中，吸收、分布和排泄没有结构变化，只有部位改变，被称为转运（transport）。而代谢和排泄过程反映药物从循环中的消失，统称为消除（elimination）。另外常把分布、代谢和排泄过程统称为处置（disposition）。

二、生物药剂学研究的剂型因素 Dosage form factors for biopharmaceutical studies

在生物药剂学的研究中，剂型因素是一个广义的概念，主要包括如下几个方面：
(1) 药物的化学性质（如酸、碱、盐、酯、络合物、前体药物等）；
(2) 药物的物理性质（如粒径、溶出速率、晶型、晶癖等）；
(3) 处方中赋形剂的性质与用量；
(4) 药物的剂型及用法；
(5) 处方中药物的配伍及药物在体内相互作用；
(6) 制剂的工艺过程，包括操作条件等。

三、生物药剂学研究的生物因素 Biological factors for biopharmaceutical studies

关于用药对象的生物因素，主要包括：
(1) 种族差异： 指不同种的生物体（如鼠、兔、猫、犬、人等）之间的差异；相同生物体

（如人）在不同地理区域、生活习惯等条件下形成的差异（如人种、肤色等）。

（2）**性别差异**：指动物的雌雄，人的性别差异。

（3）**年龄差异**：从年龄上一般可分婴幼期、青年期、壮年期以及老年期几个阶段，其中尤应注意婴幼期以及老年期的生物体，在药物的吸收、分布、代谢、排泄方面均与青、壮年期的情况有较大差异。

（4）**生理病理条件的差异**：主要指健康体质与患病体质的不同，以及妊娠、产后等特殊情况，常可导致药物体内过程明显差异。

四、剂型与生物因素对药效的影响 Influences of dosage form and biological factors on drug efficacy

药效是指某一药物在用药后对机体产生的药理效应，也可以理解为药物及其制剂的临床疗效及副作用、毒性等方面的总评价。

20世纪50年代初期，人们普遍持有"化学结构决定药效"的观点。认为药剂学仅仅是一门调配和加工药物的学问，将药物制成各种剂型仅仅是为了改善外观、掩盖不良嗅味和便于服用，药物制剂的药理效应纯粹是由药物本身的化学结构决定的。这种观点长时间地约束了人们的认识，使整个药学领域的发展，特别是药剂学理论的发展受到了很大限制。

随着科学技术的发展、药剂生产的大工业化和大量的临床试验，人们逐渐认识到药物制剂所产生的药理效应是受到各种复杂因素影响的，药效不仅与药物的化学结构有关，同时还受到各种剂型因素和生物因素的影响，在很多情况下，这些影响都广泛存在而且是十分重要的。大量的事实表明，同一种药物由于处方组成、制备工艺和剂型等不同时，药效可以相去甚远，某些制剂可能无效，而另一些制剂可能引起中毒反应。因此，研究药物的吸收、分布、代谢和排泄过程的各种机制和理论，研究各种剂型因素和生物因素对药效的影响，对控制药物制剂的内在质量，确保最终药品的安全和有效，为新药开发和临床用药提供严格的评价指标，具有十分重要的理论和现实意义。

第二节 生物药剂学的研究进展
Advances in biopharmaceutics

一、生物药剂学发展简史 Brief history of biopharmaceutics

生物药剂学（biopharmaceutics）一词最早见于1961年Wagner的综述，但生物药剂学的开端应以1937年Teorell发表的两篇论文为标志。论文中明确阐述了给药后药物在体内的吸收、分布、代谢和排泄的有关过程。对药物体内各个过程进行的生理学、生物化学以及物理化学等各方面的广泛研究，逐渐形成了生物药剂学这一新型学科，并从20世纪60年代开始得到迅速发展。

在生物药剂学的发展史上，T. Teorell，J. G. Wagner，K. Thiemer，E. Nelson，J. Levy，T. L. Loo，S. Riegelman和M. Gibaldi等作为生物药剂学的开创者和奠基人为生物药剂学的发展做了大量开拓性的工作。国内也有若干专著或译著问世，而且生物药剂学的研究工作也有了广泛的开展。生物药剂学经过了60余年的发展，已经成为一门完整的学科。

二、生物药剂学的研究内容 Research contents in biopharmaceutics

生物药剂学的研究工作主要有以下几个方面：

(1) 剂型因素与生物利用度的关系：已有大量的研究论文报道了片剂、胶囊剂、栓剂的处方组成、制备工艺对体外溶出度及体内生物利用度的影响。

(2) 研究改进药物溶出速率与提高生物利用度的方法：难溶性药物溶出速率小，往往会影响药物的吸收，改善它们的溶出速率是生物药剂学的任务之一。已有很多成功的例子，如采用微粉化与固体分散体提高固体制剂的生物利用度，制备微乳与亚微乳改善液体与半固体制剂的吸收。

(3) 生物药剂学分类系统研究与生物等效性豁免：Amidon等于1995年提出生物药剂学分类系统（biopharmaceutics classification system，BCS）的概念，依据药物活性成分（active pharmaceutical ingredient，API）的水溶性和肠道渗透性，将其分为四个类别，即Ⅰ类（高溶解性、高渗透性）、Ⅱ类（低溶解性、高渗透性）、Ⅲ类（高溶解性、低渗透性）和Ⅳ类（低溶解性、低渗透性）。根据BCS理论，药物活性成分、辅料成分、制剂的溶出特征是影响口服固体制剂药物活性成分吸收速度和吸收程度的主要因素。美国食品药品监督管理局（Food and Drug Administration，FDA）于2000年发布指导原则，允许BCS Ⅰ类药物活性成分的普通口服固体制剂在特定溶出特征和辅料组成条件下豁免生物等效性研究。世界卫生组织（World Health Organization，WHO）于2020年发布新版《WHO生物等效性豁免名单：WHO基本药物普通口服固体制剂豁免生物等效性研究要求的建议》。基于BCS的生物等效性豁免方法，在充分科学评价的前提下，豁免仿制药的生物等效性研究，减少研发成本和研发时间，同时，从伦理学角度，该方法可避免不必要的临床研究，减少受试者的无益暴露。

(4) 研究生物药剂学的方法：研究溶出速率评价方法，如溶出度测定装置的改进，溶出介质等条件的控制，建立模拟体内吸收的体外模型。如以Caco-2细胞模型研究药物的小肠吸收，研究以药物的理化参数预测机体的吸收，研究可以预测人体血药水平的动物实验模型。

(5) 根据生理功能设计控释制剂：根据消化道各段的pH、药物在肠道的转运时间、消化道中的酶与细菌对药物及辅料的作用，设计胃肠道定位给药系统。如根据胃内容物相对密度，设计胃内漂浮制剂。为了延长药物在胃肠道滞留时间，根据黏膜性质设计生物黏附制剂。

(6) 研究微粒给药系统在血液循环中的命运，为靶向给药系统设计奠定基础：药物载体微粒进入体循环后主要被单核吞噬细胞系统中的白细胞、单核细胞以及巨噬细胞吞噬，从而影响药物到达治疗靶区。为了避免吞噬作用，对微粒表面进行修饰，如以聚乙二醇类脂复合物结合于脂质体表面，形成长循环脂质体或隐形脂质体（stealth liposomes），可降低单核吞噬细胞系统的吞噬作用。又如骨髓是人体最大的造血器官，又是人体重要的免疫器官，因存在骨髓-血屏障，药物难以进入骨髓。通过对骨髓-血屏障结构的研究，发现血液循环中微粒可以通过细胞间和细胞内两种途径进入骨髓。研究人员将阿霉素制成聚氰基丙烯酸异乙酯毫微粒，发现小鼠尾静脉注射后能够广泛地分布于骨髓组织。

(7) 研究新的给药途径与给药方法：传统剂型与给药方法已经不能满足现代医疗需要，黏膜给药与经皮给药等新的给药方法正在迅速发展，它们具有独特的优点。

三、药物及其制剂的体内过程总览 Overview of in vivo processes of drugs and preparations

药物在体内可分为四个过程：吸收、分布、代谢和排泄。吸收和分布称为药物处置，而代谢和排泄称为药物消除。药物代谢又可称药物的生物转化，而吸收、分布和排泄称为药物转运，此过程可用血浆药物浓度-时间曲线（简称药-时曲线）描述。药-时曲线是以时间为横坐标，以药物的某些数量特征（如血药浓度、尿药浓度）为纵坐标的曲线。

药物吸收是药物自给药部位进入血液循环的过程。除直接注入血管者外，一般给药方法都要经过吸收过程。皮下或肌内注射给药通过毛细血管壁吸收，一般吸收快速而完全。口服给药通过胃肠黏膜吸收，虽弱酸性药物可在胃中吸收，但大部分仍在肠中吸收，药物在胃肠吸收的途径主要是经过毛细血管进入肝门静脉。某些药物在通过肠黏膜及肝灭活代谢后，进入体循环的药量减少，这种作用称为药物首过效应。经淋巴吸收的药物较少。舌下片、肛灌肠及栓剂给药，由于接触面小，吸收量较口服少，然而，其不经肝门静脉，药物破坏少，作用较快。挥发性药物和气体如乙醚和亚硝酸异戊酯等，经肺泡吸收，速度快。除少数脂溶性极大的有机溶剂、有机磷酸酯等外，大多数药物不经皮肤吸收。

药物吸收后首先进入血液循环，然后向机体有关部位转运的过程称为药物分布。药物在体内的分布多数不均匀，且处于动态平衡中，并随着其吸收和消除不断变化。药物在全身分布的规律决定着药物在靶器官的浓度，从而决定着其药理作用的强度及持续时间。药物在组织器官中分布达到平衡的速度主要取决于通过该组织器官的血流速度。通常心、肺、脑、肝、肾等血流较快，分布达到平衡较快；肌肉次之；脂肪组织很慢。根据药物在不同组织器官中分布速度的差异情况可将机体视为一室或多室模型。

药物在体内发生结构转化的过程即药物代谢，又称药物的生物转化。大多数药物代谢发生在肝，有的也发生在其他部位，如血浆、肾等。尽管有些药物在代谢过程中产生具有药理活性的物质，但代谢的最终结果是使药物失去药理活性（灭活）。药物代谢有三种情况：①非活性物质代谢为活性物质。有些不具药理活性的物质在体内代谢后产生具有药理活性的物质，前者称为前药。如羧苄苯青霉素代谢为羧苄青霉素而起作用，前者的吸收优于后者。多巴胺不能进入脑内，因此对帕金森病无效，而左旋多巴则易进入脑内，并代谢为多巴胺发挥疗效。②一种药物代谢为另一种药物。某些药物代谢为与其作用相似或更强的药物，如海洛因代谢为吗啡，异烟肼代谢为具有肝毒性的乙酰化产物。③代谢为无活性物质。大多数药物的代谢属于此类。药物代谢分两个阶段。第一阶段为氧化、还原或水解过程，第二阶段为结合过程。各种药物在体内的代谢过程不同，或经第一阶段，或经第二阶段，或二者均有。

药物在体内的最后过程称为药物排泄，其主要途径是肾，还有胆、肺、唾液腺及汗腺等。多数药物经代谢后变为极性大的化合物排出体外，也有些药物以原型排出，或部分以原型、部分以代谢物排泄。除与血浆蛋白结合的药物外，游离的药物及其代谢物都通过肾小球过滤进入肾小管，脂溶性大的药物随着浓度的增加可被肾小管重吸收进入血液循环，使肾清除率减慢。肾小管主动分泌的药物一般排泄较快。经肾小管分泌的药物有弱酸性药物：青霉素、呋塞米、丙磺舒和尿酸等，还有弱碱性药物苯丙胺和奎宁等。经肾小管分泌的同类药物之间具有竞争性抑制作用，如丙磺舒抑制青霉素的排泄使其半衰期延长，药理作用增强。某些药物经肝代谢后向胆汁分泌，通过胆汁进行排泄。这些药物自胆汁排泄百分比很大，且胆道内浓度很高，有利于肝胆系统疾患的治疗。这类药物有利福平、四环素和红霉素等。自胆汁排进十二指肠的结合型药物在肠中经水解后被再吸收，形成肠肝循环，使药物的作用时间明显延长。

四、生物药剂学与相关学科的关联性 The relationship between biopharmaceutics and related disciplines

首先，生物药剂学是药剂学的一个分支学科，与药剂学紧密相连。生物药剂学中的理论和方法对于药剂学中新剂型的研制、制剂质量的控制，以及制剂体内效能的考察都有一定的借鉴意义。反之，药剂学新剂型的设计和开发又推动了生物药剂学理论和方法的不断完善。

药物动力学是借助动力学原理和数学处理方法，对药物体内过程的量变规律进行研究的一门学科。这为生物药剂学提供了理论基础和研究手段。

此外，生物药剂学和药理学、生物化学等学科也是相互渗透，互为补充。其共同点在于研究药物及生理有效物质与机体的关系。不同点在于，药理学侧重于药物在体内作用方式和作用机制的研究；生物化学侧重于药物参与机体的生化过程的研究；生物药剂学则是在药理研究中已证明有效的药物的基础上，制成某种剂型，研究最适给药途径，并掌握药物在体内吸收、分布、代谢和排泄过程的规律，以评价制剂的体内质量。

五、生物药剂学研究的意义 The significance of biopharmaceutical research

（一）生物药剂学的主要研究进展 Major research advances in biopharmaceutics

生物药剂学取得的主要进展有如下两个方面：

（1）在化学药物的生物药剂学研究领域取得了很大进展。化学药物的生物药剂学致力于表征化学药物及其剂型在体内的吸收、分布、代谢和排泄过程，致力于解析剂型因素、生物因素与药效之间的相互关系。在揭示生物药剂学分类系统、药物吸收转运体、药物分布、药物代谢与排泄、药物相互作用等方面，都取得了很大进步。

（2）在生物技术药物研究领域取得了突出的进展。生物技术药物在基因治疗药物、免疫治疗药物取得了很大进展，部分生物技术药物已经从实验室研究进入到临床试验阶段或开始临床应用。同化学药物相比，生物技术药物的生物药剂学研究宗旨并没有变，同样是致力于揭示剂型因素、生物因素与药效之间的相互关系，但是其研究内容发生了显著的改变，研究内容更多、更为复杂、难度更高。生物技术药物治疗代表着人类疾病治疗新策略，表现出广阔的发展前景。

（二）生物药剂学在新药研发中的作用 The role of biopharmaceutics in the development of new drugs

（1）**新药合成和筛选中，需考虑药物体内的转运和转化因素**：某一较好的候选药应具备口服吸收良好、易转运到作用部位、有适宜药动学参数等特征。并且，新药设计中，除关注药物活性、安全性和稳定性之外，还应关注药物在靶组织的浓度，以排除药效不显著、毒性较大以及吸收、分布、代谢及排泄过程不理想的候选药物。

（2）**药动学研究为毒性试验设计提供依据，确保新药安全性**：受多种因素影响，毒性试验中的毒性反应与血药浓度相关而非剂量，故若进入人体的药量与剂量不成正比，则会造成毒性剂量评估的误差。因此，需要将药动学数据与毒性研究的结果结合来确定慢性毒性、生殖毒性和致畸研究的适宜剂量。

（3）**利用生物药剂学对剂型设计的合理性进行评估**：合理剂型是发挥药效的重要因素。例如口服剂型，可以通过血药浓度-时间曲线来衡量；多数血管外给药剂型可以通过测定血药浓度来评价处方设计和制备工艺的合理性、制剂质量的可靠性。

（4）**新药临床前和临床试验中，研究动物或人体药动学行为**：新药临床前研究，需要完成动物药动学的系统研究并提供独立申报资料；新药Ⅰ期试验中，需要进行健康人体单剂量给药的药动学研究，以推算多次给药的药动学参数；在Ⅱ期、Ⅲ期临床试验中，侧重于研究推算的多次给药方案是否合理，进行剂量和给药间隔的调整。

（5）**对上市后的新药变更进行评估**：药品获得管理机构的批准后，其处方、生产工艺、生产场地、给药方案等发生的任何变更，需要对药品进行剂型、规格、释放特性、给药方案、适应证以及适应人群变更时，必须评估该变更对于生物药剂学行为的影响。在变更较大的情况下，需要生物药剂学提供相应的人体药动学资料和其他支持性数据。

第三节 生物药剂学的实验设计
Experimental design of biopharmaceutics

一、生物药剂学研究的基本实验方法 Basic experimental methods for biopharmaceutical studies

生物药剂学需要测定血药浓度、尿药浓度、某些组织器官的药物浓度甚至细胞或细胞器的药物浓度以及体内的微量代谢产物的浓度。由于体内各部分或排泄物中的药物浓度均很低，一般在 1 ng/mL～100 μg/mL 的数量级范围内，而且干扰多，所以应选用灵敏度高、精确度高、专属性好、尽可能方便快速的方法。

已报道的方法有分光光度法、荧光光度法、火焰分光光度法、薄层层析法、柱层析法、气相层析法、质谱法、核磁共振法、同位素法等。放射性同位素标记化合物的运用范围比较广，测定也方便，但必须进行严格的试验设计，以克服专属性差的缺点。同时放射性同位素实验一般不宜用于人体，因此单靠这种测定就不能得出药物在人体中的结果。为此，目前发展了两种方法，一种是放射免疫法，该法在体外进行，不影响人体健康且灵敏度相当高。另一种是稳定性同位素标记化合物的方法，稳定性同位素如 ^{13}C、^{3}H 等，是人体本来就存在的正常成分（人体内存有 2000 mg 以上的 ^{13}C，而试验中所用的 ^{13}C 的量只需 60～120 mg），所以毒性较低。

二、生物药剂学研究的实验对象 Subjects for biopharmaceutical studies

已报道的生物药剂学的实验对象除人体外，还有鼠、兔、狗、猪、猴等哺乳类动物。一般选择健康对象若干，测定投药后不同时间的血药浓度、尿药量或某些组织器官中的浓度等。试验中个体差异较大，为了克服对象间的个体差异，往往需选取较多的对象，在同等条件下进行试验，最后将服药组与对照组进行对照数学处理（方差分析）或其他的显著性试验以获得较可靠的结论。同时为克服投药对象在间断性的多次性试验中（如需试验多种药物的优劣）其生理状况造成的药效指标的差异（一般称作"自体差异"），应该在每一个用药对象上交叉性地先后测试完各种受试制剂，不允许遗漏，最后的数据可进行总的范围方差分析。

生物药剂学在研究剂型与生物体的疗效方面意义虽较大，但生物药剂学测出的任何指标不能单独用来判断某药在临床上"有效"或"无效"，要对某药的"优劣"做出全面的判断，还必须有临床疗效的依据为后盾。往往在药理工作者通过大量的动物试验并经临床观察，确已证明某药基本上有效、安全后，才进一步进行生物药剂学的研究以确定适合该药的最合理剂型的处方组成、用药剂量和方法等。

（吕万良）

思考题

1. 试述生物药剂学的定义与研究内容。
2. 如何进行生物药剂学的实验设计？

参考文献

[1] Wagner J G. Biopharmaceutics. Absorption aspects. J Pharm Sci，1961，50：359.
[2] 魏树礼，张强. 生物药剂学与药物动力学. 2 版. 北京：北京大学医学出版社，2004.
[3] 梁文权. 生物药剂学与药物动力学. 北京：人民卫生出版社，2000.

［4］屠锡德. 生物药剂学. 北京：中国医药科技出版社，1998.

［5］杨焕明. 基因组学. 北京：科学出版社，2016.

［6］Dunbar C E，High K A，Joung J K，et al. Gene therapy comes of age. Science，2018，359（6372）：eaan4672.

［7］Mellman I，Coukos G，Dranoff G. Cancer immunotherapy comes of age. Nature，2011，480（7378）：480-9.

［8］郝希山，任秀宝. 实体肿瘤细胞免疫治疗. 北京：人民卫生出版社，2010.

药物的膜转运
Membrane Transport of Drug

本章要求：
1. 掌握细胞膜的结构与特点。
2. 熟悉上皮细胞层、黏液层、内皮细胞层的结构和特点。
3. 掌握药物膜转运的途径。
4. 掌握药物膜转运的机制。
5. 掌握重要的 ABC 和 SLC 药物转运体底物特征；掌握肠道、肝、肾和血脑屏障表达的重要药物转运体，以及其在药物体内过程中的作用。
6. 熟悉转运体功能和表达改变对药物体内过程的影响。
7. 了解药物转运体蛋白的基本结构，以及转运过程的驱动力。

机体给药后，药物首先从给药部位吸收进入血液循环，然后经过血液分布到组织器官产生药效，最后大多经过肝代谢或者肾排泄从体内消除。机体内存在多种生物屏障，如胃肠道黏膜、口腔黏膜、呼吸道黏膜、眼黏膜、血脑屏障、皮肤屏障等。给药部位不同，药物从给药部位到达血液循环所要克服的生物屏障也不同。以口服药物为例，药物要穿过胃肠道上皮组织和血管内皮才能进入血液循环，在其分布、代谢、排泄过程中还要转运至肝、肾和其他组织器官，所以药物的体内转运过程实际上是药物不停地跨过各种生物膜的过程，因此掌握药物的膜转运特点、机制以及机体内各种生物屏障的特性具有重要意义。

第一节 细胞膜的结构与特点
Structure and characteristics of cell membrane

细胞是组成机体的基本单位，药物在体内的转运过程实际上是药物在各组织器官中从细胞外摄取进入细胞内或者从细胞内向细胞外排出的一系列跨过生物膜的过程。药物通过生物膜（或细胞膜）的现象称为膜转运（membrane transport），它在药物的吸收、分布、代谢、排泄过程中十分重要，是不可缺少的重要生命现象之一。

细胞膜又称质膜，是一种位于细胞表面、具有选择透过性的膜结构，厚度通常为 6～10 nm。细胞膜主要由脂类、蛋白质和糖类构成，其中脂类包括磷脂、胆固醇和少量糖脂等。磷脂分子是一种两亲性物质，通常一端为磷酸根基团（各种磷脂酰碱基），具有亲水性，常形象地称其为"头基"；另一端为两条长烃基链，具有疏水性，常形象地称其为"尾链"。磷脂分子的疏水端相互靠近并排列在内部，亲水端相互靠近并与溶液接触排布在外侧，这种相邻磷脂分子之间相互作用，构成了磷脂双分子层，保证了细胞膜的完整性。由于磷脂分子所占比例最高达70%以上，因此磷脂双分子层被认为是构成细胞膜的基本骨架。胆固醇也是一种两亲性分子，具有极性的羟基头部、非极性的类固醇环结构和烃基尾部。细胞膜上的胆固醇主要分布于磷脂分子之间，其极性头部紧靠磷脂分子的极性头基，加强分子间的相互作用，提高脂质双分子层的稳定性，调节双分子层的流动性，降低水溶性物质的渗透性。膜蛋白是细胞膜功能的主要体现者，根据膜蛋白与脂质分子结合方式的不同分为外周蛋白、内在蛋白、脂锚定蛋白等。

不同时期提出了不同的细胞膜结构模型，主要包括单位膜模型、流动镶嵌模型、晶格镶嵌模型、板块模型、脂筏模型等。其中以 Singer 和 Nicolson 于 1972 年提出的"流动镶嵌模型"(fluid mosaic model，图 2-1) 最为经典。该模型认为脂质双分子层是细胞膜的基本结构，蛋白质以各种形式结合于脂质双分子层中，脂质分子和膜蛋白一直处于动态运动中，使细胞膜成为一个流动的膜。这一模型突出了细胞膜的两个结构特点：一是膜的流动性，膜蛋白和膜脂均处于运动状态；二是膜蛋白分布的不对称性，蛋白质有的镶嵌在膜的内或外表面，有的嵌入或横跨脂质双分子层。这些结构特点在功能上保证了物质在细胞膜透过的选择性。

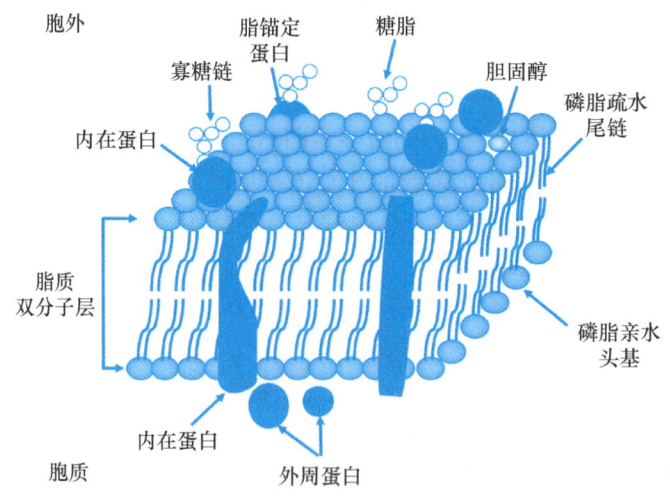

图 2-1　细胞膜流动镶嵌模型示意图

总之，细胞膜保证了细胞正常的生命活动，它既能使细胞维持稳定代谢的胞内环境，又能通过调节物质进出和信息传递来分离细胞内外环境，从而保证细胞内物理化学性质的稳定。

第二节　上皮细胞的结构与特点
Structure and characteristics of epithelial cells

上皮组织由密集的细胞组成，细胞形状较规则，细胞间质很少，分为被覆上皮和腺上皮两大类。被覆上皮存在于身体外表面或铺衬在有腔器官（胃肠道、口腔、鼻腔、呼吸道等）的腔面，这些器官可直接或间接与外界相通，并且常有内容物通过。被覆上皮按照上皮细胞层数可分为单层上皮和复层上皮。单层上皮由一层细胞组成，所有细胞的基底端都附着于基膜，游离端可伸到上皮表面。复层上皮由多层细胞组成，最深层的细胞附着于基膜上。根据细胞形态可分为扁平上皮、立方上皮、柱状上皮。腺上皮是以分泌功能为主的上皮，以腺上皮为主要成分组成的器官称腺体。腺细胞的分泌物中含酶、糖蛋白或激素等，各有特定作用。

对于大多数上皮组织，从管腔侧到毛细血管侧依次包括黏液层（mucus layer）、黏膜层（mucosa）、黏膜下层（submucosa）、肌层（muscularis externa）和浆膜层（serosa）等多层次结构。其中黏膜层又分为上皮细胞层（epithelium）、固有层（lamina propria）和黏膜肌层（muscularis mucosa）。

一、上皮细胞层 Epithelium

上皮细胞层的主要功能为保护、吸收和分泌。虽然不同腔道的上皮细胞层结构有一定的差异（图 2-2），比如胃、小肠、大肠和支气管等部位主要由单层上皮细胞组成，食管、阴道、角膜等部位由多层的鳞状上皮细胞组成，但是它们所包含的细胞类型基本相同，这些不同类型的细胞发挥着不同的功能。

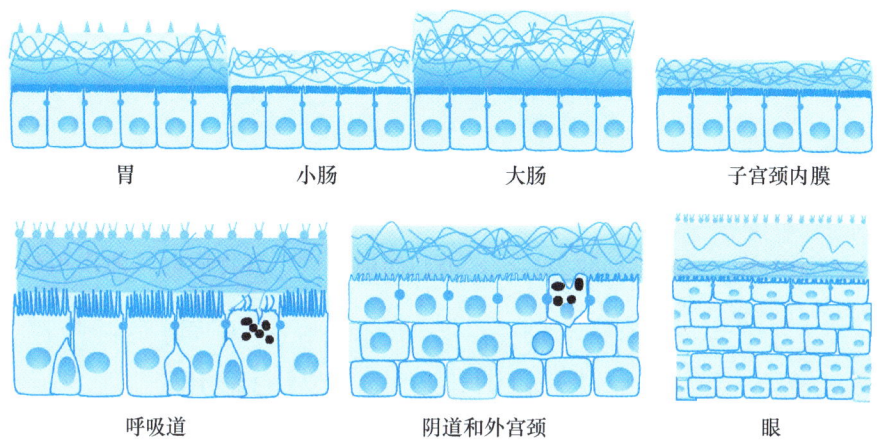

图 2-2　不同器官的黏液层和上皮细胞层示意图

以肠上皮细胞层为例，上皮细胞延伸到腔内形成绒毛（villi），凹向固有层形成隐窝（crypt）。肠上皮细胞（intestinal epithelial cells）可以分为两大类，即吸收性上皮细胞和非吸收性上皮细胞（图 2-3）。吸收性上皮细胞主要包括吸收细胞（absorptive cells）、杯状细胞（goblet cells）、潘氏细胞（Paneth cells）和内分泌细胞（enteroendocrine cells）等。吸收细胞是成熟的柱状上皮细胞，不具备繁殖功能，有规律地进行着更新，其在肠腔侧有大量密集而规则排列的微绒毛，极大地增加了与肠腔内物质的接触面积，是吸收营养物质、水分的主要细胞类型。杯状细胞位于吸收细胞之间，向肠腔侧分泌黏液，形成黏液层，覆盖于肠上皮表面，可以抑制消化道中有害的物质对胃肠道屏障的损伤。潘氏细胞有一定的吞噬细菌的能力，还可以分泌非特异性溶菌酶，调节肠道菌群。非吸收性上皮细胞主要指 M 细胞，又称微皱褶细胞（microfold cell），其细胞较为扁平，存在于滤泡相关上皮细胞（follice-associated epithelial cell）间，其基底侧与肠集合淋巴结（Peyer's patches）口袋中的各种淋巴细胞紧密接触。M 细胞有很强的摄取功能，它从肠腔侧摄取抗原并转运给其下的淋巴组织，从而启动黏膜免疫反应。

上皮细胞之间存在胞间连接，其孔径较小，只允许水分子和小分子水溶性物质有选择性通过，有效防止细菌及内毒素等有害物质进入血液。胞间连接主要包括紧密连接（tight junction，TJ）和黏着连接（adherens junction，AJ）（图 2-4）。紧密连接存在于靠近肠腔侧的上皮细胞侧面，约上三分之一处，是一个动态变化的、由多种蛋白质组成的复合体。其功能主要有：连接上皮细胞，封闭细胞间的空隙；维持细胞极性，限制细胞不同液体间的脂质和完整膜蛋白的自由扩散；维持通透性屏障，只能允许离子和可溶性小分子物质通过，限制大分子及微生物通过，并可调节离子和大分子物质跨细胞旁路的被动转运。构成紧密连接的蛋白质及分子主要包括咬合蛋白（occludin）、闭合蛋白（claudins）、连接黏附分子（JAM）及闭合小环蛋白（zonula occluddens，ZOs）等。黏着连接位于紧密连接下，主要跨膜蛋白为 E-钙黏素（E-cad-

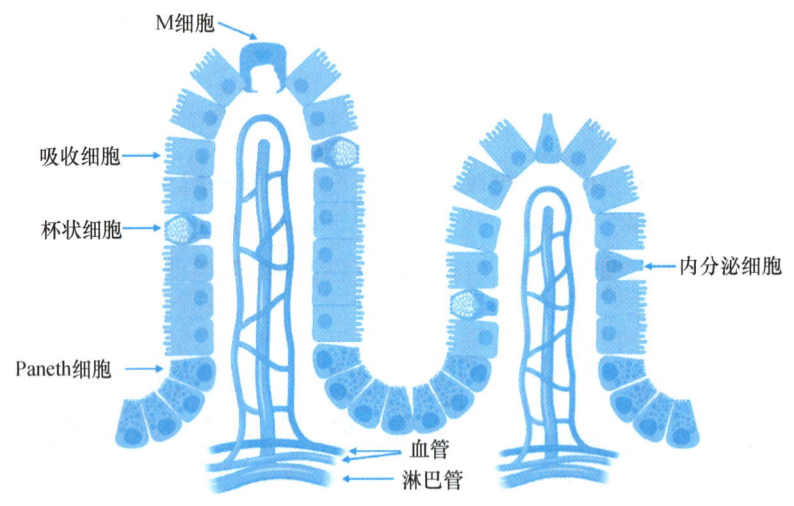

图 2-3 小肠上皮细胞层结构示意图

herin)。相邻细胞黏着连接处排列较为疏松，细胞间隙较大，对物质的屏障作用较小，在跨膜转运研究中多关注紧密连接。

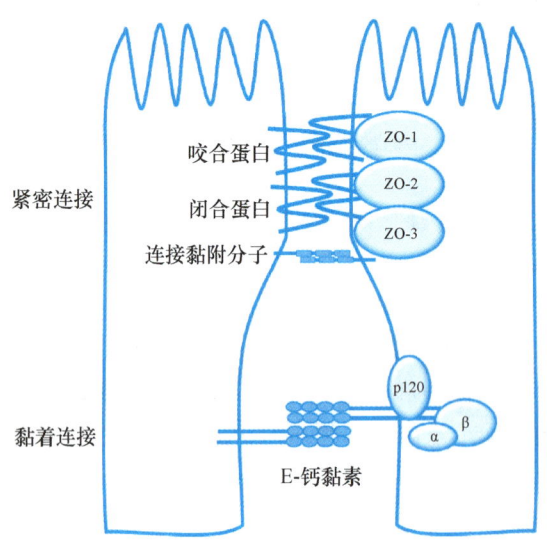

图 2-4 紧密连接与黏着连接示意图

需要指出的是，上皮细胞是一类高度极化的细胞，其朝向体表或器官腔面的一侧称为顶侧膜（apical membrane），常分化出一些特殊的结构适应不同的功能需要；与顶侧膜相对面向浆膜的一侧为基底侧膜（basolateral membrane），通过基膜与结缔组织相连。上皮细胞的顶侧膜和基底外侧膜的结构不同，各种受体、转运体的分布亦有不同，在药物膜转运中发挥着不同的功能。

二、黏液层 Mucus layer

上皮细胞层的表面通常覆盖着黏液层（mucus layer），形成对抗外来异物和病原体的屏障。黏液层是一种复杂的凝胶体系，其中水占总重量的 95%～99%，其余主要成分为黏蛋白（1%～5%），此外还有细菌、细胞碎片、类脂、无机盐等。黏蛋白（mucin）是一组高分子量糖蛋白，由一条肽链主干和若干条糖基侧链组成，具有周期性的疏水性的裸蛋白球状结构域。肽链主干占总重量的 12%～17%，其中丝氨酸、苏氨酸和脯氨酸约占 70%；糖基侧链占 50%～80%，主要有 N-乙酰半乳糖胺、N-乙酰葡萄糖胺、半乳糖、岩藻糖、唾液酸等。糖基侧链与肽链主干之间以及肽链主干内部由二硫键连接。黏蛋白具有柔韧性，可以通过缠结交联，形成密集的具有黏弹性的纤维网络。黏蛋白中存在的大量的羧基（主要来自唾液酸）和磺酸基，在生理 pH 条件下带负电，可以包裹细菌，阻碍细菌定植，还可以协同抗体，通过肠蠕动将黏液层中细菌和毒素排出体外。

不同腔道的黏液层表现出不同的特点。

(1) **厚度**：不同部位的黏液层厚度不同，消化道内黏液层的厚度变化很大（大约胃 170 μm，回肠 10 μm，盲肠 37 μm，结肠 100 μm，直肠 125 μm）；口腔黏膜黏液层较薄，大约为 0.7 μm；鼻腔约 5 μm；眼部为 3～10 μm。

(2) **pH**：不同部位的黏液 pH 不同，胃肠道黏液 pH 变化范围很广，从胃黏液 pH 1～3 到结肠黏液 pH 7～8；口腔黏液 pH 范围为 6.2～7.4；肺和鼻腔的黏液 pH 近中性或弱酸性（pH 5.5～6.5）；眼部黏液的 pH 偏弱碱性；阴道黏液的 pH 与年龄相关，总体偏酸性。除了不同腔道的黏液整体表现出不同的 pH，在同一腔道黏液层的不同深度也可能表现出不同的 pH。以胃黏液层为例，在其内容物一侧 pH 为 3 左右，随着向上皮细胞层的深入，pH 逐渐升高，在上皮细胞的表面可达到 pH 7.4（图 2-5）。

(3) **更新速度不同**：黏液层是以恒定速率持续脱落更新的，不同部位的黏液层更新速度也不同。眼部更新非常快，5.0～7.7 min，呼吸道 10～20 min。图 2-2 展示胃肠道黏液层可以分为两部分，即疏松黏附的黏液层和紧密黏附的黏液层，二者的更新速度也不同。前者几十分钟即可更新一次，而后者需要几个小时更新一次。

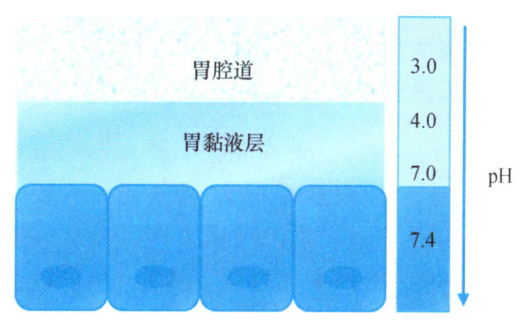

图 2-5 胃黏液层不同深度的 pH 变化示意图

上皮组织对药物转运影响较大的是黏液层和上皮细胞层，所以研究药物转运多关注黏液层和上皮细胞层。

第三节 内皮细胞的结构与特点
Structure and characteristics of endothelial cells

内皮细胞（endothelial cells）通常也称为血管内皮细胞（vascular endothelial cells），是覆盖在血管内表面的一种单层扁平上皮细胞，呈多边形，边缘呈锯齿状，细胞之间相互嵌合。人血管内皮细胞总面积 350～400 m²，参与维持血液的正常流动状态，是形成血管封闭管道系统的形态基础。除作为血管壁与血液之间的天然屏障外，内皮细胞在抗凝与促凝、溶解纤维蛋白、血管运动的调节、与白细胞相互作用、合成与分泌多种结缔组织成分等活动中发挥作用。

内皮细胞虽然不像上皮细胞那样高度极化，但在血液流动的剪切力作用下也会产生一定的极性，分化为面向血液的顶侧膜区域（apical membrane domain）和面向平滑肌细胞的基底侧膜区域（basolateral membrane domain），质膜、蛋白质和细胞骨架呈不对称分布。这种不对称分布与物质的极性运输相关，可以对胞外刺激做出极性应答，有助于血管内皮层重构和修复。在内皮细胞间隙黏着连接与紧密连接相互混合分布，黏着连接排列疏松，细胞间隙较大，对物质的屏障作用较小。

药物的分布与血管的通透性密切相关，而血管的通透性主要取决于血管内皮细胞层的通透性。通常小分子药物很容易通过血管内皮进入周围组织，但是大分子药物，或者小分子药物与血浆蛋白结合后难以通过血管壁。在炎症、肿瘤等病理状态下血管的通透性也会发生改变，进而影响药物的分布。

此外，机体内还存在一些以内皮细胞为主要组成的生物屏障，如血脑屏障、血眼屏障等，具体结构和特点介绍见相关章节。

无论是上皮细胞还是内皮细胞，它们均是机体生物屏障重要的组成部分，药物的体内转运就是一系列跨膜转运的综合结果。

第四节 药物膜转运机制
Membrare transport mechanism of drug

药物膜转运途径可分为两种（图2-6）：①穿细胞途径（transcellular route，transcellular pathway）是指一些脂溶性药物借助细胞膜的脂溶性、特殊转运机制的药物借助特定的膜蛋白（如通道蛋白、受体、转运体等）、大分子和颗粒状药物借助特殊细胞（如M细胞）的作用而穿过细胞膜的转运途径；②细胞旁路途径（paracellular route，paracellular pathway）指水溶性小分子药物通过胞间连接处的微孔而进行扩散的转运途径。转运机制有被动扩散、主动转运、促进扩散和膜动转运等。

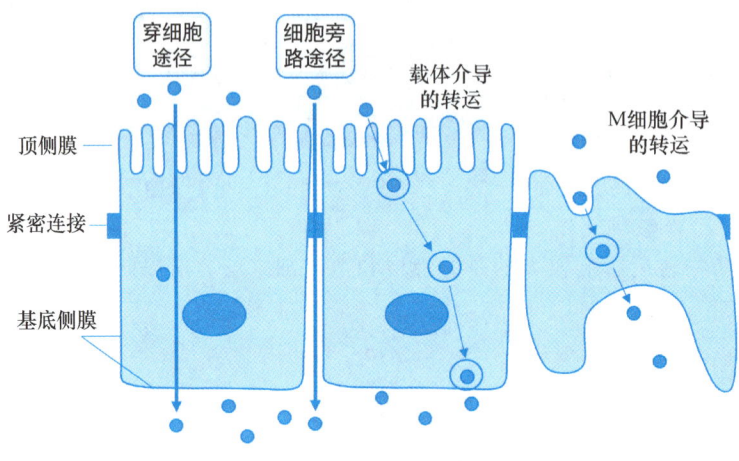

图2-6 药物膜转运途径示意图

一、被动扩散 Passive diffusion

被动扩散是指药物由高浓度一侧通过生物膜扩散到低浓度一侧的转运过程。大多数药物都以被动扩散方式通过细胞膜，这一过程属于一级速率过程。以胃肠道生物膜转运为例，根据Fick's扩散定律：

$$\frac{dC}{dt} = -DA(C_{GI} - C) \tag{2-1}$$

式中，$\dfrac{dC}{dt}$ 为扩散速率，D 为扩散系数，A 为扩散的面积，C_{GI} 为胃肠道中的药物浓度，C 为血中药物浓度。因为 $C_{GI} \gg C$，所以：

$$\dfrac{dC}{dt} = kC_{GI} \tag{2-2}$$

即被动扩散吸收速率与吸收部位药物浓度之间呈线性关系（图 2-7）。

被动扩散的特点是：顺浓度梯度转运，即从高浓度向低浓度转运；不需要载体，膜对通过的物质无特殊选择性，不受共存的类似物的影响，即无饱和现象和竞争抑制现象，一般也无部位特异性；扩散过程与细胞代谢无关，故不消耗能量，不受细胞代谢抑制剂的影响，也不会因温度影响代谢水平而发生改变。

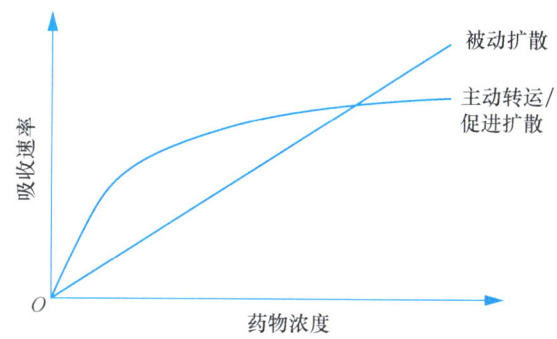

图 2-7 被动扩散、促进扩散与主动转运吸收速率与药物浓度关系示意图

被动扩散有三种方式：①溶解扩散。细胞膜由脂质双分子层组成，药物通过细胞膜需要三个步骤，首先溶解分配到细胞膜的一侧，然后在浓度梯度的作用下从细胞膜的一侧扩散到另一侧，最后由细胞膜的另一侧转移到细胞质中或者细胞外。非解离型的脂溶性药物可以溶于液态质膜中，因此更容易穿过细胞膜。但是脂溶性太强时，由于受不流动水层的影响，转运亦可减少。对于弱酸或弱碱性药物，这个过程是 pH 依赖的。②膜孔转运（限制扩散）。是指药物通过上皮细胞膜上的细孔进行的转运。大多数细胞膜上存在着很多由于内在蛋白或膜脂分子运动而产生的细孔，它们的孔径为 $(4\sim 10)\times 10^{-10}$ m。这些细孔为水和一些小分子药物的吸收提供了途径，其吸收速度受药物分子或离子的大小、荷电、浓度等因素的影响。③细胞旁路扩散。一些水溶性小分子物质通过细胞连接处的微孔进行扩散而转运。

二、主动转运 Active transport

主动转运是指借助载体，药物分子由低浓度区域向高浓度区域逆向转运的过程。一些生命必需物质（如 K^+、Na^+、I^-、寡肽、水溶性维生素等）和有机酸碱等弱电解质的解离形式均以主动转运方式通过细胞膜。主动转运需要生物膜上的载体蛋白参与，因而是一种载体介导的转运（carrier mediated transport）。

主动转运吸收速率与药物浓度关系如图 2-7 所示，可用米氏方程（Michaelis-Menten equation）描述：

$$\dfrac{dC}{dt} = \dfrac{V_{max}C}{K_M + C} \tag{2-3}$$

式中，$\dfrac{dC}{dt}$ 为主动转运速率；V_{max} 为最大主动转运速率；K_M 为米氏常数，即主动转运速率为最大主动转运速率的一半时给药部位药物的浓度；C 为给药部位药物的浓度。

当给药部位药物的浓度较低时，$K_M \gg C$：

$$\frac{dC}{dt} = \frac{V_{max}C}{K_M} \quad (2\text{-}4)$$

因 V_{max} 和 K_M 均为常数，用 k 来代替，得 $\frac{dC}{dt} = kC$ (2-5)

即低浓度时主动转运速率与给药部位的药物浓度呈线性关系。

当给药部位药物浓度相对于 K_M 不能忽略时：

$$\frac{dC}{dt} = \frac{V_{max}C}{K_M + C}$$

即较高浓度时，主动转运速率与给药部位药物浓度不再是线性关系。

当给药部位药物浓度很高时，$C \gg K_M$，K_M 忽略：

$$\frac{dC}{dt} = V_{max} \quad (2\text{-}6)$$

此时，转运速率与药物浓度无关，为一恒定值。

主动转运的特点是：逆浓度梯度转运；与细胞内代谢有关，故需消耗能量，可被代谢抑制剂阻断，温度下降使代谢受抑制可使转运减少；需要载体参与，对转运物质有结构特异性要求，结构类似物可产生竞争抑制，有饱和现象，也有部位专属性（即某些药物只在特定部位吸收）。

主动转运可有两种方式：①原发性主动转运（primary active transport），即转运过程与细胞的能量代谢（ATP的分解）直接关联。在这种转运方式中，载体本身为非对称性，它将酶反应与离子转运相结合，单向转运离子。常见的有小肠上皮细胞基底侧膜上的 Na^+/K^+ 泵，胃酸分泌的 H^+/K^+ 泵，以及转运 Ca^{2+} 的 Ca^{2+} 泵等。②继发性主动转运（secondary active transport），即转运物质与原发性主动转运中的转运离子相耦合，间接利用细胞代谢的能量而进行转运。继发性主动转运在细胞中单糖类和氨基酸等重要营养物质的吸收方面很常见，也是膜转运的普遍方式。Na^+/K^+ 泵特异性抑制剂和ATP代谢抑制剂可以阻断主动转运。

三、促进扩散 Facilitated diffusion

促进扩散是指借助载体，药物分子由高浓度区域向低浓度区域转运的过程，亦称为易化扩散。某些非脂溶性物质，本身不能透过细胞膜脂质部分，而是需要借助膜上存在的载体，与之暂时结合，结合后的蛋白质分子结构发生空间变位，而把结合的物质由细胞外运送到细胞内。

促进扩散吸收速率与药物浓度关系也可用米氏方程来描述。促进扩散与主动转运一样，也属于载体介导的转运，需要载体参与，故具有载体转运的各种特征：对转运物质有专属性要求，可被结构类似物竞争性抑制，也有饱和现象，转运速率与给药部位药物浓度的关系也符合米氏方程。不同之处在于：促进扩散不依赖于细胞代谢产生的能量，而且是顺浓度梯度转运。现已知的在小肠上皮细胞基底侧膜、红细胞、脂肪细胞以及血脑屏障血液侧细胞膜中，氨基酸、D-葡萄糖、D-木糖、某些季铵盐类药物的转运为促进扩散。

四、膜动转运 Membrane-mobile transport

细胞膜具有一定的流动性，可以主动变形而将某些物质摄入细胞内或从细胞内释放到细胞外，这个过程称为膜动转运（membrane-mobile transport）。膜动转运过程中细胞内陷形成包裹外来物质的囊泡，通过囊泡的运输和生物膜的融合实现物质的转运。向内摄入为入胞作用（endocytosis，也称为胞吞、内吞），向外释放为出胞作用（exocytosis，也称为胞吐、外排）（图2-8）。摄取的物质为固体颗粒时称为吞噬（phagocytosis），摄取的物质为液体时称为胞饮（pinocytosis）。转胞吞（transcytosis）作用是指一些内吞的物质穿过细胞从另一侧细胞膜胞吐出去的过程，在上皮细胞和内皮细胞中该转运途径尤为引人关注。膜动转运对于生物大分子药物、微粒给药系统的转运非常重要。

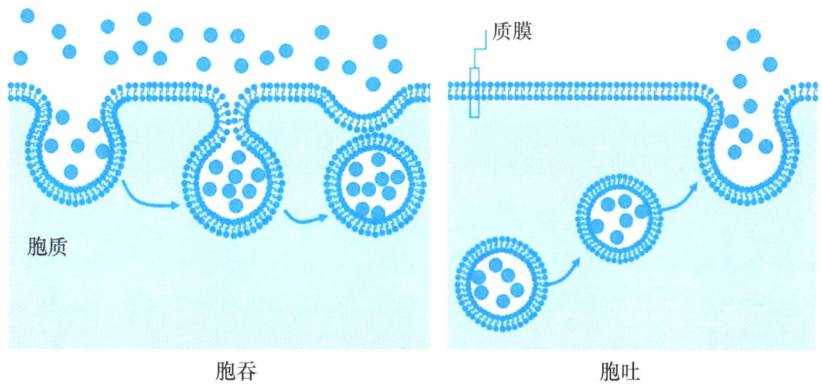

图 2-8　胞吞与胞吐示意图

(一) 内吞（endocytosis）

细胞的内吞途径一般分为两种，一种是吞噬途径，另一种是非吞噬途径，也称为胞饮，包括巨胞饮、网格蛋白介导的内吞、小窝蛋白介导的内吞和网格蛋白/小窝蛋白非依赖的内吞（图 2-9）。

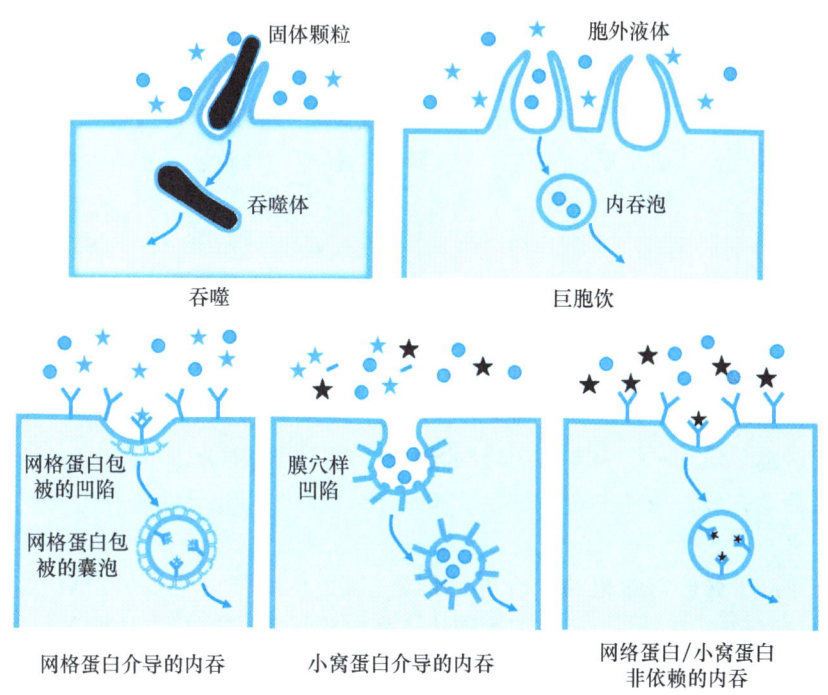

图 2-9　内吞作用的分类

1. 吞噬　吞噬（phagocytosis）主要针对胞外一些较大的颗粒，如细胞碎片、细菌和病毒等，并且主要发生在巨噬细胞、中性粒细胞、单核细胞、树突状细胞等吞噬细胞中，M 细胞也有吞噬功能，其他细胞中吞噬发生的比例很少。吞噬的一般过程为：颗粒黏附在吞噬细胞上，引发细胞局部质膜伸出伪足包围颗粒，形成由膜包被的吞噬体（phagosome），吞噬体成熟后与溶酶体融合酸化，颗粒在溶酶体中各种酶的作用下分解。

外来颗粒通常首先被调理素识别并与之结合，然后结合调理素的颗粒通过受体-配体特异性相互作用黏附在吞噬细胞上才能通过吞噬作用被细胞摄取。吞噬过程中，肌动蛋白丝的聚合使吞噬细胞伸出伪足并使伪足顶端相互接触和融合,此外伪足基部的肌动蛋白在激酶的作用下发生解体,促进吞噬体的形成。

2. 巨胞饮 巨胞饮(macropinocytosis)是细胞内吞细胞外营养物质和液相大分子的一种有效途径。细胞膜皱褶形成大且不规则的原始内吞泡,大小不一,直径一般为 0.5~2 μm,有时可达 5 μm(无网格蛋白或小窝蛋白包被),其在早期形成阶段与肌动蛋白密切相关。除个别细胞,如巨噬细胞和脑微血管内皮细胞外,几乎所有细胞都可以以该途径进行物质转运。入胞后的转运与细胞种类有关,但通常状况下,都是酸化皱缩,和溶酶体融合或者循环到膜上。巨胞饮与特异性受体无关,也没有选择性,已经发现其可以摄取纳米颗粒。

3. 网格蛋白介导的内吞 网格蛋白介导的内吞(clathrin-mediated endocytosis)是目前了解最为透彻的一种内吞途径,需要多种蛋白的参与,其中网格蛋白(clathrin)、衔接蛋白(adaptor protein)是最重要的参与蛋白。网格蛋白分子由三条重链和三条轻链构成,重链分子量为 180 000,轻链分子量为 35 000~40 000,重链和轻链组成一个二聚体,三个二聚体组合成为一个三联体骨架,成为三腿蛋白,是构成内吞囊泡的基本单位。衔接蛋白可以辅助内吞囊泡笼型结构的形成,具有膜结合与定位、识别分选信号和结合磷酸肌醇的功能,既能连接内吞货物和网格蛋白,还能连接质膜磷脂的头部。

网格蛋白介导的内吞可以通过特异性受体介导也可以不通过,但是非受体介导的网格蛋白介导的内吞要比受体介导的慢。由特异性受体介导的内吞是很多受体配体复合物共同的内吞途径,比如转铁蛋白受体、低密度脂蛋白受体等,一般表面修饰了特异性配体的纳米颗粒也通过这种途径入胞。网格蛋白介导的内吞过程一般分为网格蛋白和衔接蛋白的招募,网格蛋白包被小窝的内陷、断裂和出芽,包被小泡的去包被等步骤。首先网格蛋白在细胞膜上聚集形成一个大约 150 nm 的凹陷,之后凹陷慢慢变深,从膜上脱离,形成网格蛋白包被的囊泡,然后网格蛋白解聚,囊泡酸化,形成早期内吞体,进入降解途径或循环途径,而在极性细胞中也可以进入跨膜途径。

4. 小窝蛋白介导的内吞 小窝蛋白介导的内吞(caveolin-mediated endocytosis)主要发生在内皮细胞中,介导跨细胞转运,但在平滑肌细胞等细胞中也有发现。小窝,又称为膜穴样凹陷(caveolae),是由胆固醇、鞘脂、小窝蛋白(caveolin)、小窝调节蛋白(cavin)等组成,是细胞表面特异性的内陷结构,呈小的烧瓶状。小窝蛋白介导的内吞和网格蛋白介导的内吞不同,是由货物自己驱动的。在货物与细胞表面结合后,会自己移动到小窝的凹陷处,之后囊泡从细胞膜表面脱离,形成一个 50~100 nm 的囊泡。在进入细胞后,小窝蛋白囊泡并不会酸化,防止了不稳定药物在酸性条件中的降解。尽管如此,小窝蛋白介导的内吞速度要比网格蛋白介导的内吞慢很多。

5. 网格蛋白/小窝蛋白非依赖的内吞 网格蛋白/小窝蛋白非依赖的内吞(clathrin and caveolin-independent endocytosis)有多种形式,按照依赖蛋白的不同主要分为 Arf6 依赖性内吞、flotillin 依赖性内吞、Cdc42 依赖性内吞以及 RhoA 依赖性内吞等。对于缺乏网格蛋白和小窝蛋白的细胞,该途径通过 90 nm 的膜内小泡进行多种物质的胞饮,包括细胞外液、SV40 病毒、糖基磷脂酰肌醇锚合蛋白、白细胞介素-2 等。

(二)胞吐(exocytosis)

胞吐作用是基本的细胞分泌途径,它是指细胞中含有不同待分泌物质的囊泡与质膜融合,向细胞外释放出内含物的过程。按照释放物质的类型和胞吐机制的不同,哺乳动物细胞中天然成分的胞吐分为组成性胞吐和调节性胞吐两种,前者在几乎所有细胞中都存在,后者只在如神经元、内分泌细胞和外分泌细胞等特化细胞中存在。两类机制中囊泡与质膜的融合过程基本相同,但囊泡形成和循环过程有较大差异。组成性胞吐无需外界刺激,负责分泌一些维持正常生命活动的物质,如质膜受体蛋白等。通常分泌蛋白在粗面内质网合成之后立即包装进入高尔基体的分泌囊泡中，然后与质膜融合，经胞吐作用释放出胞，这些蛋白能不断地分泌；调节型胞吐需要细胞受到一定的刺激后才发生，分泌物质为神经递质、激素、神经多肽等。

（三）转胞吞（transcytosis）

转胞吞（transcytosis）作用是指一些内吞的物质穿过细胞从另一侧细胞膜胞吐出去的过程，又称为穿细胞作用。转胞吞对于生物大分子药物、微粒给药系统的转运吸收非常重要。转胞吞作用最典型的例子是IgG和IgA的转运。以IgG在新生儿的转运为例（图2-10），IgG的转运依赖于其受体新生儿Fc受体（FcRn），并且IgG与FcRn的结合具有pH依赖性，在pH为6.0~6.5的酸性环境中二者有较高的亲和力，容易发生结合，在pH≥7的环境中，二者亲和力下降，容易发生解离。在新生儿哺乳的过程中，母乳中的IgG在肠腔的酸性pH环境下与FcRn结合形成复合物，内吞入胞，通过胞内囊泡运输转运至基底侧与细胞膜融合，复合物暴露在胞外中性pH环境中，亲和力降低，IgG在细胞表面维持与FcRn结合的状态停留数秒后被释放至胞外。解离的FcRn通过转胞吞作用回到原来的脂膜。

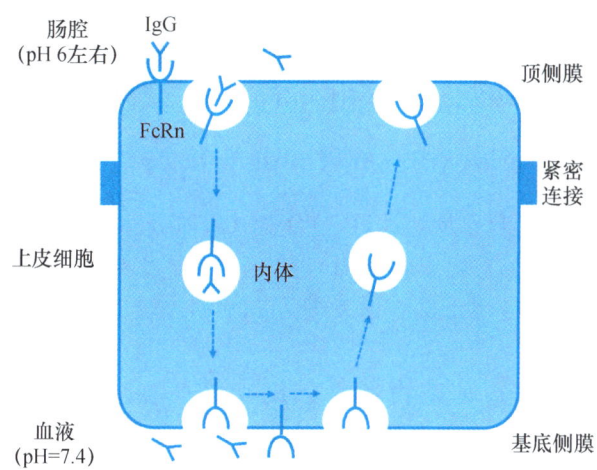

图2-10 以IgG为例的转胞吞作用示意图

总之，药物的转运是一个极为复杂的过程。具体药物究竟以何种机制转运与药物特性、部位特征以及生物环境因素有密切关系。一种药物有时以某种转运为主，有时则以几种方式同时进行。但多数药物作为机体的异物，往往以被动扩散为主。随着生物药剂学与细胞生物学的迅速发展，研究者对药物转运机制的认识也更加深入。

第五节 药物转运体
Drug transporters

一、药物转运体概述 Introduction of drug transporters

转运体是定位于细胞膜或细胞器（如线粒体、溶酶体）膜上的蛋白质（分子量40~200 kDa），因此也称为膜转运体。除转运5-羟色胺、多巴胺、去甲肾上腺素等内源性化合物外，转运体也可介导外源性化合物，包括药物的转运，因此，也称之为药物转运体（drug transporter）。

转运体可介导分子量较小物质（如非生物药物）的跨膜转运，如转运方向由膜内至膜外，称外排（efflux）；由膜外至膜内的转运，称内流（influx）或摄取（uptake）。转运体介导的转运可以是单向转运（如外排或内流），也可以是双向（bi-directionality）转运。

转运体介导的转运可以是主动转运（active transport），转运过程需消耗能量，被转运物质从低浓度至高浓度；也可以是促进扩散（facilitated diffusion），即转运过程不消耗能量，被转运物质从高浓度至低浓度。促进扩散的方向与简单扩散类似，但转运效率比简单扩散高。

转运体介导的主动转运有些是直接消耗能量的原发性主动转运，如 ABC 转运体 P-gp、BCRP、MRPs 介导的转运，直接利用 ATP 水解供能；也有些是间接消耗能量的继发性主动转运，如 Na^+-牛磺胆酸共转运多肽。

转运体在物质跨膜转运中的贡献取决于物质本身的化学结构，以及其在生理条件下的存在形式。水溶性大或生理条件下以离子形式存在的化合物，不易经简单扩散实现跨膜转运，转运体在其跨膜转运中起重要作用。不同组织、细胞中转运体种类和表达水平不同，使同一药物在不同组织、细胞中的浓度不同。

肠道、肝、肾和血脑屏障上表达的转运体与药物的肠道吸收、肝代谢（被肝代谢的药物首先需进入肝细胞）和胆汁排泄、肾分泌和重吸收以及能否透过血脑屏障密切相关。由于转运体在药物跨膜转运中的重要性，其对药物在效应组织和毒性组织中的分布、药物-药物相互作用（drug-drug interaction，DDI）具有重要的影响，在药物研发阶段明确候选化合物是否为某些重要转运体的底物和抑制剂，以及预测转运体介导的 DDI，越来越受到重视。

二、药物转运体分类 Classfication of drug transporters

转运体可分为两个不同的超家族，ATP 结合盒（ATP binding cassette，ABC）超家族和溶质载体（solute carrier，SLC）超家族。ABC 转运体为原发性主动转运体，而 SLC 转运体为促进扩散型或继发性主动转运型。迄今已发现了 500 多个转运体成员，其中 ABC 转运体约 60 个，SLC 转运体 400 余个。

人类和啮齿类动物的转运体蛋白通常以大写字母表示，如 MDR1、BCRP、OCT1、OATP2B1，相应的基因名称通常用斜体大写字母（人），如 *ABCB1*、*ABCG2*、*SLC22A1* 和 *SLCO2B1*；啮齿类动物的转运体基因，则用首字母大写的斜体表示，如 *Abcb1*、*Abcg2*、*Slc22a1* 和 *Slco2b1*。除特别说明外，本节介绍的均为人转运体。

（一）ABC 转运体（ABC transporters）

ABC 转运体可分为 7 个亚家族，ABCA～ABCG。ABC 转运体通过水解 ATP，主动将细胞内药物泵至细胞外，使细胞内药物浓度降低，因此，是 ATP 依赖的药物外排泵。与药效和毒性非常相关的 ABC 转运体有：P-糖蛋白（P-glycoprotein，P-gp/*ABCB1*）、乳腺癌耐药蛋白（breast cancer resistance protein，BCRP/*ABCG2*）、多药耐药相关蛋白（multidrug resistance-associated proteins，MRPs/*ABCCs*）和胆盐外排蛋白（bile salt export protein，BSEP/*ABCB11*），见表 2-1。

ABC 转运体均由保守的 ATP 结合盒核苷结合结构域（nucleotide binding domain，NBD）和高度疏水的跨膜结构域（transmembrane domain，TMD）构成。典型的 ABC 转运体通常由 2 个 NBD 和 2 个 TMD 组成。若 4 个区域以一条多肽链形式存在，称为完整转运体（如 P-gp），若以两条分隔开的多肽链形式存在称为半转运体（如 BCRP）。半转运体通常需形成特异二聚体后才能发挥功能；也有的转运体含 3 个 TMD 和 2 个 NBD，如 MRP1、MRP2、MRP3。

ABC 转运体分布广泛，在肠道、肾、肝和脑微血管内皮细胞等均有表达，可参与各种结构的药物、代谢物和内源物的外排。肿瘤细胞中 ABC 转运体表达上调，可促进药物外排，降低细胞内药物浓度。

表 2-1　与药物转运相关的重要 ABC 转运体

转运体蛋白名	基因代码	氨基酸数目	组织分布
P-gp/MDR1	ABCB1	1280	小肠、肝、肾、脑、胎盘、肾上腺
BCRP	ABCG2	655	肝、小肠、乳腺、胎盘
MRP1	ABCC1	1531	肠、肝、肾、脑
MRP2	ABCC2	1545	肠、肝、肾、脑
MRP3	ABCC3	1527	小肠、肝、肾、胎盘、肾上腺
MRP4	ABCC4	1325	广泛分布
MRP5	ABCC5	1437	广泛分布
MRP6	ABCC6	1503	肾、肝
BSEP	ABCB11	1321	肝

1. 磷酸糖蛋白 P-gp/MDR1　磷酸糖蛋白（P-glycoprotein，P-gp），又称多药耐药蛋白 1（multidrug resistance protein 1，MDR1），是由 *ABCB1* 编码的一种跨膜糖蛋白，由 1280 个氨基酸残基组成，分子量约 170 000。P-gp 是第一个被克隆的 ABC 家族成员，也是研究最深入的药物转运体。P-gp 的二级结构中包含 4 个核心区域，即位于胞内的 2 个 NBD 和高度疏水的 2 个 TMD，每个 TMD 由 6 个跨膜 α 螺旋组成（图 2-11）。

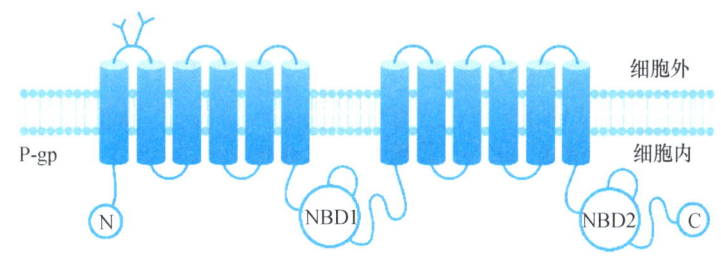

图 2-11　P-gp 的二级结构模型

P-gp 为主要的药物外排泵之一，最先在肿瘤细胞中被发现，后发现其在体内分布广泛，但在肠上皮细胞、肝细胞、肾小管上皮细胞和脑微血管内皮细胞中的表达最受关注。P-gp 定位于上述细胞的顶侧膜，介导底物药物外排，可直接影响底物药物的口服生物利用度、肝分布、肾分泌，以及透过血脑屏障的多少。

P-gp 的底物谱广，其底物通常为具有较大分子量（>400）、呈中性或带正电的两性分子，也可转运一些阴离子化合物，但转运速率较低。P-gp 可转运许多药物，表 2-2 为其代表性底物药物。

表 2-2　P-gp 代表性底物药物

药物类别	底物药物
抗肿瘤药	紫杉醇、依托泊苷、甲氨蝶呤、多柔比星、表柔比星、长春新碱、长春碱
免疫抑制剂	环孢素 A、西罗莫司、他克莫司
HIV 抑制剂	利托那韦、茚地那韦、沙奎那韦、安普那韦
抗心律失常药	地高辛、奎尼丁、利多卡因、胺碘酮、普罗帕酮
降血脂药	洛伐他汀

P-gp 可被许多外源物抑制，其抑制剂包括多种钙通道阻滞剂如维拉帕米，免疫抑制剂如环孢素等。P-gp 也易被诱导，且诱导机制与 CYP3A 类似，如 CYP3A 的诱导剂利福平也可诱导 P-gp 表达。

2. 乳腺癌耐药蛋白 BCRP 乳腺癌耐药蛋白为 ABC 转运蛋白家族 G 亚族的第二个成员，由 *ABCG2* 编码，其蛋白由 655 个氨基酸残基组成，分子量为 75 000。与其他 ABC 转运体不同，BCRP 结构中只含有一个 NBD 和一个 TMD（图 2-12），是 ABC 家族中唯一的半转运体，需形成二聚体后发挥作用。

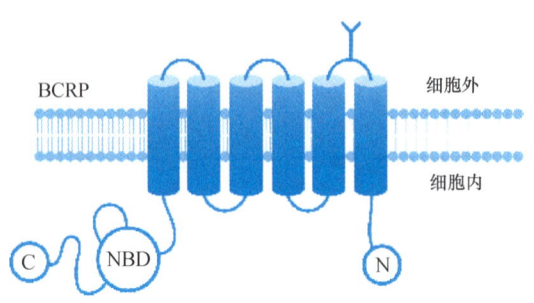

图 2-12　BCRP 的二级结构模型

BCRP 表达于肠上皮细胞、肝细胞、肾小管上皮细胞、脑微血管内皮细胞、胎盘滋养层细胞顶侧膜，介导底物外排，因此，BCRP 被认为在限制底物药物肠道吸收、跨血脑屏障和胎盘屏障转运，以及药物经胆汁和肾排泄中具有极其重要的作用。BCRP 在许多肿瘤细胞中高表达，且很多抗肿瘤药物为 BCRP 底物，因此，BCRP 也是引起肿瘤多药耐药的重要原因之一。

BCRP 的底物谱和抑制剂谱广，分子量较小或较大的有机分子（200～700）及带正电荷、负电荷或中性分子均可为 BCRP 的底物或抑制剂。典型的 BCRP 底物有抗病毒药拉米夫定、齐多夫定、阿巴卡韦、阿昔洛韦；抗肿瘤药伊马替尼、喜树碱、多柔比星、柔红霉素、甲氨蝶呤、托普替康和长春新碱等；抗菌药物红霉素、诺氟沙星；钙通道阻滞剂尼群地平、双嘧达莫；HMG-CoA 还原酶抑制剂瑞舒伐他汀、普伐他汀等。BCRP 的典型抑制剂有烟曲霉毒素 C、Ko143、GF120918 等。

3. 多药耐药相关蛋白 MRPs 多药耐药相关蛋白是人类 ABC 家族中成员最多的一个亚族，迄今已发现 13 个成员，已知与药物转运关系密切的有 MRP1～6（*ABCC1*～6）。MRPs 不同成员间底物谱有重叠，但专属性不同。表 2-3 和表 2-4 分别列出了 MRP1～6 重要信息和代表性底物。

MRP1、MRP2、MRP3 含 3 个 TMD 和 2 个 NBD；MRP4、MRP5 含 2 个 TMD 和 2 个 NBD，见图 2-13。

MRPs 在肠道上皮细胞、肾小管上皮细胞、肝细胞和血脑屏障均有分布，因此，MRPs 与药物的吸收、分布、代谢、排泄密切相关。MRP2 是 ABCC 亚家族中研究最多的转运蛋白，空肠中 MRP2 的 mRNA 表达量为所有测定的 ABC 转运体中最高。MRPs 在肿瘤细胞中表达增加，因此也被认为是肿瘤多药耐药的主要原因之一。多数 ABC 转运体定位于极化细胞的顶侧膜，但 MRP1 和 MRP3 定位于极化细胞的基底侧膜，介导其底物由肝细胞、肠细胞向血液中转运。

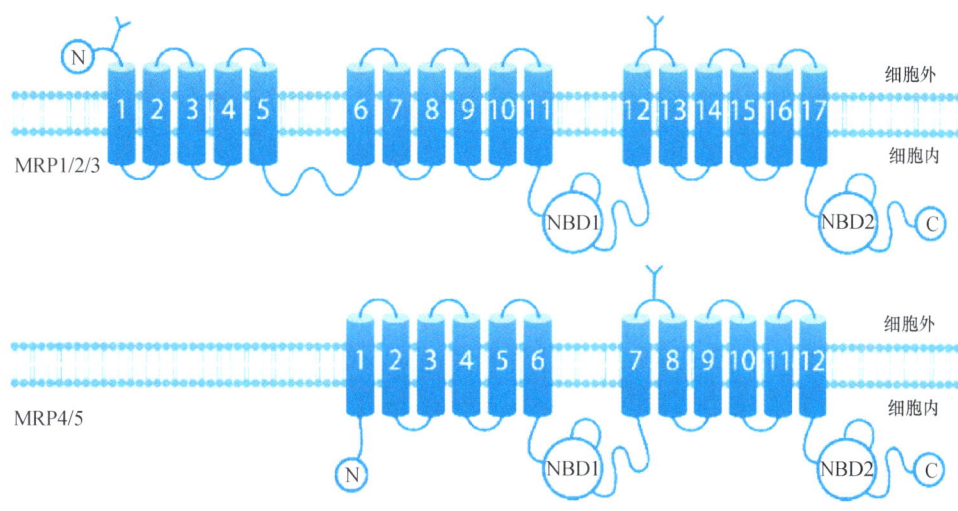

图 2-13 MRPs 的二级结构模型

表 2-3 MRPs 相关信息

转运体蛋白名	基因代码	氨基酸数目	同源性（%）
MRP1	ABCC1	1531	100
MRP2	ABCC2	1545	50
MRP3	ABCC3	1527	58
MRP4	ABCC4	1325	41
MRP5	ABCC5	1437	38
MRP6	ABCC6	1503	46

表 2-4 MRPs 的内外源底物

转运体	生理底物	药物/外源底物
MRP1	胆红素（单/双葡萄糖醛酸苷）、雌二醇-17β-葡萄糖醛酸苷、S-谷胱苷酰前列腺素 A2、半胱氨酰白三烯	长春新碱、喜树碱、甲氨蝶呤、依托泊苷、替尼泊苷、多柔比星、柔红霉素、伊达比星、拓扑替康、茚地那韦、沙奎那韦、利托那韦
MRP2	胆红素葡萄糖醛酸苷、2,4-二硝基-S-谷胱甘肽、S-谷胱甘酰依他尼酸、其他二相代谢产物（谷胱甘肽、葡萄糖醛酸、硫酸结合物）	长春新碱、依托泊苷、喜树碱、甲氨蝶呤、多柔比星、伊立替康、顺铂、赭曲霉毒素 A、对氨基马尿酸、茚地那韦、沙奎那韦、利托那韦，普伐他汀、缬沙坦、奥美沙坦
MRP3	甘氨胆酸	依托泊苷、甲氨蝶呤
MRP4	cAMP、cGMP、硫酸依托表雄酮、胆酸、谷胱甘肽	巯嘌呤、甲氨蝶呤、阿德福韦
MRP5	cAMP、cGMP	巯嘌呤、阿德福韦
MRP6		依托泊苷

4. 胆盐外排蛋白 BSEP　胆盐外排蛋白由 *ABCB11* 基因编码。BSEP 由 1321 个氨基酸残基组成，分子量为 160 000，包含 2 个 TMD 和 2 个 NBD，N 端和 C 端均位于细胞内。

BSEP 特异性表达于肝细胞毛细胆管侧膜（顶侧膜），对底物的选择性高，其生理底物为胆盐（胆汁酸盐），如牛磺鹅胆酸盐、牛磺胆酸盐、甘氨酸胆酸盐、甘氨鹅去氧胆酸盐等，BSEP 能将底物从肝细胞逆浓度梯度外排至毛细胆管。BSEP 的外源性底物包括普伐他汀、长春碱、非索非那定等药物，但 BSEP 不能转运柔红霉素、紫杉醇、地高辛、罗丹明 123 等 P-gp 底物。

（二）SLC 转运体（Solute carrier transporters）

溶质载体转运体主要为摄取型转运体，少数为外排转运体，也有一些为双向转运体。与 ABC 转运体不同，SLC 转运体介导的转运为促进扩散或继发性主动转运。

SLC 转运体种类多，这里仅介绍与药物或重要内源性物质转运有关的转运体。

1. 寡肽转运体 POTs　质子偶联的寡肽转运体（proton-coupled oligopeptide transporters，POTs），简称寡肽转运体（oligopeptide transporters），由 SLC15A 编码，包含 PEPT1（SLC15A1）、PEPT2（SLC15A2）、PHT1（SLC15A4）和 PHT2（SLC15A3）4 个成员，分别由 708、729、577 和 581 个氨基酸残基组成，包含 12 个跨膜片段，N 端和 C 端均位于胞内，胞外含多个糖基化位点，胞内含磷酸化位点（图 2-14）。

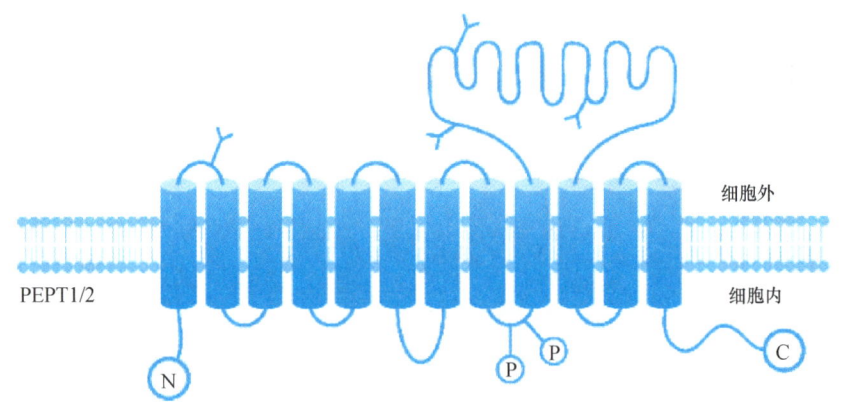

图 2-14　PEPT1 和 PEPT2 的二级结构模型

PEPT1 和 PEPT2 定位于细胞膜，PHT1 和 PHT2 主要定位于巨噬细胞的溶酶体膜。POTs 依赖膜内外的质子梯度和负膜电势进行二肽、三肽和拟肽类物质的跨膜转运。以小肠上皮细胞顶侧 PEPT1 的转运为例：顶侧 PEPT1 利用 Na^+/H^+ 交换产生的质子浓度梯度，而 Na^+/H^+ 交换体则利用基底侧 Na^+/K^+-ATP 酶产生的胞外向胞内的 Na^+ 浓度差进行转运（图 2-15）。PHT1 和 PHT2 还可转运组氨酸，因此也被称为寡肽/组氨酸转运体。

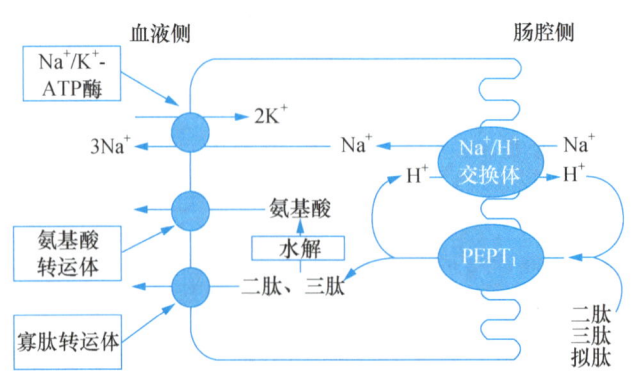

图 2-15　小肠上皮细胞 PEPT1 的转运模式

由于 PHT1 和 PHT2 主要表达于免疫细胞的溶酶体膜，这里主要介绍 PEPT1 和 PEPT2。

PEPT1 是 POTs 家族中研究最多的转运体，也是人小肠中表达最高的转运体。PEPT1 在十二指肠、空肠和回肠中均高表达，定位于肠上皮细胞顶侧膜；在人肾近端小管上皮细胞顶侧也有一定表达。

PEPT1 属于"高容量，低亲和"转运体，其底物 K_M 值达 mmol/L 级，目前已发现其可转运 400 多种二肽和 8000 多种三肽。食物蛋白在肠道内降解生成多种二肽、三肽，可被 PEPT1 摄入小肠上皮细胞。PEPT1 的底物还包括拟肽类药物，如 β-内酰胺类抗生素（氨基青霉素类、头孢菌素类）、血管紧张素转换酶（ACE）抑制剂、抗病毒药等（表 2-5）。基于 PEPT1 在人小肠中的高表达，其已成为前药设计的重要靶点。

表 2-5　PEPT1 的代表性底物药物

药物类别	底物药物
氨基青霉素类	阿莫西林、氨苄西林、环己西林
头孢菌素类	头孢氨苄、头孢羟氨苄、头孢拉定、头孢克洛、头孢克肟
ACE 抑制剂	卡托普利、依那普利、赖诺普利、福辛普利、西罗普利
抗病毒药	伐昔洛韦、缬更昔洛韦
抗肿瘤药	乌苯美司

PEPT2 组织分布广，但其在肾中表达最高，在脑、肺、脾中亦有较高表达。PEPT2 定位于肾近端小管上皮细胞顶侧膜，脑脉络丛上皮细胞顶侧膜、脑星形神经胶质细胞、神经节神经元周围的卫星胶质细胞、肺支气管上皮细胞、脾巨噬细胞等。

PEPT2 和 PEPT1 底物谱具有较高的重叠性，但 PEPT2 属于"高亲和，低容量"转运体，其底物 K_M 值在 μmol/L 级。肾小管上皮细胞顶侧的 PEPT2 可介导底物药物，如 β-内酰胺类抗生素的重吸收；脑脉络丛上皮细胞顶侧的 PEPT2，可从脑脊液中摄取底物，如京都啡肽，使其外排至血液中，以维持脑内神经肽类物质的平衡。

2. 有机阳离子转运体 OCTs　临床使用的许多药物，如抗心律失常药、抗组胺药、阿片类镇痛药、β 肾上腺素受体阻断剂、骨骼肌松弛剂等为弱碱性化合物。此外，很多毒性化合物（如百草枯）及生理活性物质（如多巴胺、5-羟色胺、去甲肾上腺素）也为弱碱性化合物。生理 pH 条件下，弱碱性化合物部分或全部以阳离子形式存在。有机阳离子化合物依靠简单扩散的透膜性差，有机阳离子转运体（organic cation transporters，OCTs）在其跨细胞转运中起了重要作用。

OCTs 属于 SLC22 家族，主要包括 OCT1、OCT2 和 OCT3，分别由 *SLC22A1*、*SLC22A2* 和 *SLC22A3* 编码。OCT1、OCT2 和 OCT3 的结构类似：12 个跨膜片段，N 端和 C 端均位于细胞内侧；胞外大环含 3 个糖基化结合位点，胞内环上分布磷酸化位点，可短期调节 OCTs 活性（图 2-16）。

OCTs 介导的转运是以膜电位差为驱动力的促进扩散。因 Na^+/K^+-ATP 酶摄取 2 个 K^+ 外排 3 个 Na^+，使细胞维持着膜静息电位，细胞外侧的电位接近 0 mV，细胞内侧接近 −70 mV，因此，阳离子物质顺膜电位差从细胞外转运入细胞内。在典型的跨膜电位（−60～−70 mV）下，由于 OCTs 的作用，阳离子物质细胞内外的浓度差可达 10～15 倍。

人 OCT1 主要表达于肝，是肝中表达最高的药物转运体，定位于肝细胞的窦状隙膜（基底侧）；大鼠、小鼠、兔等肝、肾内均有较高表达，但人肾内仅检测到少量的 *SLC22A1* mRNA 表达。

OCT2 特异性表达于肾近端小管上皮细胞基底侧膜，摄取血液中的有机阳离子底物。人小

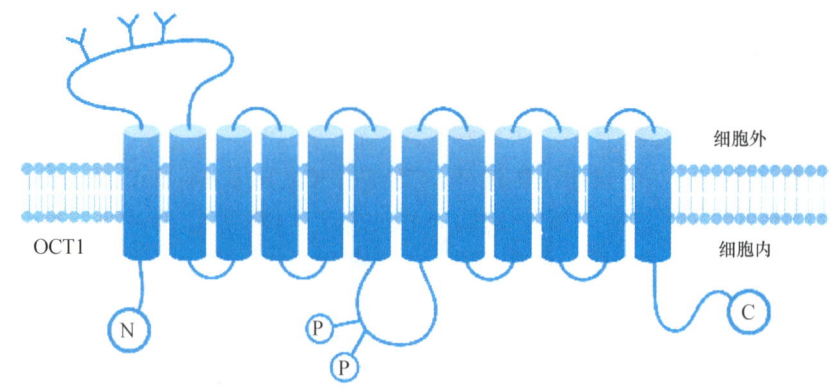

图 2-16 OCT1 的二级结构模型

肠、肺、皮肤、大脑及内耳等组织也可检测到 OCT2。

OCT3 的分布十分广泛,在胎盘、肾上腺、肝、肾、心脏、肺、脑和肠组织有表达;不仅在上皮细胞和神经元上有表达,在肌肉细胞和胶质细胞上也有表达。

OCTs 的底物主要为有机阳离子、弱碱以及一些中性化合物。OCT1、OCT2 和 OCT3 的底物谱有较大重叠,表 2-6 列出了一些代表性底物。

表 2-6 OCTs 信息及代表性底物

转运体蛋白名	基因代码	氨基酸数目	同源性(%)	代表性底物
OCT1	SLC22A1	554	100	二甲双胍、西咪替丁、雷尼替丁、美金刚、尼古丁、维拉帕米、西酞普兰、阿昔洛韦、更昔洛韦、拉米夫定、齐多夫定、恩曲他滨、伊立替康、伊马替尼、小檗碱、氯化两面针碱
OCT2	SLC22A2	555	70	二甲双胍、顺铂、奥沙利铂、美金刚、金刚烷胺、西咪替丁、雷尼替丁、扎西他滨、拉米夫定、小檗碱、溴乙啶、氯化两面针碱、5-羟色胺、去甲肾上腺素、多巴胺、胆碱、乙酰胆碱、胍丁胺、肾上腺素
OCT3	SLC22A3	556	50	二甲双胍、拉米夫定、地西泮明、西酞普兰、利多卡因、奎尼丁、5-羟色胺、去甲肾上腺素、多巴胺、胍丁胺、小檗碱、氯化两面针碱

3. 肉碱/有机阳离子转运体 OCTNs 肉碱/有机阳离子转运体(carnitine/organic cation transporters,OCTNs)亦为 SLC22 转运体家族成员,主要介导两性离子的跨膜转运,也可介导部分有机阳离子化合物的转运,故又称为两性离子/有机阳离子转运体。OCTNs 与有机阳离子转运体 OCTs 有 30% 的同源性,也称为新型有机阳离子转运体(novel organic cation transporters)。人类 OCTNs 包括 OCTN1(SLC22A4)和 OCTN2(SLC22A5)。

OCTN1 蛋白由 551 个氨基酸残基组成,含 11 个跨膜片段。

OCTN1 高表达于成人肾、气管、骨髓(特别是红系祖细胞),在骨骼肌、小肠、心脏、胎盘、肺、前列腺、胰腺和神经细胞中也有表达。

OCTN1 对麦角硫因具有非常高的亲和力。麦角硫因是由细菌和真菌代谢生成的含硫小分子化合物(图 2-17A),为亲水性两性离子,主要通过 OCTN1 在人体细胞内积聚。人体中麦角硫因主要储存于骨髓红细胞内,具有清除自由基、螯合金属离子等作用。OCTN1 也可介导两性离子和有机阳离子类药物的转运,其底物包括抗心律失常药奎尼丁、维拉帕米、抗组胺药美吡拉敏，抗惊厥药加巴喷丁，抗癫痫药多奈哌齐，抗肿瘤药奥沙利铂，以及降血糖药二甲双胍。

OCTN2 蛋白由 557 个氨基酸残基组成，包含 12 个跨膜片段。

OCTN2 主要表达于成人肾、骨骼肌、胎盘、心脏和前列腺，在脑、肺、肝、眼角膜和结膜等组织也有一定表达，定位于肾近端小管上皮细胞顶侧膜、小肠上皮细胞顶侧膜、胎盘滋养层细胞母体侧，气管、角膜和结膜上皮细胞顶侧膜。

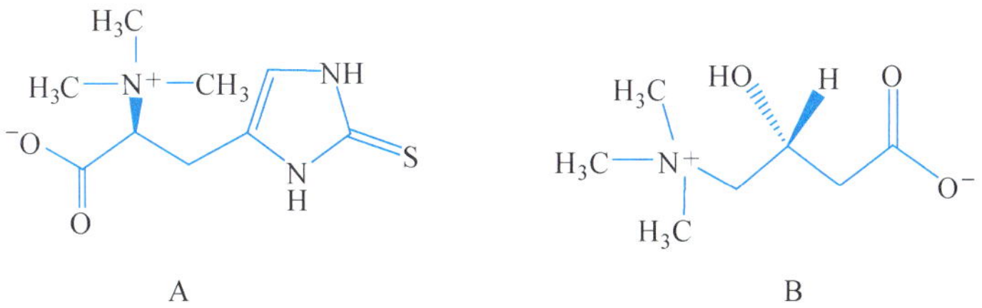

图 2-17　麦角硫因（A）和左旋肉碱（B）的化学结构

左旋肉碱（L-β-羟基-γ-三甲铵丁酸）是高极性的两性离子化合物（图 2-17B），OCTN2 对左旋肉碱具有极高的亲和力。人体内约 25% 的左旋肉碱在肾、肝和脑内合成，约 75% 从食物中获取。OCTN2 介导左旋肉碱的肠道吸收和肾重吸收，以维持其在血浆的生理稳态（约 50 μmol/L）。左旋肉碱协助长链脂肪酸在线粒体内的 β-氧化，在心肌和骨骼肌等线粒体密度大的组织中含量特别高。

OCTN2 也可介导多种两性离子和有机阳离子类药物的转运，如抗胆碱能药异丙托胺和噻托溴铵，β-内酰胺类抗生素头孢噻啶、头孢噻利和头孢吡肟，抗肿瘤药多柔比星等。

4. 多药及毒素外排蛋白 MATEs　多药及毒素外排蛋白（multidrug and toxin extrusion proteins，MATEs）家族有 4 个成员：MATE1、MATE2、MATE2-K 及 MATE2-B。MATE1 由 *SLC47A1* 编码，由 570 个氨基酸残基组成，其二级结构包含 13 个跨膜片段，含一个较大的胞内环，N 端位于胞内、C 端位于胞外。MATE2、MATE2-K 和 MATE2-B 均由 *SLC47A2* 编码，其中 MATE2-K 是目前唯一被阐释功能的 *SLC47A2* 产物，且尚未发现动物中有表达。MATE2-K 由 566 个氨基酸残基组成，与 MATE1 的氨基酸序列有 52% 的同源，也包含 13 个跨膜片段。

MATE1 在肝、肾、骨骼肌、心脏和脑等组织中表达，其中肝、肾的表达最为丰富，主要定位于肝细胞毛细胆管侧（顶侧）和肾小管上皮细胞刷状缘侧膜（顶侧）。MATE2-K 在肾中表达最高，亦定位于肾小管上皮细胞刷状缘侧膜。

MATE1 和 MATE2-K 介导的转运，其驱动力来自反向 H^+ 浓度梯度，通过 H^+ 交换外排有机阳离子底物（图 2-18），因此，属于继发性主动转运。

MATE1 和 MATE2-K 的底物谱高度重叠，目前发现的底物多为 OCTs 的底物。二甲双胍、西咪替丁、奥沙利铂、拓扑替康、更昔洛韦等为 MATEs 的底物药物；MATEs 也转运内源性物质，如肌酐、雌酮-3-硫酸盐等；1-甲基-4-苯基吡啶离子（MPP^+）、4′,6-二脒基-2-苯基吲哚（DAPI）为 MATEs 的工具底物。

MATE1、MATE2-K 的基因突变产生功能低下或功能丧失的突变体，降低其对药物的转运能力，改变药物的体内处置。

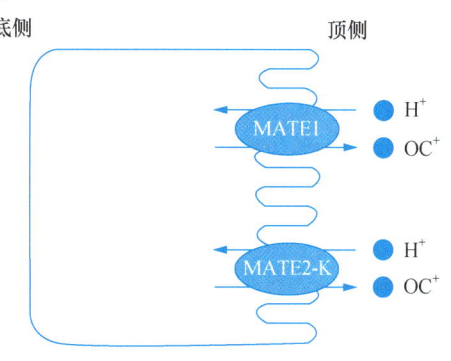

图 2-18　MATEs 的转运示意图

（OC^+：有机阳离子）

5. 有机阴离子转运体 OATs 有机阴离子转运体（organic anion transporters，OATs）由 *SLC22A* 基因编码，主要包括 OAT1（*SLC22A6*）、OAT2（*SLC22A7*）、OAT3（*SLC22A8*）、OAT4（*SLC22A11*）、OAT7（*SLC22A9*）、OAT10（*SLC22A13*）和尿酸转运体（URAT）1（*SLC22A12*）。OATs 蛋白由 540~560 个氨基酸残基组成，其基本结构包含 12 个跨膜片段，N 端和 C 端均在胞内，胞外环含多个糖基化位点，胞内环含糖基化和磷酸化位点。

OAT1 主要分布于肾，定位于近端肾小管上皮细胞基底侧，在脑、胎盘等也有分布。OAT1 利用细胞内外 α-酮戊二酸盐的浓度差将有机阴离子从血液侧转运入上皮细胞内。肾 OAT1 主要负责将底物从血液摄取到肾小管细胞内，参与底物的肾小管分泌。

OAT1 的底物包括内源性的环核苷酸、叶酸、前列腺素、对氨基马尿酸，外源性底物包括赭曲霉毒素 A，以及多种抗病毒药物、抗生素、利尿剂、非甾体类抗炎药、抗肿瘤药等（表 2-7）。

OAT2 曾被称为新型肝特异性转运体，而后发现肾中亦有表达。OAT2 定位于肝细胞基底侧和肾近端小管上皮细胞基底侧。目前认为，OAT2 为肝、肾特异性表达的转运体，也是肝中表达量仅次于 OCT1 的转运体。OAT2 介导细胞内谷氨酸盐的外排，同时将细胞外有机阴离子底物摄入细胞。人 OAT2 蛋白有三种剪接变异体，目前已知仅 OAT2-546aa 蛋白定位于细胞膜。OAT2 的底物多为分子量较小的亲水性阴离子化合物，包括内源性物质前列腺素 E2、cGMP 以及药物（表 2-7）。

OAT3 为肾特异性表达的转运体，高表达于肾近端小管，较高表达于远端小管，定位于肾小管上皮细胞的基底侧；在脉络丛、脑毛细血管、视网膜和睾丸也有表达。OAT3 与 OAT1 有 49% 的同源性，转运机制与 OAT1 相同，底物谱与 OAT1 也有很大重叠，但 OAT3 对有机阴离子化合物的亲和力高于 OAT1。

OAT4 在肾中高表达，定位于肾近端小管上皮细胞的顶侧膜。肾中 OAT4 与尿酸转运体 1（URAT1）共同介导尿酸的重吸收，但 OAT4 对尿酸的转运能力弱。OAT4 也高表达于胎盘，定位于合胞体滋养层细胞基底膜（胎儿侧），可介导胎盘从胎儿侧摄取雌激素前体，用于合成雌激素，以维持妊娠进展。

URAT1 主要表达于肾近端小管上皮细胞顶侧，不表达于远端小管，在人类主动脉平滑肌细胞的包膜上也有表达。肾中的 URAT1 为介导尿酸重吸收的关键转运体，已成为治疗痛风的药物靶点。抗痛风药雷西纳德、苯溴马隆、丙磺舒均可通过抑制 URAT1，减少尿酸重吸收而降低血尿酸水平。此外，URAT1 也可转运氯沙坦、奥美沙坦和丙磺舒等药物。

OAT7 为短链脂肪酸（如丁酸盐）进入肝细胞的重要转运体，OAT10 为阴离子/阴离子交换器。

OATs 在肝和肾阴离子处置中发挥重要作用。OAT2 和 OAT7 主要分布于肝组织，定位于肝细胞基底侧膜（图 2-19A），介导肝细胞从血液中摄取底物药物。OAT1、OAT2 和 OAT3 定位于肾小管上皮细胞的基底侧膜，介导底物药物摄入细胞，OAT4、OAT10、URAT1 定位于肾小管上皮细胞顶侧（图 2-19B），介导肾小管中底物的重摄取。

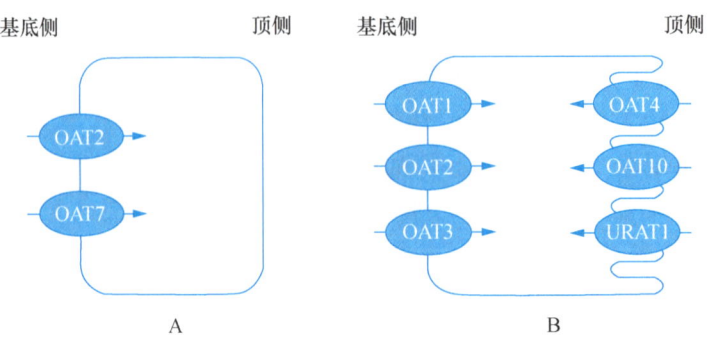

图 2-19　OATs 在肝细胞（A）和肾小管上皮细胞（B）的定位

表 2-7 OATs 的代表性底物

转运体	底物
OAT1	阿德福韦、西多福韦、替诺福韦、青霉素、头孢克洛、呋塞米、布美他尼、更昔洛韦、齐多夫定、吲哚美辛、甲氨蝶呤
OAT2	呋塞米、氟尿嘧啶、甲氨蝶呤、水杨酸、伊立替康、别嘌呤醇、恩替卡韦、普伐他汀
OAT3	苄青霉素、普伐他汀、阿德福韦、头孢克洛、头孢唑林、呋塞米、更昔洛韦、法莫替丁、甲氨蝶呤
OAT4	齐多夫定、甲氨蝶呤、普伐他汀、硫酸脱氢表雄酮
OAT7	丁酸盐、硫酸脱氢表雄酮、普伐他汀
OAT10	烟酸盐、谷胱甘肽、环孢素、乳酸盐、尿酸盐
URAT1	烟酸盐、乳酸盐、尿酸盐、氯沙坦、奥美沙坦、丙磺舒

6. 有机阴离子转运多肽 OATPs OATP（organic anion transporting polypeptide，OATP）家族，被命名为溶质载体 OATP（solute carrier OATP，SLCO）家族。人类 OATP 家族已经鉴定出 11 个成员，其中 OATP1A2（*SLCO*1A1）、OATP1B1（*SLCO*1B1）、OATP1B3（*SLCO*1B3）、OAPT2B1（*SLCO*2B1）、OATP4C1（*SLCO*4C1）为 OATP 家族中的重要成员。

OATPs 由 643~724 个氨基酸残基组成，分子量 80 000~90 000，含 12 个跨膜片段，在片段 9 和 10 间的细胞外大环上含多个糖基化位点。

OATPs 在体内分布广泛，通常表达于上皮细胞或内皮细胞的细胞膜。OATP1B1 和 OATP1B3 是肝中特异性表达的转运体，定位于肝细胞血窦侧，两者有 80% 的氨基酸序列同源，且 OATP1B1 是肝中表达最高也是最重要的 OATP；OATP4C1 为肾中特异性表达的 OATP，定位于肾小管上皮细胞的基底侧；肠道中表达多种 OATPs，其中 OATP2B1 为肠道中表达最高也最重要的 OATP；血脑屏障的内皮细胞表达 OATP1A2、OATP2B1 转运体。

OATPs 的底物主要为有机阴离子化合物，通常为分子量较大（>350）的两亲性（亲水亲脂）分子，包括胆盐、胆红素、甲状腺激素等内源性化合物，以及抗生素、抗肿瘤药物、他汀类、沙坦类药物（表 2-8）。此外，OATP4C1 可转运地高辛；OATP1B3 可转运毒毛旋花苷 G；OATP1A2、OATP1B3、OATP2B1 可转运两性离子化合物，如非索非那定；OATP1A2、OATP1B3 可转运阳离子化合物，如多柔比星；OATP1A2 可转运曲坦类药物。

表 2-8 OATPs 的代表性底物

转运体	代表底物
OATP1A2	胆盐（牛磺胆酸盐、胆酸盐）、胆红素、甲氨蝶呤、沙奎那韦、瑞舒伐他汀、普伐他汀、匹伐他汀、阿托伐他汀、加替沙星、左氧氟沙星
OATP1B1	胆盐（牛磺胆酸盐、牛磺熊去氧胆盐）、胆红素、雌二醇 17β-葡萄糖醛酸苷、匹伐他汀、普伐他汀、瑞舒伐他汀、阿托伐他汀、辛伐他汀酸、替米沙坦、瑞格列奈、波生坦、阿舒瑞韦、丹诺普韦、多西他赛、格列本脲、那格列奈、紫杉醇
OATP1B3	与 OATP1B1 类似
OATP2B1	硫酸脱氢表雄酮、雌酮硫酸盐、牛磺胆酸、胺碘酮、氟伐他汀、艾曲波帕、阿托伐他汀、瑞舒伐他汀、苄星青霉素
OATP4C1	cAMP、雌酮硫酸盐、甲状腺激素、甲氨蝶呤、西他列汀

7. 单羧酸转运体 MCTs　单羧酸转运体（monocarboxylate transporters，MCTs）属于 *SLC*16 家族。目前已确认了 MCT 家族 14 个成员，但 MCT5~14 研究得较少。这里仅介绍 MCT1~4。

MCTs 的结构含 12 个跨膜片段，N 端和 C 端均位于胞内，在片段 6 和 7 间有一个胞内亲水性大环。MCTs 在人体内分布广泛（表 2-9），其亚型的表达具有组织特异性和生理功能的差异性。

表 2-9　单羧酸转运体的组织分布和定位

转运体蛋白名	基因代码	组织分布	定位
MCT1	*SLC*16A1	广泛	顶侧和基底侧
MCT2	*SLC*16A7	肝、肾、骨骼肌、心脏、脑、脾、睾丸、胰腺	基底侧
MCT3	*SLC*16A8	视网膜色素上皮	基底侧
MCT4	*SLC*16A3	肾、骨骼肌、肠、心脏、肺	基底侧

MCTs 为质子共转运转运体（同向），它们在糖酵解代谢产物，如乳酸、酮体（乙酰乙酸、β-羟丁酸、丙酮酸）转运中发挥重要作用。肠道中的 MCT1 参与弱酸性物质，如短链脂肪酸、烟酸、苯甲酸、水杨酸、丙戊酸和丙酮酸的吸收。

8. 核苷转运体 ENTs、CNTs　核苷转运体可分为两个家族：Na^+ 非依赖的平衡型核苷转运体（equilibrative nucleoside transporters，ENTs）和 Na^+ 依赖的浓缩型核苷转运体（concentrative nucleoside transporters，CNTs），它们分别属于 SLC29 和 SLC28 家族。

（1）平衡型核苷转运体（ENTs）：ENTs 由 *SLC*29A 基因编码，包含 ENT1（*SLC*29A1）、ENT2（*SLC*29A2）、ENT3（*SLC*29A3）、ENT4（*SLC*29A4）4 个成员，ENT1~4 分别由 456、456、475 和 530 个氨基酸残基组成，包含 11 个跨膜片段，N 端和 C 端分别位于胞内和胞外。ENT1 与 ENT2 具有 46% 的同源性；ENT4 与 ENT1~3 的同源性均低于 20%，但与 OCTs 的底物谱和转运特征类似，且高表达于脑，参与单胺神经递质，如 5-羟色胺、多巴胺、去甲肾上腺素的转运，故又被称为质膜单胺转运体（plasma membrane monoamine transporter，PMAT）。

ENT1 主要表达于肝、肠道、肾、胎盘等组织；ENT2 的表达与 ENT1 类似，此外，还高表达于骨骼肌。ENT1、ENT2 定位于肝细胞血窦侧、肠上皮细胞基底侧、肾小管上皮细胞基底侧；胎盘中的 ENT1、ENT2 表达于母体侧，参与核苷类似物在母体血液与胎盘间的转运；ENT1 也表达于线粒体膜。ENT3 在胎盘、子宫、脾和骨髓中有较高表达，定位于细胞膜、线粒体和溶酶体膜，并可能参与核苷类药物的线粒体毒性。ENT4 除表达于脑组织，也表达于心脏、肠道等组织。

ENTs 对底物的转运属于促进扩散，转运过程不依赖 Na^+。细胞外 pH 不影响 ENT1、ENT2 对底物的转运，但 ENT3、ENT4 为 pH 依赖型转运体，一定 pH 范围内，细胞外 pH 低，转运能力强。

ENT1、ENT2 可转运天然核苷或其类似物，参与核苷类抗肿瘤或抗病毒药物的转运，如 ENT1 可以转运阿糖胞苷、吉西他滨、扎西他滨、恩替卡韦等；ENT2 还可以转运齐多夫定等；ENT4 除转运神经递质外，也可转运二甲双胍等药物。

（2）浓缩型核苷转运体（CNTs）：CNTs 由 *SLC*28A 基因编码，包含 CNT1（*SLC*28A1）、CNT2（*SLC*28A2）、CNT3（*SLC*28A3）。CNT1、CNT2、CNT3 蛋白分别由 650、658 和 691 个氨基酸残基组成，含 13 个跨膜片段。

CNT1 在肾、肝和小肠（空肠、回肠）等组织表达，CNT2 分布于心脏、骨骼肌、肾、

第 2 章 药物的膜转运

肝、胎盘、脑、胃、肠（十二指肠、空肠）等组织，而 CNT3 分布较广泛，且以乳腺、胰腺、骨髓中表达较高。

CNTs 主要定位于细胞膜，参与核苷类似物的单向跨膜转运。位于肠上皮细胞顶侧的 CNTs，与定位于基底侧的双向转运体 ENTs 联合将底物转运入血液循环；肝 CNT1、CNT2 表达于肝细胞毛细胆管侧和血窦侧；肾 CNT3 位于肾小管上皮细胞顶侧。

CNTs 对核苷的转运具有 Na^+ 依赖性，为 Na^+ 共转运转运体。CNTs 利用细胞外 Na^+ 内流产生的电势能，将细胞外的核苷逆浓度梯度摄入细胞，而 Na^+/K^+-ATP 酶持续将胞内 Na^+ 泵出，以维持电势差，因此，CNTs 介导的转运为继发性主动转运。

CNTs 对嘌呤和嘧啶核苷的转运具有选择性，CNT1 偏好嘧啶类核苷及类似物，CNT2 偏好嘌呤类核苷及类似物，CNT3 既可转运嘌呤核苷也可转运嘧啶核苷及类似物。表 2-10 为 CNTs 的代表性底物药物。

表 2-10　CNTs 的代表性底物药物

转运体	底物偏好	代表性底物药物
CNT1	嘧啶类核苷	齐多夫定、拉米夫定、扎西他滨、吉西他滨、阿糖胞苷
CNT2	嘌呤类核苷	恩替卡韦、氯法拉滨、氟达拉滨、克拉屈滨、利巴韦林
CNT3	嘧啶和嘌呤类核苷	恩替卡韦、利巴韦林、克拉屈滨、氯法拉滨、氟达拉滨、氟尿嘧啶、吉西他滨

9. 胆汁酸转运体 NTCP、ASBT　Na^+-牛磺胆酸盐共转运多肽（Na^+/taurocholate cotransporting polypeptide，NTCP）和顶侧钠离子依赖胆汁酸转运体（apical sodium dependent bile acid transporter，ASBT）均属于 SLC10 家族，分别由 *SLC10A1* 和 *SLC10A2* 基因编码。两者分别由 349 和 348 个氨基酸残基组成，并有 35% 的同源性。

NTCP 特异性表达于肝细胞基底侧，可从血液中摄取底物进入肝细胞。NTCP 顺 Na^+ 浓度梯度将 1 个底物分子和 2 个 Na^+ 同向转运至肝细胞内，由此引起的细胞膜两侧 Na^+ 浓度差由基底侧膜的 Na^+/K^+-ATP 酶维持。因此，NTCP 介导的转运为继发性主动转运。

结合型和非结合型的胆汁酸为 NTCP 的内源性底物，但 NTCP 对结合型的亲和力更大，对甘氨酸结合的牛磺胆酸具有非常强的亲和力，对胆汁酸的硫酸结合物，转运能力较弱。NTCP 也可转运类固醇激素、甲状腺激素等内源性物质。此外，瑞舒伐他汀、厄贝沙坦和洛沙坦也为 NTCP 的底物。

ASBT 高表达于回肠末端上皮细胞的顶侧膜，介导回肠对胆汁酸的重吸收。ASBT 以 Na^+ 依赖的方式转运胆汁酸，结合型和非结合型胆汁酸均可被 ASBT 转运，但对牛磺酸和甘氨酸结合的胆汁酸转运能力更强。

10. 有机溶质转运体 OSTα/β　有机溶质转运体（organic solute transporter alpha/beta，OSTα/β）由 *SLC51A/B* 编码。OSTα 由 340 个氨基酸残基组成，含 7 个跨膜片段；OSTβ 是由 128 个氨基酸残基组成的单一跨膜结构的辅助多肽。OSTα 和 OSTβ 共同构成一个具有转运功能的异聚 OSTα/β 蛋白复合物。OSTα/β 为双向转运体，其介导的底物转运为促进扩散。

OSTα/β 在小肠、肝、睾丸、肾中的表达水平高，且以小肠（回肠和十二指肠）表达最高，定位于肠上皮细胞、肝细胞以及肾上皮细胞基底侧。牛磺胆酸盐、雌酮-3-硫酸、前列腺素、硫酸脱氢异雄酮、地高辛等为 OSTα/β 的底物。

肝细胞毛细胆管侧的 BSEP、血窦侧 NTCP，以及肠上皮细胞基底侧的 OSTα/β 和顶侧的 ASBT 等，在胆盐或胆汁酸循环利用中发挥极为重要的作用。

11. 硫胺素转运体 THTRs　维生素 B_1，即硫胺素，是体内多种酶的辅酶。维生素 B_1 为水溶性维生素，其跨膜转运需硫胺素转运体（thiamine transporters，THTRs）介导。THTRs

包括THTR1和THTR2，两者分别由 *SLC19A2* 和 *SLC19A3* 编码，具有48%的同源性。

THTR1和THTR2主要分布于小肠、血脑屏障和肾近端小管。在肠上皮细胞和肾近端小管，THTR2位于上皮细胞顶侧，而THTR1定位于基底侧。THTR1和THTR2介导硫胺素的肠道吸收、跨血脑屏障转运和肾重吸收。在小肠中，来自食物的维生素B_1，经上皮细胞顶侧THTR2协助与细胞内H^+交换而进入细胞，再经基底侧THTR1协助与血液中的H^+交换而进入血液。此外，二甲双胍、甲氧苄啶、骨髓纤维化治疗药物菲达替尼也为THTR2的底物。

生物体还有多种介导营养物质转运的转运体，如氨基酸转运体、葡萄糖转运体、脂肪酸转运体等，不在本章赘述。

三、重要组织的药物转运体 Drug transporters in important tissues

肠道、肝、肾分别为药物吸收、代谢和排泄的主要器官，表达于这些组织的细胞膜药物转运体在上述过程中起了至关重要的作用。此外，血脑屏障上的药物转运体，特别是外排转运体，在机体防止内、外源物对中枢神经系统侵袭中极其重要。本部分主要介绍上述组织中重要的药物转运体，以及其在药物转运中的作用。

1. 肠道药物转运体与药物吸收 肠道是口服药物吸收的主要部位，肠腔中的药物可经细胞旁转运和跨细胞转运进入血液循环。跨细胞转运又可分为简单扩散、转运体介导的促进扩散和主动转运。大分子药物还可通过细胞内吞转运。生理条件下，特定化合物的吸收由最快的吸收途径决定。

药物的溶解度和膜透过性是决定药物吸收的两个基本参数。口服药物的生物利用度主要反映药物在胃肠中的溶解特性、吸收进入循环系统的过程以及其代谢稳定性。

肠道上皮细胞表达多种SLC和ABC转运体（图2-20），可参与药物的肠道吸收和外排过程，但并非每种药物的吸收均需要转运体介导。由于转运体对底物具有选择性，不同结构药物的跨膜转运需要不同的转运体介导。

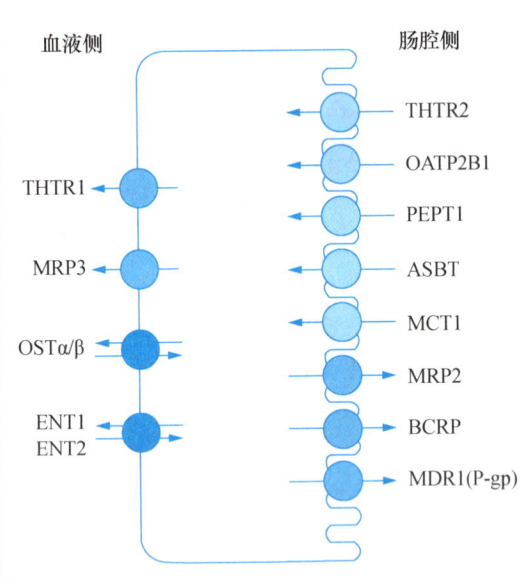

图 2-20 肠道上皮细胞表达的主要药物转运体

（1）肠道上皮细胞表达的主要转运体：肠道上皮细胞极化生长，且在其顶侧（肠腔侧）和基底侧表达多种ABC和SLC转运体。人肠道上皮细胞顶侧的ABC转运体主要包括P-gp、BCRP、MRP2，其作用是将肠上皮细胞内的底物药物外排至肠腔；SLC转运体主要包括PEPT1、OATP2B1、THTR2、ASBT、MCT1，可将肠腔中的底物药物摄入细胞内。肠道上皮细胞基底侧表达MRP3、THTR1、OSTα/β、ENT1和ENT2。此外，肠上皮细胞顶侧还表达OCTN1、PMAT、OCT1等转运体。

（2）转运体在肠道药物吸收中的作用：肠道药物转运体对一些口服药物的生物利用度有较大的影响。

P-gp为肠道表达的重要外排型转运体，可介导地高辛、紫杉醇、长春新碱、环孢素、印地那韦、沙奎那韦、那非那韦、他林洛尔等底物药物的外排，限制药物的口服生物利用度。P-gp抑制剂克拉霉素与P-gp底物地高辛合用，可显著增加地高辛的口服生物利用度。

P-gp 和 CYP3A4 的底物谱重叠性大，且 CYP3A4 在肠道上皮细胞表达丰富。许多药物为 P-gp 和 CYP3A4 的共同底物，因此，底物药物被 P-gp 外排至肠腔，又可被肠道上皮细胞摄入，底物药物在肠道上皮细胞的频繁进出，增加了其被 CYP3A4 代谢的机会，导致药物低生物利用度（图 2-21）。

外排转运体降低底物药物肠道吸收，但肠道表达的摄取型转运体可介导底物药物的摄取。二甲双胍为亲水性化合物，其 pKa 为 12.4，在肠道及生理 pH 下主要以阳离子存在，借助简单扩散的透膜能力差，但二甲双胍的口服生物利用度大。研究表明，肠道上皮细胞顶侧的 THTR2、OCTN1 和 PMAT 参与二甲双胍摄取，可能是其高生物利用度的主要原因。

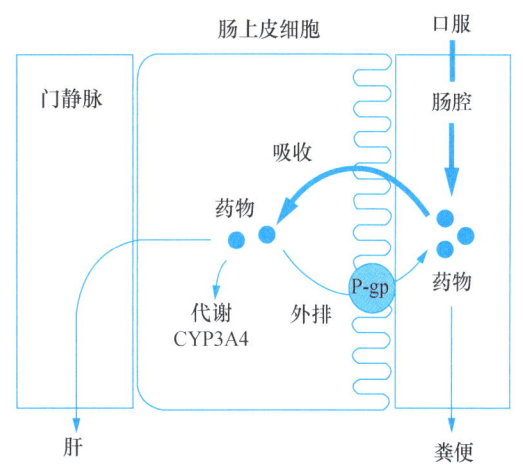

图 2-21 CYP3A4 和 P-gp 共同底物的肠道吸收和代谢

PEPT1 在小肠（十二指肠、空肠、回肠）表达丰富（且自上而下表达降低），可摄取二肽、三肽以及拟肽类化合物，对二肽的亲和力大于三肽，但对分子大小、分子量并没有严格要求。PEPT1 为低亲和力高转运能力的转运体（K_m 和 V_{max} 均大），肠道内高浓度的底物药物不容易使其转运能力达饱和，有利于 PEPT1 对底物的吸收。因此，PEPT1 已作为提高低透过性药物口服生物利用度的重要靶点。更昔洛韦的口服生物利用度仅 5%～10%，而其前药缬更昔洛韦（PEPT1 底物），可经 PEPT1 摄取，再经肠道和肝水解转化成更昔洛韦，使更昔洛韦的生物利用度提高至 60%。

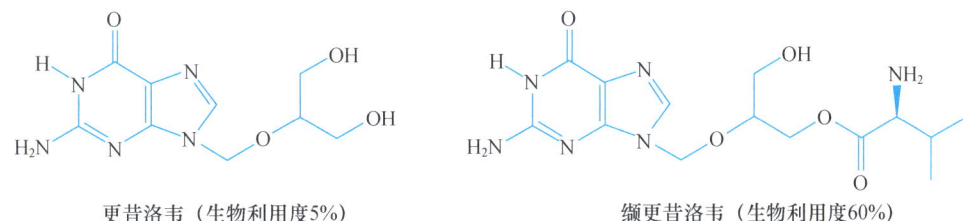

更昔洛韦（生物利用度5%）　　　　缬更昔洛韦（生物利用度60%）

2. 肝药物转运体与药物处置　肝是药物主要的代谢器官，也是一些药物的作用靶器官。药物经门静脉或肝动脉进入肝血液循环，经肝血窦侧膜被摄入肝细胞后，以原型或Ⅰ相、Ⅱ相代谢物的形式再次分泌进入循环系统，或者被排泄至胆汁。药物自循环进入肝细胞可以通过简单扩散或转运体介导，但药物及代谢产物经由胆汁排泄，往往需要转运体参与。

肝细胞为分化的极性上皮细胞，其顶侧膜形成胆汁腔面，即胆小管侧膜，而基底侧膜形成窦状间隙面（即肝血窦侧膜）以及肝细胞连接面。肝血窦侧膜的摄取型转运体介导底物药物自血液摄入肝细胞；而胆小管侧膜和肝血窦侧膜的外排转运体，则分别介导肝内药物和代谢物外排至胆汁或重新进入血液循环。图 2-22 为肝细胞表达的重要药物转运体。

(1) 肝摄取型转运体与药物处置：人肝细胞中重要的摄取型转运体包括 OATPs（OATP1B1、OATP1B3、OATP2B1）、OATs（OAT2、OAT7）、OCT1 和 NTCP。此外，还有具双向转运功能的 ENT1、ENT2 和 OSTα/β。

OATPs 是肝中表达的一类重要的 SLC 转运体，肝中主要有 OATP1B1、OATP1B3、OATP2B1，且以 OATP1B1 的表达最高，也最重要。OATP1B1 和 OATP1B3 被认为是肝专属的转运体，两者除可转运胆盐等内源性物质外，还可转运他汀类、沙坦类、普利类、抗生素及

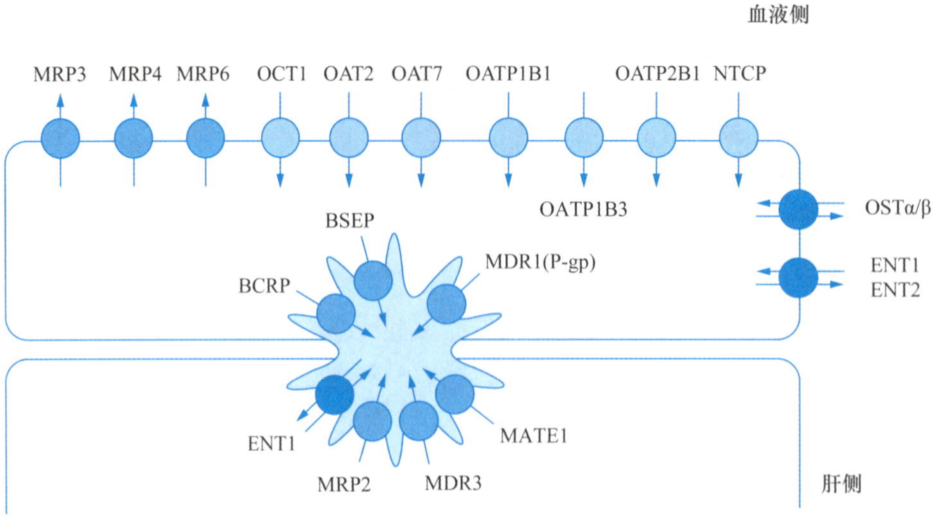

图 2-22　肝细胞血窦侧膜和胆小管侧膜的重要药物转运体

抗肿瘤药物，介导肝细胞对药物的摄取。OATP1B1、OATP1B3 的基因多态性或功能抑制，可能改变底物药物的肝摄取，从而影响药物在肝中的代谢，并因而改变药物的体内暴露，最终影响药效或产生毒性。

OATs 是肝摄取有机阴离子的转运体，肝细胞血窦侧主要表达 OAT2 和 OAT7。OAT2 可介导许多药物的肝细胞摄取，其底物为亲水性小分子（详见本节"有机阴离子转运体 OATs"）。OAT7 的底物研究相对较少。

肝是二甲双胍发挥降血糖作用的靶器官，肝细胞基底侧的 OCT1 介导二甲双胍摄取。OCT1 存在基因多态性，如携带 OCT1 功能降低突变体的健康志愿者服用二甲双胍后，因肝对二甲双胍的摄取减少，血浆二甲双胍暴露量、血糖水平显著高于携带野生型 OCT1 的志愿者。

抗肿瘤药紫杉醇和多西紫杉醇经 OATP1B1、OATP1B3 和 OAT2 共同转运进入肝细胞，并进一步经 CYPs 代谢（紫杉醇：CYP2C8、CYP3A4；多西紫杉醇：CYP3A4）。紫杉醇和多西紫杉醇的治疗窗窄，因此，抑制上述转运体和代谢酶，均可减少其代谢，增加血浆暴露量，因而增加其毒性风险。

肝血窦侧的 NTCP 除转运胆盐外，也可从血液中摄取瑞舒伐他汀、厄贝沙坦和洛沙坦等药物。

(2) 肝外排转运体与药物处置：肝中的外排转运体包括位于肝血窦侧膜的 MRP3、MRP4 和 MRP6，以及胆小管侧膜的 P-gp、MDR3、BCRP、MRP2、BSEP 和 MATE1。肝血窦侧的 MRP3 和 MRP4 主要介导肝细胞内的原型药物和代谢产物外排至血液，而胆小管侧的外排转运体主要介导肝细胞内的内源性化合物（包括胆盐或胆汁酸）、药物和代谢产物的胆汁排泄。

肝细胞胆小管侧膜的 MDR3 介导磷脂分泌，分泌的磷脂可与胆盐和胆固醇形成混合胶束，降低胆盐的去垢活性，预防胆固醇结晶。

BSEP 是肝细胞胆小管侧膜极其重要的 ABC 转运体。BSEP 介导的胆盐外排是胆盐或胆汁酸肠肝循环中的限速步骤。BSEP 的功能抑制或表达下调，使肝内胆盐蓄积而致胆汁淤积和肝损伤，是药物诱导肝损伤（drug-induced liver injury，DILI）的主要原因之一。2 型糖尿病治疗药物曲格列酮的硫酸结合物，可竞争性抑制 BSEP 介导的胆盐外排，因可致严重的肝损伤而被撤出市场。此外，奈法唑酮、环孢素、依法韦仑、利托那韦、普伐他汀、奎尼丁、利福平、利血平等亦为 BSEP 抑制剂。基于 BSEP 在维持体内胆盐平衡中的重要性，欧洲药物管理局

(EMA)已将其列入药物-药物相互作用研究指南。

肝细胞胆小管侧膜表达的外排转运体 P-gp、MRP2、BSEP 和 BCRP，尤其是 MRP2，在介导药物经胆汁排泄中具有重要作用。

3. 肾药物转运体与药物的肾排泄　肾排泄是药物排泄的主要途径。对于兼有肾和胆汁两种排泄途径的药物，肾和胆汁排泄具有代偿作用。

肾对药物的处置包括三方面：肾小球滤过，肾小管分泌和重吸收。对于大多数药物，肾的排泄依赖肾小球滤过。肾小球滤过不需要转运体介导，但只有游离药物才能被肾小球滤过。转运体对药物的肾分泌和重吸收起关键作用。

（1）**肾药物转运体**：肾小管上皮细胞基底侧表达多种药物转运体（图2-23），比较重要的有 OATs（OAT1、OAT2 和 OAT3）、OCT2、OATP4C1、ENT2、THTR1。目前已知对肾药物分泌具有重要影响的为 OAT1、OAT3 和 OCT2。OATs 介导肾小管上皮细胞从血液侧摄取有机阴离子药物，如甲氨蝶呤、青霉素、丙磺舒等，参与这些药物的肾小管分泌；而 OCT2 则介导有机阳离子类药物的摄取，如奥沙利铂、二甲双胍等。

肾小管上皮细胞顶侧表达的转运体主要包括：介导有机阳离子类化合物外排和摄取的 MATE1、MATE2-K、OCTN1、OCTN2；介导有机阴离子类摄取的 OAT4、URAT1；介导拟肽类药物（如 β-内酰胺类）重吸收的 PEPT2；介导硫胺素重吸收的 THTR2；核苷类转运体 ENT1；主要介导有机阴离子外排的 MRP2 和 MRP4；以及参与多种药物外排的 P-gp 和 BCRP。

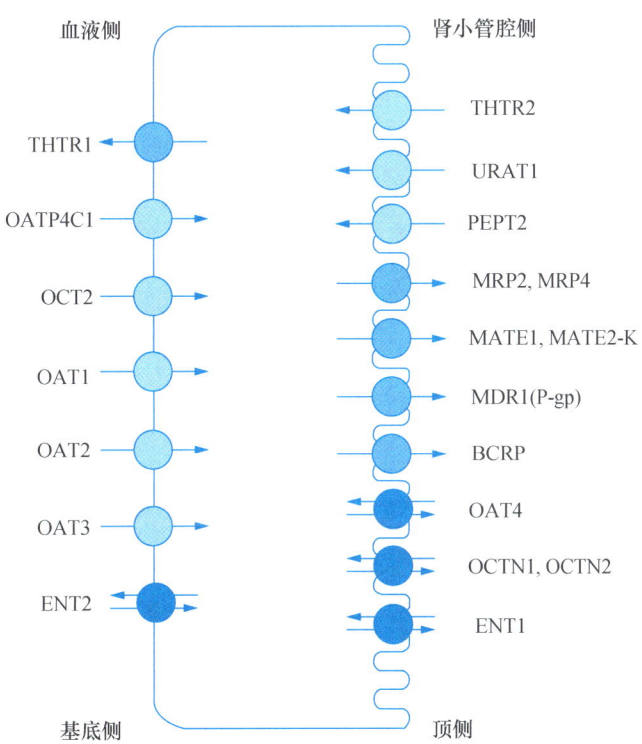

图 2-23　肾小管上皮细胞表达的重要药物转运体

（2）**转运体在肾药物排泄中的作用**：药物在肾的分泌或重吸收，通常需要多种转运体参与。肾中存在有机阴离子转运系统、有机阳离子转运系统等。

有机阴离子转运系统在阴离子类药物的排泄中起关键作用。抗肿瘤药甲氨蝶呤（methotrexate, MTX）80%～90%经肾排泄，且 MTX 为 OAT3 的高亲和力底物、OAT1 的低亲和力底物，定位于肾小管上皮细胞基底侧的 OAT3 和 OAT1 从循环中摄取 MTX，而顶侧的 BCRP、

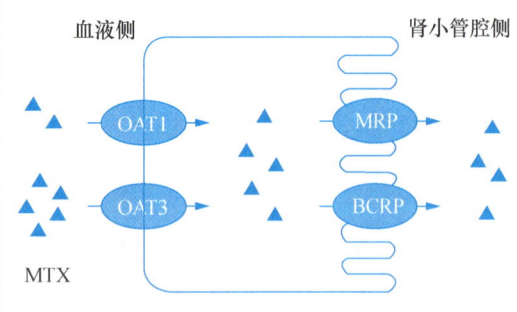

图 2-24 肾小管上皮细胞转运体介导甲氨蝶呤的肾分泌

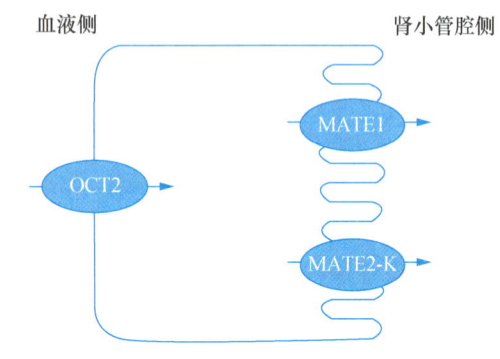

图 2-25 肾 OCT2 和 MATEs 在有机阳离子化合物分泌中的作用

MRP 可将细胞内的 MTX 外排至肾小管（图 2-24）。MTX 的肾小管分泌被抑制，可使其在体内滞留而产生毒性。非甾体抗炎药如吲哚美辛、酮洛芬，质子泵抑制剂奥美拉唑、兰索拉唑等抑制 OATs，减少 MTX 的肾分泌，致 MTX 体内暴露量增加。

肾有机阳离子转运系统在有机阳离子类药物的肾小管分泌中起关键作用。肾近端小管上皮细胞基底侧的 OCT2 和顶侧的 MATE1 和 MATE2-K 共同完成有机阳离子化合物的分泌（图 2-25）。

二甲双胍在体内不被代谢，主要以原型经肾排泄，且其肾清除率数倍于肾小球滤过率，提示肾小管分泌在二甲双胍的肾清除中极为重要。研究发现，肾小管上皮细胞基底侧的 OCT2 介导细胞从血液循环中摄取二甲双胍，而顶侧 MATE1 和 MATE2-K 介导二甲双胍外排至肾小管。

肾有机阳离子转运系统在铂类抗肿瘤药物体内处置中的贡献不同。顺铂和奥沙利铂为 OCT2、MATE1 和 MATE2-K 底物，而卡铂和奈达铂不是 OCT2 和 MATEs 的底物。OCT2 对顺铂的转运能力大于 MATEs，因此，顺铂易在肾积聚而致肾毒性；MATEs 对奥沙利铂的转运能力强，因此，奥沙利铂不易在肾积聚，不易引起肾毒性。

4. 血脑屏障上的药物转运体 中枢神经系统（central nervous system，CNS）对控制和调节机体的生理活动极为重要。CNS 对微环境的变化非常敏感，严格的稳态调节对维持神经元的信号传导具有重要意义。CNS 屏障是将 CNS 与身体其他部分分隔开，以维持 CNS 内环境稳定的重要生理结构。CNS 中包含 3 个屏障：血-脑屏障（blood-brain barrier，BBB）、血-脑脊液屏障（blood-cerebrospinal fluid barrier，BCSFB）、脑脊液-脑屏障（cerebrospinal fluid-brain barrier，CBB）。CBB 对药物渗透的屏障能力小，小分子药物可自由扩散，而 BBB 由于其表面积大，且是直接将血液和神经元组织外液隔开的组织，具有特别重要的意义，因此，本部分仅介绍血-脑屏障。

BBB 由脑微血管内皮细胞（brain microvascular endothelial cells，BMEC）、内皮细胞紧密连接、神经胶质细胞、星形胶质细胞、周细胞、基膜等组分构成。BMEC 和细胞间的紧密连接构成 BBB 的主要结构。BMEC 排列紧密，通常只允许气体分子及分子量小于 500 的脂溶性分子通过。BBB 结构和功能的完整是维持脑内部稳态和正常功能的必要条件。BMEC 阻止了很多物质进入脑内，很好地维护了脑内稳态环境，但也使大部分治疗中枢神经系统疾病的药物在脑内达不到有效的治疗浓度。

由于屏障和转运体的作用，BBB 阻止了 98% 的小分子药物和几乎所有大分子药物进入 CNS，但又允许必要的营养物质，如氨基酸、葡萄糖透过。体内生理生化环境改变可能影响 BBB 上转运体的表达和（或）功能，而这些转运体表达或功能异常，也可能对大脑甚至整个机体产生影响，甚至诱发严重疾病。

（1）血-脑屏障上的外排转运体：P-gp、MRP4 和 BCRP 是 BBB 上表达很高的 3 种 ABC 转运体（图 2-26），定位于 BMEC 顶侧（腔膜面），介导细胞内底物外排至血液，限制药物跨 BBB 进入脑组织。疾病状态下它们的表达和功能可能发生改变，从而影响药物在脑组织中的分布和疾病发展。

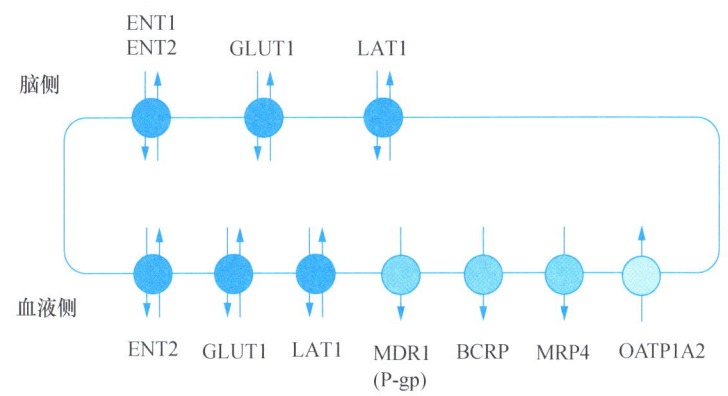

图 2-26 血-脑屏障上表达的重要转运体

P-gp 是 BBB 上非常重要的外排转运体。正常脑皮质、海马、小脑的毛细血管内皮细胞上均有 P-gp 表达。由于 P-gp 在 BMEC 上表达量高,且底物谱广,因此,P-gp 在限制药物跨 BBB 进入脑组织的过程中具有重要作用。抗 HIV 感染治疗药物沙奎那韦、茚地那韦、那非那韦等为 P-gp 底物,难以透过 BBB,在脑内达不到治疗浓度,而在 P-gp 基因敲除小鼠($Abcb1a^{-/-}$)脑组织中,抗病毒药物浓度是野生型小鼠中的 7~36 倍。

BCRP 也是 BBB 上非常重要的外排转运体,与 P-gp 共同限制药物跨血-脑屏障进入脑组织。如抗肿瘤药伊马替尼为 P-gp 和 BCRP 的共同底物,不易透过 BBB,但在 $Abcb1$ 和 $Abcg2$ 均敲除的小鼠中,脑内伊马替尼浓度是野生型小鼠的 19~50 倍。

MRP4 也为 BBB 上的外排转运体。抗肿瘤药拓扑替康为 MRP4 底物,$Abcc4^{-/-}$ 小鼠脑组织和脑脊液中拓扑替康的浓度显著高于野生型小鼠,提示 MRP4 阻止了拓扑替康跨 BBB 转运。此外,应用基因敲除小鼠,证明了 MRP4、P-gp 和 BCRP 共同阻止抗肿瘤药喜树碱类似物跨 BBB 转运进入脑组织。

(2)血脑屏障上的 SLC 转运体:BBB 上表达多种摄取营养物质的转运体,如氨基酸转运体 1(LAT1,*SLC*7A5),葡萄糖转运体 1(GLUT1,*SLC*2A1)。LAT1 和 GLUT1 既表达于脑微血管内皮细胞顶侧膜,也表达于基底侧膜。LAT1 除转运氨基酸外,也可以转运左旋多巴、加巴喷丁等药物。因 LAT1 在 BBB 上高表达,被认为是非常有希望的药物转运靶点。

目前已知人 BMEC 顶侧膜表达的 SLC 转运体主要有 OATP1A2、ENT2,基底侧膜表达 ENT1 和 ENT2。此外,BBB 上还表达 MCT1、OAT3、OCT1、OCT2 和 OCTN2 等转运体,其作用待进一步阐明。

(王学清 蒋惠娣)

思考题

1. 试述细胞膜的结构与特点。
2. 试述上皮细胞层与内皮细胞层的结构与特点。
3. 试述黏液层的组成及特点。
4. 药物膜转运的途径有哪些?分别适用于哪些类型的药物?
5. 药物膜转运的机制有哪些?分别有哪些特点?
6. 上皮细胞层、黏液层如何影响药物的跨膜转运?
7. 说明肠道重要的药物转运体及其在药物吸收中的作用。
8. 说明肾阴、阳离子转运系统在药物排泄中的作用。

9. 说明肝重要的药物转运体，以及其在药物肝转运、胆汁排泄中的作用。
10. 以 P-gp 为例说明外排转运体在阻止药物跨血脑屏障转运中的重要性。
11. 举例说明以转运体为靶点的前药设计策略。

参考文献

[1] 魏树礼，张强. 生物药剂学与药物动力学. 北京：北京大学医学出版社，2004.

[2] 刘建平. 生物药剂学与药物动力学. 北京：人民卫生出版社，2016.

[3] 孙进. 药物转运体. 北京：人民卫生出版社，2019.

[4] Zamek-Gliszczynski M J, Taub M E, Chothe P P, et al. Transporters in drug development: 2018 ITC recommendations for transporters of emerging clinical importance. Clin Pharmacol Ther, 2018, 104 (5): 890-899.

[5] Yee SW, Brackman DJ, Ennis EA, et al. Influence of transporter polymorphisms on drug disposition and response: A perspective from the International Transporter Consortium. Clin Pharmacol Ther, 2018, 104 (5): 803-817.

[6] Wang JQ, Yang Y, Cai CY, et al. Multidrug resistance proteins (MRPs): Structure, function and the overcoming of cancer multidrug resistance. Drug Resist Updat, 2021, 54: 100743.

[7] Smith DE, Clémençon B, Hediger MA. Proton-coupled oligopeptide transporter family SLC15: physiological, pharmacological and pathological implications. Mol Aspects Med, 2013, 34 (2-3): 323-336.

[8] Zhang J, Wang H, Fan Y, et al. Regulation of organic anion transporters: role in physiology, pathophysiology, and drug elimination. Pharmacology & Therapeutics, 2021, 217: 107647.

[9] Koepsell H. Organic cation transporters in health and disease. Pharmacol Rev, 2020, 72 (1): 253-319.

[10] Felmlee MA, Jones RS, Cruz VR, et al. Monocarboxylate transporters (SLC16): function, regulation, and role in health and disease. Pharmacol Rev, 2020, 72: 466-485.

[11] Boswell-Casteel RC, Hays FA. Equilibrative nucleoside transporters-a review. Nucleos Nucleot Nucl, 2017, 36 (1): 7-30.

[12] Yin J, Wang J. Renal drug transporters and their significance in drug-drug interactions. Acta Pharm Sin B, 2016, 6 (5): 363-373.

药物吸收
Absorption of Drugs

第 3 章

本章要求：
1. 掌握吸收的定义。
2. 掌握影响口服药物吸收的因素。
3. 掌握口腔、鼻腔、肺部等腔道黏膜部位用药物吸收的特点和影响因素。
4. 掌握眼部药物吸收的特点和影响因素。
5. 熟悉直肠、阴道等腔道黏膜部位用药物吸收的特点和影响因素。
6. 熟悉注射部位药物吸收的特点和影响因素。
7. 掌握皮肤用药物吸收的特点和影响因素。
8. 了解不同给药途径药物吸收的研究方法。
9. 了解纳米给药系统的口服吸收的特点、转运机制和影响因素。

吸收（absorption）是指药物从给药部位进入体循环的过程。血管内给药不存在吸收，而非血管内给药（如胃肠道给药、肌内注射、透皮给药等）都存在着吸收过程。全身作用的药物只有吸收入血，并达到一定的血药浓度，才会出现药理效应，其作用强弱和持续时间通常与血药浓度直接相关，因此吸收是发挥药效的重要前提。

第一节 口服药物吸收
Drug absorption via oral administration

药物的口服吸收可以在胃、小肠、大肠等处进行，但以小肠吸收最为重要。小肠的生理结构适宜于药物的吸收。同时，在各种给药途径中，口服给药占绝大多数。因此，我们重点讨论胃肠道药物吸收。

一、胃肠道的构造与功能 Structure and function of gastrointestinal tract

胃肠道由胃、小肠和大肠三部分组成。

1. 胃 胃（stomach）是消化道中最为膨大的部分，由胃体、胃底和胃窦三部分组成，上部经贲门与食管相连，下部经幽门与十二指肠相连。胃上有许多环状皱褶，胃内壁是由黏膜组成，黏膜上缺少绒毛，所以胃的吸收面积有限。药物在胃中的吸收机制主要是被动扩散，弱酸性药物可在胃中较好吸收，特别是以溶液剂给药时由于与胃壁接触面积大，有利于药物通过胃黏膜上皮细胞，故吸收较好。

2. 小肠　小肠（small intestine）分为十二指肠（duodenum）、空肠（jejunum）和回肠（ileum）。小肠表面有许多环状皱褶（kerckring）。如果将皱褶部分放大观察，可见在皱褶上有无数的绒毛（villi）突起。绒毛是小肠黏膜表面的基本组成部分，长 0.5～1.5 mm，绒毛内含有丰富的血管、毛细血管和乳糜淋巴管。如果将单个绒毛突起放大，可见绒毛表面为一层圆柱状的上皮细胞，放大后观察可见每一个上皮细胞在面向消化道管腔的一侧（黏膜侧）具有多达 1000 根以上的微绒毛（microvilli）。这些微绒毛形如刷子，故也将上皮细胞层的黏膜一侧称为刷毛缘（brush border）。微绒毛的直径约 0.1 μm，长约 1 μm。小肠长 6～7 m，直径约 4 cm。

由于皱褶、绒毛和微绒毛的结构，小肠实际面积达到 200 m^2。由于肠腔有巨大的表面积，绒毛内有丰富的血管和淋巴管，所以小肠是食物、药物吸收的主要部位。小肠中药物的吸收以被动扩散为主，同时由于小肠中存在许多特异性载体，所以小肠也是某些药物主动转运的特异吸收部位（特别是十二指肠）。药物制剂口服后大多数药物应在小肠中释放，以获得良好的吸收。

3. 大肠　大肠（large intestine）包括盲肠（cecum）、结肠（colon）和直肠（rectum）。大肠约长 1.7 m，与胃一样，其黏膜有皱褶，但无绒毛和微绒毛，有效吸收面积比小肠小得多，因此不是药物吸收的主要部位。大部分运至结肠的药物可能是缓释制剂、肠溶制剂或溶解度很小在小肠中吸收不完全的药物的残留部分。但直肠下端接近肛门部分，血管相当丰富，是直肠给药（如栓剂）的良好吸收部位。大肠中药物的吸收也以被动扩散为主，兼有胞饮和吞噬作用。大肠中酶的活性较胃与小肠低，对酶不稳定的药物吸收比较有利。

二、影响口服药物吸收的因素 Factors affecting oral drug absorption

（一）生理因素 Biological factors

1. 消化系统

（1）胃运动及胃空速率的影响：胃本身有两种运动，一种是全胃性的紧张性收缩，另一种是以波形向前推进的蠕动。胃蠕动可使食物和药物充分混合，同时有分散和搅拌作用，使之与胃黏膜充分接触，有利于胃中药物的吸收，同时将内容物向十二指肠方向推进。

胃内容物从幽门向十二指肠排出的过程称为胃排空，它是通过胃蠕动来完成的。胃排空通常按一级速率过程进行，单位时间胃内容物的排出量称为胃空速率，用胃空速率常数或半衰期（胃排空一半内容物的时间）表示。

$$\lg V = \lg V_0 - \frac{k_e}{2.303}t \tag{3-1}$$

式中，V 为 t 时刻胃内容物体积，V_0 为初始时胃内容物的体积，k_e 为胃空速率常数。

药物以小肠吸收为主，而胃空速率反映了药物到达小肠的速率，故对药物的起效快慢、药效强弱和持续时间均有明显影响。当胃空速率增加时，多数药物吸收加快。但对于有部位特异性转运的药物（如维生素 B_2），由于药物迅速通过特定部位，吸收可能变差。胃空速率增加，对胃中不稳定药物和希望速效的药物（如止痛药）更为有利。

影响胃空速率的因素有：①胃内容物的体积。随着胃内容物体积的增加，开始阶段胃排空加快，体积减小以后排空又减慢。②食物的组成和性质。固体食物比液体食物排空慢，脂肪性食物比蛋白质或糖类食物排空慢，高黏度或高渗透压或低 pH 的食物比低黏度或低渗透压或高 pH 食物胃排空慢。③身体所处的姿势。一般认为，向右侧卧位胃空速率大，向左侧位胃空速率小，走动时胃空速率更大。这些因素在测定药物生物利用度时应予注意。④药物因素。一些药物如阿托品、溴丙胺太林、丙米嗪、氯丙嗪等均能减小胃空速率。

（2）肠道运动的影响：当食糜进入小肠后，小肠的运动就会增加。小肠的运动分为几种不同的类型。蠕动是一种向前推进的运动，可将食糜推进一小段，速度较慢，每分钟数厘米。蠕动冲是一种推进速度大而且传播较远的蠕动，可将食糜推进至小肠末端。节律性分节运动，很少向前推进，而以环形肌舒缩为主，常在一段小肠内进行约 20 min，再蠕动推进一段，又进行节律性分节运动，这样可使食糜与消化液充分混合，食物与肠壁紧密接触，加之小肠局部黏膜面的运动和绒毛运动等，十分有利于药物的吸收。从十二指肠、空肠到回肠，食糜通过的速度依次减慢。小肠的运动直接影响药物通过的速率，从而影响药物的吸收过程。

（3）胃肠液的 pH：不同部位的胃肠液有不同的 pH。胃 pH 为 1~3，十二指肠 pH 为 4~5，空肠和回肠 pH 为 6~7，大肠 pH 为 7~8。纯胃液 pH<1，空腹时 pH 为 1.2~1.8，正常饮食后 pH 变为 3~5。食物或药物对胃肠道 pH 有影响，如制酸药使 pH 上升，抗胆碱药（如阿托品、普鲁本辛）和脂肪、脂肪酸等能抑制胃液分泌。十二指肠溃疡时胃液 pH 也下降。

药物吸收部位的 pH 对很多药物，特别是有机弱酸或弱碱类药物的吸收至关重要。如前所述，大多数药物的吸收属于被动扩散，即非离子型的脂溶性药物才容易通过细胞膜，而分子型和离子型药物的比例是由药物的 pKa 和胃肠道的 pH 决定的。十二指肠以下 pH 逐步上升，有利于弱碱性药物的吸收。另外主动转运过程很少受 pH 的影响。

（4）胃肠道中酶、胆盐等物质的影响：胃肠道内存在各种消化酶，肠内菌丛也会产生一些酶，因此有些药物可能尚未吸收就被代谢失活。胆汁中含有胆盐，是一种表面活性剂，能增加难溶性药物的溶解度从而提高其生物利用度，但有时也会与一些药物形成难溶性盐，如新霉素、制霉菌素等，降低药物的吸收，故新霉素、制霉菌素多用于治疗肠道疾病。

（5）黏液的影响：如第 2 章所介绍，胃肠道的表面覆盖着黏液。黏液是一种亲水的黏性液体，除了水（占重量的 95%~99%）以外，其主要成分为黏蛋白（1%~5%），此外还有细菌、脂质、无机盐、细胞碎片等成分。黏液层对于高脂溶性药物是一个重要的通透屏障。

（6）转运体的影响：肠道上皮细胞膜中分布着大量的转运体，如寡肽转运体、一元羧酸转运体、有机阳离子转运体、有机阴离子转运体、胆酸转运体等，它们在药物的吸收中发挥重要作用。比如有机阳离子转运体可以转运阿替洛尔、二甲双胍等多种药物，促进药物的吸收；而 P-糖蛋白（P-glycoprotein，P-gp）是一种外排转运体，可将进入细胞中的药物外排到细胞外，从而减少药物的吸收。

2. 循环系统

（1）血流速率：消化道周围的血流与药物的吸收、分布和代谢等有复杂的关系。血流下降会使吸收部位运走药物的能力下降，使膜两侧浓度梯度下降，故药物吸收降低。当药物的膜透过速率比血流速率低时，吸收过程为膜限速型，此时的药物为难吸收药物，血流速率对其影响较小；相反，当血流速率比膜透过速率低时，吸收过程为血流限速型，药物为易吸收的药物，血流速率对其影响较大。如高脂溶性药物和自由通过膜孔的小分子的吸收即属血流限速型。

（2）肝的首过效应（first pass effect）：在胃中吸收的药物经胃冠状静脉、胃网膜左静脉等汇入门静脉；在小肠吸收的药物，由胰十二指肠下静脉，小肠静脉和肠系膜上静脉汇入门静脉；而大肠吸收的药物，经肠系膜上静脉和肠系膜下静脉也汇入门静脉。这样，胃、小肠和大肠吸收的药物都经门静脉进入肝。肝丰富的酶系统对经过的药物具有强烈的代谢作用，可能使某些药物在进入体循环前就受到较大的损失。

（3）淋巴系统：绒毛中央有始于盲端的毛细淋巴管，下端在肠腺周围形成小淋巴管丛，汇合成较大的淋巴管。上皮细胞吸收的药物可以进入淋巴管，随淋巴液从肠淋巴管、胸导管直接进入体循环，故可避免肝的首过效应。但由于淋巴液流量很低，只有血流量的 1/500~1/200，所以对大多数药物来说，相比于血液循环系统的转运，淋巴系统的转运可以忽略不计。已知长链脂肪酸、胆固醇、脂肪、维生素 A，以及与固有因子（intrinsic factor）结合的维生素 B_{12} 具有淋巴输送的性质。近年来，随着生物大分子药物及微粒给药系统的发展，淋巴系统的吸收越来越被重视。

(二) 药物理化性质 Physicochemical property of drugs

1. 药物的解离常数和脂溶性 药物口服给药后最先可能吸收的部位就是胃。胃黏膜可以看作单纯的脂质膜。在胃内 pH 条件下，非解离型的物质和脂溶性高的物质比较容易吸收。这种以油/水分配系数和解离状况决定药物吸收的概念，叫做 pH-分配学说（pH-partition hypothesis）。

溶液中未解离型和解离型药物之比与 pKa 和消化道 pH 的关系，可用 Henderson-Hasselbalch 公式表示。

酸性药物：
$$pKa - pH = \lg \frac{C_u}{C_i} \tag{3-2}$$

碱性药物：
$$pKa - pH = \lg \frac{C_i}{C_u} \tag{3-3}$$

式中 C_u、C_i 分别为未解离型和解离型药物的浓度。由上式可知，弱酸性药物在 pH 较低的胃中主要以非离子形式存在，故吸收较好。而碱性药物在 pH 较高的小肠中更有利于吸收。以阿司匹林和可待因为例，阿司匹林的 pKa=3.5，在胃液 pH=1.5 时，代入式 3-2 得 C_u/C_i =100/1，即 99% 以上是非解离型，故推测其在胃中吸收良好；可待因 pKa=8，在胃液 pH=1.5 时，代入式 3-3：$C_i/C_u=10^{6.5}=3.16×10^6$，即解离型是非解离型的 316 万倍，所以在胃中吸收甚差。

值得注意的是，除了强碱性药物外，药物在胃中的吸收与 pH-分配学说相当一致，但是在药物的主要吸收部位小肠中，药物的吸收不一定与 pH-分配学说相吻合。一般情况下，小肠中的吸收比 pH-分配学说预测的值要高。其可能的原因是：由于 Na^+/K^+ 泵分泌质子到膜表面和黏液层（主要成分是黏蛋白）的存在，小肠黏膜表面微环境的 pH 比肠道内 pH 要低，碱性药物更易解离，而解离型药物也能通过细胞膜上的含水微孔以及细胞旁路通道而吸收；同时小肠有丰富的血流和巨大的吸收表面积，这些均使预测变得更加困难。

按 Henderson-Hasselbalch 方程计算，pKa 相同的药物其吸收速率应相同，但有时却存在相当大的差异，这是由于药物的吸收还与药物的脂溶性，即油/水分配系数有关。

大量实验证明，药物的油/水分配系数增加，胃肠道中吸收量也增加。如巴比妥类衍生物的 pKa 基本相同，脂溶性对吸收有明显的影响，见表 3-1。所以有时在不改变药理作用的情况下制成前体药物增加其脂溶性，可以改进药物的吸收。但是油/水分配系数与药物的吸收率也不是简单的线性关系，若过多地增加油溶性，吸收反而会下降，因为溶于脂质膜中的药物对体液的亲和力很弱，难以从脂质中转移至人体液中。

表 3-1 巴比妥类衍生物的油/水分配系数与大鼠胃中的吸收

巴比妥类衍生物	pKa	分子量	油/水分配系数	吸收率（%）
巴比妥	7.9	184.19	0.72	6.2
苯巴比妥	7.41	232.23	4.44	12.6
戊巴比妥	8.11	226.27	24.1	17.6
异戊巴比妥	7.49	226.27	33.8	17.7
环己巴比妥	8.34	236.26	129	24.1
硫喷妥	7.45	240.34	321	37.8

2. 药物的溶解度与溶出速率

(1) 生物药剂学分类系统：到目前为止关于药物吸收的讨论都假设是从溶液中开始的。但对固体药物来说，溶出（溶解）是吸收的重要前提。当溶出速率很小（小于吸收速率）时，则可能出现所谓溶出限速的现象。为了更好地预测药物的口服吸收及确定吸收的限速步骤,美国科学家阿米登(Amidon)于1995年提出了生物药剂学分类系统(biopharmaceutics classification system,BCS)的概念。

生物药剂学分类系统认为影响药物吸收的主要因素是药物胃肠道环境下的溶解度和透膜能力,所以根据溶解性(solubility)和渗透性(permeability),将药物分为四类:Ⅰ类为高溶解度、高渗透性药物,Ⅱ类为低溶解度、高渗透性药物,Ⅲ类为高溶解度、低渗透性药物,Ⅳ类为低溶解度、低渗透性药物。

判别高溶解度与高通透性的标准,不同的管理机构设定的标准不尽相同。美国食品药品监督管理局(FDA)的分类标准为:当药物的最大应用剂量能在37 ℃,pH 1~7.5,不大于250 mL的水性缓冲介质中完全溶解,即有高溶解性;反之,则具低溶解性。高渗透性药物是指在没有证据表明药物在胃肠道不稳定的情况下,制剂口服吸收程度达到90%以上的药物,否则即为低渗透性药物。

生物药剂学分类系统概念目前已经成为指导新药开发和监督管理的强有力的工具之一,其主要应用领域有:

①指导候选药物的筛选。溶解性和渗透性是选择候选药物开发的两个重要方面。溶解性或渗透性过低的药物在应用时极易出现口服生物利用度低且变异大的情况,因而增加药物开发的风险,造成人力、物力和时间上的浪费。因此在药物发现的早期,通过生物药剂学分类系统建立的溶解性和渗透性审核标准评估候选药物的溶解性和渗透性可以降低新药开发的风险。

②指导合理的剂型设计和制剂处方设计。由于生物药剂学分类系统是根据药物吸收的两个重要参数溶解性与渗透性将药物进行分类管理的,根据对生物药剂学分类系统的认识,可清楚地知道药物肠道吸收的限速过程,在制剂设计时,有针对性地解决影响药物吸收的关键问题,合理地选择剂型,并通过处方优化设计合理的制剂。比如,Ⅰ类高溶解度、高渗透性药物,一般吸收很好,可以制成简单的胶囊剂或片剂。Ⅱ类低溶解度、高渗透性药物,其限速步骤为药物的溶出,所以在设计时应着力改善药物的溶出,一般可以采取微粉化技术、纳米技术、固体分散技术等促进药物的溶出。Ⅲ类为高溶解度、低渗透性药物,其溶出性能很好,但药物的膜渗透性差,应着力改善药物的渗透性,如在处方设计时加入吸收促进剂,或采用纳米技术促进药物的跨膜转运等。Ⅳ类低溶解度、低渗透性药物,其溶解性差,膜渗透性也差,所以在制剂设计时不仅要改善药物的溶出,也要提高药物的膜渗透性。

③预测制剂体内外相关性。制剂体内外相关性研究是通过体外溶出实验预测药物在体内的吸收特征,以指导和优化处方设计、制定体外释放限度标准,合理调整制剂制备工艺。生物药剂学分类系统以药物的溶解度和渗透性为依据对药物进行分类,可以为制剂体内外相关性研究结果提供解释和预测。如Ⅰ类药物在胃中易于溶出,如果胃排空速率比溶出速度快,则存在体内外相关性,反之则无。Ⅱ类药物,其限速步骤为药物的溶出,通过合理的体外溶出试验一般可以建立良好的体内外相关。Ⅲ类药物由于吸收过程中可能有载体参与药物转运,而目前体外溶出实验未包含相关内容,所以难以得到良好的体内外相关性。Ⅳ类药物的溶解度和渗透性均较低,体内影响药物吸收的因素更加复杂,一般无法预测其体内外相关性。

此外,生物药剂学分类系统还可用于食物与药物相互作用预测,指导生物等效性研究豁免等。

(2)药物的溶出:除了溶液型液体制剂,口服制剂中的药物都需要经历溶出过程才能通过胃肠道上皮细胞膜,所以药物的溶出,尤其是难溶性药物的溶出与口服吸收密切相关。药物的溶出速率是指在一定的溶出条件下单位时间内药物溶解的量,可用 Noyes-Whitney 方程表示:

$$\frac{dC}{dt} = \frac{DS}{h}(C_s - C) \tag{3-4}$$

$\dfrac{dC}{dt}$ 为药物的溶出速率，D 为溶解药物的扩散系数，S 为固体药物的表面积，h 为扩散层厚度，C_s 为固体药物的溶解度，C 为 t 时刻药物在总体溶液中的浓度。由此可见，药物的溶出速率与药物颗粒的表面积和溶解度密切相关，表面积越大溶出越快，药物的溶解度越大溶出越快。

增加药物溶出速率的方法有：

①减小粒径：对于难溶性药物而言，粒径越小，表面积越大，溶出越快。通过微粉化、纳米化、固体分散技术等减小粒径可以显著改善药物的溶出。对于水溶性药物，减小粒径、增加表面积没有多大价值，因为它们的吸收不受溶出速率的影响。

②选择适宜的晶型：化学结构相同的药物，可因结晶条件不同而得到不同晶型，这种现象称为多晶型。有机化合物的多晶型现象极为普遍。晶型不同，它们物理性质如密度、硬度、熔点、溶解度、溶出速率等可能不同，生物活性和稳定性也可能有所不同。在一定的温度与压力之下，多晶型中只有一种是稳定型，其熵值最小，熔点最高，溶解度最小，化学稳定性最好，其他晶型为亚稳定型，具有较大的熵值和较低的熔点，溶解度较大，溶出速率较大。药物除多晶型外，还存在非结晶型（即无定型）。非结晶型物质溶解时不像结晶型那样需要一定的能量使药物分子离开晶格到溶液中，因此非结晶型药物的溶出较结晶型药物快。

晶型能影响药物吸收速度，进一步反映到药理活性上来，因此在药物制剂原料的选择上就要注意原料的晶型。同时，制备和贮存过程中也可能会引起晶型的转化，所以在制备工艺与贮存条件的优化过程中也应予以考虑。晶型不同影响到药理作用的典型例子有无味氯霉素。经研究证明，无味氯霉素有 A、B、C 三种晶型及无定型，其中 B 型及无定型有效，A 型及 C 型无效。图 3-1 为含有 A、B 型不同比例的无味氯霉素混悬液的吸收曲线，可见 100％为 B 型的制剂生物利用度最高，而 100％为 A 型的制剂生物利用度最低。

③选择适宜的溶剂化物：有些药物能和溶剂形成溶剂化物，溶剂为水时称为水化物。药物经溶剂化后，溶出速率将改变。一般溶出速率大小顺序为：有机溶剂化物＞无水物＞水合物。图 3-2 显示人口服 250 mg 氨苄西林无水物与三水物混悬液后的血药浓度。

④制成盐：酸性和碱性药物均可用成盐的方法增加溶出速率。如甲苯磺丁脲钠盐溶出速率为 1069 mg/（cm²·h），甲苯磺丁脲溶出速率仅为 0.21 mg/（cm²·h）。口服 500 mg 甲苯磺丁脲钠盐，在 1 h 内血糖迅速降到对照水平的 60％～70％，而口服同剂量的甲苯磺丁脲 4 h 后，血糖才能降到对照水平的 80％。

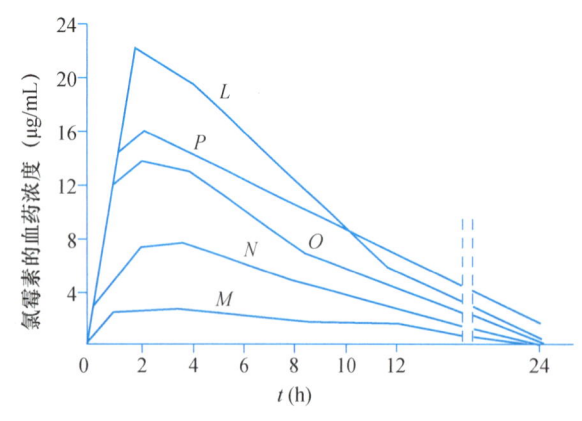

（A 型：B 型）M：100∶0；N：75∶25；O：50∶50；P：25∶75；L：0∶100

图 3-1　给予不同晶型无味氯霉素混悬液后血清中的氯霉素浓度

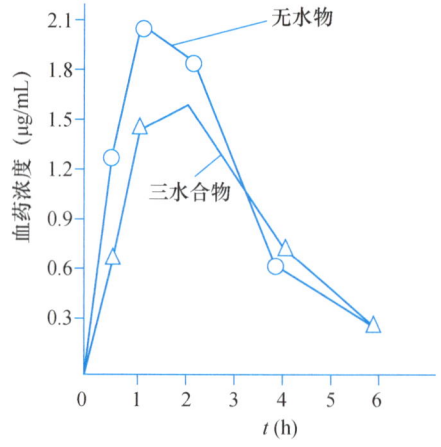

图 3-2　人口服 250 mg 氨苄西林无水物与三水物混悬液后的血药浓度变化曲线

3. 药物的稳定性　很多药物在胃肠道中不稳定。一方面由于胃肠道 pH 的影响，可促进某些药物的分解，如红霉素在酸性环境下迅速失活，在胃液 5 min 仅存 3.5% 的活性，红霉素可制成肠溶制剂后口服。另一方面是由于药物不能耐受胃肠道中的各种酶，出现酶解作用使药物失活，结果使吸收大大减少，可与酶抑制剂合用。

（三）剂型与制剂因素 Factors of dosage forms and preparations

1. 剂型与药物吸收　剂型对药物药理作用的发挥有重要影响。剂型与药物吸收的关系可以从两个过程中反映：一是药物从剂型中释放（溶出），二是药物通过生物膜（吸收）。前一个过程以剂型因素为主，后一个过程以生理因素为主，两者密切相关。

常用口服剂型的吸收由快到慢的顺序是：水溶液剂＞混悬剂＞散剂＞胶囊剂＞片剂＞包衣片剂。上述排列顺序虽然不能作为固定不变的规律，但也有一定的指导意义。当然，不同的给药途径，吸收的速度和程度也是不同的。例如将磺胺嘧啶制成注射剂、口服溶液剂、片剂、栓剂四种剂型，用家兔进行体内试验，其血药浓度按体重校正后如图 3-3 所示，血药浓度达峰最快的是注射剂，口服制剂均较慢，而口服溶液剂与片剂相比，片剂又慢于溶液剂。

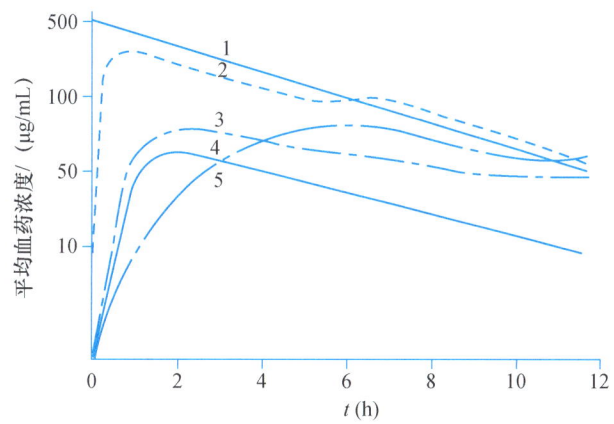

1—静脉注射，2—肌内注射，3—肛门栓，4—口服溶液剂，5—片剂
图 3-3　磺胺嘧啶各种剂型给药后的平均血药浓度

常用口服剂型对药物吸收的影响：

（1）溶液剂：溶液剂中的药物多以单分子状态分散在介质中，口服后比其他剂型吸收快而完全，生物利用度高。影响溶液剂中药物吸收的因素有：胃液的 pH、胃的排空、溶液的黏度、渗透压、药物的理化性质等。有些药物制成溶液剂时采用混合溶剂、助溶剂或增溶剂，服用此类溶液剂时，由于胃肠内容物或胃酸的影响，一些药物可能析出颗粒，通常这些药物颗粒粒径很小，能被迅速溶解，吸收仍很快。增加溶液剂的黏度，可延缓药物在胃肠道中的扩散速度而减慢药物的吸收，但黏度增加可导致药物在胃肠道滞留时间的延长，反而可以提高药物的生物利用度。

（2）乳剂：口服乳剂的生物利用度较高。如果乳剂的黏度不是限制药物吸收的主要因素，那么某些药物的乳剂的吸收比混悬剂快。如果油是可被消化吸收的，则其吸收速度可以进一步增加。乳剂口服生物利用度高、吸收快的原因有：O/W 型乳剂中有很大的油相表面积，能提高油相中药物在胃肠道的分配速度，有利于药物的溶解和吸收；乳剂中含有乳化剂，可以改善胃肠黏膜的渗透性，促进药物吸收；乳剂中的油脂可以促进胆汁分泌，有助于药物的进一步溶解和吸收。

（3）混悬剂：口服混悬剂药物的吸收比溶液剂慢，但较胶囊剂、片剂、丸剂等固体剂型的吸收要快。例如将磺胺甲𫫇唑（SMZ）和甲氧苄啶（TMP）制成混悬剂、胶囊剂和片剂三种剂型，在 24 个健康人服用后测定血药浓度，发现混悬剂与胶囊剂、片剂有显著的差别，吸收速度也比后两者显著加快。水性混悬剂中药物的吸收优于片剂和胶囊剂,主要因为药物在吸收部位有大的表面积,而片剂、胶囊剂等只有在相当长的时间后才能达到这种分散性和表面积。影响混悬剂生物利用度的因素有药物的化学性质、颗粒大小、晶型、附加剂、分散溶媒种类、黏度及各组分间的相互作用等。

(4) 散剂:散剂比表面积大,容易分散,服用后不经过崩解和分散过程,所以散剂在固体制剂中属于吸收快的剂型,通常生物利用度比同剂量的其他固体制剂大。影响散剂中药物生物利用度的因素有粒子大小、溶出速率、药物和附加剂之间可能发生的相互作用以及储存条件的变化等。

(5) 胶囊剂:胶囊剂一般不像片剂和丸剂在制备过程中需加黏合剂和压力,未经制粒与冲压,其表面积未减小,因此当胶壳破裂后药物可迅速分散,所以药物的吸收速度应较片剂为快。胶囊中药物的粒径、晶型、分散状态以及所用的附加剂可影响药物的释放与吸收,而硬胶囊壳对药物的溶出有一定的阻碍作用,通常有 10~20 min 的滞后,这对大多数药物来说并不重要,此外填充密度可影响胶囊剂中溶出缓慢的药物的溶出速率。

(6) 片剂:片剂是生物利用度问题较多的剂型,主要是因为黏合剂的加入使药物固结在颗粒中并经过加压作用,所以药物较难释放。片剂口服后首先要经过湿润、膨胀、崩解直至药物溶出的一系列较长的过程才能变成可以吸收的溶液型,所以影响到这些过程的因素都会影响药物的吸收。这些因素主要包括:颗粒的大小、硬度,辅料的亲/疏水性,处方组成,压片时的压力,工艺过程以及储存条件和时间等。

(7) 包衣片剂:包衣片剂的生物利用度问题比一般固体制剂更为复杂,因为药物溶解之前首先是衣层的溶解,衣层的溶解速度与包衣材料的性质与厚度有关,通常包衣片剂在个体之间,甚至在同一个体上的血药浓度的变动都很大,尤其是肠溶衣片涉及的因素更多,它与胃肠道内 pH 及其在胃肠道内滞留时间等有关,这些因素均可能影响其吸收。

2. 制剂处方与药物吸收 在制剂制备过程中,由于制剂成型和稳定的需要往往加入各种辅料。辅料可以影响药物的吸收。在混悬剂中常加入助悬剂来改善制剂的物理稳定性,研究表明助悬剂可以影响药物的吸收,它主要是减小药物的溶出速率,影响胃排空或通过肠道的速率等。片剂的制备过程中加入的各种辅料对药物吸收的影响主要表现在两个方面,一方面是可以影响药物制剂的理化性状,从而影响到药物在体内的崩解、溶出、扩散以及吸收等过程;另一方面是与药物之间可能产生某些物理、化学或生物学方面的相互作用。例如,硬脂酸镁用作片剂的润滑剂可促进阿司匹林的水解。表面活性剂是制剂中广泛应用的一类辅料,它们对药物吸收的影响一般认为低浓度的表面活性剂能增进体液对药物粒子表面的润湿,从而增加溶出速率,同时表面活性剂又有溶解消化道黏膜脂质而改变上皮细胞渗透性的作用,使本来按被动扩散难以吸收的药物因加入表面活性剂而吸收增加。

3. 制备工艺与药物吸收 制备工艺对成品的药效有较大的影响。例如在制备无味氯霉素混悬剂时,用同一原料采取两种不同制备方法:一种为加热法(加热熔融,水浴温度在 88.6~89 ℃),另一种为冷配法,结果加热法配制的混悬剂有效而冷配法配制无效,原因是加热法使无效的氯霉素棕榈酸酯 A 晶型转成为有效的 B 晶型。又如片剂在制备过程中药物与辅料的混合方法、是否制颗粒、湿法制粒过程中的湿混时间、湿颗粒的干燥时间、压片时所加压力的大小,均对疗效有影响。

(四) 其他因素 Other factors

1. 食物 食物可延滞胃内容物的排出,使酸分解机会增加,小肠中的吸收推迟;食物在消化过程中要吸收水分,使消化道液体减少,可能限制药物的崩解或溶出;食物可增加消化道内容物黏度,使药物扩散减慢而影响药物吸收;食物的种类对吸收也有影响,如食用脂肪时可促进胆汁分泌,增加血液循环和淋巴流速,对一些难溶性药物(如灰黄霉素)可增加吸收,甚至出现吸收亢进现象;有部位特异性吸收的药物可因食物减慢胃空速率延长在特定部位的滞留时间而增加吸收。

2. 疾病状态 疾病对药物吸收的影响比较复杂,主要是疾病造成生理功能的紊乱或异常从而影响药物的吸收。如胃酸缺乏的患者胃液的 pH 往往会升高,会引起铁剂和西咪替丁等药物的吸收缓慢;幽门狭窄可能延缓固体制剂的排空从而延缓药物、尤其是肠溶制剂中药物的吸收。除了消化道疾病,其他疾病也可能影响药物的吸收。如肝硬化患者可能引起某些肝首过效应强的药物口服吸收增加,患有甲状腺功能亢进的儿童对维生素 B_2 的吸收减少。

3. 合并用药与药物吸收 抗酸药可使许多药物的吸收受影响,主要是因为抗酸药改变了 pH,影响解离度与溶解度,或影响胃空速率等;四环素与 Ca^{2+}、Mg^{2+}、Al^{3+} 离子可形成螯合物而溶解度下降;某些药物由同一载体转运,互相有竞争抑制(如新霉素与青霉素),等等。

三、口服药物吸收的研究方法 Methods for oral drug absorption study

(一)细胞模型 In cells

体外细胞模型法可以提供性质相对一致的体内模拟环境,操作控制相对容易,可用于药物转运机制的研究。Transwell 技术常用于构建细胞模型模拟生物体内膜转运系统,目前研究较多且相对较成熟的生物屏障模拟系统包括肠黏膜屏障、血-脑屏障、血-视网膜屏障、胎盘屏障和腹膜透析屏障等。Transwell 小室是一种用来构建细胞模型的可渗透性支持装置(图3-4)。其外形为一个可放置在孔板里的小杯子,杯子底部是一张有通透性的膜,一般常用聚碳酸酯膜(polycarbonate membrane)。膜上有微孔,孔径 0.1~12 μm,根据不同实验需求选择不同大小的孔径。将 Transwell 小室放在合适大小的孔板中,小室内称上室(apical chamber, apical compartment),孔板内称下室(basolateral chamber, basolateral compartment)。将细胞接种在上室的聚碳酸酯膜上,在上下室加入适量的培养液进行培养即可建立细胞单层模型。实验期间可以通过测量跨上皮电阻(transepithelial electrical resistance, TEER)来监测细胞单层是否形成以及样品对其完整性的影响。

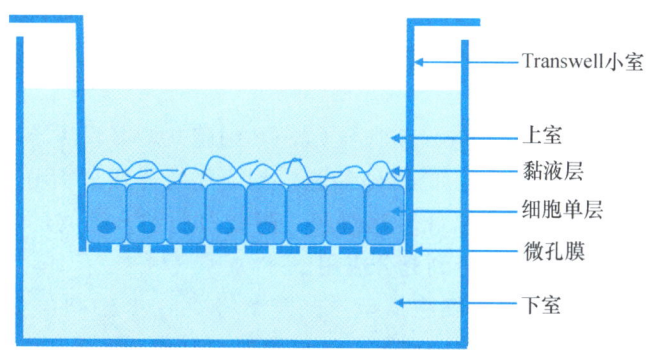

图 3-4 Transwell 小室用于研究药物膜转运示意图

1. 上皮细胞模型 胃肠道内环境比较复杂,小肠部位的上皮细胞由多种类型细胞组成,包括吸收细胞、杯状细胞、内分泌细胞、潘氏细胞、M 细胞等;小肠中还有多种酶影响药物的吸收,如胰蛋白酶、脂酶、肽酶等。Caco-2 细胞、MDCK 细胞以及 HT29 细胞等广泛用于构建胃肠道上皮细胞屏障模型。

(1)Caco-2 细胞模型:Caco-2 细胞来源于人结肠癌细胞,最初是由 Borchard 和 Workers 在 1989 年提出的,是最经典的肠上皮细胞模型。在适宜的条件下培养 21 天左右,Caco-2 细胞可在 0.4~3 μm 孔径的 Transwell 聚碳酸酯膜上自发进行上皮样分化并可形成紧密联结,分化出绒毛面肠腔侧(apical)和基底面肠壁侧(basolateral),同时能表达小肠的各种转运体和代谢酶，如 SGLT1、GLUT2、GLUT5、P-gp 等，因此可以作为研究小肠上皮细胞的药物主动转运、被动扩散吸收和代谢的体外模型，已被 FDA 批准作为标准的渗透性筛选方法用于药物吸收的研究。但是 Caco-2 细胞单层培养周期长，TEER 偏高，缺乏黏液层等不足也制约着其应用。

(2) MDCK 细胞模型：MDCK 细胞株源自犬肾上皮细胞，由 Madin 和 Darby 于 1958 年从一成年雄性西班牙猎狗的肾取得，是一种典型的分泌型上皮细胞株，主要用于研究肾小管上皮细胞的形态和功能。MDCK 接种在 0.4 μm 孔径的 Transwell 半透膜上之后能分化成柱状单层上皮并形成致密的连接，整个过程仅需要 3~6 天，是一个非常好的单层上皮细胞候选模型。相比 Caco-2 细胞，MDCK 细胞株生长快速、培养简单、细胞单层的 TEER 更低，培养 2~4 天 TEER 值可达到 250 Ω·cm^2。尽管 MDCK 细胞来源于犬肾细胞，但是 MDCK 细胞模型作为研究药物被动扩散吸收和代谢的体外模型，有其独特的特点：①细胞培养时间短；②TEER 较低，接近于小肠；③易于培养，无需特殊细胞培养条件。

(3) HT-29 细胞模型：HT-29 细胞为人类腺癌细胞系，在甲氨蝶呤（Methotrexate，MTX）诱导下可分化为成熟的杯状细胞，可以分泌黏液，缺点是 TEER 值过低，且不表达 P-gp。有些 HT-29 细胞亚系形成多层细胞，只有上层细胞分化为杯状分泌细胞，而 HT-29-D1 和 HT-29-E12 细胞亚系均为 MTX 转染，能够全部转化为杯状分泌细胞，在细胞上形成均一的黏液层。Behrens 等报道 HT-29-D1 分泌黏液层的厚度为 (53±52) μm，HT-29-E12 分泌黏液层的厚度为 (142±51) μm，可以用于模拟胃肠道的不同片段。

2. 共培养细胞模型 在研究中发现，单一类型的细胞模型往往只能研究肠道转运某一方面的特征，难以全面描述肠道屏障特征。比如小肠吸收作用与黏液层有密切关系，但单纯的 Caco-2 细胞模型缺乏黏液层，难以准确模拟小肠上皮细胞的生理条件。HT-29 细胞可以分泌黏液，但生长速度非常缓慢，TEER 值过低，一般不能单独作为上皮细胞模型。因此针对肠道的特殊细胞结构发展出了多种共培养细胞模型，进一步模拟肠道屏障特征。

(1) Caco-2/HT-29 细胞模型：是由 Caco-2 细胞与 HT-29 细胞共培养，形成既可以分泌黏液形成黏液层，又具有适宜渗透性的细胞模型。模型中 HT-29 细胞的比例是影响共培养模型跨膜电阻和表观渗透系数的关键因素。该共培养模型在保持上皮层完整性的同时，可以研究黏液层对物质转运吸收的影响。

(2) M 细胞模型：是利用人 Raji B 细胞与 Caco-2 细胞共培养，诱导 Caco-2 细胞分化为 M 样细胞。M 细胞模型是滤泡相关上皮的体外细胞模型，能特异摄取大分子及抗原物质，应用于模拟生物大分子药物及疫苗口服吸收转运过程。随着口服纳米药物的发展，M 细胞模型在纳米药物转运特点和机制研究中也得到充分应用。

(3) Caco-2/HT-29/Raji-B 复合细胞模型：该模型将 Caco-2 细胞与 HT-29 细胞按一定比例混合培养，接种于半透膜上，在半透膜另一侧培养 Raji B 细胞，分别诱导分化出杯状细胞和 M 样细胞。培养完成后的模型表征表明，此复合细胞模型除大部分柱状上皮细胞外，还存在黏液层和少量 M 细胞结构。相比于 Caco-2 细胞模型，该复合模型表观渗透系数较大，更接近于真实肠道，可以模拟上皮层及其中的 M 细胞结构和肠道黏液层的特征结构，应用于受 M 细胞结构或黏液层影响较大的物质在肠道转运特征的评价。

总之，细胞模型在药物转运机制研究中获得了广泛的应用，但该模型也存在一定的问题，比如其渗透性、代谢方面难以形成一个完全模拟在体组织复杂情况的系统；体外细胞模型结果往往与体内情况存在一些差异，最后还需要在体内进行验证。

(二) 离体组织 In tissue

1. 扩散池法 以动物离体组织为模型研究药物的膜转运通常采用扩散池进行。常用的扩散池有（图 3-5）：Franz 扩散池、Keshary-Chien 扩散池（改良的 Franz 扩散池）、Valia-Chien

扩散池、Ussing 扩散池等。实验操作方法通常是将新鲜的离体肠段剪开，用镊子将覆盖在肠黏膜上的脂肪剔除，小心地将肠黏膜剥离出来，用生理盐水清洗干净。将肠黏膜固定于扩散池的供给池与接收池之间，黏膜层面向供给池，浆膜层面向接收池。在黏膜侧或浆膜侧加入适宜的缓冲液，如 HEPES 缓冲液或磷酸盐缓冲液，并于 37.5 ℃恒温维持肠黏膜的活性（尤斯扩散池的两边均通入 95% O_2 和 5% CO_2 的混合气体）。将待测试药物添加到组织的黏膜侧或浆膜侧，间隔不同时间取样进行浓度测定，计算表观通透系数。

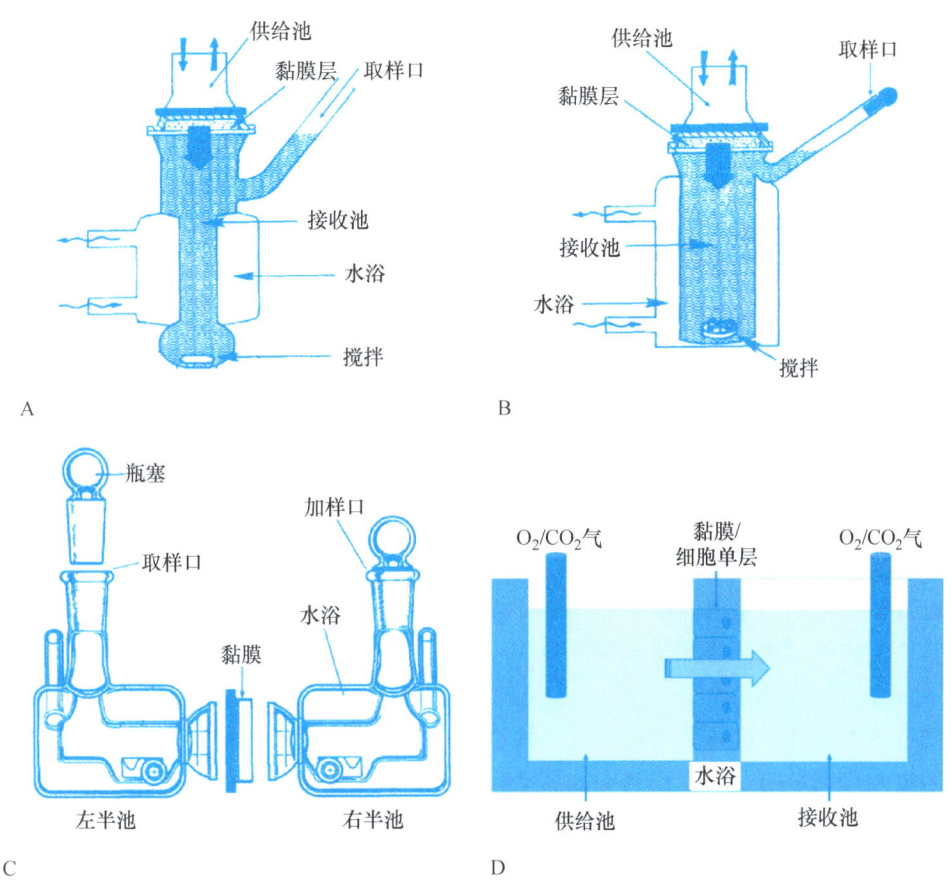

A. Franz 扩散池；B. Keshary-Chien 扩散池；C. Valia-Chien 扩散池（双室扩散池）；D. Ussing 扩散池（尤斯扩散池）

图 3-5　扩散池示意图

该方法使用大鼠的离体肠组织，能够保持肠道结构的完整性，模拟胃肠道的生理环境，可结合肠道代谢来研究药物的转运，同时研究不同肠段（十二指肠、空肠、回肠和结肠）的吸收，并且该方法也可以研究各种药物-药物相互作用对吸收的影响。同时通过将药物加到黏膜侧或浆膜侧可分别研究吸收和分泌方向的转运。

2. 外翻肠囊法 everted gut sac　分离新鲜的肠段，去掉肠系膜，用生理盐水或缓冲液冲洗干净，然后根据试验目的将所需肠段分割为若干小段，外翻使肠黏膜向外，浆膜层向内。结扎一端形成肠囊状，灌注适宜的缓冲液后结扎另一端形成肠囊，置于含药的缓冲液中。通入 95% O_2 和 5% CO_2 的混合气体，培养一定时间后，根据肠囊内外被测药物浓度的变化来反映肠道对物质的吸收状况。该法的主要优点在于由于肠囊内浆膜层体积小，黏膜层药物经肠段转运后可在浆膜侧浓集，易于检测药物，尤其是低渗透性药物；缺点是在操作过程中对肠道黏膜或多或少会有损伤，且肠囊内液体停滞不动，与机体小肠的蠕动状态有较大差异。

3. 非外翻肠囊法 non-everted intestinal sac　用未经外翻的肠囊探究药物自浆膜侧至黏膜侧的转运。优点在于因不必外翻肠囊，避免了对肠组织的破坏，较外翻肠囊法利于保持活性。同时研究发现,当肠囊被外翻后经主动转运的药物的渗透性数值会增加,而经被动扩散转运的药物渗透性在肠囊外翻前后不变,于是建议用非外翻肠囊法测定主动转运药物的渗透性。

(三) 在体动物实验 Ex vivo

1. 肠襻法 intestinal loop method　将大鼠麻醉,打开腹腔,选择研究部位的肠段进行结扎形成肠襻。将含有一定浓度药物的人工肠液注入肠襻中,经过一定时间后取出肠襻,收集肠襻液,测定药物剩余量,进而了解药物的吸收情况。另外,也可以在肠系膜血管处插管,通过检测血中药物浓度在不同时间的变化或药理效应变化,观察药物的肠吸收情况。采用肠襻法研究药物吸收,未切断血管和神经,使整个生理状态更接近自然给药情形。从肠道内取样测定,通过剩余药量计算吸收参数,该法主要用于药物的吸收研究。肠襻法较在体回流法操作简单,但由于肠腔内容物的存在,样品处理较复杂,实验数据的准确性也较差,所以不适合大规模的药物筛选评价,但可作为其他实验模型的有益补充。

2. 肠灌流法 intestinal perfusion method　是肠道吸收模型中最接近于体内真实吸收状态的模型,可以用来进行药物在肠道的吸收程度、辅料对药物透过率的影响以及药物毒性等方面的研究。在体肠灌流模型有单向灌流和循环灌流两种。

单向灌流法的操作方法是打开麻醉动物的腹腔,量取一定长度的肠段,两端插管,用生理盐水洗去肠管内容物,再用一恒速泵灌流含药灌流液,流速调节为 0.2 mL/min 左右,一过性经过所选取的小肠肠段。平衡后于不同时间分段收集肠管出口的灌流液,测定不同时间灌流液的药物浓度,用灌流液中药物的消失率评价药物的吸收率和吸收量。实验时,用生理盐水浸渍的纱布覆盖于肠组织表面起创口保湿的作用。该法灌流时间不超过 2 h,对肠黏膜损伤较小,而且会减少实验过程中药物的化学降解。

循环灌流法与单向灌流近似,不同之处在于药物灌流是重复从小肠段灌进-流出-再灌进-再流出,直至实验结束。通常流速调节为 2～5 mL/min,于不同时间分段收集含药灌流液,循环 2～6 h 后,终止实验。

肠道灌流法保证了动物肠道血液及各种组织液的供应,肠道菌群正常存活,而且避免了胃肠道内容物运动的影响,可以较真实地反映药物的小肠吸收情况。但也应注意:①进行在体肠吸收实验时应有足够的样本量,以保证实验的准确性;②实验过程中动物需要始终保持麻醉状态,控制适宜的麻醉剂量,中途动物苏醒对实验结果会造成很大的影响;③较长时间的灌流会影响肠段的活力而改变肠道真实环境,对实验结果造成一定的误差。美国食品药品监督管理局已经认可大鼠小肠单向灌流用于研究药物的吸收特性,并根据生物药剂学分类系统对药物进行归类。

3. 其他灌流技术　肠道血管灌流技术是对小肠段肠系膜插管或门静脉插管,其既可以从肠腔取样,又可以从血液中取样,以灌流液中药物的消失率和血液中药物的出现率建立质量平衡关系,可以更准确地评价药物的吸收转运情况。肠道血管灌流技术已广泛用于药物吸收、转运机制以及代谢的研究。国外也有通过测定血液中药物浓度,采用药物代谢动力学参数评价吸收的方法,其能够更加准确客观地评价实验结果。另外还有肠肝血管灌流技术、慢性在体肠道分离环法等灌流技术,但由于难度大,干扰因素多,应用受到一定限制,还需要在实验中不断完善和发展。

(四) 整体动物实验 In vivo

采用小鼠、大鼠、比格犬等实验动物,口服药物后测定血药浓度或尿中原形药物排泄总量,通过求算一系列药动学参数来评价药物的吸收速度和程度。除此之外还有目前正越来越广泛地应用于生物技术药物吸收研究的同位素示踪法,它是以放射性同位素作为示踪剂将其标记在药物分子上,使药物有别于内源性物质。通过 HPLC 分离出原型药物,再用相应的仪器检测出原型药物的放射性,从而计算出药物的浓度,评价药物的吸收。

第二节 其他腔道黏膜部位用药物的吸收
Drug absorption via other lumen mucosa

一、口腔用药物的吸收 Drug absorption from buccal mucosa

口腔给药（buccal drug delivery）可发挥局部或全身治疗作用。局部作用剂型多为溶液型或混悬型漱口剂、气雾剂、膜剂、口腔片剂等，可用于治疗口腔溃疡、细菌或真菌感染，以及其他口腔科或牙科疾病；全身作用常采用舌下片、黏附片、贴剂等剂型。

口腔给药的优点有：①药物直接经口腔内静脉进入颈静脉再进入体循环，可避免肝首过效应和胃肠道内酶代谢，有利于提高药物生物利用度；②药物经口腔黏膜吸收迅速，起效快，适用于防治急性病。肝首过效应明显且口腔黏膜渗透性较好的药物以及需要迅速起效的药物适合开发成口腔黏膜给药制剂。

（一）口腔黏膜的结构与生理 Structure and physiology of buccal mucosa

口腔黏膜总面积约为 200 cm^2，不同部位的黏膜结构、厚度和血液供应均不同。根据表面覆盖复层鳞状上皮的结构，口腔黏膜可分为三种类型：①咀嚼黏膜（masticatory mucosa）：覆盖在硬腭和牙龈表面。黏膜表面为与皮肤结构类似的角质化上皮，通过胶原样连接组织与下层结构紧密相连。②内衬黏膜（lining mucosa）：覆盖在除舌背部以外的口腔组织表面，不同区域上皮厚度有明显差别。黏膜上皮未角质化，上皮下为疏松的塑性连接组织，渗透性能较强。③特性黏膜（specialized mucosa）：具有咀嚼黏膜和内衬黏膜的共同特性，表面既有角质化上皮也有未角质化上皮，分布于舌背部。口腔中咀嚼黏膜约占 25%，特性黏膜约占 15%，内衬黏膜约占 60%。根据角质化程度，口腔黏膜分为角质化区域和非角质化区域，前者包括牙龈黏膜（gingival mucosa）、硬腭黏膜（palatal mucosa）、唇的内侧；后者包括颊黏膜（buccal mucosa）和舌下黏膜（sublingual mucosa）。

角质化黏膜构成口腔保护屏障，外来物质很难透过，牙龈黏膜和硬腭黏膜的厚度分别为 200 μm 和 250 μm。非角质化黏膜是产生全身治疗作用的用药部位，颊黏膜和舌下黏膜的表面积分别为 50 cm^2 和 26 cm^2，厚度分别为 500～800 μm 和 100～200 μm。口腔黏膜的血流量也比较大，如颊黏膜为 2.40 mL/(min·cm^2)，舌下黏膜为 0.97 mL/(min·cm^2)，一般不会形成药物吸收的限速因素。流经口腔黏膜的血液经舌静脉、面静脉和后腭静脉进入颈内静脉，可绕过肝的首过作用，有利于药物吸收。

口腔中唾液腺分泌的唾液有湿润口腔、帮助食物消化、润滑食物以利咀嚼和吞咽以及保护口腔组织的作用。口腔黏膜表面覆盖着一层为 0.07～1.00 mm 厚度的唾液层。成人每天大约分泌 1～1.5 L 唾液，但也有人分泌量低至 0.5～0.6 L，个体差异较大。唾液分泌量具有时间差异性，一般清晨唾液分泌最多，熟睡时分泌最少。唾液 pH 为 5.8～7.4，含有 99% 的水分。唾液中含有黏蛋白，可在口腔黏膜表面形成一层薄膜。

（二）影响口腔黏膜药物吸收的因素 Factors affecting drug absorption from buccal mucosa

1. 生理因素

（1）渗透屏障：角质化上皮和非角质化上皮最外层 20%～25% 的组织由复层扁平细胞构成，排列较紧密，外来物质难以透过，形成药物经口腔黏膜穿透的主要渗透屏障。口腔黏膜的结构与性质具有分布区域差别，给药部位不同，药物吸收速度和程度也不同，一般认为口腔黏膜渗透性能介于皮肤和小肠黏膜之间。舌下黏膜渗透性能最强，颊黏膜次之，牙龈黏膜和腭黏膜最差，所以舌下黏膜和颊黏膜为理想的给药部位。

(2) 扩散屏障：主要由黏膜表面覆盖的黏液及口腔内的唾液构成。黏液在正常口腔 pH 的环境中带负电，结合到上皮细胞表面形成凝胶层，发挥屏障作用。黏液中的黏蛋白也可以与辅料中高分子的官能团发生相互作用，延长药物在口腔的停留时间，从而增加药物在口腔黏膜的吸收。唾液是影响口腔黏膜药物吸收的另一重要因素。唾液提供了含水的环境，可以促进药物释放，但唾液分泌过多及唾液流动会使药物被过早吞咽，导致药物损失，影响药物生物利用度。

(3) 酶屏障：由唾液中少量消化酶及上皮细胞胞质内的酯酶、氨肽酶、羧肽酶等组成，会导致蛋白类和肽类药物的降解。

此外，影响口腔给药药物吸收的因素还有说话、吞咽和咀嚼产生的剪切力，口腔黏膜的物理损伤和炎症等。

2. 药物因素

(1) 药物的脂溶性：药物可以通过穿细胞和细胞旁路两种转运途径透过口腔黏膜。穿细胞途径即透过脂质膜吸收，表面积大，渗透路径短。亲脂性药物由于分配系数大，膜渗透系数较高，吸收速度较快。亲水性药物由于分配系数小，很难透过细胞脂质屏障，只能通过细胞间亲水性孔道，由于细胞间质表面积小，渗透路径曲折，药物渗透速度较低，吸收较慢。由于药物经口腔黏膜吸收需要跨过多层细胞，所以药物需具备一定的脂溶性，即 lgP 值（辛醇/水）高于 2.0，同时还需具有一定的水溶性才容易透过口腔黏膜。若水溶性较差，易被保留在浅表上皮层的膜脂质，无法穿过细胞的亲水内部达到血液循环。可选择水溶性良好的盐形式来改善高亲脂性药物的水溶性。

(2) 药物的解离度：大多数弱酸和弱碱类药物的口腔黏膜吸收遵循 pH-分配学说。药物在口腔 pH 条件下未解离分数越高越容易透过口腔黏膜。药物分子的解离度取决于药物本身的 pKa 和黏膜表面的 pH。例如弱酸性药物的口腔黏膜吸收依赖于溶液的 pH，分子型比例愈高，渗透系数愈大。

(3) 分子量：亲水性药物的吸收速率还与分子量密切相关，分子量小于 100 的药物能够迅速透过口腔黏膜，分子量大于 2000 的药物渗透能力急剧降低。

3. 剂型因素 口腔黏膜给药系统的主要剂型有舌下片、舌下膜、口腔黏膜贴片、颊黏膜黏附膜和口颊黏膜溶液等。药物的不同剂型表现出不同的药物动力学性质。舌下吸收迅速，给药方便，许多口服首过作用强或在胃肠道中易降解的药物，如甾体激素、硝酸甘油、二硝酸异山梨酯舌下给药生物利用度显著提高，但舌下给药易受唾液冲洗作用影响，保留时间短，因而舌下给药的制剂大多是为一些需迅速起效的药物设计的，要求药物溶出速度快、剂量小、作用强。颊黏膜表面积较大，但药物渗透能力比舌下黏膜差，一般药物吸收和生物利用度不如舌下黏膜。但是颊黏膜给药的制剂近年来受到重视，主要原因在于能够避免胃肠道中的酶解和酸解作用，受口腔中唾液冲洗作用影响小，能够在黏膜上保持相当长时间，有利于多肽、蛋白质类药物吸收，有利于控释制剂释放。

口腔局部作用的剂型一般易受唾液冲洗作用影响，保留时间较短，这就要求制剂或者能够在较短时间内即能释放溶出达到局部治疗浓度，或者能够在作用部位保持较长时间。例如利用羟丙基甲基纤维素及卡波姆等高分子材料制成黏膜贴附片剂，能够在较长时间释放甾体激素类抗炎药，用于治疗口腔溃疡效果良好。

4. 处方因素 在处方中加入吸收促进剂、生物黏附高分子、酶抑制剂等可以帮助药物克服在口腔黏膜的吸收屏障，提高药物生物利用度。

由于颊黏膜渗透性能相对较差，制剂处方中常加入吸收促进剂，如金属离子螯合剂、脂肪酸、胆酸盐、表面活性剂等。吸收促进剂的作用机制主要有：①降低口腔黏膜上黏液黏度，改善黏液层流变学。②萃取细胞间脂质或干扰细胞间脂质排列，扩大细胞间隙，促进细胞旁路转运。③增加细胞膜脂质双分子层流动性,促进跨细胞转运。选择吸收促进剂必须注意吸收促进剂对生物膜的不利影响及毒性。生物黏附高分子可以与口腔黏膜的黏蛋白相互作用延长药物在口腔黏膜的停留时间,增加药物在黏膜的吸收。常用的黏膜黏附剂有阳离子聚合物和巯基化聚合物。酶抑制剂如抑肽酶、胆酸盐、纤维素衍生物、谷胱甘肽等可以减少药物在口腔及黏膜的降解,提高药物生物利用度。

(三) 口腔黏膜药物吸收的研究方法 Methods for drug absorption study from buccal mucosa

1. 细胞模型 TR146 细胞系为常用的人颊黏膜细胞模型,来源于人口腔癌细胞,含有和人口腔黏膜匀浆中相似的氨基肽酶、羧肽酶和酯酶,在一定程度上可对药物进行体外口腔黏膜渗透性评价。为更好地模拟颊黏膜细胞状态,常用 Transwell 小室对 TR146 细胞系进行培养。待培养出多层细胞后再在其表面覆盖一层特制的"黏液层",用于药物的离体渗透评价。

2. 离体动物组织模型 离体动物组织模型一般通过外科手术将口腔黏膜连同黏膜下层结缔组织从实验动物口腔分离,再去除结缔组织而获得。常用的啮齿类动物模型如大鼠、小鼠、豚鼠等,其口腔黏膜均呈角质化,并不适合作为评价颊黏膜渗透的离体动物模型。哺乳类动物模型如兔、猪、犬或猴等与人类似,具非角质化口腔黏膜,可选用为离体黏膜组织模型,其中最常用的为猪和兔颊黏膜。

3. 人工培养的组织模型 EpiOral™ 是一种人工培养的组织模型,由正常人口腔上皮细胞构成,是在特制的无血清培养基中体外培养成的多层、高度分化的人颊表型,与在体人口腔黏膜组织形态、生长特征具有高度一致性。

4. 在体口腔黏膜吸收模型 一种称为涡流和唾液试验模型。将已知药量的药液导入受试者口腔,受试者将药液在口腔转动一定时间后吐出并漱口,吐出的药液和漱口液合并,测定药量。药液中初始药量与最终药量之差认为是进入口腔黏膜的药量。该方法操作简单不需采集血样,但不能简单认为药物减少部分均进入了体循环,黏膜储留、潜在代谢和无意吞咽等都会导致药量损失。另一种称为灌注试验模型。将灌注腔固定在麻醉动物或人的口腔黏膜,药物溶液在装置中循环,在不同时间收集药液,测定浓度,定期抽取血样生成药物动力学数据。该方法有易发生泄漏、个体间差异较大等缺点。

5. 体内药物动力学研究模型 通过细胞、离体、在体水平的研究了解药物经口腔黏膜吸收情况后还需进行体内药物动力学研究。哺乳类动物如兔、猪、犬或猴等与人类似,具非角质化口腔黏膜,常用作口腔黏膜给药系统药物动力学研究的模型动物。理想的动物体内药物动力学研究所得的实验数据可以为后续人体试验提供依据和指导。

二、鼻腔用药物的吸收 Drug absorption from nasal mucosa

鼻腔给药(nasal drug delivery)不仅可用作鼻腔局部治疗,还可以起到治疗和预防全身性疾病的作用。由于具有吸收迅速、完全、避免肝首过作用、患者依从性较好、使用方便等特点而日益受到关注。鼻腔给药剂型上市产品也大为增加,如舒马曲坦、佐米曲坦、麦角胺、布托啡诺、雌二醇、去氨加压素、布舍瑞林和降钙素等。同时,鼻腔给药也可以作为基因药物和疫苗的有效给药途径;鼻腔给药还可以直接将药物转运至大脑,起效迅速,并可达到特定靶部位,给一些脑部疾病如帕金森病、阿尔茨海默病等的治疗提供了广阔的发展前景。

鼻腔给药的优点有:①鼻黏膜的高度渗透性和鼻黏膜内丰富的血管有利于药物吸收;②可避开肝首过作用、消化道黏膜代谢和药物在胃肠液中的降解;③吸收程度和速度有时可与静脉注射相当;④鼻腔内给药方便易行;⑤鼻腔给药是无损伤地将药物导入脑脊液的有效途径,有利于脑部疾病的治疗,是目前中枢神经系统给药研究热点。

(一) 鼻腔的结构与生理 Structure and physiology of nasal cavity

1. 鼻腔和鼻黏膜的结构 鼻腔从鼻前庭开始到鼻咽管,长度 12~14 cm,鼻中隔将鼻腔分

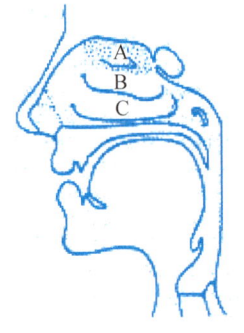

A：上鼻甲；B：中鼻甲；
C：下鼻甲

图 3-6 鼻腔构造模式图

为结构相同的两部分（图 3-6）。图中近鼻孔一端虚线标志鼻前庭的起点，点状线标志纤毛上皮区域起点，近鼻咽管一端的虚线为鼻中隔的后端点。鼻前庭和呈皱褶状的上、中、下鼻甲使鼻腔的空气通道呈弯曲状，空气流一进入鼻腔即受到阻挡改变方向。外界伴随空气流进入鼻腔的大粒子大部分沉积在鼻前庭与点状线之间，不能被鼻腔吸收。

鼻腔主要吸收部位鼻中隔和鼻甲黏膜表面分布着一层具纤毛的柱状上皮细胞，黏膜内有许多黏液腺和可产生黏液的杯状细胞。在纤毛上皮和杯状细胞下有数层多边形扁平基细胞，细胞间充满黏蛋白样的均匀物质。黏膜基底层由网状组织、纤维组织和连接组织构成，血管分布丰富。

2. 鼻黏膜的生理特征　人体鼻腔的总容积为 15 mL，鼻黏膜面积达 150 cm^2。与口腔黏膜、阴道黏膜比较，鼻黏膜上皮仅由一层柱状纤毛上皮细胞构成，药物渗透性能高，吸收快。鼻腔表面覆盖着一层黏液，在纤毛的协调一致摆动作用下，黏液逐渐向鼻腔后方运动，最终或通过鼻咽管被吞咽进入胃部，或被排除出体外，起到清除异物和微生物、保护机体的作用。鼻纤毛长度约为 5 μm，直径约为 0.2 μm，摆动频率大约每秒钟 20 次。不溶性粒子即使进入鼻腔主要区域，也可能被纤毛系统导向鼻腔后部，进而进入鼻表面被鼻腔吸收进入体循环。

（二）影响鼻黏膜药物吸收的因素 Factors affecting drug absorption from nasal mucosa

1. 生理因素

（1）吸收途径：鼻黏膜吸收存在经细胞的脂质通道和细胞间的水性孔道两种吸收途径。其中以脂质途径为主，但许多亲水性药物或离子型药物从鼻黏膜吸收也比其他部位黏膜如空肠黏膜、阴道黏膜、直肠黏膜好，表明鼻黏膜上水性孔道分布比较丰富。

（2）鼻腔血液循环：鼻黏膜极薄，黏膜内毛细血管丰富，药物吸收后直接进入大循环，可避免肝的首过作用及药物在胃肠道中的降解。有些药物如孕酮经鼻黏膜给药生物利用度与静脉给药相当。但鼻腔的血液循环和分泌机制对外界影响或病理状况均很敏感，如外界温度、湿度变化，鼻腔息肉、慢性鼻炎引起的鼻甲肥大能够降低鼻腔吸收。萎缩性鼻炎、严重血管舒缩性鼻炎、过敏性鼻炎、感冒也能降低鼻腔吸收。

（3）鼻腔分泌物：成人鼻腔分泌物的正常 pH 为 5.5～6.5，婴幼儿为 5.0～6.0。由于鼻腔黏液少，缓冲能力差，鼻用制剂本身的 pH 对药物的解离度和吸收有很大的影响。同时，鼻腔分泌物中含有多种酶，其中活性最高的是氨基肽酶。研究发现胰岛素可被鼻腔分泌物中的亮氨酸氨基肽酶水解。前列腺素 E、孕酮和睾酮在鼻腔酶类作用下也会发生结构变化或失去活性。但与消化道比较，鼻腔中药物代谢酶种类较少，活性较低。孕酮鼻腔给药的生物利用度为口服的 5～10 倍，胰岛素鼻腔给药可达到肌内注射治疗作用的 50%。

（4）纤毛运动：鼻黏膜纤毛的同步运动与清除外来异物的功能是维持鼻腔正常生理功能的基础。但对于鼻黏膜吸收制剂，这种清除作用可能缩短药物在鼻腔吸收部位滞留时间，影响药物的生物利用度。有些药物如盐酸普萘洛尔鼻腔吸收良好，生物利用度与静脉注射相当，但该药物对鼻黏膜纤毛具有严重毒性，可使纤毛运动不可逆地停止。防腐剂和吸收促进剂去氧胆酸钠也可影响纤毛的正常运动。

2. 药物因素

（1）药物的脂溶性和解离度：鼻腔吸收与药物的脂溶性密切相关，亲脂性大药物吸收好。家兔在体灌流实验表明，黄体酮、睾酮和氢化可的松的吸收与甾体激素的脂溶性成正比。巴比妥类药物鼻黏膜吸收依赖于药物的油水分配系数。脂溶性药物的渗透系数随着药物油水分配系数增大而增加，提示其鼻黏膜吸收主要途径为渗透通过细胞脂质膜。

鼻腔吸收也遵循 pH-分配学说,与药物的解离度密切相关。苯甲酸的鼻黏膜吸收程度依赖于溶液 pH 和解离度,分子型易通过鼻黏膜吸收,离子型吸收量减少。但由于鼻黏膜的屏障功能较低而且血管十分丰富,故一些解离型的小分子药物还是能被吸收的,某些药物的吸收速率甚至可与注射剂相比。亲水性大分子药物主要经细胞间隙旁路慢速转运。

(2) 药物的分子量和粒子大小:某些亲水性药物的鼻腔吸收与分子量密切相关,表明亲水性药物可通过鼻黏膜细胞间的水性孔道吸收。分子量小于 1000 的药物较易通过人和大鼠鼻黏膜吸收。分子量大于 1000 的药物鼻黏膜吸收明显降低。分子量为 5200 的胰岛素吸收量约为 15%,分子量为 70 000 的葡聚糖吸收量约为 3%。应用吸收促进剂后,分子量 6000 的药物可获得很好的鼻黏膜吸收。

可溶性药物以溶液剂或气雾剂给药吸收良好。不溶性药物的粒子大小与其在鼻腔中的分布位置密切相关。大于 50 μm 的粒子一进入鼻腔即沉积,不能达到鼻黏膜主要吸收部位,小于 2 μm 的粒子又可能被气流带入肺部。研究表明气雾剂中约有 60% 粒径范围为 2~20 μm 的粒子可分布在鼻腔吸收部位的前部,并能进一步被气流、纤毛或膜扩散作用引入吸收部位的后部,药物在转运过程中被鼻黏膜吸收。因此发挥局部作用如杀菌、抗病毒药物气雾剂,为避免肺吸收,粒径应大于 10 μm。

3. 剂型因素 鼻黏膜给药常采用溶液剂、混悬剂、凝胶剂、气雾剂、粉雾剂以及喷雾剂等,发挥局部或全身治疗作用。溶液剂在鼻腔中扩散速度较快,但分布不均匀,容易流失,滞留时间短,因此在一定程度上影响了药物的吸收。混悬剂的作用与其粒子大小及其在鼻腔中滞留的位置与时间有关。气雾剂、粉雾剂和喷雾剂在鼻腔中的弥散度和分布面较广泛,不易流失、吸收快、生物利用度高、疗效一般优于其他剂型。凝胶剂因药液黏度大可以延长与鼻黏膜的接触时间,改善药物的吸收。

微纳米给药系统在鼻腔给药中也有应用,它们的主要优点是具有生物黏附性、缓控释作用、保护药物不被降解等特性,均可增加药物的吸收。目前,微纳米给药系统已作为抗癌药、抗生素、多肽、蛋白质、酶类、抗肝炎药、抗寄生虫药、抗风湿药等多种药物的载体使用。同时,用于疫苗的抗原和 DNA 微纳米给药系统,特别是生物降解微球、纳米粒、纳米脂质复合物等,都能以鼻腔途径给药。

4. 处方因素 鼻腔给药制剂常通过加入不同的附加剂改善鼻黏膜对药物的通透性、减少鼻黏膜内的酶对药物的降解,提高药物的生物利用度;选择不同的药物载体,对其粒度、外形、黏度等进行控制,使制剂能到达鼻腔的有效吸收部位,延长药物与黏膜的接触时间,改善药物的吸收。

(1) 生物黏附剂:通过吸水膨胀或表面润湿作用使之与鼻黏膜紧密接触,产生生物黏附作用,延长药物在鼻腔的作用时间,常用卡波姆、纤维素衍生物、海藻酸钠等。

(2) 吸收促进剂:一些小分子吸收促进剂,如表面活性剂、胆酸盐、脂肪酸和大多数磷脂等,均可改变细胞磷脂的双分子层结构,破坏黏膜外层,从而提高药物的细胞转运。使用这类吸收促进剂,药物的生物利用度和黏膜的破坏之间直接相关。还有一类高分子吸收促进剂,如壳聚糖、巯基化高分子,可以打开细胞间通道促进药物吸收。

(3) 酶抑制剂:主要是减少鼻腔上皮细胞的黏膜上和细胞间大量的肽酶和蛋白酶对药物的降解作用,从而达到促进药物吸收的目的。Hussain 等发现的一种在较低浓度就能可逆地抑制肽水解酶的磷酸二肽类物质,保证了多肽和蛋白质类药物的稳定。

(4) 防腐剂:鼻用制剂常用的防腐剂有苯扎氯铵、尼泊金酯类、硫柳汞等。选用不当可影响鼻黏膜对药物的吸收,尼泊金甲酯(0.033%)、尼泊金丙酯(0.0017%)可显著降低鼻腔纤毛的运动频率。苯扎氯铵体外在常用抑菌浓度下会抑制纤毛摆动频率,但是多项体内试验中并没有毒性效应。目前苯扎氯铵仍是鼻用防腐剂的适当选择。

(三) 鼻黏膜药物吸收的研究方法 Methods for drug absorption study from nasal mucosa

1. 细胞模型 常用细胞源有原代鼻黏膜上皮细胞和细胞系。原代鼻黏膜上皮细胞取材于接受鼻内窥镜手术的慢性鼻窦炎、鼻息肉患者的中鼻甲中下段或下鼻甲黏膜。多数研究者采用人鼻上皮细胞进行原代培养，其能够形成很好的细胞间紧密连接，并能分化出各种鼻上皮细胞，如普通上皮细胞、纤毛细胞、高脚杯状黏液分泌细胞。但原代鼻黏膜上皮细胞存在个体差异较大且培养困难的问题。常用的细胞系是 RPMI2650 细胞系，该细胞系来源于人鼻腔鳞状癌细胞，采用空气接触培养法培养的 RPMI2650 细胞系可形成完整的细胞层，同时可以表达代谢酶，可用作药物渗透性和代谢评价模型。但因其分化少且不具极性，不适于药物转运特点和纤毛毒性研究。

2. 离体动物组织模型 离体鼻黏膜实验中一般采用羊、兔、犬、猪的鼻黏膜，多采用 Valia-Chien 扩散池法进行实验。将鼻黏膜置于平行扩散池的供给池与接收池之间，以恒温水浴保持扩散池内液体温度 37 ℃，用磁力搅拌保持扩散池与接收池内液体浓度均匀一致。试验开始后，药物不断从供给池透过鼻黏膜进入接收池，以单位面积上的累积透过药量与相应的时间回归，直线的斜率即为药物的渗透速率，由其大小评价药物穿透鼻黏膜的难易程度。该法简单易行，一般用于鼻用制剂的早期试验研究，但鼻黏膜的损伤程度对试验结果影响较大。

3. 在体鼻腔灌流模型 选用大鼠、兔或犬做试验动物，试验前麻醉、固定、切开颈部、暴露食管和气管，取聚乙烯管插入气管，保持呼吸畅通。再在食管上插入聚乙烯管直至鼻腔后部或根据实际情况适当调整。用黏合剂将鼻腔通向口腔的鼻腭通路封死，以防药液从鼻腔流入口腔。给药后，定时取样测定循环液中残留药物浓度，计算药物从鼻腔中的清除速度常数或药物鼻黏膜吸收速度常数。在体法能够避免药物从口腔或其他途径吸收，结果准确可靠，但具有一定的种属差异性，且所需药物量较大，不利于药物的早期筛选和评价。

4. 体内模型 体内模型是评价药物制剂有效性的最可靠方法。实验通常在蟾蜍、小鼠、大鼠、兔、犬、羊、牛、绵羊、猴等动物体内进行。用注射器配合一根柔软的聚乙烯塑料管，将药液滴入鼻腔，取仰卧位 1 min，定时采取血样，测定血药浓度，进行药物鼻黏膜吸收动力学研究以及生物利用度研究。此法能够更真实地反映药物体内吸收和代谢特征，但所需药物量较大，同时血药浓度测定时可能因浓度过低而使检测有一定难度。

三、肺部用药物的吸收 Drug absorption from pulmonary location

肺部给药系统（pulmonary drug delivery system）是指药物经特殊给药装置直接进入呼吸道发挥局部或全身治疗作用的给药系统。由于肺部吸收面积大，降解酶少，肺泡通透性高，物质交换距离短，甚至蛋白质和多肽也可通过肺泡表面被吸收。肺部给药剂型包括定量吸入气雾剂、雾化剂和干粉吸入剂等，近年来多用于哮喘、肺气肿、慢性阻塞性肺疾病等的治疗。胰岛素肺部吸入粉雾剂于 2006 年上市、2008 年退市、2014 年重新上市更进一步说明了蛋白及多肽等大分子药物的肺部给药具有诱人的发展前景。此外，一些疫苗及其他生物制品的肺部给药系统也在研究中。

肺部给药的优点有：①肺部具有较大的吸收面积，总面积可达 80~140 m²；②肺泡上皮细胞层很薄，只有 0.1~0.2 μm，肺泡壁或肺泡隔内有丰富的毛细血管，肺泡与周围的毛细血管衔接紧密，仅 0.5~1 μm，因此药物可通过肺泡快速吸收而直接进入血液循环，避免了肝的首过效应，提高药物的生物利用度；③肺部的化学降解和酶降解反应较低，药物被破坏的程度小；④药物可直接到达肺部病灶部位，降低给药剂量及毒副反应，这对于需局部长期治疗的疾病如哮喘、慢性肺阻塞极其重要。

(一) 呼吸器官的结构与生理 Structure and physiology of respiration organ

人的呼吸系统由口、鼻、咽喉、气管、支气管、终末细支气管、呼吸细支气管、肺泡管、肺泡囊及肺泡组成。从气管至肺泡，气道逐级分支，气道的直径、截面积变小，使肺部血管与空气交换的表面积大大增加。气管的直径大约为 1.8 cm，而肺泡的直径为 0.04 cm，正常人的肺部总表面积为 80～140 m²。

呼吸道表面覆盖着上皮细胞，不同区域的上皮细胞组成不同。从气管到支气管上皮细胞主要由纤毛细胞组成。上皮覆盖有黏液，起到保护呼吸道及湿润吸入空气的作用。纤毛节律性地运动使黏液层向咽喉运动，将异物带至咽喉部被吐出或吞咽。大的支气管处纤毛细胞量大，运动快，细支气管处纤毛减少，分泌腺亦减少。

肺泡是进行空气-血液交换的部位，肺泡呈薄膜束状，由单层上皮细胞构成，细胞间隙中存在致密的毛细血管。肺泡表面至毛细血管间的距离仅约为 1 μm，是气体交换及药物吸收的良好场所。巨大的肺泡表面积、丰富的毛细血管和极小的转运距离，决定了肺部给药的迅速吸收，而且吸收后的药物直接进入血液循环，不经受肝的首过效应。

（二）影响肺部药物吸收的因素 Factors affecting drug absorption from pulmonary location

1. 生理因素

（1）**纤毛运动**：呼吸道对外来异物有防御功能，上呼吸道气管壁上的纤毛运动可使停留在该部位的异物在几小时内被排出。呼吸道越往下，纤毛运动越弱；在支气管粒子可停留几小时至 24 h；而在肺泡，由于无纤毛，粒子被包埋，停留时间可达 24 h 以上。药物到达肺深部的比例越高，被纤毛运动清除的量越小。在病理状况下，上呼吸道的黏液分泌使纤毛运动减弱，粒子停留时间延长。

（2）**呼吸道直径**：呼吸道的直径对药物粒子的到达部位有很大影响。随着支气管分支增加，药物粒子向肺深部运动中，易因撞击等原因而被截留。支气管病变的患者，腔道往往较正常人窄，更易截留药物。使用治疗药物之前，先用支气管扩张药，可提高药物的治疗作用。

（3）**代谢酶**：呼吸道黏膜中存在多种代谢酶，如磷酸酯酶和肽酶。药物可能在肺部上皮组织被代谢，从而失去活性，因而酶代谢亦是肺部药物吸收的屏障因素之一。已有实验表明，5-羟色胺、去甲肾上腺素、前列腺素 E_2、三磷腺苷、缓激肽等均能在肺部被代谢。

（4）**作用部位**：不同治疗目的的药物，要求达到不同部位。支气管扩张剂（如沙丁胺醇、茶碱和阿托品等）和治疗哮喘的药物（如色甘酸钠、皮质激素类）要求到达下呼吸道。一些抗生素药物，如青霉素、庆大霉素及头孢类抗生素和抗病毒药如利巴伟林，则要求在上呼吸道被感染部位停留。

（5）**患者使用方法、呼吸量、频率和类型**：患者使用气雾剂方法，如阀门掀压与吸入协调性，对药物的吸入量与吸入深度有明显影响。不熟练使用气雾剂的患者，往往是阀门的掀压与吸气不同步，结果药物大部分停留在咽喉部，这种情况尤其容易发生在儿童身上。患者的呼吸量、呼吸频率和类型与气雾剂粒子到达肺部的部位有关。一般快而短的吸气使药物粒子停留在肺部的气管部位，而细而长的吸气可使药物到达肺深部如肺泡等部位。

2. 药物因素

（1）**脂溶性与油/水分配系数**：呼吸道上皮细胞为脂质膜，药物从肺部吸收是被动扩散过程。药物的脂溶性与油水分配系数影响药物的吸收。可的松、氧化可的松和地塞米松等脂溶性药物易被吸收，吸收半衰期为 1.0～1.7 min，而水溶性化合物如季铵盐类化合物、马尿酸盐和甘露醇的吸收半衰期为 45～70 min。

（2）**分子量**：药物的分子量亦是影响肺部吸收的因素之一，小分子药物吸收快，大分子药物吸收相对慢。分子量小于 1000 时，分子量对吸收速率的影响不明显。由于肺泡壁很薄，细胞间存在较大的间隙，大分子药物可能通过这些孔隙被吸收，因此肺部是一些水溶性大分子药物较好的给药部位。胰岛素的肺部吸入剂已成功上市。

（3）**药物的吸湿性**：药物的吸湿性影响粉雾剂的吸收，吸湿性强的药物在呼吸道运行过程中由于环境湿度的影响容易在上呼吸道截留。

3. 剂型与制剂因素 制剂的处方组成，给药装置的结构和喷出速度均会影响药物雾滴或微粒的大小以及沉积的部位，从而影响药物的肺部吸收。

肺吸入微粒的粒径直接影响其在肺部的沉积形式和部位。粒径＞10 μm 的颗粒会产生惯性碰击沉积在咽、喉及上呼吸道，并很快通过咳嗽、吞咽和纤毛运动而排出；粒径 2～10 μm 的粒子可到达支气管与细支气管，3～5 μm 的粒子主要沉积在下呼吸道，1～3 μm 的粒子可到达肺泡。小于 1 μm 不能停留在呼吸道，容易通过呼气排出。由于粒径 1～3 μm 的粒子在细支气管和肺泡内沉降率最高，一般被选作肺吸入制剂的主要组成。

微粒的形态和密度也对其在呼吸道的沉积有较大影响。带棱角、细长形粒子易被呼吸道截留，表面粗糙的球形粒子因可减少粒子间黏附力而使可吸入粒子比例显著增加。近年来，直径＞5 μm，密度＜0.4 g/cm³ 的多孔纳米粒集合体粒子和大多孔粒子成为干粉吸入剂研究热点。它们的几何直径较大，不易被肺巨噬细胞清除，而空气动力学直径较小，可沉积在下呼吸道部位，同时它们克服了传统的微粉雾化效率低、易粘连和聚集等缺点，并且药物在肺部可缓慢释放。

微粒喷出的初速度对其停留部位的影响很大。微粒以一定的初速度进入气流层，当气流在呼吸道改变方向时，微粒仍有可能依惯性沿原方向运动，产生撞击被黏膜截留。初速度越大，惯性撞击的概率越高，在咽喉部的截留越多。

肺部给药的剂型主要是气雾剂、干粉吸入剂、雾化剂。为了增加药物的肺部吸收，除了通过抛射剂的类型和用量、干粉颗粒的制备以及雾化装置等控制粒径外，处方中通常还加入酶抑制剂、吸收促进剂等提高药物的稳定性以及跨膜转运效率，尤其对于蛋白多肽类药物。制剂新技术也在肺部给药系统中予以应用，如微粒给药系统中的微球、脂质体、纳米粒、微乳、纳米乳，正逐渐成为研究热点。它们比表面积大，可增加难溶性药物的溶出，进入人体后与生物组织接触面积大，进一步增强药物吸收。

（三）肺部药物吸收的研究方法 Methods for drug absorption study from pulmonary location

1. 药学评价方法 吸入制剂中雾滴（粒）分布和微细粒子剂量是评价吸入制剂质量的重要参数。雾滴（粒）大小，在生产过程中可以采用合适的显微镜法或光阻、光散射及光衍射法进行测定，雾滴（粒）分布应采用雾滴（粒）的空气动力学直径分布来表示。惯性撞击器法（cascade impactor，CI）是目前肺吸入制剂粒度分析的最经典方法，它是利用惯性撞击原理，根据粒径大小分离颗粒。该方法能直接测得空气动力学粒径，进一步对不同粒径范围的药物定量。常用装置有双级撞击器，Andersen 多级撞击器（Andersen cascade impactor，ACI），新一代药用撞击器（next generation pharmaceutical impactor，NGI）等。通过惯性碰撞器法测定吸入制剂的粒径，从而计算药物的体外沉积效率，间接评价药物可能到达肺部深处的情况。

2. 细胞模型 细胞模型分为原代培养细胞模型和细胞系。原代培养的细胞从人或动物组织中直接分离，如来源于支气管上皮细胞的 NHBE 和 SAEC。但由于原代培养的细胞个体差异较大、分离过程复杂、传代次数有限，因而没有被广泛用于评价药物转运。细胞系通常分离于肿瘤或通过病毒载体转化而得到，具有无限繁殖的能力，应用比较广泛，常用的有 Calu-3、BEAS-2B、NCI-H441、CFBE14o-等细胞系。

此外，采用共培养细胞模型模拟肺泡内多种细胞共存的环境可更准确地研究药物在肺部的吸收情况。有学者利用巨噬细胞，A549 上皮细胞和树突状细胞构建三重共培养细胞模型来模拟呼吸道的气-血屏障。

与动物模型相比，细胞模型能够评价药物吸收速率并阐明药物吸收机制，一般应用在药物研发的早期阶段，该方法重现性好、灵敏度高。

3. 离体肺泡模型 肺部单层上皮是体外研究药物肺部吸收较为重要和理想的方法。哺乳动物肺部结构复杂,很难获得肺泡单层上皮。两栖类动物(如蟾蜍)的肺泡为单层结构,形态学和生理学上与哺乳动物相似,具有肺泡膜面积大,易于延展,不易破损和易于获取的优点,故在实验中应用较多。早在 1993 年 Wall 等就已利用两栖类动物的肺泡膜模拟哺乳动物肺泡膜进行了药物的转运研究。应用该方法研究药物的吸收特性,简单方便,但是体内的复杂生理环境是体外实验无法模拟的,因此需要细胞模型和体内模型来进一步验证。

4. 动物模型　人可以主动深呼吸,将制剂吸入肺深部,但动物无法控制呼吸将药物准确和定量吸入,所以肺部吸入制剂的动物体内评价是该类制剂研究的难点。通常使用大鼠、兔等作为动物模型,给药方法有密闭装置中被动吸入法、气管插管法和气管内喷入或滴注法等。密闭装置中被动吸入法需要将动物置于密闭装置内,然后把药物溶液或混悬液雾化后通入装置,动物被动吸入。该方法模拟了人或动物对空气气溶胶的吸入方式,但很难将药物吸入肺深部,与肺吸入制剂的给药方式差别较大;另外,雾滴容易污染在动物体表,计算得到的动物吸入量很不准确。气管插管法将动物麻醉后,通过手术剥离气管,并切开一个小口,将针头插入气管,在动物吸气时将药物喷入气管。这种方法虽然能基本定量给药,但动物需长时间麻醉,手术后存活时间不长,不适合多次重复给药。气管内喷入或滴注法主要采用特殊的肺部给药针将含药物的干粉或液体定量装入针筒中,在动物麻醉或清醒状态下,将给药针迅速插入气管中,推动注射器,使干粉或液体在适当压力下喷成细小微粉或液体,并进入动物气管深部。气管插入给药是一种方便、简单易行的肺部给药方法,能准确控制给药剂量,对动物伤害小或几乎无伤害,可多次重复给药。

评价药物在人体内的沉积效率一般采用 γ 闪烁扫描法。通过将气雾剂进行同位素(如 ^{99m}Tc)标记,然后用 γ 闪烁成像仪对肺部、胃、头和颈的侧面进行照相、计数,经背景校正后计算肺内沉积比。

四、直肠用药物的吸收 Drug absorption from rectal mucosa

直肠给药(rectal drug delivery)可用于局部治疗或全身作用,常用制剂为栓剂、灌肠剂、凝胶剂。药物经直肠黏膜吸收进入体循环后,可发挥全身性镇痛、镇静、抗菌等作用;或者药物与直肠或结肠黏膜紧密接触,在局部维持较高药物浓度,从而发挥抗炎、消肿、止血作用,主要用于直肠炎、结肠炎及痔疮等疾病的治疗。

直肠给药的优点有:①与口服给药相比,直肠给药可避免药物不良气味的影响和对胃黏膜的刺激作用;②肝首过效应低,直肠吸收药物的 50%～75% 不经过肝而直接进入体循环;③某些直肠给药制剂,特别是灌肠剂的吸收速度快于口服制剂,适合发热、急性恶心、疼痛等急症的治疗;④直肠给药后药物经直肠黏膜吸收进入体循环,与注射给药相比具有良好的安全性,临床广泛用于儿童给药;⑤适用于口服给药困难或不能口服给药的患者,如儿童或哮喘患者;⑥直肠 pH 和酶的条件温和,特别适用于在胃酸和胃蛋白酶的作用下易降解的药物,如蛋白、多肽药物。

(一) 直肠的结构与生理 Structure and physiology of rectum

1. 直肠及直肠黏膜的结构　直肠位于消化道末端,乙状结肠与肛门之间。人的直肠长 12～20 cm,最大直径为 5～6 cm,直肠液体量 2～3 mL,pH 为 6.8～7.3,无缓冲能力。

直肠黏膜由上皮、黏膜固有层、黏膜肌层三部分构成。上皮系由排列紧密的柱状细胞构成,某些区域上皮产生凹陷,凹陷中分布着可分泌黏液的柱状细胞,直肠黏膜上皮细胞下有许多淋巴结。黏膜固有层中分布有浅表小血管,黏膜肌层由平滑肌细胞组成,分布有较大血管。虽然直肠的血流供应较充分,但与小肠黏膜相比,直肠黏膜皱褶少,无绒毛,液体容量小,吸收面积较小(200～400 cm^2),药物吸收比较缓慢,故直肠不是药物吸收的主要部位。但有的药物也能在直肠较多较快地吸收,如镇痛药、抗癫痫药、镇静药、安定药、抗菌药以及抗癌药物等。

2. 直肠部位的血液循环 直肠与肛门部位的血管分布有其特殊性（图3-7），药物被直肠黏膜吸收可进入淋巴系统和直肠上、中、下静脉及肛管静脉。直肠上静脉与肝门静脉相连，直肠中、下静脉和肛管静脉则通过下腔静脉直接进入大循环，能够避开肝的首过作用，因此药物的直肠吸收与给药部位有关。据报道利多卡因水溶液直肠给药约有一半以上（50%～70%）直接吸收进入大循环，生物利用度比口服给药提高2倍。栓剂距肛门口2 cm处给药生物利用度远高于距肛门口4 cm处给药。当栓剂距肛门口6 cm处给药时，大部分药物经直肠上静脉进入门静脉-肝系统。淋巴循环也有助于直肠药物吸收，经淋巴吸收的药物可避开肝的首过效应。

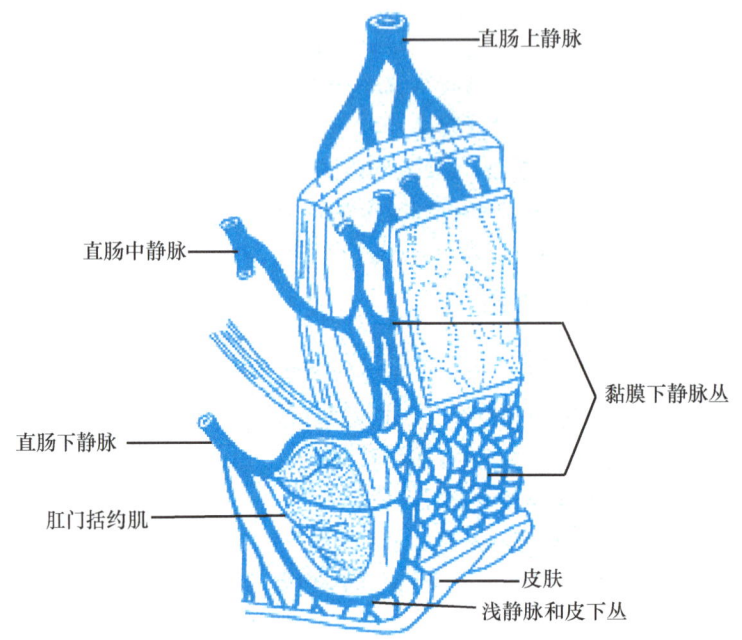

图3-7 直肠与肛门部位的血管分布示意图

（二）影响直肠药物吸收的因素 Factors affecting drug absorption from rectum

1. 生理因素 与其他肠道部位的黏膜相似，直肠黏膜为脂质膜结构。直肠黏膜上的水性微孔分布数量较少，分子量300以上的极性分子难以透过。药物主要通过脂质途径透过直肠黏膜。黄体酮通过家兔直肠黏膜，脂质途径的作用约为水性通道的10倍。除去直肠黏膜中的脂质成分后，黄体酮的穿透性能降低为1/35。

直肠液的pH影响药物的吸收。由于直肠液容量小，仅约3 mL，故直肠液几乎没有缓冲能力，直肠部位的pH由溶解的药物决定。若改变直肠部位的pH使未解离药物所占的比例增大，就很可能增加药物的吸收。

直肠表面覆盖着一层连续不断的黏液层。黏液中含有黏蛋白、蛋白水解酶和免疫球蛋白，可能会形成药物扩散的机械屏障和化学屏障。但与小肠相比，直肠蛋白水解酶活性较低，对药物的稳定性影响较小。

直肠中粪便的存在可以影响药物的扩散，妨碍药物与直肠黏膜接触，一般空直肠比充有粪便的直肠吸收多。成人经直肠灌肠清洗者给予林可霉素生物利用度与口服胶囊剂相似，未经清洗者生物利用度仅为胶囊剂的70%。

直肠缺乏有规律的蠕动，体液容量小，这些生理因素对于水溶性较差的药物溶解和从水溶性基质中释放不利。水溶性较差药物的吸收限速过程为药物溶出过程时，往往产生生物利用度变异大的问题。

2. 药物因素 被动转运是直肠药物吸收的主要方式，吸收主要取决于药物的分子量、脂溶性和解离度、溶解度和粒度等。

（1）脂溶性与解离度：脂溶性好，非解离的药物能够迅速从直肠吸收，离子型和非脂溶性药物吸收较差。在家兔体内进行的孕激素类药物的吸收研究表明，直肠给药生物利用度高于口服给药 9～20 倍。孕激素衍生物的生物利用度随着分子结构中羟基数目的增加而降低，表明直肠黏膜的吸收速度和吸收程度随着药物脂溶性和分配系数的降低而减少。非解离型药物易通过直肠黏膜吸收入血液，一般认为酸性药物的 pKa 在 4 以上、碱性药物 pKa 低于 8.5 者可被直肠黏膜迅速吸收。所以可以用缓冲液来调节直肠的 pH 来增加非解离药物的浓度以提高生物利用度。

（2）药物的溶解度与粒度：由于直肠液体容量小，不足以使药物很快溶解，因而药物的溶解度对直肠吸收有较大影响。体内研究表明，磺胺类药物的钠盐栓剂吸收比其他盐快。难溶性药物可用其盐类或水溶性衍生物制备栓剂以利吸收。

药物的溶解度也可用来选择基质类型。水溶性药物混悬在油脂性基质中，脂溶性较大的药物分散在水溶性基质中，能降低药物在基质中的残留量，获得较完全的释放与吸收。

水溶性较差的药物呈混悬状态分散在栓剂基质中时，粒径大小能影响药物释放、溶解及吸收。粒径越小、越易溶解，吸收亦越快。如阿司匹林栓剂，采用比表面积为 320 cm^2/g 的细粉与比表面积为 12.5 cm^2/g 的粗粒分别制成栓剂，经健康志愿者使用后，12 h 总水杨酸平均累积排泄量细粉为粗粒的 15 倍。

3. 剂型与制剂因素

（1）剂型：直肠给药主要适用于直肠能较多吸收并且无刺激性的药物。为了达到不同的治疗目的，可以选择速释剂型或缓释剂型。溶液剂比栓剂吸收迅速且完全。研究表明茶碱栓剂直肠吸收慢且不规律，用茶碱溶液剂灌肠效果较满意。为了改善普通栓剂的稳定性和生物利用度，出现了一些新型栓剂，如中空栓剂、微囊栓剂、缓控释栓剂、液体栓剂，它们可以提高药物的稳定性，更好地控制药物的释放速度等。

（2）基质：栓剂的处方组成很大程度影响药物的吸收。基质种类和性质不同，释放药物的速度和影响药物吸收的机制也不同。

药物在栓剂中常以溶液状态或混悬状态分散在油脂性或水溶性基质中，除了基质本身的理化状态如熔点、溶解性能、油水分配系数影响药物的释放与吸收外，药物在不同基质中的理化性质也能影响其释放与吸收。

水溶性基质栓剂主要借助基质的亲水、吸水、溶解或分散在体液中进而释放药物发挥作用。当药物在基质中以溶液状态存在时，基质溶解的同时药物很快释放，吸收的限速过程可能是药物在直肠黏膜转运的速度。

油脂性基质栓剂要求在体温时能很快熔化，涂展在黏膜表面，增大药物与体液的接触面积。当药物以混悬状态存在于油脂性基质中时，药物通过三个阶段释放：（A）混悬的药物粒子转移到熔化的基质与水性直肠液之间的界面；（B）药物粒子转运通过界面；（C）药物粒子溶解在水性直肠液中。对于水溶性较大的药物，（B）（C）过程非常迅速，药物释放的限速过程为（A）过程。对于难溶性药物，除了溶解度以外，基质熔化后可能引起混悬粒子聚结等因素均可影响药物释放，情况比较复杂。

（3）吸收促进剂：在制剂中加入吸收促进剂是增加直肠吸收的常用办法之一，常用吸收促进剂有非离子型表面活性剂、氮酮、脂肪酸、水杨酸盐及其衍生物、胆酸盐等，它们通过改变黏膜上皮细胞膜的稳定性或完整性或降低细胞间的紧密连接，以改变黏膜正常状态，促进药物吸收。选用吸收促进剂时应充分考虑其黏膜刺激性的问题。

（4）新技术应用：为了改善药物的直肠吸收，可以在制剂制备过程中采用新技术。比如，药物快速释放、快速吸收是速效的重要前提条件，可以通过纳米技术、固体分散技术、自乳化技术等实现快速溶出和释放，并通过促吸收技术使药物快速经直肠黏膜吸收而发挥作用。

(三) 直肠黏膜药物吸收的研究方法 Methods for drug absorption study from rectal mucosa

1. 细胞模型　研究药物直肠吸收的主要细胞模型是 Caco-2 细胞单层模型。尽管药物在直肠的渗透性特征与其他肠道部位有所不同，但使用 Caco-2 细胞单层和离体直肠组织进行的渗透性比较的研究结果显示，对于小分子药物、蛋白质和多肽药物，两个模型之间具有良好的相关性。因此，Caco-2 细胞单层模型适用于直肠药物吸收的初步评估，尤其适用于筛选和机制研究。

2. 离体模型　从实验用动物体内分离直肠黏膜，采用扩散池法或非翻转肠囊法进行直肠黏膜体外渗透性试验。

3. 体内模型　各种体内临床前模型已经被用来研究直肠给药药物的吸收和药代动力学。在研究中，大鼠、家兔、犬和猪常被用于评价液体栓剂和空心栓剂。在这些动物中，家兔比大鼠和小鼠有更大的血量，因此更适合进行多采样点的药代动力学研究。

五、阴道用药物的吸收 Drug absorption from vagina

阴道给药（vaginal drug delivery）是指将药物制剂置于阴道内，发挥局部作用，或通过阴道黏膜吸收发挥全身的治疗作用。阴道黏膜给药奏效迅速，不仅可直达病灶部位而发挥局部治疗作用，还可避免肝首过效应而发挥全身治疗作用，在阴道炎、宫颈炎等疾病的治疗和避孕等方面具有显著优势。阴道黏膜给药的剂型丰富，不仅包括溶液剂、栓剂、片剂、胶囊剂、膜剂、乳膏剂、凝胶剂、泡腾剂（片剂或栓剂）等常规剂型，脂质体、微乳、纳米粒等制备新技术也不断应用其中。

阴道给药的主要优点有：①针对特定的疾病，药物能有效地达到特定部位释放，发挥局部或全身治疗作用；②阴道吸收的药物直接汇入腔静脉，能避免肝的首过效应；③适合胃肠道反应严重的药物，还可以避免多次给药所产生的峰谷现象；④阴道没有明确的神经末梢，给药时患者的疼痛刺激小。在设计阴道制剂时，需要考虑文化差异、性别差异、局部刺激的影响，也应注意阴道上皮组织厚度的变化对药物吸收的影响。

(一) 阴道的结构与生理 Structure and physiology of vagina

人的阴道为管状腔道，长度为 10～15 cm，从前庭向后上方延伸至子宫。阴道黏膜形成很厚的横向皱褶，这种构造允许阴道壁内层黏膜与肌层收缩和极大扩张。

阴道黏膜由上皮、黏膜固有层、固有膜、黏膜肌层和外纤维层组成。阴道上皮可以进一步分成上层、中层和基底层。上层由处于不同角质化阶段的复层扁平细胞构成，该细胞可以不断脱落。中层由 10～30 层呈多面体的细胞构成，基底层由柱状细胞构成。阴道上皮下为黏膜固有层，分布有许多小血管。固有膜血管分布更多。

在月经周期不同阶段人的阴道黏膜会产生细微的变化，在排卵前期和排卵期，雌激素水平升高会引起外层上皮角质化。上皮细胞间的结合部位也会发生变化。

阴道血管分布丰富，血流经会阴静脉丛流向会阴静脉，最终进入腔静脉，可绕过肝的首过作用。

阴道黏液的 pH≤4.5，一般为 3.8～4.4，有一定的抑菌作用。绝经期后，阴道上皮变薄，细胞变小，阴道黏液变为碱性。阴道黏膜黏液中存在多种肽代谢酶，过氧化酶和磷酸酯酶，以及能够代谢药物的微生物群。

(二) 影响阴道药物吸收的因素 Factors affecting drug absorption from vagina

1. 生理因素　包括月经周期、上皮层厚度和孔隙率、分泌物量、pH 和黏度、微生物群等。

与鼻腔、直肠黏膜比较，药物从阴道吸收速度较慢，时滞较长。原因主要是阴道上皮具有多层细胞，形成了吸收屏障。除了剂量小、作用强的激素类药物外，一般药物很难从阴道吸收发挥全身作用。阴道壁的厚度随排卵周期、妊娠和绝经期阴道上皮及阴道内pH的变化而变化。动物实验表明，在动情期后和动情期，阴道内亲水性物质渗透能力增大，原因可能是在这两个阶段，上皮细胞之间连接比较松弛，阴道上皮也比较薄。恒河猴阴道吸收研究表明，小分子甲醇和分子较大的n-辛醇吸收均随月经周期而变化（图3-8）。

"子宫首过效应"是指药物经阴道黏膜吸收后直接转运至子宫的现象。某些激素类药物阴道给药可能有"子宫首过效应"，其可能的机制有：①通过组织直接从阴道向子宫被动扩散；②通过静脉或淋巴循环系统运送。在人类女性发现从阴道顶侧到子宫颈穿行的淋巴管，且均结束于髂内动脉旁的淋巴结。因此，阴道上部和子宫两者淋巴系统间联系可能是一条直接运送的潜在途径；③子宫-阴道的静脉/淋巴管与动脉扩散的逆流血管运送。它逆动脉至静脉的生理交换，即黄体酮由子宫阴道淋巴管或静脉扩散到子宫动脉系统。这种交换发生在两个非常接近且血流方向相反的血管之间，从而使局部动脉药物浓度渐渐高于其他器官的动脉。在猪的阴道放置孕酮后，其子宫动脉血中孕酮浓度要高于周围动脉中浓度，有力地支持了这种转运机制。

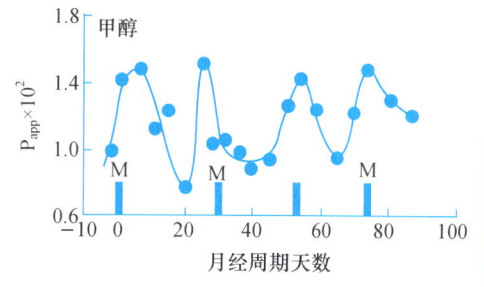
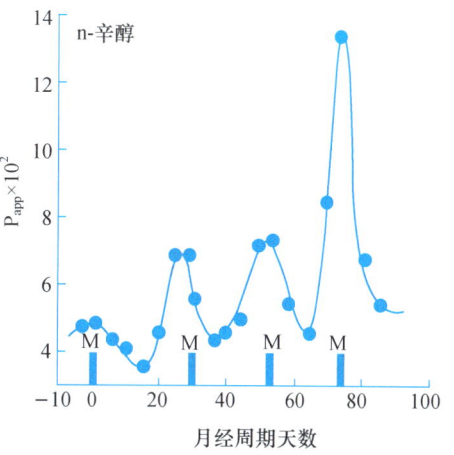

图3-8 甲醇和n-辛醇在雌性恒河猴阴道中的吸收与月经周期的关系
（P_{app}表观渗透系数）

此外，阴道黏液的性质和量，以及阴道中存在的微生物也会影响药物的吸收。

2. 药物因素 药物的分子量、脂溶性、离子化程度均影响药物在阴道上皮细胞的渗透性。大部分活性物质在阴道内的渗透是通过被动扩散机制完成的。亲脂性药物如类固醇类主要是通过跨细胞转运途径吸收。与亲脂性药物相比，亲水性药物遵循细胞旁路扩散机制。一般亲脂性的小分子药物比亲脂性或者亲水性的大分子药物的吸收要好。

家兔阴道灌流实验表明，脂肪醇、脂肪酸和甾体激素的阴道吸收依赖于阴道体液中的药物浓度，遵循一级速度过程，属于被动扩散吸收模式。直链脂肪醇碳链增长，药物渗透系数随之增大，表明药物透过阴道黏膜以通过细胞膜的脂质通道为主。但是阴道吸收也存在水性通道，即细胞间渗透。

3. 剂型因素 阴道用剂型，根据使用目的不同制成局部发挥作用或者全身发挥作用的制剂。局部发挥作用的制剂多用于抗炎、杀菌、灭滴虫、杀精子等，常用剂型有阴道栓剂、膜剂、泡腾片剂、气雾剂。这些制剂需要能够在阴道中保持较长时间的有效药物浓度，既要有足够的溶解度和溶出速度，又能避免被全身吸收。在阴道分泌液中以离子状态存在的药物如季铵盐类，很难通过阴道黏膜吸收。

全身发挥作用的制剂要求其中的药物能有效地通过阴道黏膜吸收，目前主要局限于一些剂量小、作用强的激素药物。阴道给药能够避免口服给药造成的肝首过作用和胃肠道副作用。如孕酮和雌二醇由于肝的首过作用口服生物利用度很低，前列腺素口服胃肠道刺激性较强，经阴道给药比较有利。

避孕药经阴道给药有许多优点。阴道避孕环使用者可根据需要自行使用；药物通过阴道上皮连续不断给药，可避免口服或注射给药造成的药物峰谷浓度波动，能够维持平稳的血药浓度，减少副作用；可避免由于漏服口服制剂造成的避孕失败。

目前阴道黏膜给药的上市制剂多存在生物黏附性不足、药物容易随着黏液一起流出体外、药效维持的时间短、药物的生物利用度低等不足，可通过加入具有高黏附性的辅料增加制剂的生物黏附性，或将脂质体、微乳、纳米粒等制备新技术应用于常规剂型中以提高制剂的黏附性、透过性、选择性、缓释性。同时，由于单纯增加生物黏附性不能保证药物能够全部进入体循环并被吸收，还存在着渗透性的问题，因此在阴道黏膜给药制剂中常需要加入渗透促进剂，如表面活性剂、脂肪酸或醇类等，以促进药物透过阴道黏膜屏障。

（三）阴道药物吸收的研究方法 Methods for drug absorption study from vagina

1. 细胞模型 细胞模型可以选择原代细胞或细胞系来模拟上皮细胞的结构和功能，常用 hECE 人子宫颈阴道上皮细胞原代细胞、HEC-1A 细胞系、CaSki 人宫颈上皮细胞系、C-33A 宫颈癌细胞系等。

2. 离体组织模型 猪阴道组织和人的阴道组织相似（结缔组织上皮复层扁平），同时猪的离体组织取样方便、价格便宜，所以被广泛应用到渗透性研究中。其他动物来源还有兔、猴、牛、羊等。常用仪器为扩散池。

3. 体内模型 体内模型是获得实验数据最完整的实验方法。大鼠、兔常被用作阴道黏膜吸收测定的体内模型，主要通过测定血药浓度来反映药物吸收的情况。

第三节 眼部用药物的吸收
Drug absorption via eyes

眼部给药（ophthalmic drug delivery）主要用于眼部疾病的治疗，发挥局部作用。所谓眼部药物吸收也就是药物在眼内各部位的透过性问题，使用后药物能够到达作用部位并能保持有效浓度。早期眼部给药主要用于缩瞳、散瞳以及眼前段疾病的治疗，如结膜炎、干眼症、白内障、青光眼等。随着人们对眼部病理生理学过程的不断了解，眼后段疾病的治疗，如巨细胞病毒性视网膜炎、年龄相关性黄斑变性、糖尿病性黄斑性水肿、葡萄膜炎症、青光眼导致的神经改变等，也获得越来越多的关注。由于这些疾病的治疗需要将药物有效地递送到眼的后段，需要克服眼部存在的诸多屏障，因此具有一定的挑战性。

传统的眼部给药剂型有滴眼液（各种灭菌的水溶液、水混悬液、油溶液、油混悬液）、眼膏剂和眼用膜剂等。为了满足多种疾病的治疗，出现了许多新剂型，如微球注射剂、纳米载体制剂、即型凝胶剂等。递送的药物类型也越来越广泛，小分子药物到蛋白药物、抗体药物、基因药物均有上市或广泛研究。

一、眼的结构与生理 Structure and physiology of eyes

（一）眼的结构 Structure of eyes

眼由眼睑、眼球、眼附属器三部分构成。

1. 眼睑 眼球外部被眼睑覆盖，眼睑的闭合起到保护眼球、协助泪液铺展和降低泪液蒸发等作用。

2. 眼球 眼球壁由三层同心膜组成（图 3-9），外层为纤维膜，前面约 1/5 部分呈透明状，称为角膜，无血管。其余部分为不透明的巩膜，含有少量血管。角膜与巩膜共同构成眼球的外层，起保护作用。中层为血管膜，由前向后分为虹膜、睫状体及脉络膜。瞳孔位于虹膜中心。虹膜、睫状体及脉络膜三部分组成眼色素层。内层为视网膜，光线经角膜进入眼球，经房水、晶状体和玻璃体折射落于视网膜上成像。房水还具有转运营养物质和代谢物，以及为无血管的角膜提供营养的功能。

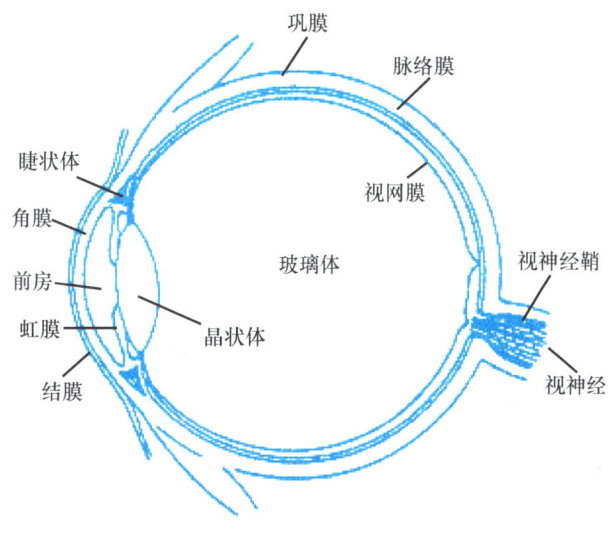

图 3-9　眼的结构

3. 眼附属器　结膜覆盖着眼球前部除角膜以外的外表面，并与眼睑内表面相连，其上下翻转处构成结膜囊，眼用溶液即滴于此处。依解剖位置结膜又分为球结膜、睑结膜和穹隆结膜三部分。结膜内血管分布丰富，药物通过结膜可吸收进入体循环。

泪腺和结膜腺分泌的泪液在结膜和角膜表面形成一层液膜，眼泪为无菌澄清水溶液，含有溶菌酶，能湿润角膜，清除细菌和尘埃。泪液容量为 7 μL，正常 pH 6.5～7.6，有一定缓冲能力。病理状态引起泪液质和量的改变，可能引起眼部干燥、烧灼和不适感。

（二）眼部屏障 Barrier of eyes

眼部存在各种生物屏障，使得局部给药的药物不能在眼部实现有效的递送。眼部给药面临的生理屏障包括两类，一类是动态屏障，如泪膜、泪液稀释、结膜血流、淋巴清除等；另一类是静态屏障，如角膜、结膜、血-房水屏障以及血-视网膜屏障等。

1. 泪膜屏障　泪膜是一种复杂的多层流体相，厚度为 3～10 μm，分为 3 层：即表面的脂质层（200 nm），中间的水液层（3～7 μm）和底面的黏蛋白层（1 μm）。黏蛋白由结膜杯状细胞和泪腺分泌，也在角膜鳞状上皮和结膜上皮的顶端表达，分泌性黏蛋白和膜结合性黏蛋白对维持眼表面的湿润性至关重要，有助于维持泪膜动力学、稳定性、渗透压和内稳态，其中一些黏蛋白在捕获和清除细胞碎片和异物方面也起到保护作用。人眼正常泪液分泌速率为 1～3 μL/min，泪液容量约 7 μL，结膜囊最高容量为 30 μL。一般滴眼剂每滴 50～70 μL，滴入后大部分由于泪液的冲刷和眨眼溢出眼外，部分药液经鼻泪导管从口、鼻流失或经胃肠道吸收进入体循环，只有一部分药物能透过角膜进入眼内部。

2. 角膜和结膜屏障　角膜厚度为 0.5～1 mm，可以分为 5 层：角膜上皮细胞层、前弹力层（Bowman's 层）、基质层、后弹力层（Descement's 层）和内皮细胞层。其中阻止药物透过角膜的主要屏障是角膜上皮细胞层和基质层。上皮细胞层由 3～6 层紧密连接的上皮细胞构成，这种结构主要阻止水溶性药物透过角膜。基质层占角膜厚度的 90%，主要由胶原纤维、黏合物质和角化细胞组成，构成了亲脂性药物的屏障。所以说角膜组织为脂质-水-脂质结构，角膜上皮对于大多数亲水性药物构成扩散限速屏障，基质层对于亲脂性很高的药物构成扩散限速屏障，药物分子必须具有适宜的亲水亲油性才能透过角膜。

结膜是一个富含杯状细胞的黏膜组织，人类结膜的杯状细胞通常在上皮细胞间散在分布，但在鼻侧有聚集。结膜杯状细胞分泌黏蛋白，具有维持眼表水润、泪液稳定等作用，还能协助清除外界病原体和组织碎片。除了分泌黏蛋白，杯状细胞还是结膜免疫系统的重要组成部分。杯状细胞能够跨越 2~3 层上皮细胞的厚度，使它可以作为抗原传递者，将眼表的抗原传递给结膜基质中的单核巨噬细胞。杯状细胞与邻近结膜上皮细胞间的紧密连接由 Claudin2 和 Claudin10 组成，从而形成能够"渗漏"的结膜上皮，方便调节细胞旁路转运。

在角膜和结膜上存在有各种转运蛋白参与眼表的药物转运，其中 P-糖蛋白（P-gp）、乳腺癌相关蛋白（BCRP）和多药耐药蛋白（MRP）均为外排转运蛋白，它们限制了药物的摄取。内流转运蛋白主要包括单羧酸转运蛋白（MCT）、有机阳离子转运蛋白（OCT）和肽转运蛋白（PepT-1 和 PepT-2），目前已被广泛研究用于眼表药物递送以增加药物在眼表的渗透性或者克服药物分子的外排特性。

3. 血眼屏障　血眼屏障在维持血液和眼内液之间、眼内液和周围的眼组织之间的溶质交换以及维持眼内环境稳定与眼功能正常上起着重要的作用。这一屏障主要有两部分：血房水屏障（blood-aqueous barrier，BAB）和血视网膜屏障（blood-retinal barrier，BRB）。血房水屏障由色素层中的上皮细胞组成，其阻止血浆蛋白进入房水，也限制水溶性药物从血浆进入房水。但局部炎症可能破坏屏障的完整性，导致部分药物不受限制地分布到前房。血视网膜屏障由视网膜色素上皮细胞和视网膜毛细血管壁的紧密连接组成。脉络膜与视网膜有所不同，血管的血流量较大且血管壁有渗漏，药物较易渗漏入血管外，但其在全身血流中仍只占很小的一部分。因此，如果没有特异性的靶向系统，从静脉或口服入血的药物只有微量可以进入视网膜和脉络膜。

二、眼部用药物吸收途径 Drug absorption routes via eyes

传统眼部给药剂型（如滴眼液）吸收途径主要有两种，即经角膜渗透途径和经结膜渗透途径。

经角膜渗透吸收是眼局部用药的有效吸收途径，即药物与角膜表面接触并渗入角膜，进一步进入房水，经前房到达虹膜和睫状肌，药物主要被局部血管网摄取，发挥局部作用。

经结膜渗透吸收是药物经眼进入体循环的主要途径，即药物经结膜到达巩膜并转运至眼球后部。结膜和巩膜的渗透性能比角膜强，药物在吸收过程中可经结膜血管网进入体循环。

药物经何种途径吸收进入眼内，很大程度上依赖于药物本身的理化性质、给药剂量和剂型等因素。

三、影响眼部用药物吸收的因素 Factors affecting drug absorption via eyes

（一）生理因素 Biological factors

影响眼部药物吸收的生理因素主要是眼部存在各种生物屏障，如泪膜、角膜、结膜、血眼屏障以及泪液稀释、结膜血流、淋巴清除等，它们使药物在眼部递送效率下降。

1. 角膜的通透性　大多数眼用药物，如散瞳、扩瞳、抗青光眼药物，需要透过角膜进入房水发挥作用。角膜上皮层对微生物的侵袭是一个有效的屏障。上皮层受到损伤角膜就易受感染，可以导致严重的角膜溃疡甚至失明。同时损伤的角膜药物通透性增大，可能造成局部过高浓度，带来不利影响。

2. 药物从眼睑缝隙的损失　如前所述，人正常泪液容量约为 7 μL，若不眨眼，可容纳 30 μL 左右的液体。一般而言，一滴滴眼液的体积为 50~75 μL，滴入给药后，约有 70% 的药液会从眼中溢出而造成损失。若眨眼将有 90% 的药液损失。溢出的药液大部分沿着面颊流下，或从排出器官进入鼻腔或口腔中，然后入胃肠道。

3. 药物外周血管消除　滴眼液中药物进入眼睑和眼结膜的同时也可通过外周血管迅速从

眼组织消除。结膜含有许多血管和淋巴管,当受到外来物引起的刺激,血管处于扩张状态,透入结膜的药物有很大比例进入血液中,并有可能引起全身性的毒副作用。

(二) 药物因素 Factor of drugs

1. 脂溶性与解离度 角膜上皮层和内皮层均有丰富的脂质,脂溶性药物较易渗入,水溶性物质则比较容易渗入基质层中。两相都能溶解的药物较易透过角膜。经角膜吸收的药物,其理想的正辛醇/缓冲液(pH 7.4)分配系数为 100~1000。完全解离或完全不解离的药物均不易透过完整的角膜,图 3-10 显示了生物碱类药物通过解离/非解离形式的转变通过角膜的过程。而对于结膜和巩膜,则是水溶性药物容易通过,脂溶性药物不易通过。因而亲水性药物及多肽蛋白质类药物主要通过结膜和巩膜途径吸收。亲水性药物的渗透系数与其分子量相关,分子量增大,渗透系数降低。

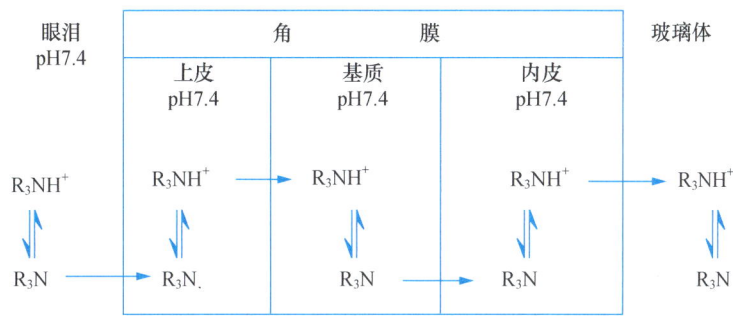

图 3-10 生物碱类药物通过角膜的过程

2. pH 与渗透压 眼用药物大多是有机弱碱形成的水溶性盐,制剂中为增加药物溶解度和稳定性,pH 常调节至弱酸性。这种 pH 不仅影响药物的解离度,而且结膜囊中滴入该 pH 的滴眼剂有可能刺激泪液分泌,造成药物流失。如从提高药物的分子型浓度和增加角膜渗透速度考虑,弱碱性药物滴眼剂的 pH 应适当调高。但有人提出,碱性溶液比酸性溶液更易刺激泪液分泌。根据 pH 对流泪而引起的药物流失的研究,在中性时流泪最少,所以不论解离型或分子型药物,在 pH 近中性范围内吸收都增加。

等张溶液不引起流泪和不适,一般生物利用度较好;高张时流泪显著增加,生物利用度下降;低张时对流泪无明显影响,而且生物利用度也较高。

3. 给药体积 溶液型滴眼剂角膜前流失的速度与滴入体积直接相关。在兔眼内,当滴入体积为 50μL 时,90% 的剂量在 2 min 内流失,滴入体积为 25μL、10μL、5μL 时,流失 90% 药物量的时间分别延长至 4 min、6 min、7.5 min。因此减少滴入体积,适当增大滴入药物的浓度,能够提高药物的利用率。

4. 刺激性 眼用制剂刺激性较大时,不仅给患者增加痛苦,且局部刺激能使结膜的血管和淋巴管扩张,增加药物从外周血管的消除,并能使泪腺分泌增多,泪液能将药物浓度稀释,并通过泪系统洗刷进入鼻腔或口腔,从而影响药物的吸收利用,降低药效。

5. 表面张力 滴眼剂的表面张力对其与泪液的混合及对角膜的渗透均有较大影响。表面张力愈小,愈有利于泪液与滴眼剂的充分混合,也有利于药物与角膜上皮接触,使药物容易渗入。

(三) 剂型因素 Factor of dosage forms

传统的滴眼液仍然占有很大的市场。为了维持药物浓度需要反复给药,患者耐受性差。另外,由于泪液的不断稀释和泪道引流等原因,只有大约 10% 的药物能够进入眼内组织,因此药物的生物利用度很低。为了改善眼部制剂的吸收,通常对传统的滴眼剂进行改造。具体方法有:

1. 增加制剂黏度 增加黏度可使眼用溶液中的药物与角膜接触时间延长，有利于药物吸收，也能减低药物的刺激性。通常在处方中加入纤维素衍生物、聚乙烯醇等亲水性高分子来实现。在2%毛果芸香碱滴眼剂中加入0.5%羧甲基纤维素钠及0.8%聚乙烯醇，与单纯药物水溶液进行家兔缩瞳实验，结果表明，黏性滴眼剂可以延长作用时间。

2. 应用眼膏剂和膜剂 眼膏剂和膜剂与角膜接触时间都比水溶液长，因而有利于吸收，作用时间也延长。应用眼膏时可能出现的缺点是如果药物在油脂性基质中的溶解度大于角膜上皮层，药物就不容易进入角膜内，另一个缺点是油脂性基质不易与泪液混合，因而可以妨碍药物的穿透。一般眼膏的吸收慢于水溶液及水混悬液。

以水溶性高分子材料聚乙烯醇为成膜材料制成的眼用膜剂，使用后在结膜囊内被泪液缓慢溶解，形成黏稠溶液，不易流失，且可黏附在角膜上延长接触时间，使眼部能维持较长的药效。如毛果芸香碱眼用膜剂，一次用药一片，药效可维持8～12 h，能够较满意地控制眼压。以水不溶性高分子材料为控释膜的毛果芸香碱控释眼膜，能以近零级释药速度连续释药达一周，用药量仅为滴眼剂的1/5，而控制眼压作用相近，维持时间长，还可避免长期应用滴眼剂带来的明显近视和视力下降等副作用。以亲水性高分子材料2-羟乙基甲基丙烯酸酯为主要成分制成的软接触镜，可以吸附药物，患者戴入眼内可维持较长作用时间。

3. 眼用即型凝胶剂 即型凝胶（in situ forming gels），又称原位凝胶，是一种能以自由流动的液体状态给药，并立即在用药部位发生相转变，形成凝胶状态的稠厚液体或半固体的制剂。即型凝胶最初应用的领域就是眼部给药，因为它可以像普通滴眼剂一样方便地给药和控制剂量，同时又能在结膜囊内形成凝胶，延缓泪液对药物的消除，进而改善药物的吸收，是一种理想的眼部给药剂型。1993年，由默克公司开发的离子敏感型马来酸噻吗洛尔眼用即型凝胶制剂首先获准在美国上市。该产品每天应用2次，可获得与普通滴眼液每日应用3次相同的降眼压效果。根据制剂转变的物理化学条件不同，即型凝胶大致分为温度敏感型、pH敏感型、离子活化型和混合型。

4. 微粒给药系统 由于眼部诸多屏障的存在，传统局部给药的滴眼剂经常是无效的，尤其对于眼后部疾病的治疗。目前，对于眼后部疾病治疗常采用的方式是眼周注射或玻璃体内注射，将药物直接注射到眼后部组织克服了眼后部血-视网膜、脉络膜、巩膜等复杂的生理屏障而达到治疗效果。然而，眼周或玻璃体内注射不仅可导致患者痛苦，还会造成如感染、眼内炎、白内障、视网膜脱离等许多并发症的发生。因此对于眼部用药来说，需要一种缓释、穿透性强、在眼部停留时间长的新型药物递送系统。

微粒给药系统（microparticle drug delivery system，MDDS）系指药物或与适宜载体（一般为生物可降解材料），经过一定的分散包埋技术制得具有一定粒径（微米级或纳米级）的微粒组成的固态、液态、半固态或气态药物制剂，包括脂质体、纳米乳、纳米粒、纳米混悬剂及纳米胶束等。微粒给药系统用于眼部药物递送已显示出如下优势：①可以联合多种药物，包括生物大分子药物；②减少不稳定药物的降解，起到缓释控释的效果；③增加相关药物在眼表面上的停留时间以避免频繁注射；④改善药物与角膜和结膜上皮的相互作用，从而改善药物的生物利用度。

（四）渗透促进剂的影响 Influence of absorption enhancers

渗透促进剂有增加药物眼内透过性的作用。促进剂种类不同，作用部位也有区别。例如EDTA、牛磺胆酸、癸酸以及皂甙都能够显著增大药物角膜、结膜渗透性，但角膜和结膜对渗透促进剂的反应不同。癸酸和皂甙能显著增加β-受体阻断剂的角膜渗透性，而对结膜的渗透促进作用较弱；牛磺胆酸则对结膜作用比角膜强；EDTA不但增加阿替洛尔的眼内吸收，而且能够增加全身吸收，可能增加药物的副作用。苄泽等聚氧乙烯醚非离子表面活性剂及烷基多糖能够促进肽类药物的眼部吸收。

(五)给药途径的影响 Influence of administration routes

眼组织中存在多种可能的给药途径(图3-11)。选择给药途径主要根据药物所需达到的靶部位。传统的眼局部给药和结膜下给药主要用于眼前段的靶部位,玻璃体内给药和巩膜给药用于眼后段的靶部位。

1. 眼局部给药 常规滴眼液通常与眼表面接触时间较短,但可通过剂型设计来延长药物的作用时间,如膜剂、凝胶剂、插入剂、微粒给药系统。在与角膜表面短暂的接触过程中,脂溶性药物可以进入上皮细胞,缓慢释放到角膜基质中,进一步达到前房。通常在滴眼后20~30 min,前房中的药物达到峰浓度。由于晶状体的限制,药物分布进入玻璃体较慢。

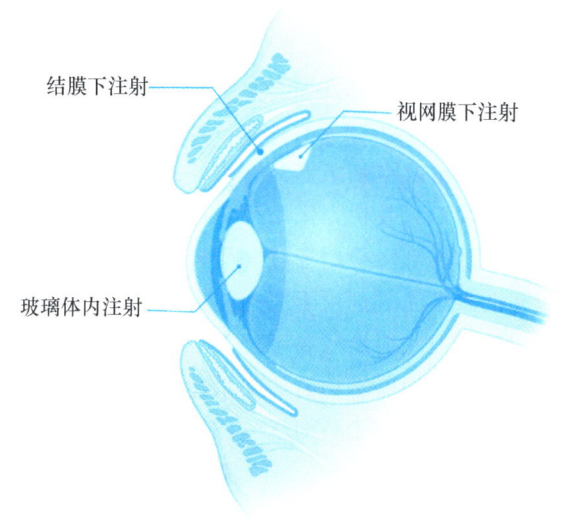

图3-11 眼内注射给药的注射部位

2. 结膜下给药与巩膜给药 传统的结膜下注射给药已被用于提高药物向色素层递送的浓度。一些缓控释制剂把药物递送到眼后段,辅助青光眼等手术后的愈合过程。近年来,由于一些治疗黄斑变性的抗体、寡核苷酸药物也必须递送到视网膜和脉络膜才能发挥作用,结膜下注射给药备受关注。药物结膜下注射后会渗透到巩膜,巩膜渗透性较角膜好,且不依赖于药物的脂溶性,对于蛋白质大分子也有一定的渗透作用,所以,经结膜下给药和巩膜给药将药物递送到脉络膜是可行的。

而将药物递送到视网膜则更加复杂,必须经过脉络膜和视网膜色素上皮细胞,药物在脉络膜中会被大量清除进入血液。为了增加药物在局部的储库效应,可以将药物制备成微球制剂进行结膜下注射。塞来昔布的微球制剂经大鼠结膜下注射后,在14天内可检测到视网膜和其他眼组织中的药物浓度。

3. 玻璃体内给药 直接在玻璃体内给药是一种直接接近玻璃体和视网膜的方法。但由于视网膜色素上皮细胞的屏障作用,从玻璃体到脉络膜则更加复杂。小分子在玻璃体中可以快速渗透,而大分子尤其是带正电的大分子的移动却受到了限制。玻璃体注射后药物通过两条路径消除:眼前段房水经房水循环入血消除,眼后段经血视网膜屏障入血消除。分子量大的药物和水溶性药物在玻璃体中的半衰期较长,药物的缓控释制剂在玻璃体内给药也可以延长药物的作用时间。

四、眼部用药物吸收的研究方法 Methods for drug absorption study via eyes

1. 离体角膜组织法 采用立式扩散池法,将新鲜离体角膜固定在扩散池的供给池和接收池之间,接收池中加入新鲜配制的释放介质,供给池中加入待考察的制剂,装置置于模拟人眼的环境中,于一定的时间间隔定时从接收池中取样,同时等量补充释放介质,计算累积渗透量。

2. 眼部滞留试验 药物在角膜滞留时间的考察是眼部给药系统体内评价的重要研究内容,药物与角膜接触时间的延长将有利于药物以被动扩散方式透过角膜,进入眼内发挥治疗作用。测定方法有制剂荧光标记法和γ-闪烁技术等,但均需要对制剂进行标记。

3. 药动学研究 眼部给药系统的药动学实验对眼部有一定损伤性,采用动物进行实验,常用动物兔、犬等,具体研究方法有:角膜穿刺术、泪样采集法、药理作用观测法、微量渗析取样技术、放射性同位素示踪技术等。

第四节 注射部位的药物吸收
Drug absorption from injection sites

注射给药在临床上具有重要的地位。由于药剂直接注入人体组织或血管中,所以通常生物利用度高,起效快,作用可靠。局部注射给药还可达到定位给药的作用,如局部注射用于麻醉、动脉插管注射用于肝肿瘤栓塞(介入治疗)等。某些注射剂还可具有长效作用,如油溶液型和混悬型注射剂用于肌内注射时往往有长效作用;微球制剂进行肌内或皮下注射也可产生长效作用。但注射给药属于侵入式给药,伴有明显的疼痛感,而且药物直接进入体内,避开了人体正常的生理保护功能,如果药品稍有质量问题,就可能带来安全隐患。

传统的注射给药剂型有溶液型注射剂、混悬型注射剂、乳剂型注射剂、注射用无菌粉末等。随着制剂技术的发展,越来越多的新型注射给药系统(如微球、脂质体、纳米粒、胶束等)以及生物大分子药物(如抗体药物)已经成功上市,它们体内的吸收、分布、消除等过程也受到越来越广泛地关注。

一、注射部位与吸收途径 Injection sites and absorption route

注射给药方法有静脉、肌内、皮下、腹腔、鞘内与关节腔内注射等数种,除关节腔内注射及局部麻醉药外,大部分注射给药产生全身治疗作用。血管外注射给药都涉及由注射部位向体循环转运的吸收过程。注射部位不同,所能容纳的注射剂容积、允许的药物分散状态及药物吸收的快慢均不同。

(一)静脉注射 Intravenous injection

静脉注射药物直接进入体循环,无吸收过程,生物利用度为100%。迅速注射后 4 min 内血药浓度达最大。由于药物迅速进入血液循环,比其他给药途径容易产生药物休克、过敏反应等危险的副作用,因此要求静脉注射缓慢进行。肌内注射或皮下注射时刺激性太大的药物需用静脉注射,可以用等渗溶液稀释后静脉滴注,但也有可能引起静脉炎,甚至因药液流出血管外引起注射部位坏死。

静脉注射的容量一般小于 50 mL。当药物的半衰期小或需大容量(100~1000 mL)给药时,可以静脉滴注给药。有时要求药物在血浆中的浓度保持在相当窄的范围内,或者不低于所需最低浓度时,可用连续静脉滴注维持稳定的药物浓度水平。静脉注射或静脉滴注一般为水溶液剂,亦有水包油型乳剂。

(二)肌内注射 Intramuscular injection

肌内注射是将药物注射到骨骼肌中,有吸收过程。通常药物先经结缔组织扩散,再经毛细血管和淋巴管进入血液循环。肌肉结缔组织中有细密的毛细血管网与淋巴管网,1 mm^2 肌肉横切片可能有 1000 根以上的毛细血管。安静状态,血液流经肌肉的量为每克组织 0.02~0.07 mL/min,运动时流速可增加数倍。毛细血管壁具有小孔道,药物可以扩散及滤过两种方式转运,通过速度比其他生物膜快。一般认为脂溶性药物可直接通过毛细血管的内皮细胞膜吸收,而水溶性药物主要通过毛细血管壁上的细孔进入毛细血管。

一般影响肌内注射药物吸收的因素比口服少得多,药物吸收程度与静脉注射相当。然而,亦有一些药物肌内注射后吸收缓慢而不完全。例如四环素、地西泮、氯氮䓬、苯妥英钠、地高辛和奎尼丁等药物肌内注射的吸收不比口服好,口服 50 mg 氯氮䓬的最大血药浓度值比同剂量肌内注射高 75%。肌内注射可的松混悬剂的吸收亦比口服慢。

肌内注射的容量一般为 2~5 mL,其溶媒为水、复合溶媒或油,可以是溶液剂或混悬剂。

长效注射剂常是药物的油溶液或混悬剂，注射后在局部形成储库，缓慢释放药物达到长效目的。

（三）皮下注射 Subcutaneous injection

皮下注射是将药物注射到疏松的皮下组织中。皮下结缔组织内间隙多，药物注射后扩散进入毛细血管吸收。由于皮下组织血管较少，血流速度亦比肌肉组织慢，故皮下注射药物的吸收较肌内注射慢，有些甚至比口服慢。需延长药物作用时间的药物可采用皮下注射，如治疗糖尿病的胰岛素。一些作用于注射部位的药物如局部麻醉剂，可与血管收缩剂如肾上腺素合用延长其作用时间。

皮下注射的容量一般为 1~2 mL，主要是水溶液。

（四）腹腔注射 intraperitoneal injection

腹腔内注射以门静脉为主要吸收途径，药物在向组织分布前首先进入肝才转运至全身，因此很多药物的生物利用度受到影响，如动物实验表明腹腔注射利血平、多巴胺、5-羟色胺等的活性比其他注射部位给药低。由于腹腔注射给药有一定的危险性，所以此给药途径多用于动物实验。

（五）其他部位注射 Other injections

皮内注射是将药物注射到表皮和真皮之间，此部位血管细小，吸收差，单次注射量在 0.2 mL 以下。主要用于过敏性试验或疾病诊断，如青霉素皮试液和结核菌阳性试验等。

动脉内注射将药物直接注入动脉血管内，不存在吸收过程，而且可能把药物直接输送至作用部位，如动脉栓塞用微球注射剂。

鞘内注射是将药物直接注射到椎管内，可用于克服血脑屏障。药物经血流向中枢神经系统转运时，可能要通过血-脑屏障和血-脑脊液屏障。尽管脑内血流速度极快，血流量也非常丰富，但大部分药物进入脑内的速度却很慢，有些药物完全不能进入脑内。鞘内注射能完全避免这两个屏障的作用使药物向脑组织分布，如治疗结核性脑膜炎时可鞘内注射异烟肼和激素等药物。

二、影响注射部位药物吸收的因素 Factors affecting the drug absorption from injection sites

一般认为注射给药吸收完全与迅速，但近年来人们发现这个观点不完全正确。血管外注射的药物吸收受药物的理化性质、制剂处方组成及机体的生理因素影响。它们主要影响药物的被动扩散速度与注射部位的血流。

（一）生理因素 Physiological factors

血管外注射时，注射部位的血流状态影响药物的吸收快慢，血流丰富部位药物吸收快。三角肌的血流量明显大于臀大肌，股肌外侧的血流量介于二者之间，所以注射于上臂三角肌的吸收比注射于大腿外侧肌者快，而臀部注射吸收相对最慢。对于水溶性大分子药物或油溶液型注射剂，淋巴液的流速亦会影响药物的吸收。

肌内注射药物水溶液，一般在 10~30 min 内吸收，注射后 1~2 h 血药浓度达峰。注射后，注射部位的按摩与热敷能加快血液流动，促进药物的吸收；运动能使肌肉血管扩张，血流加快，药物吸收加快；同时给予血管收缩剂肾上腺素，能降低很多药物皮下注射吸收速率；若同时给予透明质酸酶，有利于药物在组织扩散，使吸收加快。

（二）药物理化性质 Physicochemical property of drugs

皮下、肌内注射的药物可通过组织液进入毛细血管和毛细淋巴管，具体以何种途径吸收取决于药物的理化性质，如分子量、亲疏水性、粒径等。

1. 分子量 小分子药物既能进入毛细血管又能进入毛细淋巴管，很容易被吸收。分子量很大的药物难于通过毛细血管的内皮细胞膜和毛细血管壁的细孔，只能以淋巴系统为主要吸收途径。如氯化钠肌内注射后通过毛细血管吸收；山梨醇铁（分子量约5000）肌内注射后50%～60%通过毛细血管吸收，16%通过淋巴吸收；大分子量的铁-多糖复合物（分子量10 000～20 000）肌内注射后通过淋巴吸收。

2. 脂溶性与油/水分配系数　药物的脂溶性与油/水分配系数对注射剂吸收速度影响不大，但难溶药物的溶解度能影响吸收。难溶性药物通常制成混悬型注射剂或药物的油溶液型注射剂。混悬型注射剂中药物的溶解可能是药物吸收的限速因素；用非水溶媒制备的注射剂可能由于非水溶媒被吸收或遇水性组织液析出沉淀，此时药物的溶解度急剧下降形成颗粒，影响药物的吸收。

3. 与蛋白质的结合　体液中含有蛋白质等大分子，它们可能与药物发生结合。当药物与蛋白质发生结合后，扩散通过生物膜的游离药物浓度降低。药物与蛋白质的结合可能是可逆的平衡过程，当药物与蛋白质结合物的解离速率小于药物扩散通过生物膜的速率时，蛋白结合能显著影响药物的吸收。

（三）剂型因素 Factors of dosage forms

药物从制剂中的释放速率往往影响药物的吸收速率。各种注射剂中药物的释放速率由大到小的排列次序为：水溶液＞水混悬液＞油溶液＞O/W型乳剂＞W/O型乳剂＞油混悬液＞缓释微球。

1. 溶液型注射剂　大部分注射剂是药物的水溶液，可以用于各种给药途径注射，能与体液混合，很快被吸收。一些水难溶性药物采用乙醇、丙二醇、甘油和聚乙二醇等非水溶媒或混合溶媒制成注射剂时，注射入肌肉组织后，溶媒被体液稀释析出药物沉淀。这类注射剂注射后小部分溶解的药物较快吸收，大部分药物以固体状态滞留在组织中缓慢地吸收，有可能使得药物吸收不规则或不完全。如氯氮䓬和地高辛等注射剂是以丙二醇、乙醇与水为混合溶媒。氯氮䓬口服可以得到比肌内注射更高的血药浓度，地高辛注射剂肌内注射的吸收只有83%。

一些药物的注射剂为了使药物溶解或稳定，其注射液pH偏离生理条件，肌内注射后在组织液的pH下析出沉淀，如苯妥英钠可溶于水，但为了增加稳定性用含丙二醇40%和乙醇10%的混合溶媒溶解并调节pH至12，肌内注射时析出沉淀，一次注射吸收过程长达4～5天。

渗透压亦会影响血管外注射的注射剂吸收。根据渗透压规律，溶媒从低浓度区域向高浓度区域转移，减少溶质不平衡造成的渗透压差。当注射剂显著低渗时，溶媒从注射部位向外转移，使药物浓度提高，增加了被动扩散速率。相反，注射高渗溶液时，液体流向注射部位，使药物浓度稀释，扩散速率降低。如阿托品溶液中加入氯化钠，增加了渗透压，降低了肌内注射的吸收速率。

油为溶媒的注射剂注射后，溶媒与组织液不相溶，在注射部位形成储库，药物从油中分配至组织液中缓慢释放。影响油注射液药物吸收的主要因素是药物从油相向水性组织液的分配过程，它与药物的溶解度与油/水分配系数有关。

注射剂中加入羧甲基纤维素钠、聚维酮、明胶等高分子物质或油溶液中加入单硬脂酸铝，使溶液黏度增加，肌内注射后，药物向组织扩散速率减慢，延长了药物的吸收，起到长效注射剂的作用。

2. 混悬型注射剂　混悬型注射剂注射后，药物微粒沉积在注射部位。药物被吸收前，需经历溶出与扩散过程，药物在组织液中的溶出是吸收的限速过程。药物的溶出速率符合Noyes-Whitney方程，与药物的溶解度、粒子表面积成正比，所以药物的结晶状态、粒径大小等影响药物溶出速率的因素均可以影响药物的吸收速率。混悬型注射剂中助悬剂增加了注射液的黏度，延缓药物的吸收；表面活性剂等其他附加剂也会影响药物的吸收。

油混悬液一般用于肌内注射,由于采用了油性溶剂,并且药物处于混悬状态,药物的吸收可长达数周至数月,可以发挥长效作用。

3. 乳剂型注射剂 乳剂型注射剂(O/W型)静脉注射后,网状内皮系统的巨噬细胞吞噬乳滴,脂溶性药物富集于单核吞噬细胞丰富的脏器,如肝、脾、肺、肾等。乳剂型注射剂肌内注射后,药物多通过淋巴系统转运,适用于治疗肿瘤的淋巴转移和淋巴造影等。抗癌药博莱霉素分别制成水溶液、O/W型乳剂和W/O型乳剂注射剂,动物腹腔注射后药物在胸导管中的量是W/O型乳剂>O/W型乳剂>水溶液。

乳剂型注射剂还可作为长效注射剂,吸收过程中药物需从内相向外相转移,延缓了药物的释放,起到长效作用。

药物在水相与油相中的量与药物的溶解度和油/水分配系数有关。对于弱酸性和弱碱性药物,水相的pH与药物的pKa值影响药物在油/水两相中的相对量。

4. 微粒给药系统 微粒给药系统包括微球、脂质体、纳米乳、纳米粒、纳米混悬剂及纳米胶束等。微球的粒径比较大,通常皮下或肌内注射发挥缓释、长效的作用,如亮丙瑞林、曲普瑞林、高舍瑞林等的微球注射剂注射一次能够维持数月的疗效。纳米尺度的微粒给药系统可以静脉注射使用,体内过程不涉及吸收,主要影响药物在血液中的循环时间以及分布,它们易被网状内皮系统摄取,主要分布在肝、肺、脾等。

第五节 皮肤用药物的吸收
Drug absorption via skin

皮肤给药既可以用于局部皮肤疾病的治疗,也可以经皮吸收后用于全身性疾病的治疗。发挥局部治疗作用的皮肤用制剂包括软膏剂、乳膏剂、凝胶剂、糊剂、涂膜剂、喷雾剂等,发挥全身治疗作用的皮肤用制剂通常称为经皮给药系统,主要指贴剂。无论起局部治疗作用,还是通过皮肤吸收产生全身治疗作用,药物均需通过皮肤外层的屏障进入皮肤。因而,研究药物通过皮肤的转运过程及其影响因素,有利于设计高效安全的皮肤给药制剂。

一、皮肤的结构与药物的转运 Structure of skin and drug transport

(一) 皮肤的结构 Structure of skin

皮肤是一个保护与排泄器官,保护机体内各种器官和组织免受外界环境中机械、物理、化学因素的损伤,又防止组织内的各种营养物质、电解质和水分的损失,还可通过皮脂腺与汗腺主动排泄。成人皮肤面积为$1.8\sim2.0\ m^2$,厚度为$0.5\sim4.0\ mm$。

皮肤由表皮、真皮和皮下组织组成。

1. 表皮 表皮由内向外可分为基底层、棘层、颗粒层、透明层和角质层,它们是由各种形态、大小不同的上皮细胞构成。最外层的角质层是由死亡的角化细胞组成,为$12\sim20$层,厚度随身体不同部位而异。角质层细胞有脂质膜,细胞间隙亦充满脂质,细胞相互重叠与吻合,可防止外界有害物质的侵入及机体内营养物质的丧失,它是皮肤屏障的主要部位。表皮中除角质层外,其他四层合称为活性表皮,厚度为$50\sim100\ \mu m$。活性表皮中含有各种酶,能降解通过皮肤的药物。

2. 真皮 表皮下方为真皮,由结缔组织构成,平均厚度为$1\sim2\ mm$,毛发、毛囊、皮脂腺、汗腺等皮肤附属器存在于其中,并有丰富的血管和神经。真皮的上部存在毛细血管网,药物渗透到达真皮会很快地被吸收。毛发遍布整个身体表面,包埋于真皮中的毛囊内,包括毛球、毛根和毛干。身体各部位毛发的密度不等,不同种族人毛发的数目有明显差别。皮

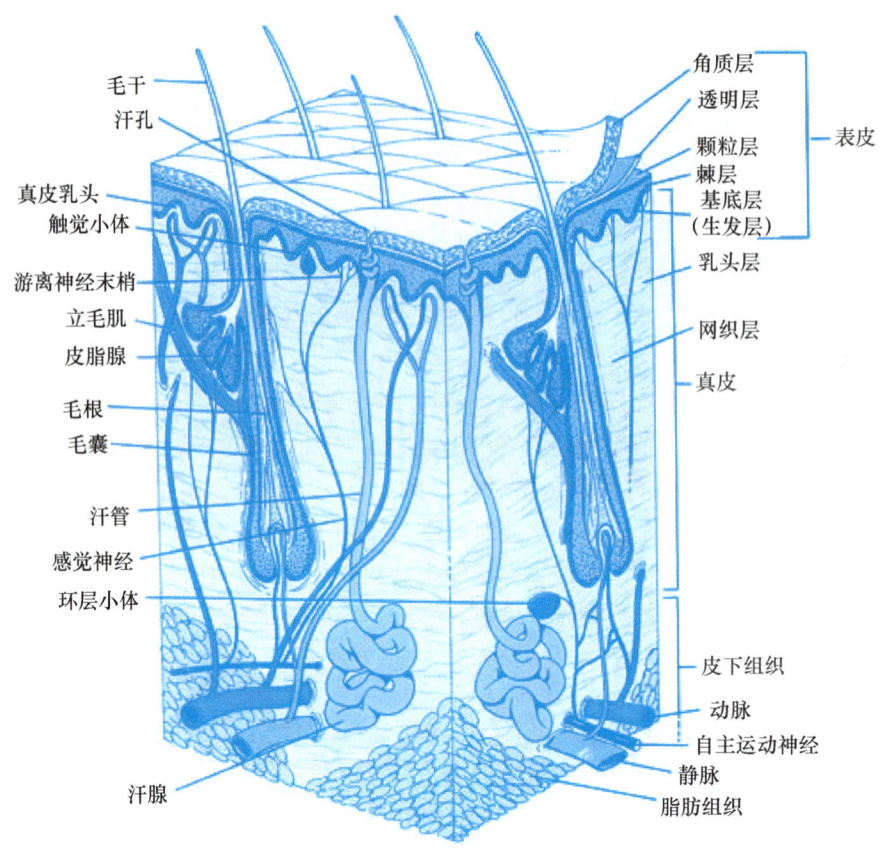

图 3-12 皮肤的结构

脂腺位于真皮上部,开口于毛囊漏斗部的下段。皮脂腺的分泌物含皮脂,是皮肤表面脂质层的主要成分,它的分泌受激素调节。汗腺亦广泛分布于皮肤,通过导管从真皮深部向表皮延伸,穿越表皮开口于皮肤表面的汗孔。汗腺的分布亦因部位和遗传而有差异,分泌汗液的 pH 为 4.5～5.5。

3. 皮下组织 皮下组织由疏松结缔组织和脂肪组织构成,其厚度随个体年龄、性别和部位而异。如前臂的肌肉组织上只有薄层疏松结缔组织与真皮相连,而在臀部与腹部有很厚的脂肪组织,其厚度可达 3 cm;但眼睑、手背、足背等处皮下组织薄而疏松。一般情况下,皮下组织疏松并有多数脂肪组织小叶,由含血管、神经、胶原纤维和网状纤维组成的薄膜将之分隔成为一绝热层,起到保温作用。皮下脂肪组织可以作为脂溶性药物的贮库。

(二) 药物在皮肤内的转运 Drug transport in skin

药物渗透通过皮肤吸收进入血液循环的途径有两条(图 3-13)。

1. 表皮途径 药物依次透过角质层、活性表皮进入真皮,被毛细血管吸收进入血液循环,这是药物经皮吸收的主要途径。在这条途径中,药物可以穿过角质层细胞到达活性表皮,也可以通过角质层细胞间隙到达活性表皮。由于角质层细胞扩散阻力大,药物分子主要由细胞间隙扩散通过角质层。角质层细胞间隙由脂质分

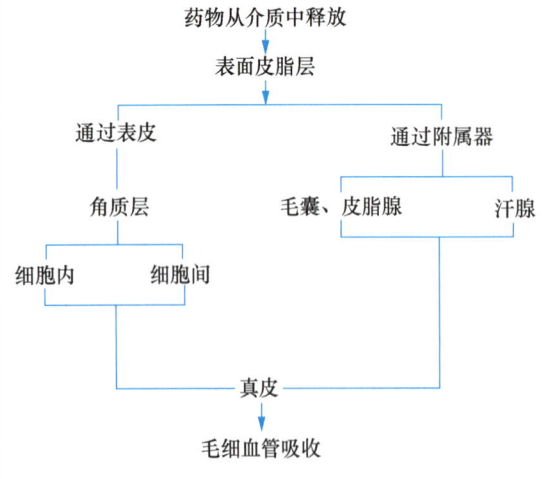

图 3-13 药物在皮肤内的转运途径

子和水构成，脂质分子的亲水部分结合水分子形成水性区，烃链部分形成疏水区。极性药物分子经角质层细胞间隙的水性区渗透，而非极性药物分子经由疏水区渗透。

2. 皮肤附属器途径　即通过毛囊、皮脂腺和汗腺进行转运的途径。药物通过皮肤附属器的渗透速率要比表皮途径快，但皮肤附属器在皮肤表面所占的面积只有0.1％左右，因此不是药物经皮吸收的主要途径。当药物渗透开始时，药物首先通过皮肤附属器途径被吸收，当通过表皮途径的药物到达血液循环后，药物的渗透过程达稳态，则附属器途径的作用可被忽略。离子型药物及水溶性大分子药物难以通过富含脂质的角质层，表皮途径的渗透速率很慢，则附属器途径显得重要。皮肤附属器亦是离子导入过程中离子型药物通过皮肤的重要通道。

药物应用到皮肤上后，首先从制剂中释放到皮肤表面，溶解的药物分配进入角质层，扩散通过角质层到达活性表皮的界面，药物分配进入水性的活性表皮，继续扩散到达真皮，被毛细血管吸收进入血液循环。

二、影响药物经皮渗透的因素 Factors affecting transdermal penetration of drugs

（一）生理因素 Biological factors

1. 皮肤的渗透性　皮肤的渗透性是影响药物经皮吸收的重要因素。患者的年龄、性别、用药部位和皮肤的状态都可能引起皮肤渗透性的差异。

新生儿皮肤很薄，表皮角质层细胞层数少，真皮结缔组织的纤维较细并且稀疏，毛细血管网丰富，因此皮肤的渗透性比较大。随着年龄的增大，角质层变厚，真皮纤维增多并且变得致密，皮肤的渗透性下降。角质层的厚度也与性别有关，男性成年人皮肤的渗透性较女性低。

药物经皮渗透速率随身体部位而异，这种渗透性的差异主要是由角质层厚度及附属器密度不同引起。身体各部位皮肤渗透性的大小通常为阴囊＞耳后＞腋窝区＞头皮＞手臂＞腿部＞胸部。药物的皮肤渗透性也存在着明显的个体差异，不同个体相同解剖部位皮肤的渗透性可能相差很大。

皮肤的水化能改变皮肤的渗透性。当皮肤上覆盖塑料薄膜或软膏后，水分蒸发减少，汗在皮肤内积蓄，使角质层水化。水化的角质层密度降低，渗透性变大。皮肤水化对药物经皮吸收的影响与水化的程度和药物的性质有关。

2. 皮肤的代谢　皮肤表面寄生着许多微生物，这些微生物可能对药物有降解作用，特别当药物以薄层涂于皮肤表面时此作用更为突出。当经皮给药系统贴于皮肤上长达数天时，有利于微生物生长，可使药物的降解变得明显。

皮肤内存在着代谢酶，主要在活性表皮内，它们能代谢渗透通过皮肤的药物。皮肤的代谢作用亦可用来设计前体药物。当药物的经皮渗透速率小，不能达到治疗要求时，合成渗透速率大的前体药物。前体药物通过皮肤时被代谢成具有治疗活性的母体药物，继而被吸收入体循环。

3. 皮肤内的蓄积　药物在经皮吸收过程中可能会在皮肤内产生蓄积，蓄积的主要部位是角质层。药物可能与角质层的角蛋白发生结合或吸附，亲脂性药物溶解在角质层内形成高浓度。这些蓄积作用使药物在皮肤内形成储库，有利于皮肤疾病的治疗。

4. 病理因素　皮肤病变时，渗透性发生改变。烫伤或破损的皮肤，角质层破坏，药物易渗透皮肤，大面积烧伤患者的局部用药应考虑药物吸收后的全身反应。牛皮癣、湿疹及一些皮肤炎症都会引起皮肤渗透性的改变。

（二）药物理化性质 Physicochemical property of drugs

1. 油/水分配系数和溶解度　药物经皮吸收需要先分配进入角质层，然后扩散进入活性表皮层。脂溶性大的药物容易分配进入角质层，但难以分配进入水性的活性表皮层，所以药物的

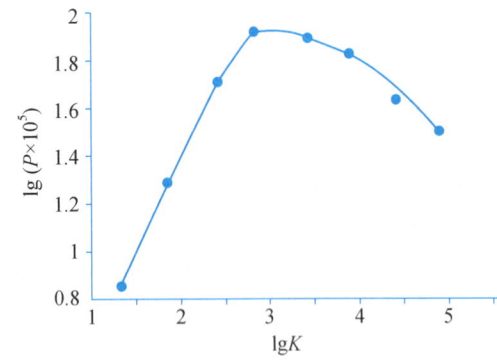

图 3-14 对氨基苯甲酸酯类化合物的渗透系数与分配系数的关系

透皮速率与油/水分配系数不成正比关系，而往往成抛物线关系，即透皮速率随分配系数增大到一定程度后，分配系数继续增大，透皮速率反而下降。如一组对氨基苯甲酸酯类化合物（图3-14）：对氨基苯甲酸甲酯、乙酯、丙酯、戊酯、己酯、庚酯和辛酯的分配系数随烃链增长而增大，它们与通过大鼠皮肤的渗透系数有抛物线关系。

2. 分子量与熔点 药物分子大小与其通过角质层的扩散有关，分子量大于600的物质不能自由通过角质层。药物的熔点也能影响经皮渗透性能，低熔点的药物容易透过皮肤，这是由于低熔点的药物晶格能较小，在介质中热力学活度较大。

3. 解离常数 pKa 与其他生物膜一样，分子型药物容易通过皮肤吸收，而离子型药物因难于分配进入角质层其渗透系数（透皮速率）小。表皮内pH为4.2~5.6，真皮内pH为7.4左右，由于表皮和真皮pH不同，可以根据药物的pKa调节制剂的pH，使药物的分子型和离子型比例发生改变，提高药物的渗透性。

（三）剂型与制剂因素 Factors of dosage forms and preparations

1. 剂型 剂型能很大地影响药物的释放性能。药物从制剂中释放越容易，越有利于药物的经皮渗透。常用的经皮给药剂型有软膏剂、乳膏剂、凝胶剂、透皮贴剂等，药物从这些剂型中的释放往往有显著差异。同一剂型不同的处方组成，药物的透皮速率亦可能有很大的不同。

2. 基质 溶解与分散药物的基质不仅会影响药物的释放，有些亦会影响皮肤的渗透性。不同基质对药物亲和力不同，影响药物在基质与皮肤间的分配。药物在基质中溶解度大意味着药物与基质的亲和力大，使药物在皮肤和基质之间的分配系数降低，因而会降低透皮速率。同时基质的pH能影响药物的解离程度。许多药物是有机弱酸或弱碱，若基质的pH使药物处于离子型，则不利于药物的经皮渗透。皮肤可耐受pH为5~9，根据药物的pKa调节制剂的pH，提高分子型药物的比例，有利于提高药物的渗透性。

3. 药物浓度与给药面积 药物通过皮肤的渗透是被动扩散过程，所以随着皮肤表面药物浓度的增加渗透速率增大。药物透皮吸收的量与制剂的表面积成正比，常用面积大小调节给药剂量。

4. 透皮吸收促进剂 除了少数剂量小和具有适宜溶解特性的小分子药物之外，大部分药物的透皮速率满足不了治疗需要。因此提高药物的透皮速率，是透皮给药系统研究的重要工作。促进药物透皮吸收的方法有药剂学方法、化学方法和物理学方法。

最常用的药剂学方法是使用透皮吸收促进剂。常用的吸收促进剂有有机溶剂类，如乙醇、丙二醇、二甲基亚砜等，有机酸和脂肪醇类，如油酸、月桂醇，月桂氮䓬酮及其同系物，表面活性剂，角质保湿剂，如尿素、水杨酸类及萜烯类等。透皮吸收促进剂的作用机制可能是作用于角质层的脂质双分子层，干扰脂质分子的有序排列，增加脂质的流动性，有助于药物分子的扩散。有些促进剂还可能溶解角质层的脂质，影响药物在皮肤内的分配，或促进皮肤的水化而提高药物的透皮速率。

除了吸收促进剂，借助于微米或纳米药物载体，如微乳、脂质体、传递体、纳米粒等，也可以改善药物透过皮肤的能力。

三、经皮药物吸收的研究方法 Methods for transdermal drug absorption study

1. 体外经皮渗透研究 经皮给药系统的开发过程中需要了解药物在皮肤内的渗透过程，

影响药物经皮渗透的因素和筛选经皮给药系统的处方组成。角质层是大部分药物经皮渗透的主要屏障，因角质层是由死亡的角化细胞组成，因此可以用离体的皮肤进行经皮渗透研究。

体外经皮渗透研究通常是将皮肤或人工合成膜夹在扩散池中，药物应用于皮肤的角质层面，通过定时采样，测定接收液中的药物浓度，从而计算出药物透过皮肤的累积渗透量、透皮速率常数和达稳态所需时间等。

影响经皮渗透实验的因素很多，如皮肤、实验装置、实验条件和实验操作等。人的皮肤是最理想的实验用皮肤，但其不易获得，通常用无毛小鼠、无毛大鼠、小型猪和猴等动物皮肤作为皮肤模型用于研究，其中小型猪的皮肤与人的皮肤近似。动物皮肤去毛时应不损伤角质层，皮肤的保存条件亦不应改变皮肤的渗透性。此外，人工合成膜和组织工程化皮肤也成为皮肤模型的发展趋势，它可以减少人为操作导致的误差且使用方便，实验的重现性好。接收液的选择，应保证药物扩散的漏槽条件，一般以扩散池为试验装置，测定药物通过动物皮肤后在不同接收液中的累积渗透量（Q），建立 Higuchi 方程或 Q-t 方程，求出透皮速率常数，以透皮速率最大者作为接收液。接收液常用生理盐水或磷酸盐缓冲液。

2. 经皮吸收的体内研究　经皮吸收的体内研究方法有体内吸收测定法、同位素示踪法、正常人体剩余量法、微透析法等。以体内吸收测定法为例，通常是将经皮给药系统应用于皮肤上后，隔一定时间抽取血样，测定血药浓度，可得血药浓度-时间曲线，与静脉注射相等剂量后所得的血药浓度-时间曲线进行比较，可以求得经皮吸收的相对生物利用度。由于经皮吸收进入血液的药物量非常少，通常需要高灵敏度的检测方法，如 HPLC、HPLC-MS 等。

第六节　纳米给药系统的口服吸收
Oral absorption of nanodrug delivery system

一、纳米给药系统简介 Introduction of nanodrug delivery system

纳米医药技术正在成为对人类健康产生重要影响的革命性技术，截至 2019 年 7 月，全球已批准 110 余个纳米药物上市。《中华人民共和国药典》2020 年版收录了微粒给药系统（microparticle drug delivery system，MDDS），指的是药物或与适宜载体（一般为生物可降解材料）经过一定的分散包埋技术制得具有一定粒径（微米级或纳米级）的微粒组成的固态、液态、半固态或气态药物制剂，也称为微粒制剂。根据药剂学分散系统分类原则，将直径在 $10^{-9} \sim 10^{-4}$ m 范围的分散相构成的分散体系称为微粒分散系统，其中，分散相粒径在 $1 \sim 500$ μm 范围内统称为粗（微米）分散系统，主要包括微囊、微球等；分散相粒径小于 1000 nm 属于纳米分散系统，主要包括脂质体、纳米乳、纳米粒、聚合物胶束、纳米晶体药物等。本章重点讨论纳米分散系统，为了叙述方便，泛称其为纳米给药系统、纳米制剂或纳米粒。

由于纳米给药系统的尺寸效应、表面效应、体积效应等，药物负载于纳米制剂后其理化特性、生物学特性均会发生改变，从而影响药物的体内行为，表现出与游离药物不同的转运机制与特征。利用这些性质可以实现诸多功能：①改善水溶性差的药物的体内转运；②靶向转运药物到特定器官、组织或细胞；③药物跨细胞膜转运穿过上皮细胞和血管内皮等生物屏障；④转运生物大分子药物到细胞内的作用位点；⑤两种或多种药物同时转运，实现联合治疗；⑥将治疗药物与显像方法结合来观察药物转运；⑦对治疗药物体内效能进行实时监测；等等。但由于纳米制剂吸收、分布、代谢、排泄性质的改变也可能带来生物安全性的问题。所以系统了解纳米制剂的体内命运，掌握纳米制剂的转运机制和规律对于纳米制剂的研发和应用具有重要意义。

二、纳米给药系统在胃肠道中的跨膜转运机制 Transmembrane transport mechanism of nanodrug delivery system in gastrointestinal tract

与第 2 章介绍的药物跨膜转运途径相同，纳米制剂跨上皮细胞层的转运途径也分为穿细胞转运和细胞旁路转运两条途径，但是其具体的转运机制与游离药物有所不同。此外，由于 M 细胞具有很强的吞噬功能，其在纳米制剂中的转运作用也被关注。

（一）穿细胞转运 transcellular transport

穿细胞转运包括被动扩散、主动转运、促进扩散和转胞吞作用。被动扩散通过浓度梯度驱动，由于细胞膜的作用，一般只有疏水小分子能够通过，如果纳米制剂在胃肠道解散，释放出的游离药物通常由此机制转运；促进扩散和主动转运，需要受体的参与，主要特异性转运细胞需要的特定分子，比如氨基酸、葡萄糖等。此转运方式很少应用于纳米制剂的跨膜，但是以这些受体的底物或配体修饰纳米制剂后由于配体-受体的相互作用，通常会促进纳米制剂的内吞进而促进跨膜转运。转胞吞作用是纳米制剂跨膜的主要机制，通过转胞吞，口服的纳米制剂可以穿肠道屏障吸收入血，静脉给药的纳米制剂可以穿过不同的内皮细胞屏障，如血脑屏障、血眼屏障等到达治疗部位。

纳米制剂转胞吞需要经历三个步骤：①在顶膜侧被上皮细胞内吞；②在细胞内部向基底侧转运；③从基底侧外排出胞。内吞机制在第 2 章已经进行了详细介绍，这里不再赘述，本章重点介绍纳米制剂的胞内转运与跨膜出胞。

纳米粒经不同的内吞途径入胞后在胞内的转运途径有所不同。网格蛋白介导的内吞是迄今为止研究的最为详尽的内吞途径。纳米粒与细胞膜接触形成网格蛋白包被的囊泡后，其腔内会由于液泡 ATP 酶所介导的 H^+ 初级主动转运而酸化。接着，包被的囊泡被热休克蛋白家族的成员去包被后与早期内吞体（early endosome，EE）融合。从早期内吞体中出来后，其中的物质会被分选进入到以下四种转运途径之一（或多种）：循环途径、降解途径、逆行途径或跨膜途径。循环途径是指纳米颗粒被分选进入循环内吞体（recycling endosome，RE）重新回到质膜表面。降解途径是指内吞后被转运至一系列逐步酸化的细胞器中，如晚期内吞体（late endosome）、溶酶体（lysosome），被降解。许多纳米制剂的设计就是利用内吞体逐步酸化的特点实现内吞体逃逸，提高转运药物的稳定性。逆行途径中，一些货物会通过逆行途径被转运至反面高尔基体网，最终进入分泌途径。跨膜途径是极性细胞，尤其是上皮细胞和内皮细胞所特有的一种内吞后转运途径。

与未极性分化的细胞有所不同，极性上皮细胞中内吞体的分布也具有极性。在早期内吞体、循环内吞体的基础之上可以进一步分为：顶端早期内吞体（apical early endosome/apical sorting endosome，AEE/ARE），分布于靠近极性细胞顶膜侧的位置，是从极性细胞顶膜侧摄取物质形成的早期内吞体；底层早期内吞体（basolateral early endosome/basolateral sorting endosome，BEE/BSE），分布于靠近极性细胞的基底侧的位置，是从极性细胞基底侧摄取物质形成的早期内吞体；顶端循环内吞体（apical recycling endosome，ARE），分布于极性细胞中上位置，是极性细胞顶膜侧摄取物质进入循环途径的内吞体；普通循环内吞体（common recycling endosome，CRE），分布于极性细胞中部位置，是极性细胞基底侧摄取物质进入循环途径的内吞体。溶酶体与高尔基体功能和分布与未极性分化细胞相似。这些内吞体和高尔基体（golgi apparatus，golgi complex）都是物质在极性细胞转运中的重要隔室。

纳米粒的跨膜转运需要多种多样的胞内囊泡的参与。纳米粒内吞入胞后被递送至早期内吞体中，早期内吞体作为一个分拣站，根据不同的分选机制，将纳米粒递送至细胞内不同的地点，最终使纳米粒重新出胞或在细胞内进行降解。极性上皮细胞中纳米粒的胞内转运和出胞途径主要有以下几种：

①顶端早期内吞体→循环内吞体→顶膜侧出胞。纳米粒从顶端早期内吞体（AEE）进入循环内吞体（RE），循环内吞体通过与细胞膜融合，将纳米粒从细胞顶膜侧外排出胞。

②顶端早期内吞体→高尔基体/内质网→基底侧出胞。纳米粒从顶端早期内吞体进入高尔基体（GC）或内质网（ER），然后经高尔基体的分泌外排出胞。该途径既可将纳米粒从细胞顶膜侧排出，也可从基底侧排出，是纳米粒实现跨膜转运的重要途径。

③顶端早期内吞体→内吞体逃逸→扩散作用出胞。纳米粒沿微管向细胞内部移动，它们中的一些可以在内吞体成熟的过程中从囊泡中出来，并通过扩散作用出胞。

④顶端早期内吞体→晚期内吞体→多囊泡体→外泌体形式出胞。纳米粒在早期内吞体中随着内吞体pH降低、内吞体不断成熟被递送至晚期内吞体（LE）中，晚期内吞体胞膜内陷形成多囊泡体，最终多囊泡体与细胞质膜融合，将纳米粒以外泌体的形式排出细胞。

⑤早期内吞体→晚期内吞体→溶酶体→溶酶体逃逸出胞。纳米粒随着早期内吞体的成熟运输至晚期内吞体，晚期内吞体与溶酶体的组成部分融合形成溶酶体，在一定的细胞应激和特定的细胞类型条件下，溶酶体会发生胞吐，部分未消化的纳米粒可以从溶酶体中以囊泡的形式释放，最终通过囊泡与细胞质膜结合被排出细胞。

⑥早期内吞体→晚期内吞体→溶酶体→降解。纳米粒随着内吞体的成熟运输到晚期内吞体，酸化的晚期内吞体与溶酶体的组成部分融合形成溶酶体，在溶酶体内纳米粒被酸化激活的水解酶降解。

总之，纳米粒内吞入胞后，经过一系列囊泡中间体的转运最终可以完整形式完成从顶膜侧向基底侧的转运。但是由于纳米粒的胞内转运非常复杂，参与转运的各种内吞体均处于动态变化中，纳米粒本身的性质和细胞的类型也会影响其转运途径，所以关于转运途径目前尚无统一的结论。但是随着研究的积累和深入，已经有越来越多的规律性结论被揭示。图 3-15 为极性上皮细胞中纳米粒胞内转运与跨膜出胞的几种典型路径。

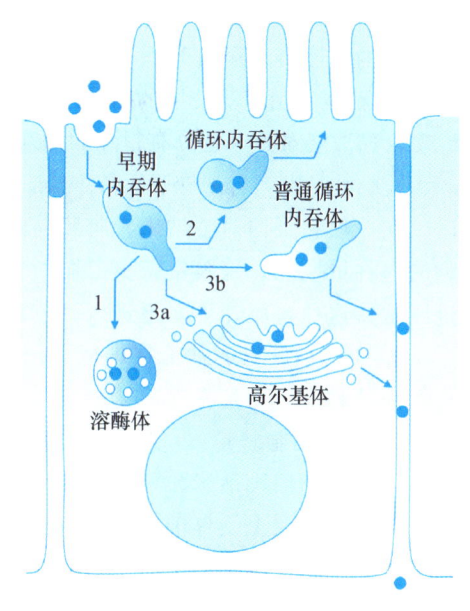

1. 降解途径；2. 循环途径；3. 跨细胞出胞途径
（3a，经高尔基体的分泌出胞；
3b，经普通循环内吞体的跨膜出胞）

图 3-15　极性上皮细胞中纳米粒的胞内转运与跨膜出胞的几种典型路径

（二）细胞旁路转运 Paracellular transport

细胞旁路转运是指纳米粒通过极性上皮细胞之间的胞间连接穿越细胞单层达到细胞另一侧。这是一种被动的转运方式，而且由细胞间紧密连接所控制。物质的分子直径超过 15 埃（约为 3.5 kDa）时是难以通过这条途径进行跨膜转运的。此外，由于紧密连接仅占小肠总的吸收面积的 0.01%，所以通过细胞旁路转运使纳米粒跨越上皮细胞屏障是非常有限的。

目前有很多研究采用表面活性剂或聚合物打开紧密连接，促进药物通过细胞间隙转运，使细胞旁路转运成为纳米药物作用的新靶点。壳聚糖是一个典型的可以打开紧密连接的聚合物，用壳聚糖制备纳米粒，引发紧密连接的打开，可以促进蛋白多肽药物经细胞旁路途经的转运吸收。值得注意的是，尽管紧密连接的开放增加了细胞旁路通透性，但上皮细胞之间的细胞间隙仍局限于将纳米粒中释放出来的药物分子运输至血液中，却不利于完整纳米粒的转运。另外，这些聚合物对紧密连接的作用不是特异性的，可能会破坏体内的黏膜屏障引发安全性问题。

（三）M 细胞介导的转运 M cell mediated transport

M 细胞是一种吞噬细胞。相比于吸收细胞，其黏液层薄，溶酶体和水解酶少，细胞顶端呈褶皱状并含有丰富的囊泡。M细胞通过吞噬作用摄取完整的纳米粒,并将其递送给细胞基底侧的淋巴细胞,使其进入淋巴循环,因此,有研究者认为M细胞介导的转运是纳米粒跨膜转运的主要方式。但实际上人体小肠主要由吸收细胞构成,M细胞只占小肠上皮细胞的1%左右,并且M细胞转运的纳米粒可能会被巨噬细胞和树突状细胞捕获,使进入体循环的纳米粒减少,更为重要的是淋巴循环的速度为血液循环的1/500,因此,纳米粒进入体循环的主要方式还是经吸收细胞介导,M细胞在纳米粒口服吸收中的贡献还有待进一步研究。

三、影响纳米给药系统跨膜转运的因素 Factors affecting transmembrane transport of nanodrug delivery system

(一) 生理因素 Biological factors

如前所述,胃肠道的生理环境是相当复杂的,广泛的pH变化、多种不同性质的消化酶、半透性的黏液层、胆盐等均会影响纳米粒的转运。

1. 黏液 由于黏液层的网状结构、黏蛋白荷负电以及黏蛋白链上分布的高密度疏水区域等性质,黏液层对纳米粒具有很强的捕获能力。研究发现,粒径足够小、表面电中性且具有良好的亲水性的纳米颗粒容易穿过黏液屏障。同时黏蛋白也会影响纳米粒的分散状态从而影响其跨膜转运。在一项黏蛋白对金纳米粒跨膜转运的研究中发现,黏蛋白分子会使金纳米粒在Caco-2细胞的内吞量增加,跨膜量减少。同时使纳米粒的入胞途径和胞内转运途径发生改变,更多地通过巨胞饮途径入胞,更多地进入高尔基体和循环内吞体,更多从上皮细胞的顶膜侧外排出胞。

2. 胆盐 肠道胆盐能促进载环孢素的PEG-PLA胶束在小肠的吸收,其可能的原因是胆盐降低黏液黏度,两亲性的胆盐分子插入到胶束中形成混合胶束,增强了胶束的稳定性。

3. 上皮细胞转运体/受体的表达 ①上皮细胞上转运体的表达影响纳米粒的跨膜转运。用转运体的底物修饰纳米粒可以促进纳米粒的跨膜转运,其转运途径和转运体自身的性质有关。②上皮细胞单层上受体的极性分布影响纳米粒的跨膜转运。受体仅高表达于基底侧有利于配体修饰的纳米粒在细胞内的滞留;受体同时高表达于顶膜侧和基底有利于提高配体修饰的纳米粒的跨膜效率。③上皮细胞受体本身的转运性能也影响纳米粒的跨膜转运。有内吞循环转运途径的受体不利于纳米粒跨膜转运,而倾向于普通循环内吞体和高尔基体转运途径的受体则有利于跨膜转运。④配体的修饰密度影响纳米粒的转运路径。低密度修饰时一般与上皮细胞受体本身的分选路径相同,高密度修饰时路径可能发生改变,使载体的转运路线与预计路线发生偏差。

总之,当纳米粒与微环境分子发生相互作用后,纳米粒因为表面附着了微环境分子而倾向于沿着这些微环境分子的转运路径进行运输,这一结论使我们可以对纳米粒的转运途径进行预判,即指导纳米制剂的设计。

(二) 微粒的性质 Proterties of particles

纳米粒的理化性质,比如载体材料、粒径、形状、表面电荷、表面修饰等均能影响纳米粒的跨膜转运。剖析上述因素与纳米粒跨细胞转运之间的关系,将有助于指导处方设计,同时也能根据纳米粒的理化性质,选择合适的细胞模型,提高研究效率及其结果的准确性。

1. 粒径 粒径是决定纳米粒吸收、分布的重要因素。纳米粒粒径越小,与细胞的吸附作用越强,纳米粒内吞概率越大。同时,纳米粒的粒径对其内吞方式也有一定程度的影响。粒径<50 nm的纳米粒主要表现为网格蛋白/小窝蛋白非依赖的内吞;粒径50~100 nm的纳米粒主要依赖小窝蛋白介导的内吞;粒径100~200 nm的纳米粒通常借助网格蛋白介导的内吞进入细胞,且有研究表明随着粒径的增大(0.2~1.0 μm),小窝蛋白介导的内吞作用和巨胞饮作用会有所增强。但粒径并非越小越好,有研究发现2.5 nm的粒子摄取量比50 nm的粒子更少,说明胃肠道对纳米粒的吸收可能存在最佳粒径范围。

2. 形状 外观形态对纳米粒的细胞转运也有实质性影响。研究发现,Caco-2细胞和Caco-

2细胞/HT-29细胞共培养模型中棒状和圆盘状纳米粒的吸收分别是球形纳米粒的2~3倍，说明等体积的棒状和圆盘状纳米粒在细胞黏附和内吞方面比球形纳米粒具有更高的效率，这可能是棒状与圆盘状颗粒的比表面积更大，有利于与细胞膜黏附从而启动细胞的摄取过程。此外，纳米粒与细胞最初的接触角度决定了颗粒是被内吞还是只在细胞表面扩散，纳米粒表面与吞噬细胞的接触角<45°容易被摄取；若接触角>45°，纳米粒则是散布在细胞表面而不被内吞，推测其主要原因是纳米粒的局部形态与肌动蛋白结构的契合度，当纳米粒形态能与肌动蛋白结构相契合则能启动内吞作用，否则只能散布在表面而不被内吞。

3. 表面电荷 表面电荷也是影响纳米粒转运机制的重要因素。胃肠道黏液层是阻碍纳米粒摄取的物理屏障，由于正常的胃肠道黏液层中的黏蛋白带负电荷，若纳米粒带正电荷则易被黏液黏附，带负电荷则会被排斥，相比之下，不带电的纳米粒能更好地穿过黏液层，如用表面电荷近中性的聚乙二醇包覆的纳米粒与肠黏液的黏附作用可忽略不计。与此相反的是，肠细胞膜由于磷脂的存在而带负电荷，此时带有正电荷的纳米粒在静电作用下易被细胞膜吸附从而提高细胞摄取率。在内吞途径上，带正电荷的纳米粒优先以网格蛋白介导的途径和巨胞饮作用实现内吞，而带负电的纳米粒则倾向于利用小窝蛋白介导的途径。同时电荷对纳米粒进入细胞后的细胞器定位也有影响，带负电的纳米粒更容易通过溶酶体降解途径，而带正电的纳米粒倾向于绕过溶酶体。

4. 纳米粒的弹性和硬度 纳米粒的弹性和硬度影响其在黏液中的扩散及其在上皮细胞上的穿透。有研究者制备了一系列不同弹性的包载阿霉素的PLGA核-脂质壳的纳米粒，与阿霉素溶液相比，半弹性纳米粒的阿霉素生物利用度显著提高（高达8倍），然而刚性纳米粒由于不能变形，过度柔软纳米粒由于会与黏蛋白网络产生相互作用，黏膜渗透效果均没有半弹性纳米粒好。通过分子动力学模拟和激光共聚焦显微镜观察，认为这种现象是由于半弹性纳米粒在黏蛋白网络中有更佳的旋转动力学，从而促进了其渗透。

纳米粒的软硬程度对摄取速率及内吞方式也有影响，一般来说，纳米粒越坚硬越容易被细胞所摄取。当颗粒具有相同化学性质但不同刚性时，巨噬细胞更倾向于吞噬刚性纳米粒，软质颗粒的吞噬作用可以被颗粒变形所阻碍。

5. 载体性质 载体性质包括很多种，如共聚物单体的组成、取代程度、亲/疏水性等。这些因素直接或间接地影响细胞对纳米粒内吞的量和途径以及跨膜转运。Behrens等利用三种聚合物制备了纳米粒，即疏水的聚苯乙烯纳米粒，具有生物黏附功能的壳聚糖纳米粒和具有隐形特点的PEG-PLA纳米粒，在Caco-2细胞单层上，三者的转运快慢顺序为聚苯乙烯纳米粒>壳聚糖纳米粒>>PEG-PLA纳米粒，而在MTX-E12细胞单层上，黏液层的存在显著降低了疏水性聚苯乙烯纳米粒的转运速度。疏水基团的修饰度也会影响纳米载体的摄取。一项疏水性棕榈基团修饰的壳聚糖纳米粒细胞摄取研究结果表明，棕榈基团修饰度越高，摄取的量越多。随着疏水性的增加，小窝蛋白介导的内吞显著增加。有人以PEG-PCL为例研究了亲水疏水片段的比例对内吞机制的影响，发现内吞机制除了与细胞系有关，而且与亲水/疏水片段的比例有关。对于HUVECs细胞系，当亲水/疏水比例从2∶8变成5∶5时，小窝蛋白介导的内吞途径和巨胞饮途径受到了抑制。对于小窝蛋白低表达的HepG细胞系，当亲水/疏水比例为2∶8、3∶7和4∶6时，巨胞饮是主要的内吞途径，而当亲水/疏水比例为5∶5时，网格蛋白介导的内吞成了主要途径。

6. 纳米粒表面的配体修饰 系统分析黏液层和上皮细胞层的结构特点，针对其特异性蛋白选择相应的配体，将配体修饰于纳米粒，可以有效地通过"配体-受体"相互作用增强纳米粒对黏膜的穿透能力，还可增强纳米粒跨细胞转运的能力。针对黏蛋白高度糖基化特性，可以将特异识别糖基的分子（如凝集素、苯硼酸）修饰于纳米粒的表面增加其黏附性。针对上皮细胞上高表达转铁蛋白受体、新生儿Fc受体、整合素受体、叶酸受体、维生素受体等特点，将其相应的配体修饰于纳米粒会增加其跨膜转运。M 细胞表面富含 α-L-岩藻糖（fucose）残基，荆豆凝集素（ulex europaeus agglutinin I，UEA-1），可以通过"植物凝集素-膜表面糖基"的特异性相互作用黏附于 M 细胞。CSKSSDYQC 肽是通过噬菌体展示技术发现的一种对杯状细胞具有高亲和力的配体，将其修饰于包载胰岛素的纳米粒后发现纳米粒在杯状细胞中的摄取更多，糖尿病大鼠上的药效学实验表明该纳米粒降血糖作用更为显著。

7. 细胞系的影响　细胞摄取纳米粒不仅取决于纳米粒的性质，还与细胞的类型有关。Cartiera 等在研究不同细胞系对细胞摄取的作用时发现不同细胞系对细胞摄取的速度和数量有着很大的差别。OK 细胞摄取的速度比较快，30 min 即能检测到纳米粒的摄取，4 h 摄取达到饱和，之后细胞内的纳米粒数量逐渐减少。而 HBE 细胞摄取就相对较慢，直到 24 h 摄取量还在增加，说明摄取达到饱和需要的时间较长。相比于 OK 细胞和 HBE 细胞，Caco-2 细胞的摄取更慢，摄取量更少。细胞类型也影响纳米粒的入胞途径和在细胞内的最终定位，开展相关研究对阐明纳米粒跨细胞膜转运机制具有重大意义。

（三）疾病状态 Disease state

疾病状态下胃肠道的生理状况或发生变化，同样会影响纳米粒的转运。胃溃疡、炎症性肠病等状况下胃肠黏膜屏障可能受到破坏，局部 pH、微生物、氧化还原状态等微环境发生改变，均可以影响纳米药物的口服吸收。

四、纳米给药系统跨膜转运途径与机制的研究方法 Research methods for transmembrane transport pathways and mechanisms of nanodrug delivery system

1. 药理抑制剂　通过使用各种内吞与胞内转运的抑制剂，根据不同抑制剂对纳米粒入胞与跨膜的抑制情况，推测其入胞与跨膜机制。不同内吞或跨膜抑制剂的功能如表 3-2 所示。纳米粒转运量的变化可以通过荧光分光光度计、HPLC、HPLC-MS、流式细胞术等方法测定。

表 3-2　不同内吞或跨膜转运抑制剂及其功能

抑制剂（Inhibitor）	功能	抑制内吞方式
阿米洛利（EIPA）	阻断 Na^+/H^+ 离子通道	巨胞饮
细胞松弛素 D（Cytochalasin D）	使肌动蛋白丝解聚	巨胞饮
氯丙嗪（Chlorpromazine）	阻碍衔接蛋白 AP2 在膜上的聚集	网格蛋白介导的内吞
高渗蔗糖（Hypertonic sucrose）	阻止网格蛋白的装配	网格蛋白介导的内吞
Dynasore	阻碍细胞膜夹断后形成封闭囊泡	发动蛋白依赖的内吞途径
菲律宾菌素（Filipin）	与胆固醇相互作用	小窝蛋白介导的内吞
染料木素（Genistein）	抑制酪氨酸蛋白激酶（PTK）	小窝蛋白介导的内吞（专属性不强）
甲基-β-环糊精（MβCD）	抽提胆固醇，破坏脂筏	抑制脂筏/小窝介导的内吞
制霉菌素（Nystatin）	与胆固醇相互作用	抑制脂筏/小窝介导的内吞

2. 相关转运蛋白沉默或超表达　通过转染小干扰 RNA（siRNA）或质粒使特定蛋白沉默或超表达，然后观察纳米粒转运的变化，推测纳米粒的转运机制。与药理抑制剂方法相比，该方法特异性更强，但需要注意转染过程对细胞状态和与靶蛋白无关的变化。

3. 纳米粒与细胞器的共定位　目前，研究纳米粒细胞内转运途径的一个重要方法就是标记细胞器，观察不同时间纳米粒和细胞器共定位（colocalization）情况，推测纳米粒在胞内的转运途径。用于此类分析的纳米颗粒需要具有本征荧光，如量子点或碳纳米管，或者用罗丹明、荧光素、得克萨斯红等染料对其进行荧光标记。共聚焦显微镜可以用来跟踪纳米粒在细胞内的运动和其高空间分辨率的胞吐作用,还可用于通过图像分析获得有关纳米粒运动的定量动力学信息。应注意荧光染料与纳米颗粒的结合可能会影响它们在细胞内的运动,另外,由于胞质中的酶活性,纳米粒的荧光标签可能会被移除,这些均能影响结果的准确性。

4. 电镜 电镜(Electron Microscopy,EM)技术是一种先进的高分辨率成像技术,由于电镜使用的是电子束而不是光子,因此有足够的能力提供大于 50 pm 的图像分辨率。近几十年以来,透射电子显微镜和扫描电子显微镜已被广泛用于近原子分辨率的纳米颗粒制剂的物理化学表征及药物输送和成像领域中纳米颗粒运输和摄取的可视化。

5. 单颗粒示踪技术 单颗粒示踪技术(single-particle tracking,SPT)是应用显微镜系统对细胞内单个特定荧光或散射颗粒的定位和追踪。由于 SPT 能够实时监控活细胞内复杂、高度动态的组织结构的变化并提供结构-功能间的动力学关系,因此在细胞生物学上有重要的应用。

通过对粒子轨迹进行分析,可以获得有关纳米颗粒在生物基质中的传输和稳定性等信息。通过分析轨迹的均方位移可以确定纳米粒的"运动模式",即被跟踪的纳米粒是否表现出自由扩散、异常扩散、定向运输等。例如,通过对活细胞的肌动蛋白和微管蛋白网络进行荧光标记,可以直接显示纳米颗粒与细胞骨架的相互作用,以及纳米药物在细胞内给药的不同阶段的不同运动方式。

6. 蛋白质组学技术 采用蛋白质组学技术研究纳米制剂跨膜转运过程中吸附的蛋白,确定这些蛋白所属的细胞器,可以反推出纳米粒跨膜转运的途径。有研究者对金纳米粒在 Caco-2 细胞单层上跨膜出胞吸附的蛋白进行 LC-MS/MS 分析,鉴定得到纳米粒处理组特有蛋白 100 余种,其中部分特异性属于溶酶体、内质网、内吞体以及高尔基体,据此回溯金纳米粒的胞内转运主要通过溶酶体、内质网及高尔基体的介导完成。与传统方法相比,蛋白质组学方法可以提供纳米粒在细胞内转运过程中更加详细的信息。利用蛋白质组学技术还可以进一步分析纳米粒对细胞蛋白质表达的影响。在细胞和几种碳纳米材料孵育后的蛋白质组学研究中发现,碳纳米角对基因修复,蛋白质生物合成和代谢、线粒体呼吸链等过程影响较小,更多与囊泡/溶酶体转运、免疫过程相关,这些结果为纳米材料生物安全性的评价提供了数据基础。

7. 串联式复合细胞模型 完整的吸收过程需要跨过黏膜层和血管壁,二者均是影响纳米制剂转运吸收的屏障。串联式的正向 Caco-2/反向 EAhy926 双层细胞单层模型可以更接近真实地模拟纳米粒的吸收过程(图 3-16)。该模型由两个 transwell 培养板串联构成,上层 transwell 膜上培养正向生长的 Caco-2 细胞单层(上皮细胞模型,顶侧膜在上,基底膜在下),下层 transwell 膜背面培养反向生长的 Eahy926 细胞单层(内皮细胞模型,顶侧膜在下,基底膜在上)。进行实验时,纳米制剂加入 Caco-2 细胞单层顶膜侧,通过测定跨越两个细胞单层后的纳米粒含量即可比较不同的细胞单层对于纳米粒跨膜转运的阻滞程度,也可用于研究纳米粒跨过上皮细胞单层后对血管内皮细胞的影响。

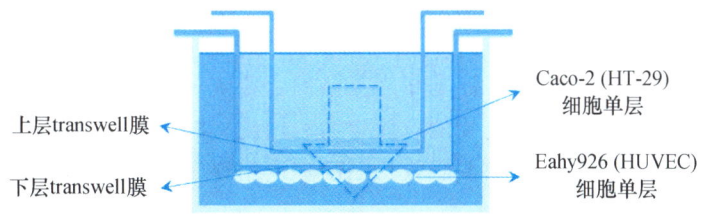

图 3-16 串联式复合细胞模型用于纳米粒经肠道跨膜转运机制研究

8. 斑马鱼模型 斑马鱼模型是一种小而完整的脊椎动物模型。其生长发育时间短,能够直接观察到消化系统、神经系统以及心血管系统的形成;身体透明,可以实时对纳米粒在体内的分布、代谢、消除进行观察和成像。所以斑马鱼模型可以用于纳米粒体内过程和转运机制的研究。

有研究者利用斑马鱼模型研究了纳晶的摄取规律、摄取机制、体内分布与消除，也利用该模型研究了配体修饰的胶束的转运规律和完整性。在配体修饰的胶束转运机制研究中发现，随着斑马鱼发育的成熟，转铁蛋白受体总体表达水平增加，且在肠道、脑部、眼部尤其是感光细胞层和外核层的转铁蛋白受体表达水平较高。将一种转铁蛋白受体的配体（7肽）修饰的胶束口服给予斑马鱼后分离其肠道、眼球、脑组织，冷冻切片后通过共聚焦显微镜观察发现胶束荧光在肠道、眼部、脑部均有分布，表明其能够透过肠道屏障、血眼屏障和血脑屏障。利用荧光共振能量转移（FRET）技术观察胶束肠道在体吸收完整性时发现，部分胶束在与肠上皮细胞相互作用的过程中被破坏，有部分胶束以完整形式跨膜吸收。

五、纳米给药系统增加药物口服吸收的机制 Mechanisms of nanodrug delivery system increasing oral drug absorption

口服给药是临床上最重要的给药方式，占临床用药的70％以上。口服药物通常需要在肠道溶解、吸收进入血液后才能发挥药效，而创新药和上市药物中高达40％～70％的药物为难溶性药物，常因为吸收少而导致疗效差。此外，生物技术药物由于稳定性问题和透膜性问题鲜有口服制剂上市。纳米技术的快速发展为解决这两类药物口服吸收的问题带来了机遇。美国FDA在较短的几年内已连续批准了多个口服纳米制剂上市（表3-3）。

表3-3 部分国外已上市的口服纳米制剂

药物名称	适应证	剂型	上市时间
司维拉姆（Renagel）	高磷血症	口服片剂	2000年
西罗莫司（Rapamune）	免疫抑制	口服片剂	2000年
硫酸吗啡（Avinza）	中度至重度疼痛	口服胶囊	2002年
盐酸替扎尼定（Zanaflex）	痉挛	口服胶囊、片剂	2002年
阿瑞匹坦（Emend）	止吐药	口服胶囊	2003年
非诺贝特（Tricor）	高胆固醇血症	口服片剂	2004年
非诺贝特（Triglide）	高胆固醇血症	口服片剂	2005年
甲地孕酮（Megace ES）	抗厌食，恶病质	口服混悬液	2005年
盐酸哌甲酯（Focalin XR）	注意力缺陷多动障碍	口服胶囊	2005年
甲地孕酮（Megace ES）	厌食症，恶病质，艾滋病患者体重减轻	口服混悬液	2005年
布洛芬液体胶囊（Anadin LiquiFast）	止痛，退烧	口服胶囊	2007年

纳米制剂促进药物口服吸收的机制是相当复杂的。传统观点认为纳米制剂主要通过改善药物的溶解度与溶出速率从而增加了药物的口服生物利用度。随着近年对纳米制剂转运机制的系统深入的研究，纳米制剂增加药物口服吸收机制的理论获得了逐步完善，现总结如下：

（一）增加药物的溶解度和溶出速率 Increase the solubility and dissolution rate of drugs

纳米制剂可以提高药物的分散性，增加药物的溶解度和溶出速率，并且可以增加药物与吸收部位的接触面积，从而促进药物的吸收。目前关于这一机制的研究最多。Müller和Peters报道将抗菌药RMKP的粒径从2.4 μm 研磨到300 nm，其饱和溶解度可增加一倍；Kocbek等以布洛芬为模型药物制备了粒径小于100 nm的纳米混悬液，10 min内释放超过了65％，而微粉化的药物仅释放了15％，这些变化均会促进药物的吸收。

（二）提高药物的稳定性 Improve the stability of drugs

药物在胃肠道转运过程中其稳定性会受到胃肠道剧烈变化 pH 的影响，也会受到消化酶的影响。将药物制成纳米粒后其稳定性显著提高，尤其生物大分子药物。

（三）增加药物的生物黏附性 Increase the bioadhesiveness of drugs

纳米制剂可以增加药物对胃肠道的黏附性，延长与肠壁的接触时间，从而延长药物在吸收部位的滞留时间，增加药物的胃肠吸收。用于制备纳米制剂的载体材料许多是亲水性高分子，具有生物黏附功能。另外纳米颗粒由于粒径小也容易被微绒毛捕获。电荷也会影响纳米制剂的黏附性，通常带正电的纳米粒易与黏膜表面的负电荷结合，增加药物的吸收。

（四）改变药物在胃肠道的分布 Change the distribution of drugs in gastrointestinal tract

通过选择不同溶解性能的纳米材料制备纳米制剂可以控制药物在胃肠道的释放位置。有研究者以 Eudragit S100 为载体制备包载环孢素的纳米粒，并与 Neoral 形成的微乳进行对比，研究环孢素在胃肠道不同部位分布的异同，结果显示 Eudragit S100 纳米粒中环孢素在回肠的分布显著高于微乳。这种现象对于胃肠道不稳定的药物非常有意义，可以使药物避开苛刻的胃酸以及胃肠道上部丰富的消化酶，提高其稳定性。

（五）改变生物膜的通透性 Change the permeability of membranes

一些纳米制剂处方中含有表面活性剂或者可以打开细胞间紧密连接的高分子，它们可以改善生物膜的通透性。表面活性剂是脂质纳米粒（纳米乳、自乳化给药系统、固体脂质纳米粒、纳米结构脂质载体等）中不可或缺的成分。表面活性剂能够促进消化道内胆盐胶束的形成，打开细胞间的紧密连接，增加生物膜的流动性，这些均可提高生物膜对纳米粒的通透性，改善药物吸收。壳聚糖、巯基化高分子等可以打开细胞间紧密连接，用这些材料制备的纳米粒同样会改变生物膜的通透性，促进药物吸收。

（六）改变药物的胞内转运途径 Change the cellular transport pathway of drugs

纳米制剂通过内吞等机制进入细胞，与游离药物的跨膜转运机制不同，因此可能增加药物对生物膜的透过性。有学者研究了尼莫地平纳米晶体药物在 Caco-2 细胞上的转运，结果表明纳晶的转运是能量依赖的，与巨胞饮作用和小窝蛋白介导的内吞有关，而其对照制剂固体分散体片则没有表现出这些特点。有些纳米制剂自身稳定性良好，不仅可维持药物的生物活性，还可以完整的形式透过细胞膜，减少 P-糖蛋白等外排系统的转运功能，打破胃肠道的生物屏障限制。同样通过纳米制剂的性质调节其胞内转运途径，实现内吞体逃逸，可以显著提高生物大分子药物的稳定性和药效。

（七）淋巴途径的吸收 Absorption via lymphatic pathway

纳米制剂，尤其难溶性药物的脂质纳米粒，会提高药物的溶解度并促进药物经淋巴转运。脂质纳米粒增加药物溶解度的原因主要有两个：一是脂质在胃肠道中的存在会刺激胆汁分泌，促进消化道中胆盐和内源性胆汁脂质的分泌，增加胃肠道内胶束浓度，从而提高药物在消化道内的溶解度；二是外源性脂质能嵌入内源性胆盐结构，经过直接或间接消化，使胶束二次溶胀，促进药物溶解。

大多数的口服药物在小肠吸收后经门静脉先被肝代谢，之后再吸收入体循环，但脂质纳米粒可促进乳糜微粒的形成，使许多亲脂性药物通过乳糜微粒的转运进入肠淋巴及胸淋巴，不需经过肝直接到达体循环，达到绕过肝首过作用，提高口服生物利用度的目的。

总之，纳米制剂已成功广泛用于增加药物的口服吸收。事实上，纳米制剂也经常用于增加其他黏膜给药的吸收。此外，在注射和皮肤给药途径中也获得了广泛的应用。由于这些部位的生物屏障性质有许多共性，其促进吸收的机制也基本相同，不再赘述。

（王学清）

思考题

1. 简要叙述哪些因素影响药物在胃肠道的吸收。
2. 试述 pH-分配学说。
3. 试述生物药剂学分类系统的概念和应用领域。
4. 口腔黏膜结构的主要特点是什么？如何根据这一特点设计口腔黏膜给药剂型？
5. 试述鼻黏膜给药的特点，哪些药物适合于鼻黏膜给药？
6. 影响药物肺部吸收的药物理化性质与生理因素有哪些？
7. 影响药物直肠给药的因素有哪些？
8. 描述药物通过皮肤吸收的途径与过程。
9. 影响药物经皮吸收的因素有哪些？如何促进药物的经皮吸收？
10. 纳米给药系统跨膜转运的机制是什么？增加药物口服吸收的机制有哪些？

参考文献

[1] 魏树礼, 张强. 生物药剂学与药物动力学. 北京: 北京大学医学出版社, 2004.
[2] 刘建平. 生物药剂学与药物动力学. 北京: 人民卫生出版社, 2016.
[3] 孙进. 药物转运体. 北京: 人民卫生出版社, 2019.

药物分布
Distribution of Drug

本章要求：
1. 掌握药物在组织中的分布过程及其主要影响因素。
2. 掌握蛋白结合与药效的关系。
3. 了解药物经血液循环或淋巴循环系统分布的特点。
4. 了解血脑屏障、胎盘屏障与药物转运的关系。

药物从给药部位吸收进入血液循环后，随血流分布到全身各个组织器官，这种药物在血液和组织之间的转运现象称为分布（distribution）。通过第 2 章和第 3 章的介绍，我们知道机体内存在多种生物屏障，如胃肠道黏膜、皮肤屏障、口腔黏膜、肺黏膜、眼黏膜等构成了吸收屏障。药物从血液循环转运至组织器官，如肝、肾和其他，实际上也是药物跨过各种生物膜的过程。我们比较熟知的血脑屏障，即是药物进入中枢系统的屏障。

药物的分布首先与血管的通透性密切相关，而血管的通透性主要取决于血管内皮细胞层的通透性。通常小分子很容易通过血管内皮进入周围组织。但是，大分子药物，或者小分子药物与血浆蛋白结合后难以通过血管壁（图 4-1）。在炎症、肿瘤等病理状态下血管的通透性也会发生改变，进而影响药物的分布。而且，机体内还存在一些以内皮细胞为主要组成的生物屏障，例如血脑屏障（BBB），而且 BBB 高表达转运蛋白（如 P-糖蛋白），以防止或尽量减少药物进入中枢组织，使得在生理状况下，只有一些脂溶性小分子（分子量小于 400～600）才能跨过血脑屏障。这些生理特性，使得药物向脑内的分布非常困难。

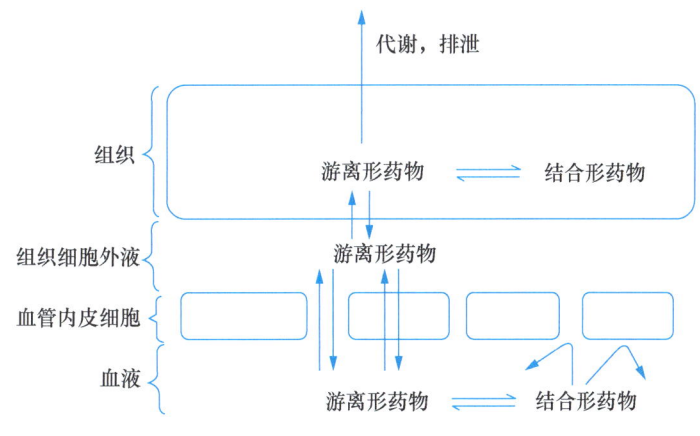

图 4-1 药物的组织分布过程

药物在组织中的分布还需要药物渗透组织细胞膜，对于大多数药物主要是被动扩散的过程，有些药物则是主动转运过程。药物在组织中的分布取决于化合物的理化性质（lgP、pKa、分子量等）、蛋白质结合、渗透性和转运蛋白活性。分布过程一般来说快于吸收过程，即很快达到可逆的平衡。如果药物分布的主要组织正是药物的作用部位（靶组织），则药物分布与药效之间有密切联系；如药物分布于非作用部位，则往往与药物在体内的蓄积和毒性有密切关联（图 4-2）。因此，了解药物的体内分布特征，对于预测药物的药理作用、体内滞留程度和毒副作用，对于保证安全用药和新药开发，都具有十分重要的意义。

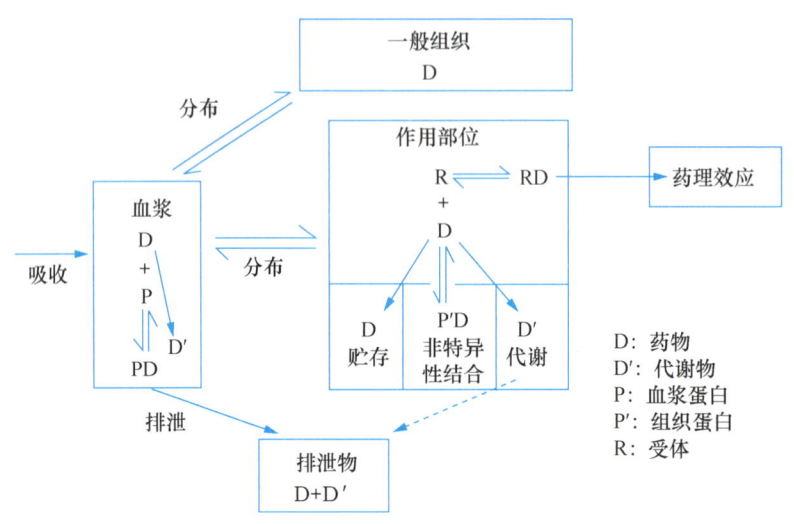

图 4-2　药物分布与药理效应的关系

第一节　组织分布
Drug distribution in tissue

一、组织分布的过程　Process of drug distribution in tissue

如图 4-1 和图 4-2 所示，进入血液循环的药物必须首先通过毛细血管的内皮细胞层（血管壁）。很多组织中毛细血管内皮细胞间有许多大小不同的膜孔（大小因组织而异），如肌肉内毛细血管上皮细胞间的小孔半径估计为 3 nm，分子量为 200～300 的游离药物分子可以很容易地通过。脂溶性药物同时还可经细胞通路透过血管上皮细胞膜。

在血液中存在大量的血细胞（如白细胞、红细胞等）和血浆蛋白等成分（如白蛋白、α-酸性糖蛋白和脂蛋白等）。一些药物进入血液后，会与这些细胞和血浆成分发生不同程度的结合，成为结合型药物。高亲脂性的药物往往更大程度上与血浆蛋白结合。由于血浆蛋白的大分子量，药物与血浆蛋白结合后，药物穿过血管内皮细胞和组织细胞的能力降低，只有游离药物部分决定药物分布，药物与血浆蛋白结合影响了药物在体内分布的速度和程度，也影响药物的清除率和半衰期。因此，药物的血浆蛋白结合是药物药效学/毒理学（Pharmacodynamics/Toxicology，PD/T）的一个重要决定因素。

药物穿过毛细血管壁后，进入组织外液中，再进一步通过组织细胞膜［脂质膜通道和（或）微孔通道］进入组织细胞内，有时还与细胞内成分结合，最后完成分布过程。上述各个步骤都是可逆的。

二、表观分布容积 Apparent volume of distribution

可以采用两个药物动力学参数定量评价药物在体内分布情况：一个是表观分布容积（V），另一个是药物在组织和血浆中的分配比率（k_p）。表观分布容积（apparent volume of distribution，V）系指药物吸收达平衡时，按照血药浓度（C）推算体内药物总量（X）在理论上应占有的体液容积，即 $V=$ 体内药物总量（X）/血药浓度（C），以 L 或 L/kg 表示。表观分布容积不是指体内含药物的真实容积，它是一个将全血或血浆中的药物浓度与体内药量联系起来的比例常数，或者说表观分布容积是假定药物在体内均匀分布情况下求得的药物分布容积（即假定各组织中药物浓度和血药浓度相等，但实际上并不相等）。之所以要加"表观"二字，就是说没有生理学与解剖学上的意义，仅仅是反映药物在体内分布程度的一项比例常数。表观分布容积与药物在组织中的分布及药物的蛋白质结合密切相关，可以用来评价体内药物分布的程度（图 4-3）。

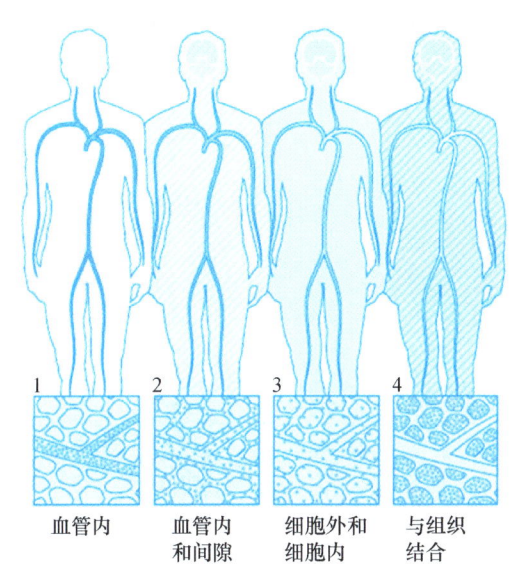

图 4-3　表观分布容积与药物分布的关系示意图

人的体液是由细胞内液、细胞间液和血浆三部分组成的。体重为 60 kg 的成人约有总 36 L 体液，其中血浆约 2.5 L、细胞间液约 8 L、细胞内液约 25 L；血液以外的水分多达 33 L。药物表观分布容积和人的血浆量比较，可以了解药物的分布程度。如 V 值接近人体血液容积（2.5 L），表明药物只在血中分布，例如右旋糖酐、伊文思蓝等大分子。与血浆蛋白高度亲和的双香豆素、苯妥英钠和保泰松等药物，与血浆蛋白结合后仅分布在血浆中，表观分布容积约为 2.5 L。菊粉、溴化物、碘化物等亲水性药物，既不进入细胞也不与细胞膜结合，很快分布到细胞外液，他们的表观分布容积为 10 L 左右。亲脂性药物安替比林，表观分布容积约为 36 L，与全身体液的量相似，提示药物均匀分布于全身体液。地高辛表观分布容积为 600 L，远远大于总体液量，说明药物与某些组织和器官发生结合，致使血浆中药物浓度较低。V 值超出血液容积越多，表明药物在组织中分布越多。当一种药物具有较大的表观分布容积时，此药物排出缓慢，比那些不能分布到深部组织中去的药物药效更强，毒性更大。同样的，k_p 值越大，表示药物在组织中分布越多，反之在血中分布越多。

三、影响药物组织分布的主要因素 Factors influencing drug distribution in tissue

（一）组织血流量 Blood flux in tissue

进入血液循环的药物随血流转运至不同的组织器官中，在血流量丰富的组织器官中药物的分布就迅速而且数量更多，所以流经各组织器官的动脉血流量是影响分布的一个重要因素。各组织之间，单位重量组织的血流量相差十分明显。如肾、肝、心脏和大脑中，血流量分别达到 450、75、70 和 55［mL/（min·100 g 器官）］；而皮肤、肌肉、结缔组织和脂肪的血流量分别为 5、3、1［mL/（min·100 g 器官）］。前者可称为血流快速平衡器官，后者则称为血流慢速平衡器官。

（二）血管透过性 Vascular permeability

药物要进入组织器官中，必须先通过血管壁（上皮细胞膜），内皮细胞和基底膜组成的血-组织屏障（blood-tissue barrier），最后还要透入组织细胞膜。毛细血管是具有微孔的类脂屏障，管壁很薄，毛细血管膜孔半径为30埃左右。分子量在200~800的小分子药物，其半径为10埃，很容易透过毛细血管壁。随着药物分子量增大，膜孔透过性变小，当分子半径增大至30埃时，其透过速度变得极慢。不同部位的毛细血管结构有差异（图4-4），药物的性质特别是分子量的大小以及管壁的通透性决定了药物的转运速度。肝有较大的微孔窗（100 nm），药物易于进入肝组织；胰腺的血管内皮有小窗（fenestration），小分子药物易通过；而脑和脊髓无微孔，药物转运难度大。此外也会有主动或转胞吞，如心肌细胞。总之药物透过细胞的机制与前述吸收机制一致。

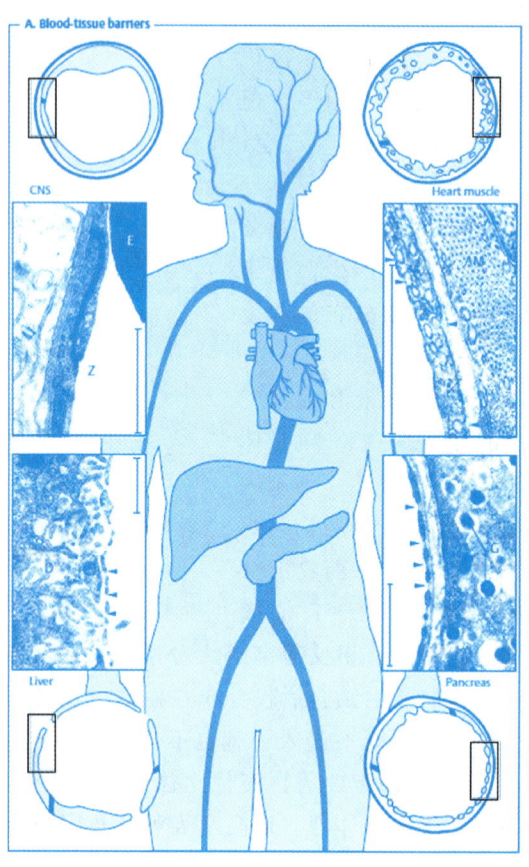

图4-4　典型组织（器官）的血-组织屏障示意图

（三）药物-血浆蛋白结合率 Drug-plasma protein binding ratio

如前所述，血浆中存在着6%~8%的各种蛋白质。其中白蛋白（占血浆总蛋白的50%~60%）和α_1-酸性糖蛋白是与药物结合的主要蛋白质种类。人体的某些内源性物质和某些化合物（如固醇类、甲状腺激素等）与球蛋白也有较强的亲和性。当药物-血浆蛋白结合率较高时，意味着能自由向体内各组织器官转运的游离药物就会大大下降。另外，药物与血浆蛋白的结合一般是可逆的，当合用药或其他原因使这种结合过程受到抑制时，游离药物的浓度就会极大增加。因此药物-血浆蛋白结合率对药物的组织分布有极大的影响，并可进一步影响到药物在作用部位的疗效、药物的代谢和排泄过程。

根据质量作用定律，药物与血浆蛋白间的可逆结合反应可用下式表示：

$$D_f + P_f \rightleftharpoons D_b \tag{4-1}$$

式中D_f为游离型药物的摩尔浓度；D_b为结合型药物的摩尔浓度，P_f为游离型蛋白质的摩尔浓度。上式达平衡时结合常数k_{bi}为：

$$k_{bi} = \frac{[D_b]}{[D_f][P_f]} \tag{4-2}$$

以上是药物与血浆蛋白 1∶1 结合的情况,如果蛋白质的结合位点为 n,则上式中 $[P_f]$ = $[nP] - [D_b]$,P 为蛋白质总浓度。k_{bi} 值反映了药物-血浆蛋白间结合作用的强弱。k_{bi} 值大,表明药物与血浆蛋白的结合作用强,即游离药物少,组织中药物分布少。对于蛋白结合率大的药物,在药物浓度较低时,药物几乎都以结合型存在(几乎都存在于血浆中),当体内药量增至某种程度时,蛋白结合可能出现饱和现象,使游离型药物急增。或者,其他药物合用时竞争蛋白质的结合位点,也会使大量药物转运至组织中,可能引起中毒或其他副作用。

药物与血浆蛋白结合后,即处于"失活"状态,尽管血循环中能维持较高的浓度和较长的半衰期,但与药效之间已不存在比例关系。另外,血浆蛋白又是体内一种有效的转运系统。许多难溶于水的药物,只有与蛋白质结合后才能在血液中转运,并通过结合与游离的动态平衡,使游离药不断地透过生物膜转运至各组织器官。另外,药物与血浆蛋白结合后还具备了储备功能。图 4-5 形象地展示了游离药物以及结合型药物的体内分布过程和血药浓度-时间关系。

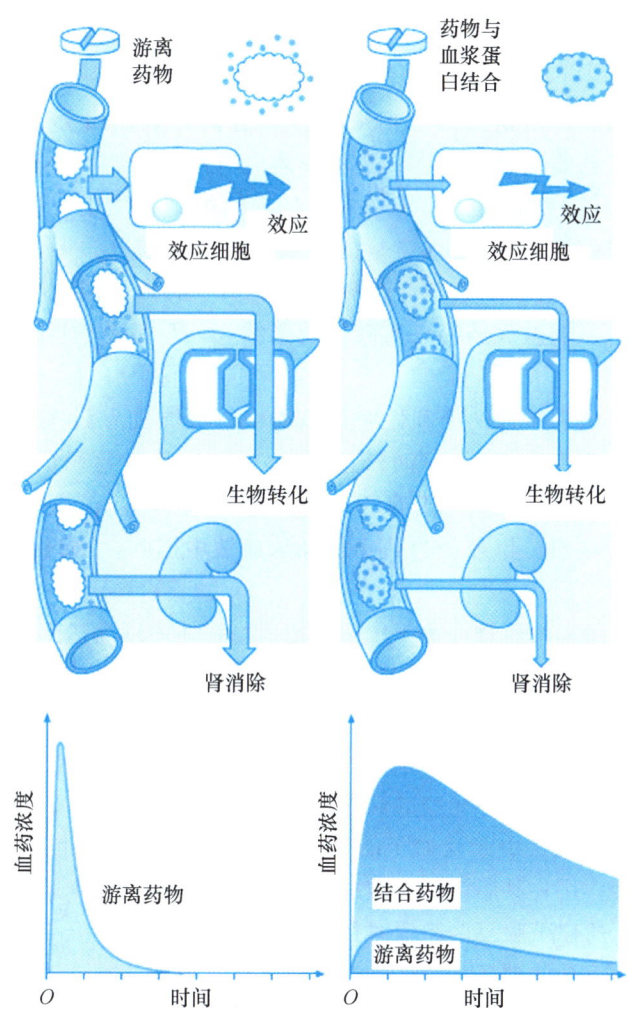

图 4-5　游离药物(左)以及结合型药物(右)的体内分布过程及其血药浓度-时间关系

影响蛋白结合率的因素较多。如很多疾病可以使白蛋白合成减少,或者降解增加;疾病引起的电解质平衡失调可能改变蛋白质的空间结构,从而影响结合强度和结合率;内源性物质(如游离脂肪酸等)以及某些药物可以竞争性地与血浆蛋白结合;种属、性别和年龄不同时,蛋白结合率也有较大差异;药物的结构和理化特性也有重要影响,如四环素类药物随脂溶性增加而蛋白结合率增加。

(四) 药物与红细胞的结合 Drug binding with erythrocytes

在血液中的药物，有时也能与红细胞发生作用，或与血细胞膜上的磷脂结合，或者进入红细胞内与血红蛋白等结合。常见的此类药物有水杨酸、苯巴比妥、苯妥英钠、奎尼丁、双丙吡胺、乙酰唑胺和某些麻醉药等。药物进入红细胞膜同样有被动扩散、主动转运和促进扩散等，也是以被动扩散为主。因此影响这些转运过程的因素同样地影响药物与红细胞的结合。药物与血红蛋白的结合由于受到红细胞膜的阻碍，平衡过程比较慢。药物与红细胞结合对药物分布的影响，与药物和血浆蛋白结合的情况类似。

(五) 组织细胞膜的通透性 Permeability of cell membrane

药物要进入组织器官中，通过血-组织屏障后，还要透过组织细胞膜。药物一般是以被动扩散的方式通过细胞膜，因此根据pH-分配假说，未解离型药物和脂溶性药更易通过，即药物的pKa和油/水分配系数可影响到药物对细胞膜的通透性。

(六) 药物与组织成分的结合 Drug binding with tissue components

药物还可以与各种组织中的某些成分发生作用。如肌肉的供血量按单位重量算是比较低的，但肌肉约占体重的40%，故其中的分布总量不能忽视。研究发现，骨骼肌中的某种蛋白质（经肌肉匀浆、离心、上清液用Sephadex G75分离得到的组分Ⅱ）对保泰松、呋塞米和磺胺间二甲氧嘧啶等药物结合力很强；在肝细胞、肾小管细胞和小肠黏膜细胞中存在着一种蛋白（ligandin），可与一些有机阴离子物质（如磺溴酞钠）发生可逆性结合；多柔比星在体内的分布，受各组织细胞核中DNA含量的影响，含量高则分布多，表明多柔比星与细胞核DNA有较强的结合；另外，长春花生物碱可与组织中的微管蛋白结合，微管蛋白浓度高的组织往往药物含量高；弱碱性药物可与酸性磷脂结合，从而在酸性磷脂含量高的组织中分布更多。

当药物对某一些组织有特殊的亲和性时，该组织就可能成为药物贮库。这种药物连续应用时，该组织中的药物浓度有逐渐升高的趋势，这种现象称为蓄积。油/水分配系数较高的药物具有较高亲脂性，容易从水性血浆环境中分布进入脂肪组织。这一分布过程是可逆的，但药物从组织中解脱非常慢，以至于当药物已经从血液中消除，组织中的药物仍可滞留很长时间。

临床上可以有计划地利用药物的蓄积作用，使药物在体内逐渐达到有效浓度，再长期维持用药。当反复用药时，由于体内解毒或排泄功能的障碍，使药物在体内蓄积过多而产生蓄积中毒。对于肝、肾功能不健全的患者，可能会造成严重后果。

(七) 药物的性质及其他因素 Properties of drugs and others

由于分布是一种膜转运过程，药物的性质影响药物的分布。例如硫喷妥系戊巴比妥的2位氧原子以硫替换得到的药物，由于硫原子的引入，使硫喷妥的脂溶性增大，易于通过血脑屏障，迅速产生催眠镇静作用；其脂溶性又使得其很容易立即再分布到脂肪，同时也容易被脱硫代谢，生成戊巴比妥，所以硫喷妥为超短时作用的巴比妥类药物（表4-1）。药物一般是以被动扩散的方式通过细胞膜，药物的各种理化特性如脂溶性、解离常数、油/水分配系数、分子量、立体结构和稳定性等也可影响到药物对细胞膜的通透性。

药物在体内的分布还受到肝首过作用的影响。药物从消化道吸收经门静脉进入肝，或受到酶的代谢，或与肝组织结合，或被胆汁排泄，使药物活性部分丧失，组织分布量相应减少。首过作用常有饱和现象，增加剂量时可增加分布和排泄。

表 4-1 巴比妥类药物作用与用途比较表

亚类	药物	显效时间（h）	作用维持时间（h）	主要用途
长效	苯巴比妥	0.5～1	6～8	抗惊厥
	巴比妥	0.5～1	6～8	镇静催眠
中效	戊巴比妥	0.25～0.5	3～6	抗惊厥
	异戊巴比妥	0.25～0.5	3～6	镇静催眠
短效	司可巴比妥	0.25	2～3	抗惊厥、镇静催眠
超短效	硫喷妥	iv 立即	0.25	静脉麻醉

第二节 淋巴系统转运
Transport via lymphatic system

体内除了血液循环之外还存在着淋巴系统的循环。由于血流速度比淋巴液流速快 200～500 倍，故药物在体内的分布主要由血液系统来完成。但淋巴系统中药物的转运也具有重大意义，因为有些药物必须依赖淋巴系统的输送。有些疾病情况下（如免疫疾病、炎症和癌转移）需要将药物送至淋巴系统，淋巴系统还可使药物免受肝的代谢破坏。

一、淋巴系统的构造 Structure of lymphatic system

淋巴系统由淋巴细胞和淋巴器官组成。在周边的末梢组织中有大量的与毛细血管共存的淋巴毛细管，它们延伸并汇集于淋巴结，然后经小淋巴管汇集于更大的淋巴结，再经大淋巴管汇合成两条总淋巴管，大的为胸管，小的为右淋巴导管，分别由左、右锁骨下静脉进入血液系统。

淋巴毛细管存在于组织器官的较深部，大多比毛细血管粗（2～10 倍），由单层内皮细胞组成，内皮细胞中有小分子可自由通过的微孔。淋巴毛细管的通透性比毛细血管高很多，较大的分子也可通过。淋巴系统与血液系统的交换大多处于淋巴毛细管与毛细血管共存的末梢组织中，通过组织间隙液进行。组织液透入淋巴毛细管内形成淋巴液。淋巴液为透明稍黏性液体，相对于血浆而言脂质含量少，蛋白质等成分易于变化。一天内人体循环的淋巴液为 1～2 L，流速为 1～1.6 mL/（kg·h）。淋巴管内壁上有瓣膜存在，使淋巴液只能从小淋巴管经总淋巴管向静脉单向流动。淋巴流通道上的淋巴结，可滤除抗原、过滤细胞，并存在有大量淋巴细胞（如 B 细胞、T 细胞、巨噬细胞和天然杀伤细胞等），可以吞噬细菌和异物，在免疫学上有重要作用。同时，淋巴结也是癌症转移的主要通道。

二、药物从血液向淋巴系统的转运 Drug transport from blood to lymphatic system

血液中的药物要进入淋巴系统必须通过毛细血管壁和淋巴毛细管。由于毛细血管壁的微孔径比淋巴管小，故成为主要的屏障。毛细血管壁的通透性因组织器官不同而具有较大差异。有实验证明，稳定状态下毛细血管通透性的大小顺序为，肝＞肺＞肠道＞脚部（这是因为肝毛细血管壁有间隙，相反脚部完全是连续型毛细血管）。相应地，这些部位淋巴液中各种实验药物的浓度也有相同的大小顺序，表明血管壁通透性是主要的限制因素，血管壁通透性高的部位，淋巴液中药物浓度也较高。除此之外，各组织中血管与淋巴管的分布密度、构造和孔径的不同也会造成淋巴系统转运药物的差异。药物从血液向淋巴的转运几乎都是被动扩散过程，故淋巴液中的药物浓度不会高于血药浓度。药物血浆蛋白结合率也会影响转运过程。另外，毛细血管的血压、组织液的静压、血浆和组织液的胶体渗透压也有一定的作用。

三、药物从组织间隙向淋巴系统的转运 Drug transport from tissue interstitial space to lymphatic system

当进行组织间隙给药，如肌内、皮下注射或器官内、肿瘤内注射时，药物面临着毛细血管和淋巴毛细管两种转运途径。这时药物的性质特别是分子量的大小以及管壁的通透性决定了药物的转运途径。分子量小于 50 000 的药物分子，如氯化钠、葡萄糖、尿素、肌酸和肌酸苷等，两种途径都可进入，但由于血流量远比淋巴液流量大得多，故表观上几乎全由血液转运。相反，大分子药物，如分子量在 50 000 以上的蛇毒、白喉类毒素、右旋糖酐和蛋白质等，大分子药物不能通过毛细血管壁的屏障，随分子量增加，向淋巴系统的趋向性也在增加。为了增加药物对淋巴的趋向性，可将药物分子形成各种高分子复合物，或者做成 W/O 型乳剂、脂质体、微球或毫微球等。

四、药物从消化道向淋巴系统的转运 Drug transport from gastrointestinal tract to lymphatic circulation

药物从各种管腔（如消化道、直肠、口腔、鼻腔）和皮肤给药时，药物必须通过黏膜上皮细胞或扁平上皮细胞或角质层等屏障之后，才能进入组织间隙，继而进入血液系统或淋巴系统。由于受到吸收屏障的限制，与注射相比药物向血管或淋巴管的转运更加困难。水溶性药物或大分子药物不能或只能部分通过吸收屏障。

由于血液和淋巴液的流速相差极大，消化道给药后，绝大多数药物进入血流系统并转运至全身，只有 1%～2% 的药物进入淋巴系统。小肠具有将某些大分子脂溶性物质（如 C_{10} 以上高级脂肪酸、脂肪酸甘油酯、维生素 A 和胆固醇等）选择性转运至淋巴系统的功能。相比之下，这些物质更难进入血流。特别是高级脂肪酸，摄入量的 60% 可出现在淋巴液中。在小肠中脂肪酸甘油酯水解生成脂肪酸和单甘油酯，被胆汁乳化后进入上皮细胞，重新合成脂肪酸甘油酯，再被脂蛋白、胆固醇和磷脂覆盖表面，形成乳糜微粒（直径 $<0.5\,\mu m$），释放到上皮细胞外，这种大小的乳糜微粒不易进入血液，而选择性进入淋巴系统中。低、中级脂肪酸没有这种机制，故一般进入血流系统。脂溶性药物进入淋巴系统的程度取决于与乳糜微粒的亲和力。水溶性药物几乎不与乳糜微粒作用，故只能由分子大小决定淋巴系统的趋向性，分子量大者易趋向于淋巴系统，但大分子难以透过黏膜上皮细胞，吸收太少。这时如采用适当的吸收促进剂，不仅可增加黏膜透过性，还可增加淋巴系统的药物转运。

第三节　脑内转运
Drug transport to brain

许多药物注射给药后，可迅速进入全身各个组织器官，但常常难以向脑内转运。如尿素、蔗糖和菊粉等从血液向肌肉的转运是比较容易的，但向脑内的转运很少，几乎测不出来。又如将色素注入动物体内，几乎所有体内组织均被染色，只有脑脊液、脑组织例外。但某些成分如脂溶性极高的麻醉剂却可以迅速进入脑内。这表明，血液与脑组织之间存在着某种屏障，这被称为血脑屏障（blood brain barrier，BBB）（图 4-6）。血脑屏障的功能在于保护中枢神经系统，使其具有更加稳定的化学环境。有些药物（如镇静、催眠、抗抑郁和抗感染药）需要进入脑内中枢神经系统（CNS）方能发挥药效，因此研究血脑屏障，对了解药物在脑内的分布具有重要意义。

中枢神经系统的毛细血管壁内皮细胞结构非常牢实，使血管壁的构造十分致密，不像是一般组织如肌肉中那样的多孔性毛细血管壁。药物要从血液向脑内转运，必须通过紧密的毛细血管壁内皮细胞和基底膜（这构成血脑屏障层）；而从血液向脑脊液转运，则必须穿过贴在毛细血管内皮细胞上的基底膜和脉络膜上皮细胞（这构成血液-脑脊液屏障）。血脑屏障的形成与年龄有关，一般新生

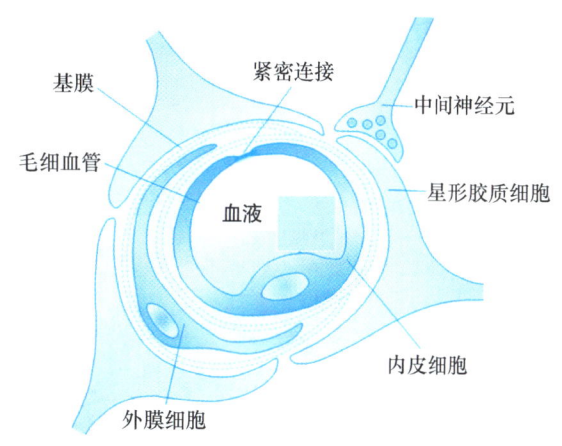

图 4-6　血脑屏障示意图

动物的血脑屏障尚未完全形成，这时药物向脑内转运迅速，容易造成蓄积和中毒。中枢神经系统构造十分复杂，不同部位的通透性相差较大，如苯巴比妥向大脑灰质（主要由神经细胞组成）的转运比向大脑白质（主要由神经髓鞘组成）的转运慢得多。

Thiebaut 和 Cordon-Cardo 等发现，P-糖蛋白在脑毛细血管上皮细胞顶端表面（apical surface）高度表达，随着这一重要发现，现在清楚了血脑屏障对于脂溶性药物的透过率低主要是由于 P-糖蛋白的外排功能所致。

药物向脑内的转运仍以被动扩散为主，即膜扩散速度为限速因素，而膜扩散速度是由药物的油水分配系数和解离常数所决定的。在体液 pH7.4 环境下，解离度小的药物（如巴比妥、氨基比林等）从血液向脑内转运极快，并在脑脊液、脑内和血液之间迅速达到平衡。相反，油水分配系数接近，但在 pH7.4 环境下解离度大的药物（如水杨酸等），则极难进入脑脊液和脑内，转运速度也很慢，而且浓度远远低于它在血液中的水平。另外，一些身体必需物质（如葡萄糖、氨基酸和 Mg^{2+}、K^+ 等金属离子）向脑内的转运则被认为是通过主动转运机制进行的，如氨基酸代谢异常的苯丙酮尿症，由于患者血中存在高浓度苯丙氨酸，使其他必需氨基酸向脑内的转运受到抑制，并影响大脑的发育。

第四节　胎内转运
Drug transport to foetus

药物从母体向胎儿的转运受到胎盘的屏障作用。研究药物向胎内的转运，研究胎盘屏障，对于了解母体与胎儿之间营养物质、生理物质和药物的交换，防止药物等对胎儿的致畸等副作用有着十分重要的意义。

胎盘是由母体和胎儿双方的组织构成的。胎盘由绒毛膜（胎儿部分）、绒毛间隙和基蜕膜（母体部分）构成。绒毛膜内含有脐血管分支。从绒毛膜发出很多大小不同的绒毛（内含丰富的毛细血管），这些绒毛分散在母体血之中（构成绒毛间隙），并吸收母血中的氧和成分，排泄代谢物。基蜕膜含有蜕膜细胞和子宫血管等。在胎儿毛细血管与母体之间，存在着屏障层，厚约 2.5 μm，它由营养上皮层（trophoblastic epithelium），绒毛结缔组织和毛细血管内层所构成，这就是组织学上的胎盘屏障（placental barrier）（图 4-7）。胎儿没有肺循环，而具备独特的血液循环系统，与成人不同。胎盘毛细血管吸收母血中的营养后，大部分经脐静脉入肝，小部分（1/10）经静脉导管直接进入下腔静脉。约 40% 血液入右心后再入下腔静脉，与上腔静脉汇合，经动脉导管流入主动脉，其余血流经卵圆孔入左心，再流入主动脉。主动脉流出的血

液供给全身的组织器官，血液最后由脐动脉返回到胎盘，排泄代谢物于母体血中，完成循环过程。

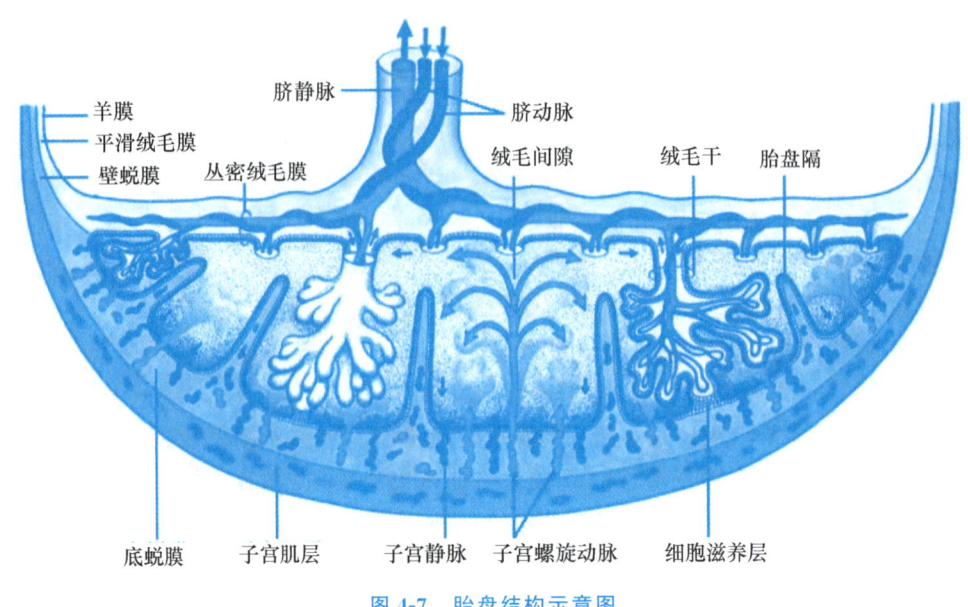

图 4-7　胎盘结构示意图

大部分药物透过胎盘的机制仍是被动扩散；但葡萄糖等可按促进扩散的方式转运；一些金属离子（如 Na^+、K^+ 等）、内源性物质（如氨基酸等）、维生素类及代谢抑制剂可按主动转运的方式通过胎盘；免疫抗体和红细胞则分别以吞噬作用和绒毛破损等方式进入胎盘。影响药物通过胎盘屏障的因素较多。一般 pKa>4.3 的弱酸性药物以及 pKa<8.5 的弱碱性药物容易通过，脂溶性大的药物容易通过；分子量 600 以下的药物容易通过，而分子量 1000 以上时难以通过；给药剂量较大时，由于蛋白结合率大大下降，浓度梯度增加较多，脂溶性低的一些药物也能通过胎盘；随着妊娠时间延长，绒毛表面积增加，膜厚度下降，药物的通透性也可增加；另外，妊娠中毒、血型不合、糖尿病、缺氧、低血压症、脱水症以及出血等也可使胎盘的屏障功能降低。还有很多因素会影响药物在胎儿体内的分布。如果胎盘中母体部分的组织对药物进行摄取或代谢，可使药物进入胎盘的机会减少；进入胎儿内的药物，大部分要经过肝的首过作用，也会有较多的代谢损失（主要代谢酶 P-450 在胎儿肝中的浓度已达成人的 30%～50%）；进入胎儿静脉中的药物，在流动到胎儿各组织器官时，会进一步被末梢血液所稀释，因此浓度与脐静脉相比要低得多。为了研究药物的胎儿内转运特性，目前可用胎儿血浆中药物浓度与母体血浆中药物浓度的比值来进行评价。

第五节　纳米给药系统的分布及靶向化
Distribution and targeting of nanodrug delivery system

与普通药物相比，纳米药物具有基于纳米结构的尺度效应，可能改变药物的体内动力学特征，从而显著影响治疗效果。纳米药物有可能具有以下潜力：①增加药物的溶解度，提高难溶性药物的口服吸收，或显著降低食物效应和个体间差异；②通过包载或复合药物，提高药物的体内外稳定性，或改善药物的溶出或释放行为；③改善药物对组织器官或细胞的选择性，提高药物疗效和（或）降低药物的不良反应；④制成特殊制剂后实现新的给药途径，优化药物联合治疗策略，或提高候选药物的成药性；⑤改变药物的最终制剂形态、贮存条件或给药方式等，降低贮存和运输成本，提高药品生产和使用的便利性，或改善患者顺应性等。常见的纳米制剂有脂质体、胶束、纳米粒、纳米乳、纳米晶等等。

纳米制剂可用于多种给药途径。用于口服给药时，纳米制剂可提高药物生物利用度和稳定性；用于黏膜给药时，纳米制剂因其粒径小、表面能大，能有效滞留于黏膜上，有利于提高药物的局部生物利用度或全身吸收。用于静脉注射时，纳米制剂是实现药物靶向递送的最重要形式。

一、药物靶向递送系统 Targeting drug delivery system

靶向递送系统（targeting drug delivery system）又称为靶向制剂，是药剂学领域的第四代制剂，根据疾病生理、病理特征设计的给药系统，使药物通过胃肠道、血液等途径，选择性地浓集、定位于靶组织、靶器官、靶细胞或亚细胞结构。根据靶向部位生理/病例特征、药物性质等因素，选择靶向功能分子、载体材料，药物分子以溶解、嵌合、吸附或化学键结合等多种形式与载体材料构建靶向递送系统，借助功能化载体材料的特性，将药物选择性递送至靶组织、靶器官、靶细胞或特定细胞器，以期将药物最大限度地浓集到靶区，或以可控的速度和方式在靶区释放药物，实现提高治疗效果和降低毒副作用的目标，用于疾病的特异性治疗和诊断。

（一）被动靶向纳米制剂 Passive targeting nanopreparations

被动靶向纳米制剂是指可根据机体各组织、器官或细胞对不同纳米尺度颗粒滞留性的差异，实现有差异阻留或摄取的纳米制剂。采用注射方式给予被动靶向纳米制剂时，纳米颗粒的尺度是决定其体内分布的重要因素。纳米尺度与体内分布特征关系见表4-2。例如，肿瘤的渗透和滞留增强（enhanced permeability and retention，EPR）效应就是将纳米药物通过被动靶向到实体瘤，诸多实验动物模型肿瘤都表现出了显著不同的病理生理特征，肿瘤部位血管渗透性增强，具有适宜粒径的纳米制剂和某些特定大小的大分子物质可穿透肿瘤部位的血管内皮进入肿瘤组织，又因为肿瘤部位淋巴系统异常，对组织间隙纳米颗粒清除存在障碍，所以纳米制剂和大分子物质能长时间、高浓度地蓄积在肿瘤部位。但肿瘤的这种效应在临床上尚无定论，有待进一步考证。

表 4-2 纳米尺度与体内分布特征

给药方式	粒径（nm）	体内分布特征
静脉注射	<10	透过血管内皮后导入淋巴系统或进入骨髓
	10~100	肝实质细胞摄取
	100~200	被单核吞噬系统从血液中清除，到达肝和脾
	200~400	集中于肝后，迅速被肝清除
组织间隙注射	10~100	透过毛细淋巴管内皮间隙导向淋巴系统

除粒径外，纳米颗粒表面性质也会影响其体内分布。纳米制剂的表面电荷和荷电量影响纳米制剂与细胞膜的吸附作用，靶细胞与纳米制剂带相反电荷时，会显示静电亲和力。纳米制剂表面电荷与脏器的摄取的选择性大致如表4-3所示。

表 4-3 脏器摄取与纳米制剂表面电荷的关系

脂质体	肝	脾	肺	肾	心	脑	骨髓	胃肠
正电荷	++	++	+++	+	+	−	−	+++
中性	+++	++	++	+	+	+++	+	+
负电性	++	+++	+	+++	+++	++	+++	+

注意："＋＋＋""＋＋""＋""－"分别表示个各脏器对荷不同电性脂质体摄取量的多少，无脏器间的量比关系。

肿瘤细胞往往较其他正常细胞活跃，它们的表面负电荷密度高于正常的成熟粒细胞。荷正电纳米粒对该细胞亲电性显示出更高的选择性。由表4-3可知，带正电荷纳米粒还可降低药物对心脏、肾和骨髓的毒性。但是，也要注意，体内大多数组织、细胞为负电性，正电性的纳米粒也会增加与这些组织和细胞的亲和性。单核吞噬系统（mononuclear phagocyte system，MPS）对纳米颗粒的摄取主要由颗粒吸附血液中的调理素（opsonin），包括IgM、IgG、补体Cb3或纤维结合素等辅助完成。纳米颗粒表面吸附调理素后，可以与吞噬细胞上相关受体作用而被摄取。

纳米颗粒的粒径及其表面性质决定了所吸附调理素的种类及其程度，也就决定了吞噬的途径和机制。表面强亲水性的纳米颗粒吸附调理素较少，被MPS吞噬较少，相对易浓集于肺部。当纳米颗粒的亲水性表面吸附免疫球蛋白后，表面疏水性增强或激活补体，进而被吞噬细胞吞噬而富集至肝部。荷负电的纳米颗粒表面电位绝对值越大，越易为MPS摄取而聚集于肝；纳米颗粒表面带正电荷则更易被肺部丰富的毛细血管所截留而聚集于肺部。

（二）主动靶向纳米制剂 Active targeting nanopreparations

主动靶向纳米制剂是一类由具有主动识别靶组织、靶细胞或靶分子的功能分子（简称"靶头"）修饰的纳米制剂，其具有主动寻靶功能，可以将药物靶向递送至病灶组织、细胞或细胞器内，实现对疾病的精准治疗。主动靶向纳米制剂尺度通常需控制在100 nm及以下，以便在毛细血管中顺利通行和通过受体途径穿越生物膜屏障，同时也要注意改善其表面性质，避免MPS对其过快清除。

例如抗体介导主动靶向纳米制剂通过抗体与抗原的特异性结合，使连接了抗体的纳米制剂在体内识别对应抗原的病灶组织或细胞，从而将药物靶向递送至疾病部位。受体介导主动靶向纳米制剂是利用靶区表达的特定受体能与对应配体分子发生特异性结合的特点，将配体分子修饰在荷药载体或药物上，从而将荷药载体或药物靶向递送到病灶区域。

（三）物理化学靶向纳米制剂 Physicochemical targeting nanopreparations

物理化学靶向纳米制剂是通过某些物理或化学方法将药物递送到疾病部位而发挥靶向治疗效果的纳米制剂。例如，因pH而改变结构的载体材料可制备成病灶组织pH敏感释药的纳米制剂；因温度而导致相转变的载体材料可制备成温度敏感释药的纳米制剂；将磁性材料包载在纳米制剂中，在外磁场引导下可定位到预设定的靶位等。

二、纳米制剂与蛋白冠 Nanopreparation and protein corona

蛋白冠（protein corona）是指微粒进入体内后其表面非特异性吸附上的蛋白质集群。蛋白冠形成后，纳米制剂的表面性质发生了变化，改变了纳米制剂本身的动力学特征，如蛋白冠会导致纳米制剂的聚集；蛋白冠会屏蔽主动靶向纳米制剂表面的靶向分子，阻断其对靶点分子的识别；蛋白冠的形成改变了纳米制剂表面性质，必然会影响MPS对纳米制剂的吞噬，从而影响纳米制剂的体内循环时间。

蛋白冠的吸附与解吸附是一种动态平衡。蛋白冠形成过程是不同蛋白质与纳米制剂表面相互作用的竞争过程，故而蛋白冠的组成可能会随时间变化。被纳米制剂紧密吸附的蛋白质在一定条件下不容易与纳米粒解吸附，这类蛋白冠又称为"硬冠"。随着时间的推移，弱结合、低亲和力的蛋白质将被高亲和力、紧密结合的蛋白质取代，这类蛋白冠又称为"软冠"，这种变化过程称为Vroman效应。

一般来说，以下特征有利于减少蛋白冠的形成：亲水性、不带电荷、无氢键供体、只有氢键受体。PEG化（pegylation）修饰能有效阻止非特异性蛋白的吸附，减少蛋白冠的形成。但PEG化修饰也不能完全规避血浆蛋白吸附，PEG的分子量、结构、端基和接枝密度对纳米制剂的"隐身"性能有一定影响，纳米制剂本身的性质也至关重要。

三、纳米制剂举例 Examples of nanopreparation

首先以研究比较清楚的脂质体为例简要说明纳米制剂在临床上的优势。

脂质体（liposomes）是指当两亲性脂质分子分散于水相时其分子的疏水尾部倾向于聚集在一起避开水相，而分子的亲水头部暴露在水相，形成具有脂质双分子层结构的封闭囊泡。1988 年第一个脂质体制剂，即含益康唑的脂质体凝胶"Pevaryl Lipogel"在瑞士由 CILAG 制药公司注册，在瑞士、意大利、比利时和挪威等国上市销售。临床研究证实，由于脂质体凝胶可以增加药物在角质层内的浓度，所以起效更快，可以缩短治疗周期，每天使用 1 次相当于硝酸益康唑霜剂每天给药 2 次的效果。

脂质体药物输送系统已成功地用于治疗感染，主要是真菌感染。第一个上市的脂质体注射型药物输送系统是两性霉素 B 制剂（AmBisome，美国 NeXstar 制药公司），于 1990 年底首先在爱尔兰得到批准上市销售，随后在欧洲上市。AmBisome 为两性霉素 B 及氢化大豆磷脂酰胆碱：二硬脂酰磷脂酰甘油：胆固醇（2：0.8：1）组成的小单层脂质体。紧随其后，两性霉素 B 胶体分散体（Amphocil，美国 SEQUUS 制药公司）于 1994 年在欧洲上市。其主要组成为两性霉素 B 和胆甾醇硫酸酯组成的圆板状胶体分散体。两性霉素 B 脂质复合物（Abelcet，美国脂质体公司）于 1995 年初在欧洲上市。其主要组成为两性霉素 B 和二肉豆蔻酰磷脂酰胆碱、二肉豆蔻酰磷脂酰甘油（3：7：3）组成的带状两层膜结构的复合物。第一个在美国得到批准上市的是 Abelcet，于 1995 年底得到批准。所有这些制剂都可以有效地降低游离两性霉素 B 在治疗过程中对真菌感染患者引起的急性肾毒性。由于脂质体、脂质复合物或脂质分散体的粒子相对于游离的药物来说，主要聚集于单核吞噬系统，可以很大程度地降低肾的摄取，因此，肾毒性的降低使得医生可以给予患者一个高的药物剂量，这是此类药物制剂增加治疗指数的原因之一。

世界上第一个抗癌药物脂质体是阿霉素脂质体（Doxil，美国 Sequus 制药公司），于 1995 年在美国获得 FDA（Food and Drug Administration）批准。随后，此产品在欧洲获得批准。应用于由于人体免疫缺陷病毒（human immunodeficiency virus，HIV）引起的难以医治的卡波西肉瘤（Kaposi's sarcoma，KS）。长循环或"隐型"脂质体的发展是此产品得以发展的必要基础。此技术中，脂质体的组成中含有亲水性聚合物聚乙二醇（polyethylene glycol，PEG）修饰的二硬脂酰磷脂酰乙醇胺（1,2-distearoyl-sn-glycero-3-phosphoethanolamine，DSPE）的衍生物（PEG-DSPE），其作用是阻止血浆蛋白吸附即调理化（opsonization）于脂质体表面。没有 PEG 层的脂质体，血浆蛋白很快黏附于脂质体的表面上，激发起单核巨噬细胞系统对脂质体从血循环中的快速清除。含有 PEG 层的脂质体可以很大程度地阻止调理化作用，延长血循环时间，因此，脂质体可以有效地达到病变部位。在实体肿瘤增长部位及感染、炎症部位，病变引起毛细血管的通透性增加，含有药物的长循环脂质体能够增加在这些部位的聚集量，而正常组织其完整的毛细血管床使得大部分的脂质体不能渗透。在病变部位的脂质体，由于药物的缓释直接作用于病变部位，增加了治疗效果。此种增加药物的治疗指数的机制称为"被动靶向"。因此，应用 Doxil 治疗，一方面增加了阿霉素到卡波西肉瘤部位的输送，另一方面减少了对心脏部位的输送，从而改善了治疗效果。

1996 年，另一个抗癌药柔红霉素脂质体（DaunoXome，美国 NeXstar 制药公司）得到美国 FDA 的批准在美国上市，随后在欧洲得到许可。DaunoXome 的作用机制与 Doxil 类似，增加了所携载药物在实体瘤的蓄积，同时降低了在敏感部位如心脏的浓度。DaunoXome 组成中，固相脂质和胆固醇形成紧密的脂质体膜而阻止了血浆蛋白的调理化。再加上小的粒径使 DaunoXome 从血液中清除的速度减慢，DaunoXome 也明显地降低游离药物的毒副作用，心脏毒性大大降低。

另外，上市的脂质体产品还有阿糖胞苷脂质体（DepoCyt）、制霉菌素脂质体（Nyotran）、甲肝疫苗脂质体（Epaxal）等，其他的药物脂质体制剂，包括抗癌、抗菌和抗感染药物，也有的进入临床试验阶段。此外，在脂质体的特异部位接上配体或抗体，通过配体或抗体的主动寻靶技术，设计出更能增加部位特异性的脂质体药物输送系统也被广泛地研究着，有望进一步提高脂质体制剂的疗效。

白蛋白结合紫杉醇纳米粒注射液也是纳米制剂成功的一个非常好的例证。2005年美国FDA批准白蛋白结合紫杉醇纳米粒注射混悬液（Abraxane）上市，不再使用助溶剂聚氧乙烯蓖麻油对紫杉醇增溶，安全地增加紫杉醇的用药剂量，白蛋白结合紫杉醇纳米粒可有效地向肿瘤组织浓集。我国也在不断推进靶向给药系统的国产化研制进程。2008年，复旦张江的"里葆多"率先取得了批准文号成功上市，之后其他企业也先后获得了长循环阿霉素脂质体的批准文号。

（齐宪荣）

思考题

1. 试述药物在组织中的分布过程及其主要影响因素。
2. 试举例说明药物经血液循环或淋巴循环系统分布各自的特点。
3. 如何设计淋巴导向用药物制剂？
4. 举例说明蛋白结合与药效的关系。
5. 思考如何设计脑部用药？
6. 纳米制剂有哪些优势？

参考文献

[1] Thiebaut F，Tsuruo T，Hamada H，et al. Immunohistochemical localization in normal tissues of different epitopes in the mutidrug transport protein P170：evidence for localization in brain capillaries and crossreactivity of one antibody with a muscle protein. J Histochem Cytochem，1989，37：159-64.

[2] Cordon-Cardo C，O'Brien JP，Casals D，et al. Multidrug-resistance gene（P-glycoprotein）is expressed by endothelial cells at blood-brain barrier sites. Proc Natl Acad Sci USA，1989，86：695-8.

[3] 梁文权. 生物药剂学与药物动力学. 北京：人民卫生出版社，2000.

[4] 屠锡德. 生物药剂学. 北京：中国医药科技出版社，1998.

[5] 魏树礼，张强. 生物药剂学与药物动力学. 北京：北京医科大学出版社，1997.

[6] 高峰. 工业药剂学. 北京：化学工业出版社，2021.

[7] 吕万良，王坚成. 现代药剂学. 北京：北京大学医学出版社，2022.

[8] 吕万良，汪贻广. 先进药剂学. 北京：北京大学医学出版社，2022.

药物代谢和药物-药物相互作用
Drug Metabolism and Drug-drug Interaction

本章要求：
1. 掌握药物代谢在药物体内处置中的作用。
2. 掌握重要的Ⅰ相和Ⅱ相药物代谢类型，以及重要的药物代谢酶。
3. 熟悉药物代谢的主要部位，药物代谢酶的亚细胞定位。
4. 熟悉代谢性药物-药物相互作用产生的机制，及其在药物临床使用和新药研发中的意义。
5. 了解影响药物代谢和转运的主要因素。
6. 了解药物代谢和药物转运的研究模型和研究方法。

第一节 概 述
Introduction

药物代谢（drug metabolism），又称生物转化（biotransformation），是体内药物消除的重要方式之一。药物进入体内后，生物体的防御系统即会对其进行处置，发生一系列反应。有些药物以原型药物排出体外，但大多数需经结构修饰后才能排出体外。药物在生物体内发生的分子结构改变过程称为药物代谢。

药物的代谢通常分为两大类，即Ⅰ相代谢和Ⅱ相代谢。Ⅰ相代谢是在药物的分子中引入新的基团，或除去原有小基团的反应，主要包括氧化、还原、水解反应，且以氧化反应为主。在Ⅰ相代谢过程中，药物往往会失去药理或毒理活性（去活作用），但有些药物经代谢后活性反而增加（激活作用），也有一些药物经代谢后具有与原药不同的活性（活性改变），有些甚至生成毒性代谢物。在多数情况下，毒性是导致药物研发失败的主要原因，因此在新药研发阶段需特别关注毒性代谢物的生成。

Ⅱ相代谢是指原型药物或Ⅰ相代谢产物，与一些内源性小分子的结合反应，包括葡萄糖醛酸化、硫酸化、甲基化、乙酰化、氨基酸结合、谷胱甘肽结合、脂肪酸结合等。许多情况下，Ⅰ相代谢是Ⅱ相代谢的前提，药物通过Ⅰ相代谢将极性基团，如羟基、氨基、羧基等引入分子中，进一步发生Ⅱ相代谢。通常Ⅱ相代谢产物的水溶性大于母体药物，易于从体内排出，但甲基化和乙酰化反应产物的水溶性反而低于母体药物。

药物在生物体内的代谢一般是在酶催化下进行。参与药物代谢的酶广泛分布于肝、肠、肾、肺、脑、脾、皮肤、血液等器官和组织。肝是药物代谢的主要场所，但肠道在药物的代谢中也发挥非常重要的作用，甚至是某些药物口服首过效应的主要原因。虽然肺组织中药物代谢酶的表达量并不高，但肺部血流量大，又是全身血液的必经之路，因此肺也是药物代谢的重要场所。肾在药物的Ⅱ相代谢，如葡萄糖醛酸化的代谢中也值得重视。此外，肠道微生物参与的药物代谢近年来也越来越受到关注。

药物代谢酶种类多，其中细胞色素P450依赖的微粒体单加氧酶系在药物的Ⅰ相代谢反应中具有特殊的地位；葡萄糖醛酸转移酶、磺基转移酶、谷胱甘肽-S-转移酶、乙酰基转移酶等为介导Ⅱ相代谢反应主要的酶。

绝大多数药物代谢酶位于细胞内，且大多连接在细胞的内质网上，也有少部分定位于线粒体和胞质中。药物首先需进入细胞才可能被酶代谢，对于一些脂溶性合适的药物，可以通过简单扩散进入细胞，但对于亲水性药物，或者在生理pH下主要以离子形式存在的药物，依靠简单扩散进入细胞的可能性小，但位于细胞膜上摄取型转运体可介导其进入细胞，而外排型转运体将底物药物排至细胞外，故药物转运体虽然不直接参与代谢，但因其参与了一些药物的跨膜转运，间接影响了药物的代谢。因此，转运体介导的药物转运也归于药物代谢研究范畴。

疾病治疗中，通常需要联合使用多种药物，联合使用的两种或两种以上的药物间因多种原因产生相互影响，最终影响疗效和毒性，称为药物-药物相互作用，其中因一种或几种药物对药物代谢酶或转运体的抑制或诱导，从而影响合用药物的吸收、分布、代谢和排泄，由此影响合用药物的药效和毒性，称之为代谢性药物-药物相互作用。代谢性药物相互作用被认为是导致药物相互作用的最主要原因。

药物转运和代谢研究在创新药物研发中具有重要的意义。药物转运和代谢可影响药物的吸收、分布和排泄，与药物的有效性和安全性（毒性）密切相关。以往在新药研发中，把药效活性的筛选与优化作为新药研发的首要任务，但1991年的统计研究发现，导致新药研发失败的原因约70%是由于药物的非药效因素，且高达40%的失败与候选药物的药物代谢和药物动力学（drug metabolism and pharmacokinetics，DMPK）性质不佳相关。该研究促使国际制药行业在新药发现阶段即重视化合物的吸收（absorption，A）、分布（distribution，D）、代谢（metabolism，M）和排泄（excretion，E）的初步研究，即进行ADME早期评价。据2000年的统计，由于重视了化合物早期ADME研究，因DMPK性质不佳引起的新药研发失败率降低至11%，见图5-1。

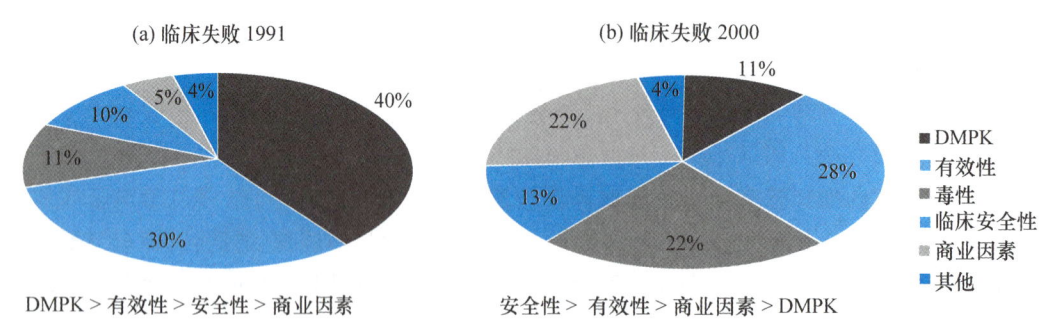

图5-1　进行早期ADME成药性研究前（a，1991）后（b，2000）临床阶段（Ⅰ～Ⅲ）药物研发失败原因的变化

本章主要介绍药物代谢类型、药物代谢酶、代谢性药物-药物相互作用，以及药物代谢研究方法。药物转运体介绍见第2章第五节。

第二节 药物代谢与药物的药理毒理活性
Drug metabolism and pharmacological/toxicological effects

代谢过程中，药物一般会逐渐失去活性，但也有少数药物通过代谢会增加其药理活性，此外，还有一些药物通过代谢改变了药理活性，出现了与原来不同的药理作用。

一、代谢失活 Metabolic inactivation

多数情况下，代谢后药物即失去活性。如苯巴比妥代谢为羟基苯巴比妥后失去催眠活性，氯环嗪被代谢为氯环嗪氧化物后失去抗组胺活性。

二、代谢激活 Metabolic activation

酯类结构的前药，体内经酯酶水解后即转变成活性药物，如阿司匹林经酯酶水解后生成活性代谢物水杨酸；抗血小板聚集药物氯吡格雷也为前药，需经肝 CYP 酶代谢后生成活性的硫醇代谢物发挥作用，但其经酯酶水解后的产物为无活性代谢产物。

三、生成活性更强或成药性更佳的化合物 Produce more active or better druggability compounds

有些化合物经代谢后生成活性更强或成药性更佳的化合物，并由此开发成为新药。如非那西丁经 CYP1A2 代谢后生成活性更强的对乙酰氨基酚。

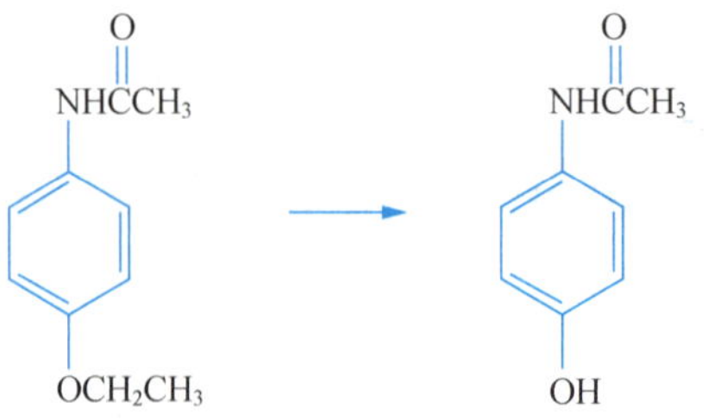

非那西丁 → 对乙酰氨基酚

第一个非镇静抗组胺药特非那定因对 hERG 通道（一种对维持室性心律至关重要的电压门控钾离子通道）具有强抑制（IC_{50} 10 nmol/L），当与大环内酯类抗生素或酮康唑联合使用，特非那定的代谢被抑制，可致室性心律失常、室性心动过速、心脏性猝死等风险而撤市。后研究发现其代谢产物非索非那定为活性代谢物，对 hERG 无抑制，且更少透过血脑屏障（更小的镇静作用），因而开发了比特非那定更优的非镇静抗组胺药非索非那定。

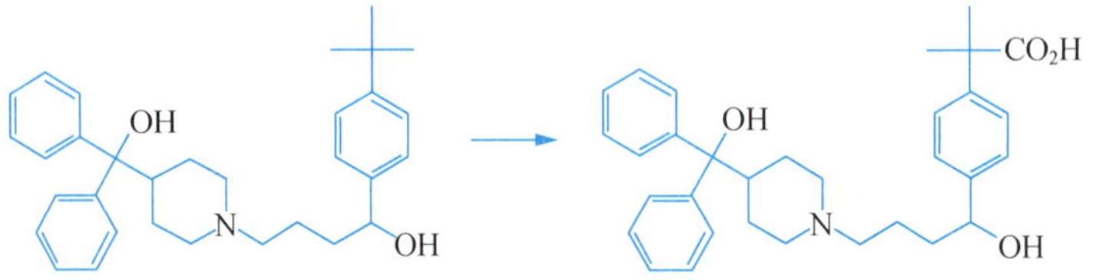

特非那定 → 非索非那定

四、生成的代谢物活性改变 Produce the metabolites with altered activities

可待因 O-去甲基化代谢成吗啡，由镇咳剂变为止痛剂；异丙异烟肼 N-去烷基化成异烟肼，由抗抑郁药变为抗结核病药物。

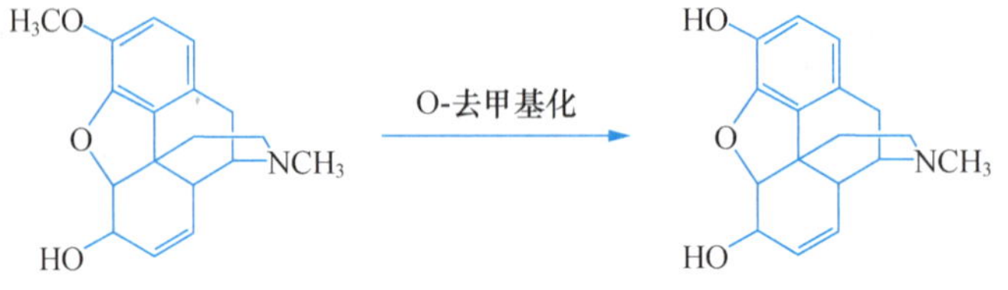

可待因（镇咳剂） —O-去甲基化→ 吗啡（止痛剂）

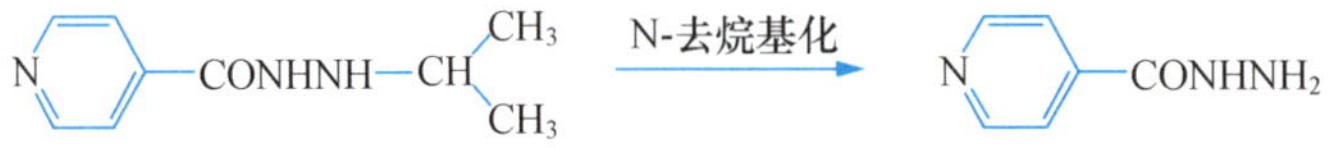

异丙异烟肼（抗抑郁） —N-去烷基化→ 异烟肼（抗结核）

五、生成毒性代谢物 Produce toxic metabolites

药物经代谢后生成毒性代谢物是导致药物毒性的主要原因之一。如对乙酰氨基酚（又名扑热息痛）在治疗剂量下安全性高，但过量时可致严重甚至致命性肝损伤。对乙酰氨基酚绝大部分（95%）可经葡萄糖醛酸化和硫酸化结合代谢清除，但小部分（约5%）可经 CYP2E1、CYP1A2 和 CYP3A4 等代谢活化成活性中间体——N-乙酰-对-苯醌亚胺（NAPQI），NAPQI 可与肝细胞上的生物大分子发生共价结合。正常剂量下，肝中的谷胱甘肽-S-转移酶（GST）可催化还原性谷胱甘肽（GSH）与代谢生成的 NAPQI 结合，生成无活性的 NAPQI-GSH 结合物，因此不会出现肝毒性。当过量服用对乙酰氨基酚，因生成大量的 NAPQI，消耗肝中的 GSH，一旦 GSH 耗尽，NAPQI 便和肝中的生物大分子共价结合，从而致肝损伤。

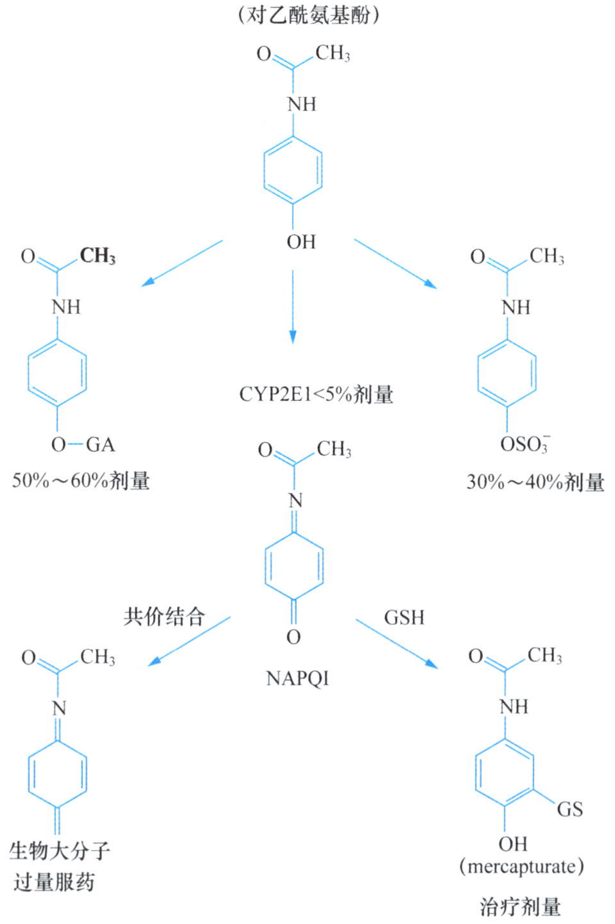

第 5 章 药物代谢和药物-药物相互作用

异烟肼经乙酰化成乙酰异烟肼，再经水解成乙酰烟肼，进一步在 CYP 酶的催化下生成乙酰基自由基致慢性肝损伤。黄曲霉素 B1（AFB1）致肝癌也源于代谢激活。AFB1 是黄曲霉素中致癌性最强的一种，其本身并不具致癌性，但经 CYP3A4 代谢后生成的毒性代谢产物与 DNA 上的鸟嘌呤 N7 位结合，使肝 p53 基因中第 249 位密码子的鸟嘌呤转变为胸腺嘧啶。

第三节　Ⅰ相代谢和代谢酶
Phase Ⅰ metabolism and metabolic enzymes

氧化、还原和水解是Ⅰ相代谢的最主要代谢类型，其中最主要的为氧化反应，其次为还原和水解反应。介导Ⅰ相药物代谢的酶主要包含细胞色素 P450 酶（CYPs 或 P450）、黄素单加氧酶（FMOs）、单胺氧化酶（MAOs）、黄嘌呤氧化酶/醛氧化酶（XO/AO）、酯酶等。

一、氧化反应和氧化酶 Oxidation and oxidases

Ⅰ相药物代谢主要包括氧化、还原和水解，分别由相应的酶催化。

（一）氧化 Oxidation

药物的氧化反应类型很多，主要包括：

(1) 饱和烃氧化：脂肪酸或长链饱和烃类多在末端（称为 ω 氧化）或次末端（ω-1 氧化）上被羟基化，如巴比妥、苯巴比妥。

(2) 烯烃氧化：碳碳双键可被氧化成环氧化物，如卡马西平。

(3) 芳香烃氧化：芳香环经中间产物芳香环氧化物转化为酚类，如地西泮（安定）、水杨酸和乙酰苯胺。

(4) O-脱烃：碳氧键断裂，产生羟基而脱下烃基，如可待因、非那西丁。

(5) S-脱烃：碳硫键断裂，产生巯基而脱下烃基，如6-甲基巯基嘌呤。

(6) N-脱烃：碳氮键断裂，产生-NH基而脱下烃基，如氨替比林、氯丙嗪。

(7) N-氧化：叔胺类氧化导入氮氧键，伯胺、仲胺和酰胺进行N-羟化反应，如氯丙嗪。

(8) S-氧化：一般可导入硫氧键，如硫利达嗪。

(9) 脱氨基：氨基先羟化成中间产物，最终形成羰基，如苯丙胺、组胺。

(10) 脱硫：通过氧原子的置换反应使原子态硫脱离，如对硫磷、硫喷妥。

(11) 醇、醛类的氧化：醇、醛可被各种相应的酶（如醇脱氢酶和醛脱氢酶）氧化成醛和羧酸。

(12) 烃链不饱和化：烃链末端可形成双键，如睾酮、丙戊酸。

上述氧化反应可见表5-1。

表 5-1 氧化反应的常见类型

类型	反应式
饱和烃氧化	$CH_3-CH_2-CH_2-R \longrightarrow HO-CH_2-CH_2-CH_2-R$ (ω氧化) $+ CH_3-\underset{OH}{CH}-CH_2-R$ (ω-1氧化)
烯烃氧化	$R-CH=CH-R' \longrightarrow R-CH\underset{O}{-}CH-R'$
芳香烃氧化	$Ar-H \longrightarrow Ar-OH$
O-脱烃	$R-O-R' \longrightarrow R-OH$
S-脱烃	$R-S-R' \longrightarrow R-SH$
N-脱烃	$R_1R_2N-R' \longrightarrow R_1R_2NH$
N-氧化	$R_1R_2N-R' \longrightarrow R_1R_2N^+(O^-)-R'$；$R-NH-R' \longrightarrow R-N(OH)-R'$；$R_1R_2CH-NH_2 \longrightarrow R_1R_2C=N-OH$
S-氧化	$R-S-R' \longrightarrow R-S(O)(O)-R'$
脱氨基	$R R' CH-NH_2 \longrightarrow R R' C=O$
脱硫	$R_1R_2P(S)R' \longrightarrow R_1R_2P(O)R'$
醇、醛氧化	$R-CH_2-OH \longrightarrow R-CHO \longrightarrow R-COOH$
烃链不饱和化	$R-CH_2-CH_3 \longrightarrow R-CH=CH_2$

(二) 氧化酶 Oxidase

1. 细胞色素 P450 细胞色素 P450（cytochrome P450s，CYPs）是一类位于内质网膜上的酶，属于血红素蛋白超家族。因其在还原状态下与一氧化碳结合，在波长 450 nm 处有最大吸收峰而得名，又称为单加氧酶（monooxygenase），简称 CYPs 或 P450s。

CYPs 按其氨基酸序列同源性分为家族和亚族，目前可分为 CYP1、CYP2、CYP3 和 CYP4 四个家族（家族成员有 40% 的同源性），每个家族进一步分为多个亚族（成员具有 55% 以上的同源性），不同亚型用字母表示，如 CYP1A、CYP2B、CYP2C。同一亚族中又有不同的成员（具有 97% 以上的同源性），分别用数字表示，如 CYP3A4、CYP3A5。对上市药物贡献大的主要为来自 CYP1、CYP2 和 CYP3 家族的 10 余个成员（图 5-2），其中 CYP3A4、CYP2C9、CYP2C8、CYP2E1 和 CYP1A2 在人肝中有较高表达，CYP2A6、CYP2D6、CYP2B6、CYP2C19 和 CYP3A5 低表达，而 CYP2J2、CYP1A1、CYP1B1 主要表达于肝外组织。CYP 酶的抑制和诱导，是引起药物-药物相互作用的主要原因之一。

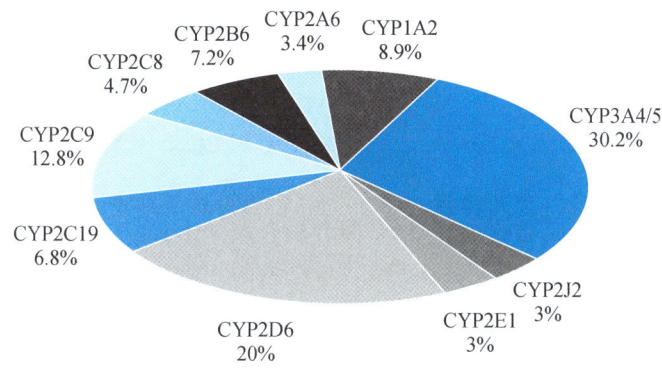

图 5-2 由 CYP 代谢的临床常用药物中各 CYP 酶参与的比例

CYP 酶催化的混合功能氧化反应（RH 为底物）：

$$NADPH + O_2 + RH \longrightarrow ROH + NADP^+ + H_2O$$

图 5-3 显示 CYP 酶催化的氧化反应机制。①底物分子（RH）与酶活性中心结合，形成 $Fe^{3+}RH$，使底物代谢部位与催化中心——血红素的 Fe^{3+} 接近；②Fe^{3+} 接受 1 个电子（来自 REDOX 伴侣）被还原为 Fe^{2+}，生成 $Fe^{2+}RH$；③氧分子 O_2 与 Fe^{2+}-RH 复合物结合，并发生分子重排，生成 $Fe^{3+}O_2^-RH$；④复合物接受第二个电子（来自 REDOX 伴侣），形成过氧铁复合物（$Fe^{3+}O_2^{2-}RH$）；⑤过氧铁复合物中的 1 个氧原子与两个氢离子结合，生成 H_2O 和 $FeO^{3+}RH$；⑥$FeO^{3+}RH$ 中的 FeO^{3+} 具很强的反应活性，可吸取底物上的氢原子，形成自由基中间体（$FeOH^{3+}R·$），进一步使底物氧化，生成代谢产物复合物（$Fe^{3+}ROH$）；⑦代谢物与 CYP 酶分离，CYP 回到起始状态，可进行下一轮催化反应。

CYP 催化过程中所需的电子由 REDOX 伴侣提供。REDOX 伴侣为细胞色素 P450 氧化还原酶（cytochrome P450 oxidoreductase，POR）和细胞色素 b5（cytochrome b5）。POR 是一种 NADPH 还原酶，也是一种黄素蛋白。蛋白上结合有黄素腺嘌呤二核苷酸（flavin adenine dinucleotide，FAD）和黄素单核苷酸（flavin mononucleotide，FMN）。POR 通过以下途径提供电子：①FAD 被 NADPH 还原生成 $FADH_2$ 和 $NADP^+$；②$FADH_2$ 携带的 2 个电子传递给 FMN，形成 FMNH2；③FMNH2 将携带的 2 个电子传递给 CYP，供氧化代谢。细胞色素 b5 将烟酰胺腺嘌呤二核苷酸（nicotinamide adenine dinucleotide，NADH）氧化，自身被还原，携带的电子可传递给 CYP。氧化反应中所需的第二个电子也可由细胞色素 b5 提供。

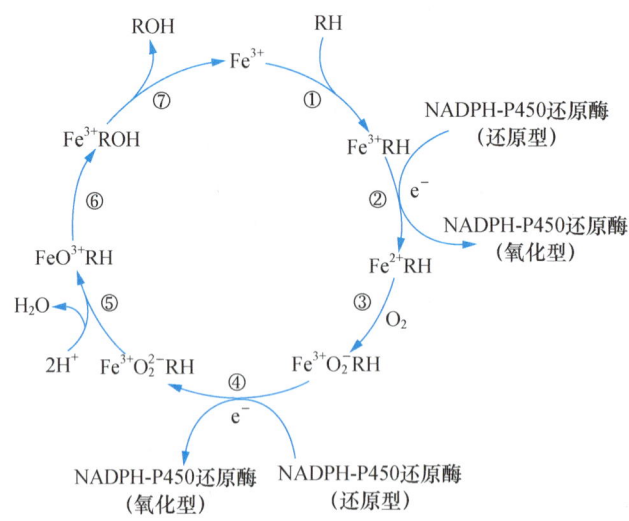

图 5-3　CYP 酶氧化反应的通用催化循环

除肝外，人小肠也表达 CYP 酶，但其表达量远不及肝，且表达的 CYP 相对量也有所差异。在人小肠中发现的主要为 CYP1A1、CYP2C、CYP2D6、CYP2E1（痕量）和 CYP3A4、CYP3A5，其中 CYP3A4 含量最高。

参与绝大部分上市药物代谢的主要 CYP 酶分别介绍如下：

(1) CYP1A2：主要存在于肝，占人肝 CYP 总量的 10%~15%，在肝外组织中表达水平较低。其底物为规则的芳香烃、杂环胺和酰胺等，包括许多重要的临床使用药物、前致癌物，如苯并芘以及激素等内源性化合物，代表性底物药物有对乙酰氨基酚、非那西丁、茶碱、咖啡因等。

(2) CYP2A6 主要表达于肝，约占人肝总 CYP 量的 4%。其底物为分子量较小、具有两个离代谢位点 2-3Å 和 5-7Å 氢键受体的非平面分子，代表性底物药物有香豆素、环磷酰胺、齐多夫定、丙戊酸、尼古丁等。

(3) CYP2B6 主要表达于肝，占肝 CYP 总量的 2%~10%，在人体中的表达量差异大。其代表性底物药物有安非他酮、环磷酰胺、他莫昔芬、氯胺酮、异丙酚、美芬妥英、尼古丁等。

(4) CYP2C8、CYP2C9、CYP2C19 为 CYP2C 亚族成员，占人肝 CYP 总量的 20%~25%。其中 CYP2C8 和 CYP2C9 占主导地位，分别占总 CYP2C 的 35% 和 60%，而 CYP2C19 的表达量较低，只占总 CYP2C 的 2%。CYP2C8 的代表性底物有紫杉醇、西洛伐他丁、甲苯磺丁脲、花生四烯酸。CYP2C9 的代表性底物有甲苯磺丁脲、苯妥英、S-华法林、布洛芬、双氯芬酸、氯沙坦、氟西汀。CYP2C19 的底物为中性或弱碱性化合物，具有两个或三个相距 4-5Å 的氢键受体，距离代谢位点 5-7Å，其代表性底物药物有奥美拉唑、地西泮、美芬妥英、西酞普兰等。中国人群中 CYP2C9 和 CYP2C19 具有较高的突变率，在药物临床应用和新药研发中需要特别注意。

(5) CYP2D6 在肝、肾、胎盘、脑、乳腺、肺和小肠等组织中均有表达，在人肝中表达低，约占肝 CYP 总蛋白量的 4%，甚至更低，但参与了较高比例的临床常用药物代谢。CYP2D6 底物的结构特征：在距离氧化位点 5-7Å 处，至少存在一个碱性氮原子。其代表性底物药物有：美西律、普罗帕酮、普萘洛尔、美托洛尔、地昔帕明、氟西汀、文拉法辛、利培酮、可待因、右美沙芬、吗啡、他莫昔芬等。中国人群中 CYP2D6 的突变率也比较高。

(6) CYP2E1 在肝、肺、鼻等组织中表达。约占人肝 CYP 总量的 6%。其底物为中性的、小的且较规则的分子，具有一个或两个距离代谢位点 4-6Å 的氢键受体。其代表性底物有乙醇、对乙酰氨基酚、咖啡因、氯唑沙宗、异烟肼、恩氟烷等。CYP2E1 是形成活性氧中间体最活跃的 CYP 酶，异烟肼的肝毒性被认为与其被 CYP2E1 代谢相关。

（7）CYP2J2 在心脏，特别是心肌细胞和内皮细胞高表达，在肺、胃肠道、胰腺低表达，在肝中的表达低于肝总 CYP 的 1%。不易被一般的 CYP 诱导剂诱导。CYP2J2 的底物谱还未完全阐明，但抗组胺药特非那定、依巴斯汀、阿司咪唑被证明是 CYP2J2 底物，胺碘酮和环孢素也被证明是 CYP2J2 底物。此外，CYP2J2 是介导花生四烯酸代谢的重要 CYP 酶，而花生四烯酸代谢产物在调节肾、肺和心血管功能中起重要作用。

（8）CYP3A：人类 CYP3A 包括 CYP3A4、CYP3A5、CYP3A7 和 CYP3A43 四种亚型，其中 CYP3A4 和 CYP3A5 是人肝中主要的两个亚型，CYP3A4 也是人小肠中主要的 CYP 酶，是口服药物首过效应的主要原因之一；在呼吸道、肺组织、脑和肾中，CYP3A5 是 CYP3A 的主要亚型，CYP3A7 主要在胎儿时期表达。

CYP3A4 与 CYP3A5 有 90% 以上的同源性，两者的底物谱几乎重叠。CYP3A4 参与很多临床药物的代谢，如红霉素、克拉霉素、酮康唑、硝苯地平、奎尼丁、辛伐他丁、环孢素、芬太尼、茚地那韦、咪达唑仑、地西泮、睾酮、多柔比星等。

CYPs 催化的典型药物代谢反应：

① 脂肪族侧链和芳香环上的羟化反应：

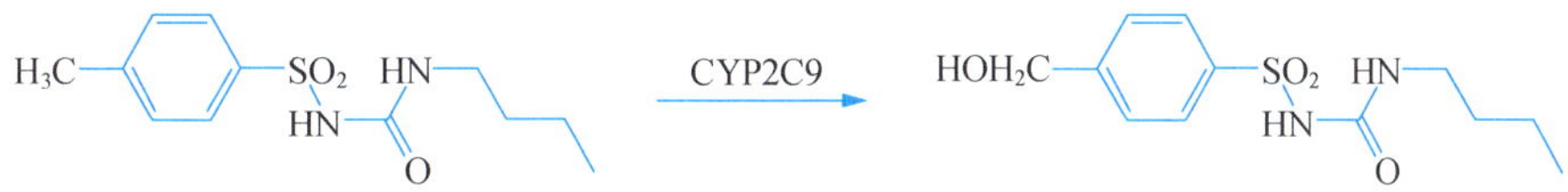

甲苯磺丁脲

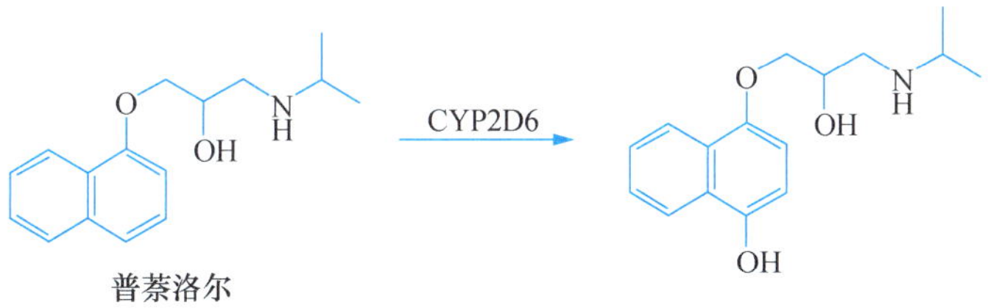

② N-、S-氧化反应：

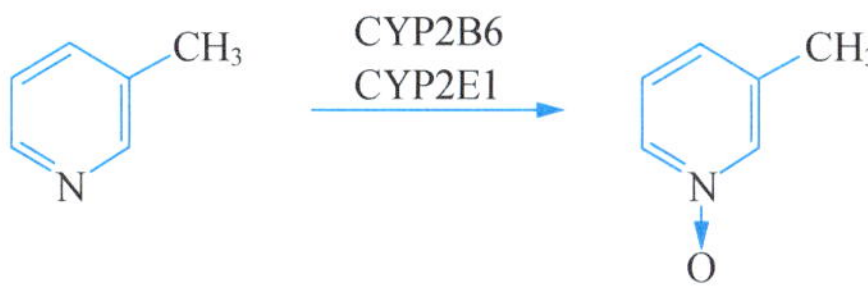

3-甲基吡啶

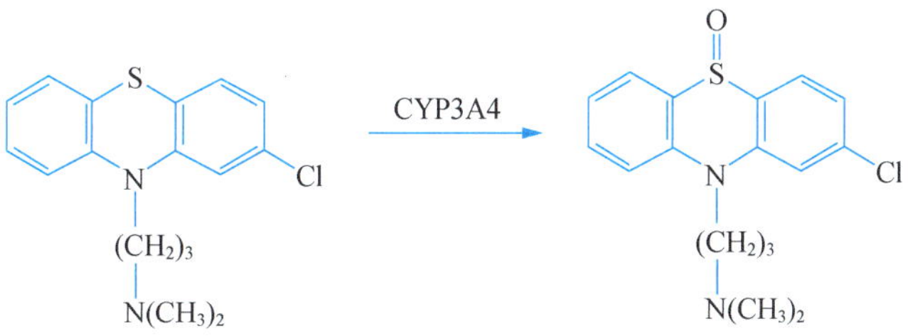

氯丙嗪

③N-、O-脱烷基反应：

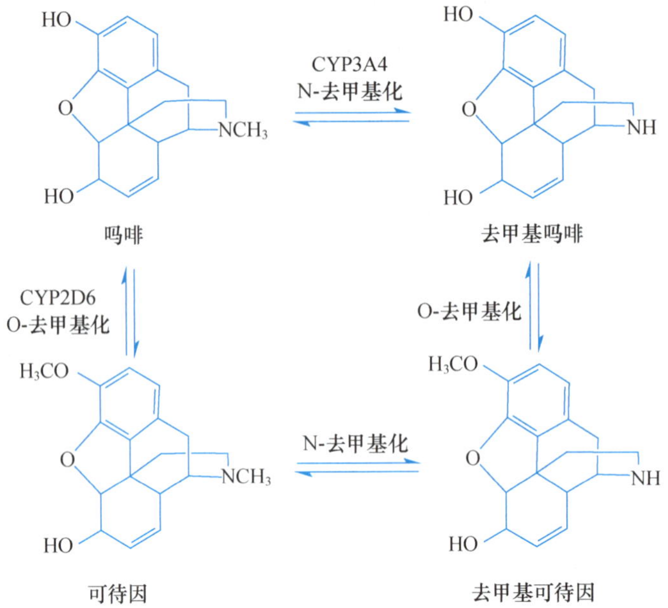

吗啡　　　　　　　　　　　　　　去甲基吗啡

可待因　　　　　　　　　　　　　去甲基可待因

④环氧化反应：

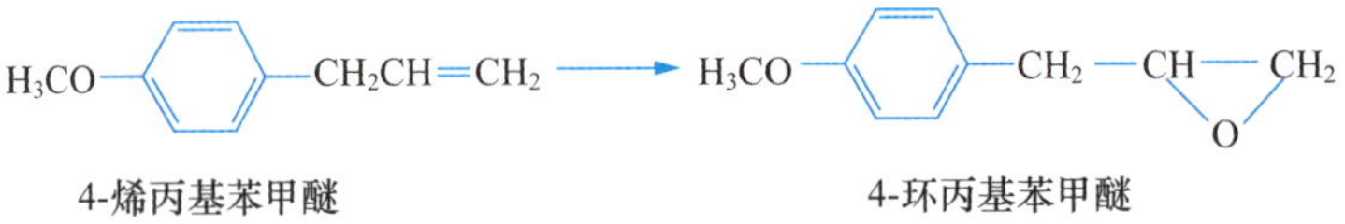

4-烯丙基苯甲醚　　　　　　　　　4-环丙基苯甲醚

CYP 酶可将许多烯烃类和芳香族化合物代谢为环氧化物，除非被水解或结合，否则这些环氧化物可与组织的亲核物质反应引起损伤。

2. 黄素单加氧酶　黄素单加氧酶（flavin monooxygenases，FMOs）是位于内质网膜依赖 FAD、NADPH 和分子氧的微粒体黄素酶。FMOs 可催化含杂原子，如氮、硫、磷的药物或外源物氧化，其底物比 CYP 酶少。

人类 FMOs 主要有 5 种，FMO1～FMO5，其表达具有组织特异性。FMO1 主要表达于成人肾、胎儿肝，成人肝中不表达；FMO2 主要表达于肺和肾；FMO3 主要表达于肝，可催化三甲胺氧化。由于 FMO3 的基因多态性，导致 FMO3 表达缺陷，三甲胺氧化不足，引起"鱼腥症"。FMO4 分布于肝、肾、小肠和肺组织中；FMO5 在人肝、肾、小肠和肺中表达。成人肝中表达最高的为 FMO3 和 FMO5，且两者的表达均约为 CYP3A4 的 60%。与 CYP 酶不同，FMO 酶不易被抑制或诱导，潜在的药物相互作用可能性小。

除三甲胺外，FMO3 的底物还有叔胺、酪胺、尼古丁、安非他明、西咪替丁、雷尼替丁、氯氮平、甲巯咪唑、酮康唑等。

由于 FMO 和 CYP 酶均为微粒体酶，且其催化反应均需 NADPH 参与，不易区分代谢反应由 CYP 或 FMO 催化，但 FMO 对热不稳定，可通过比较经 45 ℃预孵育后的酶促反应情况加以确定。

3. 单胺氧化酶　单胺氧化酶（monoamine oxidases，MAOs）为黄素蛋白酶，存在于体内大多数类型的细胞线粒体外膜。MAO 催化胺类物质，包括单胺类神经递质，如多巴胺、去甲肾上腺素、5-羟色胺的脱氨和脱氢，是体内参与胺类物质代谢的主要酶。

MAO 有两个亚型，MAO-A 和 MAO-B。MAO-A 的主要底物为儿茶酚胺类和含有羟基的胺类物质，MAO-B 主要代谢不含羟基的胺类物质。

4. 醛氧化酶和黄嘌呤氧化酶　醛氧化酶（aldehyde oxidases，AOs）和黄嘌呤氧化酶（xanthinoxidase，XO）存在于肝和其他组织的细胞质中，催化底物氧化，催化机制与 CYP 和

FMO 不同。

AO 催化一系列醛生成相应的酸,也参与一些药物的代谢,如伐昔洛韦、扎来普隆、唑尼沙胺、齐拉西酮等。XO 催化含有嘌呤基团的药物和嘌呤类似物,如咖啡因、茶碱等代谢,其氧化产物为对应的尿酸衍生物。

次黄嘌呤 → 黄嘌呤 → 尿酸

AO 在所有种属中均有表达,但其表达量和活性存在差异。

5. 醇脱氢酶 醇脱氢酶(alcohol dehydrogenases,ADHs),是一类含锌酶,以 NAD^+/NADH 为辅助因子,催化醇可逆氧化成醛或酮,对伯醇和某些仲醇具有特异性,在人的乙醇代谢中起主要作用。

其催化的可逆反应:

$$RCH_2OH + NAD^+ \longleftrightarrow RCHO + NADH + H^+$$

如:

$$CH_3-CH_2OH \underset{}{\overset{醇脱氢酶}{\longleftrightarrow}} CH_3-CHO$$

ADHs 主要分布于肝,几乎全部在细胞质中。

6. 醛脱氢酶 醛脱氢酶(aldehyde dehydrogenase,ALDH)催化醛类化合物氧化生成羧酸。反应通常不可逆:

$$RCHO + NAD^+ \longrightarrow RCOOH + NADH + H^+$$

ALDH 主要表达于肝,定位于线粒体。

二、还原代谢和还原酶 Reductive metabolism and reductases

(一)还原代谢类型 Type of reductive metabolism

还原反应主要是药物中的羰基、羟基、硝基等基团在相应的酶催化下被还原(表 5-2)。

表 5-2 还原反应的主要类型和代表药物

类型	反应式	代表性底物
羰基还原	R—CHO ⟶ R—CH$_2$—OH	水合氯醛
	R—CO—R′ ⟶ R—CHOH—R′	纳洛酮
偶氮还原	Ar—N=N—Ar′ ⟶ Ar—NH$_2$ + Ar′—NH$_2$	百浪多息
硝基还原	R—NO$_2$ ⟶ R—NO ⟶ R—NH—OH ⟶ R—NH$_2$	氯霉素
双键还原	R—CH=CH—R′ ⟶ R—CH$_2$—CH$_2$—R′	氟尿嘧啶
二硫化物还原	R—S—S—R′ ⟶ R—SH + R′SH	对氟苄基二硫醚
S-氧化物还原	R—SO—R′ ⟶ R—S—R	二甲亚砜

(二) 还原酶（Reductase）

催化还原反应的酶主要有：

1. 醛酮还原酶（aldo-keto reductases，AKRs） AKRs 是一类依赖 NADPH 的还原酶，参与醛类和酮类的还原反应。

$$H^+ + R-CO-R' + NADPH \longrightarrow R-CHOH-R' + NADP^+$$

人 AKRs 可催化大量的底物，使其产生活性或毒性。AKRs 包含 16 个家族，哺乳动物 AKR 主要属于 AKR1、AKR6 和 AKR7，其中 AKR1 为最大的家族，且大多数的人 AKR 属于 AKR1 家族。

AKR 的内源性底物包括糖、脂醛、类固醇和前列腺素，AKR 也参与肿瘤化疗药物、中枢神经系统药物（如纳洛酮）的代谢。

2. 偶氮还原酶（azo reductases，AZRs） AZRs 可以还原偶氮染料中的氮氮双键，生成相应的胺。已发现粪肠球菌粗提物可以利用 NADH 和 NADPH 还原偶氮染料。

$$Ar-N=N-Ar' + 2NAD(P)H \longrightarrow Ar-NH_2 + Ar'-NH_2 + 2NAD(P)^+$$

3. 硝基还原酶（nitroreductases，NTRs） NTR 家族是 FMN 或 FAD 或 NADPH 依赖的酶，可代谢硝基取代的化合物，生成相应的羟胺。

AZR 和 NTR 通常与细菌相关，大多数真核生物中不存在，产生 AZR 和 NTR 的细菌主要为梭菌和真菌，不同种属的细菌产生各种不同数量的酶。

4. 参与还原反应的其他酶 CYPs 和 ADH 除催化底物氧化反应外，也催化还原反应，如 ADH 可将醛反向还原为醇：

$$R-CHO + NAD(P)H + H^+ \longrightarrow R-CH_2-OH + NAD(P)^+$$

CYPs 和 NADPH-P450 还原酶催化的还原反应虽然不多，但已发现催化硝基、亚硝基、羟胺和 N-氧化物的酶。此外，醌还原酶、谷胱甘肽过氧化物酶也可参与还原反应。

三、水解反应和水解酶 Hydrolysis and hydrolases

(一) 水解反应类型 Type of hydrolysis

水解反应是 I 相代谢的主要代谢类型之一，主要是将含酯键、酰胺键和酰肼等结构的化合物水解成羧酸，或使环氧化物水解开环，见表 5-3。

主要的水解反应类型有：

表 5-3 主要水解反应类型和代表药物

类型	反应式	代表性底物
酯水解	$R-COO-R' \longrightarrow R-COOH + R'OH$	阿司匹林、普鲁卡因
酰胺水解	$R-CONH_2 \longrightarrow RCOOH + NH_3$	普鲁卡因胺
酰肼水解	$R-CONHNH_2 \longrightarrow RCOOH + NH_2NH_2$	异烟肼
环氧化物水解	$R-CH-CH-R' \longrightarrow R-CH(OH)-CH(OH)-R'$	羊毛甾醇环氧化物

(二) 水解酶 Hydrolases

催化水解反应的酶有环氧化物水解酶、酯酶和酰胺酶。

1. 环氧化物水解酶 环氧化物水解酶（epoxide hydrolases，EHs）是一类催化化学活性环氧化物水解生成二醇的蛋白质。至少有 5 种亚型：微粒体胆固醇 5,6-氧化水解酶、肝氧蛋白

A 水解酶、白三烯 A 水解酶、可溶性环氧化物水解酶（sEH）和微粒体环氧化物水解酶（mEH）。其中研究得较多的是 sHE 和 mEH。mEH 有两种形式，Ⅰ型和Ⅱ型。Ⅰ型 mEH 位于肝细胞内质网，将环氧化物转化为二醇；Ⅱ型 mEH 位于肝细胞膜上。sHE 也可催化环氧化物转化为二醇，在肝、肾和肺等很多组织中有表达。sHE 在基因毒性环氧化物的解毒中起重要作用。

2. 酯酶和酰胺酶 酯酶和酰胺酶可催化酯、硫酯和酰胺与水分子结合生成相应的酸和醇或胺，与环氧化物水解酶具有相同的催化机制，催化过程中均不需要辅因子。酯酶通常具有酰胺酶的活性，反之亦然。

酯酶在许多药物及农药的代谢清除中发挥重要作用，可水解神经毒气及农药（如对硫磷、马拉硫磷等）。酯或酰胺是前药设计的常用策略，而酯和酰胺在体内通常需在酯酶或酰胺酶的催化下释放出活性药物。

酯酶属于 α、β 水解酶，有许多亚族，大约 450 个成员。

人体内的酯酶主要包括对氧磷酶、羧酸酯水解酶——羧酸酯酶（carboxylesterases，CESs）、乙酰胆碱酯酶（acetylcholinesterase）、丁酰胆碱酯酶（butyrocholinesterase）。其中 CESs 在药物代谢中发挥了重要的作用。

CESs 广泛分布于哺乳动物各组织，如肝、皮肤、肺、肾和小肠细胞的内质网。哺乳动物的 CESs 可分成五类：CES1、CES2、CES3、CES4A 和 CES5A。人 CES1 主要表达于肝，CES2 主要表达于肝、肠道、肾和心脏，CES3 主要在肝和肠道表达，但其表达量远低于 CES1 和 CES2。CES1 和 CES2 有 47％ 的氨基酸同源，但它们对底物的选择性有较大差异。CES1 偏好较小醇基或较大酰基的化合物，如可卡因（甲醇酯）、哌甲酯（甲醇酯）、哌替啶（乙醇酯）、氯贝丁酯（乙醇酯）；而 CES2 偏好较大醇基或较小酰基的化合物，如阿司匹林、吗啡、加巴喷丁、伊立替康。

CESs 在组织分布和催化活性上具有显著的种属差异。

第四节　Ⅱ相代谢和代谢酶
Phase Ⅱ metabolism and metabolic enzymes

药物的Ⅱ相代谢（phase Ⅱ metabolism）反应又称为结合反应、缀合反应，包括葡萄糖醛酸结合、硫酸化、甲基化、乙酰化、氨基酸结合、谷胱甘肽结合、脂肪酸结合等。Ⅱ相代谢通常使药物分子中加入一个如葡萄糖醛酸的亲水基团，其反应的机制牵涉到代谢酶和提供亲水基团的辅助因子。药物经过结合反应后通常极性增加，从而易于肾排泄，但甲基化和乙酰化反应产物例外。

通常认为，Ⅰ相反应使药物产生或去掉一个基团，从而使Ⅱ相反应得以发生，因此，Ⅱ相反应是真正的解毒途径。许多药物可同时发生Ⅰ相和Ⅱ相代谢，因而不同代谢途径的反应可能会竞争同一底物。

一、Ⅱ相代谢 Phase Ⅱ metabolism

在药物代谢和解毒过程中，酶催化的结合反应起着十分重要的作用。在人体内有多种类型的结合反应，代表性Ⅱ相反应类型见表 5-4。

表 5-4　常见的Ⅱ相反应类型

反应类型	催化酶	功能基团	代表性底物
葡萄糖醛酸结合	UDP-葡萄糖醛酸转移酶	-OH、-COOH、-NH$_2$、-SH	胆红素、氯霉素
硫酸化反应	磺基转移酶	-NH$_2$、-SO$_2$NH$_2$、-OH	花旗松素
甲基化反应	甲基转移酶	-OH、-NH$_2$	左旋多巴、木犀草素
氨基酸结合反应		-COOH	苯甲酸、对氟苯甲酸
谷胱甘肽结合反应	谷胱甘肽-S-转移酶	环氧化物、有机卤化物	
乙酰化反应	N-乙酰转移酶	Ar-NH$_2$	对氨基苯甲酸

二、Ⅱ相代谢酶 Phase Ⅱ metabolic enzymes

(一) 葡萄糖醛酸转移酶 Glucuronyl transferases

葡萄糖醛酸结合反应 (glucuronidation) 是最常见的Ⅱ相代谢。介导这类反应的酶为尿苷-5'-二磷酸葡萄糖醛酸转移酶 (uridine 5'-diphosphate glucuronosyltransferases，UGTs)。UGTs 是主要位于肝、肾、肠、肺、前列腺、乳腺、脑等组织细胞内质网中的糖蛋白，其催化反应需辅因子尿苷-5'-二磷酸-α-D-葡萄糖醛酸 (uridine-5'-diphospho-α-D-glucuronic acid，UDPGA) 作为糖基供体。UDPGA 在 UGTs 催化下，使葡萄糖醛酸与含羟基、羧基、氨基或巯基等化合物结合，生成水溶性的 β-D-葡萄糖醛酸苷，见图 5-4，然后经肾排泄或分泌至胆汁。经 UGTs 催化生成的葡萄糖醛酸苷除具有较大的水溶性外，其在生理 pH 条件下可解离 (pKa 约为 4)，简单扩散能力差。肝细胞中生成的葡萄糖醛酸苷在细胞膜转运体参与下经胆汁排泄进入肠道，又可被肠道中的 β-葡萄糖醛酸酶水解，生成母体化合物而被重新吸收，形成肠肝循环。

UGTs 的活性位点面向内质网内腔，非极性底物可以通过内质网膜扩散，并可以在内质网膜中被结合，但需将 UDPGA 转运至内质网中，且生成的水溶性底物需转运出内质网。内质网膜上表达的多种葡萄糖醛酸苷转运体，通过促进扩散将代谢生成的Ⅱ相结合物转运至细胞质。在肝细胞、肾小管细胞等存在多种可转运葡萄糖醛酸苷的转运体。体外实验中，需在酶促反应体系中加入去垢剂 (如 Triton-100) 或穿孔多肽 (如丙甲菌素)，以破坏膜屏障。

UGTs 催化的葡萄糖醛酸化最终代谢物通常是单葡萄糖醛酸苷，也有个别双葡萄糖醛酸苷的报道。体内存在许多 UGTs 的内源性底物，其中最具代表性的为血红素降解产物胆红素。天然胆红素以非极性构象存在，两个不相邻的羧基形成分子内氢键，但一旦进入 UGT1A1 结合口袋，羧基部分可接近酶活性中心，发生葡萄糖醛酸化反应。新生儿因 UGT 酶表达低，胆红素不能及时被代谢，会表现出生理性黄疸。阿扎那韦、茚地那韦、厄洛替尼对胆红素葡萄糖醛酸化的抑制可能导致这些药物引发高胆红素血症。

UGTs 是一个超家族，迄今已发现 22 个编码人类 UGTs 的基因，根据序列相似度可将其分为 4 个家族 UGT1、UGT2、UGT3 以及 UGT8。UGT1 和 UGT2 家族是介导外源物葡萄糖醛酸化的主要酶。UGT1 包含 9 个成员。UGT2 家族可分成 2 个亚族：UGT2A 和 UGT2B。UGT2A 包含 3 个成员，UGT2B 包含 7 个成员 (表 5-5)。与 CYPs 类似，UGTs 也可被诱导。

有研究者统计了不同实验室以液质联用法测得不同供体肝微粒体中 GUT 不同亚型的蛋白含量，发现肝微粒体中有 UGT1A1、1A3、1A4、1A6、1A9、2B4、2B7、2B10、2B15、2B17 表达；而在人肠道主要检测到 UGT1A1、UGT1A4、UGT1A10、UGT2B7、UGT2B17 表达；人肾中有 UGT1A6、UGT1A9 和 UGT2B7 表达。

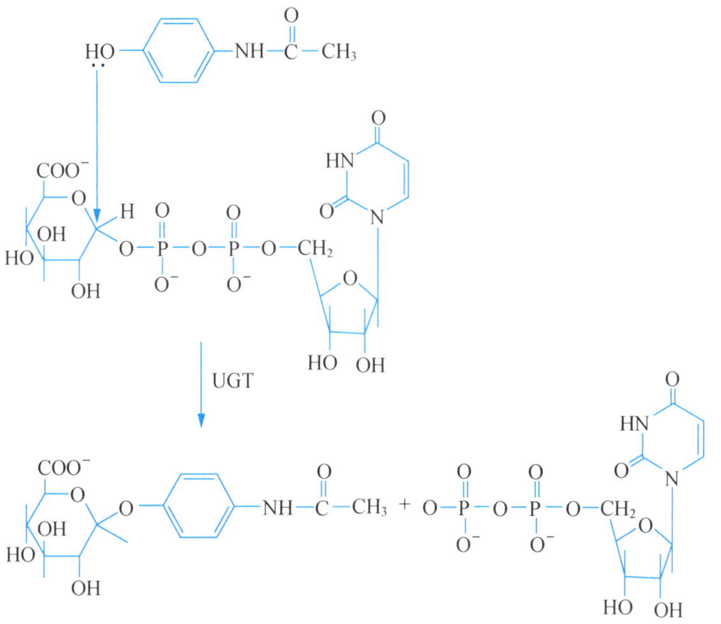

第 5 章 药物代谢和药物-药物相互作用

图 5-4 葡萄糖醛酸化反应

表 5-5 参与人外源物代谢的重要 UGTs 家族成员

亚族		成员数	成员
UGT1		9	UGT1A1，UGT1A3~UGT1A10
UGT2	UGT2A	3	UGT2A1、UGT2A2、UGT2A3
	UGT2B	7	UGT2B4、UGT2B7、UGT2B10、UGT2B11、UGT2B15、UGT2B17、UGT2B28

UGTs 亚型的底物谱广且有高度的重叠，表 5-6 列举了不同 UGTs 亚型的代表性底物。

表 5-6 人主要 UGTs 的典型内外源底物

UGT 亚型	内源性底物	外源性底物
UGT1A1	胆红素、雌二醇	依托泊苷、黄酮
UGT1A3	雌酮、胆汁酸	非甾体类抗炎药
UGT1A4	雄甾醇	阿米替林、丙咪嗪、赛庚啶、三氟拉嗪、米帕明
UGT1A6	5-羟色胺	对乙酰氨基酚、萘醌腙、萘普生、1-萘酚、2-萘酚、去铁酮
UGT1A7	—	羟基苯并芘
UGT1A8	—	儿茶酚雌激素、香豆素类、黄酮、多酚
UGT1A9	雌酮、4-羟雌酮、炔雌醇、视黄酸	异丙酚、菲拉索尼
UGT1A10	多巴胺	雷洛昔芬、曲格列酮、霉酚酸
UGT2B4	氢化去氧胆酸	可待因、吗啡、齐多夫定
UGT2B7	雄酮、雌三醇、4-羟基雌酮	吗啡、可待因、酮洛芬、布洛芬、丙戊酸、薄荷脑、萘心安、齐多夫定
UGT2B10		S-尼古丁
UGT2B15	二氢睾酮、睾酮、4-羟基雌酮	奥沙西泮、劳拉西泮、西格列扎、丁香酚、秦皮乙素
UGT2B17	雄酮、睾酮、二氢睾酮	伏立诺他

(二)磺基转移酶 Sulfotrasferases

硫酸化反应是各种内、外源物质,如激素、神经递质、药物、食品添加剂、致癌物生物转化过程中一种重要的结合反应。硫酸化反应需要在磺基转移酶(sulfotrasferases,SULTs)的催化下完成。SULTs 将辅助因子 3′-磷酸腺苷-5′-磷酸硫酸盐(PAPS)的磺酸基团转移至底物(如 R-OH)上,形成硫酸化代谢产物(R-O-SO$_3$H)(图 5-5)。通常情况下,生成的代谢产物生物活性降低、水溶性增加,易于经肾排出。硫酸化反应是酚的重要结合途径,但也存在于醇类、胺类,还可能存在于硫醇类。

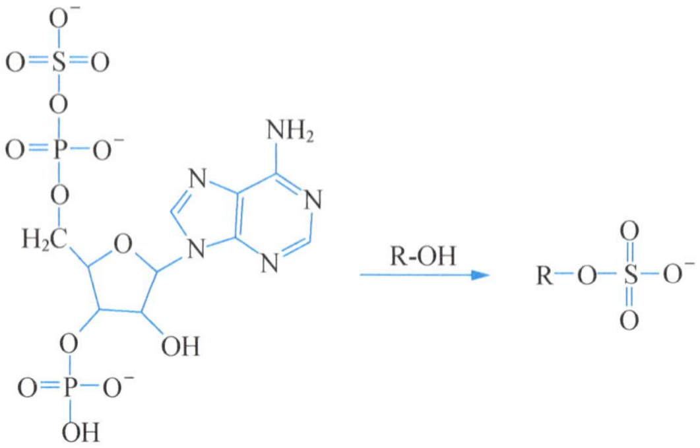

图 5-5 含羟基基团的化合物以 PAPS 为辅因子进行硫酸化反应

PAPS 由 ATP 与硫酸根经两步反应生成,这些反应发生在细胞质中。药物与 PAPS 在 SULTs 的催化下发生硫酸化反应。

SULTs 主要存在于肝、肠道、肾、肾上腺、脑和肺中,以肝和小肠中的硫酸化反应活性最高。在哺乳动物体内,发现两类 SULTs:①高尔基体中膜结合的 SULTs,膜 SULTs 对细胞功能具有重要作用;②细胞质中的可溶性 SULTs,主要催化内外源物质的代谢。药物代谢中讨论的 SULTs 主要是指可溶性 SULTs。目前,尚未发现 SULT 可被诱导。

SULT 超家族分为 5 个家族:SULT1、SULT2、SULT3、SULT4 和 SULT6,但 SULT3 只在小鼠和家兔中检测到。在药物代谢中 SULT1 和 SULT2 发挥的作用比其他几个家族更为重要。人主要代谢部位肝、肠和脑组织中,表达的主要 SULTs 见表 5-7。

表 5-7 人主要代谢部位的 SULTs 分布

组织	SULTs 表达
肝	SULT1A1、SULT1B1、SULT1E1、SULT2A1
肠	SULT1A1、SULT1A3、SULT1B1
脑	SULT4A1

SULT1A1 催化多个小分子平面酚类化合物的硫酸化;SULT1A2 可催化许多芳胺类物质代谢;SULT1A3 主要负责儿茶酚胺类物质的硫酸化反应(如多巴胺,图 5-6);SULT1B 的主要底物为甲状腺激素;SULT1E1 为人雌激素硫酸化酶;SULT2A1 和 2B1 同属于人甾体激素硫酸化酶,大多数哺乳动物组织中的内源性甾体激素都能发生硫酸化反应,且以肾上腺、肾和脑的活性最高。

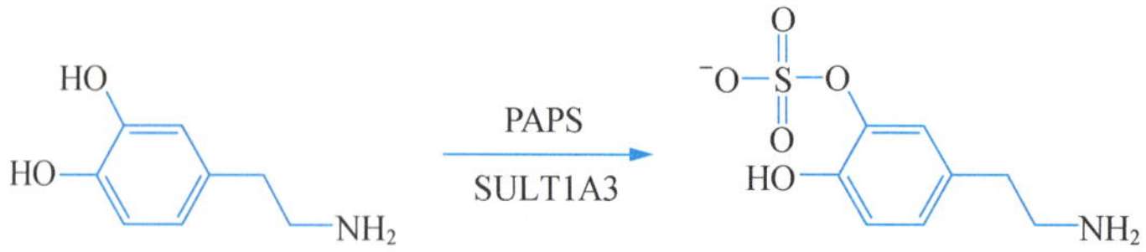

图 5-6 多巴胺的硫酸化反应

对大多数药物和内源物而言，能发生葡萄糖醛酸结合的也能发生硫酸化反应，因此这两种代谢途径存在竞争性，这也是硫酸化反应需要重视的原因之一。由于两个反应的动力学过程，以及细胞内 PAPS 量少于 UDPGA，一般认为硫酸化在低底物浓度时起主导作用，而葡萄糖醛酸化在高底物浓度时起主要作用。

（三）甲基转移酶 Methylatases

甲基转移酶（methylatases，MTs）参与甲基从 S-腺苷甲硫氨酸（S-adenosylmethylaneurine，SAM）转移至含有-C、-O、-N 或-S 官能团的内、外源化合物。除含吡啶的外源物 N-甲基化（如尼古丁 N-甲基化）和硫醚的 S-甲基化外，其他甲基化代谢产物的疏水性增加。

催化甲基化反应的 MTs 主要由烟酰胺 N-甲基转移酶、硫嘌呤甲基转移酶、硫醇甲基转移酶、儿茶酚-O-甲基转移酶（catecholo-methyltransferase，COMT）。COMT 存在两种形式，即可溶性 COMT（S-COMT）和膜结合 COMT（MB-COMT）。S-COMT 存在于肾和肝细胞的胞质中，而 MB-COMT 存在于大脑。COMT 只对儿茶酚结构的化合物具有催化活性，其底物主要有神经递质，如多巴胺、去甲肾上腺素（图 5-7）、肾上腺素，以及儿茶酚胺类药物，如抗帕金森病药物左旋多巴、抗高血压药物甲基多巴。此外，含儿茶酚结构的天然产物，如木犀草素，也是 COMT 的良好底物。

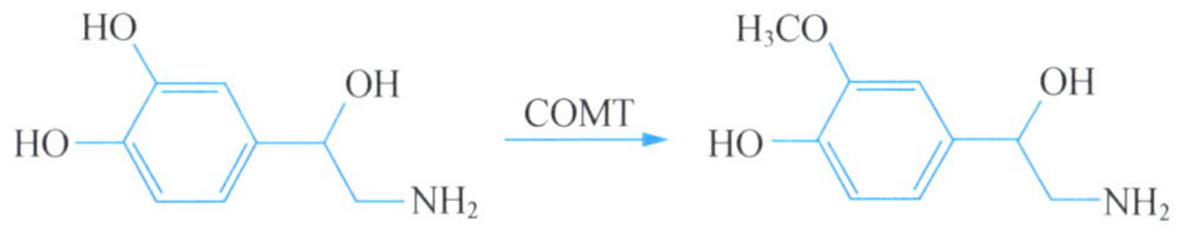

图 5-7 COMT 催化去甲肾上腺素甲基化反应

（四）N-乙酰转移酶 N-acetyltransferases

N-乙酰转移酶（N-acetyltransferases，NATs）是生物体催化体内含氮类物质乙酰化的酶，其最主要的底物是芳伯胺类、羟胺类和肼类化合物。NATs 催化的乙酰化反应能修饰许多蛋白质，调节许多生理功能。乙酰化反应需乙酰辅酶 A 提供能量，生成酰胺类化合物。

NATs 是细胞质酶，存在于大多数哺乳动物的肝和很多其他组织。人类表达两种同工酶，NAT1 和 NAT2，两者具有 75%～90% 的同源性。NAT1 在大多数哺乳动物许多组织中均有表达，而 NAT2 主要表达于肠道和肝。NAT1 和 NAT2 的底物谱重叠，但 NAT1 优先催化酸性底物，如对氨基苯甲酸和对氨基水杨酸，而 NAT2 对磺胺二甲基嘧啶、肼屈嗪和异烟肼具有专属催化活性。大多数情况下，N-乙酰化可使毒性外源性化合物解毒。

NAT1 和 NAT2 均具有基因多态性。NAT 的基因多态性使体内药物的乙酰化代谢产生个体差异，从而导致药效/毒性的个体差异。如在服用异烟肼的患者中，由于乙酰化酶的基因多态性，人体中药物的代谢速率存在差异，在乙酰化慢的个体中，血药浓度高，可因原型药物累积导致神经毒性。

（五）氨基酸酰基转移酶 Amino acid acyltrasferase

羧酸类药物或代谢物，与内源性氨基酸形成结合物。1842 年 Keller 第一次描述了苯甲酸与甘氨酸的结合产物马尿酸（图 5-8）。与氨基酸结合是羧酸类药物最重要的解毒途径。

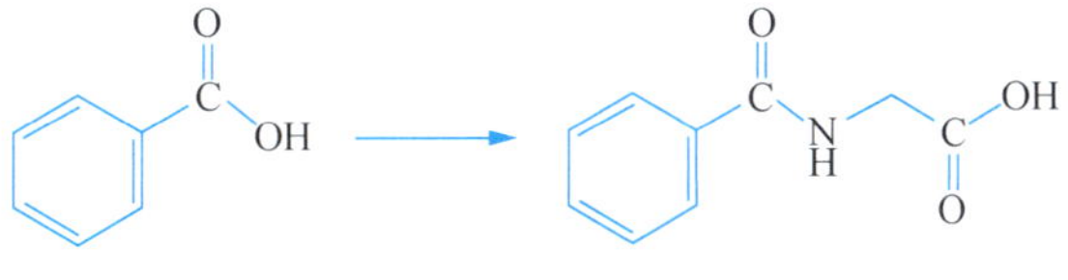

图 5-8 苯甲酸与甘氨酸结合生成马尿酸

氨基酸与羧酸结合包括三个步骤：①羧酸活化，产生酰基腺苷酸；②酰基腺苷酸与辅酶 A 反应生成酰基辅酶 A；③在氨基酸酰基转移酶催化下，活化的酰基与氨基酸的氨基结合。

$$R-\underset{OH}{\overset{O}{\underset{\|}{C}}} \xrightarrow{ATP} R-\underset{AMP}{\overset{O}{\underset{\|}{C}}} \xrightarrow{CoA-SH} R-\underset{S-CoA}{\overset{O}{\underset{\|}{C}}} \xrightarrow{amino\ acid} R-\underset{NH-amino\ acid}{\overset{O}{\underset{\|}{C}}}$$

能够发生氨基酸结合反应的主要有苯甲酸、苯乙酸、苯氧乙酸、肉桂酸等。人类与羧酸结合的氨基酸主要为甘氨酸、谷氨酰胺、鸟氨酸，且以甘氨酸最为常见。氨基酸结合反应受氨基酸供给的限制，新生儿和老年人因蛋白质获取不充分，致使氨基酸供给不足，限制了此代谢通路，从而易导致苯甲酸衍生物在其体内蓄积而产生毒性，如以代谢性酸中毒为特征的早产儿致死性并发症。人体内仅苯甲酸和甘氨酸大量结合，未与谷氨酰胺结合的脱氧脂肪酸或芳香酸，也可能和甘氨酸结合，其他可与甘氨酸结合的内源性底物还包括胆酸。人类和一些灵长目动物体内的许多芳香乙酸与谷氨酰胺结合，而非与甘氨酸结合，如苯乙酸和吲哚乙酸。

（六）谷胱甘肽转移酶 Glutathione S-transferases

谷胱甘肽（glutathione，GSH）为谷氨酸、半胱氨酸和甘氨酸组成的三肽，在体内以还原型和氧化型存在，几乎存在于生物体所有的细胞中。谷胱甘肽-S-转移酶（glutathione S-transferases，GSTs）可催化生物体内亲核的还原型 GSH 与某些内源或外源的亲电分子（含 C、N 或 S）结合，生成谷胱甘肽结合物。多数情况下，结合物的极性大，易被排至胆汁，或进入其他代谢路径生成终产物硫醚氨酸。GST 的底物具有亲电性，可与细胞中的生物大分子发生共价结合，具有细胞毒性。许多外源性化合物在Ⅰ相代谢反应中极易形成亲电分子，因此，GST 被认为是一种解毒酶，而 GSH 也被认为是体内清除具潜在毒性亲电性化合物的保护性化合物。但也有很多例子表明，GST 可能与生成具有细胞毒性、诱变性或致癌性的代谢物有关，如对苯二酚和溴苯的肾毒性被认为与形成苯醌-谷胱甘肽结合物相关。

人类 GST 包含胞质 GST、线粒体 GST 和微粒体 GST。根据氨基酸序列相似性（同类酶的序列同源性大于 40%），胞质 GST 分为 7 类（α、μ、π、θ、ζ、σ、ω），每类中又有不同的成员组成。

药物代谢酶种类多，在参与代谢的各类酶中，CYPs 占主导地位，超过 70% 的药物经 CYPs 代谢；其次是 UGTs 和酯酶。上述三类酶代谢的药物约占药物代谢的 95%。尽管 CYP3A4/5 参与代谢的药物最多，但其他酶的作用仍然重要。

第五节　影响药物代谢和转运的因素
Factors affecting drug metabolism and transport

很多因素可以影响药物代谢和转运，主要包括生理因素、病理因素和药物（食物）-药物引起的相互作用。生理因素包括种属、种族、基因多态性、动物品系、年龄、性别、妊娠等；病理因素主要指疾病，特别是肝、肾疾病、其他疾病，如炎症、肿瘤；药物（食物）-药物相互作用包括药物代谢酶和转运体的抑制和诱导，这部分将在药物-药物相互作用中单独介绍。

一、生理因素 Physiologic factors

（一）种属、品系差异 Species and strain differences

药物代谢的种属差异十分明显，在不同种属中其Ⅰ相、Ⅱ相代谢存在着质（不同代谢途径）和量（代谢途径相同但代谢率不同）的差异。例如苯丙胺在大鼠中进行羟基化，兔中进行脱氨基反应，而在人类该药物则以原形药和脱氨基化物从尿中排泄；羟基保泰松的代谢速度，人与狗相差 140 倍，狗的代谢速度要快得多。即便是我们通常认为与人比较接近的猴，和人的代谢也可能存在差异，如甲苯磺丁脲在人肝微粒体中羟化生成 4-羟基甲苯磺丁脲的 K_m 和 V_{max} 分别为 130 μmol/L 和 169 pmol·min^{-1}·mg^{-1} protein，而在猴肝微粒体的 K_m 和 V_{max} 分别为 866 μmol/L 和 497 pmol·min^{-1}·mg^{-1} protein；匹伐他汀在人和猴体内的代谢途径存在差异。

药物代谢影响到药物的药效和毒性，代谢因素引起的药物体内处置差异，是导致新药开发中临床和非临床研究结果不一致的主要原因。因此，非临床药物动力学研究、药效学研究和安全性评价研究在实验动物的选择上需慎重。

不同品系动物中的药物代谢也可能存在差异，若以睡眠时间作为巴比妥类药物体内代谢快慢的指标，同系繁殖小鼠中，相同剂量的环己烯巴比妥引起的睡眠时间接近，而不同品系小鼠中，同剂量环己烯巴比妥引起的睡眠时间差异大于 2.5 倍。

（二）种族和个体差异 Ethnic and individual differences

药物代谢的种族差异和个体差异是由遗传因素决定的。药物代谢酶的功能和表达量主要由基因决定，不同种族、甚至个体，药物代谢酶的基因型可能不同，即表现出基因多态性。基因多态性是造成药物代谢差异的主要原因。

常见的基因多态性由单一核苷酸置换引起，即编码蛋白的某一个核苷酸不同，被称为单核苷酸多态性（single mucleotide polymorphim，SNP）。基因多态性通常用"*"标记。"*"后加数字表示一个等位基因变体，野生型等位基因（主要的基因型）通常表示为 *1，如 CYP2D6 *1。基因多态性可能含一个或多个 SNP。

药物代谢酶和药物转运体均存在基因多态性。其中 CYP2D6 被认为是 CYP 酶中基因多态性最多的 CYP。目前已知的 CYP2D6 有 10 个基因变体，其中 CYP2D6 *4 存在于约 25% 的高加索人群，其含有的 SNP 扰乱了 mRNA 剪切，导致酶蛋白不表达；CYP2D6 *10 存在于约 1/2 的中国人群，其编码的酶活性低于野生型；CYP2D6 *17 存在于约 17% 的非洲人群中，其编码的酶活性很低。因此，带有上述 CYP2D6 变体的人群，对 CYP2D6 的底物药物代谢减少。

CYP2C19 包含 7 个基因变体，其中 3 个变体具有重要的临床意义。CYP2C19 *2 存在于 15% 的高加索人群和 30% 的中国人群；CYP2C19 *3 变体存在于 25% 的韩国人群，CYP2C19 *2 和 CYP2C19 *3 编码的蛋白无 CYP2C19 催化活性；CYP2C19 *17 存在于 18% 的瑞典人群和埃塞俄比亚人群，该变体的启动子异常，转录效率增强，蛋白表达提高，药物代谢加快。

在 CYPs 中，CYP3A4 的基因序列相对保守，已知 CYP3A4 *1B 和 CYP3A4 *22 变体。CYP3A4 *1B 变体（392A>G）在白人中的发生率为 2%~9%，但在非洲人中的发生率高，该变体序列异常发生在启动子，导致其对雄性激素代谢减弱，体内激素水平高，推测可能是携带该变体人群较高肿瘤发生率（如前列腺肿瘤发生率）的原因。CYP3A4 *22 为发现较晚的变体，该变体携带者对阿托伐他汀的羟化代谢能力降低。

由于 CYP2C19 和 CYP2D6 变体在人群中的存在比较普遍，且这些变体所编码的酶与野生型差异大，因此对于 CYP2C19 和 CYP2D6 候选药物的开发需特别慎重。

UGT 酶中最普遍的变体为 UGT1A1 *28 变体，该变体的基因转录效率仅为野生型的 30%，存在于 25% 的非洲裔人群和 5%~15% 的高加索人群。UGT1A1 *28 变体患者在伊立替康治疗中产生的毒副反应更为严重，与其对伊立替康代谢产物 SN-38 的清除减少有关。SULT1A1 有 3 个变体：野生型 SULT1A1 *1 存在于 65% 的高加索人群和 90% 的中国人群；SULT1A1 *2 存在于 32% 的高加索人群和 8% 的中国人群，该变体编码表达的酶稳定性和催化活性远低于野生型；SULT1A1 *3 存在于 22% 的非洲裔美国人群。

药物转运体的基因多态性也十分常见，已发现 SLC 转运体 OATPs/*SLCO*、OATs/*SLC22A*、OCTs/*SLC22A*、OCTNs/*SLC22A*、MATEs/*SLC47A*、PEPTs/*SLC15A* 和 ABC 转运体 P-gp/*ABCB1*、BSEP/*ABCB11*、BCRP/*ABCG2* 等均存在基因多态性。如目前已发现

多种 OCT1 的变体，并对它们的功能意义进行了探索，很多变体已经被证明有非常重要的临床意义。携带有 OCT1 功能降低变体的健康志愿者服用二甲双胍后，二甲双胍的 AUC 及血糖显著高于携带野生型 OCT1 的志愿者，提示二甲双胍临床使用时应考虑 OCT1 基因多态性引起的个体化差异。伊马替尼对于慢性粒细胞白血病有较好的疗效，但 OCT1-M420del 变体会降低伊马替尼进入白血病细胞，导致伊马替尼治疗失败。

（三）性别差异 Gender differences

性别对药物代谢也存在影响，如女性对 CYP3A4 的底物药物代谢比男性快，而 CYP2C19、CYP2D6、CYP2E1 的活性在男性体内比在女性体内可能高一些，可能与不同性别体内激素水平差异有关；葡萄糖醛酸化、硫酸化、谷胱甘肽结合反应也存在明显的性别差异。

（四）年龄差异 Age differences

不同年龄人群因为药物代谢酶和转运体表达的差异，导致药物体内处置的差异，因而影响药物的药效和毒性，尤其是新生儿和老年人。通常认为，老年人肝功能和结构发生变化，特别是肝缩小及肝血流量减少（减少 40%~50%），影响药物输送至肝，致使药物清除能力降低，如保泰松在青年人的半衰期为 81 h，老年人为 105 h；等剂量戊巴比妥、苯巴比妥、对乙酰氨基酚、吲哚美辛、氨茶碱和三环类抗抑郁药，老年人的血药浓度约高于年轻人 1 倍；普萘洛尔在老年人中的体内清除率降低 50%。

新生儿 CYP 酶发育不全，UGT 酶不足，药物代谢能力弱，随年龄增长，代谢酶系统迅速发育。但有一些代谢途径在胎儿肝中已发育完全，如可待因的 N-去甲基化，而一些却完全没有发育，如可待因的 O-去甲基化，另有一些只在胎儿表达，如 CYP3A7。由于胎儿 UGT 表达低，体内胆红素不易转化成葡萄糖醛酸结合物，因而需经胎盘排至母体；新生儿 CYP2C 是成人的 10%~20%，CYP2E1 是成人的 10%，CYP1A2 表达非常低。早产儿因 CYP1A2 表达过低，其对咖啡因的清除率仅为成人的 1/9；新生儿因 UGT 表达低，当使用大剂量氯霉素时，由于氯霉素与葡醛酸结合减少，体内游离氯霉素浓度升高，可能导致"灰婴综合征"，新生儿黄疸也因 UGT 酶不足导致体内胆红素不能葡萄糖醛酸化清除所致。

（五）其他因素引起的差异 Other factor induced differences

除前述影响因素外，还有很多能影响药物代谢的因素，如妊娠、时间节律等。

妊娠期体内激素（如雌激素、孕酮等）发生巨大变化，可通过不同途径（如诱导、抑制）影响药物代谢，如 CYP3A4、CYP2D6、CYP2C9 等 CYPs 和 UGT1A4、UGT2B7 等 UGTs 催化的药物代谢增加，而 CYP1A2 和 CYP2C19 的活性下降。典型的表现是妊娠第二、三期对苯妥英钠的代谢增加，癫痫患者在妊娠期间服用苯妥英钠应适当增加剂量；茶碱和咖啡因的代谢降低。

药物代谢也可有时间节律，代谢的时间节律可能因肝血流量的时间节律和代谢酶表达的时间节律所致。小鼠肝中的 Cyp1a2、Cyp2a4、Cyp2a5 等在夜间或昼夜交替时，其 mRNA 表达水平更高，Ugt1a1 的 mRNA 表达则呈现白天高、夜晚低的时间节律。药物体内处置的时间节律除了代谢酶的时间节律外，还可由于吸收、分布、排泄的时间节律引起。药物体内处置的时间节律可使不同时间服用药物后产生的效果不同。

二、病理因素 Pathological factors

许多疾病会对药物代谢产生影响，特别是与药物代谢和排泄密切相关的肝、肾和肠道疾病，尤其是肝疾病

（一）肝疾病 Liver diseases

肝是药物的主要代谢器官，肝疾病对药物代谢可能产生严重的影响。CYP1A、CYP2C19 和 CYP3A 的含量和活性在肝病状态下特别易受影响。

非酒精性脂肪性肝病的肝 CYP2C19 活性未显示明显变化，但在非酒精性脂肪性肝炎（NASH）肝中，CYP2C19 的活性显著降低。肝硬化患者部分肝被纤维组织所替代，正常功能的肝细胞减少，药物代谢功能被损害，对 I 相代谢酶活性影响大（使某些药物的生物利用度增加），病肝组织中 CYP1A、CYP2A6、CYP2D6、CYP2E1 和 CYP3A 酶的水平比正常肝中的低，CYP2C 的水平变化不明显，如 CYP3A4 底物硝苯地平的口服生物利用度由正常人的 51% 增加到 90%，咪达唑仑的生物利用度由 38% 增加到 76%；CYP2D6 底物药物美托洛尔的生物利用度由 50% 增加到 84%；吗啡的生物利用度由 47% 增加到 100%。

酒精性肝病患者因长期饮用酒精，大量的肝组织被纤维状组织取代而使实质细胞死亡，导致与肝硬化类似的肝疾病，肝药物代谢能力降低。

病毒性肝炎将导致肝药物代谢能力降低，如利眠宁和哌替啶在患者体内清除减少。肝癌细胞的药物代谢能力比正常细胞弱得多，睾酮、雌激素、美沙酮、苄非他明的代谢显著降低。已有许多文献报道，肝癌患者癌组织中 CYP 酶的多个亚型，包括 CYP1A2、CYP2A6、CYP2B6、CYP2C8、CYP2C9、CYP2D6、CYP3A4 的表达均显著低于癌旁组织，肝癌组织中 UGTs，包括 UGT1A1、UGT1A4、UGT2B7 等的表达水平也明显降低；肝癌组织中 OAT2 的表达水平显著低于癌旁组织；OCT1、OCTN2 在肝癌组织中的表达几乎丢失；P-gp 表达显著增加。

（二）肾疾病 Kidney diseases

肾疾病可以影响药物代谢和转运。肾疾病时血浆白蛋白浓度降低，与血浆白蛋白结合的药物蛋白结合率降低，更易进入肝细胞而被代谢；另一方面，肾也表达一定种类和数量的代谢酶，如肾功能降低时，肾脱氢肽酶的活性降低，对亚胺培南的代谢减少；肾癌组织中 CYP1B1、CYP11A1、UGT1A9 和 UGT2B7 表达均低于癌旁组织。急性和慢性肾病时，肾 OAT1 和 OAT3 的表达均下调，因此，由 OAT1 和 OAT3 介导的肾药物分泌减少。由于受表观遗传调控的影响，肾癌组织中 OCT2 表达降低，对 OCT2 底物药物奥沙利铂摄取低，导致其对奥沙利铂的治疗不敏感；肾细胞癌中 MATE2-K 的表达亦显著降低。

此外，慢性肾病时也可能引起肾外组织中药物代谢酶活性的改变，一些尿毒素，如呋喃丙酸、马尿酸和对甲酚在临床浓度下，可明显抑制 CYP3A4，临床研究中发现，血液透析患者中咪达唑仑（CYP3A4 底物）的体内暴露比健康人大 6 倍。

（三）糖尿病和糖尿病肾病 Diabetes and diabetic nephropathy

2 型糖尿病患者和糖尿病肾病患者中，CYP2E1 的表达随疾病的进展而增加。与健康人相比，糖尿病患者中 CYP2E1 的表达显著上调，且在糖尿病肾病患者中 CYP2E1 的上调水平高于一般糖尿病患者；Ⅱ 相代谢酶的调控也受糖尿病进程的影响。此外，糖尿病肾病进展过程中红细胞 GST 酶活性与肾损伤的程度显著相关。糖尿病患者红细胞 GST 酶活性显著高于健康受试者，且随着疾病进程中肾功能的减弱，GST 酶的活性增加。

（四）癌症 Cancers

除肝癌和肾癌组织中代谢酶和转运体表达发生改变外，其他癌组织中的代谢酶和转运体的表达水平亦可发生改变，如 CYP1A1 和 CYP1A2 在肺癌组织中表达降低；食管癌中 CYP2C9 的表达上调；结肠癌患者的结肠中 CNT2 表达降低；正常的前列腺组织中 OCT3 表达丰富，但前列腺癌组织中 OCT3 表达丢失；食管癌细胞中 OCT1 的表达降低；肾癌组织中 OCT2 表达降低甚至丢失，是导致其对奥沙利铂治疗不敏感的主要原因。此外，肿瘤组织中外排型转运体，如 P-gp、BCRP、MRPs 表达上调，影响抗肿瘤药物在肿瘤组织中的累积，也是导致化疗耐药的主要原因之一。

（五）其他疾病 Other diseases

肠道疾病、肥胖、甲状腺疾病（甲亢、甲低）等内分泌疾病、心血管疾病（冠心病、充血性心力衰竭)、感染和炎症、败血症、关节炎等也可影响药物代谢酶和转运体的表达。

三、体外因素 In vitro factors

(一) 饮食因素 Dietary factors

酒精、烟草、食物、饮料等因素均可影响药物代谢。

酒精对药物代谢酶的影响因作用方式、不同阶段而不同。当急性摄入酒精，Ⅰ相代谢和Ⅱ相代谢能力降低，如使地西泮、戊巴比妥的Ⅰ相代谢减少，劳拉西泮、对乙酰氨基酚的Ⅱ相代谢降低；慢性酒精暴露，在未发生病理变化的条件下，通常使肝药物代谢能力提高，如乙醇可诱导 CYP2E1 表达，而 CYP2E1 可介导异烟肼、氯唑沙宗和对乙酰氨基酚等的代谢。当肝发生病理变化后，对药物代谢的影响与肝硬化相似，如使地西泮、对乙酰氨基酚和利多卡因的代谢减弱。

烟草产生的烟气含有两相：气态相和颗粒相，预测可能存在的 4800 种化合物中绝大部分存在于颗粒相中，吸烟引起的最常见反应是导致药物代谢增加。在烧烤肉和香烟中均存在多环芳烃，多环芳烃类为烟气中的致癌成分，是 CYP1A1、CYP1A2 的诱导剂。此外，UGTs 也可被诱导。

食物中的一些成分，如大蒜素、胡椒碱、黄酮类成分可影响药物代谢酶的活性和表达，最典型的实例是葡萄柚汁对药物代谢酶的影响。非洛地平（CYP3A4 底物）与葡萄柚汁同时服用时，因葡萄柚汁中的成分对 CYP3A4 的抑制，使非洛地平的最大血药浓度和体内暴露量大大增加。

两种或两种以上的药物合用时，也可因对药物代谢酶和转运体的抑制和诱导，影响另一种或几种药物的代谢和转运，引起代谢性药物-药物相互作用，该部分内容将在后面单独讨论。

(二) 环境因素 Environmental factors

环境中存在很多能影响药物代谢的物质，如放射性物质贫铀；工业污染物 2,3,7,8-四氯二苯二噁英（TCDD）、多氯联苯；杀虫剂 DDT、有机磷酸酯类。贫铀通过核受体途径上调 CYP 酶的表达；TCDD 诱导 CYP1A1 表达；多氯联苯也可诱导肝药物代谢酶表达；DDT 是 CYP2B 和 CYP3A 的诱导剂。

第六节 代谢性药物-药物相互作用
Metabolic drug-drug interactions

一、概述 Introduction

药物-药物相互作用（drug-drug interaction，DDI）是指同时或相隔一定时间内使用两种或两种以上药物，一种药物的作用可受另一种药物的影响。这里的"药物"包括治疗药物、诊断药物，甚至摄入的食物和饮料、烟、酒等。

按发生机制分，药物相互作用可分为理化性质、代谢酶、转运体、靶点或疾病介导的相互作用；按作用影响指标可分为药物动力学和药效动力学相互作用。

药物在作用部位的浓度与其疗效和副作用密切相关。作用部位浓度既受血药浓度影响，又与作用部位的代谢酶和转运体表达和活性相关，且血药浓度也受药物吸收、分布、代谢和排泄的影响。当两种或两种以上药物同时或前后序贯使用时，某一药物可能通过影响药物代谢酶或药物转运体的活性或（和）表达，从而引起与其合用药物的药物动力学性质改变，进而影响其药理/毒理效应，这种作用称为代谢性药物-药物相互作用（metabolic drug-drug interaction），简称代谢性药物相互作用。代谢性药物相互作用具有双重性，通过相互作用增强疗效是其有利的一面；通过相互作用降低疗效或产生严重的不良反应，则是不利的一面，在临床药物合用时需避免不利的代谢性药物相互作用。

代谢性药物相互作用可分为两大类，即"药物代谢酶介导的药物相互作用"和"转运体介导的药物相互作用"。前者根据药物对酶的作用结果，又可分为酶抑制作用（enzyme inhibition）和酶诱导作用（enzyme induction）。酶抑制的临床意义通常大于酶诱导，约占全部相互作用的70%。转运体P-gp、BCRP、MRP、OATP1B1、OATP1B3、OAT1、OAT3、OCT2、MATE1、MATE2-K等亦可介导药物相互作用，其中P-gp引起的药物相互作用研究较多。

代谢性药物相互作用的研究目的是判定受试药物相互作用是否严重到需要放弃开发，或者对药物本身或合用药物的剂量进行调整或药物浓度监测。如体外研究结果表明，候选药物有产生严重药物相互作用的可能，则需要进行结构修饰，甚至放弃进一步开发，或者在临床研究中需进行体内代谢性药物相互作用研究。新药研发阶段的代谢性药物相互作用研究应考察试验药是否会显著影响已上市药物（有可能合并使用）的代谢性消除；同时还需研究已上市药物是否会显著影响试验药的代谢性消除。即使药物本身基本没有代谢，它对合用药物的代谢也可能产生显著的影响。因此，对于非代谢性消除的试验药也应进行代谢性药物-药物相互作用研究。

二、基于药物代谢酶的药物相互作用 Drug metabolic enzyme mediated drug interactions

药物对代谢酶的抑制和诱导可导致药物相互作用。目前认为，代谢性药物相互作用绝大部分是因为对CYPs的抑制和诱导引起，其中因CYPs抑制引起的药物相互作用发生率和严重程度又高于因诱导所致的药物相互作用。因CYPs介导的药物相互作用而导致药物研究失败，或即使已经上市而被迫撤市的也不在少数。

（一）基于代谢酶抑制的药物相互作用 Drug metabolic enzyme inhibition mediated drug interactions

降低游离药物清除率是一种最危险的药物相互作用类型，若受试药物能抑制某一代谢酶，则可能降低经该酶代谢的合用药物的清除率，从而直接导致合用药物血药浓度升高，使其疗效增加或引起不良反应。如果联用药物由代谢物发挥疗效，那么受试药物对代谢途径的抑制可能导致合用药物活性代谢物减少，从而降低疗效。

抗高血压和冠心病药米贝拉地尔1997年由美国FDA批准上市，因其对CYP3A4的强抑制，与他汀类、他克莫司等药物合用存在潜在的药物相互作用，其中一些可能会致命，于1998年撤市；酮康唑、大环内酯类抗生素等CYP3A4抑制剂与特非那定合用时，导致特非那定的血药浓度升高，从而阻断hERG通道（电压门控钾离子通道）活性，有致室性心律失常、室性心动过速、心脏性猝死等风险而撤市；奥美拉唑可抑制地西泮代谢，导致后者血药浓度升高；西咪替丁与氨茶碱合用，可抑制CYP介导的氨茶碱代谢，使其血药浓度升高，出现中毒症状甚至危及生命；基于CYP酶抑制的药物相互作用，也可发生于食物与药物之间，如葡萄柚汁（西柚汁）与CYP3A4底物药物硝苯地平合用，可降低硝苯地平代谢，使其血药浓度升高。临床常用的CYP抑制药物见表5-8。

抑制剂对CYP酶的抑制可表现出可逆或不可逆抑制。可逆抑制是抑制剂以非共价的形式与酶形成复合物，阻止酶与底物结合，将抑制剂从酶活性位点解离，即可恢复酶活性。如患者在服用茶碱时同时服用抗感染药依诺沙星，致茶碱血药浓度大幅升高，停用依诺沙星后，茶碱的血药浓度可恢复至以前的水平。

不可逆抑制也称基于机制的抑制（mechanism-based inhibition）或时间依赖性抑制（time-dependent inhibition），是抑制剂首先经代谢生成反应性代谢物，然后与代谢酶结合，引起酶不可逆灭活，如克拉霉素与CYP3A4的血红素结构域形成代谢中间体复合物，使CYP3A4失活，致咪达唑仑等 CYP3A4 底物药物的血浆暴露量增加。如是机制性抑制，即使清除抑制剂，酶活性也不能立即恢复至抑制剂使用前水平，需要有一个缓慢的过程（酶合成），这个过程由酶正常的半衰期或转换周期决定。

表 5-8　临床应用的一些 CYP 酶抑制剂

CYP	抑制剂
CYP1A2	氟伏沙明、环丙沙星、依诺沙星、诺氟沙星、美西律、噻氯匹定
CYP2B6	舍曲林、苯环基哌啶、塞替哌、噻氯匹定、邻甲苯海拉明
CYP2C8	吉非贝特、氯吡格雷、孟鲁司特、槲皮素、苯乙肼
CYP2C9	磺胺苯吡唑、替尼酸、氟康唑、咪康唑、胺碘酮
CYP2C19	诺卡酮、噻氯匹定、氟康唑、氟伏沙明、噻氯匹定、氟西汀、奥美拉唑
CYP2D6	奎尼丁、帕罗西汀、氟西汀、度洛西汀、特比萘芬、胺碘酮、西咪替丁
CYP3A4/5	伊曲康唑、酮康唑、氟康唑、阿扎莫林、竹桃霉素、克拉霉素、红霉素、利托那韦、茚地那韦、奈非那韦、地尔硫䓬、环丙沙星、维拉帕米、西咪替丁、西柚汁

根据药物对 CYP 敏感指针底物 AUC 的改变，可将 CYP 抑制导致的药物-药物相互作用分为强效、中效和弱效，见表 5-9。敏感探针底物是指与强效抑制剂合用时，AUC 增加至 5 倍以上的药物。

表 5-9　治疗剂量时药物相互作用强度分类

CYP	强效（AUC 增加≥5 倍）	中效（AUC 增加≥2 倍，小于 5 倍）	弱效（AUC 增加≥1.25 倍，小于 2 倍）
CYP3A4	克拉霉素、伊曲康唑、酮康唑、利多那韦、泰利霉素	安泼那韦、阿瑞匹坦、地尔硫䓬、红霉素、氟康唑、西柚汁、维拉帕米	西咪替丁
CYP1A2	氟伏沙明	环丙沙星、普罗帕酮	诺氟沙星、维拉帕米
CYP2C9		胺碘酮、氟康唑	磺吡酮
CYP2D6	氟西汀、帕罗西汀、奎尼丁	特比萘芬	胺碘酮、舍曲林

此外，患者可能同时使用多种中效或弱效可逆抑制剂，这些抑制剂单独使用时可能对被抑制药物的 AUC 影响不大，不足以需要进行剂量调整，但当多种抑制剂联合使用时，对酶的抑制效果也可能达到"强效抑制"，必须进行药物剂量调整，或选择其他药物。

代谢性药物相互作用对治疗指数窄、介导其代谢的酶比较单一的药物，且抑制剂的游离血药浓度远大于其对酶抑制的抑制常数（K_i）或 IC_{50}，可产生有临床意义的药物相互作用。抗凝血剂华法林治疗指数窄，血药浓度过高会导致严重出血反应，过低又不发挥抗凝血活性而导致治疗失败。临床给予华法林外消旋体后，大于 80% 的 S-华法林（华法林的活性异构体）经 CYP2C9 代谢清除，联合用药时，华法林比其他常用药物更易发生具有严重临床表现的药物相互作用。如药物的主要代谢途径由多种酶介导，即使某一种酶被完全抑制，对清除率影响也不大，不会产生显著的临床表现。

（二）基于代谢酶诱导的药物相互作用 Drug metabolic enzyme induction mediated drug interactions

长期反复给药使一些特定的药物代谢酶表达增加，导致生物体对该药物或其他药物的代谢能力增强，通常表现为药物的药理活性减弱（代谢激活的药物除外）。如苯妥英增加肝对美西律的代谢能力，降低美西律的稳态血药浓度及其药效；利福平诱导CYPs（特别是CYP3A4），降低硝苯地平降血压作用；利福平诱导CYPs和UGTs，使炔雌醇和炔雌酮的生物利用度大幅降低（降低约42%）；圣约翰草（贯叶连翘）中的金丝桃素可诱导CYP3A4表达，增加CYP3A4底物药物，如免疫抑制剂环孢菌素、HIV蛋白酶抑制剂茚地那韦、地高辛的代谢，降低其药效。

根据药物对CYP敏感指针底物AUC的改变，可将CYP诱导剂分为强诱导剂、中等诱导剂和弱诱导剂。

强诱导剂：使敏感CYP底物的AUC降低80%以上；

中等诱导剂：使敏感CYP底物的AUC降低50%~80%；

弱诱导剂：使敏感CYP底物的AUC降低20%~50%。

目前尚无对转运体和Ⅱ相代谢酶的抑制剂或诱导剂的分类标准。

一些临床常用的CYP酶诱导剂见表5-10。

表5-10 临床应用的具有CYP酶诱导作用的代表药物

CYP	诱导剂
CYP1A2	奥美拉唑、兰索拉唑、苯妥英、利托那韦、利福平、苯巴比妥、孟鲁司特
CYP2B6	苯巴比妥、利福平、卡马西平
CYP2C8	利福平
CYP2C9	卡马西平、苯巴比妥、苯妥英、利福平
CYP2C19	利福平、苯巴比妥、苯妥英、卡马西平
CYP3A4/5	利福平、卡马西平、乙琥胺、苯巴比妥、苯妥英、曲格列酮、利福喷丁、依非韦伦、波生坦、萘夫西林、金丝桃素

CYP2D6未显示可诱导性，CYP2A6和CYP2E1被认为较少诱导，但乙醇对CYP2E1表现出强诱导作用，若服用异烟肼时每日饮酒，易引起异烟肼诱发的肝毒性反应，并加速异烟肼的代谢。

CYP酶的诱导具种属差异，如克霉唑、利福平对人CYP3A4具有强诱导作用，但对小鼠和大鼠CYP酶的诱导作用弱；地塞米松在小鼠和大鼠中具有中等强度的诱导作用，但对人CYP酶的诱导作用弱。

三、转运体介导的药物相互作用 Transporter-mediated drug interactions

药物转运体在一些药物的吸收、分布、排泄中发挥重要作用。此外，绝大多数药物代谢酶存在于细胞内，因此，转运体也可间接影响一些药物的代谢。对转运体的抑制、诱导，以及转运体本身的基因多态性，也可影响相关药物的体内暴露以及在药效或毒性靶组织中的分布。因此，转运体介导的药物相互作用与药物的疗效、安全性密切相关，已日益引起研究者、临床医生/药师和管理部门的重视。目前认为与药物相互作用相关的转运体主要有P-gp、BCRP、OATP1B1、OATP1B3、OAT1、OAT3、OCT2、MATE1、MATE2-K。在创新药物研发中要求根据具体情况对上述转运体进行研究。

（一）基于肠道转运体的药物相互作用 Intestinal transporter-mediated drug interactions

口服药物的主要吸收部位在小肠，小肠上皮细胞表达多种外排型和摄取型转运体（详见第2章第五节），转运体在肠道药物吸收中的作用主要取决于药物本身的理化性质，包括药物的简单扩散能力、溶解度、肠道吸收部位的暴露量，以及药物是否能被肠道上皮细胞表达的转运体转运。

1. 肠道外排转运体介导的药物相互作用　抗心律失常药地高辛为 P-gp 底物药物，治疗窗非常窄，口服给药是地高辛常规给药方式，当其与 P-gp 抑制剂和诱导剂合用时，可能发生显著的药物相互作用。伐司朴达、奎尼丁、环孢素、伊曲康唑、克拉霉素为 P-gp 抑制剂，当这些抑制剂与地高辛合用时，临床上观察到最高可引起地高辛血药浓度 2~3 倍的升高；服用地高辛前，先使用利福平等 P-gp 诱导剂，则可降低地高辛的生物利用度。

BCRP、MRP2 和 MRP3 也是肠道上皮细胞顶侧表达较高的外排型转运体，但基于这些转运体的抑制和诱导引起的药物相互作用报道比 P-gp 少得多，其中肠道 BCRP 介导相互作用比 MRPs 报道稍多一些。如柳氮磺胺吡啶为 BCRP 底物，高剂量的 BCRP 抑制剂姜黄素与其合用，可使其体内暴露量增加 3.2 倍；抗肿瘤药托泊替康为 BCRP 和 P-gp 底物，与 P-gp 和 BCRP 抑制剂依克立达联合口服，托泊替康的生物利用度由 40% 提高到 97%。

很多情况下，转运体介导的药物相互作用也可能是合用药物影响肠道多个转运体，或者肠道以及其他组织中多个转运体的综合表现，有时甚至还涉及药物代谢酶。

2. 肠道摄取型转运体介导的药物相互作用　因合用药物抑制和（或）诱导肠道摄取型转运体的临床报道并不多见，但在实验动物中已有不少的研究报道。

寡肽转运体 1（PEPT1）为小肠表达最丰富的转运体，其底物为二肽、三肽和拟肽类药物，如 ACE 抑制剂、β-内酰胺类抗生素、抗肿瘤辅助药乌苯美司、抗病毒药伐昔洛韦。两种同为 PEPT1 底物药物联合使用时，可因竞争 PEPT1 而产生相互作用。如大鼠联合经口给予 PEPT1 底物药物头孢氨苄和 ACE 抑制剂喹那普利后，头孢氨苄的吸收速率和 AUC 均减少 30%，提示临床联合用药时需注意 PEPT1 介导的药物相互作用；抗肝炎二肽 JBP485（羟脯氨酸-丝氨酸）和赖诺普利同时口服可减少彼此的肠道吸收；乌苯美司和头孢克洛同时口服也可减少彼此的肠道吸收。

3. 肠道外排转运体和代谢酶共同介导的药物相互作用　肠道上皮细胞顶侧（肠腔侧）高表达 P-gp，且人肠道上皮细胞中 CYP3A4 也有丰富表达。CYP3A4 和 P-gp 的底物谱有较大的重叠，进入肠道上皮细胞的 CYP3A4 和 P-gp 双重底物药物，因部分被 P-gp 外排至肠腔，且可重新进入肠道上皮细胞，反复与 P-gp 和 CYP3AH 作用，增加被代谢的机会，影响药物的生物利用度。因此，当 P-gp 和 CYP3A4 的共同抑制剂和底物药物合用，对底物药物的生物利用度有很大影响。如酮康唑抑制肠道 CYP 和肠道 P-gp，增加免疫抑制剂环孢菌素 A 的口服生物利用度；利福平诱导 CYP3A4 和 P-gp 的表达，降低 CYP3A4、P-gp 底物药物，如紫杉醇的肠道吸收。

（二）肝转运体介导的药物相互作用 Hepatic transporter-mediated drug interactions

肝是药物代谢中心，也是引起口服药物首过效应和血浆药物清除的主要器官。肝 70%~80% 的血液供应主要来自肝门静脉，其余来自肝动脉，两者汇聚于肝窦状隙。在肝窦状隙，药物被肝细胞摄取、在肝细胞内代谢并排出肝细胞。肝细胞基底侧（血液侧）和顶侧（胆管侧）表达的转运体在肝细胞从血液中摄取药物，以及将代谢产物外排至胆汁或血液的过程中发挥重要作用，因此肝转运体介导的药物相互作用可发生于：①肝细胞基底侧的摄取型转运体；②肝细胞基底侧的外排型转运体；③肝细胞顶侧的外排转运体，这些转运体被抑制或诱导，可导致药物相互作用；此外，肝药物转运体与代谢酶的共同作用，可导致更为严重的相互作用。因此，肝是代谢性药物相互作用发生的重要部位。

肝细胞基底侧表达的重要转运体有 OATP1B1、OATP1B3、OATP2B1、OCT1，胆管侧表达的外排型转运体主要有 BCRP、P-gp、MATE1、BSEP 和 MRP2。目前认为 OATP1B1、OATP1B3 和 BCRP、P-gp、MATE1 在转运体介导的药物相互作用中非常重要，其中 OATP1B1、OATP1B3 介导的 HMG COA 酶抑制剂（他汀类药物）尤其受到关注。临床上，OATP 抑制剂（如环孢素），和他汀类药物（如瑞舒伐他汀）合用，最高可导致后者 AUC 和

C_{max} 增加 7 倍，足以引起具有临床意义的不良反应。西立伐他汀（商品名拜斯亭）与贝特类降血脂药吉非贝齐合用，由于吉非贝齐及其代谢产物抑制了 OATP2 介导的肝对西立伐他汀的摄取，以及 CYP3A 和 CYP2C8 介导的代谢，减少西立伐他汀的肝首过效应，使血药浓度升高，导致发生肌病和横纹肌溶解的危险性增加，曾致多名患者死亡，最终致西立伐他汀撤市。大环内酯类抗生素如红霉素、克拉霉素、罗红霉素等亦可通过抑制肝 OATPs 和 CYP 酶致他汀类药物血药浓度增加。利福平虽然是一种经典的 CYP 酶诱导剂，但单次静脉输注利福平会增加阿伐他汀（主要经肝 CYP 酶代谢消除）的全身暴露，其机制是利福平抑制 OATP1B1，减少肝细胞对阿伐他汀的摄取，从而降低肝首过效应。但多次给予利福平，可因其对 CYP 酶，特别是 CYP3A4 的诱导，降低阿伐他汀的体内暴露。

肝细胞胆管侧的外排转运体表达或活性受影响，可影响药物的胆汁排泄，如奎尼丁和维拉帕米可使地高辛的胆汁排泄减少 45%。但临床上因胆汁排泄受影响而引起的药物相互作用几乎没有报道，可能是因为转运和代谢的影响不容易区分，但因对肝 BSEP 等抑制而致内源性胆汁排泄障碍，引起肝损伤的现象较为常见。

（三）肾转运体介导的药物相互作用 Renal transporter-mediated drug interactions

临床治疗用前 200 个药物中，三分之一药物的消除主要经肾排泄，90% 药物存在肾净分泌（即总的肾排泄量大于肾小球滤过）。肾分泌主要发生在肾近端小管，大多依赖有机阴离子或阳离子转运系统。位于肾近端小管上皮细胞基底侧的 OAT1 和 OAT3，将阴离子底物药物自血液摄入细胞，再由顶侧的外排转运体将其排出；位于肾近端小管上皮细胞基底侧的 OCT2 将阳离子类底物药物摄入细胞，而顶侧的 MATE1、MATE2-K 则将药物外排至原尿。肾药物转运体介导的药物相互作用可影响药物动力学，如增加最大血药浓度、AUC、半衰期，降低肾清除率。肾药物转运体引起的药物相互作用对主要经肾消除的药物影响更显著，如二甲双胍、呋喃胺、地高辛、多非利特、甲氨蝶呤、青霉素等。

青霉素和丙磺舒的联合应用策略，是转运体介导的药物相互作用成功应用的一个例子。青霉素和丙磺舒为酸性药物，均通过肾阴离子转运系统分泌，丙磺舒可竞争性抑制青霉素的分泌，降低青霉素的肾清除，进而降低总清除率，因此，合用丙磺舒可以提高并延长常用剂量青霉素的血药浓度。虽然青霉素亦可抑制丙磺舒的肾分泌，但由于肾排泄并非丙磺舒主要清除途径，故青霉素对丙磺舒的体内暴露无明显影响。

MATE1、MATE2-K 和 OCT2 有类似的底物和抑制剂谱，健康志愿者给予乙胺嘧啶后再口服治疗剂量的二甲双胍，后者的肾清除率明显降低，其机制被认为与乙胺嘧啶抑制 MATEs 相关。

临床发现，奎尼丁和地高辛同时给药时，地高辛的血药浓度明显升高，其机制是奎尼丁抑制了肾近端小管上皮细胞 P-gp 活性，影响地高辛外排。

实际上多个组织的多个转运体，以及代谢酶可能参与代谢性药物相互作用。

血脑屏障上表达的转运体，虽然对药物跨血脑屏障转运非常重要，但很少见基于血脑屏障转运体抑制和诱导导致严重药物相互作用的报道。

第七节　药物代谢和转运研究方法
Approaches to study drug metabolism and transport

虽然代谢酶介导的代谢和转运体介导的转运均属于药物代谢范畴，但在研究方法上，两者的区别很大，这里分别介绍药物代谢和药物转运研究方法。

一、药物代谢研究方法 Approaches to study drug metabolism

药物代谢研究主要需阐明药物在体内是否会被代谢、主要的代谢部位、介导其代谢的主要酶、代谢产物、药物对代谢酶的抑制和诱导。

药物代谢的研究方法主要有体外和体内法,体外方法操作简便快速,但与体内真实情况可能有较大区别;体内方法包括动物体内的研究和人体内研究。药物临床前研究阶段,只能在动物体内进行研究,但需注意种属差异。

(一) 体外药物代谢研究 In vitro study on drug metabolism

体外代谢研究主要是确定药物代谢速率和途径,为药物及其代谢物的活性和安全性提供重要参考。创新药物研究中,体外代谢研究的主要目的是:①应用来自不同种属动物和人的酶源,比较其代谢差异,鉴定代谢产物,为临床前研究中实验动物的选择提供依据。②预测代谢性药物相互作用的可能性。③明确介导药物代谢的主要代谢酶,以及代谢酶的基因多态性对药物动力学、药效学以及安全性可能的影响。④明确是否存在需要进一步研究的反应性代谢产物或基因毒性警示结构。

本节主要介绍药物代谢的实验方法,因代谢酶抑制和诱导引起的药物相互作用预测方法可参见美国 FDA *In Vitro Drug Interaction Studies—Cytochrome P450 Enzyme and Transporter-Mediated Drug Interactions Guidance for Industry*(2020)和国家药品监督管理局药品审评中心《药物相互作用研究技术指导原则(试行)》(2021)。

1. 体外代谢酶源 体外代谢实验中通常使用的酶源包括:微粒体、S9(组织匀浆经 9000 g 离心后的上清液)、原代细胞、重组酶。肝是药物代谢最重要的组织,因此,肝微粒体、肝 S9 和肝原代细胞在药物代谢中的应用最广。如需研究特定组织,如肠道、肺、肾的体外代谢,可采用相应组织的微粒体、S9 和原代细胞。表 5-11 列出了重要药物代谢酶的分布及体外代谢反应要求。

表 5-11 重要药物代谢酶的分布及体外代谢反应要求

酶	分布	特殊要求
CYPs	微粒体	需 NADPH 为辅因子
UGTs	微粒体	UDPGA 为辅因子,另需丙甲菌素预处理
FMOs	微粒体	需 NADPH 为辅因子,40 ℃失活,最适 pH9.0
乙醇/乙醛脱氢酶	细胞质	无需辅因子
SULTs	细胞质	PAPS(3'-磷酸腺苷 5'-磷酸硫酸盐)
GSTs	细胞质	GSH(还原型谷胱甘肽)
NATs	细胞质	乙酰辅酶 A
甲基转移酶	细胞质	SAM(S-腺苷甲硫氨酸)
酯酶、酰胺酶	血浆/全血、细胞质、微粒体	无需辅因子
MAOs	线粒体	无需辅因子

NADPH:β-烟酰胺腺嘌呤二核苷酸磷酸盐;UDPGA:尿苷二磷酸葡萄糖醛酸;因 UGTs 在内质网的腔侧表达,阻碍了辅因子 UDPGA 与酶结合的通道,因此需以穿孔多肽丙甲菌素等破坏内质网膜以促进辅因子进入。

(1) 肝微粒体:肝微粒体(liver microsome)是体外代谢研究最常用的酶源。肝微粒体可通过超速离心制备。肝微粒体中含有大部分的药物代谢酶,如 CYPs、UGTs 和 FMOs。人肝微粒体是与临床药物代谢最相关的酶源,常被认为是代谢稳定性试验的标准酶源。但肝微粒制备过程中，参与代谢的辅助因子（NADPH）被离心除去，因此，用微粒体进行体外代谢实验时需补充辅助因子。

(2) 肝S9：在肝微粒体制备过程中，经9000 g离心后的上清即为S9。S9中含CYP、UGT代谢的辅助因子，且还包含非微粒体酶系，如SULTs、GSTs和NATs，对于体外药物代谢研究也有价值，特别是对那些可发生非微粒体酶代谢的药物（如水解反应）。因此在药物发现阶段，也应对化合物进行常规的代谢稳定性试验。S9中酶蛋白含量仅是微粒体的20%～25%。

(3) 原代肝细胞：原代培养的肝细胞基本维持了体内肝细胞的功能和活性，特别是保留了与体内一致的代谢酶活性，药物在肝中的Ⅰ相和Ⅱ相代谢均可在原代肝细胞中呈现，且不需要添加辅酶，因此原代肝细胞实验是体外药物代谢的金标准。原代肝细胞可用于药物的代谢稳定性研究、药物代谢酶的诱导研究。

冻存的原代肝细胞中代谢酶和转运体的表达和活性与新鲜分离的非常相似，但是原代肝细胞在体外培养过程中CYP酶的表达量会降低；冻存的原代肝细胞复苏以后，转运体的表达水平和GSH的含量比新鲜分离的低。

(4) 重组酶：采用cDNA克隆技术，将代谢酶的cDNA转染到异源表达系统，如昆虫细胞、大肠杆菌，通过细胞/细菌扩增，可获得重组代谢酶。重组酶为单一酶，可用于表征单一酶的药物代谢活性，但由于与体内酶存在环境有较大差别，不适合用于代谢稳定性研究。

此外，还有其他的酶源可用于体外代谢研究，如肝组织切片。

2. 体外代谢研究

(1) 化合物代谢稳定性和种属差异研究：通过不同种属酶源的代谢稳定性比较研究，为非临床安全性评价、体内ADME研究时动物种属的选择提供依据。可以通过比较不同种属肝微粒体、S9，或者用来自人和动物的原代肝细胞，体外孵育受试化合物，考察孵育体系中受试化合物浓度随孵育时间的变化，初步明确化合物在代谢体系中是否代谢，以及动力学参数。通常需考察人、猴、犬、大鼠、小鼠的代谢差异。由于肝微粒体中不含有AO等代谢酶，如受试化合物被AO代谢，肝微粒体不能反映化合物代谢的种属差异，而肝S9包含内质网和细胞质，含有更多的酶。

此外，血浆酯酶以及酰胺酶、肽酶等也可使药物在血浆中不稳定，故在药物发现阶段，通常也需进行血浆稳定性研究。血浆中上述酶催化的代谢不需要辅因子。

(2) 代谢酶表型研究：在大多数药物代谢研究中，首先需确定代谢由CYP酶和（或）其他酶参与。按表5-12中所列方法可确定受试化合物的氧化代谢是否由CYP和（或）非CYP酶介导。

表5-12　鉴定由CYP或非CYP酶介导的氧化代谢途径

体外代谢系统	条件	试验
微粒体	+/-NADPH	CYP、FMO或其他氧化酶
微粒体、肝细胞	+/-1-氨基苯并三唑	广泛专一的CYP灭活剂
微粒体	45 ℃预处理	使FMO灭活
S9	+/-帕吉林	广泛的MAO灭活剂
S9、细胞液	+/-甲萘醌、别嘌醇	Mo-CO（氧化酶）抑制剂

FMO：黄素单氧化酶；MAO：单胺氧化酶；Mo-CO：以钼为辅基的黄嘌呤氧化酶。

按表5-12孵育条件，将受试化合物和肝微粒体（或S9）共孵育，经不同时间孵育后测定孵育液中化合物浓度，根据孵育液中化合物浓度降低情况做出判断。由于NADPH为CYP及

FMO代谢需要的辅助因子，因此比较NADPH是否存在下，孵育液中受试化合物浓度的变化，可确定代谢反应是否由CYP和（或）FMO介导；进一步比较加/不加CYP灭活剂1-氨基苯并三唑，受试化合物浓度的降低情况，即可初步确定CYP是否参与代谢。由于FMO对热不稳定，将肝微粒体45 ℃预处理30 min，以降低FMO活性，通过比较微粒体热处理前后对受试化合物的代谢情况，确定FMO是否参与代谢。帕吉林为MAO抑制剂，甲萘醌、别嘌醇为Mo-CO的抑制剂（别嘌醇的抑制活性较弱），比较这些抑制剂存在/不存在下，肝S9对受试化合物的代谢程度，即可判断MAO、Mo-CO是否参与代谢。

如果化合物主要由CYP酶代谢，准确评估不同CYP表型的贡献，有助于设计代谢性质更好的化合物，也有助于预测CYP介导的药物相互作用以及CYP基因多态性对代谢的影响。通常首先考察主要的CYP同工酶CYP1A2、CYP2B6、CYP2C8、CYP2C9、CYP2C19、CYP2D6和CYP3A4。

CYP酶表型鉴定主要采用人肝微粒体为酶源的化学抑制法、重组人源CYP同工酶法和相关性分析法。通常在初始反应速率条件下进行（代谢物生成速率与反应时间、酶浓度成线性）。

除CYP酶外，UGTs是参与已上市药物代谢比例最高的代谢酶。与CYP酶表型确定类似，也可以采用化学抑制法、重组酶和人肝库表型相关性分析，确定介导化合物葡萄糖醛酸化的UGT表型。但是由于缺乏强效而专一的化学抑制剂以及商品化供应的UGT抑制性抗体，UGT酶表型的研究还比较困难。因此，这里仅介绍CYP酶表型研究。

特异性化学抑制剂法：采用特异性化学抑制剂确定参与代谢的CYP酶是比较简单而常用的方法，但大多数能商品化得到的化学抑制剂并不绝对专属于单一CYP酶。体外试验中抑制剂的选择可参考美国FDA *In Vitro Drug Interaction Studies—Cytochrome P450 Enzyme and Transporter-Mediated Drug Interactions Guidance for Industry* 和国家药品监督管理局药品审评中心《药物相互作用研究技术指导原则》。

通过比较在有或无CYP酶抑制剂存在下，受试药物在人肝微粒体中的代谢情况，可以初步确定介导受试药物代谢的CYP酶表型。但因CYP酶抑制剂的专一性限制，化学抑制剂法获得的结果有时会有出入，因此，最好用重组CYP酶加以验证。

采用人重组酶进行试验：当药物仅由一种人重组酶代谢时，试验结果比较容易说明该代谢途径的重要性。因CYP重组酶存在于非自然条件下，当几种重组酶共同参与代谢时，单独测定每一种酶的活力并不能反映该代谢途径的实际情况。

相关性分析法：用统计分析法对某一代谢物的产率与单一个体肝微粒中代谢酶活性建立相关性。采用该方法时，至少用10个来源的单一供体肝微粒体，分别考察同一来源的肝微粒体对受试化合物和CYP酶探针底物的代谢活性。

(3) CYP酶抑制研究：用于评价CYP酶抑制的酶源通常是人肝细胞、人肝微粒体或重组人CYP酶，其中最常用的是人肝微粒体。

可逆CYP酶抑制剂的体外测定是将受试化合物、代谢酶与特异性探针底物（表5-13）和辅因子（NADPH），于37 ℃孵育一定时间后终止反应，测定孵育体系中代谢产物的生成量，若受试化合物的存在减少了代谢产物的生成量，提示其可能对酶有抑制作用。不可逆抑制的研究，需要在探针底物加入前，将受试化合物与酶在反应体系中预孵育30～60 min，让受试化合物在CYP酶催化下生成反应性代谢中间体复合物，进而抑制CYP酶对特异性探针底物的代谢。如果预孵育降低了CYP酶活性，则提示存在不可逆抑制。研究过程中一般需有阳性抑制剂对照，以考察实验的可靠性。

根据实验目的可测定抑制率、半数抑制浓度（IC_{50}）、抑制常数 K_i 或最大失活速率常数（K_{inact}）。

CYP种类多，在新药发现阶段，如采用高通量的鸡尾酒法进行初步评价，可减少工作量。

鸡尾酒法将各种 CYP 酶的探针底物（表 5-13）同时加入Ⅰ相代谢反应体系中，与受试化合物一起孵育后，以 LC-MS/MS 法分析反应体系中各探针底物的代谢物生成量，从而计算受试化合物对特定 CYP 酶活性的抑制作用，也称为"N in One"方法。

CYP3A4/5 含有多个活性中心，美国 FDA 建议采用两种结构不同的探针底物体外评价受试化合物对 CYP3A4/5 的抑制，通常采用睾酮及咪达唑仑，也有实验室在上述两种底物的基础上，再增加硝苯地平。

表 5-13　体外试验可选择的 CYP 酶探针底物及其特征反应

CYPs	特异性底物	特征反应
CYP1A2	非那西丁（phenacetin）	非那西丁-O-去乙基化反应
	7-乙氧基试卤灵（7-ethoxyresorufin）	7-乙氧基试卤灵去乙基化反应
CYP2B6	依法韦仑（efavirenz）	依法韦仑羟化反应
	安非他酮（bupropion）	安非他酮羟化反应
CYP2C8	紫杉醇（paclitaxel）	紫杉醇 6α-羟化反应
	阿莫地喹（amodiaquine）	阿莫地喹 N-去乙基化反应
CYP2C9	S-华法林（S-warfarin）	S-华法林 7-羟化反应
	双氯芬酸（diclofenac）	双氯酚酸 4′-羟化反应
CYP2C19	S-美芬妥英（S-mephenytoin）	S-美芬妥英 4′-羟化反应
CYP2D6	丁呋洛尔（bufuralol）	丁呋洛尔 1′-羟化反应
	右美沙芬（dextromethorphan）	右美沙芬 O-去甲基化反应
CYP3A4/5 *	咪达唑仑（midazolam）	咪达唑仑 1-羟化反应
	睾酮（testosterone）	睾酮 6β-羟化反应

（4）**CYP 酶诱导研究**：由于 CYP 酶的表达调控存在种属差异，目前人原代肝细胞是 CYP 酶诱导研究的最理想模型。通常采用冷冻保存或新鲜分离的人原代肝细胞，以含不同浓度受试化合物的培养基培养 48~72 h（每天更换含受试化合物的培养基）后，进行酶表达量评价（以 RT-PCR 测定 CYP 酶 mRNA 表达），实验过程中需设置溶剂对照和阳性诱导剂组，是否具有酶诱导作用的评判可参见相关指导原则。如需进行酶活性评价，可在诱导后的细胞中加 CYP 酶特异性探针底物后共孵育，测定培养液中代谢产物浓度，并与溶剂对照和阳性诱导剂组比较。体外研究中通常以奥美拉唑、兰索拉唑为 CYP1A2 诱导剂，苯巴比妥为 CYP2B6 诱导剂，利福平为 CYP2C8、CYP2C9、CYP2C19 和 CYP3A4/5 的诱导剂。

（5）**体外代谢物的发现与结构确证**：代谢物的发现可以从体外、体内两方面进行。体外研究简便快捷，不需要消耗大量实验动物，而且可以排除体内诸多因素的干扰、直接观察到代谢酶对药物的代谢作用，特别适合研究体内代谢转化率低，缺乏灵敏检测方法的药物。但是，体外研究是在单一的代谢体系内进行，不可能模拟完整的体内过程，故体外研究结果有时与体内实际情况不符。

对于在肝代谢的药物，体外研究中常采用肝微粒体、重组酶、肝细胞、肝组织匀浆、肝 S9、肝组织切片孵育法、离体肝灌流法。上述方法各有优缺点，可根据不同的研究目的选择。对于可能在肠道代谢的药物，也常采用 Caco-2 细胞培养法、肠匀浆、肠 S9、肠微粒体孵育法、肠道菌群体外培养法进行研究。有些代谢（如药物的水解反应）在血液中也可能进行，有些药物甚至可能直接和血液中的一些物质，如谷胱甘肽、半胱氨酸结合。

样本经一定方法处理，使蛋白沉淀、代谢物富集，进行色谱及质谱分析，以获得代谢物分子量及结构信息，根据母体化合物的结构特征，可推测代谢物结构。

(二) 体内代谢研究 In vivo study on drug metabolism

体内 ADME 研究提供关于药物吸收、药物及其代谢物在效应组织中的分布、重要的代谢途径以及药物和代谢物的排泄等重要信息，从体内研究中得到的信息有助于理解安全性和药效学研究结果。体内代谢研究包括非临床的动物体内试验和临床的人体内试验。

1. 动物体内试验 动物体内的药物代谢研究主要包括：①动力学试验：获得动物体内药物和主要代谢物血药浓度随时间变化的关系，并估算动力学参数；②口服生物利用度：根据动物灌胃给药和静脉注射给药后血浆暴露量的对比，可计算口服给药的绝对生物利用度；③代谢研究：采用色谱方法或放射性核素标记方法分析和分离血液、尿液、粪便、胆汁及组织可能存在的代谢产物，并用色谱-质谱联用等方法初步推测其结构；④组织分布：了解药物和主要代谢物的体内分布。药物在效应靶组织中的分布有助于理解药效，在毒性靶组织中的分布和蓄积有助于了解其对特定组织的毒性；⑤排泄和物质平衡试验：考察母体药物和代谢物的消除途径。

哺乳动物的 CYP 酶亚型在不同种属动物中存在显著差异，如受试化合物为 CYP 酶底物，需根据不同种属动物原代肝细胞或肝微粒体或肝 S9 的代谢稳定性实验结果选择合适的实验动物；AO 和酯酶在不同种属间也存在差异，当受试化合物主要被 AO 或酯酶代谢时，猴为较好的实验动物；当受试化合物主要被酯酶代谢时，小鼠比大鼠与人的体内代谢更接近。

2. 人体内研究 人体内的药物代谢相关研究通常在一期临床研究即开始。人体内试验主要包括：①剂量递增动力学研究；②食物对口服药物动力学的影响：食物可能通过影响药物溶解、延长药物胃滞留时间而对药物的吸收和动力学产生影响；③体内代谢研究：鉴定血浆中全部代谢产物，以及尿液和粪便中主要代谢产物；④肝、肾功能不全的动力学研究：对于主要经肝代谢的药物，肝功能异常会影响药物代谢；对于主要经肾排泄的药物，肾功能下降也会减少药物的肾清除，使 AUC、C_{max}、$T_{1/2}$ 增加，T_{max} 延长；⑤代谢酶遗传多态性对药物代谢的影响：如果药物的代谢主要由遗传多态性酶 CYP2D6、CYP2C9、CYP2C19 催化，需比较不同基因型受试者的动力学；⑥排泄和物质平衡：通常采用放射性核素标记药物（如 ^{14}C 标记），在健康志愿者中进行试验；⑦药物-药物相互作用试验：如体外试验中发现可能有潜在的药物相互作用，可通过比较受试药物与临床合用药物的动力学相互影响。

二、药物转运研究方法 Approaches to study drug transport

药物转运体研究通常是要明确化合物是否为转运体的底物和抑制剂，由于没有合适的细胞模型可用于诱导研究，关于转运体诱导的报道不多。

(一) 研究模型 Study models

1. 原代细胞和细胞系 理论上原代细胞是转运体研究的很好模型，但是由于在细胞分离、培养过程中转运体表达可能会降低甚至丢失，所以实验时需要确认转运体的表达水平。目前认为，新鲜的原代肝细胞具备所有肝转运体和Ⅰ相、Ⅱ相代谢酶，被认为是评估转运体和酶介导的肝清除的理想模型。但冰冻的原代细胞经解冻、复苏和培养后，转运体表达可能降低，使用时需要关注转运体表达量。虽然三维培养、3D 打印的组织被认为可较好保留转运体和代谢酶表达，但仍需要关注目标转运体的表达水平。原代细胞结合转运体的抑制剂或采用 siRNA 技术敲低特定转运体，可进一步确定特定转运体在药物转运中的作用。

有较高转运体表达的细胞系，如 Caco-2 细胞，也可用于转运体研究，但实验前需确认。

2. 转染的细胞 由于细胞系往往不表达或低表达组织细胞中应有的转运体，原代细胞虽然有一定的转运体表达，但受影响因素很多，且原代细胞上的转运体种类往往很多，很难评估单一转运体的作用。目前转染细胞是用于转运体底物和抑制剂确证的最理想模型。

稳定转染的细胞模型，高表达特定的单一转运体，又可传代培养，在研究成本、实验的可重复性上具有明显的优势。稳定转染最常用的细胞系是 COS-7、CHO、HEK293、MDCK 细胞，这些细胞内源表达的转运体蛋白水平低。此外，根据研究的需要，也可将多个（通常是 2 个）发挥协同作用的转运体共同转染，如将 OCT1 和 MATE1 共转染、OCT2 和 MATE1 共转染，OCT1 和 OCT2 摄取有机阳离子类底物，而 MATE1 则发挥外排作用，因此能很好模拟肝和肾对有机阳离子类底物药物的处置。也有采用瞬时转染的细胞模型进行研究，但实验的重复性较差。

3. 膜囊泡　膜囊泡转运测定法是转运体研究中非常经典的方法，可用于确定 P-gp、BCRP、MRP、BSEP 等外排转运体和部分 SLC 转运体的底物和抑制剂。

由于 ABC 转运体介导的转运是 ATP 依赖，由于 ATP 亲水性的特点不能穿越脂质细胞膜，因此只有内侧外翻的膜囊泡能允许 ATP 转运体结合 ATP，然后将底物泵进囊泡中。膜囊泡可以由过表达（转染）转运体的细胞制备，也可以由小肠、肾、脉络丛的刷状缘膜、肝血窦和小管膜经匀浆、离心而制得。组织来源的膜囊泡因其可能含多种不同的转运体而限制其在特定转运体研究中的应用。

此外，组织切片（肝切片、肾切片、脑组织切片）也可进行转运体体外研究。

4. 转基因动物　转基因动物，包括将动物（通常为小鼠）体内的特定基因敲除（全敲或特定组织中的敲除），获得基因敲除小鼠，比较在基因敲除小鼠和野生型小鼠上药物的 DMPK 特性，可阐明特定转运体在受试药物处置中的作用。但由于存在种属差异，动物实验的结果不一定能外推到人。因此，研究者在基因敲除动物中转入相应的人转运体，获得人源化转基因动物，以研究人源转运体在药物处置中的作用。

（二）研究方法 Study approaches

转运体种类多，在创新药物研究中，对 P-gp、BCRP、OATP1B1、OATP1B3、OAT1、OAT3、OCT2、MATE1 和 MATE2-K 尤为关注，因此主要以上述转运体为例进行阐述。

1. 转运体底物的确定

（1）双向转运实验：双向转运实验（图 5-9）通常考察化合物是否为外排转运体的底物和抑制剂。

这里以 P-gp 底物研究为例说明。Caco-2 细胞、MDCK 细胞以及稳定转染转运体的 MDCK 细胞在 Transwell 培养板上可形成致密的细胞单层。将受试化合物加入顶侧（apical side，AP），孵育后测定不同时间点基底侧（basolateral side，BL）化合物浓度，计算受试化合物由顶侧至基底侧的表观透过系数（$P_{appAP \to BL}$）；将受试化合物加入 BL 侧，孵育后测定不同时间点 AP 侧化合物浓度，计算 $P_{appBL \to AP}$；根据 P_{app} 值，计算外排比（Efflux Ratio=$P_{appBL \to AP}/P_{appAP \to BL}$），也可考察给予转运体抑制剂时（$P_{app}$+/−inhibitor），比较有或无抑制剂时 P_{app} 和外排比的变化。

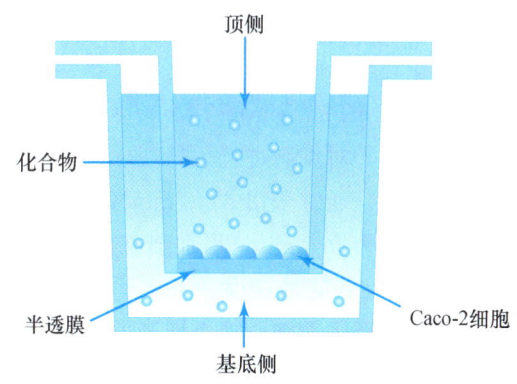

图 5-9　双向转运实验示意图

P_{app} 可按以下方法计算：

$$v = \frac{dQ}{dt \cdot A}$$

$$P_{app} = \frac{dQ}{dt \cdot A \cdot C_0}$$

$$\text{Efflux ration} = \frac{P_{app(BL \to AP)}}{P_{app(AP \to BL)}}$$

dQ/dt 表示单位时间内接收室中受试化合物出现的量，A 为膜面积，C_0 为给药室化合物初始浓度。

根据 P_{app} 值可评价受试化合物的透过性大小，当 P_{app}（cm/s）$< 1 \times 10^{-6}$，透过性不良；P_{app}（cm/s）在 $(1 \sim 10) \times 10^{-6}$，中等透过；$P_{app}$（cm/s）$> 10 \times 10^{-6}$，透过性良好。实验时需要设立阴性和阳性对照，以评价实验系统的可靠性。

如果上述转运实验在高表达外排转运体的转基因细胞上进行，一般需同时进行对照细胞（mock 细胞，即转空载体）上的双向转运实验，转染转运体细胞上获得的外排率与 mock 细胞上的外排率之比，即为净外排率（net efflux ratio, net ER）。

以下结果提示受试化合物可能是 P-gp 底物：

1）在表达 P-gp 的细胞（如，Caco-2 细胞或过表达 P-gp 的转染细胞）中的外排率（efflux rate, ER）或净外排率（net ER）≥ 2。

2）已知的 P-gp 抑制剂在高于其 K_i 或者 IC_{50} 至少 10 倍的浓度下，可使受试化合物的 ER 值下降 50% 以上。

如采用表达多种外排转运体的 Caco-2 细胞，因 P-gp 抑制剂特异性较差，应使用多种抑制剂加以确定。

在药物相互作用预测中，如果体外研究表明受试药物为 P-gp 底物，则应根据药物的安全范围、治疗指数以及临床上可能合用的 P-gp 抑制剂等因素来考虑是否需开展体内研究。

受试药物是否为 BCRP 的底物研究，可参考 P-gp 底物研究进行。

(2) 细胞摄取试验：通过比较受试化合物在稳定表达 OATP、OAT、OCT 等特定转运体的转基因细胞和对照细胞（通常是转染空载体的 mock 细胞）上摄取量的差异，以及抑制剂存在下，转基因细胞中化合物摄取是否减少，确定受试化合物是否为特定转运体底物。

细胞摄取试验中，将含受试化合物的摄取介质和细胞共孵育一定时间后，终止摄取，弃介质，小心清洗细胞，并将细胞破碎（反复冻融或加细胞裂解液），测定细胞内受试化合物浓度，并计算摄取量。当转染细胞中的摄取量与对照细胞中的摄取量之比 ≥ 2.0，且已知抑制剂能够在高于其 K_i 或 IC_{50} 至少 10 倍时，使转基因细胞中受试化合物的摄取量至少降低 50%，则认为受试化合物为该转运体的良好底物。

虽然 MATE1 和 MATE2-K 为外排转运体，但是可利用 MATEs 以反向 H^+ 浓度梯度为驱动力的特性，对细胞进行预处理，人为制造细胞内 H^+ 浓度高于细胞外的状态，翻转 MATEs 的转运方向。通常采用含 30 mmol·L^{-1} NH_4Cl 的摄取缓冲液预孵育 20 min，再替换成摄取缓冲液继续预孵育 5 min，增加细胞内 H^+ 浓度，将 MATEs 转运方向变为摄取，简化体外研究 MATEs 转运药物的过程。

(3) 外翻膜囊法：将不同来源的膜囊泡经特殊处理后，囊泡的细胞膜外翻，如含有 P-gp 的膜囊泡被置于含有 P-gp 底物的溶液中孵育，底物被转运进入膜囊中，经一定时间孵育后，将膜囊过滤、清洗、破碎后测定膜内化合物浓度。因高亲脂化合物与脂膜的高度非特异结合或其具有高度被动扩散能力，在将膜囊泡用于高亲脂化合物时可能会出现假阴性结果。

2. 转运体抑制剂确定 联合用药时可因合用药物对转运体的抑制而影响药物的 ADME 过程而致药物相互作用，因此在临床前研究中，需评估化合物是否为一些重要转运体的抑制剂，以及抑制能力。

转运体抑制剂研究方法可参考转运体底物确定。在抑制作用研究中，主要考察在受试化合物有或无条件下，转运体经典底物在稳定转染转运体细胞中的转运或积聚。具体方法可参见国家药品监督管理局药品审评中心《药物相互作用研究技术指导原则（试行）》（2021）。

（蒋惠娣）

思考题

1. 举例说明Ⅰ相和Ⅱ相药物代谢包括哪些类型？
2. 介导药物Ⅰ相和Ⅱ相代谢的酶主要有哪些？
3. 简述肠道和肝在药物代谢中的重要性。
4. 简述各类药物代谢酶的亚细胞定位。
5. 简述代谢性药物-药物相互作用的发生机制以及对药物药效和安全性的影响。
6. 简述新药研发阶段开展药物代谢和药物-药物相互作用研究的重要性。
7. 简述药物转运体在药物吸收、分布、代谢和排泄中的作用。
8. 举例说明创新药物研发中进行早期 ADME 评价的重要性。
9. 药物代谢酶和转运体的遗传多态性对临床用药有什么影响？
10. 简述 CYP 诱导和抑制在药物-药物相互作用中的意义，如何预测 CYP 诱导和抑制引起的药物相互作用？

参考文献

[1] 魏树礼，张强. 生物药剂学与药物动力学. 北京：北京大学医学出版社，2004.
[2] Khanna I. Drug discovery in pharmaceutical industry：productivity challenges and trends. Drug Disco Today，2012，17（19-20）：1088-1102.
[3] Zanger UM，Schwab M. Cytochrome P450 enzymes in drug metabolism：Regulation of gene expression，enzyme activities，and impact of genetic variation. Pharmacology & Therapeutics，2013，138（1）：103-141.
[4] Zhang D，Surapaneni S. 药物代谢动力学技术在药物设计和开发中的应用. 上海药明康德新药有限公司译. 北京：科学出版社，2020.
[5] 钟大放. 创新药物代谢和药动学研究. 北京：科学出版社，2021.
[6] Zhang D，Zhu M，Humphreys WG. 药物设计和开发中的药物代谢——基本原理和实践. 钟大放，李桦主译. 北京：人民军医出版社，2011.
[7] 曾苏. 药物代谢学. 杭州：浙江大学出版社，2008.
[8] 白东鲁，沈竞康. 新药研发案例研究——明星药物如何从实验室走向市场. 北京：化学工业出版社，2014.
[9] Benjamin E. Blass. 药物研发基本原理. 白仁仁主译. 北京：科学出版社，2020.
[10] Brandl EJ，Chowdhury NI，Tiwari AK，et al. Genetic variation in CYP3A43 is associated with response to antipsychotic medication. J Neural Transm（Vienna），2015，122（1）：29-34.
[11] Pljesa-Ercegovac M，Savic-Radojevic A，Coric V，et al. Glutathione transferase genotypes may serve as determinants of risk and prognosis in renal cell carcinoma. Biofactors，2020，46（2）：229-238.
[12] Krishna R，Yu L. 生物药剂学在药物研发中的应用（Biopharmaceutics Applications）. 宁保明，杨永健主译. 北京：北京大学出版社，2012.
[13] 孙进. 药物转运体. 北京：人民卫生出版社，2019.
[14] Nicholls G，Youdim K. Drug Transporters（Volume 1：Role and Importance in ADME and Drug Develpment）. UK：The Royal Soceity of Chemistry，2016.
[15] 刘克辛. 临床药物代谢动力学. 3版. 北京：科学出版社，2016.
[16] Malcolm Rowland，Thomas N. Tozer. 临床药代动力学与药效动力学. 4版. 陈东生，黄璞主译. 北京：人民卫生出版社，2012.
[17] International Transporter Consortium. Membrane transporters in drug development，Nat Rev Drug Discov，

2010, 9 (3): 215-36.

[18] Zhang J, Wang H, Fan Y, et al. Regulation of organic anion transporters: Role in physiology, pathophysiology, and drug elimination. Pharmacol & Ther, 2021, 217: 107647.

[19] Zamek-Gliszczynski MJ, Taub ME, Chothe PP, et al. Transporters in Drug Development: 2018 ITC Recommendations for Transporters of Emerging Clinical Importance. Clin Pharmacol Ther, 2018, 104 (5): 890-899.

[20] Yee SW, Brackman DJ, Ennis EA, et al. Influence of Transporter Polymorphisms on Drug Disposition and Response: A Perspective From the International Transporter Consortium. Clin Pharmacol Ther, 2018, 104 (5): 803-817.

[21] Koepsell H. Organic Cation Transporters in Health and Disease. Pharmacol Rev, 2020, 72 (1): 253-319.

ns）。胆汁排泄也被称为胆汁消除（biliary elimination）。机体对药物的排泄与内源性物质的排泄方式基本相同。人体主要的排泄途径是：①肾通过肾小球滤过和肾小管分泌；②肝通过胆汁排泄；③唾液、乳汁、汗腺、眼泪和呼吸道排泄等。
药物排泄
Excretion of Drug

本章要求：
1. 掌握药物肾排泄的机制，以及影响肾排泄的主要因素。
2. 掌握肾小球滤过的特点。
3. 掌握肾清除率的概念及其对药物作用的影响。
4. 熟悉药物胆汁排泄的过程、特点。
5. 熟悉肠肝循环的概念及其对药物作用的影响。
6. 了解药物的其他排泄途径。

体内药物以原型或代谢物的形式通过排泄器官排出体外的过程，称为药物的排泄（excretion）。排泄是药物从体内消除的重要路径之一，因此肾排泄也被称为肾消除（renal eliminations）。胆汁排泄也被称为胆汁消除（biliary elimination）。机体对药物的排泄与内源性物质的排泄方式基本相同。人体主要的排泄途径是：①肾通过肾小球滤过和肾小管分泌；②肝通过胆汁排泄；③唾液、乳汁、汗腺、眼泪和呼吸道排泄等。

药物的体内作用强弱和时间一方面取决于药物的剂量、药物的吸收程度和速度，另一方面取决于药物的体内消除速度，消除包括了代谢过程和排泄过程，或者说，药物排泄是药物从体内消除的一种形式。药物排泄过程的正常与否直接关系到药物在体内的浓度和持续时间，从而严重影响到药物的药理效应。当药物的排泄速度增大时，血中药物浓度减少，药效降低或不能产生药效；当药物由于相互作用或疾病（如肾衰竭）等影响，排泄速度减慢时，血中药物量增加，此时若按正常剂量给予某些药物时，患者可出现中毒等现象。

第一节 肾 排 泄
Renal excretion

一、肾的结构与基本功能 Renal structure and basic function

（一）肾的结构 Renal structure

肾位于后腹腔内，左右各一，总重约 300 g，不足体重的 1%，但肾血流量达心输出量的 20%～25%。肾的最小功能单位是肾原（nephron），或称肾单位。两侧肾中约有 200 万个肾单位。肾单位的结构见图 6-1。肾单位由肾小体和连接肾小体的肾小管组成。肾小体直径约 100 μm，由肾小球和肾小囊（鲍曼囊）构成。肾小管由肾小囊发出，经近曲小管、髓袢、远曲小管和集合管四部分汇集于乳头,再经肾盂、输尿管汇入膀胱。

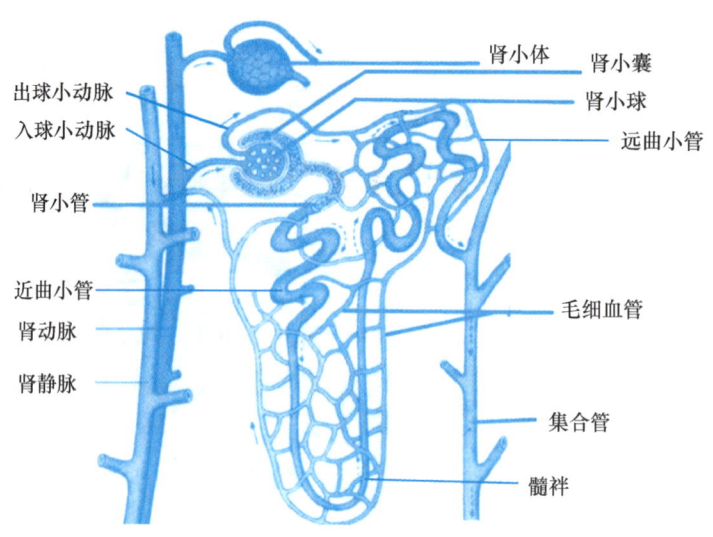

图 6-1 肾单位结构示意图

(二) 肾的生理功能 Physiological function of kidney

肾在人体中发挥着许多重要的生理功能,是人体排泄药物及其代谢物的最重要器官。肾可将废物或毒性的代谢产物等排出体外,如使血浆中的非蛋白氮(如尿素、肌酐和氨)保持相对稳定的水平;肾可以调节体内电解质和水的排泄,使体液的量和组成保持一定,同时还可平衡渗透压。肾在排泄的同时可以保存体内的必需物质,是维持体内恒定的重要调节器官。进入人体的大部分药物要在肾经过滤、重吸收或分泌等过程,最终从尿中排出,因此肾排泄对药物的体内过程、有效性与安全性有着十分重要的作用。肾细胞具有细胞色素 P450,以及其他 II 型代谢酶,也有代谢反应。然而,总的来说,肾代谢活性比肝的代谢活性低得多。

(三) 肾单位的基本功能 Basic function of nephron

肾小球是动静脉交汇的毛细血管团。肾的血液供应丰富。正常成人安静时每分钟有1200 mL 血液流过肾,每天有1700~1800 L 的血液供应,相当于心输出量的1/5~1/4,其中肾小球滤过170~180 L,即肾小球滤过率(glomerular filtration rate,GFR)为120~130 mL/min,同时,大部分被肾小管重吸收(否则人体会立即陷入脱水状态),一般人每天的排尿量在1.5 L 左右。

由于肾小球毛细血管为动脉性毛细血管,且入球小动脉的口径大于出球小动脉,故使肾小球毛细血管的血压高,有利于血浆滤过。而且这部分毛细血管又有较大的微孔(直径7~10 nm),因此除血球和蛋白等高分子外,一般对于分子量小于 45 000 Da 的药物,不与血浆蛋白结合的药物被肾小球自由过滤进入毛细血管,进入肾小囊,再输入肾小管。研究还表明,由于毛细血管基底膜和上皮膜富含唾液酸糖蛋白而带有负电,故带负电的物质较难以滤过。纳米药物的粒径大于7~10 nm 时,也可以减少肾的排出,使其在体内停留时间延长。

由于血液流经肾小球后,大量水分被肾小球毛细血管滤出,因此分布在肾小管周围的毛细血管内血液的胶体渗透压较高,有利于肾小管液重吸收进入肾小管周围毛细血管中。近曲小管上皮细胞与小肠上皮细胞类似,在管腔侧具有刷状缘结构,有利于吸收。各种成分的重吸收或分泌要经过刷状缘膜和侧底膜两步过程。体内必需物质的重吸收主要在近曲小管进行,这是一个主动转运的过程。如葡萄糖、氨基酸和磷酸等在刷状缘膜上分别与 Na^+ 偶合,二肽与 H^+ 偶合,通过继发主动转运而吸收。在近曲小管中各种离子型药物或内源性有机离子可通过有机阴、阳离子输送系统主动分泌到尿中。近曲小管后的髓袢(也叫细尿管或 Henle 环)下行支对水的透过性很高,对 Na^+、Cl^- 的透过性低,而上行支则正相反,这种透过性差异构成了逆流系统，在尿的浓缩过程中起重要作用。髓袢后的远曲小管有输送离子的各种通道。

二、药物的肾排泄机制 Mechanism of drug renal excretion

药物从肾的排泄，是肾小球滤过、肾小管重吸收和肾小管分泌等的综合结果，即肾排泄率＝滤过率＋分泌率－重吸收率。

(一) 肾小球滤过 Glomerular filtration

如前所述，肾小球毛细血管内血压高，管壁上微孔较大，故除血球和蛋白质外的一般物质均可无选择地滤过（图 6-2）。药物以膜孔扩散方式滤过，滤过率较高。但药物如与血浆蛋白结合，则不能滤过。因此药物血浆蛋白结合率会在很大程度上影响到以肾排泄为主要排泄途径的药物的排泄速率。

肾小球滤过作用的大小用肾小球滤过率（glomerular filtration rate，GFR）表示，即单位时间内（每分钟）通过肾小球的血浆容积，称为肾小球滤过率。直接测定 GFR 值有困难，但可以通过适当的物质测定，由该物质的清除率来计算肾小球滤过率。

菊粉是常用的物质。菊粉是水溶性果糖聚合物，分子量约 5000 Da，能自由地从肾小球滤过，既不被肾小管分泌也不被肾小管重吸收，不代谢也不在肾内贮积，不与蛋白质结合。菊粉的清除率与血浆肾小球滤过率相等。静脉注射菊粉溶液并均匀分布后，测定

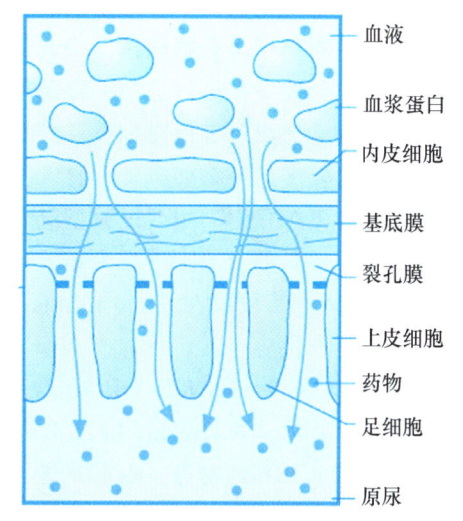

图 6-2 肾小球滤过示意图

菊粉的血浆浓度（C_b）、尿中浓度（C_u）和排尿体积（V），则每分钟滤过的菊粉＝$C_b×GFR$＝$C_u×V$，即 $GFR=(C_u×V)/C_b$。正常成年男子的血浆肾小球滤过率约为 125 mL/min，女性略低于男性，正常成人为 80～125 mL/min。测定过程中需要持续静脉输注菊粉，以保持菊粉的血液浓度稳定，同时须插导尿管定时收集尿液。其操作繁琐，测量方法复杂，一般只用于科研，不适合临床应用。

^{99m}Tc-DTPA 肾动态成像是目前泌尿外科评估肾功能的首选方法，但其受医院硬件及人员资质的限制，且具有一定的放射性，无法作为长期随诊的手段。临床中常使用 GFR 估计方程作为替代方案。

肌酐是人体肌肉的代谢产物，每天的生成量相对恒定，绝大部分从肾小球滤过，肾小管不吸收，也不分泌。所以，临床上常用血肌酐值评估肾功能。但是，血肌酐可能受性别、年龄、饮食、肌肉等的影响，并不能完全客观反映肾功能水平。所以，美国国立肾脏病基金会（NKF）等机构均推荐通过血肌酐结合患者的年龄、体重、性别等计算（估算）GFR（eGFR）。为了适应国内患者，依经验进行了修改。常见的计算公式有 C-G 公式、MDRD 公式和 CKD-EPI 公式。

(二) 肾小管分泌 Renal tubular secretion

肾小管分泌过程是指药物由血管一侧通过此细胞侧底膜摄入细胞，再从细胞内通过刷状缘膜向管腔一侧流出，即将药物从血液侧转运到尿液排泄。这一过程是主动转运过程，是逆浓度梯度转运，需要载体和能量，有饱和与竞争抑制现象。许多有机弱酸性和弱碱性药物都可以通过肾小管主动分泌机制转运至尿液中。

对于大多数药物，肾的排泄依赖肾小球滤过。肾小球滤过不需要转运体介导，但只有游离药物才能被肾小球滤过。在第 2 章的转运体学习中，我们知道肾有多种转运体。转运体对药物的肾分泌和重吸收起关键作用。肾小管上皮细胞基底侧表达多种药物转运体，目前已知对肾药

物分泌具有重要影响为 OAT1、OAT3 和 OCT2。OATs 介导肾小管上皮细胞从血液侧摄取有机阴离子药物，如甲氨蝶呤、青霉素、丙磺舒等，参与这些药物的肾小管分泌；而 OCT2 则介导有机阳离子类药物的摄取，如奥沙利铂、二甲双胍等。肾小管上皮细胞顶侧表达的转运体主要包括，介导有机阳离子类化合物外排和摄取的 MATE1、MATE2-K、OCTN1、OCTN2；介导有机阴离子类摄取型的 OAT4、URAT1；介导拟肽类药物（如 β-内酰胺类）重吸收的 PEPT2；介导硫胺素重吸收的 THTR2；核苷类转运体 ENT1；主要介导有机阴离子外排的 MRP2 和 MRP4；以及参与多种药物外排的 P-gp 和 BCRP。

肾中存在有机阴离子转运系统、有机阳离子转运系统等，主要在近曲小管中。有机阴离子转运系统在阴离子类药物的排泄中起关键作用，有机阳离子转运系统在有机阳离子类药物的肾小管分泌中起关键作用，这两种机制互不干扰。因此有机酸类药物如氨基马尿酸、磺酸类、噻嗪类、青霉素类以及有机碱如妥拉唑林、组胺、普鲁卡因、四乙基铵等都在肾小管内有分泌。对主动分泌较多的药物如氨苄西林和头孢菌素Ⅳ，其主动分泌率明显大于肾小球过滤率。二甲双胍在体内不被代谢，主要以原型经肾排泄，且其肾清除率数倍于肾小球滤过率，提示肾小管分泌在二甲双胍的肾清除中极为重要。

（三）肾小管重吸收 Renal tubular re-absorption

肾的血液供应丰富。正常成人每天有 1700~1800 L 的血液流过肾，其中肾小球滤过的为 170~180 L（120~130 mL/min），若滤过的液体全部作为尿液排出体外，则人立即陷入脱水状态。实际上，人体每日尿量约 1.5 L 左右，滤过的水绝大部分被重吸收。同样，溶解在血浆中的机体必需成分和药物等，也反复进行滤过和重吸收。

肾小管毛细血管膜具有类脂膜的特性。大多数情况下，药物从肾小管远曲小管的重吸收与在消化道时一样，也有主动重吸收和被动重吸收两种。一般来说药物在肾小管中主要按被动重吸收（扩散）返回体内，并符合 pH-分配假说，即在弱酸性和（或）碱性药物的情况下，这个过程依赖于尿液的 pH。因此脂溶性药物、未解离型药物吸收更多。尿液的 pH 和尿量等因素也有影响。例如，脂溶性大的硫喷妥，经肾小球滤过后，几乎全部通过肾小管的重吸收而返回血液循环，尿中硫喷妥的排泄量很少；相反，一些季铵盐类药物脂溶性小，重吸收的量少，能迅速从尿中排泄。大多数弱酸性或弱碱性药物在肾小管中的重吸收受 pH 和药物的 pK_a 的影响。尿液的 pH 一般在 4.5~8.0，酸化尿液可增加 pK_a 在中性范围内的弱酸性药物的重吸收，降低肾排泄。

另外，也发现了某些药物在近曲小管通过与体内必需物质相同的转运途径而重吸收，如头孢菌素Ⅳ等具有氨基和羟基的两性离子型 β-内酰胺类抗生素，是通过二肽输送系统重吸收的。重吸收较多的药物其重吸收率也可大于肾小球滤过率。

对于不同的药物，上述三种途径所占比例是不一样的。例如对磺胺甲噁唑、磺酰胺和磺胺异噁唑而言，其肾小球滤过率分别为 16%、100% 和 76%；肾小管主动分泌率分别为 84%、0% 和 24%；而肾小管重吸收率分别为 15%、53% 和 72%。故三种药物的肾排泄率分别为 85%、47% 和 28%。

（四）影响药物肾排泄的主要因素 Factors affecting renal excretion of drug

影响药物肾排泄的主要因素有：①药物蛋白结合率：药物血浆蛋白结合率高，则肾排泄速度下降。另外，如果合用药物可与血浆蛋白竞争性结合，会极大影响非结合型药物的浓度，从而影响肾排泄速率。②尿液 pH 和尿量：弱酸和弱碱性药物的解离度随尿液 pH 而变化，从而影响药物在肾小管的重吸收。尿量的多少影响药物浓度，也会影响排泄速率。③合并用药：如果同时使用在肾小管近曲小管中经同一转运系统主动分泌的药物时，由于竞争性抑制，可使肾小管分泌下降。如丙磺舒对有机酸药物的主动分泌是较强的抑制剂；非甾体抗炎药如吲哚美辛、酮洛芬、质子泵抑制剂奥美拉唑、兰索拉唑等抑制 OATs，减少甲氨蝶呤的肾分泌，致甲氨蝶呤体内暴露量增加。④药物代谢：药物经代谢后，大多水溶性增加，肾小管重吸收下降，有利于从肾排出。但甲基化反应可使代谢物极性下降，不利于药物的排泄。⑤肾疾病对肾排泄有很大影响。

三、肾疾病时药物的肾排泄 Drug renal excretion of kidney disease

肾疾病对肾清除率有较大影响，特别对以肾排泄为主的药物。一般随着肾病症状的加重，肾清除率会出现下降，如肾小球肾炎会使肾小球滤过率（GFR）明显下降。正常人的 GFR 值以肌酐清除率表示（Cl_{cr}），约为 120 mL/min。以氨苄西林和头孢菌素Ⅳ为例，当肾小球肾炎症状较轻时，Cl_{cr} 降至 45～71 mL/min，但肾小管主动分泌功能和重吸收功能与正常人相同，从尿药排泄速度上看并未见明显变化；而在肾功能不全时，Cl_{cr} 为 26～74 mL/min，肾小管的主动分泌和重吸收功能都显著低下，尿药排泄速率大幅度下降。所以肾疾病时需要根据肾功能的状况调整剂量。因此，在设计给药方案时，不仅要考虑肾小球过滤指标 GFR，还应同时考虑肾小管功能的指标 PSP 值（即酚红排泄试验值），特别对于主动分泌较多的药物。

肾疾病时，肾小管上皮细胞膜上的有机阴离子和有机阳离子输送系统也会受到影响。研究证明在急性肾功能不全大鼠肾的刷状缘膜上，转运四乙基铵（TEA）的载体的输送能力下降，而相应肾侧底膜上的转运对氨基马尿酸（PAH）的输送能力也有降低。由此可见，肾疾病时有机阴离子和有机阳离子的主动转运系统有明显的影响。

四、药物的肾毒性 Nephrotoxicity of drug

由于肾是药物排泄的主要器官，故也容易受到某些药物的作用而出现毒性反应。常见的肾毒性药物有氨基糖苷类抗生素、抗癌药顺铂和甲氨蝶呤，以及某些 β-内酰胺类抗生素等。氨基糖苷类抗生素不经代谢而以原型从肾中排泄，有 5%～8% 在近曲小管重吸收，并在此蓄积，使肾小管发生病变。

第二节　胆汁排泄
Biliary excretion

肾排泄以外的其他排泄途径统称为非肾排泄，其中胆汁排泄也是药物排泄的重要途径。药物的总清除率一般情况下是指肾清除率和非肾清除率之和，而非肾清除率对很多药物而言就是肝清除率。肝清除率表示肝中经过代谢的代谢产物和部分未代谢物向胆汁排泄的清除率之和。由于很多药物需要在肝中进行生物转化，故胆汁的排泄行为对于阐明药物的体内过程是十分重要的。某些药物或代谢物经胆汁排泄进入十二指肠后，可在小肠重吸收返回肝，形成肠肝循环。胆汁中这些化合物浓度很高，可能引起肠道刺激或肠内分解，这对药物的安全、有效和给药方案设计有着重要的意义。

一、胆汁的形成和排泄 Formation and excretion of bile

在肝的肝细胞间贯穿着许多毛细胆管，最后汇集于胆管并通入胆囊。胆汁由肝实质细胞中的分泌颗粒产生，经过毛细胆管膜向毛细胆管内分泌，并从毛细胆管汇入胆管，再由胆管流入胆囊中，贮存一段时间后根据饭后的需要经胆总管向十二指肠分泌，每一天的流量约为 1.5 L，与一天排尿量相当。胆汁的 97% 为水分，主要成分有胆酸、胆红素和少量胆固醇等。胆酸是胆汁的最重要成分，人体内胆汁主要有胆酸和鹅去氧胆酸，流入肠道后在细菌作用下成为去氧胆酸和石胆酸。

二、药物的胆汁排泄 Drug excretion via bile

药物经血液转运进入胆汁,首先要从肝微血管向肝血窦输送,然后经窦周隙[Disse间隙,是指血窦内皮细胞(endothelial cell)与肝细胞(hepatocyte)之间宽约 0.4 μm 的狭窄间隙],通过肝细胞膜进入肝实质细胞中。药物与血细胞的结合,或药物与血浆蛋白成分的结合都会影响这一过程。进入肝细胞的药物,一部分可能与细胞器(如线粒体等)、蛋白成分或细胞上清液中的有机阴离子等发生结合;一部分在微粒体中被代谢成为代谢产物;一部分原型药物和代谢物通过毛细胆管膜向毛细胆管内分泌。另外,在细胞间隙中也存在着通往毛细胆管的直接通路。还有一部分原形药物或代谢物再次通过肝细胞膜,返回到血液中。药物从肝细胞分泌进入胆汁的能力,可用胆汁清除率(billiary clearance)表示:

胆汁清除率=胆汁流量×胆汁中药物浓度(B)/血浆药物浓度(P)

正常人的胆汁流量为 0.5~0.8 mL/min。一般按胆汁中浓度(B)与血浆中浓度(P)之比,将胆汁排泄物质分为三组。A 组的 B/P 等于 1,胆汁清除率较小。Na^+、K^+、Cl^-、葡萄糖等的胆汁排泄属于此类。B 组的 B/P 大于 1,为 10~1000,胆汁清除率较高。某些金属以及强极性的代谢产物的胆汁排泄属于此类。C 组的 B/P 小于 1,此时胆汁清除率很小,不从肝排泄的药物属于此类。

胆汁排泄对于原形药物的消除是一个较为次要的方式,但对于药物的代谢产物,特别是极性较强、水溶性大的代谢产物则是主要的消除途径。例如葡糖醛酸、硫酸或甘氨酸的结合物等,分子中有强极性基团,且分子量在 300 以上的物质,胆汁排泄率较高。各种内源性物质、外源性物质及其代谢产物向胆汁的转运过程属于主动转运,是由载体来完成的,需要能量,有饱和及竞争抑制现象。这种主动转运机制有三种类型:有机阳离子(有机碱)、有机阴离子(有机酸)和中性有机化合物(如强心苷),而且各种机制中又有 2~3 种不同的载体转运途径。与肝的摄入能力相比,向胆汁的分泌能力是比较小的。但对某些药物而言,胆汁排泄占有较大比例,例如人体中青霉素类药物的胆汁排泄率一般在 10%~40%,其中萘夫西林(乙氧萘青霉素)的胆汁排泄率可高达 90%。动物实验中,12 h 内强心苷类药物的胆汁排泄率也在 50%~70%。金属自胆汁排泄也十分引人注目,如铅的 B/P 为 400~1000,砷为 630,而镁为 100~200。

三、影响胆汁排泄的因素 Factors affecting biliary excretion

影响胆汁排泄的因素有:①化合物的理化性能:化合物的分子量、极性、取代基以及解离状态和脂溶性等,对胆汁排泄影响较大。一般化合物随着葡萄糖醛酸和甘氨酸等的结合,分子量变大,胆汁排泄率也增加。对于不同种属而言,胆汁排泄随分子量的增加有一个分子量的阈值。据研究大鼠的阈值约为 325±50,兔为 475±50,而人约为 500。另外极性强,则胆汁排泄多。在取代基中,含卤素的化合物最容易从胆汁排泄,如引入 Br^-、I^- 可明显增大胆汁排泄率,一些胆管造影剂如四溴酚酞磺酸钠、靛氰绿和甘氨碘苯酸盐均含有一个以上的卤素原子,分子量都在 800~1000。磺酸基的引入也可增加胆汁排泄。取代基的位置也有影响,如磺胺类药物在 N-1 位上引入噻唑基时胆汁排泄有很大增加。②生理因素:种属差异、代谢状况、蛋白质结合率、疾病和老化等因素也会影响到化合物的胆汁排泄。胆汁排泄的种属差异是十分明显的。如肾功能检查用药酚红在人体只有肾排泄,而在大鼠就有近 40%由胆汁排泄。不仅是排泄数量,排泄速率也因种属不同而明显不同。如大鼠体内毒毛旋花苷 G 的胆汁排泄速率比狗和家兔快 40 倍。代谢产物不同,胆汁排泄的比例也不同,而这种不同往往也是由于种属差异引起的。化合物与血浆中或细胞上清液中蛋白质的结合,以及与红细胞或细胞器的结合无疑也有很大影响。在肝疾病方面,胆汁淤结引起的功能障碍比肝细胞病变更能导致胆汁排泄的下降,从而引起毒性增加。因此对以胆汁排泄为主的药物,当肝功和胆汁排泄功能低下时,应注意调整剂量。另外,胆汁流量也会影响化合物的胆汁排泄,某些药物(如苯巴比妥等)可使胆汁流量增加而促进药物的胆汁排泄。

四、肠肝循环 Enterohepatic circulation

肠肝循环(enterohepatic circulation)是指经胆汁或部分经胆汁排入肠道的药物,在肠道中又重新被吸收,经门静脉又返回肝的现象。机体形成这种肠肝循环是为了有效地利用体内必需物质,特别是帮助消化的胆酸。一般进食一次,胆酸至少要经历 2～3 次的肠肝循环。其他身体必需物质还包括:维生素 D_3、维生素 B_{12}、叶酸、维生素 B_6 和雌激素等。实验证明,以下药物存在肠肝循环现象:强心苷类如地高辛和洋地黄毒苷、吲哚美辛、吗啡、苯妥英钠、己烯雌酚、酚酞、格鲁米特、美沙酮、螺内酯、去甲羟安定、苯异丙胺、多柔比星、华法林和氯丙嗪等。这些药物多数以葡糖醛酸结合物的形式从胆汁中排泄,在肠道内被菌群的 β-葡糖醛酸水解酶水解,成为原型药物,脂溶性增大,故在小肠中被重新吸收。由于肠肝循环的存在,药物在血中持续时间延长,因此在给药方案设计时应充分给予考虑,否则可能产生毒性。如果能阻断该药物的肠肝循环,则能加速该药物的排泄。如果使用抗生素(如林可霉素)抑制肠道细菌丛,可以影响到药物的肠肝循环。

肾和肝、胆是机体重要的排泄器官,在某些情况下,一条途径受损,另一条途径的作用可能代偿性增加。如大鼠结扎肾动脉、肾静脉后,头孢唑林的胆汁排泄增加 4.5 倍;而结扎胆管后,其肾排泄率从 16% 增加到 50%。这种两条主要消除途径的相互代偿作用,对肾或肝功能不全患者的用药有一定的指导意义。

第三节 其他排泄途径
Other excretion pathways

一、药物从乳汁排泄 Drug excretion via milking

药物可通过哺乳期妇女泌乳而排出体外。一般药物在乳汁中的浓度较低,在乳汁中的排除量不足以引起婴儿的治疗效应。但有些药物如红霉素、卡马地平、地西泮、磺胺异噁唑和巴比妥酸盐从乳汁中排除量较大。药物通过母体血液向乳腺转运,血液和乳汁被乳腺的上皮分开,药物的转运受下列因素的影响。

(1) **药物浓度梯度**:乳汁中的药物浓度与母体的血药浓度有关,未与蛋白结合的游离药物浓度越高,药物从血浆到乳汁的转运越快。蛋白结合与 pH 会影响游离药物浓度。

(2) **药物脂溶性**:乳汁中脂肪含量比血浆高,脂溶性大的药物容易穿过生物膜到乳汁中。

(3) **血浆与乳汁的 pH**:乳汁的正常 pH 范围是 6.4～7.6,比血浆稍低。pH 的影响与一般的药物膜转运一样。通常弱酸性药物在乳汁中的浓度比其血浆浓度低,某些弱碱性药物的乳汁中浓度等于或高于血浆中浓度。

(4) **药物分子大小**:分子越小,越容易转运。

尽管大多数药物在乳汁中排出的药量较小,但是婴儿的肝肾功能尚未发育完全,对药物的代谢与排泄能力低,有可能造成一些药物在婴儿体内累积,使婴儿体内的血药浓度达到具有临床意义的水平。因此,在哺乳期应禁用或慎用一些药物,如异烟肼、甲丙氨酯、氯霉素、氢氯噻嗪、甲硝唑、四环素、萘啶酸等。如果哺乳期需要服一些比较安全的药物,最好在哺乳后至下一次哺乳前 3～4 h 用药。化学物质向乳汁的排泄可使婴儿的安全受到一定影响,故在新药的开发过程中往往要求进行乳汁排泄的实验。一般说来,药物的乳汁排泄也遵循兼顾蛋白结合的 pH-分配假说。

二、药物从唾液排除 Drug excretion via saliva

进行治疗药物监测（therapeutic drug monitoring，TDM）时，除了采用侵入性的采血方法外，还有非侵入性的采尿和收集唾液的方法，因此唾液中药物的排泄也受到一定的重视。与血浆成分相比，唾液中各成分浓度很低，特别是蛋白质浓度只有血浆的 1/40～1/25，因此定量时可不需预处理。而且，与血浆蛋白结合较强的药物有可能以血中游离药物相同的浓度向唾液中排泄。唾液中药物浓度一般低于血药浓度，唾液中与血浆中药物浓度之比（S/P）一般在 0.3～0.9，少数在 0.1 以下或大于 1，但 S/P 值波动较大。目前对唾液排泄的研究尚不多。一般认为药物向唾液中的转运符合兼顾蛋白结合的 pH-分配假说，pK_a、蛋白结合率和脂溶性会影响这一转运过程。

三、药物经呼吸或出汗排除 Drug excretion via respiration or sweating

除了上述途径外，尚有呼出气体和汗腺排泄等。一般认为，这些途径排出药量较少，在药物消除中作用不大。吸入麻醉剂主要从肺泡吸收并从肺呼气排出。某些极微量的毒物亦随呼气排出。

药物可随汗腺向外界排泄，如磺胺、盐类（主要有氯化钠）、乳酸及氮的代谢物亦随汗液排出。

（齐宪荣）

思考题

1. 试述肾单位的基本结构与生理功能。
2. 药物的肾排泄机制有哪些？
3. 影响肾排泄的因素有哪些？影响药物胆汁排泄的因素有哪些？
4. 请说明肾病时需进行剂量调节的理由。
5. 什么是肠肝循环？它是如何形成的？

参考文献

[1] 梁文权. 生物药剂学与药物动力学. 北京：人民卫生出版社，2000.
[2] 屠锡德. 生物药剂学. 北京：中国医药科技出版社，1998.
[3] 魏树礼，张强. 生物药剂学与药物动力学. 北京：北京医科大学中国协和医科大学联合出版社，1997.
[4] 郑丹萍，翟文佳，崔晓健，等. 8 种肾小球滤过率方程在肾癌术后病人中的临床应用及评价. 蚌埠医学院学报，2022，47（12）：1667-1677.

第二篇

药物动力学
Pharmacokinetics

第 7 章 药物动力学概述
Overview of Pharmacokinetics

本章要求：
1. 掌握药物动力学的定义、研究内容及其应用领域。
2. 熟悉血药浓度与药理效应之间的关系。
3. 了解药物动力学的发展过程。

一、药物动力学的定义与发展过程 Definition and history of pharmacokinetics

药物动力学（pharmacokinetics）起源于 20 世纪 30 年代，是应用动力学原理和方法来定量研究药物进入体内之后的吸收（absorption）、分布（distribution）、代谢（metabolism）和排泄（excretion）诸过程的规律，以及这些过程与药理学效应、毒副作用间关系的学科。

药物进入机体之后可能经历的各种过程如图 7-1 所示。

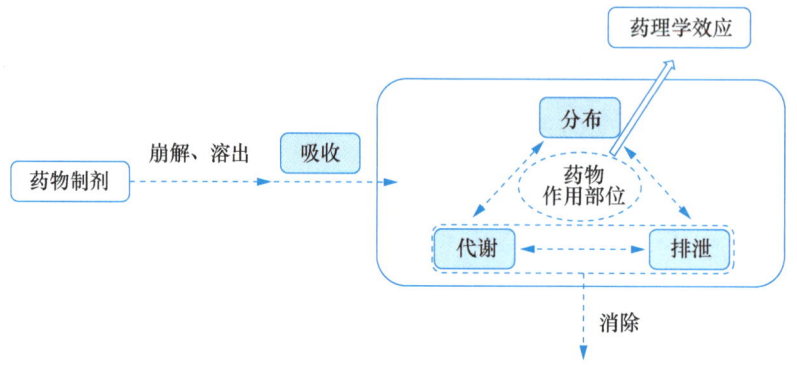

图 7-1 药物进入机体后可能经历的各种过程

药物吸收进入体循环之后，主要通过血液流动分布到全身各部组织，并通过以肝为主的代谢过程和肾为主的排泄过程消除到体外。分布到作用部位的药物通过相应的机制产生药理作用，该部药物水平的高低与药效强度之间有着直接的联系。与此同时，当体内药物超过一定水平时，还会与毒副作用产生密切的关联。通过如图 7-2 所示的血药浓度-时间曲线与治疗窗的关系，以及如图 7-3 所示的药理学和毒理学效应与药物暴露量间的关系，可知了解和把握药物的体内行为规律，以及这些行为与药理作用/毒副作用间的关联具有重要意义。药物动力学通过数学模型来表述体内药物水平与时间之间的动力学关系，以及药效强度与体内药物水平之间的动力学关系，为新药的研究开发以及药物的临床合理应用提供科学依据。

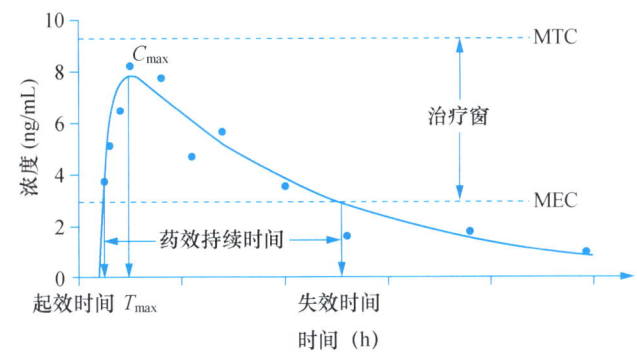

MEC：最低有效浓度；MTC：最低中毒浓度

图 7-2 血药浓度-时间曲线与治疗窗（MEC-MTC）的关系示例

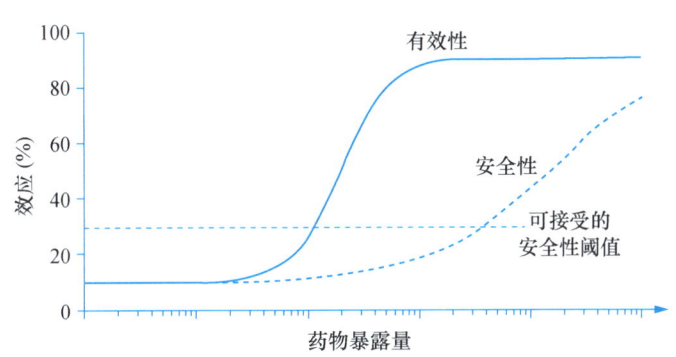

图 7-3 药理学和毒理学效应与药物暴露量间的关系示例

药物动力学最早的起源可追溯到 1937 年，Torsten Teorell 在其论文中首次关注到了药物进入体内之后的动力学过程。伴随着科学技术的发展，人们对于体内药物的运动规律有了越来越深入的了解。伴随着这些进步，产生了将这些知识由定性层面提高到定量层面的需求，而计算科学软硬件领域的飞速发展为回应这些需求消除了技术上的障碍。到 20 世纪 70 年代，药物动力学已经发展成一门独立的学科。由于都关注于药物进入机体之后的吸收、分布、代谢和排泄等过程，生物药剂学与药物动力学形成了姐妹学科关系，但是生物药剂学主要通过定性的方法观察这些过程，并发现影响这些过程的各种因素，而药物动力学则以数学手段定量地表述这些过程。作为一门相对年轻的学科，药物动力学与药剂学、药理学、临床药理学、数学、统计学、分析化学、计算机科学等有着千丝万缕的联系。经典的药物动力学以隔室模型为主，将机体简化为一到数个虚拟的隔室以便于研究。其后人们又发展出了基于统计矩理论的非隔室模型分析方法，基于解剖生理学的药物动力学模型、非线性药物动力学模型，以及药物动力学/药效动力学链式模型等。到了 20 世纪末期，这一学科更是出现了里程碑意义的飞跃。人们将药物动力学与统计学的理念和方法有机结合，发展形成了群体药物动力学这一崭新的分支。这一分支的出现使人们对于药物体内行为的把握更为深入和完整。今天，随着其在新药研发和临床应用中所发挥的越来越重要的作用，药物动力学已经成为药学领域中不可或缺的重要成员，以模型为导引的药物研发理念也已被业内普遍接受。与此同时，基于群体的模型化方法也使得临床个体化用药取得了长足的进步。

Pharmacokinetics 一词在我国有时也译为药物代谢动力学或药代动力学，以强调药物的代谢过程。根据该词的本义，以及学科实际涵盖的范畴，本书仍采用"药物动力学"这一表述。

二、药物动力学研究的目的与内容 Purposes and contents of pharmacokinetic studies

(一) 药物动力学研究的目的

药物动力学的主要研究目的是通过数学方法定量表述时间-体内药物水平-药理效应强度三者之间的关系,探究其中的基本规律与相关原理,并应用于新药研发与临床用药。

(二) 药物动力学研究的主要内容

1. 构建药物动力学隔室模型,以定量表述体内药物水平与时间之间的关系(图7-4A)。
2. 构建药物动力学-药效动力学联合模型,以定量表述体内药物水平与相应药理效应强度之间的关系(图7-4B)。
3. 构建生理学药物动力学模型,以定量表述机体内各特定组织或器官中药物水平与时间之间的关系,并为药物行为的种属间外推提供支持(图7-5)。
4. 针对非线性特征的药物,构建相应的非线性药物动力学模型。
5. 根据统计矩理论,以非隔室模型方法定量解析药物在体内的运动特征。
6. 将传统的药物动力学隔室模型与统计学理念相结合,构建群体药物动力学模型,以及群体药物动力学-药效动力学模型,在阐明药物的体内运动及其药理作用规律的同时,探究这些指标与各项相关参数在个体之间和个体之内变异的特征,以及影响这些特征的各种潜在因素。
7. 模型化与模拟这两个过程的有机结合和应用。利用所建立的模型,模拟不同场景下的药物动力学和药效学行为。由于能在较短时间内预知下一步试验的大致结果,可极大降低药物研发的风险和成本,在新药研发的决策中具有十分重要的作用。

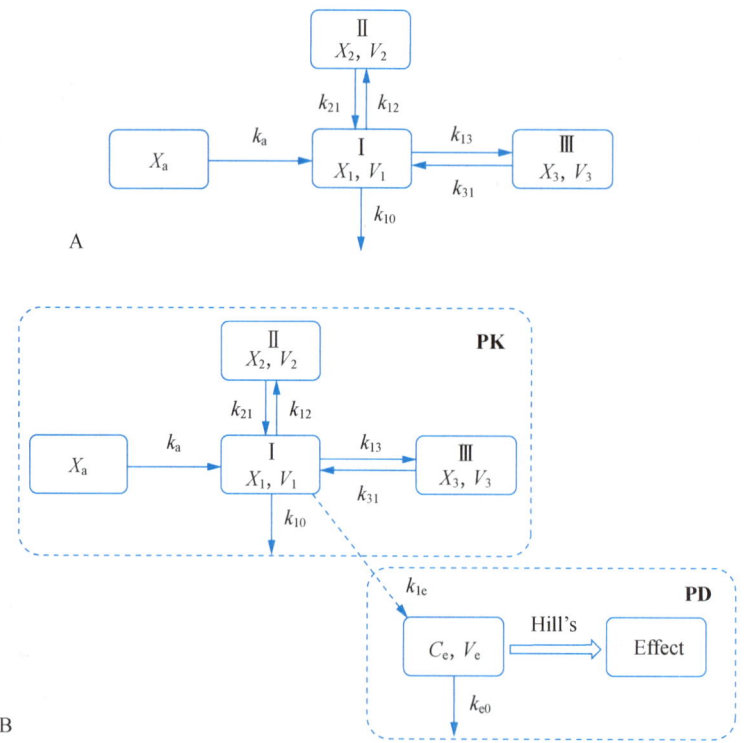

Ⅰ:中央隔室;Ⅱ、Ⅲ:外周隔室;X:药物量;V:表观分布容积;k:转运速率常数;C_e:效应室浓度;Hill's:希尔氏方程;Effect:药理学效应

图7-4 药物动力学隔室模型(A)和药物动力学/药效动力学链式模型(B)示例

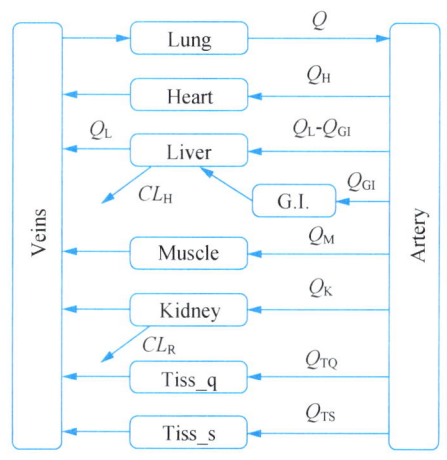

Q：血流速率；CL：清除率；Tiss_q：快分布组织；Tiss_s：慢分布组织

图 7-5 生理学药物动力学模型示例

（三）药物动力学的应用领域

1. 新药研究和开发。新药研发包括了从临床前到上市后的各个阶段，而药物动力学在这些阶段中均可起到重要的作用。近年来，国内外的药物监管部门对于相关的研究陆续提出了具体的指南或规范。

2. 临床合理化用药。随着药物动力学，尤其是群体药物动力学的普及和应用，对于临床上那些治疗窗口狭窄，毒副作用严重，个体间变异显著的药物，人们建立了相应的模型以把握并预测其体内行为，在此基础上针对患者个体提出最优化给药方案，达成个体化给药的目标。

作为一门相对年轻的学科，药物动力学还有许多未知的内容等待人们去探索和发现，作为一门实践性非常强的学科，药物动力学在新药研发、临床药学等方面有广阔的发挥天地和良好的发展前景。

（卢 炜）

思考题

1. 药物动力学的基本概念、意义与主要研究内容。
2. 药物动力学的主要应用领域。

参考文献

[1] 魏树礼，张强. 生物药剂学与药物动力学，2 版，北京：北京大学医学出版社，2004.
[2] Johan Gabrielsson，Dan Weiner. Pharmacokinetic and Pharmacodynamic Data Analysis Concepts and Applications，5th Edition，Stockholm，Sweden：Swedish Pharmaceutical Press，2016.

一室模型
One-Compartment Model

本章要求：
1. 掌握消除速率常数、半衰期、表现分布容积、清除率和血药浓度-时间曲线下面积等几个基本概念的定义、意义及单位。
2. 掌握一室模型静脉注射、静脉输注、非血管给药时，血药浓度与时间的关系以及各种药物动力学参数的含义及其计算方法。

一室模型是一种最简单的隔室模型（compartment model）。它将整个机体作为一个隔室处理，药物进入体内后经全身循环迅速分布于体液和全身各部位，在血浆、组织与体液之间迅速形成一个动态平衡"均一"体，各组织之间的药物浓度之比维持恒定。但要注意"均一"并不意味着各组织或体液浓度相等，而只说明各组织或体液达到平衡。同时血浆中药物浓度的变化基本上只受消除速率常数的支配。

第一节 静脉注射
Intravenous injection

一、模型的建立，血药浓度与时间的关系 Establishment of model, relationship between plasma drug concentration and time

一室模型中，静脉注射给药后，药物很快随血液循环分布到机体各组织器官中，也同时开始消除，故可以建立如下的模型（图 8-1）。

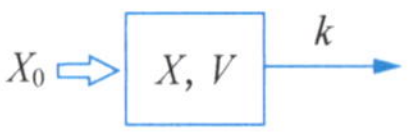

$$X_0 \Rightarrow \boxed{X, V} \xrightarrow{k}$$

图 8-1 药物静脉注射一室模型

其中 X_0 为给药剂量，X 为 t 时刻的体内药量，V 为隔室的表观分布容积，k 为消除速率常数。

由于一室模型静脉注射药物在体内主要经历 1 级消除过程，即药物消除速度与体内药量的一次方成正比，故可写出如下方程。

$$\frac{dX}{dt} = -k \cdot X \tag{8-1}$$

负号表示体内药量随时间下降。(8-1) 式，经数学上的 Laplace 变换后得：

$$S \cdot \bar{X} - X_0 = -k \cdot \bar{X}$$

$$\bar{X} = \frac{X_0}{S+k}$$

应用 Laplace 变换表解出 X 得：

$$X = X_0 \cdot e^{-k \cdot t} \tag{8-2}$$

两侧取对数，得

$$\lg X = -\frac{k \cdot t}{2.303} + \lg X_0 \tag{8-3}$$

因 X 不能直接测定，故以与之直接相关的血浆药物浓度表示，因此引入比例常数 V

$$X = V \cdot C \tag{8-4}$$
$$X_0 = V \cdot C_0$$

其中 C_0 是 $t=0$ 时血药浓度，C 是 t 时的血药浓度，因此得

$$C = C_0 \cdot e^{-k \cdot t} \tag{8-5}$$

$$\lg C = -\frac{k \cdot t}{2.303} + \lg C_0 \tag{8-6}$$

式（8-5）、式（8-6）表述的就是一室模型静脉注射时血药浓度与时间的关系，其中式（8-6）表示 $\lg C$ 与 t 呈直线关系。

二、药物动力学参数的估算 Estimation of pharmacokinetic parameters

药物动力学参数主要包括消除速度常数（k 或 k_{el}）、半衰期（$T_{1/2}$ 或 $t_{1/2}$）、表观分布容积（V 或 V_d）、曲线下面积（AUC）及清除率（Cl 或 CL）等。关于这些参数的定义、生理意义等问题在第二节将详细讨论。静脉注射血药浓度数据获得后，通常可以采用图解法与线性回归法来求算这些药物动力学参数。

例 1：如某药物静脉注射，剂量 100 mg，血药浓度与时间的数据如下。

Time（h）	0.33	0.67	1	1.5	2	4	6	9	12	18	24
Conc（μg/mL）	10.56	12.95	10.27	10.05	13.47	7.28	6.96	4.67	3.00	2.01	1.20

求 k、$T_{1/2}$、C_0、V、AUC、Cl。

【解】

根据所给数据绘制出血药浓度-时间曲线，见图 8-2（图中纵坐标中浓度简写为 Conc，后同）。图 8-2 中的 B 为对数血药浓度与时间的关系，可以发现基本符合公式（8-6）$\lg C = -\frac{k \cdot t}{2.303} + \lg C_0$ 的表述。

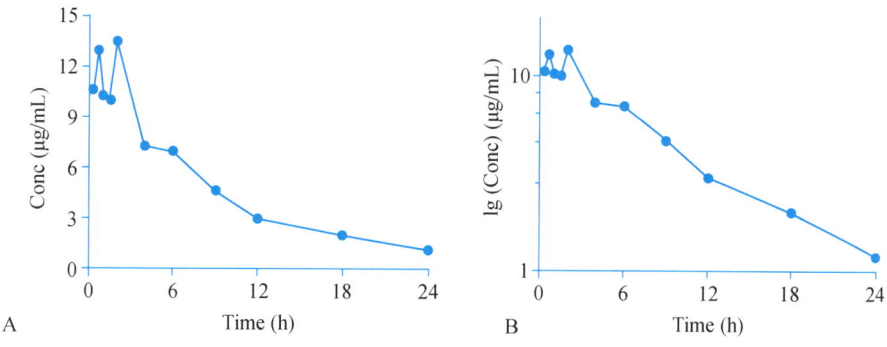

A：血药浓度；B：对数血药浓度

图 8-2 某药物静脉注射时的血药浓度-时间关系曲线

1. k、$T_{1/2}$、C_0、V 的计算

通过回归，由所得直线的斜率求算 k。

$$k = -\text{斜率} \times 2.303 = 0.105 \text{ h}^{-1}$$

式（8-6）整理得

$$t = \frac{2.303}{k} \lg \frac{C_0}{C}$$

当 $t = T_{1/2}$ 时 $C = \frac{C_0}{2}$，所以

$$T_{1/2} = \frac{2.303}{k} \lg \frac{C_0}{\frac{C_0}{2}} = \frac{0.693}{k}$$

即

$$T_{1/2} = \frac{0.693}{k} \tag{8-7}$$

$$T_{1/2} = \frac{0.693}{0.105} = 6.60 \text{ h}$$

由回归直线的截距，可以求出 $t=0$ 时的血药浓度的初始值 C_0。公式中的截距 $= \lg(C_0)$，所以

$$C_0 = 10^{\text{截距}} = 12.5 \text{ μg/mL}$$

根据（8-6）式

$$V = \frac{X_0}{C_0} = 7.98 \text{ L}$$

2. AUC、Cl 的计算：血药浓度-时间曲线下的面积 AUC 可用下式

$$AUC = \frac{X_0}{k \cdot V} \tag{8-8}$$

其推导过程如下。

$$AUC = \int_0^\infty C \cdot dt = \int_0^\infty C_0 \cdot e^{-k \cdot t} dt = \frac{C_0}{k} = \frac{X_0}{k \cdot V}$$

$$AUC = \frac{C_0}{k} = 119 (\text{μg mL}) \cdot \text{h}$$

如图 8-3 所示，实际当中人们还常通过梯形法近似估算血药浓度-时间曲线下的面积 AUC。公式为

$$AUC_0^\infty = \sum_{i=1}^{N} \frac{(C_{i-1} + C_i)}{2} (t_i - t_{i-1}) + \frac{C^*}{k} \tag{8-9}$$

式中的 N 为样本数，第 1 大项为 AUC_0^t，第 2 大项为 AUC_t^∞，角标 t 为最终采样时间，C^* 为最终样本浓度。注意这里的变量是浓度，而非其对数值。

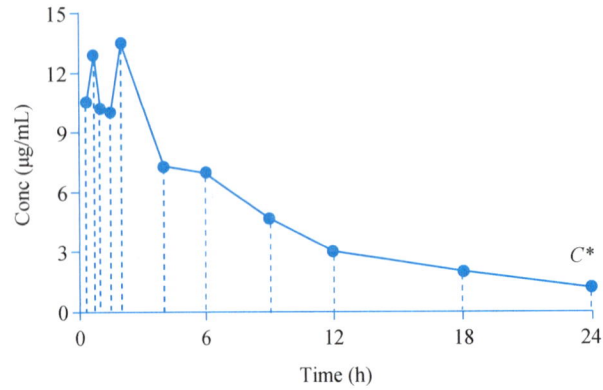

图 8-3 梯形法估算血药浓度-时间曲线下的面积

清除率 Cl 可用（8-10）式表示

$$Cl = k \cdot V \tag{8-10}$$

其推导过程为

$$Cl = \frac{-\dfrac{dX}{dt}}{C} = \frac{k \cdot X_0 \cdot e^{-k \cdot t}}{\left(\dfrac{X_0}{V}\right) \cdot e^{-k \cdot t}} = k \cdot V$$

本例中的 $Cl = 0.838$ L/h。

本例拟合的效果诊断图见图 8-4，图 A 为实测浓度-时间曲线，图 B 为相应的对数浓度-时间曲线。可以看到拟合曲线较好地通过了各时间点的实测值。

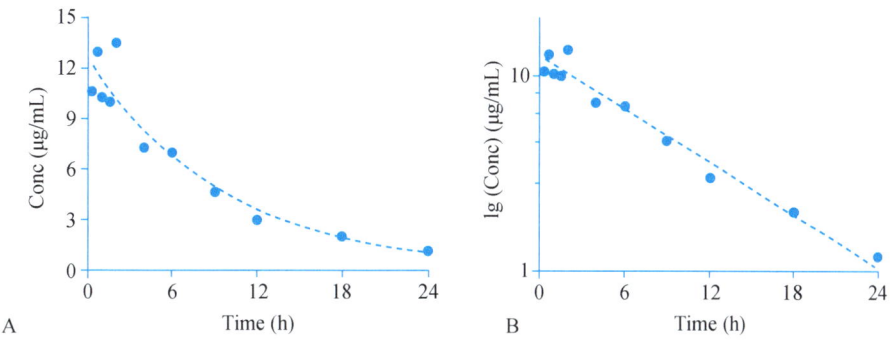

A：常规浓度，B：对数浓度

图 8-4　某药物静脉注射后的血药浓度及其拟合曲线

例 2：一患者静脉注射某药 10 mg，半小时后血药浓度是多少（已知 $T_{1/2} = 4$ h；$V = 60$ L）？

【解】已知 $X_0 = 10$ mg，$V = 60$ L，$T_{1/2} = 4$ h

$\because C_t = C_0 \cdot e^{-k \cdot t}$；$C_0 = \dfrac{X_0}{V}$；$k = \dfrac{0.693}{T_{1/2}}$

$\therefore C_t = \dfrac{X_0}{V} e^{-\frac{0.693}{T_{1/2}} \times t} = \dfrac{10}{60} e^{-\frac{0.693}{4} \times 0.5} = 0.153\ \mu g/mL$

即半小时的血药浓度为 $0.153\ \mu g/mL$。

上述两种计算方法比较麻烦，目前普遍采用具有统计处理功能的计算器或计算机。在药物动力学的数据处理中，线性回归法已得到广泛的采用。此外还有非线性回归法，用牛顿高斯迭代原理，也可得到满意的结果。

第二节　消除速率常数、半衰期和表观分布容积
Elimination rate constant, half life and apparent volume of distribution

一、消除速率常数 Elimination rate constant

消除速率常数，代表单位时间内消除药物的分数，它的单位是时间的倒数。前面我们已经求算了消除速率常数（k），如 $0.312\ h^{-1}$，即每小时消除剩余量的 31.2%，应注意"剩余量"的计算可按 $X = X_0 \cdot e^{-k \cdot t}$ 进行。

消除速率常数反映的是体内各种途径消除药物的总和，包括肾排泄、胆汁排泄、生物转化

和肺排泄等各种消除途径。消除速率常数具有加和性，可表示如下。

$$k = k_e + k_{bi} + k_b + k_{lu} \tag{8-11}$$

k_e 为肾排泄速率常数，k_{bi} 为胆汁排泄速率常数，k_b 为生物转化速率常数或代谢速率常数，k_{lu} 为肺排泄速率常数。

一般药物消除途径主要是肾排泄和生物转化，故（8-11）式也可简化为

$$k = k_e + k_b \tag{8-12}$$

根据（8-12）式，通过其中的两个清除速率常数可以求出另一个常数。通过该式表达的关系还可以求算药物从某一特殊途径消除的分数，如生物转化消除的分数 f_b 与肾排泄分数 f_e。

$$f_b = \frac{k_b}{k} \tag{8-13}$$

$$f_e = \frac{k_e}{k} \tag{8-14}$$

一个药物的消除速率常数一般是恒定的，与剂型无关，其大小反映的是药物在体内消除的快慢，是一个很重要的药物动力学参数。

二、生物半衰期 Biological half life

生物半衰期，又称药物消除半衰期，也有称血浆药物半衰期，常简称半衰期，是指体内药物浓度（或量）下降一半所需的时间，常以 $T_{1/2}$ 或 $t_{1/2}$ 表示，单位取"时间"。药物消除半衰期为一常数，对于线性药物的一级消除过程，它与剂量及给药途径无关。

半衰期是由测定血浆或血清药物浓度的下降来求得的，按照一级速率过程，药物半衰期和消除速率常数之间的关系可以用下式表示。

$$T_{1/2} = \frac{0.693}{k}$$

根据半衰期长短，一般可分超短半衰期、短半衰期、中长半衰期、长半衰期及超长半衰期等5类，现将一些常用药物的半衰期列于表8-1、表8-2。

表8-1 超短半衰期与短半衰期的药物

超短半衰期药物 $T_{1/2} < 1\ h$	半衰期（h）	短半衰期药物 $T_{1/2} = 1 \sim 4\ h$	半衰期（h）
阿司匹林	0.25	对乙酰氨基酚	1~3
对氨基水杨酸	0.9	卡那霉素	2
羧苄西林	1	利多卡因	2
头孢菌素Ⅳ	1	普拉卡因胺	3
头孢菌素Ⅰ	0.5	水杨酸	4
可的松	0.5	华法林	2
呋塞米	0.5	庆大霉素	2
胰岛素	0.1	哌替啶	3
青霉素G	0.7	利福平	3
苯唑西林	0.4	氨苄西林	1.0~1.5
甲氧苯青霉素	0.4	乙胺丁醇	4

表 8-2 中长半衰期、长半衰期和超长半衰期的药物

中长半衰期药物 $T_{1/2}=4\sim 8$ h	半衰期（h）	长半衰期药物 $T_{1/2}=8\sim 24$ h	半衰期（h）	超长半衰期药物 $T_{1/2}>24$ h	半衰期（h）
金霉素	5.5	安替匹林	7～35	巴比妥	60～78
洁毒素	2.5～11.5	利眠宁	6～15	安定	55
磺胺异噁唑	6	多西环素	12	双香豆素	8～74
四环素	7～9	磺胺嘧啶	13～25	洋地黄毒苷	200
茶碱	4～7	普萘洛尔	12	地高辛	12～132
甲苯磺丁脲	6～9			苯巴比妥	48～120
甲氧苄啶	9				

同一药物的半衰期不仅在不同种属的给药对象之间有差别，在同属之中也有差别，甚至在个体之间以及个体之内也有差别。同一药物用于不同个体时，由于生理或病理情况不同，$T_{1/2}$ 可能存在差异，为此，临床上通常需要针对每一患者的生理病理情况，使用相应的 $T_{1/2}$ 来制定个体化给药方案，这一点对于治疗浓度范围窄的药物是非常必要的。

临床上多用半衰期的长短来反映药物经生物转化或排泄从体内消除的快慢，它是临床制定给药方案的主要依据之一。半衰期的任何变化都反映这些消除器官在功能上的变化，因此其与人体的生理与病理状况有关。如肾功能衰退时，半衰期延长，故肾功能衰退的患者，药物剂量要进行调整。在临床药物动力学研究中，此类患者的半衰期通过测定血药浓度求出，然后才能制定出合理的给药方案。联合用药的情况下，由于可能存在的酶促或酶抑制作用使得药物半衰期也会随时间而发生改变，为确保临床用药的安全与有效，此时也需要调整给药方案。

例3：某患者一次性快速静脉注射某药 100 mg，立即测得血清药物浓度为 10 μg/mL，4 h 后，血清浓度为 7.5 μg/mL。求该药的生物半衰期（假定该药以一级过程消除）。

【解】已知 $C_0=10$ μg/mL，$t=4$ h，$C=7.5$ μg/mL。

$$\because \lg C=\frac{-k\cdot t}{2.303}+\lg C_0$$

$$\therefore k=\frac{2.303}{t}\times \lg \frac{C_0}{C}$$

$$=\frac{2.303}{4}\times \lg \frac{10}{7.5}=0.0719\ \text{h}^{-1}$$

$$T_{1/2}=\frac{0.693}{0.0719}=9.63\ \text{h}$$

即此患者的 $T_{1/2}$ 为 9.63 h。

体内药物消除某一百分数所需的时间可以被视为半衰期的倍数，例如消除 90% 所需时间为：

$$t=\frac{2.303}{k}\times \lg \frac{C_0}{C}=\frac{2.303}{0.693}T_{1/2}\cdot \lg \frac{100}{10}=3.32\cdot T_{1/2}$$

消除某一百分数所需半衰期的个数，计算结果见表 8-3。表中显示，经过 5 个半衰期，药物消除了 95% 以上，经过 7 个半衰期，药物消除了 99% 以上。

表 8-3 消除某一百分数的体内药物所需时间（以半衰期的倍数表示）

半衰期的倍数	0	1	2	3	4	5	6	7
剩余量（%）	100.00	50.00	25.00	12.50	6.25	3.13	1.56	0.78
消除量（%）	0.00	50.00	75.00	87.50	93.75	96.88	98.44	99.22

三、表观分布容积 Apparent volume of distribution

表观分布容积是指药物在体内达到动态平衡时，用血药浓度来估计体内药量的一个比例常数，即体内药物按血药浓度分布时，所需体液的总体积。对于一室模型的药物而言，分布容积与体内药量 X 和血药浓度 C 之间存在相关性，即 $X_0 = V \cdot C_0$ 或 $X = V \cdot C$。之所以称为表观分布容积，是因为其不代表一个特殊的生理空间，也不是真正的分布容积。表观分布容积是药物动力学中一个重要的概念和参数，其单位多为 L 或 L/kg。通过表观分布容积可以计算出多项药物动力学参数并了解体内药物的分布特征。

药物分布容积的大小取决于其脂溶性、膜通透性、组织分配系数及药物与血浆蛋白等物质的结合率等多项因素。如果药物的血浆蛋白结合率高，则其组织分布较少，血中的药物浓度就高。一个体重为 60 kg 的正常人体液总容量约为 36 L，其中血浆占 3.0 L，细胞内液 25 L，细胞外液 8 L。若分布容积 $V=$ 血浆容量，说明这个药物可能主要分布于血液并与血浆蛋白大量结合，如双香豆素、苯妥英和保泰松等。伊文思蓝（Evans blue）几乎全部与血浆蛋白结合，因此可用以测定血浆容量。也有少数药物，分布容积 $V=$ 体液总量，如重水、氨替比林。也有许多药物的分布容积 $V>$ 体液总量，如利福平 $V=65$ L，奎尼丁 $V=146$ L，地高辛 $V=580$ L。这种情况下，可用下面的比喻来说明，将 100 mg 药物溶于 1 L 水中，如图 8-5 所示。

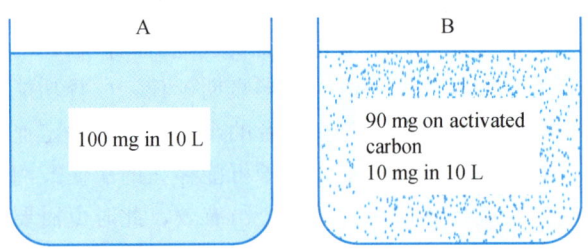

A：加入活性炭之前，B：加入活性炭，90% 的药物被吸附之后

图 8-5　100 mg 药物溶于 10 L 水中，加入活性炭前后的比较

表观分布容积为：$V = \dfrac{X_0}{C_0} = \dfrac{100 \text{ mg}}{\dfrac{100 \text{ mg}}{10 \text{ L}}} = 10 \text{ L}$

若同样体积的水中加入活性炭，且假设活性炭可以吸附 90% 的药物，则溶液中只剩下 10 mg 药物。此时 $V = \dfrac{X_0}{C_0} = \dfrac{100 \text{ mg}}{\dfrac{10 \text{ mg}}{10 \text{ L}}} = 100 \text{ L}$

这说明药量 X 不变，浓度 C 变小了则 V 就会增大。因此分布容积大，表明组织摄取量大，药物与组织蛋白结合或某些组织对药物有特殊亲和力而将药物贮存于其中。分布容积大的药物一般在体内排泄较慢，在体内能滞留较长的时间，可能比那些不能分布到深部组织中的药物的毒性维持时间要长。

表 8-4 列举了一些常用药物的表观分布容积，表明该参数在各药物之间的差异很大。对于不同的药物，其表观分布容积值的下限为 0.04 L/kg，上限可大于 20 L/kg。

表 8-4　正常人中一些药物的表观分布容积

药物	表观分布容积（L/kg）	药物	表观分布容积（L/kg）
异戊巴比妥	0.5～1.11	保泰松	0.04～0.15
地西泮	0.18～1.30	普鲁卡因胺	1.74～2.22

续表

药物	表观分布容积（L/kg）	药物	表观分布容积（L/kg）
肝素	0.055～0.059	茶碱	0.33～0.74
胰岛素	0.054～0.112	华法林	0.09～0.24
利多卡因	0.58～1.91		

表观分布容积的计算有两个主要方法，外推法和面积法。

（一）外推法

此法以静脉注射时的对数血药浓度对时间作图，求出 C_0 后计算 V，仅适用于一室模型，是计算表观分布容积的最简单和较常用的方法。在一室模型中，静脉注射给药（X_0）后，其血药浓度与时间的关系如下式。

$$\lg C = \lg C_0 - \frac{k \cdot t}{2.303}$$

以 $\lg C$ 对 t 作图得一直线，将直线外推至 $t=0$，从截距中可算出初始血药浓度 C_0，进而得到表观分布容积 V。

$$V = \frac{X_0}{C_0}$$

理论上，只有当药物静脉注射后瞬时完成分布平衡时才能准确算出 C_0，故这种方法只限于真正的一室模型药物，而且需在静脉注射的条件下。但这种假设偏离真实，大多数药物完成全身分布需要一定的时间，其外推的结果使 C_0 偏小，从而 V 偏高。因此，只有当对数浓度-时间曲线基本为一条直线时本方法才能应用。

（二）面积法

用血药浓度-时间曲线下面积（AUC）和速率（消除速率常数）求算表观分布容积。此法与模型无关，分布容积的单位是 L、L/kg、/kg。依据实验数据（AUC 和 C-t 曲线末端的斜率等）计算得到表观分布容积，相对比较客观真实。

表观分布容积反映血药浓度与体内总药量之间的关系，对于求算清除率是关键性的参数。若分布容积出现了改变，剂量应进行调整。

由

$$AUC = \frac{X_0}{k \cdot V}$$

得出

$$V = \frac{X_0}{k \cdot AUC} \tag{8-15}$$

例4：依文思蓝染料仅分布在血浆中，有时用于测量血浆容积。某 60 kg 的 30 岁失血女性患者，静注依文思蓝 25 mg，所得结果如下。

t（min）	10	20	30
C（mg/100 mL）	1.9	1.8	1.73

估算该患者的血浆容积是多少？和正常人比较的结果如何？

【解】 由于依文思蓝只分布在血浆中，故其分布容积即为血浆的容积。
$\lg C$ 对 t 作直线回归，得回归方程

$$\lg C = -0.002035t + 1.298$$

由上式，$C_0 = \lg^{-1} 1.298 = 19.86 \ \mu g/mL$

$$V = \frac{X_0}{C_0} = \frac{25 \text{ mg}}{19.86 \text{ μg/mL}} = 1.259 \text{ L}$$

∵ 正常人血浆容积 $V = 60 \times 5\% = 3.0 \text{ L}$

∴ $\frac{V_{病}}{V_{正}} = \frac{1.259}{3.0} \times 100\% = 41.96\%$

即该患者的血浆容积是 1.259 L，为正常人的 41.96%。

第三节　静脉注射，尿排泄数据和清除率
Intravenous injection, urinary excretion data and clearance

一、静脉注射，尿排泄数据 Intravenous injection, urinary excretion data

采用血药浓度作为研究的数据是药物动力学最基本的方法，得到广泛的应用。而尿药数据法的取样对机体没有损伤，比较方便，因而在某些情况下仍有应用。例如，多次采血对机体有损伤，受试者不易接受；药物本身缺乏高分辨的含量测定方法，或血液中干扰性物质与药物无法分离；某些药物因用量过小或表观分布容积太大，以致血药浓度难以准确检出。存在以上情况时，可以考虑采用尿药排泄法来评估药物的动力学特征。图 8-6 为静脉给药一室模型中药物的尿中排泄以及肝代谢。但尿药法要求有较多的原形药物从尿中排出，以及肾排泄过程属一级过程。尿排泄数据处理方法一般有两种，即速率法与亏量法。

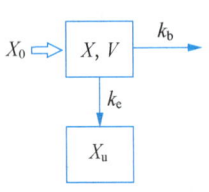

k_e：尿中排泄速率常数，k_b：代谢速率常数，X_u：时刻 t 的尿中药量
其他变量和参数同图 8-1。$k_e + k_b = k$。

图 8-6　静脉给药一室模型中药物的尿中排泄以及肝代谢

（一）尿排泄速率（速率法）Urinary excretion rate, rate method

尿排泄速率与体内药量成正比

$$\frac{dX_u}{dt} = k_e \cdot X \tag{8-16}$$

其中 $\frac{dX_u}{dt}$ 为尿药排泄速率，X 为 t 时间体内药量，k_e 为表观一级肾排泄速率常数。

因 $X = X_0 \cdot e^{-k \cdot t}$ 则

$$\frac{dX_u}{dt} = k_e \cdot X_0 \cdot e^{-k \cdot t} \tag{8-17}$$

两侧取对数

$$\lg \frac{dX_u}{dt} = -\frac{k \cdot t}{2.303} + \lg(k_e \cdot X_0) \tag{8-18}$$

若以平均速率 $\frac{\Delta X_u}{\Delta t}$ 代替瞬时速率 $\frac{dX_u}{dt}$，以中间时间 t_c 代替集尿时间 t，则

$$\lg \frac{\Delta X_u}{\Delta t} = -\frac{k \cdot t_c}{2.303} + \lg(k_e \cdot X_0) \tag{8-19}$$

以 $\lg \frac{\Delta X_u}{\Delta t}$ 对 t_c 作图，可以求出消除速率常数 k 及肾排泄速率常数 k_e，也可求出消除半衰期。

通过测定各时间间隔内尿的体积及尿中药物浓度，即能算出 ΔX_u，而 $\Delta t = (t_{i+1} - t_i)$，$t_c = \frac{t_{i+1} + t_i}{2}$。根据这些数据即可求出各项参数。若已知分布容积，还可求出肾清除率 Cl_r。

$$Cl_r = k_e \cdot V$$

有关肾清除率的概念见后。

某药物尿中排泄速率与时间关系的曲线如图 8-7 所示，根据速率法估算参数的拟合曲线如图 8-8 所示。

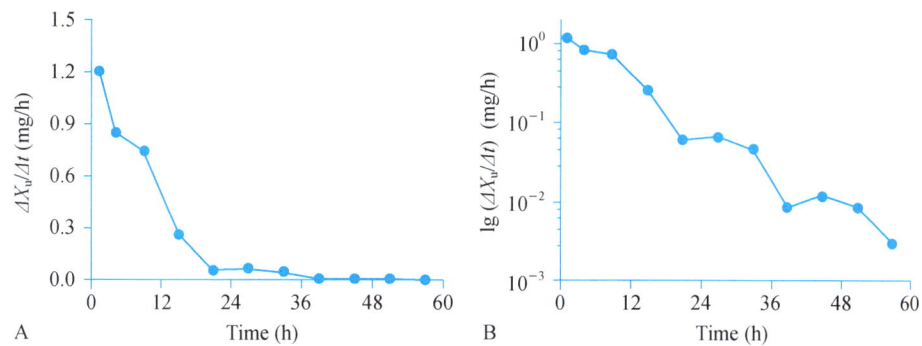

A：尿药速率，B：对数尿药速率

图 8-7 药物尿中排泄速率与时间关系

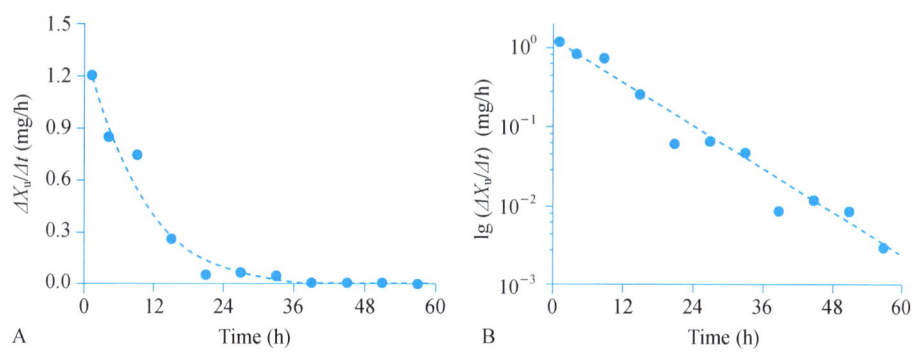

A：尿药速率，B：对数尿药速率

图 8-8 以速率法估算图 8-7 的药物动力学参数的拟合曲线

（二）亏量法（总和减量法）Sigma-minus method

由于消除速率的波动性，速率法的结果会存在一定的误差。有时人们也采用亏量法。

根据公式

$$\begin{cases} \dfrac{dX}{dt} = -k \cdot X \\ \dfrac{dX_u}{dt} = k_e \cdot X \end{cases} \quad (8-20)$$

用 Laplace 变换法解出

$$X_u = \dfrac{k_e \cdot X_0}{k}(1 - e^{-k \cdot t}) \quad (8-21)$$

X_u 为 t 时间的尿中累积排药量，当 t 增加时 X_u 亦不断增加，直到 X_u^∞（即最终的尿药总量），如图 8-9 所示。由于 $t \to \infty$ 时 $e^{-kt} \to 0$，(8-21) 式成为

$$X_u^\infty = \dfrac{k_e \cdot X_0}{k} \quad (8-22)$$

式（8-22）－式（8-21）得

$$X_u^\infty - X_u = \dfrac{k_e \cdot X_0}{k} e^{-k \cdot t}$$

两侧取对数，有

$$\lg(X_u^\infty - X_u) = -\frac{k \cdot t}{2.303} + \lg\left(\frac{k_e \cdot X_0}{k}\right) \tag{8-23}$$

以 $\lg(X_u^\infty - X_u)$ 对 t 作图，便可求出消除速率常数 k 及肾排泄速率常数 k_e，也可求出消除半衰期（图8-9，图8-10）。亏量法要测定 X_u^∞，需时较长，一般要求7个 $T_{1/2}$。将式（8-22）写成 $\frac{X_u^\infty}{X_0} = \frac{k_e}{k}$，可以看出尿药回收率等于肾排泄分数 f_e。

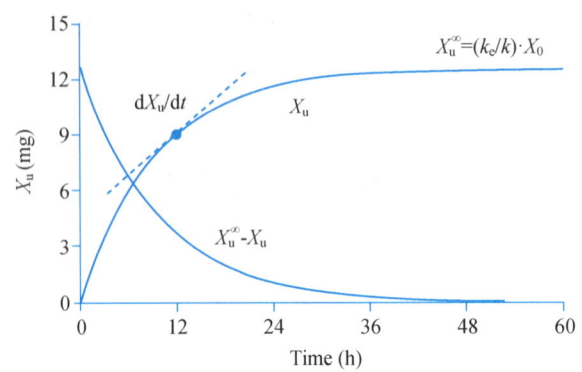

图8-9　药物的尿中排除

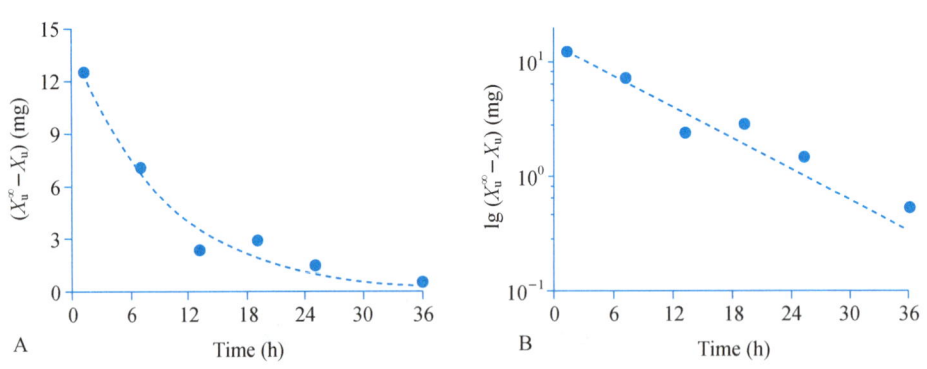

A：尿药亏量，B：对数尿药亏量

图8-10　以亏量法解析图8-8中尿药数据的药物动力学特征

理论上由于亏量法在公式计算时未像速率法那样进行过近似，应该比较准确。但在实际当中，由于所有的亏量值均求自于 X_u^∞，该值微小的差异会产生很大的影响。这一点在对数亏量-时间曲线上看得尤为清楚。所以亏量法和速率法在精度上并无明显的区别。

二、清除率 Clearance

清除率是指单位时间从体内消除的药物表观分布容积，其单位多为 L/h 或 L/(h·kg)，表示从血中清除药物的速率和效率。Cl 是反映药物从体内消除的另一重要参数，又称为体内清除率，是代谢清除率和肾清除率的加和。清除率 Cl 与消除速率常数 k 和分布容积 V 之间的关系可表示为：$Cl = k \cdot V$。

（一）器官清除率 Organ clearance

某一药物的器官清除率 Cl_O 为抽取比与血流速度的乘积

$$Cl_O = Q \cdot E \tag{8-24}$$

其中 Q 为器官血流速度（mL/min），E 为抽取比（extraction ratio），也称抽提率。设进

入器官的动脉血内的药物浓度为 C_A，而离开器官时静脉血内的药物浓度为 C_V，则

$$E=\frac{C_A-C_V}{C_A} \tag{8-25}$$

其推导过程如下。

$$E=\frac{Q \cdot C_A - Q \cdot C_V}{Q \cdot C_A}=\frac{C_A-C_V}{C_A}$$

因为 $Q \cdot C_A$ 为药物进入器官的速度，而 $Q \cdot C_V$ 为药物离开器官的速率，故通过器官的消除速率为 $Q \cdot C_A - Q \cdot C_V$，所以抽取比实际上就是药物的消除速率与其进入器官的速率之比。如抽取比为 0.7，则表示通过器官的血流中有 70% 的药物被清除掉，所以器官清除率也可表示为

$$Cl_O = Q \cdot E = Q \cdot \left[\frac{C_A-C_V}{C_A}\right] \tag{8-26}$$

（二）肾清除率 Renal clearance

肾清除率（renal clearance）为单位时间内由肾清除所含药物的血浆体积，即单位时间内肾将多少体积血浆中的药物清除排出。肾清除率 Cl_r 在数学上可定义为尿药排泄速率除以收集尿时中点时间的血药浓度。

$$Cl_r = \frac{\frac{dX_u}{dt}}{C} \tag{8-27}$$

例 5：某药 0～0.5 h 内尿中排出量为 37.5 mg，在 0.25 h 时血浆内药物浓度测定为 10 μg/mL，求肾清除率 Cl_r。

【解】 $Cl_r = \frac{\frac{dX_u}{dt}}{C} \approx \frac{\frac{\Delta X_u}{\Delta t}}{C} = \frac{\frac{37.5 \times 1000}{0.5}}{10} = 7500 \text{ mL/h} = 125 \text{ mL/min}$

因为 $\frac{dX_u}{dt} = k_e \cdot X$

∴ $$Cl_r = \frac{k_e \cdot X}{C} = k_e \cdot V \tag{8-28}$$

(8-28) 式中的分子分母分别对时间从 0 到 ∞ 积分，整理得

$$Cl_r = \frac{X_u^\infty}{\int_0^\infty C \cdot dt} = \frac{X_u^\infty}{AUC} \tag{8-29}$$

人体流经肾的血流速率约为 1200 mL/min，每分钟流过肾的血浆量约为 650 mL/min，肾小球滤过率为 120～130 mL/min。氨基马尿酸可用来测定肾血浆流量。药物通过肾排泄的机制包括肾小球滤过、肾小管重吸收和肾小管分泌。由于菊粉（inulin）仅有肾小球滤过而没有肾小管分泌和肾小管重吸收，所以可用来测定肾小球滤过率。正常情况下菊粉清除率（Cl_{in}）为 125 mL/min。

药物肾清除的机制，通过排泄比（excretion ratio）能够得到一个大致的判断。

$$排泄比 = \frac{药物肾清除率}{菊粉清除率} = \frac{Cl_r}{Cl_{in}} \tag{8-30}$$

$\frac{Cl_r}{Cl_{in}} < 1$，即 $Cl_r < 125$ mL/min，表明可能有部分药物从肾小管重吸收。

$\frac{Cl_r}{Cl_{in}} \approx 1$，即 $Cl_r = 125$ mL/min，表明药物可能只有肾小球过滤，或者肾小管重吸收与肾小管分泌的速率基本相等。

$\frac{Cl_r}{Cl_{in}} > 1$，即 $Cl_r > 125$ mL/min，表明药物可能有肾小管分泌。

药物排泄比最大为 5，说明该药物的肾清除率等于通过肾的血浆流量。有些物质如葡萄糖的排泄比为零，说明可全部被重吸收。

（三）总清除率 Total clearance

总清除率是药物在体内各个消除过程清除率的总和，它等于总的消除速率与血浆药物浓度之比

$$Cl = \frac{\frac{dX}{dt}}{C} \tag{8-31}$$

式中 dX/dt 为各种途径药物的总消除速率，整理（8-31）式得

$$\frac{dX}{dt} = Cl \cdot C$$

$$dX = Cl \cdot C \cdot dt$$

从 $t=0$ 到 ∞ 积分得

$$(X)_0^\infty = Cl \cdot \int_0^\infty C \cdot dt = Cl \cdot AUC \tag{8-32}$$

$(X)_0^\infty$ 为药物消除总量，当静注时，$(X)_0^\infty = X_0$，又因 $AUC = \dfrac{X_0}{k \cdot V}$，得到如下的关系式。

$Cl = \dfrac{X_0}{AUC} = \dfrac{X_0}{\dfrac{X_0}{k \cdot V}} = k \cdot V$。根据定义，总清除率为各个清除率和，故得

$$Cl = k \cdot V = k_e \cdot V + k_b \cdot V + \cdots \cdots \tag{8-33}$$

$$Cl_b = k_b \cdot V \tag{8-34}$$

$$Cl_b = Cl - Cl_r \tag{8-35}$$

Cl_b 为非肾清除率（nonrenal clearance），一般指肝清除率，实验不易测定，但通过公式（8-35）可以求出。

例 6：已知磺胺嘧啶半衰期 $T_{1/2} = 16\,h$，分布容积 $V = 20\,L$，尿中回收原形药物 60%，求总清除率 Cl、肾清除率 Cl_r、肝代谢清除率 Cl_b。

【解】 已知 $T_{1/2} = 16\,h$，$V = 20\,L$

则 $Cl = k \cdot V = \dfrac{0.693}{T_{1/2}} V$

$\qquad = \dfrac{0.693}{16} \times 20 = 0.86\,L/h = 14.3\,mL/min$

$Cl_r = f_e \cdot Cl = 60\% \times 14.3 = 8.58\,mL/min$

$Cl_b = Cl - Cl_r = 14.3 - 8.58 = 5.72\,mL/min$

即总除清率为 14.3 mL/min，肾清除率为 8.58 mL/min，非肾清除率为 5.72 mL/min。

例 7：某药物排泄比为 0.45，血液每流经肝一次有 50% 的药物被清除，求药物半衰期。已知分布容积为 50 L，正常肝血流速率为 1.25 L/min。

【解】 已知 $\dfrac{Cl_r}{Cl_{in}} = 0.45$，$Cl_{in} = 125\,mL/min$

则 $Cl_r = 0.45 \times 125\,mL/min$

$\because Cl_r = k_e \cdot V$

$\therefore k_e = \dfrac{Cl_r}{V} = \dfrac{0.45 \times 125}{50\,000} = 1.125 \times 10^{-3}\,min^{-1}$

又 $\because Cl_b = 1250\,mL/min \times 50\% = 625\,mL/min$

$\therefore k_b = \dfrac{Cl_b}{V} = \dfrac{625}{50000} = 1.25 \times 10^{-2}\,min^{-1}$

$k = k_e + k_b = 0.0136 \text{ min}^{-1}$

$T_{1/2} = \dfrac{0.693}{0.0136} = 50.9 \text{ min}$

即药物半衰期为 50.9 min。

例 8：某一体重 50 kg 的女性患者，肾功能在正常范围内，静注 500 mg 万古霉素后测得尿药浓度数据如下。

Time (h)	V_u (mL)	C_u (mg/mL)	Time (h)	V_u (mL)	C_u (mg/mL)
1	100	520	4	110	333
2	80	578	5	90	363
3	75	548	7	175	306

根据这些数据算出：

① k，k_e，k_b，生物转化百分数和血浆半衰期。

② 已知该药以原药形式排出的平均水平约为 95%，试问该患者的原药排出水平是否接近平均水平？

③ 若因事故创伤后，肾功能减为正常人的 40% 时，k，$T_{1/2}$ 及生物转化百分数将为多少？

【解】

① 根据给出数据列表

Time (h)	1	2	3	4	5	7
ΔX_u (mg)	52	46.2	41.1	36.6	32.7	53.6
Δt	1	1	1	1	1	2
t_c (h)	0.5	1.5	2.5	3.5	4.5	6
$\Delta X_u/\Delta t$	52	46.2	41.1	36.6	32.7	26.8

以 $\lg \dfrac{\Delta X_u}{\Delta t}$ 对 t_c 回归，得 $a = 1.74$，$b = -0.0520$

代入方程 $\lg \dfrac{\Delta X_u}{\Delta t} = \dfrac{-k \cdot t_c}{2.303} + \lg(k_e \cdot X_0)$ 得

$$\lg \dfrac{\Delta X_u}{\Delta t} = -0.0520 \cdot t + 1.74$$

则 $k = -2.303 \cdot b = -2.303 \times (-0.0520) = 0.120 \text{ h}^{-1}$

$$k_e = \dfrac{\lg^{-1} 1.74}{500} = 0.111 \text{ h}^{-1}$$

$$k_b = k - k_e = 0.120 \text{ h}^{-1} - 0.111 \text{ h}^{-1} = 0.009 \text{ h}^{-1}$$

代谢百分数 $f_b = \dfrac{k_b}{k} \times 100\% = \dfrac{0.009}{0.120} \times 100\% = 7.51\%$

$$T_{1/2} = \dfrac{0.693}{0.120} = 5.78 \text{ h}$$

② $\dfrac{X_u^\infty}{X_0} \times 100\% = \dfrac{k_e}{k} \times 100\% = \dfrac{0.111}{0.120} \times 100\% = 92.5\%$

所以该患者的原药排出水平十分接近平均水平。

③ $k = k_b + 40\% \cdot k_e = 0.009 + 0.4 \times 0.111 = 0.0533 \text{ h}^{-1}$

$$T_{1/2} = \frac{0.693}{0.0533} = 13.0 \text{ h}$$

生物转化百分数 $= \frac{0.009}{0.0533} \times 100\% = 16.9\%$

例 9：给一男性健康志愿者静注某药物 500 mg，给药后 24 h 内以不同时间间隔从尿中回收的原形药量如下表，用亏量法计算此药的总消除速率常数 k，尿药排泄速率常数 k_e 和代谢速率常数 k_b。

Time (h)	ΔX_u (mg)	X_u (mg)	$X_u^\infty - X_u$ (mg)
0.0~0.5	75	75	215
0.5~1.0	55	130	160
1.0~1.5	40	170	120
1.5~2.0	30	200	90
2.0~3.0	40	240	50
3.0~6.0	40	280	10
6.0~12.0	10	290	0
12.0~24.0	0	290*	0

* $X_u^\infty = 290$ mg

【解】根据给出的数据列表。

Time (h)	0.5	1	1.5	2	3	6
$\lg(X_u^\infty - X_u)$ (mg)	2.33	2.20	2.08	1.95	1.70	1.00

$\lg(X_u^\infty - X_u)$ 对 t 作直线回归得：$a = 2.443$，$b = -0.242$，代入方程：

$$\lg(X_u^\infty - X_u) = \frac{-k \cdot t}{2.303} + \lg \frac{k_e \cdot X_0}{k}，得$$

$$\lg(X_u^\infty - X_u) = -0.242 \cdot t + 2.443 = -0.242t + 2.443$$

则 $k = -2.303 \times b = -2.303 \times (-0.242) = 0.557 \text{ h}^{-1}$

$\because k_e = \frac{k \cdot X_u^\infty}{X_0}$，已知 $X_0 = 500$ mg

$\therefore k_e = \frac{0.557 \times 290}{500} = 0.323 \text{ h}^{-1}$

则 $k_b = k - k_e = 0.234 \text{ h}^{-1}$

即此药物的 k 为 0.557 h^{-1}，k_e 为 0.323 h^{-1}，k_b 为 0.234 h^{-1}。

第四节 血中代谢物浓度
Metabolite concentration in plasma

一、血中代谢物浓度与时间的关系 Relationship between plasma metabolite concentration and time

一室模型药物静脉注射代谢物体内过程可用图 8-11 表示。

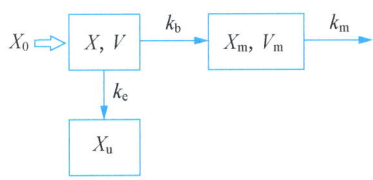

图 8-11 静脉注射一室模型中药物的尿中排泄与肝代谢

药物消除有两条途径，一条通过尿排泄，其动力学过程已经在前面讨论了；另一条通过代谢（生物转化）。

X_m：代谢物隔室的量，V_m：代谢物隔室的表观分布容积，k_b：代谢物生成的表观一级速率常数，k_m：代谢物消除的表观一级速率常数。

体内代谢物浓度的经时过程是代谢物生成速率与消除速率的函数，可以表示为：

$$\frac{dX_m}{dt} = k_b \cdot X - k_m \cdot X_m \tag{8-36}$$

对上式进行 Laplace 变换，可以解出

$$X_m = -\frac{k_b \cdot X_0}{k - k_m}(e^{-k_m \cdot t} - e^{-k \cdot t}) \tag{8-37}$$

两边同除以代谢物的表观分布容积 V_m，得

$$C_m = -\frac{k_b \cdot X_0}{V_m \cdot (k - k_m)}(e^{-k_m \cdot t} - e^{-k \cdot t}) \tag{8-38}$$

(8-38) 式就是血中代谢物浓度与时间的关系。

二、当 $k_m > k$ 的情况 In the case of $k_m > k$

当初级代谢产物为葡萄糖醛酸甙、硫酸酯或甘氨酸结合物等极性结合物时，代谢物比母体药物容更易从体内消除，此时 $k_m > k$。当 t 较大时，$e^{-k_m \cdot t}$ 较 $e^{-k \cdot t}$ 先趋近于 0，故在此前提下 (8-38) 式可简化为

$$C_m = \frac{k_b \cdot X_0}{V_m \cdot (k_m - k)} e^{-k \cdot t} \tag{8-39}$$

两侧取对数得

$$\lg C_m = \lg \frac{k_b \cdot X_0}{V_m \cdot (k_m - k)} - \frac{k \cdot t}{2.303} \tag{8-40}$$

由此可见，代谢物的血药浓度的对数与时间作图，所得曲线的末端应呈直线，且与药物的对数浓度-时间（$\lg C \sim t$）曲线平行。图 8-12 为某药物及其代谢产物血药浓度-时间曲线（图中

obs 表示观测值，pred 表示模型预测值），其斜率均为 $-\dfrac{k}{2.303}$。一般只有当 k_m 比 k 大数倍时上述情况才较明显。

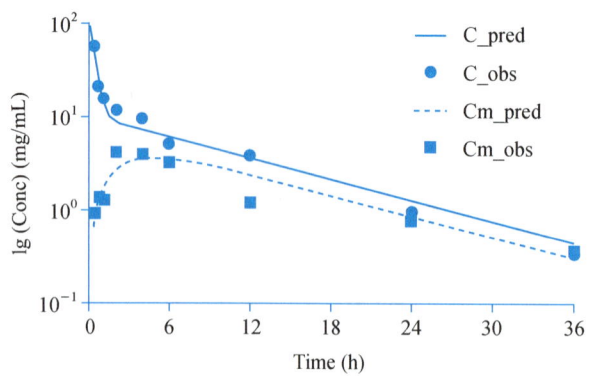

图 8-12　某药物及其代谢产物血药浓度-时间曲线（$k_m > k$）

三、当 $k > k_m$ 的情况 In the case of $k > k_m$

当生物转化引起乙酰化或氧化时，往往代谢物比母体药物难于消除，血中代谢物浓度比原形药物浓度的下降要慢，此时 $k > k_m$，则当时间 t 较大时（8-38）式可简化为

$$C_m = \dfrac{k_b \cdot X_0}{V_m \cdot (k - k_m)} e^{-k_m \cdot t}$$

两侧取对数，得

$$\lg C_m = \lg \dfrac{k_b \cdot X_0}{V_m \cdot (k - k_m)} - \dfrac{k_m \cdot t}{2.303} \tag{8-41}$$

以 $\lg C_m$ 对 t 作图，直线的斜率为 $-\dfrac{k_m}{2.303}$。图 8-13 为静注某药物后，原药及其代谢产物的血药浓度-时间曲线。同样，只有当 k 比 k_m 大数倍时，代谢物药-时曲线末端的直线才会明显。由图可见代谢物的半衰期比原形药的半衰期大很多，即 $k > k_m$。

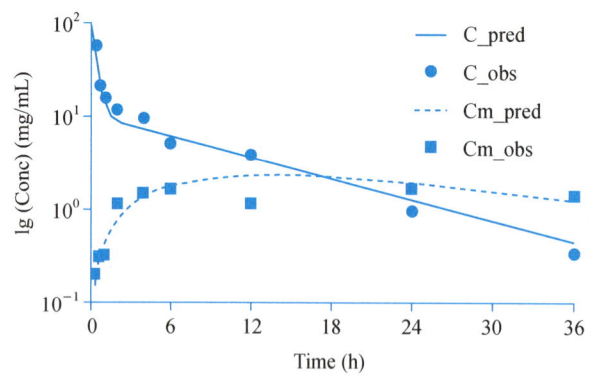

图 8-13　某药物及其代谢产物的血药浓度-时间曲线（$k > k_m$）

第五节 静脉输注
Intravenous infusion

一、模型的建立，血药浓度与时间的关系 Establishment of model, relationship between plasma drug concentration and time

静脉输注（静脉滴注）是在一定的时间内以恒定速率（k_0）向血管内给药，同时体内的药物按一级速率消除，其模型如图 8-14 所示。

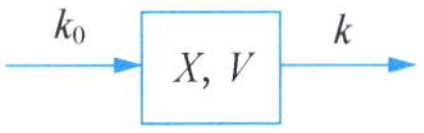

$$\xrightarrow{k_0} \boxed{X, V} \xrightarrow{k}$$

图 8-14 药物静脉输注一室模型

其中 k_0 为滴注速率，$k_0 = \dfrac{X_0}{t_0}$，t_0 为滴注时间。因滴注速率恒定，故为零级输入。消除按 1 级速率进行，其大小与体内药量成正比。体内药量的变化速率等于滴注速率与消除速率之差，可用下式表示

$$\dfrac{\mathrm{d}X}{\mathrm{d}t} = k_0 - k \cdot X \tag{8-42}$$

经 Laplace 变换，可以解出

$$X = \dfrac{k_0}{k}(1 - \mathrm{e}^{-k \cdot t}) \tag{8-43}$$

或

$$C = \dfrac{k_0}{V \cdot k}(1 - \mathrm{e}^{-k \cdot t}) \tag{8-44}$$

式（8-43）就是静脉滴注时血药浓度与时间的关系，这种关系还可用图 8-15 表示。

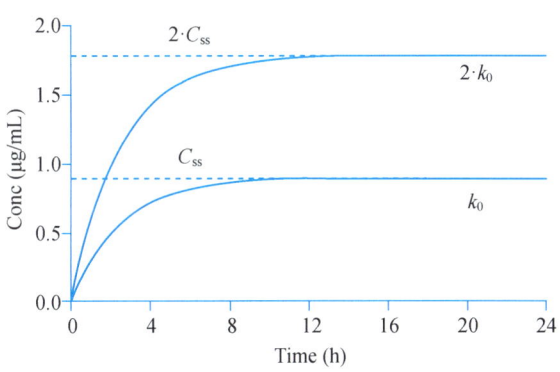

图 8-15 静脉滴注血药浓度与时间的关系

二、稳态血药浓度 Steady-state plasma drug concentration

由图 8-15 可见，静脉滴注过程中，血药浓度不断上升，然后趋于一个恒定水平，此时的血药浓度称为稳态血药浓度 C_{ss}。在达到稳态血药浓度的状态下，体内药物的消除速率等于药物的输入速率。

根据式（8-44）$C = \dfrac{k_0}{V \cdot k}(1 - \mathrm{e}^{-k \cdot t})$，当 $t \rightarrow \infty$ 时 $\mathrm{e}^{-k \cdot t} \rightarrow 0$，于是

$$C_{ss}=\frac{k_0}{V \cdot k} \tag{8-45}$$

因 V 与 k 均是常数，故 C_{ss} 的变化只取决于滴速 k_0。如 k_0 增加 1 倍，则 C_{ss} 也增加 1 倍，如图 8-15 所示。应该特别注意的是达到稳态的速度与滴注速度无关。

三、达稳分数所需时间 The time required to reach fraction of steady-state

在输液过程中，人们关心的问题是什么时候能达到稳态，或者说达到稳态某一分数（如 99%）需要多少时间。所需时间可以计算如下：

$$C=\frac{k_0}{k \cdot V}(1-e^{-k \cdot t})$$

$$C=C_{ss}(1-e^{-k \cdot t})$$

$$\frac{C}{C_{ss}}=1-e^{-k \cdot t}$$

令 f_{ss} 为达稳分数，则 $f_{ss}=C/C_{ss}$，即

$$f_{ss}=1-e^{-k \cdot t} \tag{8-46}$$

本例中 $f_{ss}=99\%$，即 $0.99=1-e^{-k \cdot t}$，解出 $t=6.65 \cdot T_{1/2}$。

用同样的方法，也可计算静脉滴注经某个（如 3 个）半衰期时的达稳分数

$$f_{ss}=1-e^{-k \cdot t}$$

当 $t=n \cdot T_{1/2}$ 时，

$$f_{ss}=1-e^{-n \cdot 0.693}$$

本例中 $n=3$，则 $f_{ss}=1-e^{-n \cdot 0.693}=0.875$，即 87.5%。用同样方法可以计算经过各种半衰期的达稳分数，结果如表 8-5。表中显示，经过 5 和 7 个半衰期时，药物的达稳水平分别在 95% 和 99% 以上。

表 8-5　一室模型药物静脉输注达到某一稳态分数所需的时间

半衰期的倍数	0	1	2	3	4	5	6	7
$f_{ss}(\%)$	0.00	50.00	75.00	87.50	93.75	96.88	98.44	99.22

四、终止静脉输注后估算消除速率常数与表观分布容积 Estimation of elimination rate constant and apparent volume of distribution after stopping intravenous infusion

静脉输液达到稳态血药浓度后停止滴注，测出其后不同时间（t'）的血药浓度 C，则 $\lg C$ 对 t' 作图可得一直线（图 8-16）。

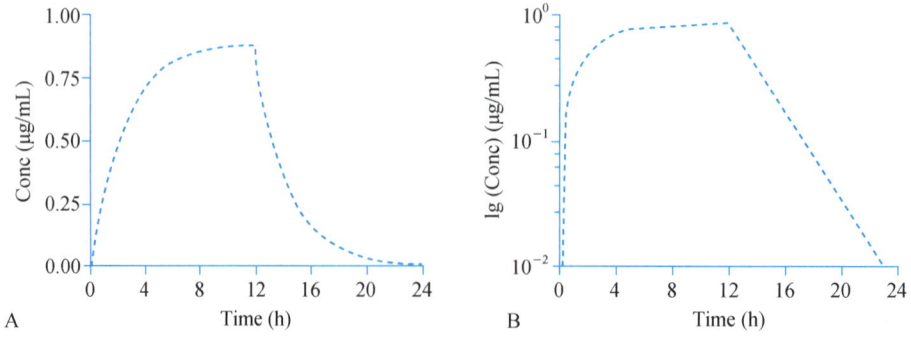

A：常规浓度，B：对数浓度

图 8-16　静脉滴注停止前后血药浓度的变化

直线部分的方程为

$$\lg C = -\frac{k \cdot t'}{2.303} + \lg C_{ss} \tag{8-47}$$

根据斜率就能求出消除速度常数 k。

式（8-47）也可写成 $\lg C = -\frac{k \cdot t'}{2.303} + \lg \frac{k_0}{k \cdot V}$，故从直线截距还可求出表观分布容积 V。

五、未达稳态前停止输液 Infusion is terminated prior to the attainment of a steady-state plasma drug concentration

临床上一般药物静脉滴注 1~4 h 就会结束，半衰期长的药物无法达到稳态。如在未达稳态前就停止滴注，输注时长为 T，停药后以类似静脉注射时的方式消除，则血药浓度可用下式表示

$$C = \frac{k_0}{k \cdot V}(1 - e^{-k \cdot T}) e^{-k \cdot t'}$$

$$\lg C = \lg\left[\frac{k_0}{V \cdot k}(1 - e^{-k \cdot T})\right] - \frac{k \cdot t'}{2.303} \tag{8-48}$$

以 $\lg C$ 对 t' 作图得直线，从直线斜率可以求出 k，见图 8-17。

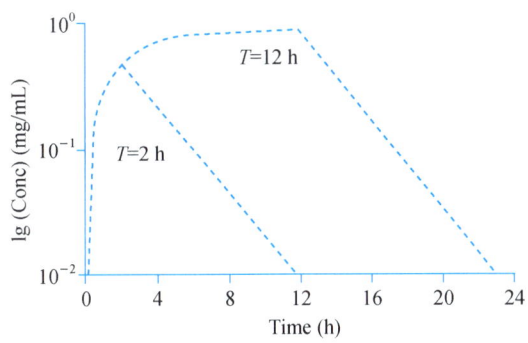

图 8-17　静脉滴注停止后用血药浓度数据求药物动力学参数

若 k_0 与 k 为已知，也可求出表观分布容积 V。

六、快速静脉注射同时静脉输液 Rapid intravenous injection simultaneous with intravenous infusion

半衰期长的药物，静滴后达到稳态需很长时间，要解决这个问题，可以先静脉注射一个负荷剂量（loading dose，X_{load} 或 X_0^*），使血药浓度立即达到或接近 C_{ss}，同时开始滴注，此时血药浓度可用静脉注射与静脉滴注两个公式来共同表示，即

$$C = \frac{X_0^*}{V} e^{-k \cdot t} + \frac{k_0}{k \cdot V}(1 - e^{-k \cdot t}) \tag{8-49}$$

由此式可以求出静脉注射同时静脉滴注各个时间的血药浓度。

为了很快达到稳态血药浓度，还有一个办法，就是先快速滴注 k_{01}，经 t 时间后改为慢速滴注 k_0，此时在 t 内的速滴速率 $k_{01} = k_0 \dfrac{1}{1 - e^{-k \cdot t}}$。

例 10：以每小时 150 mg 的速度滴注利多卡因，问稳态浓度多少？滴注经历 10 h 时的血药浓度是多大？（已知 $T_{1/2} = 1.9$ h，$V = 100$ L）

【解】 已知 $k_0 = 150$ mg/h，$T_{1/2} = 1.9$ h，$V = 100$ L

则 $C_{ss} = \dfrac{k_0}{k \cdot V} = \dfrac{k_0}{\dfrac{0.693}{T_{1/2}} \cdot V}$

$= \dfrac{150}{\dfrac{0.693}{1.9} \times 100} = 4.11 = 4.11\ \mu g/mL$

滴注 10 h 时，

$C = C_{ss}(1 - e^{-k \cdot t})$

$= 4.11 \times [1 - e^{-(\frac{0.693}{1.9}) \times 10}] = 4\ mg/L = 4\ \mu g/mL$

即稳态浓度为 4.11 μg/mL，滴注 10 h 后的血药浓度为 4 μg/mL。

例 11：某患者用一种新药，以 2 mg/h 的速度滴注，6 h 时终止滴注，求终止后 2 h 体内血药浓度是多少？（已知，$k = 0.01\ h^{-1}$，$V = 10\ L$）

【解】 已知 $k_0 = 2\ mg/h$，$k = 0.010\ h^{-1}$，$V = 10\ L$，$T = 6\ h$

终止滴注 2 h 血药浓度为：

$C = \dfrac{k_0}{k \cdot V}(1 - e^{-k \cdot T})\ e^{-k \cdot t'}$

$= \dfrac{2}{0.010 \times 10} \times (1 - e^{-0.010 \times 6}) \times e^{-0.010 \times 2} = 1.14\ mg/L = 1.14\ \mu g/mL$

例 12：给某患者静注某药 20 mg，同时以 20 mg/h 速度静脉滴注该药，经 4 h 血药浓度为多少？（已知 $V = 60\ L$，$T_{1/2} = 50\ h$）

【解】 已知 $X_0 = 20\ mg$，$k_0 = 20\ mg/h$，$T_{1/2} = 50\ h$，$t = 4\ h$，$V = 60\ L$。

$C = C_0 \cdot e^{-k \cdot t} + \dfrac{k_0}{V \cdot k}(1 - e^{-k \cdot t})$

$= \dfrac{20}{60} \times e^{-(\frac{0.693}{50}) \times 4} + \dfrac{20}{60 \times \dfrac{0.693}{50}} \times (1 - e^{-(\frac{0.693}{50}) \times 4})$

$= 0.315\ \mu g/mL + 1.297\ \mu g/mL = 1.612\ \mu g/mL$

经 4 h 后的血药浓度为 1.61 μg/mL。

第六节 血管外给药
Extravascular administration

一、模型的建立，血药浓度与时间的关系 Establishment of the model, relationship between plasma drug concentration and time

血管外给药一般指动、静脉以外的给药途径，包括口服、肌内或皮下注射、直肠给药等多种方式。血管外给药后，药物需要经过吸收过程才能进入血液循环系统。一般假设药物以 1 级过程从吸收部位加入大循环，同时药物还照按 1 级过程从体内消除。在吸收相中药物进入体内的速度大于被消除的速度，所以血药浓度 C 会随时间的增加而增加，直至达到血药浓度的峰值 C_{max}。图 8-18 为血管外给药一室模型，由于吸收隔室不包含在机体的大循环体系之中，所以此处的模型仍视为一室模型。

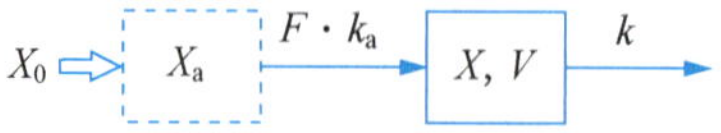

$X_0 \Rightarrow \boxed{X_a} \xrightarrow{F \cdot k_a} \boxed{X, V} \xrightarrow{k}$

图 8-18 血管外给药一室模型

图中 X_a 为吸收部位的药量，X 为 t 时刻的体内药量，F 是生物利用度，k_a 为吸收速率常数，k 是消除速率常数。

根据模型假设，可建立如下方程组

$$\begin{cases} \dfrac{dX_a}{dt} = -k_a \cdot X_a \\ \dfrac{dX}{dt} = F \cdot k_a \cdot X_a - k \cdot X \end{cases} \quad (8\text{-}50)$$

用 Laplace 变换法求联合方程的解得到

$$X = \dfrac{F \cdot k_a \cdot X_0}{k_a - k} (e^{-k \cdot t} - e^{-k_a \cdot t}) \quad (8\text{-}51)$$

F 为药物自吸收部位的吸收分数，即生物利用度。上式两边除 V，得

$$C = \dfrac{k_a \cdot F \cdot X_0}{(k_a - k) V} (e^{-k \cdot t} - e^{-k_a \cdot t}) \quad (8\text{-}52)$$

式（8-52）就是一室模型一级吸收一级消除下的血药浓度与时间的关系。

令

$$A = \dfrac{k_a \cdot F \cdot X_0}{(k_a - k) V}$$

(8-52) 式可写成

$$C = A(e^{-k \cdot t} - e^{-k_a \cdot t}) \quad (8\text{-}53)$$

此种血药浓度与时间的关系还可用图形（图 8-19）表示。图中的 C_{max} 为峰浓度，T_{max} 为达到峰浓度所需的时间。图 A 曲线下的部分为血药浓度-时间曲线下的面积 AUC（area under the curve）。AUC、T_{max} 是评价生物利用度时所需要的基本参数。

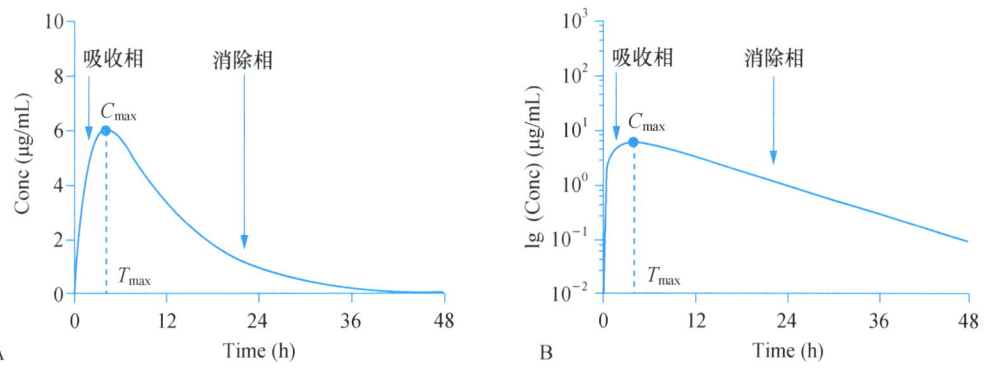

A：常规浓度；B：对数浓度

图 8-19 口服药物血药浓度与时间的关系

基于解剖生理学的原因，吸收速度常数 k_a 通常大于消除速度常数 k。因此当 t 充分大，进入消除相之后，口服给药公式中的 $e^{-k_a \cdot t}$ 项较 $e^{-k \cdot t}$ 项先 $\to 0$，于是在该段时间近似有

$$C = A \cdot e^{-k \cdot t}$$

两侧取对数，得到

$$\lg C = -\dfrac{k \cdot t}{2.303} + \lg A \quad (8\text{-}54)$$

二、药物动力学参数的估算 Estimation of pharmacokinetic parameters

本小节将结合例题，阐述一室模型口服给药时以残数法对各药物动力学参数的估算过程与方法。

例 13：某一室模型药物口服 100 mg，测得各时间点的血药浓度如下。

Time (h)	0.0	1.0	2.0	3.0	4.0	6.0	9.0	12	18	24	36	48
Conc (μg/mL)	0.00	0.557	4.49	6.87	9.32	9.41	5.12	3.92	1.64	1.64	0.362	0.0853

试以残数法估算参数 k、$T_{1/2}$、k_a、$T_{1/2(a)}$、V/F、AUC 和 Cl/F，并根据数据确定 T_{max} 和 C_{max}。

一室模型口服给药时血药浓度与时间的关系为

$$C = \frac{F \cdot k_a \cdot X_0}{V(k_a - k)}(e^{-k \cdot t} - e^{-k_a \cdot t}) = A(e^{-k \cdot t} - e^{-k_a \cdot t})$$

仅凭口服给药的信息无法分别估算生物利用度 F 和表观分布容积 V，得到的只能是二者的相对值 V/F。

1. 作图解析血药浓度与时间的关系

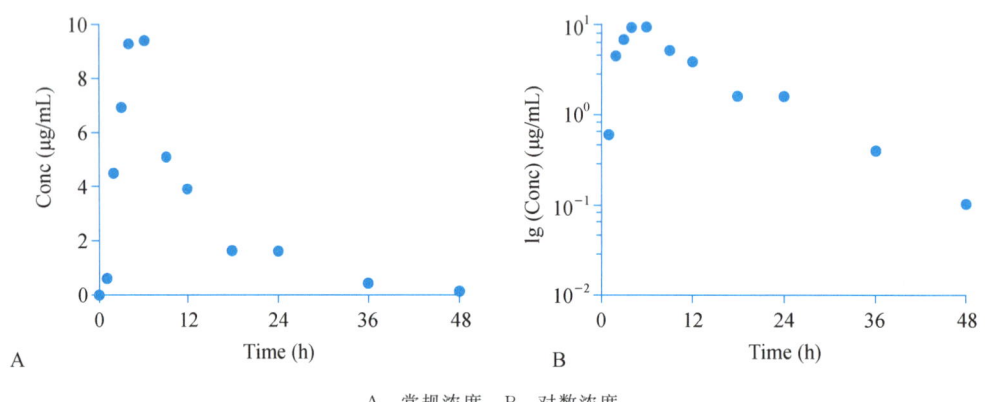

A：常规浓度，B：对数浓度

图 8-20　例题 13 中的血药浓度与时间之间的关系

图 8-20 显示，药物的吸收相存在于 0~6 h 之间，之后为消除相。对数浓度-时间曲线的末端呈一直线（图 B），表明药物基本服从一室模型的行为特征。

2. 根据消除相估算 k 和 A　k_a 通常大于 k，当 t 充分大，进入消除相后，口服给药公式中的 $e^{-k_a \cdot t}$ 项较 $e^{-k \cdot t}$ 项先 →0，于是在该段时间近似有 $C = A \cdot e^{-k \cdot t}$ 以及 $\lg C = -\frac{k \cdot t}{2.303} + \lg A$（式 8-54）。

以 $\lg C$ 对 t 作图得一双指数曲线（图 8-21，B），末端的数点即为可用式（8-54）表述的直线。通过回归求出 k 和 A。参数的估算过程见图 8-21。图 B 中 6~48 h 区段的对数血药浓度-时间为直线关系，回归得到相应的斜率（−0.0502 h^{-1}）和截距（1.32）。

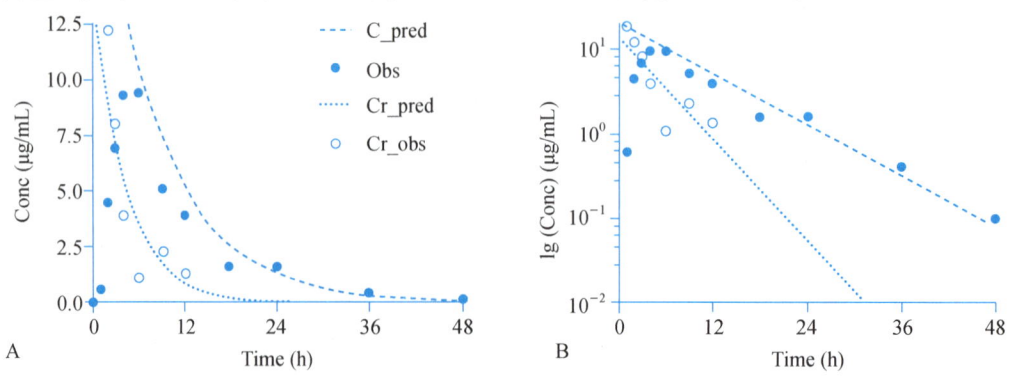

A：常规浓度，B：对数浓度

图 8-21　以残数法分步估算例题 13 中的参数 k，k_a 和 A

$$k = -\text{斜率} \cdot 2.303 = 0.116 \text{ h}^{-1}$$

$$T_{1/2} = \frac{0.693}{k} = 5.99 \text{ h}$$

$$A = 10^{\text{截距}} = 21.0 \text{ g/mL}$$

3. 根据残数浓度 C_r 估算 k_a 将一室模型口服给药时的公式 $C = A(e^{-k \cdot t} - e^{-k_a \cdot t})$ 重排，得到

$$A e^{-k \cdot t} - C = A e^{-k_a \cdot t}$$

令残数浓度 $C_r = A e^{-k \cdot t} - C$，则有

$$C_r = A \cdot e^{-k_a \cdot t}$$

此处求算 C_r 所用的 C 为吸收相的各个血药浓度，$A \cdot e^{-k \cdot t}$ 为根据 A 和 k 计算得出的在吸收相的外推值。上面 C_r 的公式两侧取对数，得到

$$\lg C_r = -\frac{k_a \cdot t}{2.303} + \lg A \tag{8-55}$$

以 $\lg C_r$ 对 t 作图得一直线（图 8-20，B），再经回归得斜率（-0.0973 h^{-1}）和截距（1.32）。

$$k_a = -\text{斜率} \times 2.303 = 0.224 \text{ h}^{-1}$$

$$T_{1/2(a)} = \frac{0.693}{k_a} = 3.09 \text{ h}$$

$T_{1/2(a)}$ 为吸收半衰期，代表吸收一半，即吸收相中的药物量减少一半所需要的时间。

应注意，用残数法求 k_a 时，必须在吸收相内有至少三个以上的测定值。残数法比较重要，多项指数式中有关参数均可用此法求出。

4. 计算 V/F 以及其他参数

根据 2、3 两步的斜率和截距，可以得到

$$\frac{V}{F} = \frac{k_a \cdot X_0}{A(k_a - k)} = 9.84 \text{ L}$$

残数法归纳如下：
①作 $\lg C \sim t$ 图
②用消除相（曲线末端的几个点形成的直线）的数据回归估算 k 和 A
③由 A 和 k 计算得出 $A \cdot e^{-k \cdot t}$ 在吸收相的外推值，再减去相应的实际浓度值，得残数浓度 C_r。
④作 $\lg C_r$-t 图得残数线，通过回归求出 k_a。
⑤由 A，k 和 k_a 求出 V/F。

通过上面的一系列计算，得出此药的浓度表达式为

$$C = 21.0 \times (e^{-0.116 \cdot t} - e^{-0.224 \cdot t}) \text{ μg/mL}$$

应注意，残数法的计算是在假设 $k_a > k$ 的前提下进行的，如果不符合此假设，结果可能不同。如某支气管扩张药，静脉注射时得到的 $k = 1.72 \text{ h}^{-1}$，而口服时按残数法求出的 $k = 0.7 \text{ h}^{-1}$，$k_a = 1.72 \text{ h}^{-1}$。静注时各项条件相对单一，结果更加可信，而口服时的结果之所以不同，是由于假设出现了问题，导致 k 和 k_a 的相互错置。

5. 求 T_{max}、C_{max}

在临床试验中，通常是直接将血药浓度数据中的最大值选作 C_{max}，其对应的时间即为 T_{max}。本例中的 T_{max} 和 C_{max} 分别为 6 h 和 9.41 μg/mL。

通过公式，同样可以估算 C_{max} 和 T_{max} 的理论值。血药浓度的关系式为

$$C = A(e^{-k \cdot t} - e^{-k_a \cdot t})$$

对上式求导，得

$$\frac{dC}{dt}=A(k_a \cdot e^{-k_a \cdot t}-k \cdot e^{-k \cdot t})$$

在 C_{max} 时其导数为 0，于是

$$0=k_a \cdot e^{-k_a \cdot T_{max}}-k \cdot e^{-k \cdot T_{max}}$$

将 T_{max} 解出，得

$$T_{max}=\frac{\ln(k_a/k)}{k_a-k} \tag{8-56}$$

在（8-56）式中代入 k_a 与 k 值，求出本例的 T_{max} 为 6.10 h。

T_{max} 还可用抛物线法（parabola method）求出。

将 T_{max} 代入血药浓度的公式，即可求出理论上的 C_{max}。本例中的 C_{max} 为 5.02 μg/mL。

由以上公式可知，具有线性药物动力学特征的药物，其 C_{max} 与 X_0 成正比，而 T_{max} 则由 k 与 k_a 决定，与 X_0 无关。

6. 求 AUC 与 Cl/F

$$AUC=\int_0^\infty C \cdot dt \tag{8-57}$$

$$AUC=\int_0^\infty A(e^{-k \cdot t}-e^{-k_a \cdot t})dt$$

$$=A\int_0^\infty (e^{-k \cdot t}-e^{-k_a \cdot t})dt$$

$$=A\left(\frac{1}{k}-\frac{1}{k_a}\right)$$

$$=\frac{F \cdot k_a \cdot X_0}{V(k_a-k)}\left(\frac{1}{k}-\frac{1}{k_a}\right)$$

化简得

$$AUC=\frac{F \cdot X_0}{k \cdot V} \tag{8-58}$$

可以发现上式与一室模型静脉注射时推导出的 AUC 公式非常相似，仅多了一项生物利用度 F 的校正。本例中 $AUC=87.9$ μg/(mL·h)

用梯形法也可以计算 AUC：

$$AUC=\sum_{i=1}^N\left[\frac{(C_{i-1}+C_i)}{2}(t_i-t_{i-1})\right]+\frac{C'}{k} \tag{8-59}$$

式中的 N 为样本个数，C' 为最后一个样本的浓度值。式中的第 1 大项为 AUC_{0-t}，其中 t 为最后的采样时间，第 2 项则为 $AUC_{0-\infty}$。为保证结果的准确，采样时间要足够长，以使式中第 1 项占全部面积的 80% 以上。

根据估算 V 时的同样理由，仅凭血管外给药的数据只能求出相对于生物利用度 F 的 Cl（Cl/F）。

$$Cl/F=k \cdot (V/F)=1.14 \text{ L/h}$$

应该说明，以上关于 T_{max}、C_{max} 和 AUC 的公式计算主要在针对动物的临床前药物动力学研究中有所应用，而对于涉及人体的临床药物动力学研究，AUC 多采用后面将要叙述的非隔室模型法中的梯形法，而 C_{max} 和 T_{max} 则多直接采用实测值。

模型拟合的诊断图见图 8-22，可以看到各个时段的血药浓度均得到了较好的拟合。

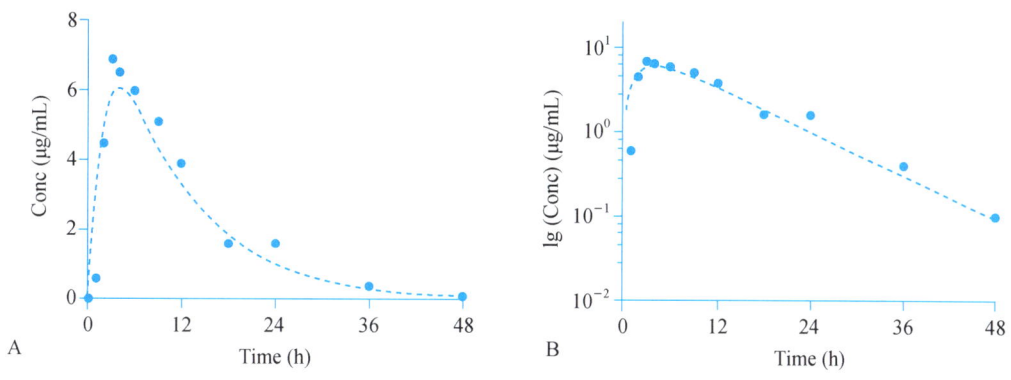

A：常规浓度，B：对数浓度

图8-22 例题13的模型拟合诊断图

三、吸收速率常数、吸收半衰期、吸收分数、滞后时间 Absorption rate constant, absorption half-life, absorption fraction and lag time

有些口服制剂在服用后往往要经过一段时间才开始吸收，该段时间称为滞后时间（t_{lag}）。这时，公式（8-53）可改写成

$$C = A\left[e^{-k(t-t_{lag})} - e^{-k_a(t-t_{lag})}\right] \tag{8-60}$$

滞后时间的求法有图解法、参数法及抛物线等方法。

1. 图解法 对数血药浓度-时间曲线末端直线的外推线与残数线的交点的横坐标即为 t_{lag}，如图 8-23 所示。

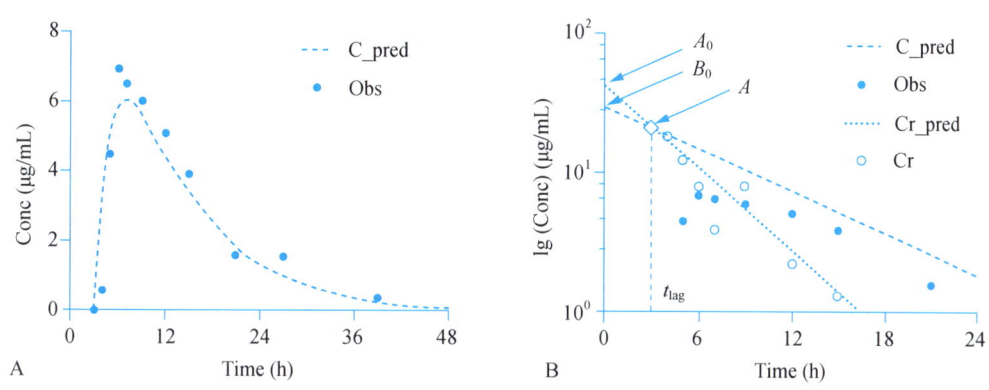

A：常规浓度，B：对数浓度

图8-23 用图解法求吸收滞后时间 t_{lag}

2. 参数法 此法的原理与图解法相同。消除相的方程为

$$\lg C = -\frac{k \cdot t}{2.303} + \lg B_0 \tag{8-61}$$

设残数线的方程为

$$\lg C_r = -\frac{k_a \cdot t}{2.303} + \lg A_0 \tag{8-62}$$

在两线的交点处，$\lg C_r = \lg C$，即

$$-\frac{k \cdot t_{lag}}{2.303} + \lg B_0 = -\frac{k_a \cdot t_{lag}}{2.303} + \lg A_0$$

整理化简得

$$t_{\text{lag}} = \frac{2.303 \cdot (\lg A_0 - \lg B_0)}{k_a - k} \tag{8-63}$$

四、尿药浓度数据 Urinary drug concentration data

血管外给药同样可用尿药浓度法处理，数据处理方法也有速率法与亏量法。

（一）尿排泄速率（速率法）Urinary excretion rate (rate method)

$$\frac{dX_u}{dt} = k_e \cdot X$$

因

$$X = \frac{k_a \cdot F \cdot X_0}{(k_a - k)} (e^{-k \cdot t} - e^{-k_a \cdot t})$$

$$\frac{dX_u}{dt} = \frac{k_e \cdot k_a \cdot F \cdot X_0}{(k_a - k)} (e^{-k \cdot t} - e^{-k_a \cdot t}) \tag{8-64}$$

当 t 充分大时，则 $e^{-k_a \cdot t} \to 0$，于是近似有

$$\frac{dX_u}{dt} = \frac{k_e \cdot k_a \cdot F \cdot X_0}{(k_a - k)} e^{-k \cdot t}$$

以平均速度 $\frac{\Delta X_u}{\Delta t}$ 代替 $\frac{dX_u}{dt}$，以中间时间 t_c 代 t，则

$$\lg \frac{\Delta X_u}{\Delta t} = -\frac{k \cdot t_c}{2.303} + \lg \frac{k_e \cdot k_a \cdot F \cdot X_0}{k_a - k} \tag{8-65}$$

以 $\lg \frac{\Delta X_u}{\Delta t}$ 对 t_c 作图，回归求出 k。

对累计尿中排泄量 X_u，可以将式（8-64）对时间积分，得

$$\int_0^\infty \frac{dX_u}{dt} dt = X_u^\infty = \frac{k_e \cdot k_a \cdot F \cdot X_0}{(k_a - k)} \int_0^\infty (e^{-k \cdot t} - e^{-k_a \cdot t}) dt$$

$$= \frac{k_e \cdot k_a \cdot F \cdot X_0}{(k_a - k)} \left(\frac{1}{k} - \frac{1}{k_a}\right)$$

$$= \frac{F \cdot k_e}{k} X_0$$

即口服给药时，

$$X_u^\infty = \frac{F \cdot k_e}{k} X_0 \tag{8-66}$$

另外，尿药总排出量 X_u^∞ 也可用下面的简化法求得。

$$X_u^\infty = t \text{ 小时为止的排出量} + \frac{\left(\frac{\Delta X_u}{\Delta t}\right)_t}{k} \tag{8-67}$$

例 16：口服某抗生素 50 mg，按照下表的各个时间点收集尿液，并测得其中的药物浓度。

Time (h)	0.0	1.0	2.0	4.0	6.0	8.0	12	18	24	36	48	60
V_u (L)	0	0.15	0.10	0.16	0.30	0.25	0.50	0.60	0.30	1.00	1.20	1.10
C_u (mg)	0	4.70	9.42	13.7	6.90	7.95	6.87	6.56	12.36	3.78	1.49	0.798

试以残数法估算该药物的 k，k_a 和 k_e。

1. 加工数据并作图解析 如下表所示，将原始数据加工成适用于药物动力学建模解析的数据形式（X_u，t_c 和 $\Delta X_u/\Delta t$）。

Time (h)	0.0	1.0	2.0	4.0	6.0	8.0	12	18	24	36	48	60
V_u (L)	0	0.15	0.10	0.16	0.30	0.25	0.50	0.60	0.30	1.00	1.20	1.10
C_u (mg)	0	4.70	9.42	13.71	6.90	7.95	6.87	6.56	12.36	3.78	1.49	0.798
ΔX_u (mg)	0	0.706	0.942	2.193	2.071	1.988	3.436	3.934	3.707	3.783	1.786	0.877
$\Sigma(\Delta X_u)$ (mg)	0	0.706	1.647	3.841	5.912	7.900	11.34	15.27	18.98	22.76	24.54	25.42
t_c (h)	0	0.5	1.5	3.0	5.0	7.0	10	15	21	30	42	54
$\Delta X_u/\Delta t$ (mg/h)	0	0.706	0.942	1.097	1.036	0.994	0.859	0.656	0.618	0.315	0.149	0.073

表中显示，到 60 h 时累计排泄量已不再明显上升，表明尿中排泄已接近完成。60 h 的排泄量为 25.42 mg，与所给剂量（50 mg）相比，说明本例中口服药物的 50% 以上系经肾排出体外。

将加工获得的数据进一步作图解析（图 8-24）。

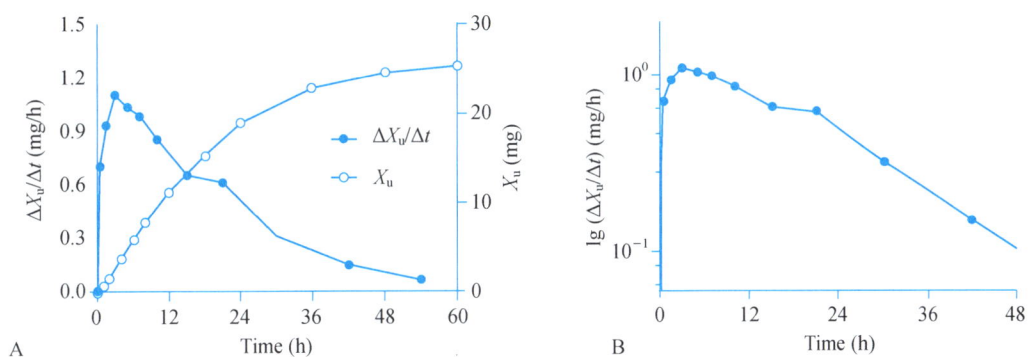

A：尿中排泄速率或排泄总量；B：对数尿中排泄速率

图 8-24 例 16 中的药物尿中排泄与时间的关系

根据式（8-64）$\dfrac{dX_u}{dt}=\dfrac{k_e \cdot k_a \cdot F \cdot X_0}{(k_a-k)}(e^{-k \cdot t}-e^{-k_a \cdot t})$，可知仅凭本例中的口服给药数据无法分别独立估算尿中消除速率常数 k_e 和生物利用度 F，而只能得到二者的乘积，即 $F \cdot k_e$。

2. 根据消除相的数据估算 k 和 $\dfrac{k_e \cdot k_a \cdot F \cdot X_0}{(k_a-k)}$。

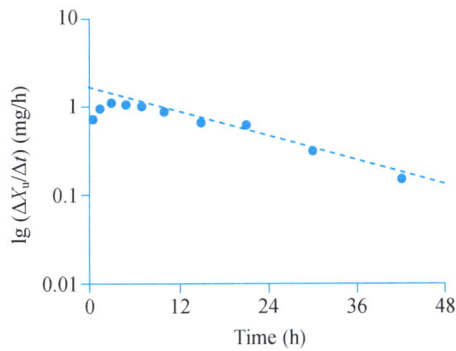

图 8-25 根据消除相的尿药数据估算 k

根据 12～60 h 的尿中排泄数据（图 8-25），回归得到斜率和截距分别为 $-0.0224\ h^{-1}$ 和 0.193。根据公式，求得 k 为 $0.0515\ h^{-1}$，消除半衰期 $T_{1/2}$ 为 13.5 h。

$$\frac{k_e \cdot k_a \cdot F \cdot X_0}{(k_a-k)} = 1.56 \text{ mg/h}。$$

3. 由残数法估算 k_a

将公式 $\frac{dX_u}{dt} = \frac{k_e \cdot k_a \cdot F \cdot X_0}{(k_a-k)}(e^{-k \cdot t} - e^{-k_a \cdot t})$ 重排,并令残数项 $\frac{dX'_u}{dt} = \frac{k_e \cdot k_a \cdot F \cdot X_0}{(k_a-k)} e^{-k_a \cdot t}$,得

$$\frac{dX'_u}{dt} = \frac{k_e \cdot k_a \cdot F \cdot X_0}{(k_a-k)} e^{-k \cdot t} - \frac{dX_u}{dt} = \frac{k_e \cdot k_a \cdot F \cdot X_0}{(k_a-k)} e^{-k_a \cdot t}$$

上式两侧取对数,得

$$\lg \frac{dX'_u}{dt} = \lg \frac{k_e \cdot k_a \cdot F \cdot X_0}{(k_a-k)} - \frac{k_a \cdot t}{2.303}$$

由上式可知,残数项的对数与时间之间为一条斜率与 k_a 有关的直线关系(图 8-26)。

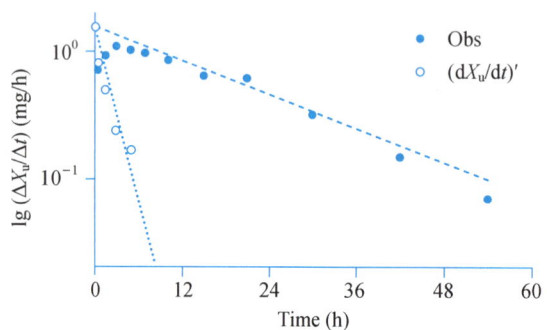

图 8-26 根据残数相数据估算 k_a

将中点时间 $t_c = 0 \sim 7$ h 所对应的残数项对时间回归,得斜率为 -0.224 h^{-1},截距同为第 2 步的 0.193 的方程。经换算,得 k_a 为 0.516 h^{-1},相应的吸收半衰期 $T_{1/2a}$ 为 1.34 h。

根据 $F \cdot k_e$ 与 $\frac{k_e \cdot k_a \cdot F \cdot X_0}{(k_a-k)} = 1.56$ mg/h 的关系,解出 $F \cdot k_e = 0.0281$ h^{-1}。

4. 估算累计尿中排泄量 X_u^∞ 以及其他相关参数

根据式(8-67),

$$X_u^\infty = \sum \Delta X_u + \left(\frac{\Delta X_u}{\Delta t}\right)_t / k = 25.4 + \frac{0.0731}{0.0515} = 26.8 \text{ mg}$$

由所给的数据,可知尿药排泄的峰时间 T_{max} 和峰速率 $\left(\frac{\Delta X_u}{\Delta t}\right)_{max}$ 分别为 3.0 h 和 1.097 mg/h。

(王坚成)

思考题

1. 说明消除速率常数、半衰期、吸收速率常数、吸收半衰期、表观分布容积、消除率、AUC、达峰时、峰浓度的意义及其计算方法。
2. 某患者体重 50 kg,静脉注射某抗生素,剂量 6 mg/kg,测得不同时间的血药浓度如下:

Time (h)	0.25	0.50	1.00	3.00	6.00	12.0	18.0
Conc (μg/mL)	8.21	7.87	7.23	5.20	3.09	1.11	0.400

求 k, $T_{1/2}$, C_0, V, Cl, AUC,并写出其药物动力学表达式,计算出上述各个时间的血药浓度,将实验值与计算值比较,求出残差平方和。

(答案：$k=0.169\ \text{h}^{-1}$，$T_{1/2}=4.10\ \text{h}$，$C_0=8.57\ \mu\text{g/mL}$，$V=35.0\ \text{L}$，$Cl=5.92\ \text{L/h}$，$AUC=50.7\ \text{h} \cdot (\mu\text{g/mL})$，$C=8.57 \cdot e^{-0.17 \cdot t}$，$SUM=0.0023$)

3. 某药静脉注射 100 mg，$V=100\ \text{L}$，尿药法测得如下数据。

Time（h）	0～1	1～3	3～5	5～9
V_u（mL）	200	100	200	700
C_u（μg/mL）	1.85	2.86	0.700	0.200

求 k，$T_{1/2}$，k_e，k_b，Cl，Cl_r，无尿时 $T_{1/2}$，肾功能 50% 时的 $T_{1/2}$，3 h 血药浓度，f_b。
(答案：$k=0.341\ \text{h}^{-1}$，$T_{1/2}=2.03\ \text{h}$，$k_b=0.338\ \text{h}^{-1}$，$Cl=34.1\ \text{L/h}$，$Cl_r=0.319\ \text{L/h}$，无尿 $T_{1/2}=2.05\ \text{h}$，肾功能 50% 时 $T_{1/2}=2.04\ \text{h}$，3 h $C=0.360\ \mu\text{g/mL}$，$f_b=99.1\%$)

4. 某一室模型药物，单次静脉注射，消除速率常数为 $0.2\ \text{h}^{-1}$，问消除该药 99%，需要多少时间？
(答案：23.03 h)

5. 某一室模型药物，生物半衰期为 6 h，静脉滴注达到稳态血药浓度 95%，需要多少时间？
(答案：25.9 h)

6. 某一室模型药物，表观分布容积为 20 L，$k=0.4\ \text{h}^{-1}$，静脉输注，希望稳态血药浓度为 20 μg/mL，为了保持此浓度，问输液速度如何制定？
(答案：$k_0=160\ \text{mg/h}$)

7. 药物单次口服 500 mg，各个时间的血药浓度如下：

Time（h）	0.50	1.00	2.00	4.00	8.00	12.0	18.0	24.0	36.0	48.0	72.0
C（μg/mL）	5.36	9.95	11.18	25.8	29.8	19.4	19.4	13.3	5.88	2.56	0.490

求 k，$T_{1/2}$，k_a，V/F，AUC，Cl/F，$T_{\max}$，$C_{\max}$，并求出给药后 80 h 的血药浓度。
(答案：$k=0.0673\ \text{h}^{-1}$，$T_{1/2}=10.3\ \text{h}$，$k_a=0.217\ \text{h}^{-1}$，$T_{1/2(a)}=3.19\ \text{h}$，$T_{\max}=7.82\ \text{h}$，$C_{\max}=26.1\ \mu\text{g/mL}$，$V/F=6.79\ \text{L}$，$AUC=656.6\ \text{h} \cdot (\mu\text{g/mL})$，$t=80$ 时 $C=0.294\ \mu\text{g/mL}$)

8. 某药物单次口服 500 mg，$V/F=10\ \text{L}$，测得各时间尿药累积量如下。

Time（h）	1.0	2.0	3.0	4.0	6.0	8.0	12.0	18.0	24.0	36.0	∞
X_u（mg）	0.360	1.32	2.70	4.37	8.23	12.4	20.2	29.8	36.6	44.1	50.0

用亏量法求 k，$T_{1/2}$，k_e，Cl_r/F。
(答案：$k=0.0616\ \text{h}^{-1}$，$T_{1/2}=11.26\ \text{h}$，$k_e=0.00712\ \text{h}^{-1}$，$Cl_r/F=0.616\ \text{L/h}$)

9. 某健康志愿者单剂量口服 2.0 g 磺胺二甲嘧啶（SM_2）后，在不同时间内收集其尿液，并测定尿液中 SM_2 的含量如下。

Time（h）	1	3	5	7	10	24	36
X_u（mg）	25.2	66.1	49.4	32.1	36.8	36.4	—

求消除速率常数与半衰期。
(答案：$k=0.169\ \text{h}^{-1}$，$T_{1/2}=4.09\ \text{h}$)

10. 已知某一室模型药物口服后的生物利用度为 80%，$k_a = 1.0 \text{ h}^{-1}$，$k = 0.1 \text{ h}^{-1}$，$V = 10 \text{ L}$，今服用该药 250 mg，如果该药物在体内的最低有效血药浓度为 10 μg/mL，问第二次服药的时间最好在第一次服药后的几小时为妥？

(答案：8 h)

参考文献

[1] Peck CC，Barrett BB. Nonlinear least-squares regression programs for microcomputers. J Pharmacokin Biopharm，1979，7：537.

[2] Lachman L，Lieberman HA，Kanig JL. The theory and practice of industrial pharmacy. Second ed. New York：Lea & Febiger，1976.

[3] Natari RE. Biopharmaceutics and Clinical Pharmacokinetics. Third ed. New York：Marcel Dekker，1980.

[4] 魏树礼，张强. 生物药剂学与药物动力学，2 版. 北京：北京大学医学出版社，2004.

[5] 魏敏吉，赵明. 创新药物药代动力学研究与评价. 北京：北京大学医学出版社，2008.

多室模型，模型的判断
Multicompartment Model, Model Identification

本章要求：
1. 掌握二室模型各药物动力学参数的含义及计算方法（静脉注射、静脉滴注与血管外给药）。
2. 熟悉三室模型各药物动力学参数的含义及计算。
3. 掌握模型确定的主要方法。

人体由不同的器官和组织构成，由于各器官组织中的血流速度不同，药物对各组织的亲和力也不同，因而药物在其中分布的速度和程度也存在差异。将分布速度相近的组织和器官的组合作为一个隔室，一个以上这样的组合就构成了多室模型（multicompartment model）。表 9-1 所示的是人体不同组织器官中的血流情况。

表 9-1　人体组织中的血流速度

组织或器官	肾	肝	心	肌肉	脂肪	脑
血流速度 mL/(100 g·min)	450	75	70	3	1	55

如表 9-1 所示，肝、肾等是血流丰富的器官。对于血流丰富的组织和器官而言，药物达到分布平衡的时间短，在动力学上可将这些血流丰富的组织和器官（包括血液以及所有血液灌流充分的组织）视为处于同一隔室，该隔室称为中央室。在血流相对较少的组织内，如肌肉和脂肪，药物的分布也相对较慢。人们将这一类分布较慢的组织、器官和体液的组合作为外周室。组织或器官对于隔室的归属依药物的不同而有所不同。如脑组织血流丰富并具有亲脂性的血脑屏障，对脂溶性药物，脑组织属中央室，而对水溶性药物则属外周室。应该指出，动力学模型中的外周室只是一些非特定的解剖生理功能单位的组合，并不特指某一具体的器官。药物动力学中将分布行为具有中央室与外周室的药物称为二室模型药物，将具有中央室和深、浅两个外周室的药物称为三室模型药物。药物从吸收部位吸收首先进入中央室，药物的消除也多在中央室进行，同时中央室与外周室之间还有药物的相互转运。假设这些过程均符合 1 级过程。

第一节　二室模型，静脉注射
Two-compartment model, intravenous injection

一、静脉注射，血药浓度 Intravenous injection, plasma drug concentration

（一）模型的建立，血药浓度与时间的关系 Establishment of model, relationship between plasma drug concentration and time

对于二室模型药物，其在静脉注射时的体内转运可用图 9-1 表示

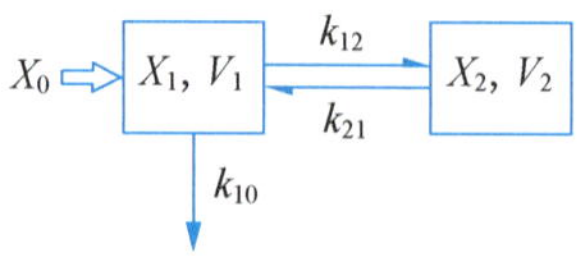

X_0：剂量，X_1：中央室的药量，V_1：中央室分布容积，X_2：外周室的药量，V_2：外周室的分布容积，k_{12}：中央室向外周室的转运速率常数，k_{21}：外周室向中央室的转运速率常数，k_{10}：中央室的消除速率常数

图 9-1　药物静脉注射二室模型

中央室内药量的变化由从外周室返回的部分、向外周室输出的部分与从中央室消除的部分共同决定，即

$$\frac{dX_1}{dt}=k_{21} \cdot X_2 - (k_{12}+k_{10}) \cdot X_1 \tag{9-1}$$

用 Laplace 变换法解出得

$$X_1=\frac{X_0 \cdot (\alpha-k_{21})}{(\alpha-\beta)}e^{-\alpha \cdot t}+\frac{X_0 \cdot (k_{21}-\beta)}{(\alpha-\beta)}e^{-\beta \cdot t} \tag{9-2}$$

(9-2) 式也可用浓度表示，设 C 为中央室的药物浓度，则

$$C=\frac{X_0 \cdot (\alpha-k_{21})}{V_1 \cdot (\alpha-\beta)}e^{-\alpha \cdot t}+\frac{X_0 \cdot (k_{21}-\beta)}{V_1 \cdot (\alpha-\beta)}e^{-\beta \cdot t} \tag{9-3}$$

令 $A=\dfrac{X_0 \cdot (\alpha-k_{21})}{V_1 \cdot (\alpha-\beta)}$，$B=\dfrac{X_0 \cdot (k_{21}-\beta)}{V_1 \cdot (\alpha-\beta)}$，

则 (9-3) 式可写为

$$C=A \cdot e^{-\alpha \cdot t}+B \cdot e^{-\beta \cdot t} \tag{9-4}$$

(9-4) 式就是二室模型静脉注射时血药浓度与时间的关系，式中 A、B 称为经验常数，α 为分布速率常数，可用下式表示。

$$\alpha=\frac{1}{2}\left[(k_{12}+k_{21}+k_{10})+\sqrt{(k_{12}+k_{21}+k_{10})^2-4 \cdot k_{21} \cdot k_{10}}\right] \tag{9-5}$$

β 为消除速率常数，表示为

$$\beta=\frac{1}{2}\left[(k_{12}+k_{21}+k_{10})-\sqrt{(k_{12}+k_{21}+k_{10})^2-4 \cdot k_{21} \cdot k_{10}}\right] \tag{9-6}$$

α、β、A、B 也称为混杂参数（hybrid parameter），由模型参数（k_{21}，k_{12}，k_{10} 和 V_1）共同构成。混杂参数 α，β 与模型参数之间的关系为：

$$\alpha \cdot \beta=k_{21} \cdot k_{10} \tag{9-7}$$

$$\alpha+\beta=k_{12}+k_{21}+k_{10} \tag{9-8}$$

（二）药物动力学参数的计算 Calculation of pharmacokinetic parameters

1. α，β，$T_{1/2(\alpha)}$，$T_{1/2(\beta)}$，A，B 的计算

$T_{1/2(\alpha)}$ 称为分布半衰期，$T_{1/2(\beta)}$ 称为消除或处置半衰期

$$C=A \cdot e^{-\alpha \cdot t}+B \cdot e^{-\beta \cdot t}$$

因机体的解剖生理学特征，通常有 α>β。当 t 充分大时，$e^{-\alpha \cdot t}$ 项较 $e^{-\beta \cdot t}$ 项先趋向于 0，则近似有

$$C = B \cdot e^{-\beta \cdot t}$$

公式两侧取对数，得

$$\lg C = -\frac{\beta \cdot t}{2.303} + \lg B \tag{9-9}$$

以 lgC 对 t 作图，如图 9-2 所示，消除相呈直线，由直线的斜率可求出 β。

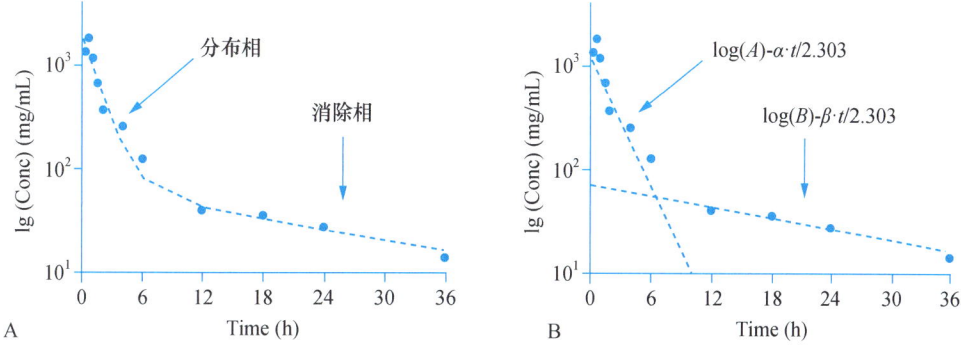

图 9-2 二室模型静脉注射时的对数血药浓度与时间的关系

$$\beta = -斜率 \times 2.303$$

$$T_{1/2(\beta)} = \frac{0.693}{\beta}$$

读取直线的截距，就可得 B。

对式 $C = A \cdot e^{-\alpha \cdot t} + B \cdot e^{-\beta \cdot t}$ 进行整理得

$$C - B \cdot e^{-\beta \cdot t} = A \cdot e^{-\alpha \cdot t} \tag{9-10}$$

两侧取对数，得

$$\lg(C - B \cdot e^{-\beta \cdot t}) = -\frac{\alpha \cdot t}{2.303} + \lg A \tag{9-11}$$

式中 C 为实测浓度，$B \cdot e^{-\beta \cdot t}$ 为外推浓度，$(C - B \cdot e^{-\beta \cdot t})$ 为残数浓度 C_r。在分布相求出各个时间的外推浓度，就可算出相应的残数浓度，然后以残数浓度的对数对时间作图，根据其斜率就可以求出 α。

$$\alpha = -斜率 \times 2.303$$

$$T_{1/2(\alpha)} = \frac{0.693}{\alpha}$$

$T_{1/2(\alpha)}$ 可认为是分布完成一半所需的时间。残数线的截距即为 A。实际中，参数 α、β、A、B 多通过回归法求得。

应该注意，若在分布相内取样太迟或取点太少，就有可能忽略分布相，而误将二室模型作为一室模型。因此，在试验设计时须认真考虑，尽量避免出现这一问题。

2. V_c、k_{21}、k_{12}、k_{10} 的计算

$$C = A \cdot e^{-\alpha \cdot t} + B \cdot e^{-\beta \cdot t}$$

当 t=0 时，$e^{-\alpha t} = 1$，$e^{-\beta t} = 1$，于是

$$C_0 = A + B \tag{9-12}$$

$$V_1 = \frac{X_0}{C_0} = \frac{X_0}{A + B} \tag{9-13}$$

因 $B = \frac{X_0 \cdot (k_{21} - \beta)}{V_1 \cdot (\alpha - \beta)}$，以 $\frac{X_0}{V_1} = A + B$ 代入，化简得

$$k_{21} = \frac{A \cdot \beta + B \cdot \alpha}{A + B} \tag{9-14}$$

根据（9-7）式，$\alpha \cdot \beta = k_{10} \cdot k_{21}$，有

$$k_{10} = \frac{\alpha \cdot \beta}{k_{21}} \tag{9-15}$$

根据（9-8）式，$\alpha + \beta = k_{12} + k_{21} + k_{10}$，有

$$k_{12} = \alpha + \beta - k_{21} - k_{10} \tag{9-16}$$

3. AUC、V、Cl 的计算

$$\begin{aligned} AUC &= \int_0^\infty C \cdot dt \\ &= \int_0^\infty (A \cdot e^{-\alpha \cdot t} + B \cdot e^{-\beta \cdot t}) \, dt \\ &= \int_0^\infty A \cdot e^{-\alpha \cdot t} \cdot dt + \int_0^\infty B \cdot e^{-\beta \cdot t} \cdot dt \end{aligned}$$

积分后得到

$$AUC = \frac{A}{\alpha} + \frac{B}{\beta} \tag{9-17}$$

机体清除率也就是中央室清除率。因 $AUC = \frac{X_0}{Cl}$，并定义多室模型消除相时的总表观分布容积 V_β 为 β 相时体内药量与血药浓度之比，有

$$Cl = \beta \cdot V_\beta = k_{10} \cdot V_1 \tag{9-18}$$

$$Cl = \frac{X_0}{AUC} \tag{9-19}$$

由式（9-18）与式（9-19）还可以导出消除相时的总表观分布容积的公式

$$V_\beta = \frac{X_0}{\beta \cdot AUC} \tag{9-20}$$

$$V_\beta = \frac{k_{10} \cdot V_1}{\beta} \tag{9-21}$$

例 1：静脉注射某药物 20 mg 后，测得不同时间的血药浓度为

Time（h）	0.33	0.67	1	1.5	2	4	6	12	18	24	36
Conc（ng/mL）	1359	1829	1183	685	369	255	127	41.4	36.4	27.6	14.1

试以残数法求算各项参数。

1. 对于血药浓度-时间曲线的作图分析。

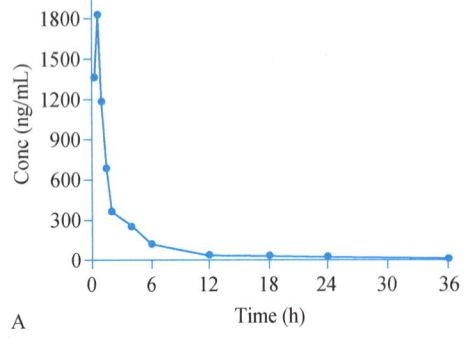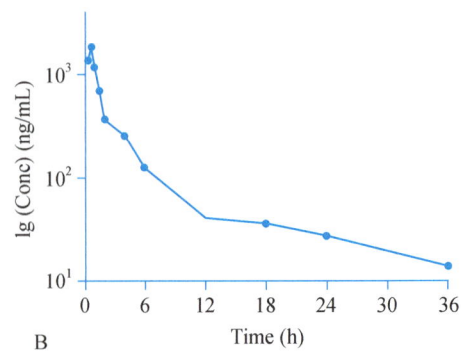

A：常规浓度；B：对数浓度

图 9-3 静脉注射某药物 20 mg 测得的血药浓度-时间关系

图 9-3 中的 A 为静脉给药后的血药浓度-时间曲线,B 为相应的对数浓度-时间曲线。图 B 显示,血药浓度曲线呈较清晰的分布相（α 相）和消除相（β 相）,符合较典型的静脉给药时二室模型药物的动力学特征。通过残数法可以根据不同时段的数据顺序求出 β 和 α,并结合它们的截距求解其他参数。

2. 通过消除相估算 β 和 B

二室模型药物静脉给药时,血药浓度的公式（式 9-4）为

$$C = A \cdot e^{-\alpha \cdot t} + B \cdot e^{-\beta \cdot t}$$

在通常情况下均为 α>β,因此当时间较大时,上式中的 $e^{-\alpha \cdot t}$ 项会较 $e^{-\beta \cdot t}$ 项先趋向于 0,于是该式可近似写为

$$C = B \cdot e^{-\beta \cdot t}$$

上式两侧取对数,得 $\lg C = \lg B - \dfrac{\beta \cdot t}{2.303}$。式（9-4）中的 $e^{-\alpha \cdot t}$ 项在什么时间之后可以忽略不计,应根据对数血药浓度-时间曲线来判断。本例中,12 h 后的 4 点处于一条直线,相应的血药浓度可以用这里的近似公式表述。

通过后 4 点的回归,得 $B = 70.5$ ng/mL,$\beta = 0.0407$ h^{-1}。图 9-4 为拟合效果诊断图。

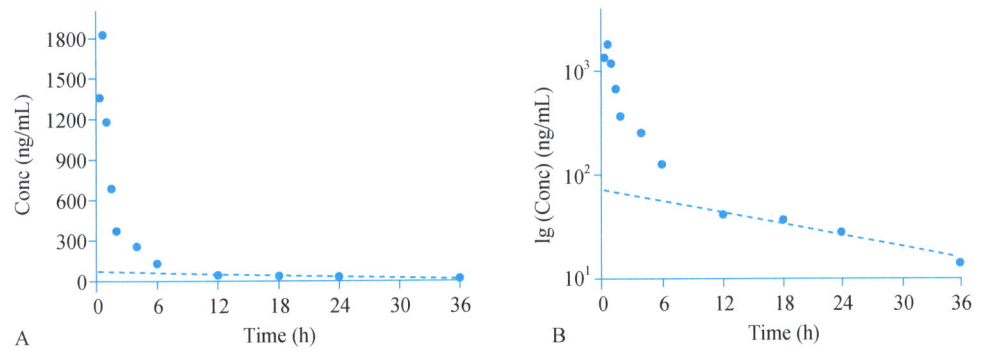

A：常规浓度，B：对数浓度

图 9-4　以残数法根据消除相数据估算参数 B 和 β

3. 通过分布相估算 α 和 A

将式（9-4）重排,并令等式的左侧为残数项 C_r,有

$$C_r = C - B \cdot e^{-\beta \cdot t} = A \cdot e^{-\alpha \cdot t}$$

上式两侧取对数,$\lg C_r = \lg A - \dfrac{\alpha \cdot t}{2.303}$,其中残数 C_r 中的 $B \cdot e^{-\beta \cdot t}$,通过在第 2 步得到的 B 和 $β$ 求出。本例中以时间 0.33 h 到 6 h 的 7 个点对 t 作图,得到一条斜率与 α 相关的直线,如图 9-5 所示。

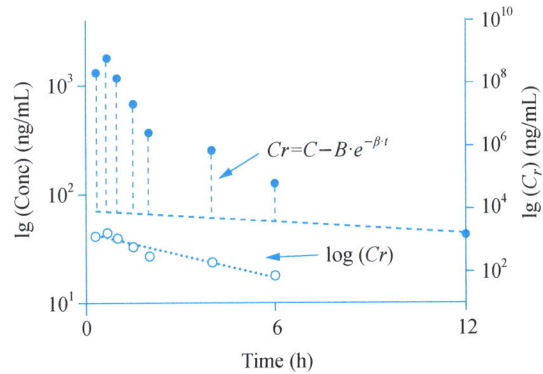

图 9-5　以残数法根据分布相数据估算参数 A 和 α

对图中直线进行回归，得 $A=1953$ ng/mL，$\alpha=0.716$ h^{-1}。
通过以上计算，本例中血药浓度与时间的关系为

$$C=1953 \cdot e^{-0.716 \cdot t}+70.5 \cdot e^{-0.0407 \cdot t} \text{（ng/mL）}$$

图 9-6 为拟合效果诊断图，可以看到在药物分布和消除的各个时段均得到了较理想的拟合。

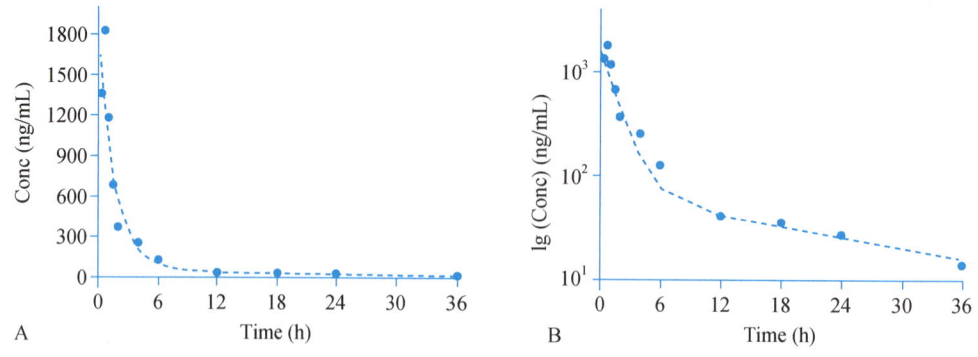

A：常规浓度，B：对数浓度

图 9-6　二室模型拟合效果诊断图

4. 相关参数的计算

在前面 3 步估算的基础上，可以进一步求算各项相关的参数。
分布半衰期 $T_{1/2\alpha}$ 为

$$T_{1/2\alpha}=\frac{0.693}{\alpha}=0.97 \text{ h}$$

消除半衰期 $T_{1/2\beta}$ 为

$$T_{1/2\beta}=\frac{0.693}{\beta}=17.0 \text{ h}$$

血药浓度曲线下面积 AUC 为

$$AUC=\int_0^\infty C \cdot dt=\int_0^\infty (A \cdot e^{-\alpha \cdot t}+B \cdot e^{-\beta \cdot t}) \cdot dt=\frac{A}{\alpha}+\frac{B}{\beta}=4460 \text{ ng/(mL} \cdot \text{h)}$$

中央室表观分布容积 V_c 为

$$V_c=\frac{X_0}{C_0}=\frac{Xo}{A+B}=9.88 \text{ L}$$

消除相时的总表观分布容积 V_β 为

$$V_\beta=\frac{X_0}{\beta \cdot AUC}=110 \text{ L}$$

清除率 Cl 为

$$Cl=\beta \cdot V_\beta=4.48 \text{ L/h}$$

二、尿药浓度数据 Urinary drug concentration data

二室模型尿药浓度，可以建立以下方程

$$\frac{dX_u}{dt}=k_e \cdot X_1 \tag{9-22}$$

因 $X_1=\frac{X_0 \cdot (\alpha-k_{21})}{(\alpha-\beta)}e^{-\alpha \cdot t}+\frac{X_0 \cdot (k_{21}-\beta)}{(\alpha-\beta)}e^{-\beta \cdot t}$

令 $A'=\frac{X_0 \cdot (\alpha-k_{21})}{(\alpha-\beta)}$，$B'=\frac{X_0 \cdot (k_{21}-\beta)}{(\alpha-\beta)}$，则

$$\frac{dX_u}{dt}=k_e \cdot A' \cdot e^{-\alpha \cdot t}+k_e \cdot B' \cdot e^{-\beta \cdot t} \tag{9-23}$$

一般 $\alpha>\beta$，当 t 充分大时，$e^{-\alpha \cdot t}$ 项→0

故近似有 $\dfrac{dX_u}{dt}=k_e \cdot B' \cdot e^{-\beta \cdot t}$，两侧取对数后，以 $\dfrac{\Delta X_u}{\Delta t}$ 代替 $\dfrac{dX_u}{dt}$，用相邻两次采尿的中点时间 t_c 代替 t，则得

$$\lg \frac{\Delta X_u}{\Delta t}=-\frac{\beta \cdot t_c}{2.303}+\lg (k_e \cdot B') \tag{9-24}$$

根据（9-24）式可以求算 β 与 k_e。

第二节 二室模型，静脉输注
Two-compartment model, intravenous infusion

一、模型的建立，血药浓度与时间的关系 Establishment of model, relationship between plasma drug concentration and time

二室模型药物在静脉输注给药时，药物以零级速率 k_0 进入中央室的同时，也在中央室与外周室之间转运，以及从中央室消除。因此，只需将上一节中静脉注射模型的给药部分改作恒速给药，即得静脉输注给药的二室模型图，如图9-7所示。

图中 k_0 为静脉输注速率。由于是恒速，故为 0 级过程。其他变量或参数的含义同二室模型静脉注射给药。

中央室的药物以 k_{10} 的速率消除，同时以 k_{12} 和 k_{21} 的速率与外周室进行相互转运。外周室内药物量（X_2）的变化包括两个方面，药物以 $X_1 \cdot k_{12}$ 的速率从中央室进入外周室，同时以 $X_2 \cdot k_{21}$ 的速率从外周室返回到中央室。

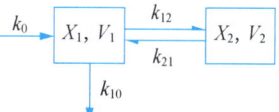

图 9-7 药物静脉输注二室模型

设 T 为输液结束的时间，t 为滴注时间（$0 \leqslant t \leqslant T$），中央室与外周室的药物量分别为 X_1 与 X_2，药物浓度分别为 C 和 C_2，表观分布容积分别为 V_1 和 V_2，则二室模型静脉输注给药时各室间药物的转运方程为：

$$\frac{dX_1}{dt}=k_0+k_{21} \cdot X_2-(k_{12}+k_{10}) \cdot X_1 \tag{9-25}$$

对（9-25）式应用 Laplace 变换可求得：

$$X_1=\frac{k_0 \cdot (k_{21}-\alpha)(1-e^{\alpha \cdot T})}{\alpha \cdot (\alpha-\beta)}e^{-\alpha \cdot t}+\frac{k_0 \cdot (\beta-k_{21})(1-e^{\beta \cdot T})}{\beta \cdot (\alpha-\beta)}e^{-\beta \cdot t} \tag{9-26}$$

因为 $C=\dfrac{X_1}{V_1}$，故

$$C=\frac{k_0 \cdot (k_{21}-\alpha)(1-e^{\alpha \cdot T})}{V_1 \cdot \alpha \cdot (\alpha-\beta)}e^{-\alpha \cdot t}+\frac{k_0 \cdot (\beta-k_{21})(1-e^{\beta \cdot T})}{V_1 \cdot \beta \cdot (\alpha-\beta)}e^{-\beta \cdot t} \tag{9-27}$$

（9-27）式为二室模型静脉输注给药时中央室药物浓度的表达式。静脉输注中，$T=t$，且随时间而变化。当输注停止后，T 作为输注结束时间而不再改变。因此，根据（9-27）式，可以模拟输注期间及输注期后的血药浓度-时间曲线。

二、输注期间血药浓度与时间的关系 The relationship between plasma concentration and time during infusion

输注期间，$T=t$，（9-27）式中的 $(1-e^{\alpha \cdot T})e^{-\alpha \cdot t}$ 及 $(1-e^{\beta \cdot T})e^{-\beta \cdot t}$ 分别成为 $(e^{-\alpha \cdot T}-1)$ 及 $(e^{-\beta \cdot T}-1)$。因此，（9-27）式可写成：

$$C=\frac{k_0 \cdot (k_{21}-\alpha)}{V_1 \cdot \alpha \cdot (\alpha-\beta)}(e^{-\alpha \cdot t}-1)+\frac{k_0 \cdot (\beta-k_{21})}{V_1 \cdot \beta \cdot (\alpha-\beta)}(e^{-\beta \cdot t}-1) \tag{9-28}$$

展开并整理，得

$$C = \frac{k_0}{V_1 \cdot k_{10}} \left(1 + \frac{\beta - k_{10}}{\alpha - \beta} e^{-\alpha \cdot t} + \frac{k_{10} - \alpha}{\alpha - \beta} e^{-\beta \cdot t}\right) \tag{9-29}$$

例 2：静脉输注利多卡因，输注剂量为 120 mg，输注时间为 10 min，求算输注第 10 min 时的血药浓度，已知：利多卡因在体内符合二室模型，$T_{1/2\alpha}=1$ h，$T_{1/2\beta}=2$ h，$k_{10}=1.04$ h^{-1}，$V_1=40$ L。

【解】 ∵ $T_{1/2\alpha}=1$ h

∴ $\alpha = \dfrac{0.693}{T_{1/2\alpha}} = \dfrac{0.693}{1} = 0.693$ h^{-1}

∵ $T_{1/2\beta}=2$ h

∴ $\beta = \dfrac{0.693}{T_{1/2\beta}} = \dfrac{0.693}{2} = 0.347$ h^{-1}

又∵ $k_0 = 120 \times \dfrac{60}{10} = 720$ mg/h

$t = 10$ min $= 0.167$ h

∴ $C = \dfrac{k_0}{V_1 \cdot k_{10}} \left(1 + \dfrac{\beta - k_{10}}{\alpha - \beta} e^{-\alpha \cdot t} + \dfrac{k_{10} - \alpha}{\alpha - \beta} e^{-\beta \cdot t}\right)$

$= \dfrac{720}{40 \times 1.04} \times \left(1 + \dfrac{0.347 - 1.04}{0.693 - 0.347} \cdot e^{-0.693 \times 0.167} + \dfrac{1.04 - 0.693}{0.693 - 0.347} \cdot e^{-0.347 \times 0.167}\right)$

$= 2.82$ μg/mL

即 10 min 内滴注利多卡因 120 mg 后的血药浓度为 2.82 μg/mL。

(9-29) 式反映了输注开始后血药浓度随时间而变化的情况。血药浓度随时间的推移而增加，趋向于一恒定水平。该水平称为稳态血药浓度 C_{ss}。当输注时间为药物半衰期的 5 倍或 7 倍时，血药浓度分别可达稳态水平的 95% 和 99% 以上。

在 (9-29) 式中，当 $t \to \infty$ 时，$e^{-\alpha \cdot t}$ 项及 $e^{-\beta \cdot t}$ 项均趋于零，则公式变成

$$C_{ss} = \frac{k_0}{V_1 \cdot k_{10}} \tag{9-30}$$

上式即为二室模型药物静脉输注给药时的稳态血药浓度公式。

机体在消除相时的总表观分布容积为 V_β，与中央室表观分布容积 V_1 之间存在如下关系式：

$$V_\beta \cdot \beta = V_1 \cdot k_{10} \tag{9-31}$$

将 (9-31) 式代入 (9-30) 式，则得到：

$$C_{ss} = \frac{k_0}{V_\beta \cdot \beta} \tag{9-32}$$

将上式重排，得：

$$k_0 = C_{ss} \cdot V_\beta \cdot \beta \tag{9-33}$$

当药物消除相时的总表观分布容积 V_β 和消除速率常数 β 已知时，可按临床需要的理想血药浓度 C_{ss}，根据 (9-33) 式来设计该药的静脉输注速率 k_0。

(9-31) 式重排后，得

$$V_\beta = \frac{k_{10}}{\beta} V_c \tag{9-34}$$

三、静脉输注停止后血药浓度与时间的关系 Relationship between plasma concentration and time after intravenous infusion is stopped

当静脉输注停止时，(9-27) 式中的 T 变为定值（静滴结束的时长）。如 t' 表示从静脉滴注

结束后经过的时间，即
$$t=t'+T$$
则 (9-27) 式中可将 $(1-e^{\alpha \cdot T})e^{-\alpha \cdot t}$ 和 $(1-e^{\beta \cdot T})e^{-\beta \cdot t}$
分别变成 $(1-e^{\alpha \cdot T})e^{-\alpha \cdot (t'+T)}$ 和 $(1-e^{\beta \cdot T})e^{-\beta \cdot (t'+T)}$
再简化为 $(e^{\alpha \cdot T}-1)e^{-\alpha \cdot t'}$，$(e^{\beta \cdot T}-1)e^{-\beta \cdot t'}$
在静脉滴注后相

$$(1-e^{\alpha \cdot T})e^{-\alpha \cdot t}=(e^{\alpha \cdot T}-1)e^{-\alpha \cdot t'} \tag{9-35}$$

$$(1-e^{\beta \cdot T})e^{-\beta \cdot t}=(e^{\beta \cdot T}-1)e^{-\beta \cdot t'} \tag{9-36}$$

将 (9-35) 式和 (9-36) 式代入 (9-27) 式，得静脉滴注结束后的血药浓度与时间的关系式

$$C=\frac{k_0 \cdot (k_{21}-\alpha) \cdot (e^{-\alpha T}-1)}{V_1 \cdot \alpha \cdot (\alpha-\beta)}e^{-\alpha \cdot t'}+\frac{k_0 \cdot (\beta-k_{21}) \cdot (e^{-\beta \cdot T}-1)}{V_1 \cdot \beta \cdot (\alpha-\beta)}e^{-\beta \cdot t'} \tag{9-37}$$

$$R=\frac{k_0 \cdot (k_{21}-\alpha) \cdot (e^{-\alpha \cdot T}-1)}{V_1 \cdot \alpha \cdot (\alpha-\beta)} \tag{9-38}$$

$$S=\frac{k_0 \cdot (\beta-k_{21}) \cdot (e^{-\beta \cdot T}-1)}{V_1 \cdot \beta \cdot (\alpha-\beta)} \tag{9-39}$$

将 (9-38) 式和 (9-39) 式代入 (9-37) 式，得：

$$C=R \cdot e^{-\alpha \cdot t'}+S \cdot e^{-\beta \cdot t'} \tag{9-40}$$

因为 $(k_{21}-\alpha) \cdot (e^{-\alpha \cdot T}-1)=(\alpha-k_{21}) \cdot (1-e^{-\alpha \cdot T})$，$(\beta-k_{21}) \cdot (e^{-\beta \cdot T}-1)=(k_{21}-\beta)(1-e^{-\beta \cdot T})$，可以推出 R，S 与静脉注射时的 A 和 B 的关系为

$$A=\frac{\alpha \cdot X_0}{k_0(1-e^{-\alpha \cdot T})} \cdot R \tag{9-41}$$

$$B=\frac{\beta \cdot X_0}{k_0(1-e^{-\beta \cdot T})} \cdot S \tag{9-42}$$

从 (9-40) 式可以看出，在滴注结束后，对数血药浓度-时间曲线按预期的二项指数型下降。图 9-8 为某健康志愿者以 2.50 mg/h 的恒速静脉输注某药物 6 h 后，所得血药浓度-时间关系的拟合曲线。

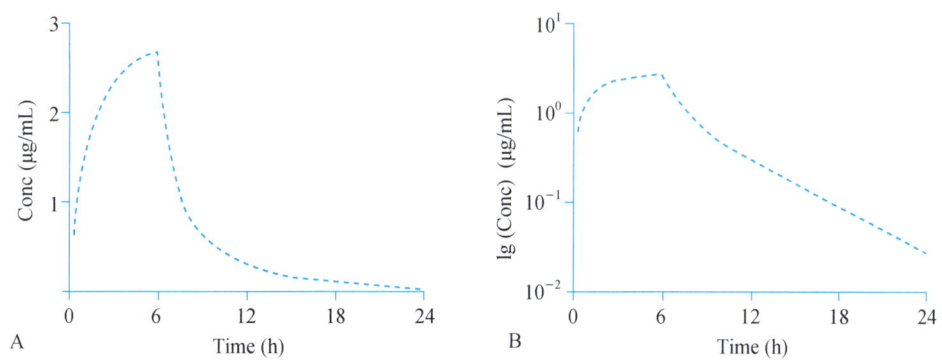

A：常规浓度，B：对数浓度

图 9-8　以 2.5 mg/h 静脉输注某药物 6 h 后，所得血药浓度-时间关系的拟合曲线

描述静脉输注结束后血药浓度经时过程的关系式 (9-40) 在临床实践中极为有用。因为有些药物由于溶解度小而需注入较大的容量，有些药物有较强的副作用。这种情况下必须将药物缓慢注入，相当于短时间的静脉输注。

第三节 二室模型,血管外给药与一级吸收
Two-compartment model, extravascular administration with first order absorption

一、模型的建立,血药浓度与时间的关系 Establishment of model, relationship between plasma concentration and time

二室模型血管外给药(口服,肌注)时可用图9-9中的模型表示:

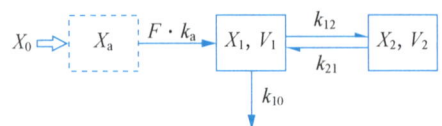

图9-9 药物血管外给药二室模型

图中 X_a 为给药部位的药量,F 和 k_a 为生物利用度和吸收速率常数,其他变量或参数的名称与意义在前面已进行了介绍。对于上述模型,可以列出相互关联的三个方程:

$$\frac{dX_a}{dt} = -k_a \cdot X_a \tag{9-43}$$

$$\frac{dX_1}{dt} = F \cdot k_a \cdot X_a + k_{21} \cdot X_2 - (k_{12} + k_{10}) \cdot X_1 \tag{9-44}$$

$$\frac{dX_2}{dt} = -k_{21} \cdot X_2 + k_{12} \cdot X_1 \tag{9-45}$$

通过拉普拉斯变换,解此方程组得中央室的浓度 C 为:

$$C = \frac{k_a \cdot F \cdot X_0 \cdot (k_{21} - k_a)}{V_1 \cdot (\alpha - k_a)(\beta - k_a)} e^{-k_a \cdot t} + \frac{k_a \cdot F \cdot X_0 \cdot (k_{21} - \alpha)}{V_1 \cdot (k_a - \alpha)(\beta - \alpha)} e^{-\alpha \cdot t} + \frac{k_a \cdot F \cdot X_0 \cdot (k_{21} - \beta)}{V_1 \cdot (k_a - \beta)(\alpha - \beta)} e^{-\beta \cdot t} \tag{9-46}$$

令

$$N = \frac{k_a \cdot F \cdot X_0 \cdot (k_{21} - k_a)}{V_1 \cdot (\alpha - k_a)(\beta - k_a)} \tag{9-47}$$

$$L = \frac{k_a \cdot F \cdot X_0 \cdot (k_{21} - \alpha)}{V_1 \cdot (k_a - \alpha)(\beta - \alpha)} \tag{9-48}$$

$$M = \frac{k_a \cdot F \cdot X_0 \cdot (k_{21} - \beta)}{V_1 \cdot (k_a - \beta)(\alpha - \beta)} \tag{9-49}$$

并知 $N = -(L + M)$,则

$$C = L \cdot e^{-\alpha \cdot t} + M \cdot e^{-\beta \cdot t} + N \cdot e^{-k_a \cdot t} \tag{9-50}$$

或

$$C = L \cdot e^{-\alpha \cdot t} + M \cdot e^{-\beta \cdot t} - (L + M) \cdot e^{-k_a \cdot t} \tag{9-51}$$

式(9-46)、式(9-50)和式(9-51)就是二室模型血管外给药时血药浓度与时间的关系式。

二、药物动力学参数的估算 Estimation of pharmacokinetic parameters

为了便于理解,通过下述实例,求算有关动力学参数。

例3:口服某药 490 mg,测得不同时间的血药浓度为

Time (h)	0.167	0.33	0.5	1.0	1.5	2.0	3.0	4.5	6.0	12.0	24.0	36.0	48.0
Conc (μg/mL)	2.22	5.97	6.86	7.61	8.10	7.99	5.67	2.86	2.66	1.34	0.632	0.156	0.0781

以残数法求算各项参数。

1. 对于血药浓度-时间曲线的作图分析

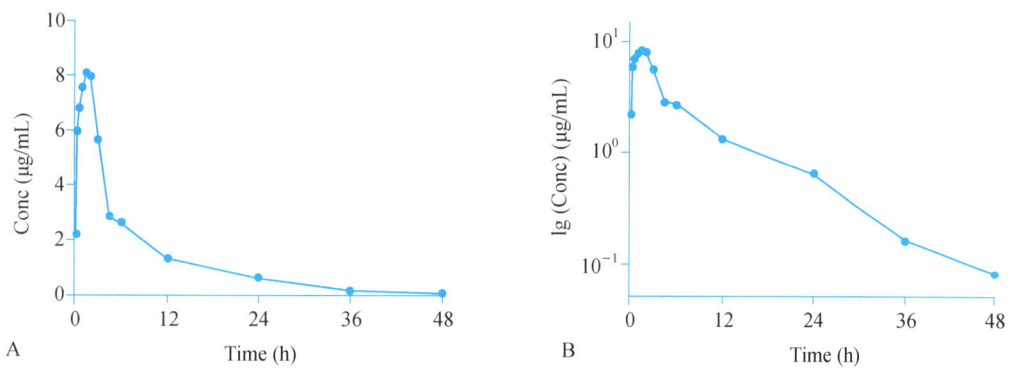

A：常规浓度，B：对数浓度

图 9-10　口服某药 490 mg 后的血药浓度-时间曲线

图 9-10 中的 A 为血药浓度-时间曲线，B 为相应的对数浓度-时间曲线。图 B 显示，血药浓度除了吸收相之外，在达峰浓度之后有较清晰的分布相（α 相）和消除相（β 相），符合二室模型药物口服给药时的动力学特征，因此可以通过残数法，根据不同时段的数据依次求出 β、α 和 k_a，并结合截距求出其他相应参数。

2. 通过消除相估算 β 和 M

二室模型药物在血管外给药时，血药浓度的公式（式 9-51）为

$$C = L \cdot e^{-\alpha \cdot t} + M \cdot e^{-\beta \cdot t} - (L+M) \cdot e^{-k_a \cdot t}$$

根据机体的解剖生理特征，通常情况下均有 $k_a > \alpha > \beta$，因此随着时间的延伸，公式中的 $e^{-k_a \cdot t}$、$e^{-\alpha \cdot t}$ 和 $e^{-\beta \cdot t}$ 各项会按顺序先后趋向于 0。当时间相当大时，上式中的 $e^{-k_a \cdot t}$ 项和 $e^{-\alpha \cdot t}$ 项均近似为 0，于是该式可以近似写为

$$C = M \cdot e^{-\beta \cdot t}$$

上式两侧取对数，得 $\lg C = \lg M - \dfrac{\beta \cdot t}{2.303}$，反映的就是图 9-11B 末端相中的直线关系。可以从 $\lg C - t$ 曲线来判断时间是否已经大到可以忽略 $e^{-k_a \cdot t}$ 项和 $e^{-\alpha \cdot t}$ 项的程度。本例中，4.5 h 后的 6 个点呈一条直线，符合这一条件。

通过对后 6 点的回归，得到 $M = 4.35\ \mu g/mL$，$\beta = 0.0894\ h^{-1}$。

图 9-11 中的 A 和 B 为根据后 6 点数据的拟合效果诊断图，A 为常规浓度，B 为对数浓度。拟合曲线延伸到吸收相和 α 相的部分为消除相的外推浓度。

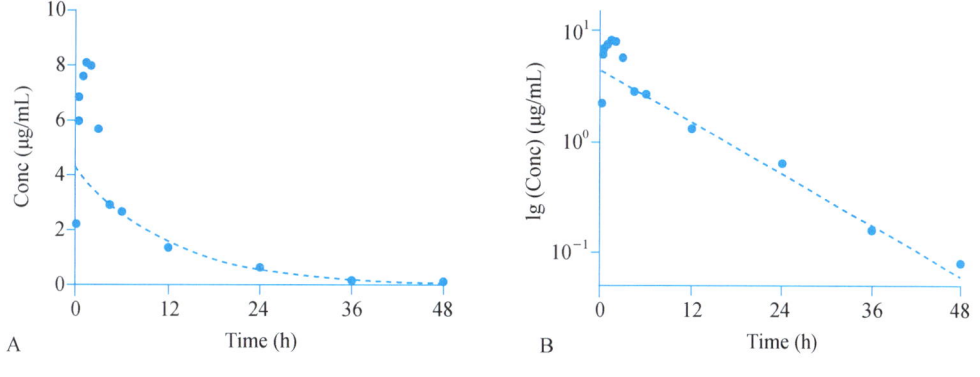

A：常规浓度，B：对数浓度

图 9-11　以消除相数据估算参数 M 和 β

3. 通过分布相估算 α 和 L

由于 $k_a > \alpha > \beta$ 的关系，在时间较长时，式（9-51）中的 $e^{-k_a \cdot t}$ 项在分布相中趋向于 0，于是该式可近似写为

$$C = L \cdot e^{-\alpha \cdot t} + M \cdot e^{-\beta \cdot t}$$

重排上式并令等号左侧为残数项 C_r，得

$$C_r = C - M \cdot e^{-\beta \cdot t} = L \cdot e^{-\alpha \cdot t}$$

公式两侧取对数，有

$$\lg C_r = \lg L - \frac{\alpha \cdot t}{2.303}$$

这时以 $\lg C_r$ 对 t 作图，可得到一条斜率与 α 相关的直线（图 9-12）。实测浓度减去由 M 和 β 求出的外推浓度，即为残数浓度 C_r。下图展示的就是从 1.5 h 到 3 h 的 3 个 C_r 与 t 的关系。

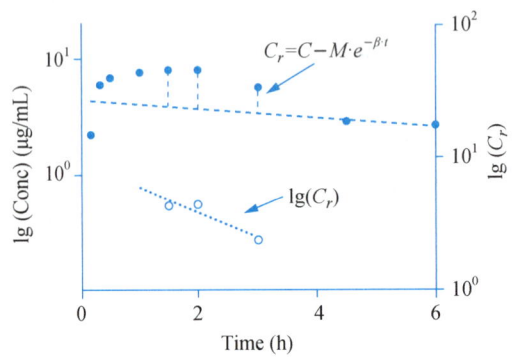

图 9-12　以分布相数据估算参数 L 和 α

上述 3 点 $\lg C_r$ 对时间回归，得 $L = 8.25\ \mu g/mL$，$\alpha = 0.389\ h^{-1}$。

图 9-13 为根据分布相和消除相数据的拟合效果诊断图。

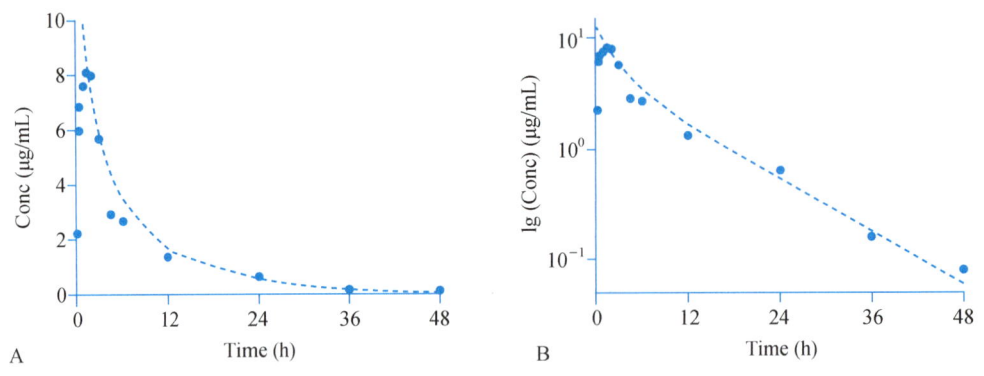

A：常规浓度；B：对数浓度

图 9-13　分布相和消除相的拟合效果诊断图

4. 估算 k_a

将式（9-51）重排，并令等式的左侧为另一新的残数项 C_r'，得

$$C_r' = L \cdot e^{-\alpha \cdot t} + M \cdot e^{-\beta \cdot t} - C = (L + M) \cdot e^{-k_a \cdot t}$$

上式两侧取对数，得 $\lg C_r' = \lg (L + M) - \dfrac{k_a \cdot t}{2.303}$，其中的残数 C_r' 系根据第 2 步和第 3 步分别估算出的 L，M，α 和 β 求出的外推浓度，再减去实测浓度之后得到的。本例中以时间 0.167 h 到 1.5 h 的 5 个点的 $\lg C_r'$ 对 t 作图，得到一条斜率与吸收速率常数 k_a 相关的直线，如

图 9-14 所示。

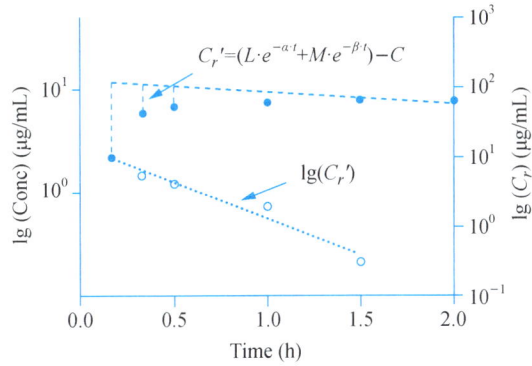

图 9-14 以吸收相数据估算参数 k_a

对前 5 点的 $\lg C_r'$ 回归，得 $k_a = 2.14 \text{ h}^{-1}$。

将以上残数法各阶段的结果汇总，得到本例中血药浓度与时间的关系为

$$C = 8.25 \cdot e^{-0.389 \cdot t} + 4.35 \cdot e^{-0.0894 \cdot t} - 12.6 \cdot e^{-2.14 \cdot t} \quad (\mu g/mL)$$

图 9-15 为整体的拟合效果诊断图，可以看到在吸收、分布和消除的各个时段的数据均得到了较理想的拟合。

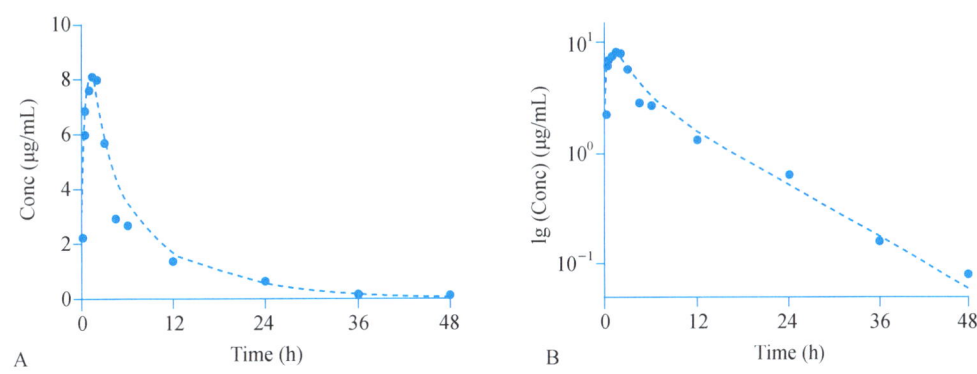

A：常规浓度，B：对数浓度

图 9-15 口服给药二室模型的拟合效果诊断图

5. 相关参数的计算

在前面 4 步估算的基础上，还可以进一步求算其他各项相关的参数。

吸收半衰期 $T_{1/2a}$ 为

$$T_{1/2a} = \frac{0.693}{k_a} = 0.324 \text{ h}$$

分布半衰期 $T_{1/2\alpha}$ 为

$$T_{1/2\alpha} = \frac{0.693}{\alpha} = 1.78 \text{ h}$$

消除半衰期 $T_{1/2\beta}$ 为

$$T_{1/2\beta} = \frac{0.693}{\beta} = 7.75 \text{ h}$$

血药浓度时间曲线下面积 AUC 为

$$AUC = \int_0^\infty C \cdot dt = \int_0^\infty [L \cdot e^{-\alpha \cdot t} + M \cdot e^{-\beta \cdot t} - (L+M) \cdot e^{-k_a \cdot t}] \cdot dt$$

$$=\frac{L}{\alpha}+\frac{M}{\beta}-\frac{L+M}{k_a}=64.0\ \mu g/(mL\cdot h)$$

根据消除相估算出的总表观分布容积 V_β 为

$$V_\beta=\frac{F\cdot X_0}{\beta\cdot AUC} \tag{9-52}$$

本例中因为仅有口服给药的信息，所以无法直接求出 V_β，而只能得到相对于生物利用度 F 的 V_β/F，即 $V_\beta/F=\frac{X_0}{\beta\cdot AUC}$。经计算，得到 $V_\beta/F=\frac{490}{0.0894\times 64}=85.6\ L$。

同样的原因，根据本例的数据，仅可以求算出相对的清除率 Cl/F。

$$Cl/F=\beta\cdot V_\beta/F=7.66\ L/h。$$

达峰时间 T_{max} 和峰浓度 C_{max} 通常直接采用观测到的数值，本例中分别为 1.5 h 和 8.10 μg/mL。

第四节 三室模型，静脉注射
Three-compartment model, intravenous injection

有些药物如地高辛、筒箭毒碱、达卡巴嗪与地西泮等需要用三室模型来表征，即在中央室之外，根据血液灌流丰沛程度等因素的差异，药物的分布还存在浅表和深部两个外周隔室。应该注意的是，组织或器官对于特定隔室的归属并不十分明确，而且不同的药物其归属也有可能存在差异，隔室的设置只是为了适当简化药物复杂的体内行为，以方便数学上的表达和处理。这里主要介绍三室模型静脉注射给药时的有关问题。

一、模型的建立，血药浓度与时间的关系 Establishment of model, relationship between plasma concentration and time

三室模型静脉注射给药时，可用下述模型表示（图 9-16）。

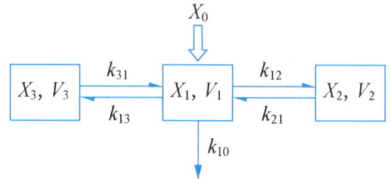

图 9-16 药物静脉注射三室模型

图中 X 和 V 分别为各隔室在 t 时刻的药量和表观分布容积，k_{12} 和 k_{21}，以及 k_{13} 和 k_{31} 分别为中央室与浅表和深部外周室之间的转运速率常数，k_{10} 为消除速率常数。模型假设药物的转运和消除均为 1 级过程。

三室模型静脉注射血药浓度与时间的关系式可表示为

$$C=\frac{X_0\cdot(k_{21}-\alpha)(k_{31}-\alpha)}{V_1\cdot(\alpha-\gamma)(\alpha-\beta)}e^{-\alpha\cdot t}+\frac{X_0\cdot(k_{21}-\beta)(k_{31}-\beta)}{V_1(\beta-\gamma)(\beta-\alpha)}e^{-\beta\cdot t}+\frac{X_0\cdot(k_{21}-\gamma)(k_{31}-\gamma)}{V_1(\gamma-\alpha)(\gamma-\beta)}e^{-\gamma\cdot t} \tag{9-53}$$

令 $A=\frac{X_0\cdot(k_{21}-\alpha)(k_{31}-\alpha)}{V_1\cdot(\alpha-\gamma)(\alpha-\beta)}$，$B=\frac{X_0\cdot(k_{21}-\beta)(k_{31}-\beta)}{V_1(\beta-\gamma)(\beta-\alpha)}$，$D=\frac{X_0\cdot(k_{21}-\gamma)(k_{31}-\gamma)}{V_1(\gamma-\alpha)(\gamma-\beta)}$

故（9-53）式简化为

$$C=A\cdot e^{-\alpha\cdot t}+B\cdot e^{-\beta\cdot t}+D\cdot e^{-\gamma\cdot t} \tag{9-54}$$

二、药物动力学参数的估算 Estimation of pharmacokinetic parameters

用残数法可将混杂参数 A、α、B、β、D 和 γ 先后求出，处理步骤与二室模型口服给药时的三指数方程类似。

当 $t=0$ 时，(9-54) 式可以写为
$$C_0 = A + B + D \tag{9-55}$$

因 $C_0 = \dfrac{X_0}{V_1}$，故 $V_1 = \dfrac{X_0}{A+B+D}$。

其他参数的求算可用下述公式

$$AUC = \dfrac{A}{\alpha} + \dfrac{B}{\beta} + \dfrac{D}{\gamma} \tag{9-56}$$

$$k_{21} = \alpha + \dfrac{A \cdot (\gamma-\alpha)(\alpha-\beta)}{(A+B+D)(\alpha-k_{31})} \tag{9-57}$$

$$k_{31} = \beta + \dfrac{B \cdot (\gamma-\beta)(\alpha-\beta)}{(A+B+D)(k_{31}-\beta)} \tag{9-58}$$

$$k_{10} = \dfrac{\alpha \cdot \beta \cdot \gamma}{k_{21} \cdot k_{31}} \tag{9-59}$$

$$k_{12} = \dfrac{(\alpha\cdot\beta + \alpha\cdot\gamma + \beta\cdot\gamma) - k_{21}\cdot(\alpha+\beta+\gamma) - k_{10}\cdot k_{31} + k_{21}^2}{k_{31} - k_{21}} \tag{9-60}$$

$$k_{13} = \alpha + \beta - (k_{10} + k_{12} + k_{21} + k_{31}) \tag{9-61}$$

按 (9-57) 式求 k_{21}，还存在一定困难，因为 k_{31} 未知，为此将 (9-58) 代入 (9-57) 式，简化后得到如下的二次方程：

$$k_{31}^2 - k_{31}\dfrac{\alpha\cdot B + \alpha\cdot D + \beta\cdot A + \beta\cdot D + \gamma\cdot A + \gamma\cdot B}{A+B+D} + \dfrac{\beta\cdot\gamma\cdot A + \alpha\cdot\gamma\cdot B + \alpha\cdot\beta\cdot D}{A+B+D} = 0 \tag{9-62}$$

同样，以 (9-57) 代入 (9-58)，简化后，得另一个二次方程，其系数与前式完全相同。

$$k_{21}^2 - k_{21}\dfrac{\alpha\cdot B + \alpha\cdot D + \beta\cdot A + \beta\cdot D + \gamma\cdot A + \gamma\cdot B}{A+B+D} + \dfrac{\beta\cdot\gamma\cdot A + \alpha\cdot\gamma\cdot B + \alpha\cdot\beta\cdot D}{A+B+D} = 0 \tag{9-63}$$

(9-62) 式、(9-63) 式的形式与1元2次方程 $a\cdot x^2 + b\cdot x + c = 0$ 一致，其解为

$$x = \dfrac{-b \pm \sqrt{b^2 - 4\cdot a\cdot c}}{2a} \tag{9-64}$$

$$k_{21}, k_{31} = \dfrac{-b \pm \sqrt{b^2 - 4\cdot a\cdot c}}{2a} \tag{9-65}$$

在此，$a=1$

$$b = \dfrac{\alpha\cdot B + \alpha\cdot D + \beta\cdot A + \beta\cdot D + \gamma\cdot A + \gamma\cdot B}{A+B+D} \tag{9-66}$$

$$c = \dfrac{\beta\cdot\gamma\cdot A + \alpha\cdot\gamma\cdot B + \alpha\cdot\beta\cdot D}{A+B+D} \tag{9-67}$$

因为 k_{31} 为深部外周室的输出速率常数，故设其比 k_{21} 小一些，所以

$$k_{31} = \dfrac{1}{2}(-b - \sqrt{b^2 - 4c}) \tag{9-68}$$

$$k_{21} = \dfrac{1}{2}(-b + \sqrt{b^2 - 4c}) \tag{9-69}$$

第五节　模型的判断
Identification of model

药物动力学研究主要是通过给药后测定不同时间的血药浓度，建立相应的模型，估算参数以表述药物体内行为的过程。这时人们首先遇到的问题是药物属于何种结构的模型，是一室、

二室还是三室。只有结构模型确定以后，才可能估算相关的药物动力学参数，对该药物的动力学特征做出正确的评价。

例 3：某药静脉注射后血药浓度与时间的数据如下。

Time（h）	0.33	0.67	1.0	1.5	2.0	4.0	6.0	12.0	24.0
Conc（μg/mL）	6.01	8.84	5.15	3.88	3.93	1.34	0.318	0.0692	0.00353

探讨此药物属何种模型。

一、图解判断 Graphical identification

图 9-17 为一室模型、二室模型和三室模型的血药浓度-时间关系的比较。图中显示，血药浓度和时间之间均为曲线关系，从中判断模型的类型几乎没有可能。

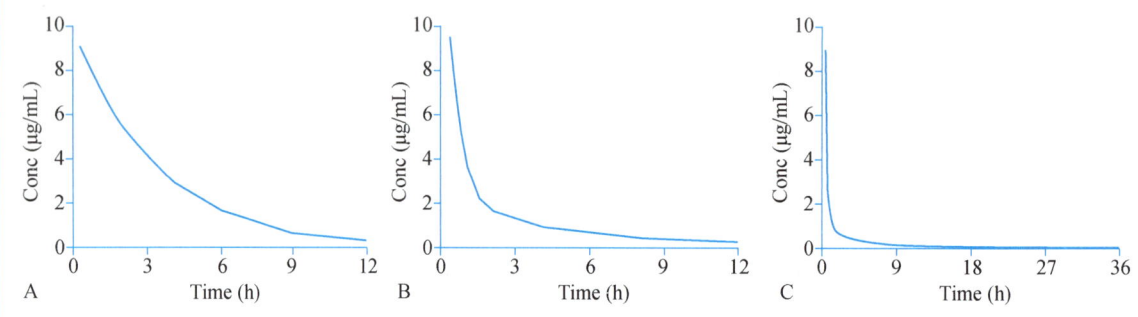

A：一室模型，B：二室模型，C：三室模型

图 9-17 不同隔室模型的血药浓度-时间曲线的比较

将图 9-17 中的血药浓度数据取对数后再对时间作图（图 9-18），发现三种模型的曲线存在较明显的差别，其中一室模型的对数浓度-时间曲线为一条直线，二室模型为平滑连接的 2 条直线，而三室模型则是平滑连接的 3 条直线。如前所述，这些直线的斜率分别对应的是消除速率常数或分布速率常数。通过这些图可以发现，对数浓度-时间曲线具有较高的辨识度，对于判断结构模型的类型非常有用。

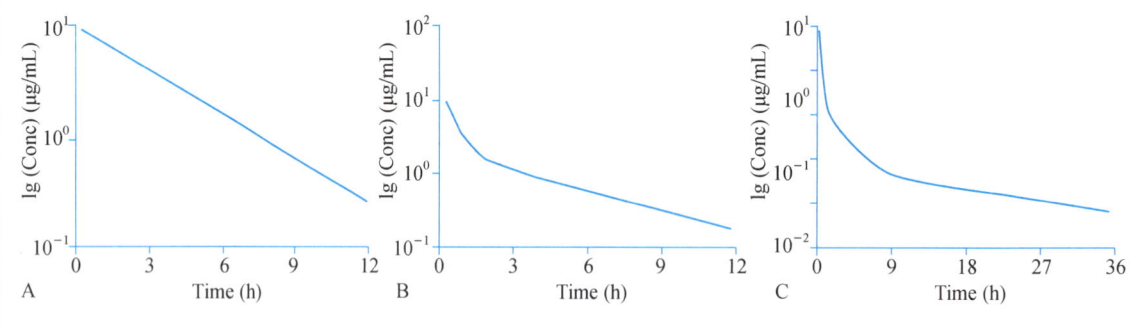

A：一室模型，B：二室模型，C：三室模型

图 9-18 不同隔室模型的对数血药浓度-时间曲线的比较

本例中血药浓度-时间数据的图形解析见图 9-19，A 图为常规浓度，B 图为对数浓度。在实际之中，不同类型的模型之间在对数浓度-时间曲线上的差异有时并不明显。本例中的 lg C-t 曲线介于一条直线和两条直线组成的曲线之间，仅靠肉眼无法明确辨识模型，说明图解判断的应用具有一定的局限性。这时，需要借助于其他的比较方法。

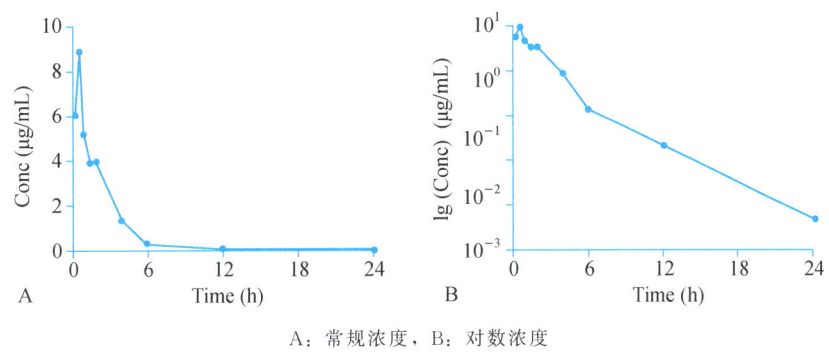

A：常规浓度，B：对数浓度

图 9-19　例 3 中的血药浓度与时间的关系

二、用加权离差平方和判断 Judging by the weighted sum of squared deviations

针对本例数据，在权重为 2 的条件下采用一室模型和二室模型分别拟合，结果如下。
一室模型

$$C = 7.53 \cdot e^{-0.457 \cdot t}$$

权重 WT 为 2 时的加权离差平方和（weighted sum of squared deviations，WSS）为

$$WSS = \sum \left[(C_{obsi} - C_{predi})^2 / C_{obsi}^{WT} \right] = 1.72$$

式中 C_{obsi} 表示个体观测值，C_{predi} 表示个体预测值。
二室模型

$$C = 8.52 \cdot e^{-0.633 \cdot t} + 0.814 \cdot e^{-0.225 \cdot t}$$

相应的加权离差平方和 WSS 为

$$WSS = 0.380$$

拟合结果的模型诊断见图 9-20。

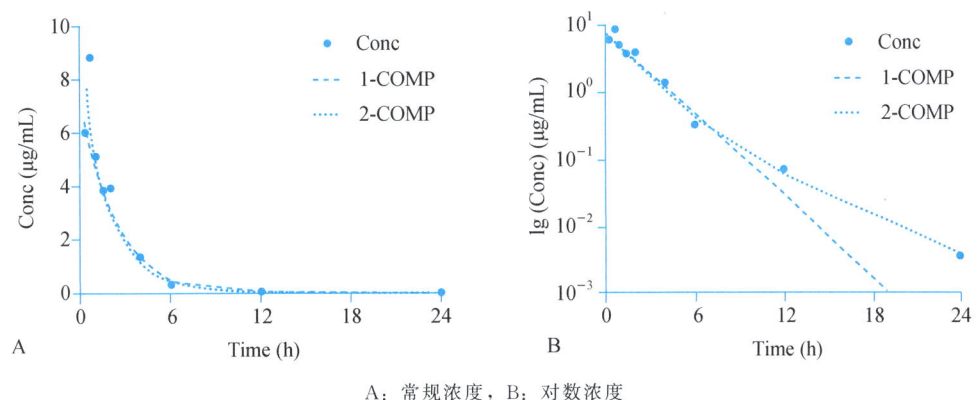

A：常规浓度，B：对数浓度

图 9-20　例 3 中的血药浓度与时间的关系及不同模型的拟合曲线

加权离差平方和与拟合结果图形诊断，均说明本例中二室模型可以更好地表述该药物的体内行为。

三、AIC 判断法 Judging by Akaike's information criterion

AIC（Akaike's information criterion）法则即赤池信息准则，由日本统计学家赤池弘次创立和发展，是衡量统计模型拟合优良性的一个标准，是用于比较同系列的药物动力学模型的较好方法，其原则就是在候选模型中选出既相对简单，又有较好拟合效果的那一个。所谓同系列模型，是指那些在结构上具有传承关系的一组模型。本书中的一室模型、二室模型和三

室模型就属于同系列模型。AIC 的数学表达式为

$$AIC = N \cdot Ln(WSS) + 2 \cdot P \qquad (9\text{-}70)$$

N 为数据的数目，P 为模型基本参数的数目，WSS 为加权离差平方和。公式第 1 项代表模型的拟合质量，其值越小表示拟合越好；第 2 项代表模型的复杂程度，数字 2 为该项的权重。对于静脉注射，表述一室模型的基本参数有 2 个，二室模型的有 4 个，三室模型的有 6 个。模型相对简单时，公式中第 2 项就会较小。模型选择时以 AIC 小者为较好的模型。很明显，只有在 AIC 的两项原则均得到较合理兼顾时方能选出 AIC 较小的较好模型。

本例中，一室模型和二室模型的 AIC 分别为 19.5 和 11.4，同样支持上一小节中以加权离差平方和 WSS 和图形解析的判断结论：二室模型为较好的模型。

针对同一套数据，两个模型中 AIC 值小的那个被判定是好的模型。

（张　炬）

思考题

1. 说明二室模型与三室模型的定义与特点，什么是动力学参数与混杂参数及各参数的含义是什么？
2. 某二室模型药物，静脉注射 5 mg，测得各个时间的血药浓度如下

Time (h)	0.33	0.67	1	1.5	2	4	6	12	18	24	36
Conc (μg/mL)	980	599	545	325	252	51.9	28.2	18.6	16.3	7.03	3.27

求参数 α，β，A，B，V_1，V_β，$T_{1/2\alpha}$，$T_{1/2\beta}$，Cl，C_0，AUC。
（答案：$A=1219\ \mu g/mL$，$B=52.0\ \mu g/mL$，$\alpha=0.970\ h^{-1}$，$\beta=0.0784\ h^{-1}$，$C_0=1271\ \mu g/mL$，$T_{1/2\alpha}=0.715\ h$，$T_{1/2\beta}=8.84\ h$，$AUC=1921\ ng/mL \cdot h$，$V_1=3.93\ L$，$V_\beta=33.2\ L$，$Cl=1.04\ L/h$）

3. 某二室模型药物口服，剂量 20 mg，测得各时间的血药浓度如下：

Time (h)	0.167	0.33	0.5	0.666	1.0	1.5	2.0	3.0	4.5	6.0	12.0	24.0	36.0	48.0
Conc (μg/mL)	1.88	2.51	4.76	3.56	3.91	4.69	3.45	2.60	0.9718	0.5807	0.3688	0.0771	0.0410	0.01234

求 β，α，k_a，M，L，$T_{1/2\alpha}$，$T_{1/2\beta}$，$T_{1/2a}$，V_β，Cl，AUC_{max} 和 C_{max}。
（答案：$L=5.66\ \mu g/mL$，$M=1.058\ \mu g/mL$，$\alpha=0.439\ h^{-1}$，$\beta=0.0957\ h^{-1}$，$k_a=2.49\ h^{-1}$，$T_{1/2\alpha}=1.58\ h$，$T_{1/2\beta}=7.24\ h$，$T_{1/2a}=0.279\ h$，$AUC_{max}=21.3\ \mu g/(mL \cdot h)$，$V_\beta=24.6\ L$，$Cl=2.35\ L/h$，$T_{max}=1.5\ h$，$C_{max}=4.69\ \mu g/mL$）

4. 一个药物体内过程，按隔室模型判断属于几室模型？如何判断？应注意什么问题？

参考文献

[1] Kaplan SA, Jack ML, Alexander K, et al. Pharmacokinetic profile of diazepam in man following single intravenous and oral and chronic oral administrations. J Pharm Sci, 1973, 62 (11): 1789—1796.

[2] Yamaoka K, Nakagawa T, Uno T. Application of Alkaike's Information Criterion (AIC) in the evaluation of linear Pharmacokinetic equations. J Pharmacokinetics and Biopharmaceutics, 1978, 6: 165-175.

[3] 魏树礼, 张强. 生物药剂学与药物动力学, 2 版, 北京：北京大学医学出版社, 2004.

多剂量给药
Multiple-Dosage Regimen

第 10 章

本章要求：
1. 掌握多剂量函数、一室模型多剂量给药时的稳态血药浓度、平均稳态血药浓度、最大稳态血药浓度、最小稳态血药浓度的定义和表达式及其计算。
2. 掌握蓄积程度、负荷剂量与维持剂量、波动百分数（波动度）的表达式及其计算。
3. 熟悉二室模型多剂量给药时血药浓度与时间的关系与负荷剂量。

临床用药一般有两种情况，一种是单次给药，也称为单剂量给药；另一种是多次给药，也称为多剂量给药。如发烧、失眠或呕吐，往往用单剂量就能有效，不需长期反复用药。然而，不少疾病的治疗需多次给药才能达到满意的疗效并控制疾病的发展，如细菌感染往往需 7～14 天的抗生素治疗，而心血管疾病更需长期多次用药。这种情况下，医生一般会以一定剂量和一定的时间间隔多次给药，以达到和维持有效治疗血药浓度。

前面的章节主要针对单剂量给药，本章将重点介绍多剂量给药时的药物动力学情况。

第一节　一室模型，多剂量给药
One-compartment model, multiple-dosage regimen

一、多剂量函数 Multiple-dosage function

为使问题简化，本章讨论的均为等剂量 X_0 和等间隔 τ 条件下的多次给药。以静脉注射为例，多剂量给药时的血药浓度-时间曲线见图 10-1。

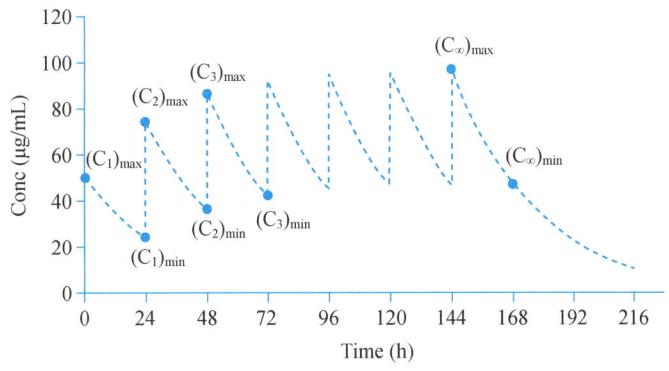

图 10-1　在等剂量和等间隔的条件下多剂量静脉注射时血药浓度与时间的关系

第 1 次给药

$$(C_1)_{\max} = \frac{X_0}{V} = C_0$$

当给药后时间为间隔 τ 时，

$$(C_1)_{\min} = C_0 \cdot e^{-k \cdot \tau}$$

第 2 次给药时

$$(C_2)_{\max} = (C_1)_{\min} + C_0$$
$$= C_0 \cdot e^{-k \cdot \tau} + C_0$$
$$= C_0 \cdot (1 + e^{-k \cdot \tau})$$
$$(C_2)_{\min} = (C_2)_{\max} \cdot e^{-k \cdot \tau}$$
$$= C_0 \cdot (1 + e^{-k \cdot \tau}) \cdot e^{-k \cdot \tau}$$

第 3 次给药时

$$(C_3)_{\max} = C_0 \cdot (1 + e^{-k \cdot \tau}) \cdot e^{-k \cdot \tau} + C_0$$
$$= C_0 \cdot (e^{-k \cdot \tau} + e^{-2 \cdot k \cdot \tau} + 1)$$
$$= C_0 \cdot (1 + e^{-k \cdot \tau} + e^{-2 \cdot k \cdot \tau})$$
$$(C_3)_{\min} = (C_3)_{\max} \cdot e^{-k \cdot \tau}$$
$$= C_0 \cdot (1 + e^{-k \cdot \tau} + e^{-2 \cdot k \cdot \tau}) \cdot e^{-k \cdot \tau}$$

第 n 次给药

$$(C_n)_{\max} = C_0 \cdot [1 + e^{-k \cdot \tau} + e^{-2 \cdot k \cdot \tau} + \cdots\cdots + e^{-(n-1) \cdot k \cdot \tau}] \tag{10-1}$$

令

$$r = 1 + e^{-k \cdot \tau} + e^{-2 \cdot k \cdot \tau} + \cdots\cdots + e^{-(n-1) \cdot k \cdot \tau} \tag{10-2}$$

(10-2) 式的两侧 $\times e^{-k \cdot \tau}$，得

$$r \cdot e^{-k \cdot \tau} = e^{-k \cdot \tau} + e^{-2 \cdot k \cdot \tau} + \cdots\cdots + e^{-(n-1) \cdot k \cdot \tau} + e^{-n \cdot k \cdot \tau} \tag{10-3}$$

(10-2) 式 −(10-3) 式，得 $r - r \cdot e^{-k \cdot \tau} = 1 - e^{-n \cdot k \cdot \tau}$

整理得

$$r = \frac{1 - e^{-n \cdot k \cdot \tau}}{1 - e^{-k \cdot \tau}} \tag{10-4}$$

将 (10-4) 式写成一般通式

$$r_i = \frac{1 - e^{-n \cdot k_i \cdot \tau}}{1 - e^{-k_i \cdot \tau}} \tag{10-5}$$

r_i 为等剂量和等间隔下的多剂量函数，n 为给药次数，k_i 为速率常数。如 k_i 为消除速率常数 k，那么 r_i 即为消除项的多剂量函数 r；如 k_i 为吸收速率常数 k_a，则 r_i 即为吸收项的多剂量函数 r_a。

二、血药浓度与时间的关系 Relationship between plasma drug concentration and time

在等剂量和等间隔的前提下，前述的单剂量给药时的单项或多项指数公式的每一项均乘以相应的多剂量函数，即为多次给药时的血药浓度公式。

（一）静脉注射给药时血药浓度与时间的关系 Relationship between plasma drug concentration and time following intravenous injection

多剂量静脉注射给药，在第 n 次给药后的间隔时间 τ 内，任意时间点的体内药物浓度 C_n 等于在单剂量公式 $C = C_0 \cdot e^{-k \cdot t}$ 中的指数项乘以多剂量函数。

$$C_n = C_0 \cdot \left(\frac{1 - e^{-n \cdot k \cdot \tau}}{1 - e^{-k \cdot \tau}}\right) \cdot e^{-k \cdot t} \tag{10-6}$$

其中，t（$0 \leq t \leq \tau$）为第 n 次给药后所经过的时间。(10-6) 式还可表示为

$$C_n = \frac{X_0}{V} \left(\frac{1-e^{-n \cdot k \cdot \tau}}{1-e^{-k \cdot \tau}} \right) \cdot e^{-k \cdot t} = r_n \frac{X_0}{V} e^{-k \cdot t} \tag{10-7}$$

(10-7) 式表述的是等剂量、等间隔、多剂量静脉注射时血药浓度与时间的关系。

（二）血管外给药时血药浓度与时间的关系 Relationship between plasma concentration and time following extravascular administration

多剂量血管外给药时，在第 n 次给药后的间隔时间内的任意时间点的血药浓度，为在单剂量公式 $C = A \cdot (e^{-k \cdot t} - e^{-k_a \cdot t})$ 中的每个指数项均乘以相应的多剂量函数，即

$$C_n = A \cdot \left(\frac{1-e^{-n \cdot k \cdot \tau}}{1-e^{-k \cdot \tau}} e^{-k \cdot t} - \frac{1-e^{-n \cdot k_a \cdot \tau}}{1-e^{-k_a \cdot \tau}} e^{-k_a \cdot t} \right) = A \cdot (r \cdot e^{-k \cdot t} - r_a \cdot e^{-k_a \cdot t}) \tag{10-8}$$

式 (10-8) 就是等剂量和等间隔前提下血管外多次给药时血药浓度与时间的关系。

三、稳态血药浓度 Steady-state plasma drug concentration

多剂量给药时，体内药量受药物进入体内速度和从体内消除速度的共同影响。随着给药次数 n 的增加，血药浓度的整体水平也会不断增加。但是，当药物进入和消除的量在给药间隔内达至平衡时，尽管血药浓度的水平仍然会随着时间而周期性波动，但是波动的上下边界将趋于恒定。如图 10-2 所示，达至稳态后的血药浓度称为稳态血药浓度（steady-state plasma drug concentration），常用 C_{ss} 或 C_∞ 表示。静脉多剂量注射达稳态时的血药浓度-时间曲线与静脉输注时的相似，主要差别在于前者的曲线有峰谷的波动现象。

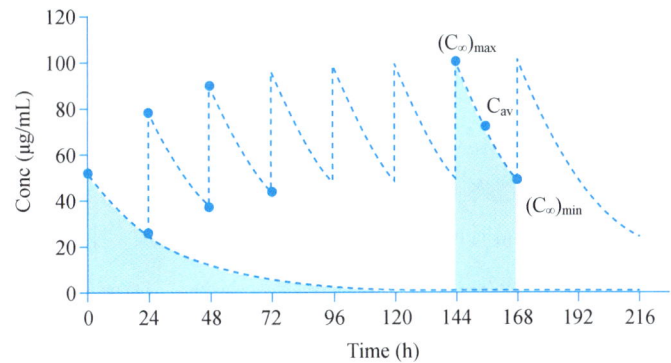

图 10-2 多剂量静脉注射给药达稳时，血药浓度与时间的关系

（一）多次静脉注射 Multiple intravenous injection

在等剂量和等间隔的条件下，第 n 次静脉注射后的时间 t 的血药浓度公式为

$$C_n = \frac{X_0}{V} \left(\frac{1-e^{-n \cdot k \cdot \tau}}{1-e^{-k \cdot \tau}} \right) \cdot e^{-k \cdot t}$$

当 n 充分大时，$e^{-n \cdot k \cdot \tau} \to 0$，则近似有

$$C_{ss} = \frac{X_0}{V} \left(\frac{1}{1-e^{-k \cdot \tau}} \right) \cdot e^{-k \cdot t} \tag{10-9}$$

与前述的静脉输注时的稳态浓度 C_{ss} 不同，这里多次给药的 C_{ss} 或 C_∞ 为时间 t 的函数，而非常数。在注射的瞬间，$t=0$，$e^{-k \cdot t}=1$，此时稳态血药浓度为最大稳态血药浓度 $(C_{ss})_{max}$ 或称为稳态峰浓度，$(C_{ss})_{max}$ 也可用 $(C_\infty)_{max}$ 或 $C_{ss,max}$ 或 $C_{max,ss}$ 或 C_{max}^{ss} 表示。

$$(C_{ss})_{max} = \frac{X_0}{V} \frac{1}{1-e^{-k \cdot \tau}} \tag{10-10}$$

在 $t=\tau$ 时 C_{ss} 最小，此时的稳态血药浓度为最小稳态血药浓度 $(C_{ss})_{min}$ 或称为稳态谷浓度，$(C_{ss})_{min}$ 也可用 $(C_\infty)_{min}$ 或 $C_{ss,min}$ 或 $C_{min,ss}$ 或 C_{min}^{ss} 表示。

$$(C_{ss})_{min} = \frac{X_0}{V} \left(\frac{1}{1-e^{-k \cdot \tau}} \right) \cdot e^{-k \cdot \tau} \tag{10-11}$$

在设计给药方案时，多要求预估的 $(C_{ss})_{min}$ 应在最小有效浓度（MEC）以上，而 $(C_{ss})_{max}$ 则必须在最小毒性浓度（MTC）以下。

（二）血管外给药 Extravascular administration

血管外给药达稳态后的血药浓度-时间关系可表示为

$$C_{ss} = A \cdot \left[\frac{1}{1-e^{-k \cdot \tau}} e^{-k \cdot t} - \frac{1}{1-e^{-k_a \cdot \tau}} e^{-k_a \cdot t} \right] \tag{10-12}$$

应注意这时的 $(C_{ss})_{max}$ 与在静脉注射时的不同，其值不是出现在 $t=0$ 时，而是在稳态下的达峰时间 T'_{max}。

$$T'_{max} = \frac{2.303}{k_a - k} \lg \left[\frac{k_a (1-e^{-k \cdot \tau})}{k (1-e^{-k_a \cdot \tau})} \right] \tag{10-13}$$

$$(C_{ss})_{max} = \frac{F \cdot k_a \cdot X_0}{V \cdot (k_a - k)} \left(\frac{1}{1-e^{-k \cdot \tau}} e^{-k \cdot T'_{max}} - \frac{1}{1-e^{-k_a \cdot \tau}} e^{-k_a \cdot T'_{max}} \right) \tag{10-14}$$

$$(C_{ss})_{min} = \frac{F \cdot k_a \cdot X_0}{V \cdot (k_a - k)} \left(\frac{1}{1-e^{-k \cdot \tau}} \cdot e^{-k \cdot \tau} - \frac{1}{1-e^{-k_a \cdot \tau}} \cdot e^{-k_a \cdot \tau} \right) \tag{10-15}$$

因 $k_a > k$，在 $t=\tau$ 时吸收已基本结束，故 $e^{-k_a \cdot \tau} \to 0$，这时（10-15）式可简化为

$$(C_{ss})_{min} = \frac{F \cdot k_a \cdot X_0}{V \cdot (k_a - k)} \left(\frac{1}{1-e^{-k \cdot \tau}} \right) e^{-k \cdot \tau} \tag{10-16}$$

四、平均稳态血药浓度 Average steady-state plasma drug concentration

如前所述，血管外给药时的稳态血药浓度并非常数，而是在一定的幅度内随时间而上下波动，平均稳态血药浓度（average steady-state plasma drug concentration，C_{av}）即为反映这一波动的平均水平的特征值。平均稳态血药浓度也常用 $\overline{C_{ss}}$ 表示。

达到稳态后，将一个剂量间隔时间内（$0 \leq t \leq \tau$）的血药浓度-时间曲线下面积除以间隔时间 τ 所得的商即为平均稳态血药浓度 C_{av}。

$$C_{av} = \frac{\int_0^\tau C_{ss} \cdot dt}{\tau} \tag{10-17}$$

应注意，由于血药浓度与时间之间的指数关系，C_{av} 不是 $(C_{ss})_{max}$ 与 $(C_{ss})_{min}$ 的算术平均值，而是稳态下一个时间间隔内的血药浓度-时间曲线下面积与时间间隔之比。

（一）静脉注射给药时的平均稳态血药浓度 Average steady-state plasma drug concentration following intravenous injection

静脉注射平均稳态血药浓度除了用 $C_{av} = \dfrac{\int_0^\tau C_{ss} \cdot dt}{\tau}$ 表示外，也可用 $C_{av} = \dfrac{\int_0^\infty C \cdot dt}{\tau}$ 计算。现证明如下。

单剂量静脉注射时 $\qquad \int_0^\infty C \cdot dt = \dfrac{X_0}{k \cdot V}$

也可证明稳态时 $\qquad \int_0^\tau C_{ss} \cdot dt = \dfrac{X_0}{k \cdot V}$

因为 $\qquad \int_0^\tau C_{ss} \cdot dt = \int_0^\tau \dfrac{X_0}{V} \left(\dfrac{1}{1-e^{-k \cdot \tau}} \right) \cdot e^{-k \cdot t} \cdot dt$

$\qquad \qquad = \dfrac{X_0}{V} \dfrac{1}{1-e^{-k \cdot \tau}} \int_0^\tau e^{-k \cdot t} \cdot dt$

$$= \frac{X_0}{V} \frac{1}{1-e^{-k\cdot\tau}} \left(\frac{1}{k} - \frac{1}{k}e^{-k\cdot\tau}\right)$$

$$= \frac{X_0}{k\cdot V}$$

因此

$$\int_0^\infty C\cdot dt = \int_0^\tau C_{ss}\cdot dt = \frac{X_0}{k\cdot V} \tag{10-18}$$

故

$$C_{av} = \frac{\int_0^\infty C\cdot dt}{\tau}$$

所以采用单剂量时的血药浓度-时间曲线下面积也能求出稳态时的 C_{av}，参见图 10-2。采用药物动力学的参数同样可以求出 C_{av}。

$$C_{av} = \frac{\int_0^\tau C_{ss}\cdot dt}{\tau}$$

$$C_{av} = \frac{X_0/k\cdot V}{\tau} = \frac{X_0}{k\cdot V\cdot \tau} \tag{10-19}$$

$$C_{av} = \frac{X_0}{k\cdot V\cdot \tau} = \frac{X_0}{0.693/T_{1/2}\cdot V\cdot \tau} = \frac{X_0}{V}\times 1.44\left(\frac{T_{1/2}}{\tau}\right) \tag{10-20}$$

$\dfrac{T_{1/2}}{\tau}$ 称为给药频数。

当令 $\tau = T_{1/2}$，即每半衰期给药 1 次时，则

$$C_{av} = 1.44\cdot C_0 \tag{10-21}$$

为了达到所希望的平均稳态血药浓度，可调节剂量 X_0 或给药间隔 τ。

（二）血管外给药时的平均稳态血药浓度 Average steady-state plasma drug concentration following extravascular administration

式（10-17） $C_{av} = \dfrac{\int_0^\tau C_{ss}\cdot dt}{\tau}$ 同样适用于血管外给药。这时 C_{av} 的表达式与静脉注射给药时的基本相同，只要在有关公式中加上生物利用度 F 的校正即可。

$$C_{av} = \frac{F\cdot X_0}{V\cdot k\cdot \tau} = \frac{F\cdot X_0}{V}\times 1.44\left(\frac{T_{1/2}}{\tau}\right) \tag{10-22}$$

例 1：某患者给予洋地黄毒苷维持量 0.10 mg/d，$T_{1/2}=6$ d，$V=50$ L。在维持治疗期间，体内洋地黄毒苷的平均稳态血药浓度是多少？（已知 $F\approx 1$）

【解】 $C_{av} = \dfrac{F\cdot X_0}{V}\times 1.44\left(\dfrac{T_{1/2}}{\tau}\right)$，$\tau = 1$，$F\approx 1$

$$X_{av} = 1\times 0.1\times 1.44\times 6/50 = 0.018 \text{ mg/L}$$

例 2：患者为 60 岁的白人男性，体重 76 kg，肾功能正常。肌内注射庆大霉素 1 mg/kg Q8h 时，最高稳态浓度 $(C_{ss})_{max}$、最低稳态浓度 $(C_{ss})_{min}$ 和平均稳态浓度 C_{av} 各为多少？据文献：$T_{1/2}=2$ h，$V=21.59$ L，原药形式消除分数 0.90，$k_a=2.16$ h^{-1}，生物利用度 $F\approx 1$。

【解】 已知：$T_{1/2}=2$ h，$k_a=2.16$ h^{-1}，$\tau=8$ h，$F\approx 1$，$V=21.59$ L；$X_0=1$ mg/kg $\times$ 76 kg $=76$ mg。

则 $T'_{max} = \dfrac{2.303}{k_a-k}\times \lg\dfrac{k_a\,(1-e^{-k\cdot\tau})}{k\,(1-e^{-k_a\cdot\tau})}$

$$= \frac{2.303}{2.16-0.693/2}\times \lg\frac{2.16\times(1-e^{-(0.693/2)\times 8})}{0.693/2\times(1-e^{-2.16\times 8})}$$

$$= 0.97 \text{ h}$$

$$(C_{ss})_{max} = \frac{F \cdot k_a \cdot X_0}{V \cdot (k_a - k)} \left(\frac{1}{1-e^{-k \cdot \tau}} e^{-k \cdot T'_{max}} - \frac{1}{1-e^{-k_a \cdot \tau}} e^{-k_a \cdot T'_{max}} \right) = 3.70 \ \mu g/mL$$

$$(C_{ss})_{min} = \frac{F \cdot k_a \cdot X_0}{V \cdot (k_a - k)} \left(\frac{1}{1-e^{-k \cdot \tau}} e^{-k \cdot \tau} - \frac{1}{1-e^{-k_a \cdot \tau}} e^{-k_a \cdot \tau} \right) = 0.280 \ \mu g/mL$$

$$C_{av} = \frac{F \cdot X_0}{k \cdot V \cdot \tau} = \frac{1 \times 76}{0.3465 \times 21.59 \times 8} = 1.27 \ \mu g/mL$$

五、用叠加原理预估多剂量给药后的血药浓度 Prediction of the plasma drug concentration after multiple dose administration using principle of superposition

假定药物具有线性药物动力学特征，则各次给药后的血药浓度是可相互叠加的。设整个期间内药物的各项动力学参数保持不变，那么根据单次给药后的血药浓度就可以估算多剂量给药时的相应血药浓度，每次的剂量不受其他剂量的影响而独立发挥作用。图 10-3 是这种叠加过程的一例。

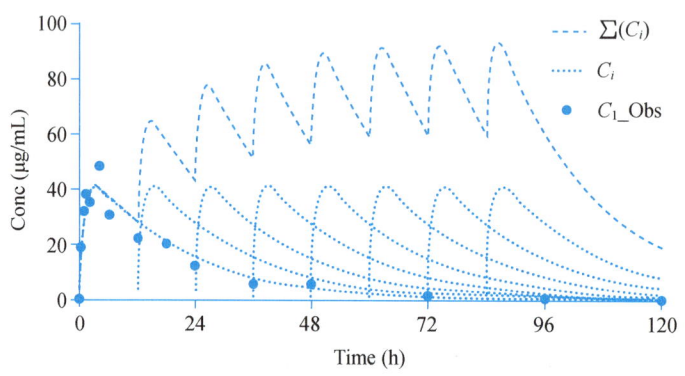

图 10-3　线性药物多次口服给药时血药浓度的叠加现象

图 10-3 是某患者每 12 h 口服给予相同剂量 50 mg 时的血药浓度-时间曲线，其中首剂量的浓度为实测值（图中以圆点表示），其他 7 次剂量则系根据首剂实测浓度的预测值。图中较粗的虚线为各次给药后的叠加浓度，也是按此方法给药时可以观测到的实际浓度。由于是等剂量和等间隔给药，所以波动的幅度基本一致，但是波动的上下边界随着给药次数的增加逐渐趋向于一固定值，即所谓的稳态。

第二节　体内药物蓄积、达稳分数所需时间、负荷剂量与维持剂量、血药浓度波动程度

Drug accumulation in the body, the time required to reach a fraction of steady-state, loading dose and maintenance dose, and fluctuation degree of plasma drug concentration

一、体内药量蓄积 Drug accumulation in the body

多剂量给药时，如果前次给药后体内药量尚未完全消除时即进行第 2 次给药，则药物在体内就会不断蓄积。达稳后，体内药量在一定范围内波动，而其在体内蓄积的整体程度可用蓄积因子 R 来表示。R 一般有以下几种计算方法。

1. 用稳态浓度与首剂量的浓度之比来定义蓄积因子。

一室模型静脉注射给药时，第 1 个剂量的峰浓度为 $C_0 = \dfrac{X_0}{V} = (C_1)_{\max}$，稳态时峰浓度 $(C_{ss})_{\max} = \dfrac{X_0}{V} \dfrac{1}{1 - e^{-k \cdot \tau}}$。

$$R = \frac{(C_{ss})_{\max}}{(C_1)_{\max}} = \frac{\dfrac{X_0}{V} \cdot \dfrac{1}{1 - e^{-k\tau}}}{\dfrac{X_0}{V}} = \frac{1}{1 - e^{-k\tau}} \tag{10-23}$$

同理，也可用稳态时的谷浓度与第 1 个剂量的谷浓度之比来估算蓄积因子。

$$R = \frac{(C_{ss})_{\min}}{(C_1)_{\min}} = \frac{\dfrac{X_0}{V} \cdot \left(\dfrac{1}{1 - e^{-k\tau}}\right) \cdot e^{-k\tau}}{\dfrac{X_0}{V} \cdot e^{-k\tau}} = \frac{1}{1 - e^{-k\tau}} \tag{10-24}$$

设某个药物 $T_{1/2} = 24\,\text{h}$，$\tau = 24\,\text{h}$，则蓄积因子 $R = 2$；若 $\tau = 6\,\text{h}$，则 $R = 6.3$。间隔 τ 越小，则 R 就越大。同样，由上式还可以看出，$T_{1/2}$ 小的药物消除较快，蓄积程度就小。

血管外给药时的蓄积因子则可表示为

$$R = \frac{(C_{ss})_{\min}}{(C_1)_{\min}} = \frac{A \cdot \left(\dfrac{1}{1 - e^{-k \cdot \tau}}\right)(e^{-k \cdot \tau} - e^{-k_a \cdot \tau})}{A \cdot (e^{-k \cdot \tau} - e^{-k_a \cdot \tau})}$$

整理得到与静脉给药时一样的公式。

$$R = \frac{(C_{ss})_{\min}}{(C_1)_{\min}} = \frac{1}{1 - e^{-k \cdot \tau}} \tag{10-25}$$

2. 用平均稳态血药浓度与首剂量的"平均"血药浓度之比来表示

$$R = \frac{C_{av}}{(C_1)_{av}} \tag{10-26}$$

对任何给药间隔的"平均"血药浓度的定义为

$$(C_n)_{av} = \frac{\int_0^\tau C_n \cdot dt}{\tau} \tag{10-27}$$

对一室模型药物，n 次静脉注射后的 AUC 为上式中的 C_n 对时间从 0 到 τ 的积分，即

$$\int_0^\tau C_n \cdot dt = \frac{X_0}{k \cdot V}(1 - e^{-n \cdot k \cdot \tau})$$

第 1 次给药时 $(C_1)_{av} = \dfrac{X_0}{k \cdot V \cdot \tau}(1 - e^{-k \cdot \tau})$，而稳态时的 $C_{av} = \dfrac{X_0}{k \cdot V \cdot \tau}$，于是同样有

$$R = \frac{C_{av}}{(C_1)_{av}} = \frac{\dfrac{X_0}{k \cdot V \cdot \tau}}{\dfrac{X_0}{k \cdot V \cdot \tau}(1 - e^{-k \cdot \tau})} = \frac{1}{1 - e^{-k \cdot \tau}} \tag{10-28}$$

当 $T_{1/2} = 24\,\text{h}$，$\tau = 24\,\text{h}$ 时，$R = 1.44$。若 $\tau = 6\,\text{h}$ 时，则 $R = 5.76$。

同样对于血管外给药，也可推导出 $R = \dfrac{1}{1 - e^{-k\tau}}$。

二、达稳分数所需时间 The time required to reach a fraction of steady-state

等剂量、等间隔多次给药时，估算可达到稳态的时间具有重要的临床意义。

在一室模型静脉输注一节中，我们曾经讨论过达稳分数［式（8-46）］，即

$$f_{ss} = 1 - e^{-k \cdot t}$$

在多剂量给药中，将时间 t 以 $n \cdot \tau$ 替代，于是

$$f_{ss} = 1 - e^{-n \cdot k \cdot \tau} \tag{10-29}$$

解出得达稳分数所需的时间 $n \cdot \tau$ 为

$$n \cdot \tau = -\frac{2.303}{0.693} \cdot T_{1/2} \cdot \lg(1 - f_{ss})$$

$$n \cdot \tau = -3.32 \cdot T_{1/2} \cdot \lg(1 - f_{ss}) \tag{10-30}$$

根据上式可以算出，$f_{ss}=90\%$、95% 和 99% 时的 $n \cdot \tau$ 分别为 3.32、4.32 和 6.64 倍的 $T_{1/2}$。上式还说明，达稳的快慢，或达稳所需的总时长只与药物的消除半衰期有关，而与给药速率无关。那些消除快，半衰期短的药物较易达至稳态。

三、负荷剂量与维持剂量 Loading dose and maintenance dose

在多剂量给药时，一般希望稳态血药浓度为治疗有效浓度，但若药物半衰期很长，要达到稳态浓度就需要很长的时间。如磺胺嘧啶的 $T_{1/2}=16$ h，达到 90% 的稳态需要 3.32 个 $T_{1/2}$，即 53 h。为了使药物较快达到所需要的血药浓度，临床上常先给予一个较大的负荷剂量（loading dose），然后再给予维持量以使血药浓度始终保持恒定。

给药后的 $(C_{ss})_{min}$ 多应高于最低有效血药浓度。对于静脉注射，首剂可以先用一个较大的负荷剂量 X_{load}，使得

$$(C_{load})_{min} = (C_{ss})_{min} \tag{10-31}$$

因

$$(C_{load})_{min} = \frac{X_{load}}{V} e^{-k \cdot \tau}$$

$$(C_{ss})_{min} = \frac{X_0}{V} \left(\frac{1}{1 - e^{-k \cdot \tau}} \right) e^{-k \cdot \tau}$$

根据式 (10-31) 的条件，下列等式成立

$$\frac{X_{load}}{V} e^{-k \cdot \tau} = \frac{X_0}{V} \left(\frac{1}{1 - e^{-k \cdot \tau}} \right) e^{-k \cdot \tau}$$

所以

$$X_{load} = X_0 \left(\frac{1}{1 - e^{-k \cdot \tau}} \right) \tag{10-32}$$

若令 $\tau = T_{1/2}$，则

$$X_{load} = X_0 \left(\frac{1}{1 - e^{-\frac{0.693}{T_{1/2}} \cdot T_{1/2}}} \right)$$

即

$$X_{load} = 2 \cdot X_0 \tag{10-33}$$

因此若按 $\tau = T_{1/2}$ 的方式给药，只要负荷剂量为维持量的 2 倍，就能很快达到稳态血药浓度（图 10-4）。

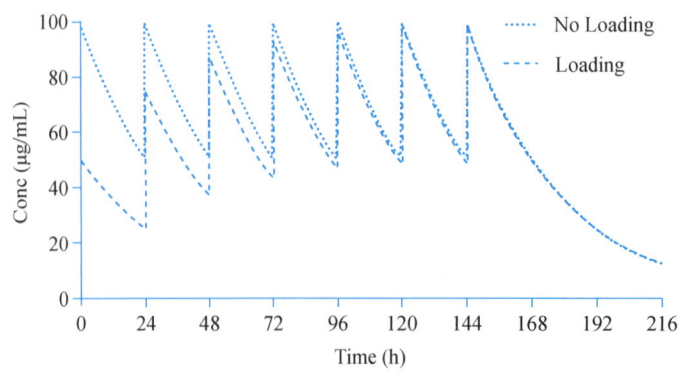

图 10-4　多剂量静注时的血药浓度-时间曲线（$\tau = T_{1/2}$，$X_{load} = 2 \cdot X_0$）

血管外给药时，若要首剂量 X_{load} 后的 $(C_{load})_{min}=(C_{ss})_{min}$，可以推导出

$$X_{load}=X_0\frac{1}{(1-e^{-k\cdot\tau})(1-e^{-k_a\cdot\tau})} \tag{10-34}$$

在时间间隔 τ 较大时，由于 $k_a>k$，则 $e^{-k_a\cdot\tau}\to 0$ 故

$$X_{load}=X_0\frac{1}{1-e^{-k\cdot\tau}} \tag{10-35}$$

若令 $\tau=T_{1/2}$，同样可以求出 $X_{load}=2\cdot X_0$。

例 3：某药 $k=0.0729\text{ h}^{-1}$，$\tau=8\text{ h}$，$X_0=250\text{ mg}$，若要较快进入稳态水平，首剂剂量应是多少？

【解】 $X_{load}=X_0\left(\dfrac{1}{1-e^{-k\cdot\tau}}\right)=250\times\left(\dfrac{1}{1-e^{-0.0729\times 8}}\right)=565.8\text{ mg}$

四、血药浓度波动程度 Fluctuation degree of plasma drug concentration

多剂量给药达稳态时的峰谷浓度之差或峰谷浓度之比与药物的半衰期、给药间隔的时间、给药方法等多项因素有关。血药浓度波动程度的不同对临床效果和毒副反应可能会有很大的影响，特别是那些治疗窗口较窄的药物，其波动程度不宜太大。

血药浓度波动程度有以下的几种表示方法。

1. 波动百分数 （percent of fluctuation, PF） 波动百分数系指稳态时峰谷浓度之差对稳态峰浓度或谷浓度的百分比，即

$$PF=\frac{(C_{ss})_{max}-(C_{ss})_{min}}{(C_{ss})_{max}}\times 100\% \tag{10-36}$$

或

$$PF=\frac{(C_{ss})_{max}-(C_{ss})_{min}}{(C_{ss})_{min}}\times 100\% \tag{10-37}$$

2. 波动度 （degree of fluctuation, DF） 波动度系指稳态时峰谷浓度之差对平均稳态血药浓度的百分比，即

$$DF=\frac{(C_{ss})_{max}-(C_{ss})_{min}}{C_{av}}\times 100\% \tag{10-38}$$

一室模型药物多次静脉注射时，上述三种波动程度表达式分别为

采用 $(C_{ss})_{max}$ 为标准，以 $(C_{ss})_{max}$ 为分母，则

$$PF=\frac{\dfrac{X_0}{V}\left(\dfrac{1}{1-e^{-k\cdot\tau}}\right)-\dfrac{X_0}{V}\left(\dfrac{e^{-k\cdot\tau}}{1-e^{-k\cdot\tau}}\right)}{\dfrac{X_0}{V}\left(\dfrac{1}{1-e^{-k\cdot\tau}}\right)}\times 100\%$$

$$PF=(1-e^{-k\cdot\tau})\times 100\% \tag{10-39}$$

采用 $(C_{ss})_{min}$ 为标准，则

$$PF=(e^{k\cdot\tau}-1)\times 100\% \tag{10-40}$$

采用 C_{av} 为标准，因 $C_{av}=\dfrac{X_0}{k\cdot V\cdot\tau}$，所以

$$DF=k\cdot\tau\times 100\% \tag{10-41}$$

根据上述表达式可以看出，波动百分数或波动度均为 $T_{1/2}$ 与 τ 的函数。$T_{1/2}$ 为常数，故只能通过 τ 来调节波动百分数或波动度，τ 小则波动小。可以认为静脉输注为静脉多次给药的一种极端情况，这时的 τ 为 0，所以血药浓度-时间的关系不存在波动，作图看到的是一条光滑的曲线。

第三节　二室模型，多剂量给药
Two-compartment model, multiple-dosage regimen

一、血药浓度与时间的关系 Relationship between plasma drug concentration and time

（一）静脉注射 Intravenous injection

参照一室模型时采用的方法，可以推导出二室模型第 n 次静脉注射后的血药浓度-时间方程。

$$C_n = A \cdot \left(\frac{1-e^{-n \cdot \alpha \cdot \tau}}{1-e^{-\alpha \cdot \tau}}\right) e^{-\alpha \cdot t} + B \cdot \left(\frac{1-e^{-n \cdot \beta \cdot \tau}}{1-e^{-\beta \cdot \tau}}\right) e^{-\beta \cdot t} \tag{10-42}$$

（二）血管外给药 Extravascular administration

对于二室模型血管外单次给药时的血药浓度-时间方程，将各指数项分别乘以相应的多剂量函数即为相应的多剂量给药时的血药浓度-时间方程。

$$C_n = L \cdot \left(\frac{1-e^{-n \cdot \alpha \cdot \tau}}{1-e^{-\alpha \cdot \tau}}\right) \cdot e^{-\alpha \cdot t} + M \cdot \left(\frac{1-e^{-n \cdot \beta \cdot \tau}}{1-e^{-\beta \cdot \tau}}\right) \cdot e^{-\beta \cdot t} + N \cdot \left(\frac{1-e^{-n \cdot k_a \cdot \tau}}{1-e^{-k_a \cdot \tau}}\right) \cdot e^{-k_a \cdot t} \tag{10-43}$$

（三）稳态后血药浓度与时间的关系 Relationship between plasma concentration and time at steady state

达稳态时 n 很大，上述公式中与 n 相关的指数项均 →0，这时二室模型静脉注射时血药浓度与时间关系为

$$C_{ss} = A \cdot \left(\frac{1}{1-e^{-\alpha \cdot \tau}}\right) \cdot e^{-\alpha \cdot t} + B \cdot \left(\frac{1}{1-e^{-\beta \cdot \tau}}\right) \cdot e^{-\beta \cdot t} \tag{10-44}$$

血管外给药达稳态的血药浓度时间方程为

$$C_{ss} = L \cdot \left(\frac{1}{1-e^{-\alpha \cdot \tau}}\right) \cdot e^{-\alpha \cdot t} + M \cdot \left(\frac{1}{1-e^{-\beta \cdot \tau}}\right) \cdot e^{-\beta \cdot t} + N \cdot \left(\frac{1}{1-e^{-k_a \cdot \tau}}\right) \cdot e^{-k_a \cdot t} \tag{10-45}$$

上式中 A、B、L、M、N 的定义见第 9 章。

二、负荷剂量 Loading dose

二室模型药物的负荷剂量可以根据前述原理，即 $(C_{load})_{min}$ 应等于 $(C_{ss})_{min}$ 来进行设计。对于静脉注射，令 $A' = A/X_0$，$B' = B/X_0$，则式（10-42）可写为

$$(C_{load})_{min} = A' \cdot X_{load} \cdot e^{-\alpha \cdot \tau} + B' \cdot X_{load} \cdot e^{-\beta \cdot \tau}$$

$$(C_{ss})_{min} = A' \cdot X_0 \left(\frac{1}{1-e^{-\alpha \cdot \tau}}\right) \cdot e^{-\alpha \cdot \tau} + B' \cdot X_0 \left(\frac{1}{1-e^{-\beta \cdot \tau}}\right) \cdot e^{-\beta \cdot \tau}$$

设第 2 次给药时第 1 次给药的分布相（α 相）已经基本完成，则上述二式中的第 1 个指数项 →0，于是近似有

$$(C_{load})_{min} = B' \cdot X_{load} \cdot e^{-\beta \cdot \tau}$$

$$(C_{ss})_{min} = B' \cdot X_0 \cdot \left(\frac{1}{1-e^{-\beta \cdot \tau}}\right) \cdot e^{-\beta \cdot \tau}$$

这时如令 $(C_{load})_{min} = (C_{ss})_{min}$，将 X_{load} 解出，可以得到与一室模型时相似的负荷剂量公式。

$$X_{load} = X_0 \cdot \left(\frac{1}{1-e^{-\beta \cdot \tau}}\right) \tag{10-46}$$

对于血管外给药，首剂量与维持剂量的关系式更复杂，但借鉴以上的思路，在一定条件下，最终可得到与上式相同的关系式。

（张　炬）

思考题

1. 说明多剂量函数、稳态血药浓度、平均稳态血药浓度的定义和表达式。
2. 说明蓄积程序、负荷剂量与维持剂量、波动百分数（波动度）各种表达式。
3. 已知某一室模型药物的生物半衰期约为 3 h，表观分布容积为 7 L，多剂量静脉注射该药物，每次剂量为 250 mg，注射间隔的时间为 6 h，试问第 6 次注射后 1 h 时体内的血药浓度为多少？

   （答案：第 6 次注射后 1h 体内血药浓度为 37.78 μg/mL）
4. 氨苄西林胶囊每次口服 500 mg，$\tau=6$ h，$F=0.5$，$k_a=2.77\ h^{-1}$，$k=0.577\ h^{-1}$，$V=10$ L，求给药后 38 h 时的血药浓度。

   （答案：给药起 38 h 血药浓度为 10.13 μg/mL）
5. 某一室模型药物，$T_{1/2}=6$ h，$V=40$ L，若每 12 h 静脉注射 210 mg，求 $(C_{ss})_{max}$ 及 $(C_{ss})_{min}$。

   （答案：$(C_{ss})_{max}=7.0$ mg/L，$(C_{ss})_{min}=1.75$ mg/L）
6. 某药 $T_{1/2}=16$ h，口服多次给药，达稳态血药浓度 90% 需要多少时间？此种情况，若 $\tau=16$ h 给药，维持量为 500 mg，首次剂量为多少？

   （答案：$f_{ss}=90\%$ 需 53.12 h，首次剂量为 1000 mg）
7. 本章讨论的均为等剂量、等间隔条件下的多次给药，请思考在日内各次给药的间隔和剂量均不相等，但是每日均按此计划给药时，体内药物浓度与时间之间的关系。

参考文献

[1] Wagner JG. Relevant pharmacokinetic of antimicrobial drugs. Med Clin North Am. 1974，58：479.
[2] 魏树礼，张强. 生物药剂学与药物动力学. 2 版. 北京：北京大学医学出版社，2004.
[3] Gabrielsson J，Weiner D. Pharmacokinetic and pharmacodynamic data analysis-concepts and applicatns. 5 th Edition. Stockholm，Sweden：Swedish Pharmaceutical Press，2016.

第11章 非线性药物动力学
Nonlinear Pharmacokinetics

本章要求：
1. 掌握非线性药物动力学的定义与特点。
2. 掌握非线性药物动力学的判断方法和主要原因。
3. 熟悉米氏方程，V_m 与 k_m 的计算，$T_{1/2}$、AUC 与剂量的关系，以及非线性药物的清除率、生物利用度的计算方法。
4. 了解靶点介导的药物处置的定义和特征。

第一节 概 述
Introduction

一、非线性药物动力学的概念 Concept of nonlinear pharmacokinetics

大多数药物在体内的动力学过程可用简单的 1 级动力学描述。此时，药物动力学参数如清除率、半衰期及消除速率常数等与给药剂量无关，也不随多次持续给药而发生变化。该类药物动力学特征属于线性药物动力学（linear pharmacokinetics）过程。具有线性动力学特征的药物的体内动力学呈现非剂量依赖性（dose-independent）特征。

然而，有些药物在增加剂量或多次给药后，药物动力学行为与单次或低剂量给药时的行为特征出现差异，药物动力学参数随剂量（或体内药物浓度）或多次用药持续时间的不同而发生变化，体内药物动力学过程呈现剂量依赖性（dose-dependent）或时间依赖性（time-dependent）特征。该类药物的动力学特征属于非线性药物动力学（nonlinear pharmacokinetics）过程。

药物在吸收、分布、代谢和消除过程中呈现的非线性药物动力学特征可能与酶或载体传递系统（carrier mediated system）的饱和有关：如吸收过程中主动转运的饱和或低溶解度药物在给药局部的一过性饱和等；分布过程中药物与靶点结合或与血浆蛋白结合的饱和；代谢过程中药物代谢酶的饱和作用或酶诱导及代谢产物的抑制作用（product inhibition）；排泄过程中肾小管分泌或肾小管重吸收的饱和等。所有具有可饱和性质的过程（如酶、转运体、难溶性药物、蛋白或组织结合等）均有可能出现非线性现象。表 11-1 列举了治疗剂量范围内可呈现非线性动力学特征的常用药物及其非线性的主要原因。

表 11-1 非线性动力学特征的药物及产生的主要原因

药物	主要原因
吸收	
核黄素、阿莫西林、左旋多巴	肠壁中主动转运蛋白的饱和
灰黄霉素、他克莫司	难溶性药物
普萘洛尔、水杨酰胺、尼卡地平	肠壁中主动转运蛋白的饱和或肝代谢的首过效应
奥美拉唑、沙奎那韦	可饱和的胃肠分解
甲氧氯普胺、氯喹	对胃肠运动的影响
分布	
保泰松、水杨酸盐、萘普生	可饱和的血浆蛋白结合
他克莫司	可饱和的红细胞结合
卡那霉素、硫喷妥	可饱和的组织结合
甲氨蝶呤	组织间的可饱和转运
肾消除	
青霉素 G、美洛西林	主动分泌
维生素 C、头孢匹林	可饱和的主动重吸收（载体可饱和性）
水杨酸、右苯丙胺	尿 pH 的变化
氨基糖苷类	较高剂量时的肾毒性
茶碱、乙醇	利尿作用
非肾消除	
胆影酸、磺溴酞	胆汁分泌
西咪替丁、异维 A 酸	肝肠循环
伏立康唑、苯妥英、茶碱	可饱和的代谢（容量限制性代谢）
卡马西平、青蒿素	酶诱导
地西泮、双香豆素	代谢产物的抑制作用
维拉帕米、普萘洛尔	病理条件的变化如肝血流变化

二、非线性药物动力学的特点 Characteristics of nonlinear pharmacokinetics

与线性药物动力学相比，非线性药物动力学具有以下特点。

1. 药物的转运不遵循简单的 1 级动力学过程，而遵从 Michaelis-Menten 方程，其动力学过程呈现非线性。

2. 药物的消除半衰期和清除率可随给药剂量的增加而改变。

3. 平均稳态血药浓度及 AUC 与给药剂量不成比例。当给药剂量增加时，平均稳态血药浓度及 AUC 可能不成比例增加。

4. 药物动力学过程可受合并用药的影响，并与其他药物竞争转运体或代谢酶。

5. 药物代谢产物的组成比例可能受剂量变化的影响。

6. 因药物代谢酶的自我诱导（或抑制）等原因，用药时长不同，药物动力学参数也可能不同。

非线性药物动力学是一种受容量限制（capacity limited）的特殊动力学过程。其产生的原因常与参与药物生物转化的酶或载体传递系统在药物浓度超过某一界限时发生饱和有关。例如，大剂量给药时，具有非线性动力学特征的药物消除速率可能发生改变。因此，难以根据低剂量时的药物动力学参数，预测高剂量下的血药浓度。一旦消除过程达饱和，血药浓度随时间降低的速度就会明显变慢。当血药浓度下降到一定程度时，消除过程逐渐脱离饱和状态，此时其消除速率受血药浓度的影响，但消除速率与血药浓度之间仍然不成比例。当血药浓度进一步下降时，药物消除速率与血药浓度成比例，此时表现为线性动力学特征。

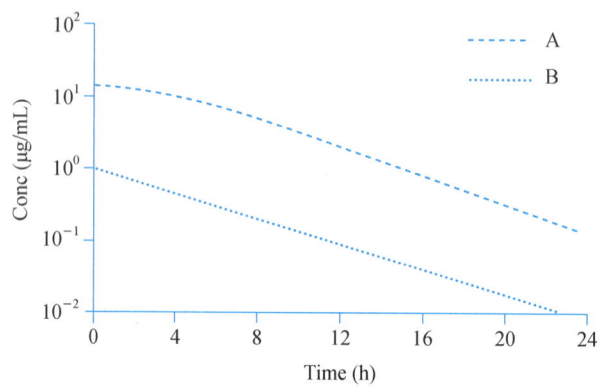

A：高剂量，在高浓度区段呈非线性；B：低剂量，呈线性

图11-1　静脉注射某药物后的血药浓度-时间曲线

图11-1显示了静脉注射某药物后的药-时曲线。曲线B为静脉注射低剂量该药物后的药-时曲线，未见饱和现象，药物的消除符合1级动力学特征，即药物的消除过程呈现线性动力学特征。曲线A为静脉注射高剂量同一药物后的药-时曲线。在血药浓度较高时药物的消除较慢，消除过程出现了饱和现象。随着血药浓度的降低，消除逐渐加快。当血药浓度下降至一定阈值时，逐渐呈现出与曲线B平行的血药浓度-时间曲线。

大多数药物在治疗剂量范围内并无非线性动力学特征。但由于患者的特殊生理、病理状况（如肝、肾功能损害等），可能导致药物在治疗剂量范围内的行为出现非线性动力学的现象。而由于非线性动力学导致的药物清除率的显著降低，可致药物在体内发生蓄积，而产生严重的药物不良反应。例如，贫血患者中，他克莫司与红细胞的饱和结合导致其分布与清除呈现非线性特征。又如氨基糖苷类抗感染药物主要经肾排泄，大剂量给药时发生的肾毒性可致该类药物的清除减慢并呈非线性，从而增加药物的蓄积和毒性。

三、非线性药物动力学的识别 Identification of nonlinear pharmacokinetics

部分药物在治疗剂量或较高剂量时可呈现非线性药物动力学过程，显著影响临床疗效和不良反应的产生。因此，辨识药物的动力学特征对于确保临床用药的有效性及安全性具有重要意义。

一般，常用图表呈现药物的动力学数据，判别药物的体内过程是否具有非线性特征。但对于非线性药物动力学特征的解释，需要进行更为深入的分析。例如，新药研究时，须评估药物在一定剂量范围内的动力学特征。为了识别非线性药物动力学，可开展至少含高、中、低三个剂量水平的药物动力学研究，获得不同剂量下的系列血药浓度-时间数据，并按下述方式处理数据，判别药物是否具非线性药物动力学特征。

（1）绘制血药浓度-时间曲线：若不同剂量下的血药浓度对数-时间曲线相互平行，表明药物在该剂量范围内为线性动力学过程，反之则可能为非线性动力学过程。

（2）根据剂量对血药浓度进行归一化：以单位剂量下的血药浓度对时间作图，若所得的曲线明显不重叠，且不重叠的程度与剂量相关，则可能存在非线性过程。

（3）根据 AUC 除以剂量，若所得比值随着剂量呈现单向的显著改变，则可能存在非线性过程。

（4）将每个血药浓度-时间数据按线性动力学模型处理，计算各个剂量下的药物动力学参数。若所得参数如 k_a，k，$T_{1/2}$ 和 CL 等随剂量的改变呈现单向的显著变化，则可能存在非线性动力学过程。

（5）不同剂量下的代谢产物中，原形药物与代谢产物的比值若发生明显改变，则可能存在非线性药物动力学特征。

第二节　非线性药物动力学方程及其参数的求算
Nonlinear pharmacokinetic equations and calculation of pharmacokinetic parameters

一、Michaelis-Menten 方程 Michaelis-Menten equation

部分药物的体内过程与酶代谢或转运载体有关。由于体内酶和载体的数量有限，当药物浓度较低时，可完全被这些代谢酶转化或载体转运。但当药物浓度达到一定程度时，这些代谢酶或载体就会被其中的部分药物所饱和，而剩余的药物则无法转化或转运。此时，药物的体内变化速率与体内的药量成非线性关系，可用酶动力学的 Michaelis-Menten 方程（又称米氏方程）来表述。

$$-\frac{dC}{dt}=\frac{V_m \cdot C}{k_m+C} \tag{11-1}$$

式（11-1）中，$-\frac{dC}{dt}$ 为药物的消除速率；V_m 为药物的最大消除速率的理论值；k_m 为米氏常数，指药物在体内的消除速率为最大速率 V_m 的一半时所对应的血药浓度，即当 $-\frac{dC}{dt}=\frac{V_m}{2}$ 时，$k_m=C$，如图 11-2 所示。

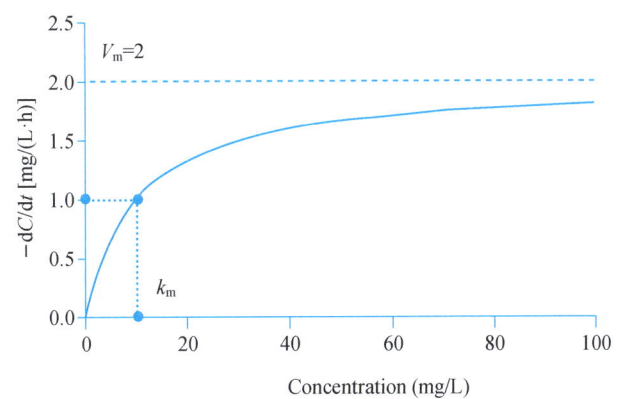

图 11-2　Michaelis-Menten 方程中药物的消除速率与对数尺度血药浓度的关系

V_m 与 k_m 是非线性药物动力学中两个重要的参数，其大小与药物性质及酶饱和过程有关。设想 Michaelis-Menten 方程的两种极端的情况，即

1. 当 $C<<k_m$ 时，式（11-1）可近似为下式：

$$-\frac{dC}{dt}=\frac{V_m}{k_m} \cdot C \tag{11-2}$$

式（11-2）表明：当浓度很低时，药物在体内的消除速率与血药浓度的 1 次方成正比，即符合1级动力学线性特征。此时,消除速率常数 k 等于 $\dfrac{V_m}{k_m}$。半对数药-时曲线的末端近似于一条直线(图11-1)。

2. 当 $C \gg k_m$ 时,式(11-1)可近似为

$$-\frac{dC}{dt} = V_m \tag{11-3}$$

这种情况下,消除过程达到饱和,消除速率接近恒定值,不再与血药浓度相关,即消除属于零级过程。如图11-2中曲线的末端,趋向于一条水平线。

以 $-\dfrac{dC}{dt}$ 对 C 作图(图11-2),在低浓度时,$-\dfrac{dC}{dt}$ 随 C 的增加呈线性上升,表现为1级动力学,消除速率常数近似为 $\dfrac{V_m}{k_m}$;当浓度进一步增大时,$-\dfrac{dC}{dt}$ 则按低于常数 $\dfrac{V_m}{k_m}$ 的速度上升,呈现非线性变化;当浓度增大到一定程度以上时,$-\dfrac{dC}{dt}$ 逐渐接近于 V_m,趋向于一水平线,这时的 $-\dfrac{dC}{dt}$ 与 C 无关,为零级过程。

假定某药物的 k_m 为10 mg/L,V_m 为2.0 mg/(L·h),按式(11-1)计算不同血药浓度下消除速率及消除速率与血药浓度的比值,结果见表11-2。

表11-2 非线性动力学药物的血药浓度对消除速率及速率常数的影响的示例

C (mg/L)	$-\dfrac{dC}{dt}$ [mg/(L·h)]	$\dfrac{-dC/dt}{C}$ (h^{-1})
0.001	0.0001999	0.19998
0.01	0.001998	0.1998
0.1	0.01980	0.1980
1	0.1818	0.1818
10	1.000	0.1000
100	1.818	0.01818
400	1.951	0.00488
800	1.975	0.00247
1000	1.980	0.00198

从表11-2可见,消除速率与血药浓度之比($\dfrac{-dC/dt}{C} = \dfrac{V_m}{k_m + C}$)随血药浓度的变化而变化,故该药物的消除过程为非1级过程或非线性过程,而1级消除过程应具有恒定的消除速率常数,即消除速率与血药浓度之比应为恒定值。当血药浓度远大于 k_m 时,消除速率趋近于 V_m [2.0 mg/(L·h)],近似零级消除过程。当血药浓度远低于 k_m 时,则消除速率与血药浓度的比值趋近于 $\dfrac{V_m}{k_m}$ (0.2 h^{-1}),相当于1级消除过程的速率常数 k。当血药浓度介于上述零级和1级的两种情况之间时,消除为非线性过程。

药物在体内转化的过程中,往往有特定的酶或转运体参与,而这些酶或转运体的数量是有限的。当反应物的量增加到一定程度以后,反应速度将不再随反应物的量的增加而加快,即达到饱和。Michaelis-Menten方程除了用于描述非线性消除过程外,也可用于描述体内药物吸

收、分布等过程的饱和动力学特征。

二、药物浓度与时间的关系及药物动力学参数的计算 Relationship between drug concentration and time and the calculation of pharmacokinetic parameters

(一) 药物浓度与时间的关系 Relationship between drug concentration and time

静脉注射具非线性消除动力学特征的药物后，血药浓度的经时过程可通过 Michaelis-Menten 方程的积分式表达。将式（11-1）变换后，可得

$$-\frac{dC}{C}(k_m + C) = V_m \cdot dt \tag{11-4}$$

或

$$-dC - \frac{k_m}{C}dC = V_m \cdot dt \tag{11-5}$$

式（11-5）积分后整理，得

$$t = \frac{C_0 - C}{V_m} + \frac{k_m}{V_m}\ln\frac{C_0}{C} \tag{11-6}$$

整理得

$$\ln C = \frac{C_0 - C}{k_m} + \ln C_0 - \frac{V_m}{k_m}t \tag{11-7}$$

式（11-7）较 1 级动力学的方程增加了一项 $\frac{C_0 - C}{k_m}$。由于式 11-7 中同时存在 C 和 $\ln C$，两者与时间 t 存在复杂的非线性关系，故无法单独获取血药浓度 C 与时间 t 的关系。

当 $C = 1/2 C_0$ 时，$t = T_{1/2}$，代入式（11-7），可推导出式（11-8）

$$T_{1/2} = \frac{\frac{1}{2} \cdot C_0 + 0.693 \cdot k_m}{V_m} \tag{11-8}$$

低剂量下，C_0 可以忽略，半衰期为常数，等于 $0.693\frac{k_m}{V_m}$，相当于线性动力学中的半衰期；随着剂量的增大，C_0 所占的影响逐渐加大，$0.693\frac{k_m}{V_m}$ 项的影响逐渐减小。此时，$T_{1/2}$ 与 C_0 成正比，即半衰期随着剂量的增大成比例延长。

(二) 清除率 Clearance

无论是线性还是非线性消除的药物，其总体清除率 CL 均为单位时间内所消除的药物量 $\left(-\frac{dX}{dt}\right)$ 与同时期血药浓度的比值，即

$$CL = \frac{-dX/dt}{C} = \frac{-dC/dt}{C} \cdot V = \frac{V_m \cdot V}{k_m + C} \tag{11-9}$$

式（11-9）为具非线性消除的药物的总清除率。由公式可见：非线性消除药物的总清除率与血药浓度有关，且随血药浓度的增高总清除率将变小。

1. 当血药浓度较高时，即在 $C \gg k_m$ 的情况下，式（11-9）可近似为

$$CL = \frac{V_m \cdot V}{C} \tag{11-10}$$

即在高浓度时，清除率随着血药浓度的增加而减少，血药浓度越大，药物从血浆中的清除越慢。这时，如血药浓度增大 1 倍，总清除率将减少至原来的一半。

2. 当血药浓度较低时，即在 $k_m \gg C$ 的情况下，式（11-9）可近似为

$$CL = \frac{V_m}{k_m}V \tag{11-11}$$

即在低浓度时，清除率与浓度无关，相当于线性动力学药物的总体清除率。

3. 当药物既有线性消除又有非线性消除时，药物的总清除率包括两部分，即药物的消除方程式可表示如下：

$$CL = \frac{V_m \cdot V}{k_m + C} + K \cdot V \tag{11-12}$$

式（11-12）表明：非线性消除药物的总清除率与血药浓度有关，血药浓度增大时，清除率随之变小。清除率受影响的程度除与血药浓度有关外，还与不同消除途径所占比例有关。通常，肾清除时线性消除较为常见，而肝代谢时有可能出现非线性消除。当大部分药物通过肾排泄时，其总清除率受血药浓度的影响程度较小，反之则总体清除率受血药浓度的影响更显著。

（三）药–时曲线下面积 Area under the concentration-time curve, AUC

若药物经静脉注射后，按非线性过程进行消除，则其血药浓度–时间曲线下面积可将式（11-6）代入并积分求得，即

$$AUC = \int_0^\infty C \cdot dt = \int_{C_0}^0 t \cdot dC = \frac{1}{V_m} \int_{C_0}^0 \left[C_0 - C + k_m \cdot \ln \frac{C_0}{C} \right] \cdot dC = \frac{C_0}{V_m} \left(\frac{C_0}{2} + k_m \right) \tag{11-13}$$

式（11-13）表明：非线性药物动力学中，血药浓度–时间曲线下面积 AUC 与剂量之间不呈正比关系。

将 $C_0 = \frac{X_0}{V}$ 代入式（11-13），得

$$AUC = \int_0^\infty C \cdot dt = \frac{X_0}{V_m \cdot V} \left(\frac{X_0}{2 \cdot V} + k_m \right) \tag{11-14}$$

1. 当 $\frac{X_0}{2V} \ll k_m$，即剂量很小时，式（11-14）可近似为

$$AUC = \int_0^\infty C \cdot dt = \frac{X_0}{V_m \cdot V} \cdot k_m \tag{11-15}$$

2. 当 $\frac{X_0}{2V} \gg k_m$，即剂量较大时，式（11-14）可近似为

$$AUC = \int_0^\infty C \cdot dt = \frac{X_0^2}{2 \cdot V_m \cdot V^2} \tag{11-16}$$

这时，AUC 与剂量的平方成正比，即剂量的少量增加会引起 AUC 较大的增加。如阿司匹林、苯妥英钠等药物的体内过程就属于此类情况，临床应用时应加强监测。

（四）生物利用度 Bioavailability

具有线性动力学性质的药物遵循叠加原理，即每次给药的剂量都是在前次给药剂量基础上的叠加。然而，在吸收、分布、代谢或排泄的任一过程中出现饱和时，药物的生物利用度可随剂量的改变而发生变化，具有剂量依赖性。

一般，难以准确估算非线性药物动力学特征药物的生物利用度。如果药物的吸收因胃肠道的限制而出现饱和，那么胃肠道中药物浓度越高，则被机体吸收的药物的比例就越小。消除途径具有饱和特征的药物的 AUC 具有浓度依赖性，其生物利用度受药物代谢酶的 k_m 和 V_m 大小的影响。初始 1 次或 2 次用药后，体内的药物浓度较低，消除符合 1 级过程。但当多次给药后，随着体内药量的不断增加，体内的转运体、代谢酶可能出现饱和，相应的清除率发生下降，AUC 出现不成比例的增加。

三、非线性药物动力学参数（k_m 与 V_m）的求算与解释 Calculation and interpretation of nonlinear pharmacokinetic parameters (k_m and V_m)

当药物遵从米氏方程从体内消除时，可通过血药浓度–时间数据计算 k_m 与 V_m。常用方法如下。

(一) Lineweaver-Burk 方程 Lineweaver-Burk equation

以血药浓度的平均变化速度 $\left(-\dfrac{\Delta C}{\Delta t}\right)$ 代替瞬时变化速率 $\left(-\dfrac{dC}{dt}\right)$，以平均血药浓度 $\overline{C}$ 代替 C，$\overline{C}$ 为时间 Δt 内前后两点血药浓度的算术平均值。式（11-1）求倒数关系，得 Lineweaver-Burk 方程。

$$-\dfrac{1}{\Delta C/\Delta t}=\dfrac{k_m}{V_m \cdot \overline{C}}+\dfrac{1}{V_m} \tag{11-17}$$

以 $-\dfrac{1}{\Delta C/\Delta t}$ 对 $\dfrac{1}{\overline{C}}$ 作图可得一直线，直线的斜率为 $\dfrac{k_m}{V_m}$，截距为 $\dfrac{1}{V_m}$，从而求得 k_m 与 V_m。

(二) Hanes-Woolf 方程 Hanes-Woolf equation

以式（11-17）两边同时乘以 $\overline{C}$，即得 Hanes-Woolf 方程。

$$-\dfrac{\overline{C}}{\Delta C/\Delta t}=\dfrac{k_m}{V_m}+\dfrac{\overline{C}}{V_m} \tag{11-18}$$

以 $-\dfrac{\overline{C}}{\Delta C/\Delta t}$ 对 $\overline{C}$ 作图，直线的斜率为 $\dfrac{1}{V_m}$，截距为 $\dfrac{k_m}{V_m}$，从而求得 k_m 与 V_m。

(三) Woolf-Augustinsson-Hofstee 方程 Woolf-Augustinsson-Hofstee equation

以式（11-17）移项调整后即得下列方程。

$$\Delta C/\Delta t = V_m - \left(\dfrac{\Delta C/\Delta t}{\overline{C}}\right) \cdot k_m \tag{11-19}$$

以 $\Delta C/\Delta t$ 对 $\dfrac{\Delta C/\Delta t}{\overline{C}}$ 作图，直线斜率为 $-k_m$，截距为 V_m，从而求得 k_m 与 V_m。

正确解释 Michaelis-Menten 方程有助于加深对非线性动力学的认识，也有助于避免不恰当给药导致的疗效降低和毒副反应的发生。如图 11-3 所示：$k_m = 5$ mg/L，表示代谢速度为 $1/2 V_m$ 时的药物浓度为 5 mg/L。即药物在此浓度水平时以 $50\% V_m$ 的速度消除。

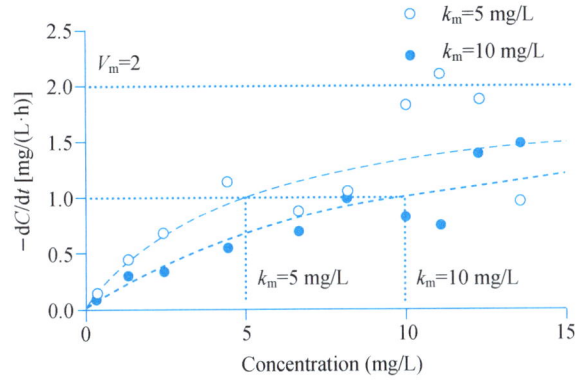

图 11-3　V_m 恒定而 k_m 不同时，药物的代谢速度与药物浓度的关系曲线
($V_m = 2$ mg/(L·h)，$k_m = 5$ mg/L 或 10 mg/L)

第三节　非线性药物动力学的主要原因
The main reasons for nonlinear pharmacokinetics

药物的非线性药物动力学现象可发生于吸收、分布、代谢或排泄的一个或多个过程之中，且速率或程度不与给药剂量或药物浓度成正比。下面将分别详细阐述。

一、非线性吸收 Nonlinear absorption

(一) 溶解限制性 Dissolution limit

一定容积溶液中加入的药量与药物浓度成正比增加,直至溶液达到饱和,此时的药物浓度称为药物的溶解度(图11-4)。若达到了药物的溶解度,则无论再加入多少药物,溶液中的药物浓度不再增加。

若药物的水溶性较差,当口服较大剂量的药物时胃肠道中可能发生溶解速率限制性(dissolution rate-limited)吸收。该类溶解过程可使药物的生物利用度出现剂量依赖性,药物的吸收过程表现出非线性的特征。例如,他克莫司的脂溶性较高而水溶性低,水中溶解度仅 1~2 mg/L,且在肠道的膜渗透性差,导致了该药的吸收呈现非线性的现象。此外,微溶于水的灰黄霉素的溶解度为 10 mg/L,当剂量由 250 mg 增加至 500 mg 时其生物利用度显著降低。

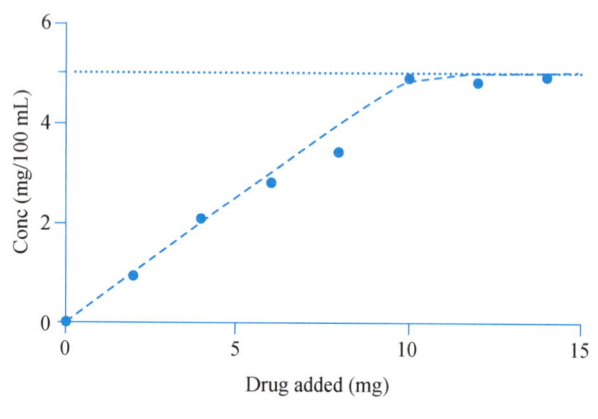

图 11-4 药物的溶解及饱和

(二) 饱和性主动转运 Saturated active transport

部分药物通过胃肠道"容量-限制机制转运"(capacity-limiting mechanisms in transport)进行吸收。如图 11-5 所示,某药物根据 100 mg 剂量归一化的 AUC 和 C_{max},随着剂量的变化均出现了程度不同的下降,即生物利用度随给药剂量的增加而降低。这种现象可通过胃肠道容量-限制转运来解释。此外,尽管小肠吸收受限,但达峰时间未发生显著改变。

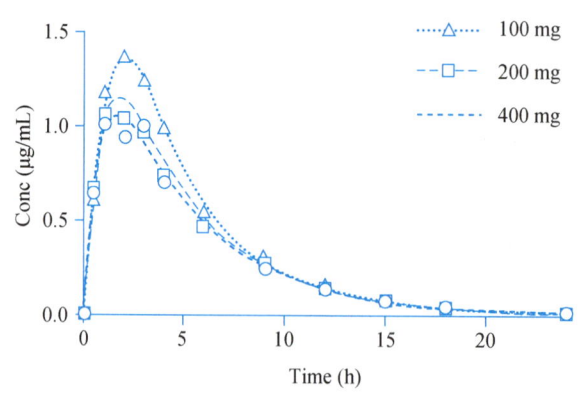

(血浆浓度经剂量 100 mg 归一化)

图 11-5 口服某通过胃肠道容量-限制机制转运吸收的药物的平均血浆浓度-时间曲线

例如,β-内酰胺类抗菌药物阿莫西林通过小肠多肽转运的机制吸收进入体内,增加给药剂量可致生物利用度降低,但不影响达峰时间。

(三) 饱和性首过代谢 Saturated first-pass metabolism

口服给药后，药物可被肝和肠道组织高度提取。且在通过胃肠道时，肠道内的代谢酶可具有饱和性，表现为饱和性首过代谢。例如，钙通道阻滞剂尼卡地平具有此类非线性药物动力学特征。6 名健康受试者分别口服该药 10～40 mg，一日三次，每次间隔 8 h（q8h），连续给药 3 天达稳态后，考察其口服生物利用度，结果见表 11-3。

表 11-3　口服尼卡地平 10～40 mg q8h 达稳态后所测定的生物利用度

剂量（mg）	生物利用度（%）
10	19±4
20	22±5
30	28±5
40	36±6

结果表明：随着剂量的增加，尼卡地平的生物利用度亦增加，提示尼卡地平的肝首过代谢具有可饱和性，其生物利用度呈现剂量依赖性的特征。

二、非线性分布 Nonlinear distribution

(一) 与血浆蛋白的饱和结合 Saturated binding to plasma proteins

药物从注射部位或口服后经消化道吸收进入体循环后，其中一部分与血浆蛋白结合成为结合型的药物，另一部分则以游离状态存在。通过血液循环的运送，药物可以达到不同的组织器官。对于大多数小分子药物而言，仅有游离型的药物才能分布进入各组织器官，可被直接代谢、清除出体外。体内游离型的药物越多，药物的代谢和清除越快。

在治疗浓度范围内，药物与血浆蛋白的结合率常是恒定的，不受药物浓度的影响。然而，体内的血浆蛋白与药物结合位点的数目是有限的。白蛋白的血浆浓度通常为 43 g/L，或约 600 μmol/L。若每个白蛋白分子有 1 个结合位点，则仅能与 600 μmol/L 的药物结合。对于浓度非常低的 α_1-酸性糖蛋白而言（15 μmol/L），可结合的药量更少。

通常情况下，超过 20% 的蛋白可结合位点被占领后（相当于 120 μmol/L 单位点结合的白蛋白），就可能发生非线性结合。对分子量为 250 的药物而言，120 μmol/L 相当于 30 mg/L 的药物浓度。对于 α_1-酸性糖蛋白，当药物浓度超过 0.75 mg/L（20%×15μmol/L×250 μg/μmol）时即可出现非线性结合。

对于蛋白结合的药物，任何时间点的游离药物浓度可用下式表示：

$$C_u = C_{tot} \cdot (1 - 蛋白结合分数) \quad (11-20)$$

上式中，C_u 表示游离药物浓度，C_{tot} 表示药物总浓度。当药物的分布容积依赖于药物浓度时，其体内行为具有浓度依赖性（concentration-dependence）。当药物浓度增加至一定水平之后，随着药物浓度的进一步增加，蛋白结合率开始逐渐下降，引起药物动力学行为的改变。例如，抗癫痫药物丙戊酸的蛋白结合具有非线性特征。当其血药浓度为 40 mg/L 时，游离分数为 10%，当其浓度为 130 mg/L 时，游离分数增加至 18.5%，药物的清除加快。

图 11-6 中，药物 A 为非蛋白结合药物，药物 B 的蛋白结合率为 90%，属于高蛋白结合药物。两种药物都仅通过肾小球滤过而清除。A 药以线性速率消除，而 B 药在肾排泄过程中，随着浓度的改变，游离药物所占比例也随之改变，导致可经肾小球滤过的游离药物在全血中的比例也出现相应变化，呈现非线性消除。

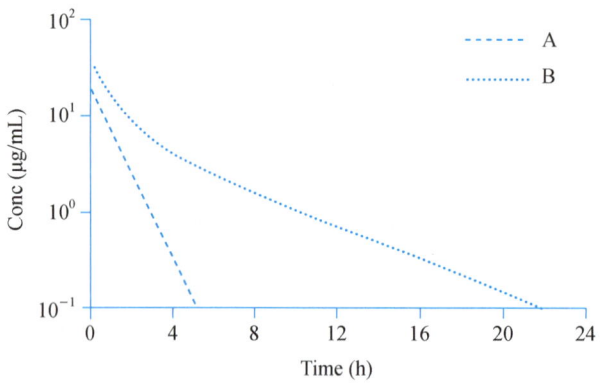

A：不与蛋白结合，B：蛋白结合率 90％

图 11-6　不同蛋白结合率的两种药物血管内给药后的药-时曲线

（二）与组织的饱和结合 Saturated binding to tissues

有些药物的非线性动力学归因于与组织结合的饱和性。例如，用于治疗肺动脉高压的药物波生坦是组织内皮素受体的竞争性抑制剂。如图 11-7 所示，随着给药剂量的增加，波生坦的分布容积逐渐减小，提示该药与组织结合存在饱和性。

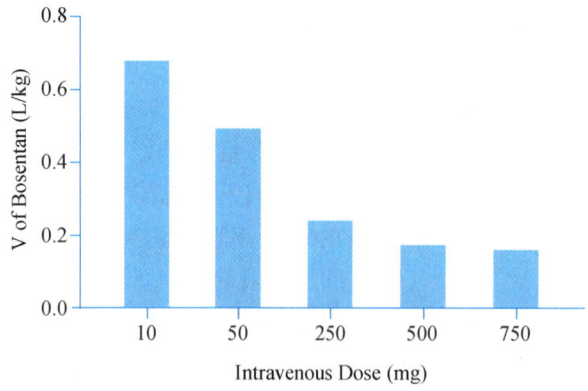

图 11-7　波生坦稳态分布容积随静脉给药剂量的变化

又如图 11-8 所示：醛糖还原酶抑制剂咪瑞司他的血浆浓度较高时，分布容积下降，剂量归一化的血药浓度随时间的变化与给药剂量相关。

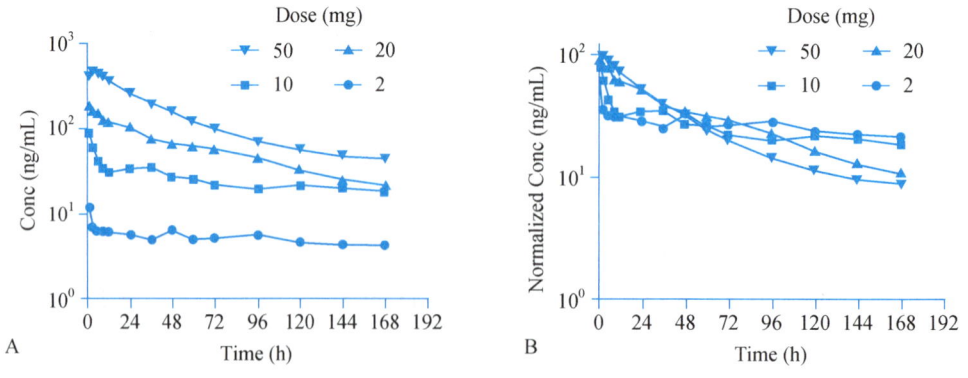

图 11-8　A. 单次口服 2 mg、10 mg、20 mg 与 50 mg 咪瑞司他的平均药-时曲线；
B. 剂量归一化至 10 mg 时的药-时曲线

（三）与红细胞的饱和结合 Saturated binding to erythrocytes

有些药物吸收进入体循环后，主要分布于红细胞中。例如，抗免疫排异药他克莫司的 85%~95% 分布于红细胞中。以红细胞比容作为校正因子，将他克莫司全血浓度转换为血浆浓度后构建药物动力学模型，可提高模型的预测性能，进一步证明他克莫司的非线性药物动力学行为与红细胞的饱和结合有关。

又如，具心脏保护作用的曲氟嗪进入体循环后，与红细胞的核苷转运子结合。如图 11-9 所示：该药的全血浓度-时间曲线与血浆浓度-时间曲线具显著差异，分布具非线性特征。

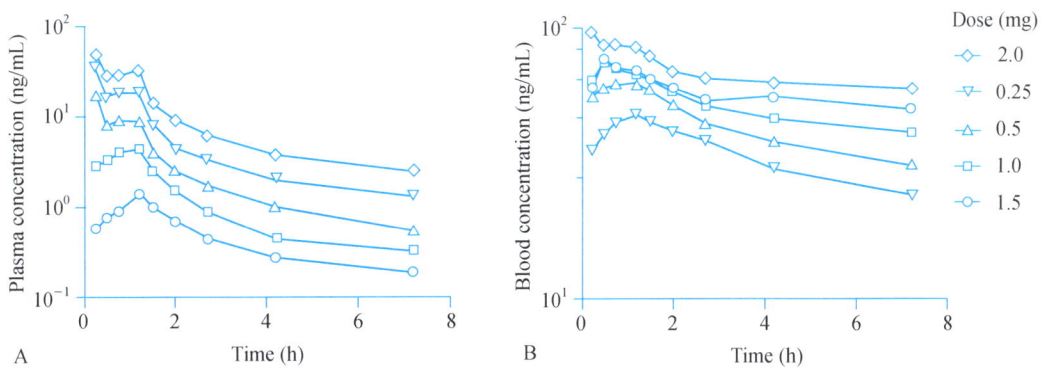

图 11-9 8 名健康男性受试者分别静脉输注 0.25 mg、0.5 mg、1.0 mg、1.5 mg、2.0 mg 曲氟嗪后的平均血浆浓度随时间的变化（A）和平均全血浓度随时间的变化（B）

三、非线性代谢 Nonlinear metabolism

（一）酶抑制 Enzyme inhibition

许多药物能对肝药酶产生抑制作用，从而使其他合用药物的代谢减慢，导致这些药物的药理活性及毒副作用增加。例如，当他克莫司与伏立康唑合用时，伏立康唑可通过抑制 CYP3A4 酶，显著降低他克莫司的代谢，导致他克莫司的血药浓度增加。

药物的代谢产物也可引起酶抑制作用。当代谢产物的浓度足够高时，可以抑制原形药物代谢酶的活性，从而使原形药的代谢减少，这种现象称为代谢产物的抑制作用（product inhibition）。某些药物的给药剂量增大时，其代谢产物也相应增加，当达到一定程度时，可产生产物抑制作用，使母体药物的代谢发生显著下降，消除半衰期延长，从而呈现非线性药物动力学的特征。如双香豆素给药后，消除速度随剂量的增加而减慢。静脉注射 150 mg、286 mg 及 600 mg 双香豆素后，半衰期从 10 h 分别延长至 18 h 及 32 h。

（二）酶诱导 Enzyme induction

药物代谢酶的诱导是由于机体组织适应环境的改变而引起的，可使肝微粒体酶等的生物合成增加、活性增强，以增加机体对有害物质的代谢和清除。在特定条件下，药物代谢酶合成加速或活性增强的现象称之为药物代谢酶诱导。引起药物代谢酶合成加速或活性增强的物质或药物称为药物代谢酶诱导剂。例如，高剂量的糖皮质激素类药物泼尼松龙或甲泼尼龙，此外还有利福平、苯妥英等。

此外，某些药物能诱导其自身代谢，当给药剂量增大时，药物的消除显著增加，从而呈现非线性动力学的特征。如常用抗癫痫药物卡马西平具有自身诱导作用，初始用药时平均半衰期为 24 h，而多次用药产生自身诱导后，半衰期降为 8 h。故治疗 1~2 周后，需增加剂量才能保持稳定的血药浓度。

四、非线性排泄 Nonlinear excretion

药物经肾排泄常随血药浓度的变化而变化。肾小球滤过与肾小管重吸收通常是被动过程。二者的速率都直接与血药浓度相关。然而，肾小管的主动分泌和主动重吸收均为可饱和过程。

（一）肾小管主动分泌 Tubular secretion

一般而言，除非转运过程已接近饱和，否则肾小管主动分泌的速率与血药浓度成正比。如图 11-10 所示，肾小管的分泌速率有一定的极限值，最大分泌速率为 T_m。而肾小球滤过率与药物血浆浓度成正比增加。因此，当药物经肾消除仅与滤过和分泌有关，与重吸收无关时，其排泄速率随血浆浓度的上升而呈非线性增加。

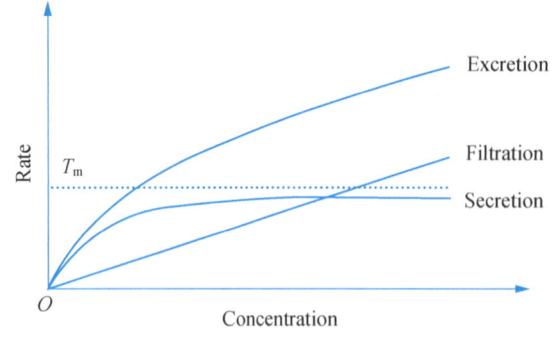

图 11-10　血浆浓度与肾小球滤过和肾小管分泌的关系

肾小管的主动分泌过程常与肾小球滤过相伴进行。如图 11-11 所示，药物在滤过和分泌时的排泄速率随着血药浓度的增加而升高。即使分泌的速率随着血药浓度的增加而接近了极限，滤过速率仍继续增加，并与游离的血药浓度直接相关。

当肾清除主要与肾小管主动分泌有关时，肾清除率随血药浓度的升高而下降。如图 11-11 所示：抗菌药物双氯西林的剂量由 1 g 增加至 2 g 时，肾清除率下降，而非肾清除未受影响。肾小管的饱和性分泌是肾清除率下降的主要原因。

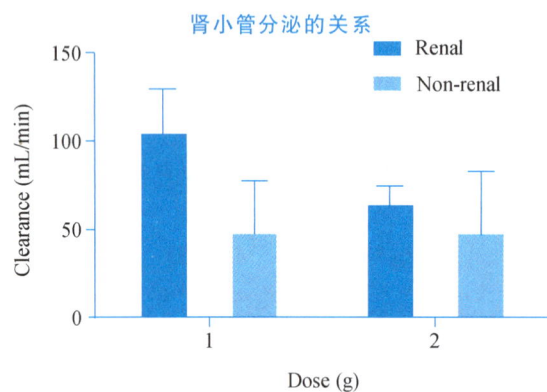

图 11-11　静脉注射不同剂量双氯西林后药物的肾清除率和非肾清除率的变化

药物的肾排泄率与血药浓度之比即为肾清除率。若某一药物仅通过滤过排出体外，且不与血浆蛋白结合，则该药在任何浓度下均有相同的肾清除率。若某药主要以主动分泌清除，在药物浓度远未达到饱和浓度时，药物的肾清除率最高，且对于血药浓度的改变相对不敏感。一般，以主动分泌排出体外的药物，其有效治疗浓度的范围均远未达到饱和浓度。

（二）肾小管重吸收 Tubular reabsorption

药物消除过程中，有一部分通过肾小管主动重吸收而返回体内。此过程有转运载体的参与，因而具有可饱和性。即当剂量增加到一定水平时，重吸收可能达到饱和。随着剂量的进一步增加，其排泄速度加快，体内药量或血药浓度与给药剂量呈非线性关系，如核黄素、头孢菌素类药物等都具有饱和重吸收现象。

维生素 C 也是通过肾小管的主动重吸收而重返体循环。当肾小管中的药物浓度超出重吸收能力时，维生素 C 就会通过肾排出体外。如图 11-12 所示：维生素 C 的肾清除随血药浓度的增加而升高。由于肾小球滤过的速度超过了将维生素 C 从肾小管重吸收的能力，高浓度维生素 C 的肾清除接近肾小球滤过率（图 11-12A）。而当血中维生素 C 浓度很低的时候，由于肾小管的重吸收，导致总的肾清除率接近于零（图 11-12B）。

健康成人口服不同剂量的维生素 C 时也呈现非线性排泄的特征。如表 11-4 所示：即使给予 8～12 g 的大剂量，体内维生素 C 的血药浓度的增加幅度仍相当小。此非线性机制与肾小管重吸收相关。

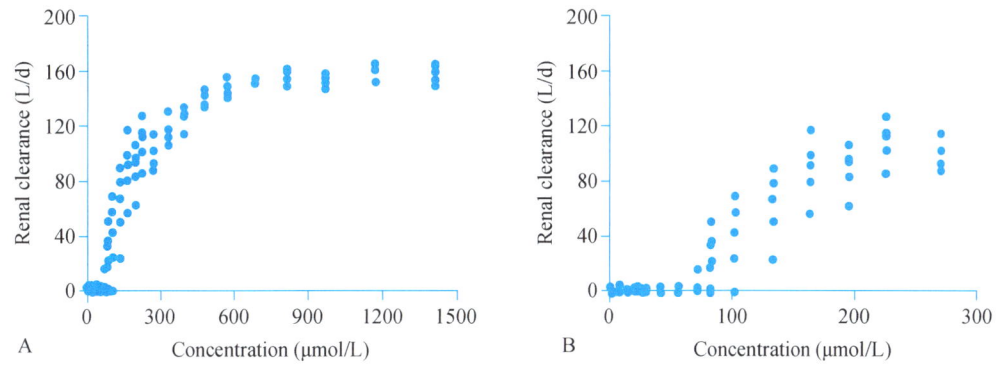

（图 B 为图 A 在低浓度区的局部放大）

图 11-12　维生素 C 肾清除率与血浆浓度变化的关系

表 11-4　健康成人每天 2 次口服不同剂量维生素 C，连用 3～4 周后的稳态血浆浓度

组别	维生素 C 血浆浓度（mg/L）
未服用维生素 C 日饮食摄入量为 50～75 mg（n＝6）	9±0.6
1～3 g/day（n＝11）	15.4±1.6
8～12 g/day（n＝6）	19.5±2.0

第四节　靶点介导的药物处置
Target-mediated drug disposition

一、定义和特征 Definition and characteristics

药物与体内药物作用靶点发生饱和结合，进而影响药物动力学的现象称为靶点介导的药物处置（target-mediated drug disposition，TMDD）。1994 年，Levy 教授首先提出了 TMDD 的概念，描述药物与受体等生物靶点的高亲和结合的现象，并阐述其对药物体内药物动力学和药效动力学的影响。TMDD 可导致大分子药物（如肽、蛋白质、细胞因子、生长因子、单克隆抗体等），以及小分子化合物（如华法林、利格列汀等）的药物动力学特征呈现非线性。由于药物与靶标的结合亲和力、靶标位点的数量以及给药方案的差异，TMDD 导致药物的药物动力学行为可有不同，常具有下列特征。

1. 表观分布容积的剂量依赖性　当药物与靶标的结合主要发生于组织时，药物的表观分布容积随剂量的增加而减小。相反，如果药物与靶标的结合位于血浆即体循环中时，则可观察到相反的趋势，即药物的分布容积会随剂量的增加而增加。对于组织中与高亲和力靶标结合的药物，剂量非常低时，其表观分布容积可能非常大。在给予非常低的剂量之后，组织中的靶标会迅速与大部分的药物结合，而仅有一小部分药物发生非特异性分布。因此，如果第一次以非常低的剂量给药，则 C_{max}/剂量的比值可能非常低。如果通过静脉推注给药，则可能会观察到更陡峭的分布相。

2. 相对较长的末端消除相　具 TMDD 的药物，常有相对较长的末端消除相。但是，证实 TMDD 特征常须灵敏的分析测定方法，能测量末端消除相中低浓度的药物水平，并且样品采集时间应足够长，尽可能涵盖体内药物处置的全过程。

3. 多剂量给药后呈 1 级动力学特征　当首次给予低剂量时，对于与高亲和力、低容量靶标结合的小分子化合物，靶标将结合大部分药物。由于体内的靶标即位点数量有限，多次重复给药后能够与靶标结合的药物越来越少,直至结合位点饱和。因此,在稳态时药物整体呈1级动力学过程。

4. 重复低剂量给药时的异常蓄积 对于在组织中与靶标结合的药物,以低剂量多次给药后,可以观察到较高的药物蓄积率。这种现象无法以线性动力学的半衰期来解释。例如,司来吉兰的半衰期为 1.5~3.5 h,1 日 1 次服用 10 mg 司来吉兰 1 周后,与第 1 天相比,司来吉兰的 AUC_{0-24} 大约增加了 5 倍。相反,对于那些在血浆中与靶标结合的药物,低剂量多次给药后,药物的蓄积率可大大降低。

5. 如果靶标位于某个特定组织或在某个特定组织中高表达,且靶标与药物的亲和力非常强,则无论给予多少剂量,在药物洗脱期后该组织中的药物浓度是固定值。例如,给予猴 ABT-384 后,经过 10 周的洗脱期后,猴肝中仍可检测到 ABT-384,所有剂量组的肝中 ABT-384 的浓度均为 1 μg/g。ABT-384 从肝结合位点缓慢释放到血液中,可观察到 ABT-384 的血浆终末半衰期非常长。

6. 静脉输注给药尤其是在以相对较低的恒定速率进行输注时,药-时曲线可出现不同于线性动力学药物的初始阶段。对于与靶标结合主要发生在组织中的药物,如华法林,由于组织中的靶标部位会迅速结合大部分的初始剂量,因此初始阶段血药浓度较低。相反,对于主要在血浆中发生靶标结合的药物,如利格列汀,药-时曲线在给药后初期较为平缓。

对于具 TMDD 特征的药物,其药理学靶标常具高亲和力、低容量的特征。研究 TMDD 导致非线性药物动力学的常用方法包括:①采用药物作用靶标敲除的动物,开展相应的药物动力学实验;②与药物作用靶标结合置换剂的药物相互作用的实验;③基于体内成像的方法,如 PET 扫描等开展研究。

二、大分子化合物 Macro-molecular compounds

大分子化合物有较大的分子质量,受限的体内分布和不同于小分子药物的清除过程。大分子化合物常具有 TMDD 特征。如干扰素-β1a、促红细胞生成素、血小板生成素、单克隆抗体等,均具有 TMDD 的非线性药物动力学特征。大分子化合物通常对其药物作用靶标具有高亲和力,且多为特异性结合,非特异性结合较少。这种特异性的靶向结合以及解离过程,往往会影响药物的体内分布及清除等处置过程。体内靶点数量的限制也会引起饱和现象,从而使药物的药物动力学和药效动力学呈现非线性特征。

大分子化合物单克隆抗体的典型药-时曲线如图 11-13 所示,主要包含四个阶段:

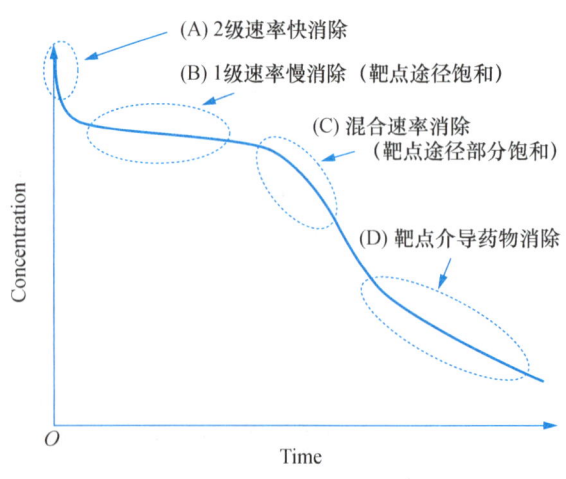

图 11-13 静脉给予单克隆抗体后典型的药-时曲线图

阶段（A）：药物与靶点间快速形成平衡，呈现 2 级消除动力学特征。

阶段（B）：靶点处于饱和状态，药物主要通过内化作用消除，服从 1 级动力学过程，呈线性药物动力学。

阶段（C）：随着药物浓度的降低，靶点的饱和状态逐步减弱，此时靶点介导的药物处置逐渐占主导，总体呈现为非线性药物动力学。

阶段（D）：药物浓度进一步降低，药物暴露量远小于靶点量，即靶点远未达饱和，靶点介导的消除和内化作用都为 1 级动力学过程，又呈现为线性药物动力学特征。

由于检测手段、采样方案和操作可行性等方面的限制，有时难以观察到 TMDD 途径中的所有四个阶段，而仅能观测到前两个或前三个阶段。

如抗 CD4 单克隆抗体 TRX1 具有非线性药物动力学特征，且与饱和靶标介导的清除有关。在给予低剂量的 TRX1 时，TMDD 消除为主要的消除途径。随着 TRX1 剂量的增加，TMDD 的消除途径逐渐趋于饱和，总清除率显著降低。如图 11-14 所示：由于浓度依赖性的混合清除，高剂量下的 TRX1 浓度-时间曲线常呈现为 S 形曲线。

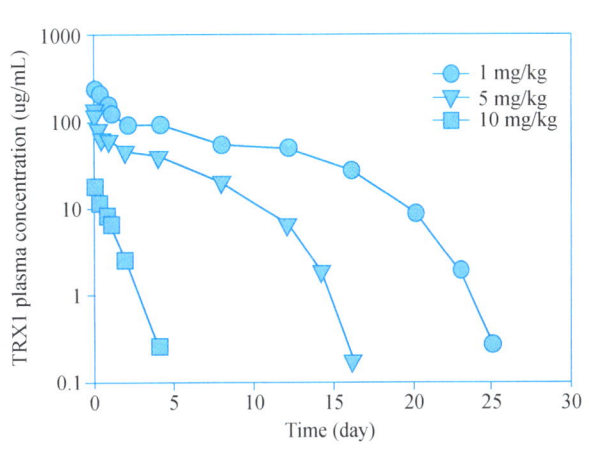

图 11-14　静脉给药 1 mg/kg、5 mg/kg 和 10 mg/kg 抗 CD4 单克隆抗体 TRX1 的药-时曲线

三、小分子化合物 Small-molecule compounds

与大分子化合物不同，小分子化合物与靶标结合的可饱和性常被药物与容量较大的组织或血浆的非特异性结合所掩盖。因此，小分子化合物中的 TMDD 现象不如大分子化合物中明显。

例如，大鼠静脉注射华法林 0.1 mg/kg 和 1.0 mg/kg 6 h 后，1.0 mg/kg 剂量组较 0.1 mg/kg 剂量组的华法林的血药浓度增加了近 50 倍，而肝中的浓度仅增加了 3 倍。华法林血药浓度增加的比例远大于剂量增加的比例，而肝中华法林浓度的增加又小于剂量增加的比例。上述现象是由于肝中华法林与目标结合位点的结合具有饱和性，有 TMDD 的特征。

又如，二肽基肽酶-4（Depteptidyl Peptidase-4，DPP-4）抑制剂利格列汀可与 DPP-4 高特异性结合，是一种用于治疗 2 型糖尿病的长效药物。DPP-4 是一种可溶性肽外切酶，存在于血浆或以膜蛋白结合形式分布于多种组织的上皮细胞和内皮细胞膜表面。在治疗剂量范围（1～10 mg qd）静脉注射或口服利格列汀后，患者的药物动力学均表现出非线性特征。其 AUC 和 C_{max} 的增加与剂量的增加不成比例，且表观分布容积和清除率均随剂量的增加而增加。同时，利格列汀具有剂量累积特性，以及较长的终末半衰期（110～130 h）。多次给药后，利格列汀的蓄积率相对较小，且与剂量有关，蓄积率可由 1 mg 剂量组的 2.0 倍到 10 mg 剂量组的 1.2 倍。此外，利格列汀给药 2～6 天后可达稳态，与该药的长半衰期不一致。利格列汀的非线性药物动力学特征可能由该药与血浆 DPP-4 的特异性可饱和结合引起，在野生型和 DPP-4 缺陷型大鼠中进行的药物动力学研究中得到证实。利格列汀在野生型大鼠中显示出非线性的药物动力学特征，而在 DPP-4 缺陷型大鼠中呈现了线性的药物动力学特征。

图 11-15 显示了野生型和 DPP-4 缺陷型大鼠分别单次静脉注射 0.01、0.1、0.3、1、3、10 和 50（mg/kg）[14]C-利格列汀后，利格列汀的药-时曲线。在野生型大鼠中，利格列汀的药物动力学呈剂量依赖性，AUC 的增加小于剂量增加的比例，清除率 CL 和稳态分布容积 V_{ss} 随剂量的增加而增加，且非线性药物动力学特征在低于 1 mg/kg 的低剂量组中最为明显（图 11-

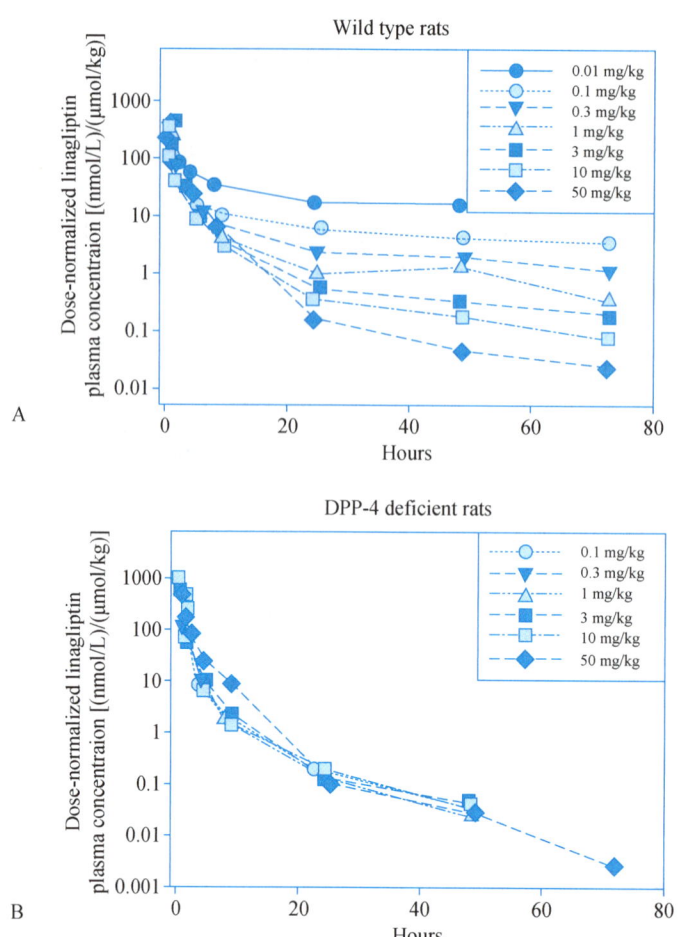

图 11-15　野生型和 DDP-4 缺陷大鼠单剂量静脉注射利格列汀后经剂量归一化后的平均药–时曲线

15A）。相反，DPP-4 缺陷大鼠利格列汀的剂量归一化后的药–时曲线，在不同剂量组之间重叠（图 11-15B）。此外，DPP-4 缺陷型大鼠中利格列汀的终末相半衰期明显短于野生型大鼠。上述结果均表明：利格列汀的药理靶标 DPP-4 具有高亲和力和饱和性特征。

TMDD 模型可准确描述该类药物的药物动力学特征，明确药物与靶点的相互作用，理解药物–靶点相互作用的机制。同时，通过对 TMDD 过程的模型化，可从动物试验外推和估算首次人体临床试验的给药剂量，也可用于临床研究中给药方案的优化等，具有重要的理论指导意义和临床实用价值。

（焦　正）

思考题

1. 非线性药物动力学有何特点？
2. 说明非线性药物动力学半衰期、AUC、平均稳态血药浓度与剂量的关系。
3. 写出 Michaelis-Menten 方程的表达形式，说明 V_m、k_m 的物理意义及一般求算方法。
4. 如何判断药物在体内存在非线性药物动力学过程。
5. 非线性药物动力学的主要原因有哪些？
6. 举例说明靶点介导的药物处置的特点和典型特征。

参考文献

[1] Cai X, Li R, Sheng C, et al. Systematic external evaluation of published population pharmacokinetic models for tacrolimus in adult liver transplant recipients. Eur J Pharm Sci, 2020, 145: 105237.

[2] Aoyama T, Kotaki H, Sasaki T, et al. Nonlinear kinetics of threo-methylphenidate enantiomers in a patient with narcolepsy and in healthy volunteers. Eur J Clin Pharmacol, 1993, 44 (1): 79-84.

[3] Wagner J G, Ling T L, Mroszczak E J, et al. Single intravenous dose and steady-state oral dose pharmacokinetics of nicardipine in healthy subjects. Biopharm Drug Dispos, 2010, 8 (2): 133-148.

[4] Zhao CY, Jiao Z, Mao JJ, et al. External evaluation of published population pharmacokinetic models of tacrolimus in adult renal transplant recipients. Br J Clin Pharmacol, 2016, 81 (5): 891-907.

[5] 焦正. 群体药动学和药效学分析进阶. 北京: 科学出版社, 2022.

[6] Derendor H, Schmidt S. Rowland and Tozer's cinical pharmacokinetics and pharmacodynamics: concepts and applications. 5th edition. Philadelphia, US: Wolters uwer, 2020.

[7] Kudriakova T B, Sirota L A, Sh Z, et al. Autoinduction and steady-state pharmacokinetics of carbamazepine and its major metabolites. Br J Clin Pharmacol, 1992, 33 (6): 611-615.

[8] Yan X, Lowe P J, Fink M, et al. Population pharmacokinetic and pharmacodynamic model-based comparability assessment of a recombinant human Epoetin Alfa and the Biosimilar HX575. J Clin Pharmacol, 2013, 52 (11): 1624-1644.

[9] An, GH. Small Molecule Compounds Exhibiting Target-Mediated Drug Disposition (TMDD): A Minireview. J Clin Pharmacol, 2017, 57 (2): 137-150.

[10] 季双敏, 朱校. 靶点介导的药物处置模型在单克隆抗体药物研发中应用的探讨. 中国临床药理学与治疗学, 2018, 3: 241-246.

[11] Yan X, Mager DE, Krzyzanski W. Selection between Michaelis-Menten and target-mediated drug disposition pharmacokinetic models. J Pharmacokinet Pharmacodyn, 2010, 37 (1): 25-47.

[12] Retlich S, Duval V, Graefe-Mody U, et al. Impact of target-mediated drug disposition on linagliptin pharmacokinetics and DPP-4 inhibition in type 2 diabetic patients. J Clin Pharmacol, 2010, 50 (8): 873-885.

[13] Graefe-Mody U, Retlich S, Friedrich C. Clinical pharmacokinetics and pharmacodynamics of linagliptin. Clin Pharmacokinet, 2012, 51 (7): 411-427.

[14] Retlich S, Withopf B, Greischel A, et al. Binding to dipeptidyl peptidase-4 determines the disposition of linagliptin (BI 1356) -investigations in DPP-4 deficient and wildtype rats. Biopharm Drug Dispos, 2009, 30 (8): 422-436.

第12章 统计矩方法在药物研究中的应用
Application of Statistical Moment in Pharmaceutical Studies

> **本章要求：**
> 1. 掌握零阶矩、一阶矩的定义与意义。
> 2. 掌握统计矩原理在生物药剂学和药物动力学中的应用与统计矩参数的计算方法。
> 3. 熟悉 MRT 的原理。
> 4. 熟悉应用统计矩方法求算半衰期、清除率、表观分布容积、生物利用度、平均稳态血药浓度的方法。
> 5. 了解二阶矩的一般表述形式。

第一节 统计矩的原理
Statistical moment theory

经典的隔室模型理论处理血药浓度-时间数据有比较严格的前提假设，其原理相对抽象，解析比较繁杂，多需借助相应的软件才能完成，并且在实际工作中有时数据和隔室模型理论的吻合并不理想。1969 年 Perl 等用统计矩原理论述了胆固醇的体内动力学，1979 年 Yamaoka 等与 Cltler 同时报道了统计矩应用于药物动力学的分析。1983 年 Riegelman 等将统计矩理论用于评价剂型中药物的溶解、释放与吸收，并进一步阐明了统计矩的概念。

统计矩方法采用概率论和数理统计学中的统计矩（statistical moment）作为理论基础，以零阶矩、一阶矩和二阶矩对数据进行解析，以平均值、标准差等概念反映随机变量的数字特征，是一种不依赖于建模的非房室分析方法（non-compartmental analysis，NCA）。

统计矩方法在药物动力学中的零阶矩为 AUC（area under the curve），与给药剂量成正比，是一个反映体内药物转运量的参数；一阶矩与零阶矩的比值 MRT（mean residence time）为药物分子在体内的平均驻留时间，是一个反映药物转运速度的参数；二阶矩为 VRT（variance of mean residence time），反映药物分子在体内平均驻留时间的差异的大小。

虽然统计矩的公式推导复杂，但是公式的使用和经典隔室模型相比简单很多。与经典隔室模型相比，NCA 方法适用于任何隔室，仅要求药物的体内行为符合线性，并假设药物在体内的后期以单指数消除。在实际应用中统计矩方法和隔室模型各有优缺点，互为补充。目前的体内数据解析中统计矩方法的应用很普遍，各国药品审评机构在相应的指导原则中均推荐采用。

一、零阶矩 Zero moment

无论何种隔室模型或何种给药途径，血药浓度的经时过程均可看成随机分布的曲线，零阶矩 AUC 代表时间从 0 到无穷大下血药浓度-时间曲线下的面积，定义如下。

$$AUC = \int_0^\infty C \cdot dt \tag{12-1}$$

单剂量给药的研究中，血药浓度只能观察至某一个时间 t^*，相应的浓度为 C^*。若要计算 $0 \sim \infty$ 时间内的血药浓度-时间曲线下面积 AUC，需分别用梯形法近似计算 $0 \sim t^*$ 时段的面积，以参数法估算 $t^* \sim \infty$ 时段的面积。

所以

$$AUC = \int_0^\infty C \cdot dt = \int_0^{t^*} C \cdot dt + \int_{t^*}^\infty C \cdot dt \tag{12-2}$$

时间由 $0 \sim t^*$ 的曲线下面积可用线性梯形法则（linear trapezoidal method）近似求出。

$$AUC_{0 \sim t^*} \approx \sum_{i=1}^n \frac{(C_i + C_{i-1})}{2}(t_i - t_{i-1}) \tag{12-3}$$

式中的 n 为样本数。由于线性药物药-时曲线的末端（下文简称末端相）一般符合单指数消除特征，所以

$$AUC_{t^* \sim \infty} = \int_{t^*}^\infty C \cdot dt = \int_{t^*}^\infty C^* \cdot e^{-kt} \cdot dt = \frac{C^*}{k} \tag{12-4}$$

于是

$$AUC_{0 \sim \infty} \approx \frac{\sum (C_i + C_{i-1}) \cdot (t_i - t_{i-1})}{2} + \frac{C^*}{k} \tag{12-5}$$

其中的 k 可通过末端相的对数浓度-时间曲线回归求算。

计算零阶矩 AUC 的方法如图 12-1 所示。

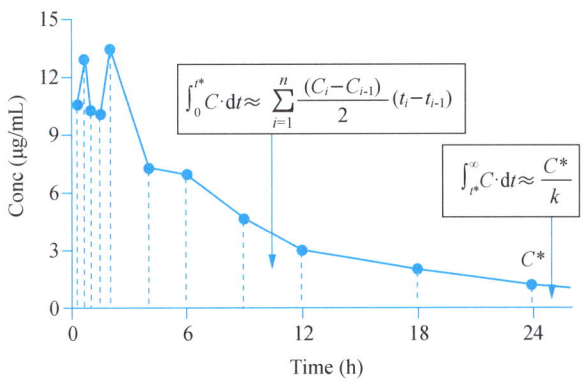

图 12-1　计算零阶矩 AUC 的方法

二、一阶矩 First moment

统计矩中的 MRT 为药物在体内的平均驻留时间，其计算方法如下。

$$MRT = \frac{\int_0^\infty t \cdot C \cdot dt}{\int_0^\infty C \cdot dt} = \frac{AUMC}{AUC} \tag{12-6}$$

一阶矩 $AUMC$ 是指以 $t \cdot C$ 对 t 作图，时间从 0 到无穷大下所得曲线下的面积。

$$AUMC = \int_0^\infty t \cdot C \cdot dt = \int_0^{t^*} t \cdot C \cdot dt + \int_{t^*}^\infty t \cdot C \cdot dt \tag{12-7}$$

同样，$AUMC$ 的 $\int_0^{t^*} t \cdot C \cdot dt$ 也可用梯形法近似求出，而 $\int_{t^*}^\infty t \cdot C \cdot dt$ 则可积分求出。

$$AUMC_{0-t^*} = \int_0^{t^*} t \cdot C \cdot dt = \sum_{i=1}^n \frac{(t_i \cdot C_i + t_{i-1} \cdot C_{i-1})}{2}(t_i - t_{i-1}) \tag{12-8}$$

$$AUMC_{t^*-\infty} = \int_{t^*}^\infty t \cdot C \cdot dt = \frac{t^* \cdot C^*}{k} + \frac{C^*}{k^2} \tag{12-9}$$

$$AUMC_{0-\infty} = \sum_{i=1}^n \frac{(t_i \cdot C_i + t_{i-1} \cdot C_{i-1})}{2}(t_i - t_{i-1}) + \frac{t^* \cdot C^*}{k} + \frac{C^*}{k^2} \tag{12-10}$$

从式（12-6）看出，MRT 为药物在体内的一阶矩与零阶矩的比值，其数值反映药物在体内平均驻留时间的长短。

三、二阶矩 Second moment

统计矩中的二阶矩（VRT）为药物体内平均驻留时间的方差，其数学表示式为

$$VRT = \frac{\int_0^\infty (t - MRT)^2 \cdot C \cdot dt}{\int_0^\infty C \cdot dt} \tag{12-11}$$

上述的"平均"二字是统计学上的含义，对于正态分布，有

$$\bar{y} = \frac{1}{n}\sum_{i=1}^n (y_i) \tag{12-12}$$

但在线性药物动力学中，药物体内水平的末端变化符合指数函数衰减，这时的平均实际上遵从"对数正态分布"，即

$$\lg\bar{y} = \frac{1}{n}\sum_{i=1}^n (\lg y_i) \tag{12-13}$$

药物动力学分析一般采用零阶矩 AUC 与 MRT。由于误差较大，难以提供明确的结论，目前二阶矩 VRT 在药物动力学研究中很少使用。

四、平均驻留时间的原理 The principle of mean residence time

将剂量为 X_0 的药物静脉注射后，其分子迅速分布于全身，在体内驻留（reside）不同的时间之后再先后消除到体外。平均驻留时间 MRT 代表的就是所有药物分子在体内驻留的平均时间。可将一个剂量的药物分子按照它们的驻留时间（即消除出体外的时间）分为若干组（$i=1, 2, 3, \cdots, m$），则总的驻留时间是每组的分子数乘以每组驻留时间 t 的总和，每组分子数 n 的总和就是全部分子数 N。

对于正态分布，MRT 就是体内所有分子的驻留时间之和除以体内的总分子数，即

$$MRT = \frac{\text{体内所有分子的驻留时间之和}}{\text{体内药物分子的总数}} \tag{12-14}$$

$$MRT = \frac{\sum_{i=1}^m n_i \cdot t_i}{N} \tag{12-15}$$

其中 n_i 是第 i 组的分子数，t_i 是第 i 组的驻留时间。从（12-15）式也可对 MRT 的含义有大致的理解，下面通过静脉注射对 MRT 的表达式做进一步说明。

一室模型药物静注后的体内药量为

$$X = X_0 \cdot e^{-k \cdot t} \tag{12-16}$$

体内药量随时间变化的速度为 dX/dt。虽然所有药物分子同时进入体内，但每个分子在体内驻留的时间是不同的。静注时 dX/dt 的微分式为

$$\frac{dX}{dt} = -k \cdot X \tag{12-17}$$

以 $X = X_0 \cdot e^{-k \cdot t}$ 代入（12-17）式得

$$\frac{dX}{dt} = -k \cdot X_0 \cdot e^{-k \cdot t} \tag{12-18}$$

药物消除的速度 dX_E/dt 由下式给出。

$$\frac{dX_E}{dt} = -\frac{dX}{dt} = k \cdot X_0 \cdot e^{-k \cdot t} \tag{12-19}$$

整理得

$$dX_E = k \cdot X_0 \cdot e^{-k \cdot t} \cdot dt \tag{12-20}$$

在 dt 时间内，有 dX_E 个药物分子被消除，因此对（12-20）式两边同乘以 t，得到的 $t \cdot dX_E$ 即为该时段药物分子的驻留时间之和，而各时段药物驻留时间的总和（$\int_0^\infty t \cdot dX_E$）除以总的分子数（$X_0$）就得到平均驻留时间。注意此处的总分子数暂未考虑血管外给药时生物利用度的影响。

$$MRT = \frac{\int_0^\infty t \cdot dX_E}{X_0} = \frac{\int_0^\infty t \cdot k \cdot X_0 \cdot e^{-k \cdot t} \cdot dt}{X_0} \tag{12-21}$$

因为

$$X_0 = C_0 \cdot V \tag{12-22}$$

代入（12-21）式后整理得

$$MRT = \frac{\int_0^\infty t \cdot k \cdot C_0 \cdot e^{-k \cdot t} \cdot dt}{C_0} \tag{12-23}$$

分子分母同除以 k 得到

$$MRT = \frac{\int_0^\infty t \cdot C_0 \cdot e^{-k \cdot t} \cdot dt}{C_0/k} \tag{12-24}$$

因为 $AUC = \frac{C_0}{k}$，$C = C_0 e^{-k \cdot t}$，所以

$$MRT = \frac{\int_0^\infty t \cdot C \cdot dt}{AUC} \tag{12-25}$$

$$MRT = \frac{AUMC}{AUC} \tag{12-26}$$

方程（12-25）与（12-26）就是一阶矩 MRT 的表达式。(12-14)式、(12-15)式从微观角度说明了 MRT，而（12-21）到（12-25）式则说明了 MRT 的推导过程。

对于线性药物动力学过程，体内药物水平随时间的变化符合指数函数衰减，其驻留时间遵从"对数正态分布"。理论上，正态分布的平均值在样本总体的 50% 处，而对数正态分布的则在 63.2% 处。一室模型药物静注后的 MRT 表示的是消除给药量的 63.2% 所需要的时间，但是如果存在吸收相或分布相，MRT 则会大于消除给药量的 63.2% 所需要的时间。

对于多剂量给药，因为可能有前次给药的残留，所以无法准确计算 MRT 值。另外由于 AUC 和 MRT 的计算都要用到消除速率常数 k，所以如果药物的消除不符合线性药物动力学特征，也不能准确计算出 MRT 和 AUC 的值。

第二节 半衰期、清除率和稳态分布容积
Half life, clearance and steady-state volume of distribution

一、半衰期 Half life

上面已经阐明一室模型静脉注射给药的 MRT 代表消除 63.2% 的给药剂量所需要的时间，所以这时的 MRT 是一种类似于半衰期的统计矩参数。

静脉注射一室模型药物的 MRT 符合以下公式。

$$MRT_{iv} = \frac{1}{k} \tag{12-27}$$

(12-27) 式可以用类似推导半衰期公式的方法予以证明。

设 $t=0$ 时 $C=100$，则 $t=MRT_{iv}$ 时 $C=100-63.2=36.8$。

故

$$MRT_{iv} = \frac{2.303}{k} \lg \frac{100}{36.8} = \frac{1}{k} \tag{12-28}$$

式中的 k 为 1 级消除速率常数。同时还可导出如下的关系。

$$T_{1/2} = 0.693 \cdot MRT_{iv} \tag{12-29}$$

对于多室模型药物，MRT 为模型中分布以及消除速率常数的函数，可用下式近似表示 MRT 与消除速率的关系：

$$MRT_{iv} = \frac{1}{\lambda'} \tag{12-30}$$

式中的 λ' 是一个 1 级消除速率常数，等于清除率和稳态表观分布容积 V_{ss} 的比值，可以用来估算多房室模型药物的消除半衰期。

$$\lambda' = \frac{Cl}{V_{ss}} \tag{12-31}$$

MRT 的大小取决于给药方法，非瞬时给药时的 MRT 总是大于静脉注射时。MRT_{iv} 有时也可以通过其他给药方法估算，例如短时间静脉恒速输注时，其 MRT 的计算如下。

$$MRT_{inf} = MRT_{iv} + \frac{T}{2} \tag{12-32}$$

式中的 T 为输注时间，可见 MRT_{inf} 总大于 MRT_{iv}。

二、清除率 Clearance

对于以指数特征消除的药物，单位时间内消除的药物量并不一致，但是消除速率 dX_E/dt 和当时浓度 C 的比值却始终不变，这一比值就代表清除率 Cl。

总清除率 Cl 等于总消除速率 dX_E/dt 与对应时间全血或血浆药物浓度 C 的比值，即

$$Cl = \frac{dX_E/dt}{C} \tag{12-33}$$

将上式右端从时间 $0 \to \infty$ 积分，可得

$$Cl = \frac{\int_0^\infty (dX_E/dt) \cdot dt}{\int_0^\infty C \cdot dt} = \frac{X_0}{AUC} \tag{12-34}$$

$\int_0^\infty C \cdot dt$ 即为血药浓度-时间曲线下面积 AUC，$\int_0^\infty (dX_E/dt) \cdot dt$ 等于最终消除的药物的总量 X_E。

对于血管外给药，则

$$Cl = \frac{F \cdot X_0}{AUC} \tag{12-35}$$

静脉输注

$$Cl = \frac{k_0}{C_{ss}} \tag{12-36}$$

其中 C_{ss} 是稳态浓度，k_0 是药物的静脉恒速输注速率。

肾清除率（Cl_r）是指单位时间内多少表观分布容积内的药物被从肾清除，可以简单地用尿药排泄速率和对应时间的血药浓度之比来估算。

$$Cl_r = \frac{dX_u/dt}{C} \tag{12-37}$$

转换成下式

$$\frac{dX_u}{dt} = Cl_r \cdot C \tag{12-38}$$

上式两端对时间进行积分，则

$$(X_u)_\infty = \int_0^\infty \frac{dX_u}{dt} dt = \int_0^\infty k_e \cdot X \cdot dt = k_e \cdot V \cdot \int_0^\infty C \cdot dt = Cl_r \cdot AUC \tag{12-39}$$

可以依据上式采用尿药数据来估算肾清除率。

三、稳态分布容积 Steady-state volume of distribution

在药物动力学中，分布容积是一个将血药浓度和体内药量联系起来的参数。虽然分布容积不代表生理意义上的真实容积，但是根据其大小可推测药物在体内分布以及结合的情况，故有广泛的实用意义。分布容积的表达方式有多种，不同的条件下应选择合适的容积参数。

前面章节在描述静脉注射一室模型时，实际是基于组织和血液之间药物的平衡瞬时完成的假设，相当于分布容积从初始时就已确定，为给药剂量与给药后瞬时浓度之比。

$$V = \frac{X_0}{C_0} \tag{12-40}$$

某些药物如安替比林，在人的体液中均匀分布，可按一室模型进行研究，但是在实际当中许多药物的分布需要一定的时间，并不符合一室模型的特点，这时如仍以（12-40）式计算分布容积是不合理的。

血药浓度-时间曲线可以用多个指数项的和的形式进行拟合，如静脉注射二室模型中的血药浓度 C 可以表示为两个指数项的和，为了统一化，这里将之表示为

$$C = A_1 \cdot e^{-\lambda_1 \cdot t} + A_2 \cdot e^{-\lambda_2 \cdot t} \tag{12-41}$$

A_i 和 λ_i 分别为指数项 i 的系数和指数项中时间 t 的系数。在 $t=0$ 时，血药浓度等于式（12-41）中的系数之和，即 $A_1 + A_2$。此时体内的药量就是给药剂量 X_0。因此，药物最初所占的容积，即初始稀释容积 V_1（在多室模型中也称为中央室分布容积）被定义为

$$V_1 = \frac{X_0}{A_1 + A_2} \tag{12-42}$$

V_1 除了表示血浆容积外，还可能包括肝、肺和肾等高灌注组织。在给药初期，V_1 确实起到了将血药浓度和体内总药量联系起来的作用，但随着药物分布进入平衡相对缓慢的组织，血药浓度的下降比率会比体内药量的更快，如图 12-2A，B 所示。有效的分布容积随着时间而增大，直至药物在血浆与所有组织间的分布达到平衡为止，如图 12-2C 所示。只有在平衡之后，所有组织中药量的下降比率与血浆中药量的下降比率相等，血浆浓度与体内总药量之间的比值达至恒定。这种体内各部均达到平衡的现象只有在末端相才出现，此时药物的体内行为符合一

室模型的模式。

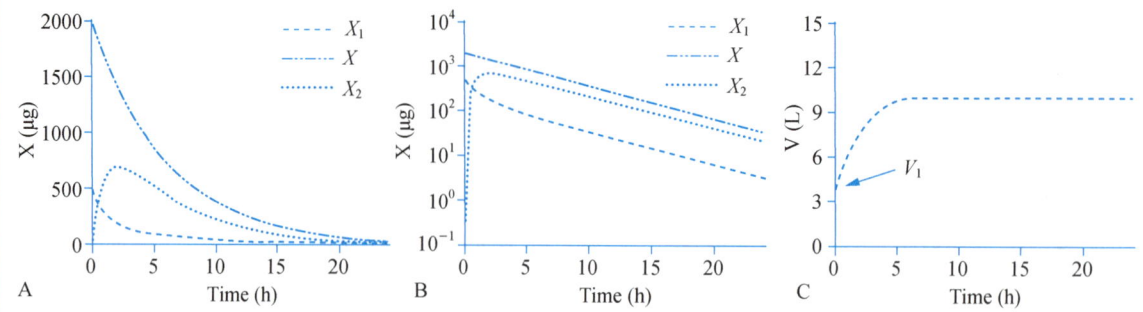

A. 静脉注射二室模型药物的体内药量的经时变化。X_1：中央室药量；X_2：外周室药量；X：体内总药量。

B. 以对数表示图 A 中三部分药物量的经时变化。给药后初期，X_1 的变化包括了消除和向缓慢平衡组织的分布，而体内总药量 X 的变化则只有药物的消除。因此，在该时段 X_1 的下降比率大于体内药量的下降比率，X_1 与 X 之比随时间而变化，只有分布达到平衡后，两部分之比才达至恒定。

C. 作为上述过程的反映，表观分布容积随着时间而增大，直至一个极值（V）。V_1：中央室分布容积。

图 12-2 二室模型药物静脉注射后体内各部药物量与分布容积随时间的变化

在上述二室模型中，末端相的分布容积 V 可按下式计算

$$V=\frac{Cl}{\lambda_z} \text{ 或 } V=\frac{X_0}{\lambda_z AUC} \tag{12-43}$$

这里 λ_z 表示末端相的消除速率常数，上述分布容积可以表示末端相体内药量与血药浓度的关系，但可以看出其值受消除快慢的影响。当药物的消除相相对于分布相表现得越慢，相应的表观分布容积就越大，在末端相时缓慢平衡组织与血浆中的药量之比也就越大。因此，需要定义一个反映纯粹分布的容积参数，这就是稳态表观分布容积（V_{ss}）。

稳态表观分布容积 V_{ss} 的数学表达式为

$$V_{ss}=\frac{X_{ss}}{C_{ss}} \tag{12-44}$$

式中的 X_{ss} 为稳态时体内的药物总量，C_{ss} 为稳态时相应的血药浓度。稳态表观分布容积 V_{ss} 适用于不存在净消除且分布达到平衡（稳态）的情况，如恒速输注和单次给药时的某一瞬时。需要注意的是，临床实践中获取 C_{ss} 比较简单，但难以得到 X_{ss} 值，因此一般不能通过上述公式求得 V_{ss}。

直到 20 世纪 80 年代，V_{ss} 的使用还只是局限在特定的隔室模型中，因为用隔室模型来讨论药物动力学现象更易于理解。

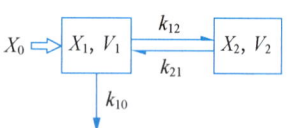

图 12-3 静脉注射二室模型

下面我们根据二室模型来了解 V_{ss} 的计算，二室模型如图 12-3 所示。

图中的 k_{12}、k_{21} 分别代表从中央室至外周室和从外周室至中央室的 1 级分布速率常数，X_2、X_1 分别代表时间 t 时外周室和中央室中的药量，k_{10} 为中央室的 1 级消除速率常数。在药物由中央室向外周室分布的同时，中央室还有由于代谢和排泄而连续消除的药量，两室之间药物的稳态只发生于外周室内药量的变化等于 0（$dX_2/dt=0$）的瞬时，此时外周室的药量达到其峰值，于是有

$$X_{2,ss}=\frac{k_{12}}{k_{21}} \cdot X_{1,ss} \tag{12-45}$$

稳态时体内药量等于 $X_{1,ss}$ 与 $X_{2,ss}$ 之和，所以

$$X_{ss}=\left(1+\frac{k_{12}}{k_{21}}\right) \cdot X_{1,ss} \tag{12-46}$$

最后，由于 $X_{1,ss}=V_1 \cdot C_{ss}$，$X_{ss}=V_{ss} \cdot C_{ss}$，所以对于二室模型，

$$V_{ss} = \left(1 + \frac{k_{12}}{k_{21}}\right) \cdot V_1 \tag{12-47}$$

近年来，统计矩方法受到欢迎，并不只因其计算简单，同样也因其参数不依赖于模型假设。根据统计矩原理，V_{ss}可以在单剂量静脉注射后通过清除率与平均驻留时间的简单相乘进行计算，即

$$V_{ss} = Cl \cdot MRT_{iv} = \frac{X_{iv}}{AUC} \cdot MRT_{iv} = \frac{X_{iv} \cdot AUMC}{AUC^2} \tag{12-48}$$

利用上述公式进行计算是基于两个假设。①药物从机体的消除只出现在中央室（即血液/血浆隔室）；②药物的体内行为符合1级动力学过程。值得注意的是，上述公式仅适用于单次静脉注射给药的药物，如果相同的剂量被输注，或者按递增剂量或输注或在不同时刻注射，则尽管AUC_{total}和AUC_{iv}相等，但$AUMC_{total}$将大于$AUMC_{iv}$，导致V_{ss}被高估。所以对于静脉输注、口服给药或者多次给药，必须调整$AUMC$的计算方法。

对于静脉输注，

$$MRT_{iv} = MRT_{inf} - \frac{T}{2} = \frac{AUMC}{AUC} - \frac{T}{2} \tag{12-49}$$

式中的T为静脉输注的持续时间。因为是恒速输注，所以注入体内的药量符合正态变化，平均注入时间为$T/2$。

$$V_{ss} = \frac{X_0}{AUC} \cdot \left(\frac{AUMC}{AUC} - \frac{T}{2}\right) = \frac{k_0 \cdot T \cdot AUMC}{AUC^2} - \frac{k_0 \cdot T^2}{2 \cdot AUC} \tag{12-50}$$

式中的k_0为零级输注速率。

对于血管外给药，药物的体内驻留时间包含了平均吸收时间（mean absorption time，MAT）。

$MAT = MRT_{oral} - MRT_{iv}$，$MRT_{oral} = AUMC/AUC$。当吸收属于单纯的1级速率过程时，$MAT = 1/k_a$，这时

$$V_{ss} = \frac{F \cdot X_0}{AUC} \cdot \left(\frac{AUMC}{AUC} - MAT\right) = \frac{F \cdot X_0}{AUC} \cdot \left(\frac{AUMC}{AUC} - \frac{1}{k_a}\right) \tag{12-51}$$

式中的X_0为血管外给药剂量，F为生物利用度，k_a为表观1级吸收速率常数，AUC和$AUMC$分别从血管外给药后的药时数据求得。

上述系列公式是以统计矩方法来获取V_{ss}的值。人们更倾向于使用V_{ss}来描述药物的分布程度，因为在消除只发生在中央室的前提下，该参数不依赖于消除进程，因此可以用来比较不同组患者的分布容积，对临床实践较有指导意义。

第三节 生物利用度、平均稳态血药浓度、达稳时间的预测、吸收动力学与代谢分数

Bioavailability, average steady-state plasma drug concentration, prediction of time required to reach steady state, absorption pharmacokinetics, and fraction of metabolism

一、生物利用度 Bioavailability

生物利用度是给药后药物实际到达血液循环的速度和程度的一种量度，是评价制剂的重要指标。从量的角度来说，生物利用度分为绝对生物利用度和相对生物利用度。

静脉注射时由于药物瞬间全部注入大循环,其生物利用度为100%,故其他给药方式相对于静脉注射的生物利用度称为绝对生物利用度。绝对生物利用度 F 的计算公式为

$$F=\frac{AUC_T \cdot X_{0iv}}{AUC_{iv} \cdot X_{0T}}100\% \tag{12-52}$$

式中的角标"T"代表待评测制剂或受试制剂。

相对生物利用度 Fr 的计算公式为

$$Fr=\frac{AUC_T \cdot X_{0R}}{AUC_R \cdot X_{0T}}\times 100\% \tag{12-53}$$

式中的角标"R"代表参比制剂。

上述公式的前提条件是 T 和 R 的清除率相等。

二、平均稳态血药浓度 Average steady-state plasma drug concentration

当以等剂量、等间隔的方式多次给药达到稳态时,一个给药间隔内血药浓度-时间曲线下的面积等于单剂量给药时曲线下的总面积。平均稳态浓度 C_{av} 可用下式计算。

$$C_{av}=AUC/\tau \tag{12-54}$$

式中 AUC 是单剂量给药后曲线下的总面积,τ 为给药间隔。因此多剂量给药时平均稳态血药浓度 C_{av} 可用单剂量的数据求算。

三、达稳时间的预测 Prediction of time required to reach steady state

为了进行稳态下的药物动力学解析或判断患者在持续用药后是否已经达到稳态,需估算血药浓度达到稳态浓度的某个重要分数(如90%或99%)所需要的时间。对于分布快,可用一室模型来表征的药物,达到稳态的某一分数所需要的时间与该药的消除半衰期有较简单的函数关系。

$$f_{ss}=1-e^{-n\cdot k\cdot \tau}=1-2^{-n\cdot N} \tag{12-55}$$

其中 $N=\tau/T_{1/2}$。根据计算,达到稳态浓度的90%至少需要3.33个半衰期。

多室模型药物的情况比较复杂,但利用统计矩原理能顺利解决这个问题。连续多次给药,某给药周期内 $AUC_{0-\tau}$,稳态时给药周期内 AUC_{ss} 和达稳分数 f_{ss} 的关系可用如下公式表示。

$$f_{ss}=\frac{AUC_{0-\tau}}{AUC_{ss}} \tag{12-56}$$

此法具有简单与普遍适用的优点,有较大的实用价值。

四、吸收动力学 Absorption pharmacokinetics

应用统计矩方法计算不同给药方式的平均驻留时间之差,可估算血管外给药后的平均吸收时间 MAT,即

$$MAT=MRT_{ni}-MRT_{iv} \tag{12-57}$$

上式中的 MRT_{ni} 为血管外给药后的平均驻留时间,MRT_{iv} 为静注给药后的平均驻留时间。药物符合一室模型时,MRT_{iv} 可以用 $\frac{1}{k}$ 代替,于是

$$MAT=MRT_{ni}-\frac{1}{k} \tag{12-58}$$

当吸收可用单纯的1级过程来表征时,则

$$MAT=\frac{1}{k_a} \tag{12-59}$$

上式中 k_a 为表观1级吸收速率常数。吸收半衰期 $T_{1/2a}$ 为

$$T_{1/2a} = 0.693 \cdot MAT \tag{12-60}$$

当吸收为零级过程时，则

$$MAT = \frac{T}{2} \tag{12-61}$$

上式中的 T 为吸收所经历的时间。

口服给药时，由于药物的崩解释放、溶解扩散以及胃肠蠕动的不规则等原因，药物的吸收常常不能简单地用 1 级过程来表征。如果能获取静脉注射的 MRT_{iv} 值，则计算出的 MAT 更具参考意义。

五、代谢分数 Fraction of metabolism

如要了解药物代谢为某种代谢产物的代谢分数，在原形药物之外，还需要将代谢物也进行单剂量给药。

某代谢物的代谢分数 f_m 等于药物给药后该代谢物的浓度-时间曲线的零阶矩，比上等摩尔该代谢物投用后代谢物浓度-时间曲线的零阶矩。

$$f_m = \frac{AUC'_x}{AUC'} \tag{12-62}$$

上式中 AUC'_x 为药物静注后 $0-\infty$ 时间内血浆中代谢物浓度-时间曲线下的面积，而 AUC' 则为等摩尔该代谢物给药后 $0-\infty$ 时间内代谢物浓度-时间曲线下的面积。不过，多数情况下代谢物未经审批机构批准，故无法直接给人使用。作为变通，可以在单次给药后同时测定原形和代谢物的浓度，此时以下公式成立。

$$f_m = \frac{AUC_m \cdot Cl_m}{AUC \cdot Cl} \tag{12-63}$$

其中 AUC_m 和 Cl_m 为代谢物的药-时曲线下面积和清除率，AUC 和 Cl 为原形药物的药时曲线下面积和清除率。由于原形药物与代谢产物的分子量不同，公式中 AUC 的计算必须采用摩尔浓度。

第四节 统计矩原理在药物剂型研究中的应用
Application of statistical moment theory in pharmaceutical dosage form studies

为了便于理解，通过以下实例说明统计矩分析在药物剂型研究中的应用。某药物以静脉注射、口服溶液、散剂、胶囊剂的方式分别给药，所得血药浓度数据见表 12-1，相应的血药浓度-时间曲线见图 12-4，求各剂型的 MRT、F、F_r、MAT 及散剂和胶囊剂的平均溶出时间（mean dissolution time，MDT）与平均崩解时间（mean disintegration time，$MDIT$）。

表 12-1 静注、口服各剂型血药浓度

给药方法 剂型 剂量 Time(h)	静脉注射 溶液 300 mg		口服 溶液 500 mg $C(\mu g/mL)$	口服 散剂 300 mg $C(\mu g/mL)$	口服 胶囊 350 mg $C(\mu g/mL)$
	$C(\mu g/mL)$	$t \cdot C(h \cdot \mu g/mL)$			
0	30.0	0.00	0.00	0.00	0.00
1	27.0	27.0	30.0	12.0	3.62

续表

给药方法 剂型 剂量 Time(h)	静脉注射 溶液 300 mg		口服 溶液 500 mg	口服 散剂 300 mg	口服 胶囊 350 mg
	$C(\mu g/mL)$	$t \cdot C(h \cdot \mu g/mL)$	$C(\mu g/mL)$	$C(\mu g/mL)$	$C(\mu g/mL)$
2	24.5	49.0	35.0	18.0	5.92
3	22.0	66.0	35.0	21.0	8.10
5	17.6	87.8	28.8	17.2	10.96
7	14.5	101.5	23.8	14.3	10.83
9	11.5	103.5	18.8	10.3	9.20
13	7.60	98.8	12.5	7.50	7.42
15	6.20	93.0	10.4	6.23	6.25
18	4.50	81.0	7.50	4.50	4.27
22	2.95	64.9	5.00	3.00	3.03
25	2.10	52.5	3.50	2.10	2.17
30	1.25	37.5	2.10	1.26	1.33
38	0.537	20.4	0.920	0.553	0.557
48	0.186	8.93	0.320	0.192	0.178

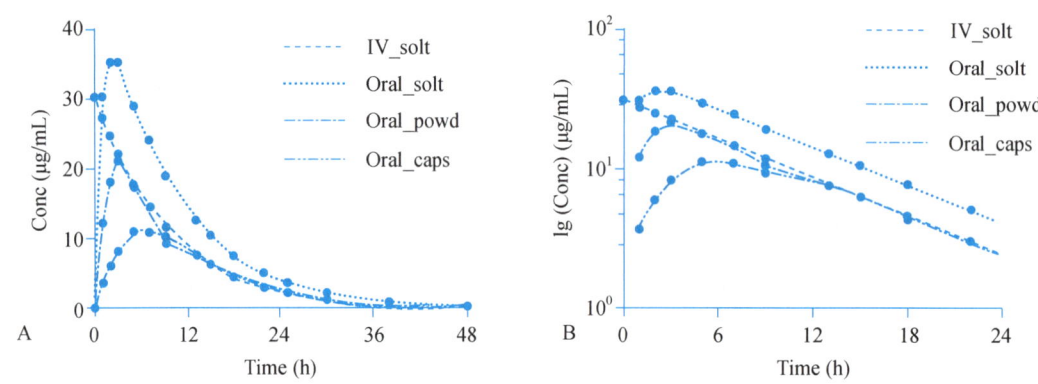

A：药时曲线，B：对数药时曲线

静脉注射的给药剂量为 300 mg，口服溶液剂、散剂和胶囊剂的剂量分别为 500 mg、300 mg 和 350 mg

图 12-4　静注、口服各剂型后的血药浓度-时间曲线

一、MRT、F 与 F_r MRT、F and F_r

根据表 12-1 所得实验数据，按有关定义就可算出各剂型的 MRT 及 F 与 F_r，结果见表 12-2。

二、平均吸收时间（MAT） Mean absorption time（MAT）

$$MAT_{solt} = MRT_{solt} - MRT_{iv} \tag{12-64}$$

$$MAT_{powd} = MRT_{powd} - MRT_{iv} \tag{12-65}$$

$$MAT_{caps} = MRT_{caps} - MRT_{iv} \tag{12-66}$$

结果列于表 12-2。

三、平均溶出时间与平均崩解时间的计算 Calculation of mean dissolution time and mean disintegration time

体内溶出过程相当复杂，但可用矩量法来估算平均溶出时间 MDT，如以散剂与溶液剂或胶囊剂与溶液剂口服给药，交叉进行实验，则

$$MDT_{powd} = MAT_{powd} - MAT_{solt} \quad (12\text{-}67)$$

$$MDT_{caps} = MAT_{caps} - MAT_{solt} \quad (12\text{-}68)$$

对于片剂或胶囊剂在溶解之前首先还要崩解，故要测定平均崩解时间 MDIT。

$$MDIT_{caps} = MDT_{caps} - MDT_{powd} \quad (12\text{-}69)$$

MDT 与 MDIT 的计算结果列于表 12-2，并图示于图 12-5。

表 12-2 矩量法各种参数计算表

给药方法 剂型 剂量	静脉注射 溶液 300 mg	口服 溶液 500 mg	口服 散剂 300 mg	口服 胶囊 350 mg
k (1/h)	0.1060	0.1048	0.1036	0.1028
AUC (h·mg/L)	286.6	426.9	244.1	181.3
AUC/X_0 (h/L)	0.9554	0.8539	0.8137	0.5179
AUMC (h²·mg/L)	2686.9	4447.9	2631.2	2397.1
MRT (h)	9.374	10.42	10.78	13.22
F		0.8937	0.8517	0.5421
F_r (相对溶液)			0.9529	0.6065
F_r (相对散剂)				0.6365
MAT (h)		1.044	1.405	3.850
MDT (h)			0.361	0.361
$MDIT_{caps}$ (h)				2.445

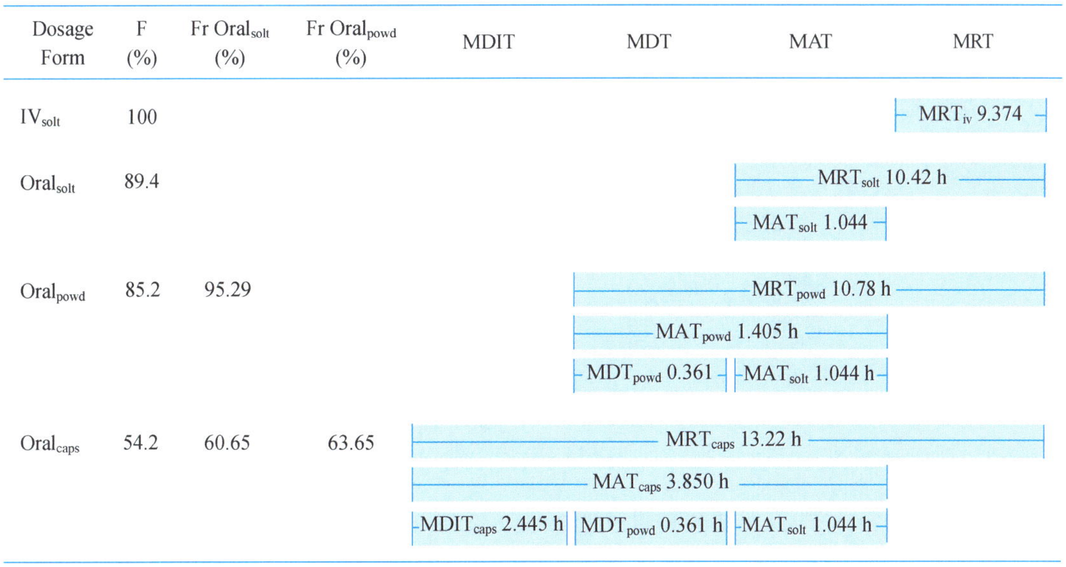

Dosage Form	F (%)	Fr Oral$_{solt}$ (%)	Fr Oral$_{powd}$ (%)	MDIT	MDT	MAT	MRT
IV$_{solt}$	100						├─ MRT$_{iv}$ 9.374 ─┤
Oral$_{solt}$	89.4					├─MAT$_{solt}$ 1.044─┤	├─ MRT$_{solt}$ 10.42 h ─┤
Oral$_{powd}$	85.2	95.29			├─MDT$_{powd}$ 0.361─┤	├─MAT$_{powd}$ 1.405 h─┤ ├─MAT$_{solt}$ 1.044 h─┤	├─ MRT$_{powd}$ 10.78 h ─┤
Oral$_{caps}$	54.2	60.65	63.65	├─MDIT$_{caps}$ 2.445 h─┤	├─MDT$_{powd}$ 0.361─┤	├─MAT$_{caps}$ 3.850 h─┤ ├─MAT$_{solt}$ 1.044 h─┤	├─ MRT$_{caps}$ 13.22 h ─┤

图 12-5 统计矩法从量和速率两个角度对于药物体内过程的评估

四、统计矩方法的药物动力学计算结果 The pharmacokinetic calculation results of statistical moment method

1. 口服后胶囊在体内崩解分散为类似于散剂的细小颗粒。本例中的胶囊相对于散剂的生物利用度只有 63.65%，损耗约 36%。估算出的平均崩解时间 $MDIT$ 达 2.445 h，故崩解延迟可能是引起生物利用度下降的主要原因。因为散剂相对于溶液剂的生物利用度只下降约 4.7%，而口服溶液剂相对于静脉注射的生物利用度只下降约 10.6%，所以胶囊剂生物利用度偏低的原因主要存在于崩解的阶段。

2. 这些剂型在体内的消除过程是相同的，主要区别在 MAT 的内涵，现具体解析如下。

$$MAT_{caps} = MDIT_{caps} + MDT_{caps} + MAT_{solt}$$
$$= 2.445 + 0.361 + 1.044 = 3.850 \text{ h}$$
$$MAT_{powd} = MDT_{powd} + MAT_{solt}$$
$$= 0.361 + 1.044 = 1.405 \text{ h}$$
$$MAT_{solt} = 1.044 \text{ h}$$

不同制剂的吸收包含了不同的阶段。胶囊剂的平均吸收时间包含了崩解、溶出和吸收等三个过程，散剂包含了溶出和吸收的两个过程，而溶液剂则只有吸收这一个过程。在剂型开发研究中统计矩解析方法非常有用，可以从量和速率的两个角度定量表述药物在体内各阶段的情形。结果表明，胶囊的崩解是整个吸收过程中的限速步骤，也是其生物利用度低下的主要原因。

Tanigawara 等用统计矩法分析了氨比西林三水物和无水物的不同制剂。通过静脉注射、口服溶液、散剂和胶囊剂，以尿排泄数据解析药物的体内过程并估算各项药物动力学参数，研究发现 MAT_{solt} 为 1.58 h，MAT_{powd} 为 2.12 h，MAT_{caps} 为 2.47 h，故认为，溶出与崩解不是限速步骤，溶液吸收过程才是。可以看到，这时的统计矩方法较原来有所变化。由于作为因变量的血药浓度 C 被尿中药物排泄速率 dXu/dt 所替代，相应的零阶矩 $(Xu)_\infty$ 和一阶矩 MRT 分别为

$$(Xu)_\infty = \int_0^\infty \left(\frac{dXu}{dt}\right) \cdot dt \tag{12-70}$$

$$MRT = \frac{\int_0^\infty t \cdot \left(\frac{dXu}{dt}\right) \cdot dt}{\int_0^\infty \left(\frac{dXu}{dt}\right) \cdot dt} = \frac{\int_0^\infty t \cdot dXu}{(Xu)_\infty} \tag{12-71}$$

实际估算 MRT 时，以 ΔXu，$\Delta Xu/\Delta t$ 和中点时间 t_c 替代上式中的 dXu，dXu/dt 和 t，得到

$$MRT = \frac{\int_0^{t^*} t \cdot \left(\frac{dXu}{dt}\right) \cdot dt + \int_{t^*}^\infty t \cdot \left(\frac{dXu}{dt}\right) \cdot dt}{(Xu)_\infty}$$

$$\approx \frac{\sum_{i=1}^n \left\{ t_{c,i} \frac{(Xu_i + Xu_{i-1})}{2} \right\} + \left\{ \frac{t_c^* (Xu/t)^*}{k} + \frac{(Xu/t)^*}{k^2} \right\}}{(Xu)_\infty} \tag{12-72}$$

五、在缺乏静脉注射数据时统计矩参数的计算 Calculation of statistical moment parameters in the absence of intravenous injection data

在实际工作中，有时很难获得静脉注射数据，现举例说明这种情况下统计矩参数的计算方法。

口服相同剂量的布诺芬胶囊与溶液后测得各时间血药浓度如表 12-3，相应的血药浓度-时

间曲线见图 12-6。

表 12-3 口服相同剂量的布诺芬溶液与胶囊后各时间的血药浓度

t (h)	溶液		胶囊	
	C (μg/mL)	$t \cdot C$ (h·μg/mL)	C (μg/mL)	$t \cdot C$ (h·μg/mL)
0	0	0	0	0
0.167	17.8	2.97	0.0600	0.0100
0.333	29.0	9.66	3.59	1.20
0.5	29.7	14.9	7.79	3.90
1.0	25.7	25.7	13.3	13.3
1.5	19.7	29.6	14.5	21.8
2.0	17.0	34.0	16.9	33.8
3.0	11.0	33.0	16.6	49.8
4.0	7.10	28.4	11.9	47.6
6.0	3.82	22.9	6.31	37.9
8.0	1.44	11.5	3.54	28.3
10.0	0.570	5.70	1.36	13.6
12.0	0.380	4.56	0.630	7.56

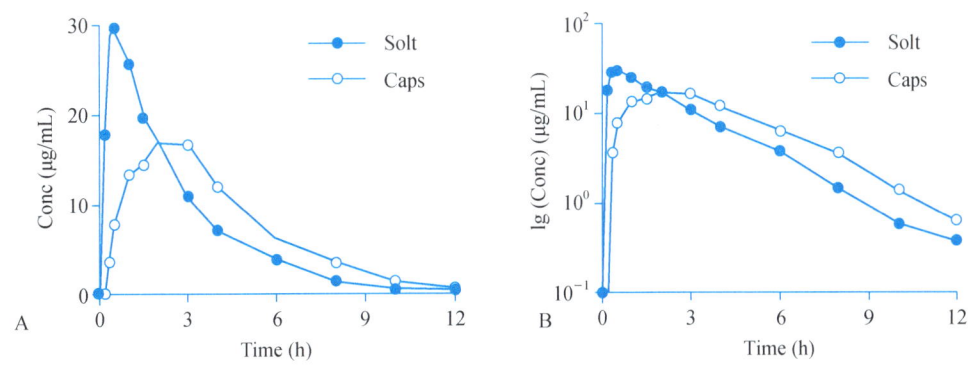

A：浓度，B：对数浓度

图 12-6 口服相同剂量布诺芬溶液与胶囊后的血药浓度-时间曲线

消除速率常数 k 的计算经对 3~12 h 的数据进行回归，得胶囊的 $k=0.3626 \text{ h}^{-1}$，溶液的 $k=0.3857 \text{ h}^{-1}$，两种剂型之间无显著差异。

溶液：$AUMC_{0-t_*} = 220.6$ (μg/mL)·h^2

$$AUMC_{t_*-\infty} = \frac{C^* \cdot t^*}{k} + \frac{C^*}{k^2} = \frac{0.38 \times 12}{0.3857} + \frac{0.38}{0.3857^2}$$

$$= 14.4 \text{ (μg/mL)·h}^2$$

$$AUMC_{0-\infty} = 220.6 + 14.4 = 235.0 \text{ (μg/mL)·h}^2$$

$$AUC_{0-\infty} = 87.82 \text{ (μg/ml)·h}$$

$$MRT_{solt} = \frac{AUMC}{AUC} = \frac{235.0}{87.82} = 2.676 \text{ h}$$

$$MAT_{solt} = MRT_{solt} - \frac{1}{k} = 2.676 - \frac{1}{0.3857} = 0.083 \text{ h}$$

胶囊：$AUMC_{0-t^*} = 332.7 \ (\mu g/mL) \cdot h^2$

$$AUMC_{t^*-\infty} = \frac{t^* C^*}{k} + \frac{C^*}{k^2} = \frac{0.63 \times 12}{0.3626} + \frac{0.63}{0.3626^2}$$

$$= 25.64 \ (\mu g/mL) \cdot h^2$$

$$AUMC_{0-\infty} = 332.7 + 25.6 = 358.3 \ (\mu g/mL) \cdot h^2$$

$$AUC_{0-\infty} = 89.02 \ (\mu g/mL) \cdot h$$

$$MRT_{caps} = \frac{AUMC}{AUC} = \frac{358.3}{89.02} = 4.025 \ h$$

$$MAT_{caps} = MRT_{caps} - \frac{1}{k} = 4.025 - \frac{1}{0.3626} = 1.267 \ h$$

因此，

$$MDT_{caps} = MAT_{caps} - MAT_{solt} = 1.267 - 0.083 = 1.184 \ h$$

有些药物临床上静脉注射有困难，因而无法获得相关制剂的绝对生物利用度。胶囊相对于溶液的生物利用度为 101.4%，表明其崩解和溶出均比较完全。胶囊的 MAT_{caps} 为 1.267 h，而溶液剂的 MAT_{solt} 只有 0.083 h，说明在胶囊的吸收过程中，崩解和溶出为限速环节，在剂型设计与生产中应引起重视。

统计矩原理能够从量和速率两个角度得出制剂评价中的关键性指标，方法简便可行，但对于非线性动力学问题并不适用，而且统计矩所得到的资料比较有限，多为平均值，是其存在的局限。

第五节 统计矩方法与隔室模型的比较
Comparison of statistical moment method and compartment model

统计矩方法和经典隔室模型都能用于处理血药浓度-时间数据，二者各有优缺点，互为补充。

统计矩最大的优点是限制性假设较少，只要求药物的体内行为符合线性，且血药浓度-时间曲线的末端符合指数消除。对于一些在体内存在多环节转运过程的药物剂型，统计矩方法可以从量和速率两个角度给出清晰的定量评价。此外，统计矩还解决了不能用同一隔室模型拟合全部试验数据的问题。例如，临床上常会见到有些受试对象数据符合一室模型，另一些则符合二室模型，这时两组间的参数很难比较。而采用统计矩方法，由于可获得所有个体的 AUC、MRT 和 Cl 等参数，就不存在这一问题。不过从另一个角度看，这也是非隔室模型方法的局限，其只能给出宏观参数，而无法表述和预测血药浓度-时间曲线的细节。例如，对于相同的 AUC 或相同的 MRT 的值，可能存在多条形状不同的血药浓度-时间曲线。

（杨　劲）

思考题

1. 说明 MRT、MAT、MDT 与 $MDIT$ 的定义及实际意义。
2. 如何求算片剂的 MRT、MAT、MDT、$MDIT$？通过计算能说明什么问题？
3. 静脉注射 MRT 说明什么？如何求算？从药物分子角度如何理解 MRT？
4. 统计矩理论的主要特点是什么？
5. 根据统计矩如何计算 $T_{1/2}$，Cl，V_{ss}，F，C_{av}？

6. 某药物静注 100 mg 测得各时间的血药浓度如下：($k=0.3926$ h^{-1})

t(h)	0	0.5	1.0	1.5	2.0	3.0	4.0	6	8	10	12
C(μg/mL)	35.7	29.4	25.7	19.7	17.0	11.0	7.1	3.82	1.44	0.57	0.38

求 $MRT_{(iv)}$，Cl，V_{ss}？

(答案：$MRT=2.51$ h，$Cl=1.07$ L/h，$V_{ss}=2.67$ L)

参考文献

[1] Yamaoka K，Nakagawa T，UNO T. Statistical moments in pharmacokinetics. J Pharmacokin Biopharm，1978，6：547.

[2] Cuter DJ. Theory of the mean absorption time，an adjunt to conventional bioavailability studies. J pharm Phamac，1978，30：476.

[3] Riegelman S，Collier P. The application of statistical moment theory to the evaluation of in vivo dissoluton time and absorption time. J Pharmacokin Biopharm，1980，8：509.

[4] Rowland M，Tozer T N . Clinical Pharmacokinetics and Pharmacodynamics：Concepts and Applications. Trends in Pharmacological Sciences，2010，4（1）：481-482.

[5] Chiou WL. Rapid compartment and model-independent estimation of times required to attain various fractions of steady-state Plasma level during multiple dosing of drugs obeying superposition principle and having various adsorption or infusion kinetics. J Pharm Sci，1979，68：1564.

[6] Tanigawara Y，Tamaoka K，Nakagawa T. Moment analysis for the separation of mean in vivo disintegration，dissolution，absorption，and disposition time of ampicillin products. J Pharm Sci，1982，71：1129.

[7] Gabrielsson J. Weiner D. Pharmacokinetic and pharmacodynamic data analysis-concepts and applications. 5 th Edition. Stockholm，Sweden：Swedish Pharmaceutical Press，2016.

[8] 魏树礼，张强. 生物药剂学与药物动力学. 2 版. 北京：北京大学医学出版社，2004.

第13章 生物利用度和生物等效性
Bioavailability and Bioequivalence

本章要求：
1. 掌握仿制药和生物等效性评价概念。
2. 了解制剂体外溶出、人体 PK-BE、PD-BE 的临床终点试验之间的关系。
3. 了解生物药剂学分类系统和生物豁免。
4. 掌握生物等效性试验设计方法。
5. 掌握生物利用度和生物等效性评价的主要参数以及等效标准。
6. 熟悉生物等效性试验设计常见要点。

生物利用度（bioavailability，BA）和生物等效性（bioequivalence，BE）均是药物制剂评价的重要指标。BA 研究是药物研究过程中选择合适给药途径和确定用药方案的重要依据之一。BE 研究则是以预先确定的等效标准进行的比较研究，是保证含同一药物活性成分的两制剂体内行为一致性以及是否可互相替代的依据。

第一节 概 述
Introduction

一、生物利用度和生物等效性的定义 Definition of bioavailability and bioequivalence

生物利用度（bioavailability，BA）是指药物或者药物活性成分服用后从制剂释放并吸收进入血液循环的程度和速度。生物利用度可以分为绝对生物利用度（absolute bioavailability，F）和相对生物利用度（relative bioavailability，Fr）。

绝对生物利用度 F 是以静脉给药吸收率 100% 为基准，比较同一药物在血管外给药（以口服为例）与静脉给药时药物吸收进入血液循环的量。F 为相同剂量下血管外给药与血管内给药的血药浓度-时间曲线下面积的比值。

$$F = \frac{AUC_{po} \cdot X_{0,iv}}{AUC_{iv} \cdot X_{0,po}} \times 100\% \tag{13-1}$$

式中的 X_0 为给药剂量，iv 和 po 分别表示静脉注射给药和口服给药。

相对生物利用度（F_r）是比较同一药物不同制剂（受试制剂与参比制剂）在血管外给药时药物吸收进入血液循环的相对量。

$$F_r = \frac{AUC_T \cdot X_{0,R}}{AUC_R \cdot X_{0,T}} \times 100\% \tag{13-2}$$

式中 T 为受试制剂，R 为参比制剂。

生物等效性（bioequivalence，BE）是指在相同试验条件下，服用相同摩尔剂量药学等效或药学替代制剂的药物，原形药物或其活性成分吸收的程度和速度在一定范围内的差异无统计学意义。生物等效性研究一般是采用生物利用度的研究方法，以药物动力学参数为终点指标，根据预先确定的等效标准和限度进行的比较研究。仿制药与原研药应具有"五同"的特点，包括相同活性成分、相同剂型、相同规格、相同适应证、相同给药途径和用法用量，即要满足药学等效或药学替代。

药学等效（pharmaceutical equivalence）是指两种药品具有相同的活性成分、相同剂型、相同给药途径、相同规格或浓度、符合相同标准，包括药典标准或其他适用标准（即规格、质量、纯度和鉴别）。

药学替代（pharmaceutical alternative）是指两种药品具有相同的治疗成分，但该成分以不同的盐、酯或复合物的形式存在，或两种药品含有相同的治疗成分，但其剂型或规格不同。

药学等效或药物替代是生物等效的前提，但不意味一定是生物等效，因为辅料不同或生产工艺的差异等可能会导致药物溶出或吸收行为的改变。

生物利用度和生物等效性试验常被作为桥接工具，支持两个药品之间的安全性和有效性的桥接。在药品申报过程中，包括新药临床试验申请（investigational new drug application，IND）、新药申请（new drug application，NDA）、仿制药申请（abbreviated new drug application，ANDA）及其发布和补充申请中，制剂的生物利用度和生物等效性研究都是评价药物制剂的重要标准之一。

生物等效性可以用于在临床研究不同阶段使用的制剂之间建立关联，如Ⅱ期与Ⅲ期临床试验制剂的批次间、Ⅲ期与拟上市药品的批次之间、同一制剂不同产地之间，以及生产工艺或药品配方发生变更等情况下的桥接研究等。生物等效性研究对于仿制药的研发和批准尤为关键，通常通过证明仿制药品与参照药品（通常是原研药品）具有药物等效和生物等效的研究递交 ANDA 申请。由于仿制药品和仿制对象含有相同活性成分，可以直接进行临床试验，观察临床治疗效果，来确保仿制药品的治疗等效性，即两制剂具有相同的安全性和有效性。如果仿制药品和参照药品两制剂中所用辅料本身并不会导致有效性和安全性问题，生物利用度和生物等效性研究是证实两制剂生物等效性的最有效方法。

同一药物不同制剂的生物利用度可能不同，同一制剂不同厂家产品的生物利用度往往也有不同，甚至同一厂家的制剂在不同的生产批次之间也可能出现生物利用度的差异，这些生物利用度的差异可能会对药物疗效和安全性产生影响。

生物利用度和生物等效性研究可用于：

（1）评价仿制药与原研药之间的生物等效性；

（2）评价新药用于临床研究的制剂的性能；

（3）研究新分子实体口服药物的绝对生物利用度；

（4）研究内源性/外源性因素对药品的药物动力学的影响；

（5）指导药物剂型改变的筛选和评价；

（6）新处方、新工艺的评价以及生产过程控制，新剂型给药剂量的估计，用来指导临床合理用药等。

生物等效有多种研究方法，按照终点指标和研究方法评价效力可分为四个层次，按优先顺序依次为药物动力学研究、药效动力学研究、临床终点研究和体外研究。图 13-1 展示了体外溶出、药物动力学、药效动力学和临床终点之间的关系，一般监管机构推荐最能灵敏反映制剂差异的以药物动力学为终点的人体生物等效性作为优先的评价方法。

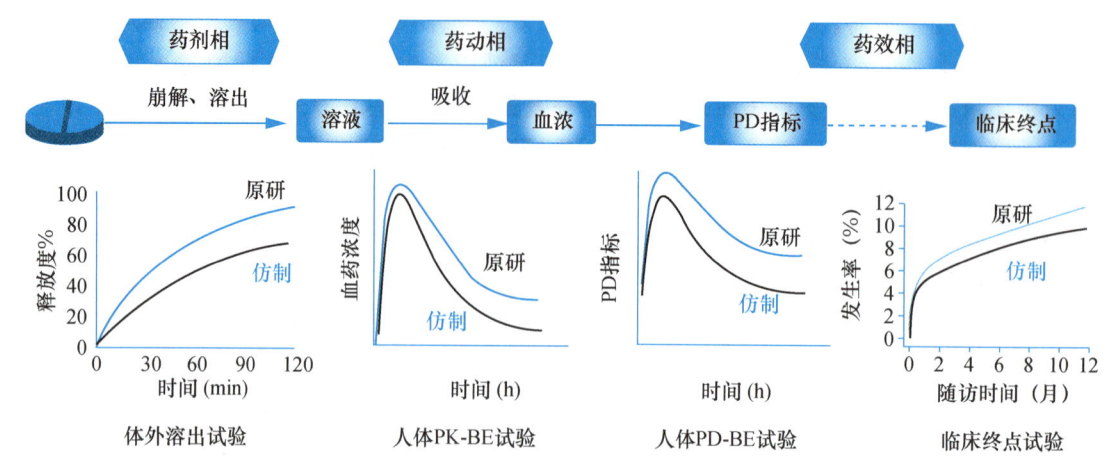

图 13-1 制剂体外溶出、人体 PK-BE、PD-BE 和临床终点试验之间的关系

药效学终点的生物等效性研究，指不以药物浓度，而是以药物的药效学终点为指标来评价生物等效性。临床终点的生物等效性研究是指在患者人群中用含有相同活性成分的两种药品（化学等效）以相同剂型（药物等效）给药，使活性成分传递至作用部位的临床研究，直接以临床疗效和不良反应决定两者是否生物等效。体外生物等效性研究是指采用可反映药物作用机制的体外试验来评价仿制药品与参照药品的生物等效性，该方法常用于局部作用的胃肠道等药物（如蒙脱石散、碳酸镧等）的评价。

二、生物等效性评价和临床比较研究的关系 The relationship between bioequivalence evaluation and clinical comparative study

当无适宜的药物浓度检测方法，也缺乏明确的药效学指标时，也可以通过以参比制剂为对照的临床比较试验，以综合的疗效终点指标来验证两制剂的等效性。然而，作为生物等效研究方法之一，对照的临床试验可能因为样本量不足或终点指标不灵敏而缺乏足够的把握度去检验差异，而以药动学为终点的生物等效性试验有精确、灵敏和可重现的优势，且所需经费较少，试验周期也较短，故建议尽量采用药物动力学研究方法。

生物等效性试验替代临床比较试验系基于如下前提：①在研药物须是进入全身血液循环后产生全身治疗效果的；②作用部位的药物浓度和血药浓度存在一定的比例关系，因此可以通过测定血药浓度来获得与作用部位药物水平相关联的主要药物动力学参数，间接预测药物制剂的临床治疗效果，评价制剂质量。两制剂的血药浓度-时间曲线相近到一定程度时，可以认为疗效和不良反应亦等效。药物的血药浓度、药物动力学与药物安全性和有效性的关系见图 13-2。

不能通过生物利用度试验和生物等效性评价替代临床比较试验的有如下几种情况。

（1）制剂因杂质不同导致不良反应有差异，则单纯测定有效物质的浓度只能认为疗效一致，并不能认为不良反应发生情况一致。

（2）制剂因素导致生物利用度显著提高。虽然生物利用度的提高可能是制剂工艺进步的体现，也可使临床疗效增加，但是不良反应也可能相应增加（如图 13-2 中的制剂 A）。

（3）在胃肠道直接发挥作用的药物，例如氢氧化铝片，无法通过生物利用度试验和等效性评价来替代临床比较研究。

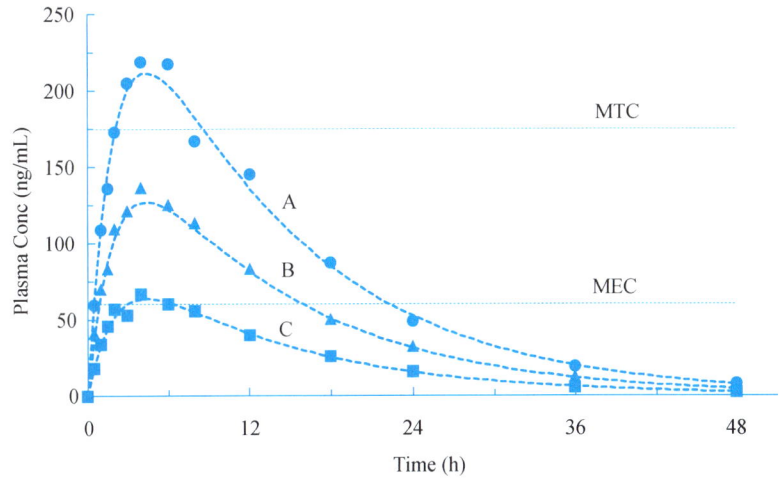

MEC：最低有效浓度，MTC：最低中毒浓度

图 13-2　A、B、C 三种制剂血药浓度和临床有效性、安全性的关系

三、生物利用度研究和生物等效性评价的主要参数 Main parameters of bioavailability study and bioequivalence evaluation

在进行制剂的生物利用度和生物等效性评价时，主要考虑药物在体内的吸收速度和吸收程度。

1. 采用实测药物峰浓度 C_{max} 评价药物在体内吸收的程度。

2. 对于单次给药研究，采用 AUC_{0-t}、$AUC_{0-\infty}$ 评价药物在体内的吸收程度。

AUC_{0-t} 为从 0 时到最后一个样品采集时间 $t*$ 的血药浓度-时间曲线下面积；

$AUC_{0-\infty}$ 为从 0 时到无限时间 ∞ 的血药浓度-时间曲线下面积。

$$AUC_{0-\infty}=AUC_{0-t*}+C^*/\lambda_z \tag{13-3}$$

C^* 为采集的最后一个药物浓度，λ_z 为药-时曲线末端消除速率常数。

对于相同剂量和相同间隔多次给药的稳态研究，采用药物达稳态后给药间隔期（τ）内的血药浓度-时间曲线下面积（$AUC_{0-\tau}$）来评价吸收的程度。

受试制剂（T）与参比制剂（R）的血药浓度-时间曲线图及主要 PK 参数（C_{max}、AUC_{0-t}、$AUC_{0-\infty}$）的示例见图 13-3。

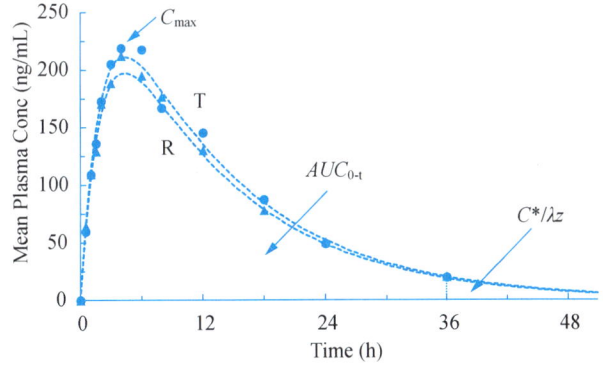

图 13-3　受试制剂（T）与参比制剂（R）的血药浓度-时间曲线及主要 PK 参数

3. 采用实测药物的达峰时间 T_{max} 评价药物在体内吸收的速度。药物浓度达峰时间 T_{max} 是评价吸收速度的重要参数，当 T_{max} 与药物的临床疗效密切相关时，通常采用配对非参数检验的方法对 T_{max} 进行差异性检验。

四、影响生物利用度的因素 Factors influencing bioavailability

(一) 影响生物利用度的三个主要因素 Three main factors affecting bioavailability

口服给药是最常用的给药方式。口服制剂给药后在胃肠道的吸收过程存在两个主要环节：药物的崩解、溶出和扩散，以及药物的跨膜吸收。除了溶液剂等少数剂型只有跨膜吸收外，多数口服制剂的吸收都存在以上两个环节。药物溶解扩散的速度和程度取决于药物的溶解度（solubility），跨膜吸收的速度和程度取决于药物的膜通透性（permeability）。药物的溶解度和通透性具有化合物依赖性，溶解度大小的判断与药物的给药剂量有关，而药物的溶出度（dissolution）则具有制剂依赖性。根据决定药物吸收速率和吸收程度的三个关键因素，包括溶出度、溶解度、通透性，可以按照生物药剂分类系统（biopharmaceutical classification system，BCS）将药物分成四大类，如图13-4所示。

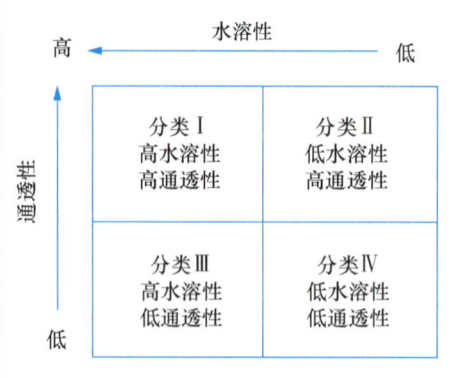

图13-4 生物药剂分类系统（BCS）

BCS分类可作为制定体外溶出质量标准的依据，也可以辅助建立体内体外相关性（in vivo in vitro relationship，IVIVR）。BCS分类还可作为药物研发的工具，帮助判定是否满足生物等效性试验豁免的条件。

1. 溶解度 药物溶解度的高低是对于给药剂量的相对概念。如果药物的临床最高给药剂量在pH 1.0到7.5的范围内在250 mL的水介质中都能溶解，则认为该药物（化合物）为高溶解度药物。250 mL这个标准来源于经典人体生物利用度试验中受试者服药时的饮水量。虽然一些离子化药物的溶解度不能在整个pH 1.0~7.5的范围内满足要求，但在部分范围内，如酸性药物在pH大于5的范围，碱性药物在pH小于6的范围都有很高的溶解度，这类药物也可被定义为高溶解度药物。

2. 溶出度 由于化合物的溶解度可以通过一定的制剂手段改进，所以对于口服制剂，考察其溶出度而不是化合物的溶解度更合理。口服固体常释制剂具有快速溶出的定义是：采用《中华人民共和国药典》2015版附录通则（0931）方法1（篮法），转速为每分钟100转，或是方法2（桨法），转速为每分钟50或75转，溶出介质体积为500 mL（或更少），在溶出介质①0.1 mol/L HCl或是不含酶的模拟胃液；②pH4.5的缓冲介质；③pH6.8的缓冲介质或是不含酶的模拟肠液中，30 min内活性药物成分（active pharmaceutical ingredient，API）的溶出均能达到标示量的85%以上。口服固体常释制剂具有非常快速溶出的定义是：在上述条件下15 min内API的溶出均能达到标示量的85%以上。特别要注意的是，对于一些难溶性化合物，有时候会在溶出介质中添加消化酶或者有机溶剂助溶，这种情况下的溶出度数据仅供参考，不作为BCS分类的依据。

3. 通透性 药物的膜通透性的高低与药物在人体内的吸收程度间接相关（指吸收剂量的分数，而不是全身的生物利用度），与药物在人体肠道膜间质量转移速率直接相关。但是药物透过人体肠壁膜的量很难直接获得，可以考虑其他可以用来预测药物在体内吸收程度的非人体系统（如使用原位动物、体外上皮细胞培养等方法）对渗透性进行分类。若没有资料证明药物在胃肠道内是不稳定的，则可以质量平衡测定法为依据，同静脉注射给药相比较来计算生物利用度F来支持通透性高低的判别。当F大于85%时，可以认为药物为高通透性。但如果F小于85%，由于无法排除高首过效应的可能，所以不能获得明确的结论。

人体生物利用度
$$F = F_a \cdot F_g \cdot F_h \tag{13-4}$$

F_a为药物的胃肠道吸收分数，F_g为药物经肠道代谢和外排后进入血液循环的剩余分数，

F_h 为经肝代谢后的剩余分数（图 13-5）。

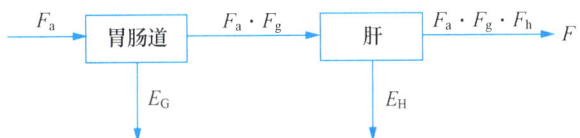

图 13-5　口服给药过程中不同环节的 F 值之间关系

BCS Ⅰ 类药物有良好的溶解性和通透性，活性成分从制剂中的溶出速度很快，影响吸收的限速步骤是胃排空过程，生理因素成为生物利用度的决定因素，而制剂的生物药剂学特征变得不是很重要。BCS Ⅲ 类药物虽然通透性差，但有良好的溶解性，药物吸收的限速步骤是小肠跨膜的通透过程，药物的溶出过程对生物利用度影响不大，即使不同制剂的体外溶出度差异很大，体内试验的结果仍能很好地吻合。因此，在满足一定条件的基础上，BCS Ⅰ 类和 BCS Ⅲ 类药物的体内 BA/BE 试验可以考虑被豁免（biowaiver）。BCS Ⅱ 类和 BCS Ⅳ 类药物的溶解性是限速因素，药物的溶出度对吸收影响大，体内 BA/BE 试验通常不可豁免。

（二）影响生物利用度的制剂因素 Formulation factors affecting bioavailability

剂型和制剂中的辅料可能会影响药物的吸收。崩解剂可以提高药物的溶出速率和吸收率，聚山梨酯-80 等表面活性剂可增加难溶性药物的溶解度，从而提高药物的吸收。醋酸纤维素等肠溶包衣片的包衣剂只能溶解在 pH 较高（大于 5）的肠液中，可以防止药物在胃中的分解或减少药物对胃黏膜的刺激。

（三）影响生物利用度的其他因素 Other factors

生理因素对生物利用度的影响复杂。生理因素是指用药患者的生理特点。例如口服给药时胃肠道的 pH、肝功能和胃肠血液灌注的程度、肠道菌群状况、空腹程度，以及患者的年龄、性别、遗传因素等。另外，药物间的相互作用、服药时间等因素对生物利用度也可能有影响。

第二节　生物利用度及生物等效性试验原则和研究方法
Principles and research methods of bioavailability and bioequivalence testing

人体生物利用度研究和生物等效性评价是一项高度规范化的试验，美国、加拿大、日本、欧盟和中国等药品行政管理机构都有相应的具体试验指导原则。2015 版的《中华人民共和国药典》中颁布了《9011 药物制剂人体生物利用度和生物等效性试验指导原则》，中国药品监督管理局在 2016 年出台了《以药动学参数为终点评价指标的化学药物仿制药人体生物等效性研究技术指导原则》，后续也出台了一系列的生物等效性的指导原则。

一、生物等效性临床试验流程 Bioequivalence clinical trial process

生物等效性研究是一项规范性很强的临床试验，须按照规范的工作流程进行相关的工作。新药研制的申办者通常为制药企业，也可以是其他的组织和机构。作为临床试验的发起者，申办者负责发起、申请、组织、资助和监查一项临床试验。生物利用度和生物等效性试验流程概要如图 13-6 所示。

药物临床试验须在满足药物临床试验机构资格的机构进行，须签订临床试验协议书，其中主要研究者（principal investigator，PI）为实施临床试验并对临床试验质量及受试者安全和权益负责的试验现场的负责人。在临床试验开展前，须向伦理委员会递交伦理申报资料，包括但

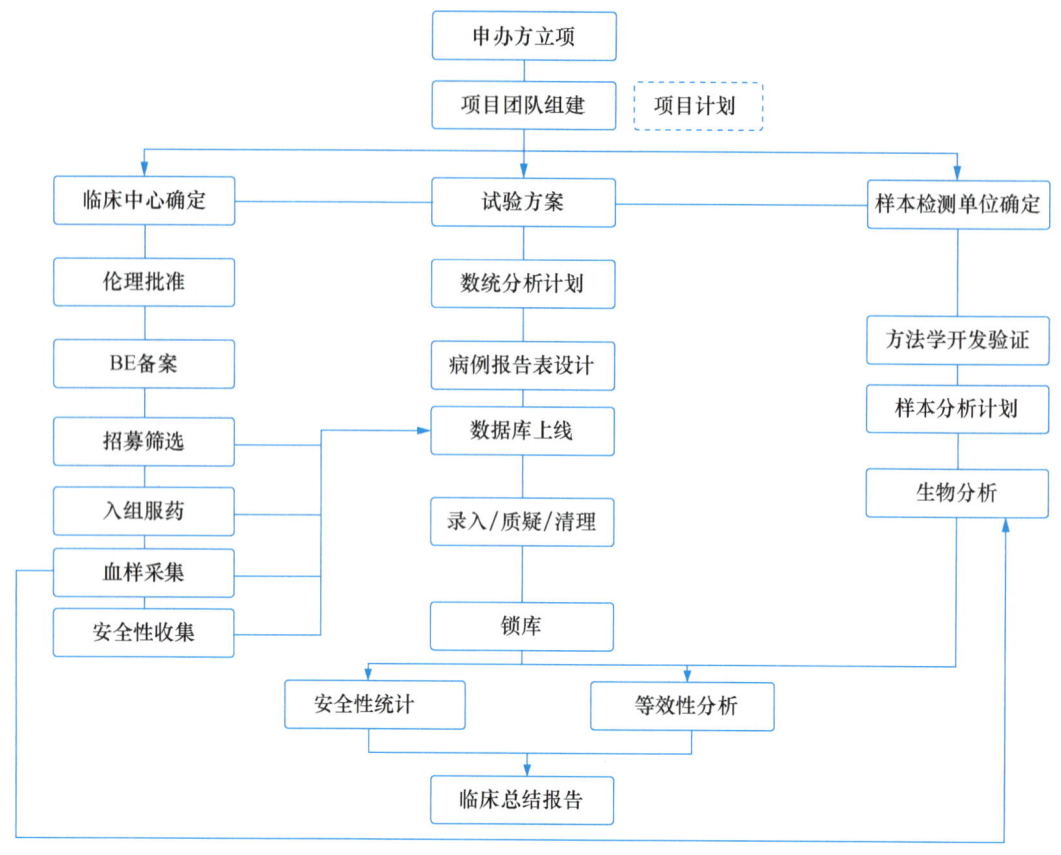

图 13-6　生物利用度和生物等效性试验流程略图

不限于伦理审查申请书、主要研究者履历、知情同意书样本、临床研究方案、病例报告表（case report form，CRF）、研究者手册和用于招募受试者的文件材料等，须在获得伦理委员会批准后方可实施。对研究方案所做的任何修正必须再经伦理委员会审核批准或备案，试验结束后应通知伦理委员会试验已经结束。

招募受试者必须获得其知情同意，以保障其合法权益。研究者有责任向受试者完整、全面地介绍本研究的目的、研究的方式、药物的作用、合理的预期受益、可能出现的不良反应和可能的风险。应让受试者知道他们的权利，所要承担的风险和受益。受试者自愿参加临床试验，可以在试验过程中的任何时间无条件地退出试验。应告知受试者研究方和申办者有权依据相关法规对受试者的试验数据进行阅读、保存和统计学处理。只有充分了解本临床试验的风险和收益，以及潜在的不良事件，并在知情同意书上签署姓名和日期的受试者才可以参加本临床试验。

研究者按照《药物临床试验质量管理规范》《临床研究方案》等文件实施生物等效性试验，配备有资格的专职医护人员进行临床操作，并集中安排受试者的筛选、试验入组、饮食控制、给药、采血、日常活动与作息规律、随访、观察记录及处置可能出现的不良事件，保证受试者的权益与安全性，降低试验风险，提高临床试验的研究质量。采集的血样按照标准流程进行预处理和存储，由冷链物流运输至样品检测单位进行检测。

药物临床试验分析实验室对生物样品中的药物［和（或）代谢产物］或生物标志物进行检测分析，为生物等效性评价提供数据支持。临床生物样本分析一般包括按照规范进行生物分析方法学开发、方法学验证、生物样品分析、实验室资料归档与存储等，为药物动力学和生物等效性统计方提供浓度数据。方法学验证包括选择性、残留效应、线性、准确度与精密度、回收率、基质效应、稀释可靠性、稳定性、批最大样品数、分析重现性等方面内容。

临床试验数据一般采用电子数据采集系统（electronic data capture，EDC）进行数据管理，数据管理方根据标准流程建立数据库，研究机构按照填写手册填写电子病历报告表。如果出现数据偏离或对数据存在疑问，数据管理方会要求研究机构对数据澄清，并根据 EDC 系统的要求进行说明。EDC 系统会保留电子病历报告表的修改记录，数据备份和储存会根据申办者的要求执行。

生物统计师在整个生物等效性试验中扮演着关键的角色，负责方案中的统计学考虑、随机化、统计分析计划撰写、统计分析程序编写与运算、分析集划分、统计分析报告撰写等工作，对 EDC 数据库数据、外源性血药浓度数据等进行安全性、药物动力学统计分析，获得是否等效的关键结论，出具统计分析报告，为临床总结报告提供参考资料。

研究结束后，应根据研究结果撰写相应的研究报告，包括临床研究报告、方法学验证报告、生物样品分析报告、数据统计分析报告，最终依据这些报告形成生物等效性研究报告。报告的格式和内容、附件、图谱等，应依据注册申报资料的要求进行。

二、基本要求 Basic requirements

（一）总体设计 Overall design

1. 双交叉设计 根据药物的特点，有几种常见的生物利用度和生物等效性试验设计方法可供选择：①两制剂、单次给药、交叉试验设计；②两制剂、单次给药、平行试验设计；③重复试验设计。

多数药物的吸收和清除在个体间存在较大的变异，个体间的变异系数往往远大于个体内变异系数（within-subject coefficient of variation，$CV_w\%$）。为了尽量克服这种差异对试验结果的影响，生物等效性试验一般要求采用自身交叉的研究方法，在同一个受试者中先后进行受试制剂（T）与参比制剂（R）的试验，即受试者按照随机的顺序先服用一种药物，经过一定的清洗期（wash-out period）后再服用另外一种药物。为了尽量消除服药顺序、试验周期对试验结果的影响，可采用交叉试验设计（crossover design）的方法，即受试者随机分为两组，一组受试者先服用受试制剂后服用参比制剂，另外一组受试者先服用参比制剂后服用受试制剂。为了避免试验在同一个受试者中服用一种制剂对另一种制剂的影响，两次服药间要设置足够长的清洗期。

通常推荐采用单次给药的药物动力学研究方法评价生物等效性，因为单次给药在评价药物吸收的速度和程度方面比多次给药稳态下的药物动力学研究方法更敏感，更易发现制剂行为的差异。

因此，为了尽量避免生物因素、试验给药等因素对试验结果的影响，生物利用度和生物等效性研究一般推荐采用随机、开放、两序列、两周期、两制剂单次给药的交叉试验设计，这也是最常见的一种方法，双交叉设计的概要见图 13-7。

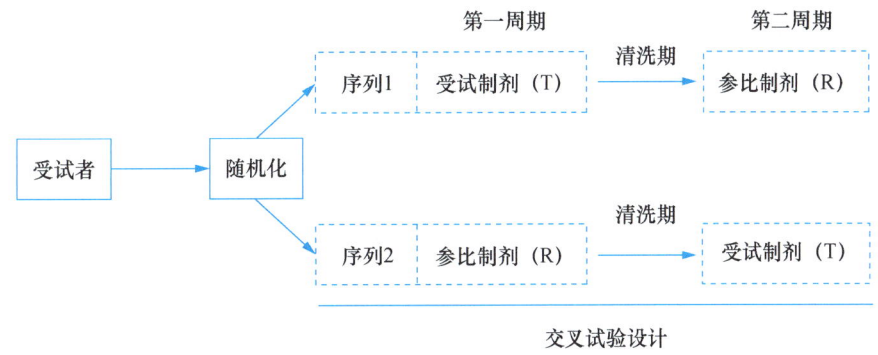

图 13-7 双交叉试验设计

2. 重复试验设计 重复试验设计（repeated design）是指同一制剂重复给予同一受试者，可设计为部分重复或完全重复设计。部分重复设计为参比制剂重复给药的两制剂、三序列、三周期试验，完全重复设计为两制剂均重复给药的两制剂、两序列、四周期试验。重复试验设计是高变异药物（即个体内变异 intra-subject CV≥30%）的生物等效性研究的常用设计，优势在于可以入选较少数量的受试者进行试验，且在适当的情况下可以根据试验得到的参比制剂的个体内变异放宽等效标准。

完全重复设计也适用于窄治疗指数药物（narrow therapeutic index，NTI）的生物等效性研究。基于窄治疗指数药物的特点，受试制剂和参比制剂均重复给药，可分别获得两制剂的个体内变异，用来比较两制剂的个体内变异的差异和（或）根据参比制剂的个体内变异调整等效标准。

3. 平行设计 在某些特定的情况下也可以使用平行设计（parallel design）。如当药物的半衰期很长时取样周期、清洗期会变得很长，这时受试者的生理状况、试验条件、受试者的耐受性都会有很大的影响，可以考虑采用平行试验设计。当选择平行试验设计时，个体间变异给试验带来的影响较交叉设计大，应有更严格的受试者入选条件，如年龄、性别、体重、疾病史等，且使用合理的随机化方案确保组间的基线水平均衡以得到更好的组间可比性。

4. 拉丁方设计 若生物利用度研究包括三种制剂（如两个受试制剂 T_1 和 T_2，一个参比制剂 R），因常规的 3×3 的拉丁方不能排除服药顺序对结果可能产生的影响，可采用三制剂三周期二重 3×3 的拉丁方试验设计（Latin square design），受试者例数为 6 的倍数。表 13-1 给出了 18 例的 3×3 的试验设计的 1 例。

表 13-1 三制剂三周期二重 3×3 的拉丁方试验设计示例

序列	第一周期	第二周期	第三周期
序列 1	T_1	T_2	R
序列 2	T_1	R	T_2
序列 3	R	T_1	T_2
序列 4	T_2	T_1	R
序列 5	T_2	R	T_1
序列 6	R	T_2	T_1

（二）试验设计要点 Key points of design

1. 受试者的选择 由于生物利用度和生物等效性试验的目的主要是比较药物制剂在人体内吸收的速度和程度，受试者的选择应尽量使个体间差异减到最小，降低试验的偶然变异，以突出制剂间的差异，所以在伦理考虑优先的前提下，对受试者有一些特殊的要求。

受试者的选择一般应符合以下要求。

（1）一般选择健康成人。

（2）年龄在 18 周岁以上（含 18 周岁）。

（3）应涵盖一般人群的特征，包括年龄、性别等，通常要求男女均有，女性受试者应为非妊娠和非哺乳期女性。

（4）男性体重一般应不低于 50 kg，女性体重不低于 45 kg，按体质指数（body mass index，BMI）一般应在标准范围内。BMI＝体重/身高^2（kg/m^2）。

（5）如果研究药物拟用于两种性别的人群，一般入选的受试者应有适当的性别比例；对于仅用于单一性别人群的药物，可以考虑选择相应性别的健康成年人群作为受试者。

（6）如果研究药物主要拟用于老年人群，应尽可能多地入选 60 岁以上的受试者。

筛选受试者时的排除标准应主要基于安全性来考虑。当入选健康受试者参与试验可能面临安全风险时，则建议入选试验药物拟适用的患者人群，并且在试验期间保证患者病情稳定。

如试验药物存在已知的不良反应，如具有血液毒性的抗肿瘤药物，可考虑选择患者作为受试者。

部分药物有较强烈的首剂效应。首剂效应系指首剂药物引起强烈效应的现象。有些药物，例如氯氮平和 5-单硝酸异山梨酯等，本身作用较强烈，首剂药物如按常量给予可出现强烈的反应，以至于受试者不能耐受。文献报道，氯氮平在健康人体生物等效性试验过程中，12%（2/17）的受试者出现了心脏停搏的严重不良反应。对于这样的药物，可以考虑采用具有耐受性的患者进行试验。2005 年 6 月，美国食品药品监督管理局（FDA）提出了最新的氯氮平生物等效性研究指南 *Guidance on clozapine*，明确规定须采用患者进行多剂量稳态试验设计。

2. 样本例数 众所周知，在进行统计分析和推断时，可能会出现第 Ⅰ 类或第 Ⅱ 类错误。第 Ⅰ 类错误指的是拒绝了实际上成立的 H_0，即弃真错误，其概率用 α 表示；第 Ⅱ 类错误指的是接受了实际上不成立的 H_0，即取伪错误，其概率用 β 表示。在一个等效性检验中，两总体的均值差别、两总体的标准差 σ、显著性水平 α 和样本量 n 等因素相互制约。在生物利用度试验设计中，公众风险（α，即实际上不等效的药物被检验为等效）和申办方风险（β，即实际上等效的药物被检验为不等效）不可能同时很小，除非增加受试者例数。从经济及医学伦理角度考虑，人体试验所需例数越少越好，但若样本例数过少，又得不到确定的科学结论，所以必须在符合统计学原则的前提下，用尽可能少的受试者进行试验就能说明问题，达到试验目的。

入选受试者的例数应使生物等效性评价具有足够的统计学效力，以保证足够的检验效能，并在试验方案中详细说明样本量估计的方法和结果。使用平均生物等效性方法进行生物等效性分析时，应基于明确的公式合理估计样本量。通常情况下，交叉设计的生物等效性试验应不少于 24 例受试者。不同的设计，对应的样本量估计公式不同。

交叉设计的样本量需考虑的因素包括

（1）显著性水平 α，通常为双侧 0.1（双单侧 0.05）。

（2）检验效能（$1-\beta$）（定义参见"检验效能"部分），通常至少为 80%。

（3）个体内变异系数（$CV_w\%$），可基于文献报道或预试验结果进行估计。

（4）几何均值比（geometric mean ratio，GMR），$GMR=\mu_T/\mu_R$（100%，μ_T、μ_R 分别为受试制剂、参比制剂主要药动学参数的几何均值。一般情况下，药动学参数采用对数转换后再进行计算，对数转换后其均值差即为原参数几何均值比的对数）。

（5）等效性界值，通常情况下等效性界值的标准为 80.00%～125.00%。

GMR 通常应在 0.80～1.25 的范围内，GMR 与 1 相比偏差越大，需要的样本例数就越多。此外，$CV_w\%$ 越大则需要的样本例数就越多。

表 13-2 给出了在 $\alpha=0.05$ 和 $\beta=0.2$ 的条件下，个体内变异在 5%～30%、GMR 在 0.85～1.20 范围内不同 $CV_w\%$ 和 GMR 时的生物等效性交叉设计的例数要求。具体计算公式可参考后文"检验效能"部分。

表 13-2 生物等效性评价的双交叉试验样本例数要求

$CV=\sqrt{\exp(MSE)-1}$	功效 80% $GMR=\mu_T/\mu_R\times100\%$							
	0.85	0.9	0.95	1	1.05	1.1	1.15	1.2
5.0%	12	6	4	4	4	6	8	22
7.5%	22	8	6	6	6	8	12	44
10.0%	36	12	8	6	8	10	20	76
12.5%	54	16	10	8	10	14	30	118
15.0%	78	22	12	10	12	20	42	168
17.5%	104	30	16	14	16	26	56	226
20.0%	134	38	20	16	18	32	72	294
22.5%	168	46	24	20	24	40	90	368
25.0%	206	56	28	24	28	48	110	452
27.5%	248	68	34	28	34	58	132	544
30.0%	292	80	40	32	38	68	156	642

$\alpha=5\%$，$GMR=\mu_T/\mu_R$ 在 0.85～1.20 之间，经对数转换。

注：引自文献（Hauschke D，Steinijans VW. J Pharmacokinet Biopharm，1992，20：557-561）。

3. 参比制剂的选择 参比制剂（reference preparation）是指用于仿制药质量和疗效一致性评价的对照药品，通常为被仿制的对象，如原研药品或国际公认的同种药品。参比制剂应为处方工艺合理、质量稳定、疗效确切的药品。原研药品是指境内外首个获准上市，且具有完整和充分的安全性、有效性数据作为上市依据的药品。国际公认的同种药品是指在欧盟、美国、日本获准上市并获得参比制剂地位的仿制药。

无论是绝对生物利用度还是相对生物利用度的评价，都必须有参比制剂。仿制药生物等效性试验应尽可能选择原研产品作为参比制剂，以保证仿制药质量与原研产品一致。目前我国的国家药品监督管理局已公布多个批次的《仿制药参比制剂目录》，并组织制定了《中国上市药品目录集》，收录具有安全性、有效性和质量可控的药品，并确定参比制剂和标准制剂。美国的食品药品监督管理局（FDA）和日本医药品与医疗器械局（PMDA）也有相应的橙皮书（orange book）供参比制剂的选择。

试验应说明受试制剂和参比制剂的生产厂家、批号、参比制剂的有效期等信息。建议受试制剂与参比制剂药物含量的差值小于 5%。试验机构应对试验制剂及参比制剂按相关要求留样。试验药品应留样保存至药品获准上市后 2 年。

在没有相应的制剂时，可以考虑用其他类型的制剂为参比制剂，但需要与监管机构沟通并充分说明理由。

4. 生物样品的选择 目前生物利用度研究的生物样品一般为血浆，但必要时血清、全血、尿液、唾液等也可供选择。环孢素 A 在红细胞内大量存在，而且能释放到血浆中，所以目前该药一般采用全血测定的结果比较稳定。对于氯化钾制剂，由于体内存在内环境稳定机制，血清内的钾离子水平维持在一个相对很窄的范围内，不能反映氯化钾制剂的吸收，所以目前 FDA 推荐测定尿钾浓度。

5. 取样点的设计 取样点的设计对保证生物利用度试验的可靠性及药物动力学参数估算的合理性有着十分重要的意义。应根据预试验或国内外的参考文献设计合理的采样点。样品采集时间应包含吸收、分布、消除各相，在每一相中至少有 3 个以上的数据点，使浓度-时间曲线能全面反映药物在体内处置的全过程。一般建议每位受试者每个试验周期采集 12～18 个样品，其中包括给药前的空白样品。根据药物和制剂特性确定样品采集的具体时间，要求应能准确估计药物峰浓度（C_{max}）和消除速率常数（λ_z）。末端消除相应至少采集 3～4 个样品以确保准确估算末端消除相的斜率。

尽量避免第 1 个采血点即为 C_{max}。如果第 1 个采样点为 5～15 min 时就是 C_{max}，这样的数据也能够被接受。采样持续到受试药原形或其活性代谢物的 3～5 个半衰期时，或末端血药浓度为 C_{max} 的 1/20～1/10 时，且 $AUC_{0-t}/AUC_{0-\infty}$ 通常应当大于 80%。

对于半衰期较长的口服常释制剂，也应有足够长的样本采集时间，以覆盖药物通过肠道并被吸收的时间段。对于长半衰期药物，因为末端消除项对该类药物吸收过程的评价影响不大，可以取样持续到吸收过程结束，可分别用 C_{max} 和适当截取的 AUC 来描述药物浓度的峰值和总暴露量。对于分布和消除的个体内变异较小的药物，可用 AUC_{0-72hr} 来代替 AUC_{0-t} 或 $AUC_{0-\infty}$，但对于相应的个体内变异较大的药物，则不能采用截取的 AUC 评价生物等效性。

内源性化合物是指体内产生或饮食中含有的化合物。对于内源性化合物，建议在给药前采集血样并检测内源性化合物的基线值，再从给药后测得的总血药浓度中减去这一基线值，依此估算来自药物释放的药量。有些内源性化合物的基线值可能具有周期特异性，此时建议每个试验周期均采集基线值。

6. 清洗期　清洗期（washout period）是指两个试验周期之间的间隔时间或交叉试验时各次用药间隔的时间。交叉试验中设置清洗期是为了避免前一次所用药物对后一次试验产生影响。生物利用度试验的清洗期一般根据药物的消除半衰期来定，一般要求至少需要 7 个消除半衰期。清洗期也应确保所有受试者在第 2 周期给药前的血药浓度低于生物分析的定量下限。

7. 给药剂量的确定　进行生物利用度和生物等效性研究时，通常对最高规格的制剂可以服用 1 个单位（单片或单粒），如生物样品分析方法灵敏度不足，则可在安全性允许的条件下，在说明书单次服药剂量范围内同时服用多片/粒最高规格制剂。

8. 给药方法　受试者试验给药前应至少空腹 10 h。一般情况下，在空腹状态下用 240 mL 温水送服受试制剂或参比制剂。口腔崩解片等特殊剂型应参考说明书规定服药。服药前 1 h 至服药后 1 h 内禁止其他的饮水，其他时间可自由饮水。服药后 4 h 内禁食。每个试验周期受试者应在相同的预定时间点用标准餐。

9. 临床观察　药物制剂的人体生物利用度研究和生物等效性评价属于临床研究的范畴，因此人体试验必须在符合 GCP 要求的临床医院进行。受试者于服药后至少在观察室中停留一段时间（时间的长短取决于药物的性质），并在临床医生的监护之下随时观察和记录受试者的耐受性和药物不良反应发生情况。一旦出现严重的不良反应，应采取相应的急救措施和治疗，并通报药品研发单位和药品监督管理部门。

（三）生物样品分析 Biological sample analysis

用于生物等效性研究的生物样品分析方法在选择性、灵敏度、精密度、准确度、重现性等方面应符合要求。具体要求可参见《9012 生物样品定量分析方法验证指导原则》等技术指导原则。

（四）餐后试验 Fed study

当采用口服给药方式时，食物与药物相互作用（food-drug interaction，FDI）可能会影响药物的吸收，降低或增加药物的药效，还可能引起治疗失败或药物毒性增加。食物对药品生物利用度的影响是指导临床合理用药、优化新药剂型设计等确保药品安全有效的关键因素之一，因此要求申办者进行人体药物动力学研究时，探讨食物对药物吸收及生物利用度的影响，获得体内食物与药物相互作用的数据。对于仿制药，通常需进行餐后生物等效性研究来评价进食对受试制剂和参比制剂生物利用度影响的差异。

对于口服常释制剂,通常需进行空腹和餐后生物等效性研究。但如果参比制剂说明书中明确说明该药物仅可空腹服用(饭前 1 h 或饭后 2 h 服用)时,则可不进行餐后生物等效性研究。对于仅能与食物同服的口服常释制剂,除了空腹服用可能有严重安全性风险,均建议进行空腹和餐后两种条件下的生物等效性研究。如有资料充分说明空腹服药可能有严重安全性风险,则仅需进行餐后生物等效性研究。对于口服调释制剂,建议进行空腹和餐后生物等效性研究。

对于餐后生物等效性试验,给药前受试者至少空腹 10 h。受试者试验当日给药前 30 min 时开始进食标准餐,并在 30 min 内用餐完毕,在开始进餐后 30 min 时准时服用试验药,用 240 mL 水送服。

一般推荐采用对胃肠道生理功能和药物生物利用度影响大的餐饮进行餐后生物等效性研究,如高脂(提供食物中约 50% 的热量)高热(800~1000 kcal)饮食。其中蛋白质约提供 150 kcal 热量,碳水化合物约提供 250 kcal 热量,脂肪提供 500~600 kcal 热量。餐后试验应提供试验标准餐的热量组成说明。

(五)多剂量给药的试验设计 Design of multi-dose administration

一般情况下采用单剂量给药进行生物等效性评价。若出于安全性考虑,需入选正在进行药物治疗且治疗不可间断的患者时,可在多次给药达稳态后进行生物等效性研究。

多剂量给药取样点的设计:按临床推荐的给药方案给药,连续服药的总时长达 7 个消除半衰期后,通过连续测定至少 3 次谷浓度,以证实受试者血药浓度已达稳态。谷浓度采样时间宜安排在不同日的同一时间内,以消除时间因素可能带来的影响。达稳态后最后一个给药间期内,参照单次给药采样时间点设计测定血药浓度。

(六)药物动力学数据分析 Pharmacokinetic data analysis

1. 药物动力学参数的计算

以血药浓度的经时变化为对象,采用统计矩方法求算相应的药物动力学参数是生物利用度研究最常用的方法。主要药物动力学参数分别按下列各式估算。

$$AUC_{0 \sim t} = \sum (C_i + C_{i-1}) \cdot (t_i - t_{i-1})/2 \qquad (13\text{-}5)$$

$$AUC_{0 \sim \infty} = AUC_{0 \sim t^*} + C^*/\lambda \qquad (13\text{-}6)$$

$$AUMC_{0 \sim t} = \sum (t_i \cdot C_i + t_{i-1} \cdot C_{i-1}) \cdot (t_i - t_{i-1})/2 \qquad (13\text{-}7)$$

$$AUMC_{0 \sim \infty} = AUMC_{0 \sim t^*} + C^*(t^*/\lambda + 1/\lambda^2) \qquad (13\text{-}8)$$

$$MRT = AUMC/AUC \qquad (13\text{-}9)$$

$$CL/F = X_0/AUC \qquad (13\text{-}10)$$

式中 λ 为末端相消除速率常数,对一室模型就是 k,二室模型就是 β,用浓度-时间曲线的末端相回归求得,$T_{1/2} = 0.693/\lambda$。

C_{max} 和 T_{max} 采用实测值。

对于多剂量给药设计方案,需要计算的药动学参数如下。

a. 各受试者至少在连续 3 个给药周期中测定稳态谷浓度($C_{ss,min}$)。

b. 各受试者在血药浓度达稳态后末次给药的血药浓度-时间曲线中,测定或记录稳态峰浓度($C_{ss,max}$)、达峰时间(T'_{max})及稳态谷浓度 $C_{ss,min}$ 的实测值,以及末次剂量服药前与达 τ 时间点的实测 C_{min} 的平均值。

c. 计算各受试者的稳态药时曲线下面积($AUC_{0\sim\tau,ss}$)、平均稳态血药浓度(C_{av})。$C_{av} = AUC_{0\sim\tau,ss}/\tau$。式中 $AUC_{0\sim\tau,ss}$ 系在等间隔等剂量给药的稳态条件下用药间隔期 $0\sim\tau$ 时间的 AUC,τ 是用药间隔时间。

d. 各受试者血药浓度的波动度 DF。$DF = (C_{ss,max} - C_{ss,min})/C_{av} \times 100\%$。

2. 生物利用度的比较方法　受试者在不同周期分别服用受试制剂和参比制剂后，测定血药浓度-时间数据，用梯形面积法求算 AUC。此时假设给予受试制剂与参比制剂后药物的清除率不变。

a. 相对生物利用度 F_r

给药剂量相同时，

$$F_r = \frac{AUC_T}{AUC_R} \times 100\% \tag{13-11}$$

给药剂量不同时，

$$F_r = \frac{AUC_T \cdot X_{0,R}}{AUC_R \cdot X_{0,T}} \times 100\% \tag{13-12}$$

式中 AUC_T 和 AUC_R 为分别给予受试制剂 T 和参比制剂 R 后估算的 AUC，$X_{0,T}$ 和 $X_{0,R}$ 分别为受试制剂 T 与参比制剂 R 的给药剂量。

b. 代谢产物方法：有些药物吸收后迅速转化为代谢产物，如前体药物。当无法测定原形药物的药-时曲线时，服用相同剂量的受试制剂和参比制剂时，可以通过测定活性代谢产物的血药浓度进行生物利用度研究。

$$F_r = \frac{AUC_{m,T}}{AUC_{m,R}} \times 100\% \tag{13-13}$$

式中的 AUC_m 为活性代谢产物的血药浓度-时间曲线下面积。

c. 尿药浓度方法：在只有尿药数据的情况下，利用尿药数据也可以估算生物利用度。假定尿中药物累积排泄量（X_u^∞）与药物吸收总量的比值保持恒定，测定受试者口服受试制剂和参比制剂后的尿中药物累积排泄量 $X_{u,T}^\infty$ 和 $X_{u,R}^\infty$。

$$F_r = \frac{X_{u,T}^\infty \cdot X_{0,R}}{X_{u,R}^\infty \cdot X_{0,T}} \times 100\% \tag{13-14}$$

d. 药效学方法：在不能通过血药浓度、尿液浓度等来评价药物的生物利用度，而药物的剂量等因素与易测的药效指标有良好的相关性的情况下，可以采用药效学方法进行生物利用度和生物等效性研究。选择合适的药效终点指标和适当的剂量，获得给药后时间-效应曲线，并计算得到各项基于药效的参数，以该参数进行生物利用度和生物等效性评价。

第三节　生物等效性评价的统计学方法
Statistical methods for bioequivalence evaluation

药物制剂的生物等效性评价涉及诸多统计学的概念。受试制剂与参比制剂之间一定存在差异，只是差异大小的不同。受试制剂在多大的程度上可以代替参比制剂，确保安全性和有效性相当的可接受的最大允许范围是多少等均涉及很多的统计学概念。常用的统计方法有方差分析（analysis of variance，ANOVA）、双单侧 t 检验（two one-sided t test）和 $(1\sim2\alpha)\%$ 置信区间（confidence interval，CI）法。目前被公认的方法是双单侧 t 检验和 $(1\sim2\alpha)\%$ 置信区间法。主要的药动学参数经过对数转换后，可以通过多因素方差分析进行显著性检验，然后通过双单侧 t 检验和 90% 置信区间（90%CI）的统计方法进行评价和判断药物间的生物等效性。在现有监管要求下，生物等效的标准为：受试制剂相关指标（如 AUC_T 和 $C_{max,T}$）与参比制剂相关指标（AUC_R 和 $C_{max,R}$）的几何均值比的 90% 置信区间均落在 0.8～1.25 范围内。其中 0.8 和 1.25 的限度在不同的相关指标和不同监管要求下略有差异。受试制剂与参比制剂对数转换后的相关指标（如 $X_{T,R} = \ln AUC_{T,R}$）的均值，其差异是原相关指标几何均值比的对数。

$$\bar{X}_T - \bar{X}_R = \frac{1}{n_T}\sum \ln AUC_T - \frac{1}{n_R}\sum \ln AUC_R = \ln \frac{\sqrt[n_T]{\prod AUC_T}}{\sqrt[n_R]{\prod AUC_R}} \tag{13-15}$$

一、生物等效性评价方法 Bioequivalence evaluation method

为了说明生物等效性统计分析方法，现举两个实例进行讨论。例1为生物不等效产品，例2为生物等效产品，两例比较，便于深入理解。

例1，某产品 T 以标准参比制剂 R 为对照，在相同剂量下进行人体生物利用度试验，测得12名受试者的 AUC，见表13-3。

表13-3 受试制剂 T 及参比制剂 R 的 AUC

受试者	受试制剂 T		参比制剂 R	
	周期	AUC h·(μg/mL)	周期	AUC h·(μg/mL)
1	1	290	2	210
2	2	201	1	163
3	1	187	2	116
4	1	168	2	77
5	2	200	1	220
6	2	151	1	133
7	1	294	2	140
8	2	97	1	190
9	2	228	1	168
10	1	250	2	161
11	1	293	2	240
12	2	154	1	188
总和 ΣX		2513		2006
平均值		209.4		167.2

按一般方法计算相对生物利用度如下：

$$F_r = \frac{AUC_T}{AUC_R} \times 100\% = \frac{2513}{2006} \times 100\% = 125.27\%$$

（一）方差分析 Analysis of variance

方差分析是用于两个或两个以上样本均数差异的显著性检验，分析各种影响因素对最终数据波动的贡献比例，检验实验条件带来的差异（又称为组间差异，如使用 T 试剂和 R 试剂）是否显著大于随机误差（又称为组内差异），以评价各实验组的均值差有无显著意义。设定的无效假设是组间差异不显著大于组内差异，即不同实验组带来的差异与随机误差无差别，即两种制剂无差异。在生物等效性试验中，采用多因素方差分析进行统计分析，判断药物的制剂间、个体间、周期间和服药顺序间（即序列间）的差异。方差分析可提示误差来源，为双单侧 t 检验计算提供了误差值，但仅用方差分析进行制剂的生物等效性评价是不够的。

采用方差分析方法要求试验的随机性、方差齐性、统计模型的可加性、残差的独立性和正态分布等，因此生物等效性试验相关设计要满足上述条件。另外，生物等效性的药动学指标 AUC 和 C_{max} 的变异性随其值的增大而增加，不满足正态分布。经对数转换后这些参数近似服从正态分布。因此，生物等效性试验中的主要药动学参数一般需经对数转换后进行统计分析。

本例中为了对 AUC 进行双单侧检验，先对 AUC 取自然对数，然后进行方差分析，先列出方差分析计算数据表，见表 13-4、表 13-5。

表 13-4 方差分析计算数据表

受试者	试验制剂 T		标准参比制剂 R		$(X_T+X_R)^2$
	X_T (lnAUC)	X_T^2	X_R (lnAUC)	X_R^2	
1	5.6698	32.1466	5.3471	28.5914	121.3720
2	5.3033	28.1249	5.0937	25.9457	108.0976
3	5.2311	27.3644	4.7535	22.5957	99.6922
4	5.1239	26.2543	4.3438	18.8685	89.6373
5	5.2983	28.0719	5.3936	29.0909	114.3167
6	5.0172	25.1722	4.8903	23.9150	98.1585
7	5.6835	32.3021	4.9416	24.4194	112.8927
8	4.5747	20.9278	5.2470	27.5310	96.4657
9	5.4293	29.4772	5.1239	26.2543	111.3700
10	5.5214	30.4858	5.0814	25.8206	112.4193
11	5.6801	32.2635	5.4806	30.0369	124.5478
12	5.0369	25.3703	5.2364	27.4198	105.5406
总和 ΣX	63.5695	337.9617	60.9329	310.4898	1294.5110
平均值 $\bar{x}$	5.297458 ($\bar{x}_T$)		5.07774 ($\bar{x}_R$)		

表 13-5 方差分析计算数据表

受试者	周期 1 (X_{P1})		周期 2 (X_{P2})	
1	T	5.6698	R	5.3471
2	R	5.0937	T	5.3033
3	T	5.2311	R	4.7535
4	T	5.1239	R	4.3438
5	R	5.3936	T	5.2983
6	R	4.8903	T	5.0172
7	T	5.6835	R	4.9416
8	R	5.2470	T	4.5747
9	R	5.1239	T	5.4293
10	T	5.5214	R	5.0814
11	T	5.6801	R	5.4806
12	R	5.2364	T	5.0369
总和 ΣX		63.8947		60.6077
平均值 $\bar{x}$		5.324558		5.050642

$$\sum x = \sum x_T + \sum x_R = 63.5695 + 60.9329 = 124.502$$

$$\sum x^2 = \sum x_T^2 + \sum x_R^2 = 337.9617 + 310.4898 = 648.4515$$

$$校正因子\ C = \frac{(\sum x)^2}{24} = \frac{(124.5024)^2}{24} = 645.8686$$

离差平方和用 SS 表示，均方用 MS 表示，自由度用 df 表示；
统计量用 F 表示，计算如下：

$$SS_{总} = \sum x^2 - C = 648.4515 - 645.8686 = 2.5829$$

$$SS_{个体间} = \frac{\sum(x_T + x_R)^2}{2} - C$$

$$= \frac{1294.5110}{2} - 645.8686 = 1.3869$$

$$SS_{周期间} = \frac{(\sum P_1)^2 + (\sum P_2)^2}{12} - C$$

$$= \frac{(63.7947)^2 + (60.6077)^2}{12} - 645.8686 = 0.4502$$

$$SS_{处方间} = \frac{(\sum x_T)^2 + (\sum x_R)^2}{12} - C$$

$$= \frac{(63.5695)^2 + (60.9329)^2}{12} - 645.8686 = 0.2897$$

$$SS_{误差} = SS_{总} - SS_{个体间} - SS_{周期间} - SS_{处方间}$$

$$= 2.5829 - 1.3869 - 0.4502 - 0.2897 = 0.4561$$

$$df_{总} = 24 - 1 = 23,\ df_{个体间} = 12 - 1 = 11,\ df_{处方间} = 2 - 1 = 1,$$

$$df_{周期间} = 2 - 1 = 1,\ df_{误} = 23 - 11 - 1 - 1 = 10$$

均方 $MS = \frac{SS}{df}$，统计量 $F_{个体间} = \frac{MS_{个体间}}{MS_{误}}$，余类推，将结果列入表 13-6。

表 13-6　方差分析表

方差来源	df	SS	MS	F	$\alpha = 0.05$
个体间	11	1.3869	0.1260	2.763	
周期间	1	0.4502	0.4502	9.872	$F_{0.05(1,10)} = 4.96^*$
处方间	1	0.2897	0.2897	6.35	$F_{0.05(1,10)} = 4.96^*$
误差	10	0.4561	0.0456		
总变异	23	2.5829			

* $P < 0.05$

从结果可以看出，处方不同带来的差异显著大于随机误差，说明两个不同处方的实验组的均值差异具有显著意义。上述计算比较复杂，也可以采用 Excel 等软件进行数据分析，很快就能求出。

（二）双单侧 t 检验法 Two one-sided t test

双单侧 t 检验的本质是在两个方向上进行两次单侧 t 检验。一般情况下，将受试制剂（T）有关指标分别和参比制剂（R）有关指标的 0.8 倍和 1.2 倍水平进行单侧 t 检验。如果受试制剂显著性地大于 0.8 倍的参比制剂，显著性地小于 1.2 倍的参比制剂，则认为参比制剂和受试制剂生物等效。其中 0.8 和 1.2 倍是指非对数尺度下的经验值，可以根据统计对象和监管要求的不同而改变。如图 13-8 所示。

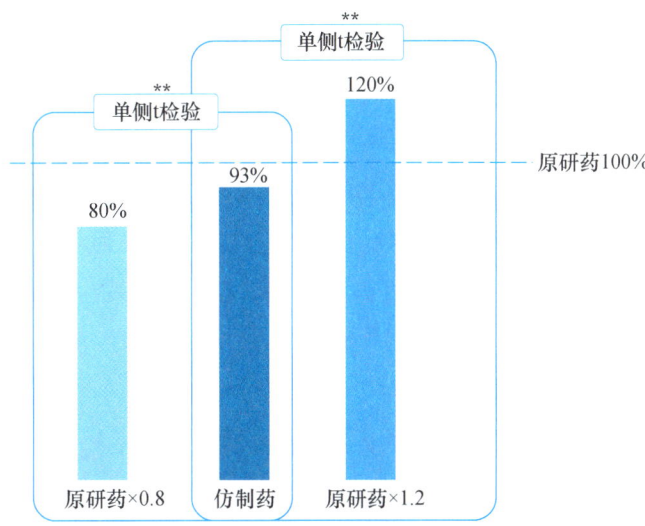

图 13-8　双单侧 t 检验原理示意图

在进行生物等效性分析时，首先对药动学指标（AUC 和 C_{max}）进行对数转换，计算受试制剂与参比制剂对数转换后这些指标的均值 $\bar{X}_T$ 与 $\bar{X}_R$，其差异（$\bar{X}_T - \bar{X}_R$）符合 t 分布，从数学上反映了受试制剂与参比试剂的几何均值比的对数（式 13-15）。当差异在±20%内，对应的对数范围为 ln0.8～ln1.25。因此，通常对受试制剂相关指标（如 AUC_T）与参比制剂相关指标（AUC_R）的几何均值比大于 0.8 和小于 1.25 分别进行单侧 t 检验。如果比值显著地大于 0.8，且显著地小于 1.25，则认为参比制剂和受试制剂生物等效。

（$\bar{X}_T - \bar{X}_R$）符合 t 分布，此时双单侧 t 检验的假设为，

$$H_0: \bar{X}_T - \bar{X}_R \leqslant \ln0.8 \text{ 或 } \bar{X}_T - \bar{X}_R \geqslant \ln1.25$$

$$H_1: \bar{X}_T - \bar{x}_R > \ln0.8 \text{ 且 } \bar{X}_T - \bar{X}_R < \ln1.25$$

此时统计量则为：

$$T_1 = \frac{(\bar{X}_T - \bar{X}_R) - \ln0.8}{S\sqrt{2/n}} \text{ 和 } T_2 = \frac{\ln1.25 - (\bar{X}_T - \bar{X}_R)}{S\sqrt{2/n}} \tag{13-16}$$

式中 S 为样本误差均方的平方根（即 $S = \sqrt{MS_{误差}}$），来自于方差分析，T_1 和 T_2 服从自由度为 df（$df = n - 2$）的 t 分布，临界值为 $t_{1-\alpha}(df)$，$\alpha = 0.05$，注意公式 13-16 中的 X、S 均为对数转化后的变量。

若 $T_1 \geqslant t_{1-\alpha}(df)$ 和 $T_2 \geqslant t_{1-\alpha}(df)$ 同时成立，则拒绝 H_0，接受两制剂生物等效的假设 H_1。本例计算结果如下：

$$\bar{X}_T = 5.297458, \bar{X}_R = 5.07774, \bar{X}_T - \bar{X}_R = 0.2197$$

$$S = \sqrt{0.044955} = 0.2120 \quad S \times \sqrt{2/12} = 0.086548$$

$$T_1 = \frac{0.2197 - (-0.2231)}{0.086548} = 5.1162$$

$$T_2 = \frac{0.2231 - 0.2197}{0.086548} = 0.03928$$

当 $\alpha = 0.05$，$df = 10$，查 t 单侧分位数表得：

$t_{0.05}(10) = 1.81$ 故

$$T_1 > t_{0.05}(10) \qquad T_2 < t_{0.05}(10)$$

所以试验制剂与参比制剂生物不等效。

(三) 90%置信区间法 (90%CI)

$(1-2\alpha)$%置信区间法和双单侧 t 检验法是一个统计结果的两种表达形式。采用上述双单侧 t 检验计算的统计量，就可直接求算置信区间，通常假定 $\alpha=0.05$，即 90%置信区间。

上限：$\exp[\bar{X}_T - \bar{X}_R - t_{0.05}(df) \cdot S \cdot \sqrt{2/n}] \times 100\%$

下限：$\exp[\bar{X}_T - \bar{X}_R + t_{0.05}(df) \cdot S \cdot \sqrt{2/n}] \times 100\%$ (13-17)

当受试制剂与参比制剂主要药动学参数（C_{max} 和 AUC）的几何均值之比的 90%置信区间落在 80.00%～125.00% 范围内（包括边界值）时，即 $(\bar{X}_T - \bar{X}_R)$ 的 90%置信区间落在 $[\ln 0.8, \ln 1.25]$ 时，可以认为两参数生物等效。

本例：$(\bar{X}_T - \bar{X}_R) = 0.2197$，$S = 0.2120$

查 t 值表 $t_{0.05}(10) = 1.81$，$1.81 \times S \times \sqrt{2/12} = 0.15665$

上限：$\exp(0.2197 + 0.15665) \times 100\% = 145\%$

下限：$\exp(0.2197 - 0.15665) \times 100\% = 106.5\%$

故试验制剂 T 与制剂 R 的 AUC 的几何均值之比的 90%置信区间为 (106.5%，145%)，不落在参比制剂 R 的 80%～125% 之间，故为不等效产品。

结论：本试验产品经双单侧检验为不等效产品，其 90%置信区间已超出 80%～125% 的置信区间。以上全部计算，采用国内 DAS 软件在很短时间内就可完成。

例2，试验制剂 T，参比制剂 R，受试者 10 人，剂量相等，单剂量交叉给药，测得 AUC 见表 13-7，表 13-8，求试验制剂与参比制剂是否等效？

表 13-7 统计分析数据表 (1) [AUC 单位：h·(μg/mL)]

受试者	T			R		
	周期	AUC_T	$X_T(\ln AUC_T)$	周期	AUC_R	$X_R(\ln AUC_R)$
1	1	26.89	3.2917	2	34.01	3.5266
2	2	29.30	3.3775	1	33.93	3.5242
3	2	43.83	3.7803	1	36.16	3.5879
4	1	27.82	3.3257	2	24.26	3.1863
5	1	31.53	3.4509	2	29.48	3.3837
6	2	31.51	3.4503	1	32.87	3.4931
7	2	30.24	3.4091	1	28.00	3.3322
8	1	33.08	3.4989	2	33.02	3.4971
9	1	26.39	3.2729	2	27.53	3.3152
10	2	28.40	3.1945	1	28.50	3.3499
总和 $\sum X$		308.99	34.0518		307.76	34.1962
平均值 $\bar{X}$		30.899	3.40518		30.776	3.41962

表 13-8 统计分析数据表 (2)

受试者	周期 1 (X_{P1})	周期 2 (X_{P2})
1	3.2917	3.5266
2	3.5242	3.3775

续表

受试者	周期1（X_{P1}）	周期2（X_{P2}）
3	3.5879	3.7803
4	3.3257	3.1863
5	3.4509	3.3837
6	3.4931	3.4503
7	3.3322	3.4091
8	3.4989	3.4971
9	3.2729	3.3152
10	3.3499	3.1945

方差分析结果见表 13-9，表中数据用 Excel 软件计算所得。

表 13-9　方差分析表

方差来源	df	SS	MS	F	$\alpha=0.05$
个体间	9	0.292089	0.32454	2.83	$F_{(9,8)}=3.39$
周期间	1	2.31E-06	2.31E-06	2.72	$F_{(1,8)}=5.32^*$
处方间	1	0.001043	0.001043	0.123	$F_{(1,8)}=5.32^*$
误差	8	0.08463	0.008463		
总变异	19	0.377765			

* $P>0.05$ 无显著差异

按常规计算相对生物利用度

$$F_r = \frac{AUC_T}{AUC_R} = 100.4\%$$

双单侧检验
统计量：

$$T_1 = \frac{(\bar{X}_T - \bar{X}_R) - \ln 0.8}{S \times \sqrt{2/n}}$$

$$T_2 = \frac{\ln 1.25 - (\bar{X}_T - \bar{X}_R)}{S \times \sqrt{2/n}}$$

$\bar{X}_T = 3.40518$，$\bar{X}_R = 3.41962$，$S = \sqrt{0.008463} = 0.09199$

$$T_1 = \frac{(3.40518 - 3.41962) - \ln 0.8}{0.09199 \times \sqrt{2/10}} = 5.1162$$

$$T_2 = \frac{\ln 1.25 - (3.40518 - 3.41962)}{0.09199 \times \sqrt{2/10}} = 5.776$$

查 t 单侧分位表 $t_{0.05}(8) = 1.86$
故 $T_1 > 1.86$，$T_2 > 1.86$ 同时成立，所以拒绝 H_0，产品 T 与参比制剂 R 生物等效。
90% 的置信区间，依公式

$$\exp[(\bar{X}_T - \bar{X}_R) \pm t_{(df, 0.05)} \cdot S \cdot \sqrt{2/n}]$$

$(\bar{X}_T - \bar{X}_R) = 3.40518 - 3.41962 = -0.01444$
查 t 值表 $t_{0.05}(8) = 1.86$，$S = 0.09199$

$$1.86 \times S \times \sqrt{2/10} = 0.07651$$

上限：$\exp(-0.01444+0.07651) \times 100\% = 106.4\%$

下限：$\exp(-0.01444-0.07651) \times 100\% = 91.3\%$

故本品与参比制剂的生物利用度参数几何平均值在 91.3%～106.4% 之间，故本试验制剂与参比制剂生物等效。

C_{max} 的统计检验方法与 AUC 完全一致，读者根据自己的实验结果，参照此方法自行处理。

（四） T_{max} 的非参数检验 Nonparametric test of T_{max}

药动学参数 T_{max} 为实际测量值，属于离散数据，符合单参数泊松分布，不具有可加和性，不宜进行方差分析。T_{max} 曾常被作为反映药物在体内吸收速度的指标之一，但是目前各国监管机构已很少采用其作为生物等效性的评价指标了，部分药物可采用部分 AUC（partial AUC，pAUC）作为反映药物吸收速度的替代指标。在中国的指南中，对于部分特殊药物仍保留 T_{max} 作为评价指标，比如"当 T_{max} 与药物的临床疗效密切相关时，通常采用配对非参数方法对 T_{max} 进行差异性检查"。

大多数检验是以总体分布类型为已知的参数检验，对于总体分布类型未知的问题，许多都要采用不依赖于总体分布类型的非参数检验。常用的非参数检验有配对设计的符号检验和 Wilcoxon 符号秩检验。

符号检验是利用各对数据之差的符号来检验两个总体分布的差异性。如果两个总体分布相同，每对数据之差的符号为正为负的概率应该相等，考虑到实验误差的存在，正号个数与负号个数不应相差太大，太大则认为两组样本的数据分布差异较大。

设有 n 对配对实验数据 $(x_1, y_1), (x_2, y_2), \cdots (x_n, y_n)$，符号检验步骤如下：

（1）比较每一对数据 (x_i, y_i)，若 $x_i > y_i$，记以"+"，若 $x_i < y_i$，记以"-"，若 $x_i = y_i$，记以 0。

（2）用 n_+ 和 n_- 分别表示"+"与"-"的个数，且记 $n = n_+ + n_-$。

（3）根据 n 的检验显著性水平 α，从符号检验表查相应的临界值 S_α。

（4）用 S 表示 n_+ 和 n_- 中较小的一个，即 $S = \min(n_+, n_-)$。将 S 与 S_α 比较，若 $S \leq S_\alpha$，则拒绝假设，即认为有显著性差异；若 $S > S_\alpha$，则不拒绝假设，认为无显著性差异。

例3，对 11 名受试者分别服用某药物的两种不同剂型（片剂与胶囊剂），测得的达峰时 T_{max} 如表 13-10 所示，检验片剂与胶囊剂达峰时 T_{max} 是否有相同的分布（检验水平 $\alpha = 0.05$）。

表 13-10 T_{max} 非参数检验（配对符号检验）

数对号		1	2	3	4	5	6	7	8	9	10	11
T_{max}(h)	片剂	2.5	3.0	1.25	1.75	3.5	2.5	1.75	2.25	3.5	2.5	2.0
T_{max}(h)	胶囊剂	3.5	4.0	2.5	2.0	3.5	4.0	1.5	2.5	3.0	3.0	3.5
符号		-	-	-	-	0	-	+	-	+	-	-

H_0：片剂与胶囊剂达峰时相同。

由上表得 T_{max}（片剂）$-T_{max}$（片剂），$n_+ = 2$，$n_- = 8$，$n = 10$，又 $\alpha = 0.05$，查符号检验表得 $S_{0.05} = 1$，$S = \min(8, 2) > S_{0.05}$，故检验水平 0.05 下不拒绝假设，即认为片剂与胶囊剂的达峰时 T_{max} 的分布无显著差异。这种方法有时不够精密，而符号秩检验更好、更常用。

非参数检验中的符号秩检验，又称 Wilcoxon 法，该方法也是通过分析两配对样本，对样本来自的两总体的分布是否存在差异进行判断。此法检验步骤如下：

（1）作出 H_0：两个总体分布相同，H_1：H_0 不成立。

（2）编秩：将成对数据 (x_i, y_i) 之差的绝对值 $|x_i - y_i|$ 按从小到大的次序排列，

$|x_i-y_i|=0$ 不列入,并规定排列的序号为该对数的秩(rank),如果有两对或两对以上数据之差的绝对值相等,则以其对应的序号的平均值赋秩。

(3) 求秩和 T:将秩冠以相应数对之差即 (x_i-y_i) 的符号,称为符号秩(signed rank),并分别计算正负符号秩的和,其中绝对值较小的记作 T。

(4) 比较判断:根据数据的对子数 n(成对数据之差为 0 者不计)及检验水平 α,查符号秩检查表得临界值 T_0,当 $|T| \leqslant T_0$ 时,拒绝 H_0,则两个总体分布不同,即有显著差异;当 $|T|>T_0$ 时,则不拒绝 H_0,两个总体分布相同,无显著差异。

上例数据按 Wilcoxon 检验,H_0:两种剂型达峰时分布相同。H_1:H_0 不成立。

解:①编秩:由上例数据编秩,然后求符号秩结果见表 13-11。

表 13-11 符号秩检验计算表

数对号	4	7	8	9	10	1	2	3	6	11
T_m(片)$-T_m$(胶囊)	-0.25	0.25	-0.25	0.5	-0.5	-1	-1	-1.25	-1.5	-1.5
序号	1	2	3	4	5	6	7	8	9	10
秩	2	2	2	4.5	4.5	6.5	6.5	8	9.5	9.5
符号秩	-2	2	-2	4.5	-4.5	-6.5	-6.5	-8	-9.5	-9.5

表中 4,7,8 对数据之差的绝对值均为 0.25,故秩均为 $(1+2+3)/3=2$,则符号秩则根据 T_m(片)$-T_m$(胶囊)所得结果之符号,在秩前冠以该符号,于是得 -2,2,-2。其他依此类推。

②计算正符号秩的和为 6.5,负符号秩的和为 48.5,取绝对值小的为 $S=6.5$。

③比较判断:由 $n=10$,$\alpha=0.05$,查符号秩检验表得 $S_{0.05}=8$。因 $S=6.5<8$,故拒绝 H_0,即片剂与胶囊剂 T_{max} 有显著差异。这与前述符号检验结果正好相反,通常符号秩检验比符号检验更灵敏,DAS 软件对 T_{max} 的检验采用这种方法。

(五) 研究效能 Power of study

众所周知,在进行统计分析和推断时,可能会出现第Ⅰ类(α)或第Ⅱ类错误(β)。统计上将 $(1-\beta)$ 称之为检验效能,具体至等效性检验中,即当我们认为受试制剂与参比制剂间生物等效时(H_0 不成立),以 α 为检验水准,假设检验得出两制剂生物等效(拒绝 H_0)的把握度有多大。在已知两组总体的均值差 $(\mu_T-\mu_R)$、两组总体的标准差 σ、显著性水平 α 和样本量 n 时,就可以计算出相应的检验效能 $(1-\beta)$。

对于双单侧 t 检验,其检验效能的计算原理如下:

由总体均值差有 90% 以上概率落到 0.8~1.25 范围内的要求,可计算出样本均值差 $(\bar{X}_T-\bar{X}_R)$ 允许的范围如下(具体过程见"双单侧 t 检验法"):

$$T_1=\frac{(\bar{X}_T-\bar{X}_R)-\ln 0.8}{S\cdot\sqrt{2/n}}\geqslant t_{0.05}(n=2)$$

$$T_2=\frac{\ln 1.25-(\bar{X}_T-\bar{X}_R)}{S\cdot\sqrt{2/n}}\geqslant t_{0.05}(n=2)$$

得

$$\frac{\ln 0.8}{S\cdot\sqrt{2/n}}+t_{0.05}(n-2)\leqslant\frac{(\bar{X}_T-\bar{X}_R)}{S\cdot\sqrt{2/n}}\leqslant\frac{\ln 1.25}{S\cdot\sqrt{2/n}}-t_{0.05}(n-2) \qquad (13-18)$$

检验效能 $(1-\beta)$ 就是在 H_0 不成立时,抽样结果 $(\bar{X}_T-\bar{X}_R)$ 落在上述范围的条件概率。在 H_0 不成立时,$\frac{(\bar{X}_T-\bar{X}_R)}{S\cdot\sqrt{2/n}}$ 满足均值为 $\frac{(\mu_T-\mu_R)}{S\cdot\sqrt{2/n}}$、自由度为 $(n-2)$ 的 t 分布,即 $\frac{(\bar{X}_T-\bar{X}_R)-(\mu_T-\mu_R)}{S\cdot\sqrt{2/n}}\sim$

$t(n-2)$，那么：

$$1-\beta = \Pr\left\{\begin{matrix}\left\{\dfrac{\ln 0.8-(\mu_T-\mu_R)}{S\cdot\sqrt{\dfrac{2}{n}}}+t_{0.05}(n-2)\leqslant\dfrac{(\bar{X}_T-\bar{X}_R)-(\mu_T-\mu_R)}{S\cdot\sqrt{\dfrac{2}{n}}}\\ \leqslant\dfrac{\ln 1.25-(\mu_T-\mu_R)}{S\cdot\sqrt{2/n}}-t_{0.05}(n-2)\right\}\end{matrix}\,\middle|\,\dfrac{(\bar{X}_T-\bar{X}_R)-(\mu_T-\mu_R)}{S\cdot\sqrt{2/n}}\sim t(n-2)\right\}$$

(13-19)

由于 μ_T、μ_R 无法在抽样试验中获得，所以需要在试验后通过模拟抽样或贝叶斯方法推算，其概率计算相当困难，有关作者已列出相应的表格。根据 t 分布表，通过公式可计算双单侧检验的检验效能。

检验效能一般不低于 80%，在生物等效性试验设计时用于预测样本量，即已知（$1-\beta$）时使用上述等式可以估算样本量（见表 13-2）。在生物等效性试验完成后进行统计分析时，也可以进行事后研究效能计算。值得关注的是，当 BE 结果显示等效时，事后研究效能的高低不会影响到生物等效性的结论。

二、群体等效性和个体等效性简介 Introduction of population bioequivalence and individual bioequivalence

经典生物等效性评价的方法包括 90% 置信区间法和双单侧 t 检验法，以受试制剂与参比制剂参数的均值为参考指标进行等效性检验，所以又称为"平均生物等效性方法（average bioequivalence，ABE）"。虽然平均生物等效性方法是各国监管机构和工业界应用最为广泛的评价方法，但平均生物等效性也有一定的缺陷，比如仅评价受试制剂与参比制剂平均值的差异，不能确保单个受试者/患者对于两种不同药品的响应类似。

基于此，Anderson 和 Hauck 提出了个体生物等效性（individual bioequivalence，IBE）和群体生物等效性（population bioequivalence，PBE）的概念，完善了生物等效性评价方法。不同评价方法均有一定的优缺点，此处对个体生物等效性和群体生物等效性进行简单介绍，以帮助读者对生物等效性不同的评价方法有一个整体的认识和理解。

群体生物等效性是在平均生物等效性的基础上，要求受试制剂与参比制剂不仅相关指标的均值相等，且相关指标的变异程度也相等。群体生物等效性虽然保证了受试制剂与参比制剂相关指标的分布相同，但对每个个体而言，使用受试制剂和参比制剂的效应却仍有可能有差异。在此基础上，个体生物等效性要求每个个体使用受试制剂和参比制剂的效应相同。平均生物等效性是判断参数的几何平均值是否等效，群体等效性是判断参数的几何平均值以及变异是否等效，个体等效性不但判断参数的几何平均值以及变异是否等效，而且考察药品和个体间的交互作用。也就是说，只有平均生物等效性合格才能进行群体等效性检验；只有群体等效性检验合格才能进行个体生物等效性检验，对生物等效性的要求是依次增高的。

FDA 1997 年和 1999 年两次发布关于 PBE 和 IBE 的指南草案，2001 年出台了正式指南。经过多年的实践，发现了 PBE 和 IBE 的一些挑战：①评价标准的依据和需求；②进行重复试验设计带来的资金和社会资源的负担；③统计方法的适用性。综合当前的理论和实践，口服药物生物利用度和生物等效性研究仍推荐经典的双交叉试验设计和 90% 置信区间检验作为首选方法。

（杨　劲）

特殊药物的
生物等效性
研究

思考题

1. 说明绝对生物利用度、相对生物利用度与生物等效性的定义和意义。
2. 生物利用度或生物等效性试验为什么采用交叉给药方案？开发一种新仿制药制剂应如何进行生物等效性设计？
3. 生物利用度或生物等效性研究要测定哪些药物动力学参数？如何正确计算？
4. 生物等效性的标准是什么？如何检验？双单侧检验与非参数检验如何具体实施？
5. 某药进行生物利用度实验，静脉注入注射液，剂量 300 mg，口服胶囊剂量 350 mg，实验数据如下：

给药途径 剂量 剂型 时间（h）	静注 300 mg 注射溶液 浓度（μg/mL）	口服 350 mg 胶囊 浓度（μg/mL）	给药途径 剂量 剂型 时间（h）	静注 300 mg 注射溶液 浓度（μg/mL）	口服 350 mg 胶囊 浓度（μg/mL）
0	30	0	9	11.5	7.60
1	27	3.30	13	7.6	6.20
2	24.5	6.25	15	6.2	4.50
3	22	8.40	18	4.5	2.95
5	17.55	11.00	22	2.95	2.1
7	14.5	10.00	25	2.1	

求绝对生物利用度。
（答案：44.87%）

参考文献

[1] FDA. Guidance for Industry：bioavailability and bioequivalence studies submitted in NDAs or INDs-general considerations（Draft Guidance）[EB/OL]．(2014-02-04) [2024-04-03]．https://www.fda.gov/regulatory-information/search-fda-guidance-documents/bioavailability-and-bioequivalence-studies-submitted-ndas-or-inds-general-considerations

[2] 钟大放，李高，刘昌孝．药物制剂生物利用度和生物等效性试验指导原则．药物评价研究，2011．34（5）：14．

[3] FDA. Guidance for Industry：bioequivalence studies with pharmacokinetic endpoints for drugs submitted under an ANDA（Draft Guidance）[EB/OL]．(2021-08-20) [2024-04-03]．https://www.fda.gov/regulatory-information/search-fda-guidance-documents/bioequivalence-studies-pharmacokinetic-endpoints-drugs-submitted-under-abbreviated-new-drug

[4] 国家药品监督管理局药品审评中心．以药动学参数为终点评价指标的化学药物仿制药人体生物等效性研究技术指导原则 [EB/OL]．(2016-03-08) [2024-04-03]．https://www.cde.org.cn/zdyz/domesticinfopage?zdyzIdCODE=1e218f70d9b7c99c2663de9f6655bc5b

[5] Yu L X，Li B V．FDA Bioequivalence Standards [M]．New York：Springer，2014．

[6] Peters SA. Physiologically-Based Pharmacokinetic (PBPK) Modeling and Simulations：Principles，Methods，and Applications in the Pharmaceutical Industry. WILEY，2012，2（7）：e55．

[7] Koziolek, Alcarob M，Augustijns S，et al. The mechanisms of pharmacokinetic food-drug interactions—A perspective from the UNGAP group [J]．European Journal of Pharmaceutical Sciences，2019，15（134）：31-59

[8] Wu CY，Benet LZ. Predicting Drug Disposition via Application of BCS：Transport/Absorption/Elimination

Interplay and Development of a Biopharmaceutics Drug Disposition Classification System [J]. Pharmaceutical Research, 2010, 106 (3): 162-167.

[9] Benet L Z, Broccatelli F, Oprea T I. BDDCS Applied to Over 900 Drugs [J]. AAPS Journal, 2011, 13 (4): 519-547.

[10] Hauschke D, Steinijans V W, Diletti E, et al. Sample size determination for bioequivalence assessment using a multiplicative model [J]. Journal of Pharmacokinetics & Biopharmaceutics, 1992, 20 (5): 557.

[11] NMPA. 普通口服固体制剂参比制剂选择和确定指导原则 (EB/OL). (2016-3-18) [2024-04-03]. https://www.nmpa.gov.cn/zhuanti/ypqxgg/ggzhcfg/20160318210001633.html

[12] Schuirmann DJ. A comparison of the Two One-Sided Tests Procedure and the Power Approach for assessing the equivalence of average bioavailability [J]. Journal of Pharmacokinetics and Biopharmaceutics, 1987, 15 (6): 657-680.

[13] Anderson S, Hauck W W. Consideration of individual bioequivalence [J]. Journal of Pharmacokinetics & Biopharmaceutics, 1990, 18 (3): 259-273.

[14] Hauck W W, Bois F Y, Hyslop T, et al. A parametric approach to population bioequivalence [J]. Stats in Medicine, 1997, 16 (4).

第14章 生理药物动力学
Physiologically-Based Pharmacokinetics

本章要求：
1. 掌握生理药物动力学模型的定义、基本理论和基本模型结构；掌握内在清除率、抽提率、混合良好模型、异速放大方法、体外体内外推方法的概念、基本原理及其计算方法。
2. 熟悉使用异速放大方法与体外体内外推方法预测人体药动学特征。
3. 熟悉生理药物动力学模型的建模与模拟基本步骤、渗透限速模型、分布与吸收生理药物动力学模型的基本原理和特征。
4. 了解生理药物动力学模型在药物相互作用研究和特定人群研究的应用；了解生理药物动力学模型发展的里程碑事件、相关软件、参数获取方法及未来研究潜在热点。

第一节 生理药物动力学定义与发展历史
Definition and development history of physiologically-based pharmacokinetics

大部分药物都在组织中发挥疗效或产生不良反应，但临床研究通常只能检测血液系统中的药物浓度，很难测定组织中的药物浓度，这给临床疗效或不良反应的定量理解及其预估带来困难。同时，现有常规临床研究方法仅能获得药物在人体的吸收、分布、代谢与排泄（absorption，distribution，metabolism，elimination，ADME）规律，但很难单独通过临床数据揭示药物的 ADME 机制（如主要代谢部位、代谢酶贡献百分比等）；而因为种属差异或体内外环境等差异，难以依据临床前数据建立药物的体内外相关性。合并使用药物以及特定人群（如肝功能不全患者、肾功能不全患者、老年人、儿童、孕妇）使用药物时常有不良事件发生，药物 ADME 特征显著改变是重要原因之一，且很多情况下无临床数据支持其剂量方案的优化。上述问题均要求建立一种方法，该方法可定量描述机体组织或器官中药物的变化规律，并可依据药物 ADME 机制和不同情形下的生理改变，以提早预测血液浓度、组织浓度或靶部位浓度。

生理药物动力学（physiologically-based pharmacokinetics，PBPK）模型可整合人体的生理系统参数（如器官血流量、器官体积、酶丰度等）、药物的理化性质（如分子量、亲脂性、溶解度等）和 ADME 相关机制的数据（如酶代谢动力学参数、肠细胞膜通过率、转运体动力学)等,通过一系列数学方程(组)模拟机体循环系统,将机体各组织或器官的药物浓度动态连接起来,构建药物浓度在体内各组织或器官的模型以表述其时间变化规律,以更准确预测人体内各个器官的药物动力学特征,及不同生理病理情况下的药物动力学变化,从而为上述问题的解决提供高效方法。

PBPK 模型通过整合机体的生理参数,从酶学、细胞、器官等多水平数据综合理解与预测体内药物动力学特征,从多个层次实现研究数据的整合,以"自下而上"(bottom-up,自基础数据理解临床现象)的方法揭示临床规律。PBPK 模型不仅能够预测药物在血液中的浓度,而且能预测难以获得的靶部位的药物浓度,这种预测可以进一步与药物效应相关联。目前 PBPK 被广泛用于药物开发的各个阶段,已成为促进药物开发的有力工具,是基于模型研发策略的重要组成部分。

早在 1937 年,Teorell 认识到人体作为一个有机的整体对药物进行处置,首次将生理学参数引入化学物质在体内的动力学计算过程,通过血液循环建立不同组织/器官内及其之间药物浓度的动态特征。20 世纪 70 年代,Bischoff 和 Dedrick 等建立了早期的 PBPK 模型。到 1977 年,Physiological Pharmacokinetics 这一术语被正式提出。20 世纪 90 年代后期,随着建模理论及计算机技术的进步,PBPK 模型的理论和应用得到了快速发展。进入 21 世纪后,PBPK 建模的文献数量显著增加,尤其是自 2008 年以来,各大制药企业提交给药物监管机构的新药申请资料中含有 PBPK 模型的也越来越多。PBPK 在新药研发和监管中的应用及价值逐渐被业内认可,特别在基于 CYP3A 和 CYP2D6 酶底物的药物-药物相互作用(drug-drug interaction,DDI)方面得到实质性应用,可以指导临床 DDI 试验设计甚至豁免部分临床试验。与此同时,PBPK 在特殊人群研究及转运体介导的 DDI 预测中的应用也取得了一定进展,目前多个药物监管机构出台了相关的研究指南,以更规范地推动 PBPK 在新药研发中的应用。

第二节 生理药物动力学模型的基本原理与基本模型结构
Basic principles and basic model structure of physiologically-based pharmacokinetics model

一、内在清除率、抽提率及混合良好模型 Intrinsic clearance, extraction ratio, and well-stirred model

在药物动力学中,清除率(clearance,CL)具有一定的生理学意义。除非特别注明,一般情况下参数 CL 代表总体清除率。若特指某一器官/组织,也可以在加注角标的前提下代表器官清除率,如肝、肾、肺的清除率等。

(一)器官清除率 Organ clearance

对机体的大多数器官来说,消除药物的速率等于进入该器官的速率($Q \cdot C_A$)减去药物离开该器官的速率($Q \cdot C_V$),即公式(14-1):

$$消除速率 = Q \cdot C_A - Q \cdot C_V = Q \cdot (C_A - C_V) \tag{14-1}$$

式中 Q(mL/min)为该器官的血液流速,C_A(μg/mL)为动脉血(或进器官血液)药物浓度,C_V(μg/mL)为静脉血(或出器官血液)药物浓度。Q、C 和 CL 可以分别为全血血流速度、全血药物浓度和全血清除率,也可为血浆血流速度、血浆药物浓度和血浆清除率,下文若无特别注明,一般指全血流速、全血药物浓度和全血清除率。

以药物在该器官的消除速率与药物进入该器官的速率之比定义为该器官对药物的抽提率(extraction ratio,E,也称为抽取比),为一无量纲的数值,即:

$$E = \frac{Q \cdot (C_A - C_V)}{Q \cdot C_A} = \frac{C_A - C_V}{C_A} \tag{14-2}$$

E 反映了血液流速恒定的情况下,器官对药物的清除效率,范围在 0~1 之间(含)变化。若 $E > 0.7$,表示在通过该器官的血液中,超过 70% 的药物可被清除,此类药物称为高抽提率药物;若 $E < 0.3$,则称为低抽提率药物。在抽提率概念的基础上,为理解单位时间内该器官将多少毫升血液中的药物清除,特以器官清除率(CL_{organ})描述,其公式可表达为:

$$CL_{organ} = Q \cdot E = \frac{Q \cdot (C_A - C_V)}{C_A} \tag{14-3}$$

(二)肝清除率 Hepatic clearance

体内药物消除的主要途径是肾和肝的清除。肾和肝的清除率分别称为肾清除率(CL_r)和肝清除率(CL_h)。根据器官清除率的通式,可将肝清除率定义如下:

$$CL_h = Q_h \cdot E_h \tag{14-4}$$

式中 CL_h 和 Q_h 分别表示肝清除率和肝的血流速度(即单位时间的血流量)。肝血流量包括来自肝动脉和肝门静脉(如经胃、肠、脾、胰腺等器官的血液)的血流量,其流速分别约为 350 mL/min 和 1100 mL/min,因此总的肝血流速度约为 1450 mL/min。E 在 0~1 之间变化,所以 CL_h 应在 0~1450 mL/min 之间变化。

肝对药物的抽提和清除受到多个环节和因素的影响。除了灌注(血流量)之外,还包括药物进入细胞的百分比或药物与蛋白的结合率,以及细胞内药物代谢和(或)主动分泌等消除快慢,均可能会影响肝清除率。比如,当某一药物与其他药物合用时,两者可能会竞争性地结合血浆蛋白而改变该药物在血中的游离分数;机体细胞清除药物的过程也可能会受到疾病以及药物相互作用的影响,从而改变其器官清除率。因此不同人体对不同药物的肝清除率表现出千差万别的差异,这种差异可能来自于不同人体的器官血液灌注、血浆蛋白结合和细胞对药物内在的清除特性(代谢及分泌)中的一个或多个方面。

(三)内在清除率 Intrinsic clearance

在了解这些环节对清除率的影响之前,我们需要先引入内在清除率(intrinsic clearance,CL_{int},也称为固有清除率)的概念。尽管清除率的测定是在血浆中,但是实际的消除过程则是发生在细胞内。以肝清除为例,药物需要进入肝细胞,并在酶的催化下发生生物转化(或称代谢)而被消除。因此,肝清除率可以使用肝细胞对药物的消除能力来衡量,该消除能力依赖于肝细胞内的游离药物浓度($C_{u,h}$),即暴露于代谢酶和外排转运体的药物浓度。此时,消除速率可以以公式 14-5 来表示。

$$消除速率 = CL_i \cdot C_i = CL_{int,i} \cdot Cu_i \tag{14-5}$$

其中 $CL_{int,i}$ 为特定器官或组织对该药物的内在清除率,表征细胞对药物的内在清除能力,而不考虑其他外在因素(如血流量和血浆蛋白结合等)对药物清除的影响。很多药物同时是多个代谢酶或转运体的底物,此时肝内在清除率($CL_{int,h}$)可以分为肝代谢清除率($CL_{int,hm}$)和肝分泌清除率($CL_{int,hsec}$),内在清除率可以表示为内在代谢清除率和内在分泌清除率的总和。

$$CL_{int,h} = \sum CL_{int,hm} + \sum CL_{int,hsec} \tag{14-6}$$

(四)混合良好模型 Well-stirred model

混合良好模型是一种理想情况下的模型,其假设为药物在器官中可以瞬间达到完全混合均匀的状态。以肝为例,由公式 14-2 和 14-3 可推导出公式 14-7;基于公式 14-5,假设稳态时各部分游离药物浓度相等($C_{u,h} = C_{u,V,h}$),且肝静脉游离浓度为肝静脉总浓度与血液游离分数之积($C_{u,V,h} = f_{u,h} \cdot C_{V,h}$),可推导出公式 14-8;基于进入肝的药物速率与离开肝的药物速率(分为通过静脉离开和通过消除离开两部分)相等原理,可衍生出公式 14-9;基于公式 14-7、14-8 与 14-9 可推导得出 14-10 式。虽然这种模型并不完全真实反映器官的药物动力学过程，但是便于快速评估当内在清除率或抽提率发生变化时，肝清除率会受到何种影响及其程度。

$$CL_h = Q_h \cdot E_h = Q_h \cdot \frac{(C_{A,h} - C_{V,h})}{C_{A,h}} \tag{14-7}$$

$$Q_h \cdot (C_{A,h} - C_{V,h}) = C_{u,h} \cdot CL_{int,h} = C_{u,V,h} \cdot CL_{int,h} = f_{u,b} \cdot C_{V,h} \cdot CL_{int,h} \tag{14-8}$$

$$Q_h \cdot C_{A,h} = Q_h \cdot C_{V,h} + f_{u,b} \cdot C_{V,h} \cdot CL_{int,h} \tag{14-9}$$

$$CL_h = Q_h \cdot E_h = Q_h \cdot \left(\frac{f_{u,b} \cdot CL_{int,h}}{Q_h + f_{u,b} \cdot CL_{int,h}} \right) \tag{14-10}$$

其中，Q_h 为肝血液流速，E_h 为肝抽提率，$CL_{int,h}$ 为肝内在清除率，$f_{u,b}$ 为全血游离药物浓度和全血药物浓度的比值（即全血游离分数），表示为：

$$f_{u,b} = \frac{\text{全血游离药物浓度}}{\text{全血药物浓度}} \tag{14-11}$$

从式 14-10 中可以推知：

$$E_h = \frac{f_{u,b} \cdot CL_{int,h}}{Q_h + f_{u,b} \cdot CL_{int,h}} \tag{14-12}$$

对于高抽提率药物来说（$E_h > 0.7$），其肝全血清除率接近肝全血流速，此时，灌注速率成为药物清除过程的限速步骤。总体清除率仅对血流量速度的变化敏感，对其他诸如血浆蛋白结合、肝细胞消除能力（内在清除率）等因素不敏感。血流量的变化会引起消除速率的显著变化，但是对于抽提率几乎没有影响。从数学角度讲，这种情况下的 $f_{u,b} \cdot CL_{int,h}$ 远大于 Q_h，公式 (14-10) 中分母内的 Q_h 可被忽略，即 CL_h 约等于 Q_h，此时 $f_{u,b}$ 或 $CL_{int,h}$ 的改变对于肝清除率的影响很小。

与高抽提率药物相反，低抽提率药物（$E_h < 0.3$）的消除速率对器官的血液灌注速率不敏感，对代谢酶的改变很敏感。此时，血流量的变化几乎不会对药物在肝中的浓度和消除速率，以及对于机体的清除率造成影响。而肝细胞活性的变化则会对低抽提率药物的消除过程造成显著影响。从数学角度讲，$f_{u,b} \cdot CL_{int,h}$ 远小于 Q_h，公式 14-12 分母中的 $f_{u,b} \cdot CL_{int,h}$ 可被忽略，E_h 近似等于 $f_{u,b} \cdot CL_{int,h} / Q_h$，肝清除率近似等于 $f_{u,b} \cdot CL_{int,h}$，抽提率和肝清除率均依赖于 $f_{u,b}$ 和 $CL_{int,h}$ 的变化，而 Q_h 的改变对于肝清除率的影响很小。

二、异速放大方法 Allometric scaling method

在进行临床试验之前，无法获得药物在人体内的药物动力学参数，比如清除率（CL）和稳态分布容积（distribution of volume at steady state，V_{ss}）等。在这种情况下，基于动物的药物动力学参数进行种属间外推是一种可行的办法。早期研究表明，不同种属的哺乳动物对内源性物质（如肌酐、菊粉、尿素等）的清除率与其体重（body weight，BW）之间呈现双对数关系（公式 14-13）。出现这一现象的主要原因是不同哺乳动物间的生理特征以及其基础代谢途径相似，基础代谢能力与体表面积呈正相关，而体表面积与体重的 0.67 次方呈正比。

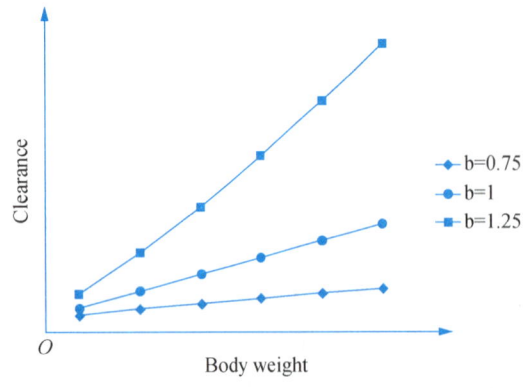

图 14-1　不同 b 值下的体重（body weight）与清除率（clearance）的关系

$$CL = a \cdot (BW)^b \tag{14-13}$$

图 14-1 展示了 b 分别为 0.75，1 和 1.25 时，体重与清除率的关系。当 $b \neq 1$ 时，体重的增长不能带来等幅度的清除率的提高，称为异速放大

(allometric scaling，AS）。可以使用这一方法基于药物在实验动物的清除率来推算其在人体的清除率。种属间除了体表面积不同以外，还可能存在代谢酶和转运体丰度和活性差异，对各个药物影响不同，这导致不同药物可能需要基于不同的 a 值和 b 值进行种属间外推。对等式 14-13 的两侧同时取自然对数，得到公式 14-14。

$$\ln CL = \ln a + b \cdot \ln BW \tag{14-14}$$

理论上，当一个药物至少存在两个实验动物的清除率数据时，就可以基于公式 14-14 求解常数 a 和 b 的值。利用求得的 a 值和 b 值，在公式 14-14 中代入人的体重，则可估算该药物在人体内的清除率。

但是，在实际研究中，即使用各自药物的 a 值和 b 值估计人体 CL 仍然有不准确的时候，因此，研究人员通过添加校正因子或者固定指数，开发了一系列不同的异速放大方法（详见表 14-1），在不同的药物数据集有较好的表现。虽然研究者一直在尝试，但目前还缺乏一种统一且公认的策略，依据化合物特征选择不同的异速放大方法进行人体 PK 参数的预测，这主要由于药物 PK 特征在种属间的机制不尽相同，且有时难以全面准确了解。依据表 14-1 分别计算 PK 参数，并给出一个预测范围是目前可行的策略，如果可以更好地理解药物吸收和处置机制，也可以探索使用后文提到的体外体内外推或 PBPK 方法进行人体 PK 特征预测。

表 14-1 异速放大方法总结表

名称	公式
脑重（brain weight，BrW）校正的异速放大法	$CL_{human} = \dfrac{a_{BrW} \cdot (BW_{human})^{b_{BrW}}}{BrW_{human}}$
最大寿命潜力（maximum life-span potential，MLP）校正的异速放大法	$CL_{human} = \dfrac{a_{MLP} \cdot (BW_{human})^{b_{MLP}}}{MLP_{human}}$
指数规则法（rule of exponent，ROE）	$0.55 < b \leq 0.71$，异速放大法（公式 14-14） $0.71 < b \leq 1$，MLP 校正（公式 14-16） $1 < b \leq 1.3$，脑重校正（公式 14-15） b 值在 0.55 以下或 1.3 以上则不适用
游离药物分数（fraction of unbound，f_u）校正的异速放大法	$CL_{human} = a \cdot (BW_{human})^b \cdot f_{u,human}$
胆汁（bile flow，QB）校正的异速放大法	$CL_{human} = a_{QB} \cdot (BW_{human})^{b_{QB}} \cdot Q_{bile,human}$
肾小球滤过率（glomerular filtration rate，GFR）校正的异速放大法	$CL_{human} = a_{GFR} \cdot (BW)^{b_{GFR}} \cdot \dfrac{GFR \cdot (kidney\ blood\ flow)}{BW \cdot (kidney\ weight)}$
双物种固定指数异速放大法	$CL_{human} = a_{rat-dog} \cdot (BW_{human})^{0.628}$ $CL_{human} = a_{rat-monkey} \cdot (BW_{human})^{0.650}$
游离药物分数校正的单物种固定指数异速放大法	$CL_{human} = 0.18 \cdot CL_{rat} \cdot \left(\dfrac{BW_{human}}{BW_{rat}}\right) \cdot \left(\dfrac{f_{u,human}}{f_{u,rat}}\right)$ $CL_{human} = 0.49 \cdot CL_{dog} \cdot \left(\dfrac{BW_{human}}{BW_{dog}}\right) \cdot \left(\dfrac{f_{u,human}}{f_{u,dog}}\right)$ $CL_{human} = 0.37 \cdot CL_{monkey} \cdot \left(\dfrac{BW_{human}}{BW_{monkey}}\right) \cdot \left(\dfrac{f_{u,human}}{f_{u,monkey}}\right)$
游离药物分数校正的截距法（fu-corrected intercept method，FCIM）	$CL_{human} = 33.35 \cdot \left(\dfrac{a}{Rf_u}\right)^{0.77}$ $Rf_u = \dfrac{f_{u,animal}}{f_{u,human}}$

在异速放大法中需要使用的生理参数见表 14-2。

表 14-2　异速放大法常用生理参数总结表

	小鼠	大鼠	猴	犬	人
Body Weight (kg)	0.02	0.25	5	10	70
Brain Weight (kg)	0.00036	0.0018	0.09	0.08	1.4
Kidney Weight (kg)	0.00032	0.002	0.025	0.05	0.31
Hepatic Blood Flow (mL/min)	1.8	13.8	218	309	1450
Kidney Blood Flow (mL/min)	1.3	9.2	138	216	1240
Bile Flow (mL/day)	2.0	22.5	125	120	350
Glomerular Filtration Rate (mL/min)	0.28	1.31	10.4	61.3	125
Maximum Life Potential (min)	1 419 120	2 470 320	11 563 200	10 512 000	48 880 800

异速放大法不仅可以用于清除率的预测，还可以用于其他参数（如稳态分布容积 V_{ss}）的预测，见公式 14-15。V_{ss} 的预测也可以使用 fu 进行校正，如公式 14-16。

$$V_{ss,human} = a \cdot (BW_{human})^b \tag{14-15}$$

$$V_{ss,human} = a \cdot (BW_{human})^b \cdot f_{u,human} \tag{14-16}$$

值得注意的是，尽管 CL 和 V_{ss} 均可以使用异速放大法进行推算，其 b 值的范围并不相同。以往的研究表明，CL 与体重的 b 值多在 0.75 附近，而 V_{ss} 与体重的 b 值一般接近于 1。

三、体外体内外推方法 In vitro - in vivo extrapolation method

药物临床前开发阶段的药物动力学评价大多应用酶、细胞和器官等体外实验体系进行。与动物实验相比，人源代谢酶、细胞或器官体系可以避开种属差异的缺陷，可更准确地反映人体的处置机制。但如何基于体外数据预测人体药物动力学特征预测其体内行为，即如何进行体外体内外推 (in vitro-in vivo extrapolation，IVIVE)，成为新药早期临床开发的重要问题。

药物在肝内的分布动力学特征可通过三种房室模型进行描述，除了前述的混合良好模型外，平行管模型 (parallel tube model) 及分散模型 (dispersion model) 也可能会用到，三种模型的示意图如图 14-2 所示。

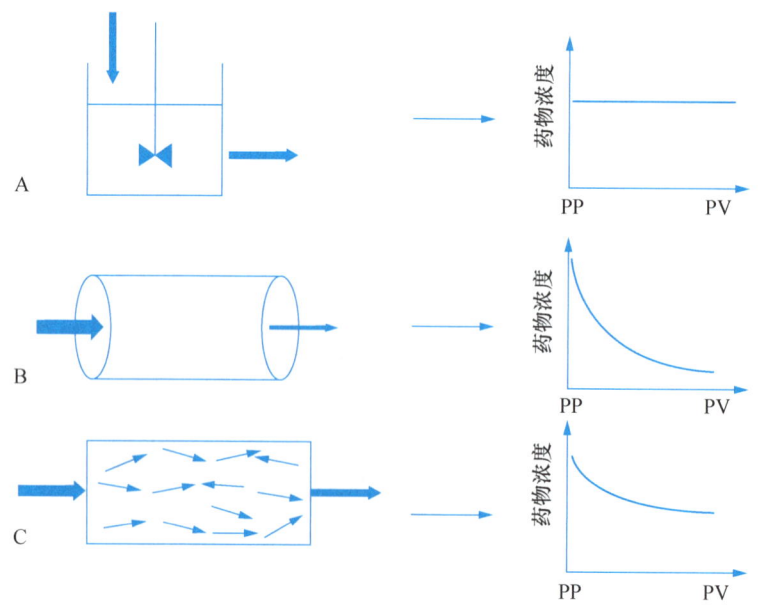

A. 混合良好模型；B. 平行管模型；C. 分散模型；其中 PP 表示门静脉周围区域，PV 表示静脉周围区域

图 14-2　肝内药物分布的三种房室模型示意图

以肝为例，平行管模型假设药物进入肝后，不存在任何混合的过程，仅随血液流动，即扩散系数（D_N）=0。此时，肝的清除率即可使用公式 14-17 表示：

$$CL_h = Q_h \cdot E_h = Q_h \cdot (1 - e^{-f_{u,b} \cdot \frac{CL_{int,h}}{Q_h}}) \tag{14-17}$$

离散模型假设药物进入肝后，不仅随血液流动，也存在混合过程，但不能瞬时完全混合，即 $D_N > 0$，且不为无穷大。此时，器官的清除率即可使用公式 14-18 表示：

$$CL_{h,p} = Q_{h,p} \cdot E_h = Q_{h,p} \cdot (1 - e^{-[fu_p \cdot CL_{int,h}/Q_{h,p} + (fu_p \cdot CL_{int,h}/Q_{h,p})^2 \cdot D_N]}) \tag{14-18}$$

其中，$CL_{h,p}$ 为肝的血浆清除率，$Q_{h,p}$ 和 E_h 分别为单位时间肝血浆流量和肝抽提率，$f_{u,p}$ 为血浆游离分数，$CL_{int,h}$ 为肝的内在清除率。

从上述公式可以看出，肝血流速率、血浆游离分数、全血/血浆分配比（blood plasma ratio，B/P ratio）、转运体和代谢酶活性是预测肝药物清除率的重要因素。前三种数据为生理参数，不同种属的数据可以提前获得，$CL_{int,h}$ 则不易获得，因此如何预测 $CL_{int,h}$ 就成为预测人体清除率的关键问题。上述公式中的 $CL_{int,h}$ 为肝整体器官的 $CL_{int,h}$，可以通过公式 14-19 计算。

$$CL_{int,h} = \left\{ \sum_{j=1}^{n} \left(\sum_{i=1}^{n} ISEF_{ji} \cdot CL_{int,Enzyme,ji} \cdot CYP_{j,abundance} \right) \right\} \cdot MPPGL \cdot LW \tag{14-19}$$

$$ISEF = \frac{CL_{int,HLM}}{CYP_{j,abundance} \cdot CL_{int,Enzyme,j}} \tag{14-20}$$

其中 ISEF 为系统间外推因子（inter-system extrapolation factors），$CL_{int,Enzyme}$ [μL/(min·pmol isoform)] 为特定酶的内在清除率，$CYP_{j,abundance}$（pmol/mg microsomal protein）为特定人群肝中每毫克微粒体蛋白中的第 j 个代谢酶酶丰度，MPPGL（mg/g）为每克肝中微粒体蛋白的含量（amount of microsomal protein per gram of liver），LW（g）为肝重量（liver weight）；其中 j 指的是第 j 个代谢酶亚型，i 指的是第 i 个代谢通路（如同一代谢酶代谢为不同代谢物）。ISEF 公式如 14-20 所示，其中 $CL_{int,HLM}$ 为特定人群肝微粒体代谢药物的内在清除率。

肝细胞或酶的内在清除率一般由体外代谢实验获得，目前基于肝代谢酶的体外代谢体系被广泛使用，主要包括人源基因重组细胞色素 P450（Cytochrome P450，CYP450）酶系、原代肝细胞培养以及肝微粒体等。肝微粒体作为肝细胞亚组分，含有内质网亚细胞组分，包括 CYP450 酶和少量Ⅱ相代谢酶。由于其制备过程简单、易于贮存、重现性好，所以肝微粒体使用最为广泛，常被用来作为体外酶代谢活性检测的初步筛查手段。人源基因重组酶能够定性研究酶系中单个亚型对整个代谢反应的相对贡献和代谢途径，且与肝微粒体实验的关联性好，但是同一时间只能研究一种代谢酶的作用。体外原代肝细胞具有完整的细胞膜，保留了完整的Ⅰ/Ⅱ相 CYP450 酶、尿苷二磷酸葡萄糖醛酸基转移酶（uridine diphosphate glucuronosyhransferase，UGT）及胞质酶代谢系统、辅因子以及药物转运体，在药物代谢研究中表现出良好的体内外相关性，是研究药物代谢和转运体相互作用的实用模型之一。但是，原代肝细胞需要相对健康的肝组织，故较难获取，且在培养过程中，难以长期保持其原代特性，人源肝细胞个体差异大、保存困难，冻融会降低肝细胞的活力和代谢功能。若采用人源肝细胞等其他系统研究体外代谢，也可以采用相应的内在清除率替换公式 14-20 中的 $CL_{int,HLM}$，结合每克肝的细胞数或其他系统量纲、肝重量，以相同的公式结构估计肝清除率。

近年来，为了提高 IVIVE 的准确性，研究人员针对预测的各个环节开展了大量研究，包括血浆游离药物分数的校正，以及在此基础上增加的微粒体温孵体系中游离药物分数的矫正，应用人肝细胞替代人肝微粒体以弥补微粒体中缺失酶系对药物的代谢清除，选用跨种属的经验比放因子以改善体外体内相关性预测的准确性。在预测人 PK 特征之前，研究者可先借助动物数据验证 IVIVE 的准确性，以此支持 IVIVE 方法对人体 PK 特征的预测力评价。

四、生理药物动力学基本模型结构与重要参数 Basic model structure and important parameters of physiologically-based pharmacokinetics

PBPK 模型可整合药物特异性参数（如理化性质、内在清除率、血浆蛋白结合率等）、系统特异性参数（如器官血流量、器官体积、代谢酶丰度等）和试验设计（如临床试验的受试者年龄、数量、性别比例、给药方案等），以模拟特定给药方案下血液及各个组织中药物浓度。PBPK 模型将人体中各个组织或器官作为一个或多个独立隔室，借助血液循环构筑其间的动态关系。PBPK 模型中也可只关心影响药物动力学、药效动力学和毒理学特征的主要组织或器官，其他器官可用一个隔室替代或依据一定标准进行合并。PBPK 模型的示意图如图 14-3 所示：

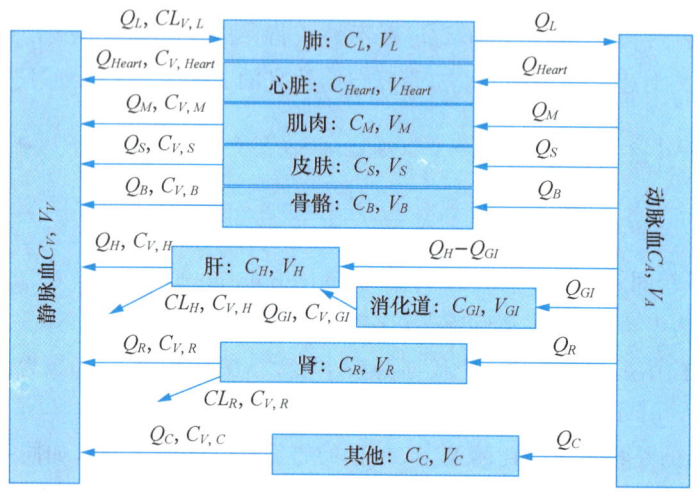

其中对于组织或器官 i，Q_i 为单位时间通过 i 的血流量，C_i 为 i 的总药物浓度，$C_{V,i}$ 为器官 i 的静脉血的全血药物浓度，C_A 为动脉血的全血药物浓度，C_V 为静脉血隔室整体的全血药物浓度，V_i 为 i 的分布容积，$CL_{int,i}$ 为 i 的内在清除率。若使用血浆药物浓度及其衍生出的参数，应考虑血浆/全血分配比，即使用 B/P ratio 比值进行转换。

图 14-3　PBPK 模型示意图

若各器官符合"混合良好模型"假设，且药物在血液中的流动规律符合一级动力学过程，则单一组织内血液浓度等于 $C_{V,i}$，药物在组织各处浓度均等于 C_i，则可用组织血液药物分配比（$K_{p,i}$）描述两者的比值，其公式如下：

$$K_{p,i} = \frac{C_i}{C_{V,i}} \tag{14-21}$$

对于一般的组织或器官隔室，药物在隔室内的具体交换过程如图 14-4 所示：

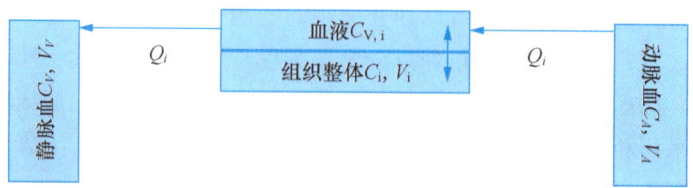

图 14-4　单一器官的生理药物动力学模型示意图

该器官隔室的动力学微分方程如下：

$$V_i \cdot \frac{dC_i}{dt} = Q_i \cdot (C_A - C_{V,i}) = Q_i \cdot \left(C_A - \frac{C_i}{K_{P,i}}\right) \tag{14-22}$$

肝和消化道（包括胃、肠、脾和胰腺）的血流动力学较为特殊，消化道的静脉血将会汇入肝门静脉，然后进入肝，药物在肝中会发生代谢反应，因此肝与消化道的 PBPK 模型示意图如图 14-3 所示：

依据公式 14-21 与 14-22，肝与胃肠道的微分方程如下：

$$V_{GI} \cdot \frac{dC_{GI}}{dt} = C_A \cdot Q_{GI} - \frac{C_{GI}}{K_{P,GI}} \cdot Q_{GI} \tag{14-23}$$

$$V_H \cdot \frac{dC_H}{dt} = C_A \cdot (Q_H - Q_{GI}) + \frac{C_{GI}}{K_{P,GI}} \cdot Q_{GI} - \frac{C_H}{K_{P,H}} \cdot Q_H - CL_H \cdot \frac{C_H}{K_{P,H}} \tag{14-24}$$

相似的，肾的生理药物动力学公式如下：

$$V_R \cdot \frac{dC_R}{dt} = C_A \cdot Q_R - \frac{C_R}{K_{P,R}} \cdot Q_R - CL_R \cdot \frac{C_R}{K_{P,R}} \tag{14-25}$$

肺循环中，静脉血流入肺，动脉血从肺流出，血流动力学与其他组织相反，其生理药物动力学公式如下：

$$V_L \cdot \frac{dC_L}{dt} = Q_{co} \cdot \left(C_V - \frac{C_L}{K_{P,L}}\right) \tag{14-26}$$

上式中 Q_{co} 代表心输出量。肺将静脉血转换为动脉血，并通过肺循环和体循环流入各个隔室，动脉血隔室可用如下的公式动态描述：

$$V_A \cdot \frac{dC_A}{dt} = Q_{co} \cdot \left(\frac{C_L}{K_{P,L}} - C_A\right) \tag{14-27}$$

多个组织或器官（隔室）都有不同药物浓度的静脉血流入静脉血隔室，并通过体循环和肺循环进入肺中，该过程可用如下的公式描述：

$$V_V \cdot \frac{dC_V}{dt} = \sum_i \frac{Q_i \cdot C_i}{K_{P,i}} - Q_{co} \cdot C_V \tag{14-28}$$

其中 i 包括心脏、肌肉、皮肤、骨骼、肝、肾和"其他"等器官隔室。

综上，列出图 14-3 的 PBPK 模型中 11 个隔室的全部方程：

肺：

$$V_L \cdot \frac{dC_L}{dt} = Q_{co} \cdot \left(C_V - \frac{C_L}{K_{P,L}}\right) \tag{14-29}$$

心脏：

$$V_{Heart} \cdot \frac{dC_{Heart}}{dt} = Q_{Heart} \cdot \left(C_A - \frac{C_{Heart}}{K_{P,Heart}}\right) \tag{14-30}$$

肌肉：

$$V_M \cdot \frac{dC_M}{dt} = Q_M \cdot \left(C_A - \frac{C_M}{K_{P,M}}\right) \tag{14-31}$$

皮肤：

$$V_S \cdot \frac{dC_S}{dt} = Q_S \cdot \left(C_A - \frac{C_S}{K_{P,S}}\right) \tag{14-32}$$

骨骼：

$$V_B \cdot \frac{dC_B}{dt} = Q_B \cdot \left(C_A - \frac{C_B}{K_{P,B}}\right) \tag{14-33}$$

肝：

$$V_H \cdot \frac{dC_H}{dt} = C_A \cdot (Q_H - Q_{GI}) + \frac{C_{GI}}{K_{P,GI}} \cdot Q_{GI} - \frac{C_H}{K_{P,H}} \cdot Q_H - CL_H \cdot \frac{C_H}{K_{P,H}} \tag{14-34}$$

胃肠道：

$$V_{GI} \cdot \frac{dC_{GI}}{dt} = C_A \cdot Q_{GI} - \frac{C_{GI}}{K_{P,GI}} \cdot Q_{GI} \tag{14-35}$$

肾：

$$V_R \cdot \frac{dC_R}{dt} = C_A \cdot Q_R - \frac{C_R}{K_{P,R}} \cdot Q_R - CL_R \cdot \frac{C_R}{K_{P,R}} \tag{14-36}$$

动脉：

$$V_A \cdot \frac{dC_A}{dt} = Q_{co} \cdot \left(\frac{C_L}{K_{P,L}} - C_A \right) \tag{14-37}$$

静脉：

$$V_V \cdot \frac{dC_V}{dt} = \sum_i \frac{Q_i \cdot C_i}{K_{P,i}} - Q_{co} \cdot C_V \tag{14-38}$$

其他隔室：

$$V_C \cdot \frac{dC_C}{dt} = Q_C \cdot \left(C_A - \frac{C_C}{K_{P,C}} \right) \tag{14-39}$$

上述公式中的各个参数含义如表 14-3 所示，常见物种主要器官的重量、容积（V）和血流量（Q）分别如表 14-4、表 14-5 和表 14-6 所示，供研究者进行 PBPK 建模时参考。

表 14-3 单个隔室中的各项 PBPK 参数

参数/变量	含义	获得方法
$K_{P,i}$	组织 i 的分配系数（药物稳态分布时组织、血浆的浓度比）	通过 $C_{i,SS}/C_{Plasma,SS}$ 或 AUC_i/AUC_{Plasma} 计算求得，或体外方法测得
Q_i	单位时间流经组织 i 的全血流量	以往文献
V_i	组织 i 的分布容积（V_A 和 V_V 为动脉血和静脉血的分布容积）	以往文献
$CL_{int,i}$	消除组织 i 的内在清除率	通过体外方法测得

表 14-4 一些常见物种的主要器官重量表

器官重量 (g)	小鼠 (0.02 kg)	大鼠 (0.25 kg)	兔 (2.5 kg)	猕猴 (5 kg)	狗 (10 kg)	人 (70 kg)
脑	0.36	1.8	14	90	80	1400
肝	1.75	10.0	77	125	320	1800
肾	0.32	2.0	13	25	50	310
心脏	0.08	1.0	5	18.5	80	330
脾	0.1	0.75	1	8	25	180
肾上腺	0.004	0.05	0.5	1.2	1	14
肺	0.12	1.5	18	33	100	1000

表 14-5 一些常见物种的主要器官容积表

容积 (mL)	小鼠 (0.02 kg)	大鼠 (0.25 kg)	兔 (2.5 kg)	猕猴 (5 kg)	狗 (10 kg)	人 (70 kg)
脑	—	1.2	—	—	72	1450
肝	1.3	19.6	100	135	480	1690
肾	0.34	3.7	15	30	60	280
心脏	0.095	1.2	6	17	120	310

续表

容积 （mL）	小鼠 （0.02 kg）	大鼠 （0.25 kg）	兔 （2.5 kg）	猕猴 （5 kg）	狗 （10 kg）	人 （70 kg）
脾	0.1	1.3	1	—	36	192
肺	0.1	2.1	17	—	120	1170
小肠	1.5	11.3	120	230	480	1650
肌肉	10.0	245	1350	2500	5530	35 000
脂肪	—	10.0	120	—	—	10 000
皮肤	2.9	40.0	110	500	—	7800
血液	1.7	13.5	165	367	900	5200
全身水	14.5	167	1790	3465	6036	42 000
细胞内液	—	92.8	1165	2425	3276	23 800
细胞外液	—	74.2	625	1040	2760	18 200
血浆	1.0	7.8	110	224	515	3000

表 14-6　一些常见物种的主要器官血流量表

器官血流速率 （mL/min）	小鼠 （0.02 kg）	大鼠 （0.25 kg）	兔 （2.5 kg）	猕猴 （5 kg）	狗 （10 kg）	人 （70 kg）
脑	—	1.3	—	72	45	700
肝	1.8	13.8	177	218	309	1450
肾	1.3	9.2	80	138	216	1240
心脏	0.28	3.9	16	60	54	240
脾	0.09	0.63	9	21	25	77
小肠	1.5	7.5	111	125	216	1100
肌肉	0.91	7.5	155	90	250	750
脂肪	—	0.4	32	20	35	260
皮肤	0.41	5.8	—	54	100	300
肝动脉	0.35	2.0	37	51	79	300
门静脉	1.45	9.8	140	167	230	1150
心输出量	8.0	74.0	530	1086	1200	5600
尿流量（mL/day）	1.0	50.0	150	375	300	1400
胆汁流量（mL/day）	2.0	22.5	300	125	120	350
肾小球滤过率	0.28	1.31	7.8	10.4	61.3	125

五、生理药物动力学建模与模拟基本步骤 Physiologically-based pharmacokinetics modeling and simulation basic steps

PBPK 研究通过整合人体生理系统参数、药物理化性质和药物动力学数据以预测人体药物动力学特征。因为体内 ADME 过程复杂，涉及参数众多，准确预测药物浓度及理解药物在体内的吸收与处置机制面临较大挑战。为了提高模型预测的准确性，在 PBPK 研究之前，研究者应该首先明确拟解决的临床问题，分析药物动力学过程中影响该问题的关键环节，以及影响该环节的关键因素，并通过不同来源体外或体内数据进行验证，然后依据临床研究计划制定研究策略。

一般而言，PBPK 研究宜遵循先易后难、先简单后复杂的逐步验证与优化的策略。比如，研究者可先基于药物理化性质及体外药物代谢等数据初步建立 PBPK 模型，然后利用静脉或溶液制剂（无吸收过程或吸收过程可忽略）在健康人体内的药物动力学特征来验证 PBPK 模型，建立可预测人体血液药物浓度的 PBPK 基础模型。该步骤主要验证药物在人体的分布和处置过程是否被准确地理解和描述，并将其整合入 PBPK 基础模型。然后研究者再使用口服制剂在空腹、伴随食物影响情况下的药物动力学数据进一步优化并验证 PBPK 基础模型，以验证药物的吸收机制是否被准确地理解，并将其整合入 PBPK 模型，以形成完整的 PBPK 模型。然后依据研究目的，确定主要验证机制通路。例如，为支持代谢酶介导的药物相互作用的预测，PBPK 结构模型需整合关键代谢酶的代谢动力学数据，并使用体内代谢和（或）排泄相关数据验证该处置机制，最终建立 PBPK（机制）模型，以准确预测该代谢酶介导的药物相互作用情况下的底物药物动力学特征。外推预测是 PBPK 模型最重要的应用，但也最需要对其预测力的可靠性进行评价，只有外推预测所用到的假设被体内数据验证后，其外推的结果才具备一定的准确性。

临床 PBPK 模型的建模与模拟过程可分为以下 6 个步骤：

1. 确定研究器官及器官 PBPK 模型结构：包括确定各个隔室 i 及隔室之间的血流通路和方向、定义各个隔室的血药浓度 C_i 及其微分方程、依据机制选择器官 PBPK 模型结构。

2. 寻找并确定关键的理化性质（如 lg$P$、分子量、pKa 等）、药物分布和代谢参数，以及生理参数：确定模型中各个已知生理参数的具体数值，包括各个隔室的分布容积 V_i、通过各个隔室的血流速率 Q_i、以及清除器官的内在清除率 $CL_{int,i}$；如有必要，转运体动力学数据也需要纳入模型中予以考虑；通过动物体内数据估计未知的人体关键药物依赖性（drug-dependent）参数（如 $K_{p,i}$）。

3. 建立并验证 PBPK 基础模型：建立 PBPK 基础模型，并使用空腹口服给药、静脉给药或溶液制剂给药后人体药动学数据进行验证。如果验证结果不佳，说明该模型对药物在人体吸收或处置机制理解不完整或不准确。此时可通过模拟（或敏感性分析）分析潜在的关键参数，并尝试其他来源数据（如用肝细胞代谢数据得到的 CL_{int} 替换微粒体孵育得到的 CL_{int}）进行分析，或使用现有数据进行反推，或进行补充实验，以增加更多关键机制性参数，更好理解药物人体 PK 特征，并逐步优化。

4. 建立并验证 PBPK 机制模型：建立 PBPK 机制模型，并使用伴随食物给药、药物相互作用和物质平衡研究的人体药动学数据进行验证。若模型验证结果不佳，可参考上一步优化方法进行优化，并最终验证 PBPK 机制模型。

5. PBPK 机制模型模拟与应用：基于建立的 PBPK 机制模型进行不同给药方案、不同人群的药物动力学特征的模拟。

6. 证伪及验证：即使可以准确预测体内药物浓度，也不代表 PBPK 模型的所有关键参数均正确，所以应与同类研究的参数值进行比较，并对一些未获得体内数据支持/验证的参数进行敏感性分析，以确定其不会显著影响体内药物浓度的预测。

第三节 复杂情况下的生理药物动力学模型
Physiologically-based pharmacokinetics model in complex situations

一、渗透限速模型 Permeability-limited model

研究表明,组织药物浓度常滞后于血药浓度,例如在小鼠尾静脉注射甲氨蝶呤后,肌肉组织的药物浓度在血浆浓度开始下降后仍有短暂的上升趋势。这种时间延迟的原因主要是药物在组织内不能瞬时实现扩散平衡。一般情况下,药物进入组织细胞的过程可分为2个过程:药物从动脉血进入组织内血管的灌注步骤(记为 R_1)和药物从组织内血液进入组织细胞的渗透步骤(记为 R_2)。若药物极性较大,或药物进入通透性较差的组织(如脑、胎盘)时,渗透过程成为药物在该组织分布的速率限制步骤,此时前述的混合良好模型不适合描述药物在该组织中的动力学过程,而需要增加渗透过程,其生理药物动力学示意图如图14-5所示。

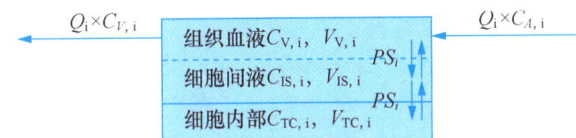

图 14-5 渗透限速的生理药物动力学模型示意图

其中 $C_{V,i}$ 和 $V_{V,i}$ 表示在 i 组织的血液隔室中的药物浓度和分布容积,$C_{IS,i}$ 和 $V_{IS,i}$ 表示组织的细胞间液隔室中的药物浓度及其分布容积,$C_{TC,i}$ 和 $V_{TC,i}$ 表示组织的细胞内液及组织隔室中的药物浓度及其分布容积,PS_i 表示组织渗透速率(cm^3/min),其中 P 表示渗透性(permeability, cm/min),S 表示表面积(surface area, cm^2)。

$$V_{IS} \cdot \frac{dC_{IS}}{dt} = Q \cdot (C_A - C_{IS}) - PS \cdot (C_{IS} - C_{TC}) \qquad (14\text{-}40)$$

$$V_{TC} \cdot \frac{dC_{TC}}{dt} = PS \cdot (C_{IS} - C_{TC}) \qquad (14\text{-}41)$$

$$PS_i = P \cdot S \qquad (14\text{-}42)$$

对于一些亲脂性药物和渗透性较好的组织(如肝),PS_i 远大于血流量 Q_i,此时组织药物分布速率主要由灌注步骤 R_1 决定。当 $PS_i \to \infty$ 时,可认为 $C_i \approx K_{p,i} \times C_{V,i}$,此时该模型等同于混合良好模型。但对于一些极性药物和不易渗透的组织(如脑),可认为血流量 Q_i 在数值上远大于 PS_i,此时组织内浓度的变化速率主要由渗透步骤 R_2 决定。

二、分布过程的生理药物动力学模型 Physiologically-based pharmacokinetics model of distribution process

药物在血液和组织中均可能与蛋白质结合形成结合型药物,未结合的药物为游离型药物(也被称为游离药物),只有游离型药物可以跨膜扩散,游离型药物与结合型药物呈动态平衡。因此,药物在血液和组织的结合比例也会影响药物在组织中的扩散能力,其动力学特征如图14-6所示。

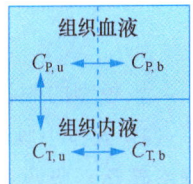

图 14-6 分布过程的生理药物动力学模型结构示意图

其中 $C_{P,u}$ 和 $C_{P,b}$ 分别表示组织中血液的游离型药物浓度和结合型药物浓度,$C_{T,u}$ 和 $C_{T,b}$ 分别表示组织细胞内液的游离型药物浓度和结合型药物浓度。如果组织中血液与组织内液的游离型药物交换比较迅速,则有 $C_{P,u} = C_{T,u}$。

当药物浓度远低于蛋白浓度时,药物与蛋白结合的程度与药物浓度无关,即蛋白结合率为固定值。当药物浓度接近或超过蛋白浓度时,会出现非线性结合特征。根据质量作用定律,假设每个蛋白的结合位点数为1,那么药物与血浆蛋白间的可逆结合反应可用下式表示:

$$游离型药物 + 游离血浆蛋白 \Leftrightarrow 结合型药物$$

$$K_A = \frac{C_b}{P \cdot C_u} = \frac{1}{K_D} \tag{14-43}$$

$$P_T = C_b + P \tag{14-44}$$

$$K_A = \frac{C_b}{(P_T - C_b) \cdot C_u} \tag{14-45}$$

$$C_b \cdot (1 + K_A \cdot C_u) = K_A \cdot P_T \cdot C_u \tag{14-46}$$

$$C_b = \frac{P_T \cdot K_A \cdot C_u}{1 + K_A \cdot C_u} = \frac{P_T \cdot C_u}{K_D + C_u} \tag{14-47}$$

上式中,C_b 为结合型药物摩尔浓度,C_u 为游离型药物摩尔浓度,P 为游离型蛋白摩尔浓度,K_A 为药物-蛋白结合平衡结合常数,K_D 为平衡解离常数,P_T 为总蛋白摩尔浓度。

组织药物浓度(C_{Ti})可用下式表示:

$$C_{Ti} = C_{Ti,u} + C_{Ti,b} = C_{Ti,u} + \frac{P_T \cdot C_{Ti,u}}{K_D + C_{Ti,u}} \tag{14-48}$$

三、吸收过程的生理药物动力学模型 Physiologically-based pharmacokinetics model of absorption process

血管外给药存在吸收过程,最常见的血管外给药就是口服给药。一般隔室模型使用一级或零级动力学过程描述吸收过程,但这种研究方法需要体内实测数据方可估计吸收动力学参数,无法提早预测人体吸收动力学参数。PBPK 模型因为能够整合消化道生理参数、药物吸收特征(如基于 Caco-2 细胞的渗透实验)以及药物制剂溶出数据,所以具备提早预测人体吸收动力学特征的能力。目前预测口服给药吸收过程的生理药物动力学模型结构类型多样,如隔室吸收转运(compartmental absorption and transit,CAT)模型、高级溶出吸收代谢(advanced dissolution,absorption and metabolism,ADAM)模型等,本文仅介绍最经典的 CAT 模型,其结构如图 14-7 所示。

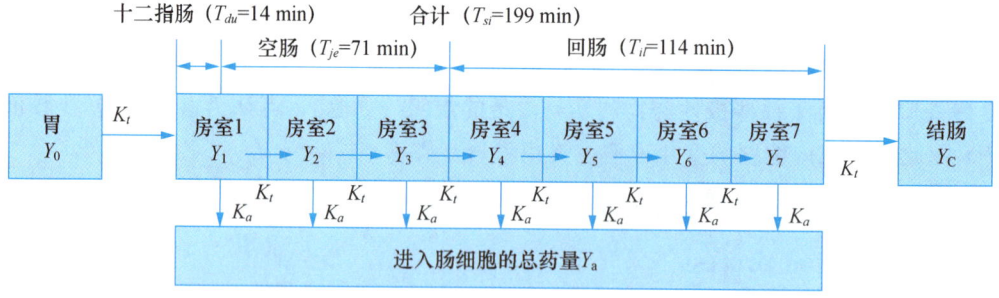

图 14-7 隔室吸收转运模型(CAT)的结构示意图

该模型的假设如下:

1. 人体小肠腔被分为 7 个隔室,药物进入各个隔室后或被小肠壁细胞吸收,或向下一个隔室转运,吸收过程和转运过程均符合一级动力学规律,每两个隔室间的转运速率常数均为 K_t,药物从各肠腔隔室经细胞壁进入小肠细胞的吸收速率常数均为 K_a。

2. 胃和结肠的吸收不显著,可以忽略。

3. 药物在小肠的 7 个隔室中具有高溶解性(不发生沉降或重析出),且不被降解。

根据假设，CAT 模型中各房室中药物随时间的变化规律可用以下微分方程表示：

$$\frac{dY_0}{dt} = -K_t \cdot Y_0 \quad Y_0(0) = Dose \tag{14-49}$$

$$\frac{dY_i}{dt} = K_t \cdot Y_{i-1} - K_t \cdot Y_i - K_a \cdot Y_i \quad Y_i(0) = 0 \quad i = 1, 2, 3, \cdots, 7 \tag{14-50}$$

$$\frac{dY_c}{dt} = K_t \cdot Y_7 \quad Y_c(0) = 0 \tag{14-51}$$

$$\frac{dY_a}{dt} = \sum_{i=1}^{7} K_a \cdot Y_i \quad Y_a(0) = 0 \tag{14-52}$$

$$K_t = 7/T_{si} \tag{14-53}$$

$$K_a = 2P_{eff}/R \tag{14-54}$$

其中 $Y_i = Y_i(t)$（$i = 1, 2, \cdots, 7$）为第 i 个隔室中的药量，$Y_a = Y_a(t)$ 为进入肠细胞的药量，$Y_c = Y_c(t)$ 为进入结肠的药量，$Dose$ 为口服给药剂量，K_a 和 K_t 分别表示小肠的吸收速率常数和转运速率常数，T_{si} 为小肠的平均转运时间，P_{eff} 是药物在小肠的有效渗透率（cm/s），R 为小肠半径（cm）。

依据药物的理化性质及临床前数据可及性，P_{eff}（$\times 10^{-4}$ cm/s）可分别基于理化性质或药物在 Caco-2 细胞实验中的相关数据进行估计。

$$\lg(P_{eff}) = 4 - 2.546 - 0.011 \times PSA - 0.278 \times HBD \tag{14-55}$$

$$\lg(P_{eff}) = 0.6532 \times \lg(P_{app,Caco-2}) - 0.3036 \tag{14-56}$$

其中 PSA（Å^2）是极性表面积（polar surface area），HBD 是化合物的氢键供体数（number of hydrogen bond donors），$P_{app,Caco-2}$（$\times 10^{-6}$ cm/s）是在 Caco-2 细胞（人结肠腺癌细胞，在结构和功能上与人小肠上皮细胞相似）模型跨膜转运实验中获得的表观渗透系数，lg 为以 10 为底的对数。

第四节　生理药物动力学模型的应用
Physiologically-based pharmacokinetics model application

PBPK 模型在新药上市申请（new drug application, NDA）中的应用逐年增多。2010—2019 年期间，美国食品药品监督管理局（U.S Food and Drug Administration, FDA）临床药理部收到含 PBPK 研究的 NDA 申请累计超过 140 项，在 FDA 2018 年和 2019 年批准上市的新药中，分别有 35% 和 45% 采用 PBPK 模型支持其上市申请，其中不少新药的 PBPK 模型用于药物相互作用或特定人群研究。目前，PBPK 已经在美国、欧盟的新药研发中得到广泛应用，药物监管机构也发表了相关的指南指导应用。虽然我国相关指导原则尚未颁布，但 PBPK 在新药临床研究和临床治疗中的重要应用价值已经获得业内专家认可。同时，基于 PBPK 进行精准用药的研究也日益增多，尤其是难以开展常规临床试验的特定人群精准用药研究，PBPK 凭借整合特定生理特征而在特定人群外推方面具备独特优势。目前 PBPK 模型研究在药物-药物相互作用和特定人群药物动力学研究中应用较多，下文将分别进行介绍。

一、生理药物动力学模型在药物相互作用研究中的应用 Application of physiologically-based pharmacokinetics model in drug-drug interaction

药物相互作用（drug-drug interaction, DDI）是指同时或间隔一定时间内使用两种或两种以上药物或化合物时，一种药物的药物动力学或药效动力学特征受到另一种化合物的影响。相互作用可发生在治疗药物或诊断药物之间，也可受到摄入的食物和饮料、烟、酒等影响。药物

-药物相互作用可能会导致具有重要医学意义的结果出现,如导致患者出现严重的不良事件、疗效部分或完全消失,这是目前被关注并且研究较多的一类相互作用。

药物相互作用按照作用环节可分为药物动力学相互作用和药效动力学相互作用,本节中仅关注前一种相互作用。药物动力学相互作用是由于药物或其代谢产物在吸收、分布、代谢或排泄过程中受到另一种药物的作用,从而引起该药物的药物动力学特征发生改变。此类相互作用的机制包括(但不限于):通过影响胃肠内 pH 而影响药物的吸收,通过竞争药物与血浆蛋白结合位点而影响药物的分布,通过影响参与药物动力学过程的代谢酶或转运体而影响药物的清除,也可通过改变生理或疾病状态(如延缓胃肠道排空)而导致药物的药物动力学特征发生变化。

在新药临床开发阶段,开展药物相互作用临床试验的目的是评价药物相互作用的程度,主要指在合并用药时,新药的药物动力学、药效学和安全性发生改变的风险,或新药对其他药物的药动、药效或安全性产生的影响。从而评估药物在临床应用中可能出现的相互作用风险,并指导药品说明书的撰写以及支持新药上市申请。PBPK 模型主要应用在代谢酶或转运体介导的药物动力学相互作用方面。由于 DDI 作用机制多样,每种机制均有可能要求进行临床试验以定量评价 DDI,从而支持药品说明书撰写和指导临床用药,所以在确定 DDI 试验策略、设计 DDI 临床试验、豁免部分 DDI 临床试验以及指导具体 DDI 临床用药等诸多方面,均需要对 DDI 的程度进行准确预判,而 PBPK 模型可以提供相对准确的预判。美国 FDA 和我国国家药品监督管理局(National Medical Products Administration,NMPA)发布的 3 个相关指导原则,均推荐在新药临床 DDI 研究阶段应用 PBPK 模型辅助制定开发策略、指导 DDI 临床试验设计,甚至在特定情况下支持豁免部分临床 DDI 试验。下面逐一进行说明。

(一)PBPK 在 DDI 临床试验设计的应用

在前瞻性 DDI 临床研究中,以 CYP450 酶介导的相互作用研究最为常见,包括目标药物作为受变药(victim,如代谢酶底物)的 DDI 试验,或目标药物作为代谢酶促变药(perpetrator,如酶抑制剂或诱导剂)的 DDI 试验。

在设计此类试验前,通常需要考虑以下几个关键因素:

1. 受变药的剂量选择。通过 DDI 临床试验尽可能评估临床应用中可能发生的最大程度的药物相互作用信息,一般使用最高剂量和单次给药方式进行研究。但有时底物药物的最大剂量可能引起安全性风险,例如相互作用程度与剂量之间可能存在非线性关系,或者药物安全的暴露范围较窄的药物,强抑制剂会使药物系统暴露显著增加而引起潜在毒性。此时有必要使用 PBPK 模型预测底物药物可能的暴露改变来选择合适的药物剂量,以保证与强抑制剂合并用药后,在安全的情况下研究药物暴露的最大改变情况。

2. 促变药剂量和作用时间的选择。促变药常选择临床应用中的最大剂量,但由于促变药改变不同代谢酶活性的作用机制可能不相同,如竞争性抑制、时间依赖性抑制、诱导代谢酶蛋白表达增加等,促变药给药后的作用时间不同可能会使代谢酶活性改变程度不同。因此,为了使酶活性处于最大抑制或最大诱导状态,促变药应采用连续给药并达到稳态,研究者需要基于 PBPK 模型预测促变药的最佳给药方案,以及代谢酶底物与促变药合用的最佳时机。

3. 设计药物动力学取血时间。药物动力学 DDI 临床试验以药物动力学指标(如 C_{max}、AUC)来评价相互作用程度,是否可以采集到完整的血药浓度-时间曲线对评价结果至关重要,但底物药物在受到抑制剂或诱导剂的作用后,半衰期可能延长或缩短。此时通过 PBPK 模型预测血药浓度-时间曲线,可以帮助设计合理的采血时间,提高临床试验的效率。

理论上,PBPK 方法是目前考虑体内生理因素最全面的方法,可以整合年龄、性别、种族和遗传多态性等因素引起的个体间变异,从而预测在相应因素改变的虚拟人群中的 DDI 的风险和程度。

（二）PBPK 在 DDI 试验豁免的应用

药物在临床应用过程中不可避免存在合并用药的情况，由此引起的 DDI 风险需要在临床开发阶段进行评估。但临床试验的时间、人力和物力成本高昂，并且真实研究也无法穷尽全部 DDI 情况，因此目前 PBPK 建模与模拟方法与临床试验相结合是评价 DDI 的主流方法。当新药已有的研究信息足以判断药物潜在的最大药物相互作用风险，且能够支持新药说明书中对"药物相互作用"内容的描述时，对于预期产生不超过最大相互作用风险的合并用药情况，可以不单独进行临床试验验证，而使用 PBPK 模型结果指导临床用药调整，即基于 PBPK 模型研究结果豁免药物相互作用临床试验。目前可被豁免的 DDI 临床试验多为作用机制研究证据充足的代谢酶介导的 DDI，而对于作用机制不明确（如药效学 DDI）、不可避免的临床合并用药（如降糖新药与糖尿病基础药物二甲双胍的合并用药）等情况则要求进行充分的临床试验来验证。

二、生理药物动力学在特定人群临床研究中的应用 Application of physiologically-based pharmacokinetics model in specific population

PBPK 建模与模拟是预测药物在特定人群中药物动力学的重要工具。这里的"特定人群"是与健康成年人相区别的不常规纳入临床试验研究的人群，包括孕产妇、儿童、老年人、肝/肾功能损伤人群。

在儿童人群开展临床试验受到多种因素限制而较难开展。首先是伦理因素，儿童作为脆弱人群，伦理对儿童权益保护的要求更高，非治疗目的的干预手段不被允许在儿童人群中实施，儿童临床研究中不存在"健康受试者"；其次，儿童临床试验的操作具有较大困难，例如对于年龄较小的婴幼儿无法耐受静脉采血，儿童在临床研究中的依从性也不如成人；再次，自愿参加儿童临床试验的志愿者通常较少，限制了试验的样本量。但是儿童乃至新生儿、婴幼儿人群的临床试验对评价儿科药物的安全性、有效性至关重要，是指导这些脆弱人群实现安全、合理用药的必要基础。在很长一段时间，儿童用药的指导都是采用基于体重、年龄和体表面积的换算方式，从成人的给药剂量来推算儿童的给药剂量。但是从新生儿、婴幼儿、儿童至青少年，这类人群的生长发育急剧变化，对药物的处置以及对药物的反应与成人不尽相同。儿童不是缩小版的成人，在生长发育过程中代谢酶、转运体、受体等表达和活性也不是随年龄或体重线性变化的。因此简单地外推无法准确估算儿童体内药物暴露，无法获得最适用于儿童的剂量，可能导致儿童暴露于治疗无效甚至毒性风险中。

PBPK 模型可以通过数学模型预测儿童的生长和器官成熟程度，建立不同年龄段的虚拟人群。基于药物在健康成人受试者药物动力学特征验证药物模型中吸收处置的特征机制，然后与建立的虚拟儿童人群相结合，可以实现成人至儿童的外推，以预测药物在儿童体内的药物动力学特征。为了建立描述药物在儿童体内药物动力学过程的 PBPK 模型，需要了解发育过程对药物吸收、分布、代谢和消除的具体影响，并将所有因素整合到 PBPK 模型中，进行定性和定量评估。目前，PBPK 模型在儿童药物开发中主要用于辅助儿科药物临床试验的设计、儿童首剂量的确定，以及靶器官毒性预测等方面。

儿童 PBPK 模型构建的一般策略中，药物依赖性参数与 PBPK 模型的建立、验证和优化大致策略与成人研究相同。最大区别在于构建包含儿童生理发育特征的儿童人群模型，一般情况下可基于文献报道的可靠的年龄依赖性生理、生化参数建立生理特征模型（如不同年龄下体重、白蛋白的水平估计），然后在已验证的成人 PBPK 模型框架中替换成人的生理特征模型，建立儿童人群 PBPK 模型。纳入的年龄依赖性生理、生化参数最好经过文献荟萃方式得到的数据验证，以保证其准确可靠，从而使所建模型具有真实的生理、生化学意义。最后，构建的儿童 PBPK 模型可以用于预测药物在儿童人群体内的 PK 行为和器官暴露，以指导儿科用药。儿童 PBPK 模型的应用是一个从成人 PBPK 模型外推的过程,需要有以下假设支持:①药物在儿童以及成人体内的清除途径相同,差异仅体现在清除率的不同上;②假设儿童的 PBPK 模型结构与成人 PBPK 模型结构一致;③疾病状态下的儿童与正常儿童相比,发育水平不受影响(除去目前已知对儿童发育有影响的疾病);④除了与年龄相关的药物/系统特异性参数,其余参数在成人和儿童 PBPK 模型中保持不变。

女性妊娠期间在生理学和解剖学上发生巨大变化,孕妇体内药物的药物动力学特征也会与健康成人有巨大差异。但由于孕期药物动力学信息的匮乏,目前孕妇给药方式通常从非妊娠状态推断,无法准确预测药物在孕妇的体内暴露。一般药物说明书中的生殖毒性和遗传毒性大多仅限于非临床实验数据,孕妇和胎儿的安全性数据极为稀缺,可能导致母体和(或)胎儿面临更大的毒性风险。利用 PBPK 模型外推是制定孕妇给药方案的重要手段。孕妇 PBPK 模型需要在健康成人的模型基础上增加胎盘隔室和胎儿隔室,并且改变与母体妊娠周期相关的生理参数(如体重、组织成分、心输出量、循环血流量、肾小球滤过率、代谢酶活性、转运体活性等),同时考察这些重要生理参数随孕周时间而改变的定量关系。

第五节 生理药物动力学模型研究的挑战与展望
Challenges and perspectives of physiologically-based pharmacokinetics model studies

生理药物动力学模型研究,除了需要使用常规药物动力学研究所获得的体内药物浓度数据验证与优化模型以外,多种多样的体内生理参数如何准确获取,以及开发能将众多参数通过数学方程组整合起来预测体内药物浓度的软件,均关系到 PBPK 模型研究的预测力和可行性。下面将简介目前进行 PBPK 模型研究的软件系统、关键生理参数的获取方法以及未来的研究热点。

一、生理药物动力学模型软件 Physiologically-based pharmacokinetics modeling software

生理药物动力学模型软件有别于传统的药物动力学研究软件,不仅需要丰富的生理系统性参数和药物依赖性参数,而且公式结构和公式数量也更加庞杂。目前,常用的 PBPK 研究软件包括 Simcyp Simulator、GastroPlus、PK-SIM、ADAPT 等。

Simcyp Simulator 是由 Certara 公司开发的一种结构完整的 PBPK 研究软件,具有人口统计学、发育生理学和药物消除途径的发育动力学方面丰富的数据库,包括 10 个生理器官(肝、肾、皮肤、胃肠道、脑、肺、血液、淋巴、肿瘤和靶器官)模型、25 个人群(高加索/中国/日本健康人、高加索/中国/日本儿童、孕妇、肝硬化患者、肾功能不全患者、肥胖患者、肿瘤患者等)模型和 100 多个药物模型。Simcyp Simulator 能够将体外数据与体内吸收、分布、代谢和排泄和药物动力学/药效学(pharmacokinetic/pharmacodynamic,PK/PD)结果联系起来,以探索临床场景并支持药物开发决策,该软件同时适用于小分子和大分子药物。Simcyp PB-PK 模型能够描述不同器官、器官中不同部位的药物动力学特征,从而有助于指导临床试验设计、首次人体给药、剂型设计、特殊人群的剂量分化以及与潜在药物-药物相互作用相关的预测。

发布于 1998 年的 GastroPlus 是 Simulation Plus 公司开发的第一个对药物体内行为进行建模和模拟的软件,它可模拟人体和动物通过静脉、口服、口腔、眼、鼻内和肺吸入给药后的生物药剂学、药物动力学和药效学特征。GastroPlus 嵌合多种模块,包含药物相互作用模块、生物大分子模块、PBPK 模块、优化模块、ADMET(T 表示转运 transport)预测模块、PD 模块、PK 模块、代谢和转运模块、体外体内外推模块和额外给药途径模块。

PK-SIM 是由 Bayer AG 公司资助，由 Open Systems Pharmacology Suite Community 开发的一个生理药动学建模软件。它的集成数据库中包含了所有人体解剖和生理相关的参数以及最常见的临床前动物模型（小鼠、大鼠、猪、犬和猴）。此外，该软件还提供了不同 PBPK 计算方法以便快速有效地建立模型和估算参数。PK-SIM 可提供多种小分子和大分子的药物模型。PK-SIM 也是免费开放给全球用户的开源性软件，可与建模软件工具 MOBI 完全兼容，从而允许访问所有模型算法和细节，以便进行模型修改和扩展。PK-SIM 的构建模块分为个体、种群、化合物、制剂、管理、事件和观察数据，将这些模块组合起来就可生成 PBPK 模型。

ADAPT5 是由美国 Biomedical Simulations Resource 公司开发的一款药物动力学软件，能够进行药物动力学和药效学参数估计、模型选择、模型比较。这些构建的模块可以被重复使用。

对上述软件的特征进行总结，如表 14-7 所示。

表 14-7 PBPK 模型软件总结表

软件	开发机构	特色
Simcyp Simulator	Certara UK Limited，UK	DDI 预测，提供多种经验证的人群生理模型和药物（探针药、抗体）模型；嵌套肠、肝、肾器官模型；整合 PK/PD 模型。
GastroPlus	Simulations Plus，Inc，US	制剂口服吸收预测，整合体外溶出数据，胃肠道生理，肠代谢酶和转运体参数；整合多种给药途径（经皮、黏膜给药、肌内注射）的药物吸收；辅料信息丰富。
PK-SIM/MOBI	Open Systems Pharmacology Suite Community	特定人群预测，可构建个体模型和人群模型；提供多种药物模型；开源免费。
ADAPT5	Biomedical Simulations Resource，University of Southern California，US	进行个体和群体的建模与模拟，可优化样本采集设计，自行编程；开源免费。

二、生理药物动力学模型系统参数获取 Acquirement for system parameters of physiologically-based pharmacokinetics model

系统参数是组成 PBPK 模型的重要基础。系统参数来源于人口统计学、解剖学、生理学和发育学的数据。代谢酶和转运体的表达和活性的变化是引起个体中药物清除能力差异的主要原因，因此其参数是最重要的系统参数之一。丰度的常规检测方法是利用人体肠道、肝和肾等器官组织，使用 Western blot 或蛋白质组学方法半定量或定量测定代谢酶或转运体的表达含量，后者定量检测更加准确。但人体器官样本的获得具有很大限制性，尤其是儿童，这给儿童生长发育过程中或特定患者疾病进展过程中的丰度研究造成很大困难。基于基因型的代谢酶表型能够一定程度上反映代谢酶的活性。代谢酶表型分为强代谢型（extensive metabolizers，EM）、弱代谢型（poor metabolizers，PM）、中间代谢型（intermediate metabolizers，IM）和超快代谢型（ultra-rapid metabolizers，UM）。虽然基因分型在一定程度上解释了不同个体间代谢能力的差异，但同一基因型内不同人之间也可能有很大的差异。而组织活检方法具有很大局限性，直接测量蛋白表达在一定情况下无法实现。因此，研究者希望开发液体活检（血样）技术来估计肝药物处置能力。Brahim Achour 等人发现血浆外泌体在 RNA 与 12 种关键的药物代谢酶和 4 种药物转运蛋白具有较强的相关性，建立了一种评估单个患者的肝代谢和处置能力的液体活检技术。该方法可以应用于临床试验前的志愿者特征鉴定和临床实践中的患者分层，通过模型模拟证明了根据液体活检结果调节药物剂量可以实现不同肝消除患者之间的相似药物暴露，有助于实现更精确的个体给药。

三、生理药物动力学模型未来研究潜在热点 Perspectives on the future research of physiologically-based pharmacokinetics model

PBPK 模型自 1937 年提出概念以来，历经建立首个 PBPK 模型（1977 年）、首次被正式用于临床开发注册（以 2008 年美国 FDA 收到首个注册为标志）后，目前已经形成可整合多人群（如种族、疾病、特定生理人群）、多层次（如细胞、部位、器官、整体）、多因素（如基因、食物）的数学方程系统，结合已经过验证的上百种药物模型，研究者可快速和准确地预测药物在不同人群、不同部位（如器官）、不同场景（如联合用药）下药物浓度的变化，以支持新药开发与精准用药。PBPK 模型研究在不断完善上述能力的同时，也在不断拓展。为拓宽读者视野，本文也勉力总结其未来的潜在研究热点（有些已经在进行中），以飨读者。

（1）PBPK 研究信息不断完善：随着我们不断揭示出新的人体定量规律（如肠 P-gp 丰度与年龄的定量关系），PBPK 数学方程系统将不断丰富、细化，具备更高的预测力，特别在特定人群（如孕妇、儿童、老年人、肾损害人群和肝损害人群）、特定器官（如脑、眼、皮肤）、整合人源化技术信息（人源化动物、类器官等）方面，会取得较大进展。

（2）PBPK 研究范畴不断延伸：在基于 PBPK 建立的剂量-暴露量定量关系之上，研究者可以继续整合原料药（和辅料）生物药剂学数据、理化表征以及影响吸收/处置的关键因素数据，模拟不同场景下体内药物浓度，以高效优化新制剂配方与工艺，这类研究称为吸收 PBPK 模型研究（physiologically-based pharmacokinetic absorption model）或 PBBM 模型研究（physiologically-based biopharmaceutics model）；研究者还可以继续整合药效动力学或毒理学数据，建立 PBPK/PD 模型或 PBTK/TD 模型（Physiologically-based toxicokinetic/toxicodynamic model）支持药效学或毒理学评价。

（3）PBPK 软件不断交叉融合：PBPK 软件将不断优化为更简洁、易用的软件，以方便更多新药开发者与医生接受与使用，同时还可借助于大数据技术（如机器学习、人工智能）和真实世界数据形成数据孪生新生态，以支持应急情况下的智能诊治支持，提高患者诊治成功率。

（4）PBPK 研究应用不断创新：目前已有 PBPK 模型整合了单克隆抗体药物吸收和处置机制，并不断揭示其关键影响因素。在此基础上，研究者也将不断揭示新生物制剂的吸收和处置定量规律，如抗体-药物结合药物（antibody-drug conjugate，ADC）、双特异性抗体、新递送系统药物（如纳米制剂、蛋白降解靶向联合体等）及基于其系统的小 RNA 药物、细胞治疗，PBPK 研究也将以其特有的机制性研究能力，继续支持这些新型生物制剂的新药开发与精准用药。

（么雪婷　刘东阳）

思考题

1. 简述内在清除率的定义、特点以及与清除率的区别，并说明如何对内在清除率进行定量描述。
2. 根据药物在肝内的分布动力学特征，说明三种肝清除率计算模型的假设和计算公式。
3. 简述药物进入组织细胞的过程，并说明如何区分和定量描述灌注限速和渗透限速药物。
4. 简述应用异速放大方法预测人体清除率的适用前提和计算步骤。
5. 某药物口服给药后体内血浆和各组织的药物浓度如下表所示，结合药物在各组织的 PK 特征，（1）计算各个组织的 K_p 值；
（2）探讨各个组织 K_p 值的可能机制，以及使用何种器官模型描述该组织，并阐明各自假设。

时间（h）	药物浓度（ng/mL）				
	血浆	小肠	肝	肌肉	心脏
0.5	244	934	286	19.1	177
2	183	824	299	60.6	146
8	43.5	154	55.6	34.5	28.5
24	1.22	1.31	2.49	1.09	1.53
36	0.43	0.86	1.04	1.14	0.36
48	0.12	0.21	0.24	0.12	0.24

（答案：$Kp_{gut}=4.02$；$Kp_{liver}=1.45$；$Kp_{muscle}=0.46$；$Kp_{heart}=0.74$）

参考文献

[1] Teorell T. Kinetics of distribution of substances administered to the body. I: The extravascular modes of administration. Arch Int Pharmacodyn Ther, 1937, 57: 202-205.

[2] Harrison LI, Gibaldi M. Physiologically based pharmacokinetic model for digoxin disposition in dogs and its preliminary application to humans. J Pharm Sci, 1977, 66 (12): 1679-1683.

[3] Dedrick RL. Animal scale-up. J Pharmacokinet Biopharm, 1973, 1 (5): 435-461.

[4] Adolph EF. Quantitative Relations in the Physiological Constitutions of Mammals. Science, 1949, 109 (2841): 579-585.

[5] Liu DY, Song HL, Song L, et al. A unified strategy in selection of the best allometric scaling methods to predict human clearance based on drug disposition pathway. Xenobiotica, 2016, 46 (12): 1105-1111.

[6] Boxenbaum H. Interspecies scaling, allometry, physiological time, and the ground plan of pharmacokinetics. J Pharmacokinet Biopharm, 1982, 10 (2): 201-227.

[7] Roberts MS, Rowland M. A dispersion model of hepatic elimination: 1. Formulation of the model and bolus considerations. J Pharmacokinet Biopharm, 1986, 14 (3): 227-260.

[8] Davies B, Morris T. Physiological parameters in laboratory animals and humans. Pharm Res, 1993, 10 (7): 1093-1095.

[9] Yu LX, Lipka E, Crison JR, et al. Transport approaches to the biopharmaceutical design of oral drug delivery systems: prediction of intestinal absorption. Adv Drug Deliv Rev, 1996, 19 (3): 359-376.

[10] Jamei M, Turner D, Yang J, et al. Population-based mechanistic prediction of oral drug absorption. AAPS J, 2009, 11 (2): 225-237.

[11] 李丽，杨进波. 基于生理的药代动力学模型在创新药临床研发中的应用进展. 中国临床药理学杂志，2017，33 (17): 1728-1732.

[12] Huang SM, Temple R, Throckmorton DC, et al. Drug interaction studies: study design, data analysis, and implications for dosing and labeling. Clin Pharmacol Ther, 2007, 81 (2): 298-304.

[13] Barrett JS, Della Casa Alberighi O, Läer S, et al. Physiologically based pharmacokinetic (PBPK) modeling in children. Clin Pharmacol Ther, 2012, 92 (1): 40-49.

[14] Maharaj AR, Edginton AN. Physiologically based pharmacokinetic modeling and simulation in pediatric drug development. CPT Pharmacometrics Syst Pharmacol, 2014, 3 (11): 150.

[15] Dallmann A, Pfister M, van den Anker J, et al. Physiologically Based Pharmacokinetic Modeling in Pregnancy: A Systematic Review of Published Models. Clin Pharmacol Ther, 2018, 104 (6): 1110-1124.

[16] Song L, Yu Z, Xu Y, et al. Preliminary physiologically based pharmacokinetic modeling of renally cleared drugs in Chinese pregnant women. Biopharm Drug Dispos, 2020, 41 (6): 248-267.

[17] Achour B, Al-Majdoub ZM, Grybos-Gajniak A, et al. Liquid Biopsy Enables Quantification of the Abundance and Interindividual Variability of Hepatic Enzymes and Transporters. Clin Pharmacol Ther, 2021, 109 (1): 222-232.

# 第15章 群体药物动力学
Population Pharmacokinetics

本章要求：
1. 掌握群体药物动力学的基本原理及研究方法。
2. 理解群体药物动力学研究的意义。
3. 了解普通药物动力学与群体药物动力学之间的异同。

第一节 概 述
Introduction

作为近几十年来药物动力学领域中发展出的一个新的分支，群体药物动力学将药物动力学隔室模型与统计学的理念和方法有机结合，使得人们在定量的水平上，对于药物体内行为及其变异特征，以及这些行为与机体间的各种相互作用的认识出现了飞跃性的发展。今天，以模型为导引的药物研发（model informed drug development，MIDD）的理念已为业内普遍接受，目前各国批准上市的新药中多包含了群体药物动力学研究的内容，监管机构也先后颁布了相应的规定或指南。与此同时，群体药物动力学对于临床的合理化用药也起到了很大的推进作用，通过群体模型的应用使得临床用药中个体化给药的理想成为可能。

一、研究群体药物动力学的目的 The purpose of population pharmacokinetic studies

顾名思义，群体药物动力学是研究药物在某一群体中的动力学特征，并通过统计学处理来全面分析药物与机体的各种相互作用。群体药物动力学的研究目的包括：

（一）观测对象群体的药物动力学和药效动力学的整体特征 Observe the overall pharmacokinetic and pharmacodynamic characteristics in a given population

观测和把握患者群体的药物动力学和药效动力学的整体特征，求算各项参数的典型值（typical values）或群体值（population values）。

（二）观察相关因素对于群体的药物动力学和药效动力学行为的影响 Observe the influence of covariates on population pharmacokinetics and pharmacodynamics

相关因素又称为协变量（covariate），包括给药对象的年龄、体重、性别、族群、生理和病理状态、试验时间和场所等。这类因素所导致的药物动力学行为的变异又称为源自于固定效应（fixed effects）的变异。因为相对于许多的随机因素来说，其来源和影响的大小通常是固定的。这类因素通常是导致出现个体间变异（inter-individual variability）的主要来源。通过群体药物动力学的方法准确地了解这些因素的影响，对于保证药物的安全和有效十分重要。

（三）评估随机变异性的影响 Assess the influence of random variabilities

随机效应（random effects）是一类暂且未知，难以预测而又遵循一定分布规律的影响因素。这类影响同样可以导致个体间变异，同时还常常是个体内变异（intra-individual variability）以及观测误差等的主要原因。例如采用上述的固定效应因素无法解释的个体间变异、相同条件不同批次试验间的差异、同一个体不同时间内自身条件的波动、难以察觉的内外环境变化、无法避免的测定误差等，均可以认为是受到了随机效应的影响。

二、群体药物动力学的特点 Characteristics of population pharmacokinetics

与传统药物动力学研究方法相比，群体药物动力学具有如下的特点。

（一）对于富集数据集与稀疏数据集均可进行分析 Useful either for rich data or sparse data sets

与常规的药物动力学拟合方法不同，群体药物动力学往往针对多个个体的数据同时拟合。富集数据是指群体中有多个个体，每一个体在不同的时间点有多个数据。而稀疏数据则与其不同，群体同样可能存在多个个体，但每一个体仅有1~2个数据。在一些特殊人群中往往容易出现此类情况，例如新生儿人群、危重患者人群等。群体药物动力学可以解析富集数据集。当稀疏数据分布在相对宽阔的时间区域中，或者尽管分布较窄，但有前期同类群体的模型工作可以借鉴时，群体药物动力学同样可以分析该类数据集。这时，单一个体的少量数据点对于整体药物动力学特征的把握同样可以有所贡献，同时根据群体药物动力学特征也可以反过来估计该个体的药物动力学参数组。

（二）应用于临床前的群体数据分析以及种属之间的外推 Application in pre-clinical population analysis and interspecies extrapolation

群体药物动力学也可应用于临床前的动物实验，发现可能影响药物体内行为的各种固定效应因素，并在整合各种信息的基础下进行不同动物种属间的外推。

（三）可对不同期或不同批次试验结果同时分析 Analyzing the results obtained from different periods or different batches simultaneously

在新药研制的各个阶段，存在基于不同目的的多内容、多路径、多批次、多规模的试验。群体药物动力学可以不断地将这些先后取得的研究结果整合在一起，随着数据集的不断扩增进行滚动式分析，以期逐步深化和完整地把握药物的体内行为及其相关影响因素。

（四）相关因素的分析可以为试验设计、剂量选择提供帮助 Trial design and dose selection may benefit from covariate analysis

相关因素如肝、肾功能，族群以及药物相互作用等的分析可以为下一步的试验设计及剂量选择提供支持。

（五）为临床试验计划的模拟提供基础 Clinical trial simulation based on population analysis

在建立群体药物动力学模型的基础上，可以设计不同的场景进行下一步临床试验计划的模拟，以优化下一步的试验条件，降低时间成本和各种试验风险，极大地提高研究的效率。

（六）有助于临床各期试验中的药物动力学-药效动力学研究 Trials in different clinical phases may benefit from population analysis

在群体药物动力学模型的基础上，可以进一步考察药物体内行为与药效间的定量关系，构建药物动力学/药效动力学联合模型。

第二节　群体药物动力学基本原理
Fundamentals of population pharmacokinetics

与传统药物动力学相似，群体药物动力学也是通过建立动力学模型，以非线性拟合的方法逐步迭代以找出一组参数，使模型预测值与实测值间的偏差最小，同时拟合精度与数据变异程度之间达到较好的平衡。这一过程所追求的目标通常由目标函数（objective function，OF）的公式来定义。模型最优化的过程实际上就是使目标函数值（OFV）最小化的过程。

一、传统药物动力学中常用拟合方法的原理 Principles of fitting methods used in ordinary pharmacokinetics

传统药物动力学中一般应用常规最小二乘法（ordinary least squares，OLS）、加权最小二乘法（weighted least squares，WLS）或扩展最小二乘法（extended least squares，ELS）来定义目标函数。

（一）常规最小二乘法 Ordinary least squares，OLS

常规最小二乘法中目标函数值 OFV_{OLS} 的定义为

$$OFV_{OLS} = \sum_{i=1}^{m}(Obs_i - Pred_i)^2 \tag{15-1}$$

这里，OFV 定义为各实测值（Obs_i）与相应的模型预测值（$Pred_i$）之差的平方的总和，m 为数据的总数。模型化的过程就是寻找一组参数，使得由其求出的模型预测值与实测值间的离差平方和最小。

当不同大小数据的随机误差大致相等时方可以应用此类方法，否则应当考虑下面的两种方法。

（二）加权最小二乘法 Weighted least squares，WLS

加权最小二乘法中的目标函数值 OFV_{WLS} 的定义为

$$OFV_{WLS} = \sum_{i=1}^{m}\left[(Obs_i - Pred_i)^2 \cdot W_i\right] \tag{15-2}$$

W_i 是对 $Pred$ 与 Obs 间离差平方的加权。通过对不同形式或质量的数据进行不同的加权，可以保证整个拟合区段达到大致相似的拟合度，不致出现明显的偏倚。公式显示，权重大的数据点对于 OFV 的影响较大，为使 OFV 变小，拟合中最小二乘法对该点的侧重也就较大。最常用的加权方法是定义 $W_i = 1/Obs_i^n$，其中的 $n=0$、1 或 2。当 $n=0$ 时，$W_i = 1$，即所有数据的权重相同。实际上这时数值较大的数据相对拟合较好。而当 $n=2$ 时，$W_i = 1/Obs_i^2$，数值越大反而权重越小。明显的，这时较小的数据因有较大的权重而在拟合中得到较多的照顾。在拟合中这两种方法分别适用于两种不同的误差变异形式，前者用于加和型误差，后者用于比例型或指数型误差，其中的原因将在后面予以详述。权重的定义中 $n=1$ 也经常见到，这时的误差形式假设处于上述二种模型之间。

有时人们还可以将各数据点的测定误差或标准差（SD）的倒数作为加权。这样误差越大，质量越差的数据的权重就越小。在群体药物动力学中一些更复杂的加权方式将在后述。

（三）扩展最小二乘法 Extended least squares（ELS）

扩展最小二乘法中目标函数 OFV_{ELS} 的定义为

$$OFV_{ELS} = \sum_{i=1}^{m}\left[\frac{(Obs_i - Pred_i)^2}{VAR_i} + \ln(VAR_i)\right] \tag{15-3}$$

VAR_i 是模型方差。本类方法估算结构模型参数，使实测值与模型预测值尽量接近的同时，也兼顾要求所得的模型方差既不会太小，也不至于过大。

二、影响观测结果的误差因素 Error factors affecting observation results

在药物的临床应用中，每一个体的药物动力学行为均有所不同，同一个体的实测值在不同时间不同批次的试验中也会呈现一定的波动。图 15-1 展示了单一个体、较小群体（$n=12$）以及较大群体（$n=60$）的血药浓度时间曲线的示例。群体药物动力学就是要针对给药对象群体进行分析研究，在构建表述药物体内行为的整体模型的同时，也估计反映群体内的个体间/个体内变异程度的参数，并进一步找出显著影响这些变异的各种相关因素（固定效应、协变量）。

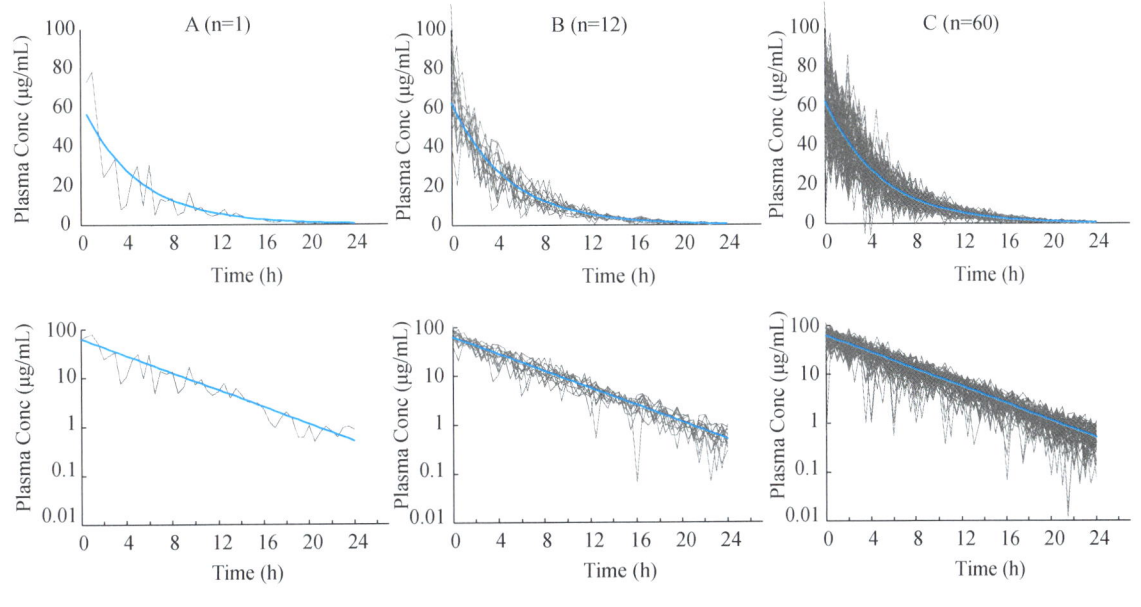

A：n=1；B：n=12；C：n=60
纵向对应的上下两图的数据相同。上图：常规坐标；下图：对数尺度的坐标
———：模型拟合曲线；———：个体曲线

图 15-1　静脉注射后常见的血药浓度时间曲线及其在个体之间的离散

与试验的性质无关，可以影响药物体内行为的因素按其特性可以分为两类。

（一）固定效应因素 Fixed effect factors

这是一类存在明显、较易衡量或预测、在观测期间相对固定不变的因素，包括人口统计学信息如性别、年龄、体重、身高、体重指数、体表面积和种族等，生理病理学因素如肝/肾功能水平、疾病的种类及程度、并发症、药物-药物间相互作用等，以及外界环境因素如时间和季节、试验场所、药品厂家和批号等。在模型中与这类因素相关的参数称为固定效应参数（fixed-effect parameters），是导致个体间变异的主要原因。模型化过程中，在设定条件下可以逐一将这些因素引入相关的动力学参数并进行统计学检验，将其中具有显著性影响的因素保留在群体药物动力学的模型之中。

这些因素根据数据的特征可以分为连续变化和不连续变化的两类。

1. 不连续型固定效应因素　此类因素的数值呈不连续变化，例如性别、种族、疾病的种类、试验分组、试验场所、药品生产厂家或批号、是否合并用药、给药对象的生活习惯和嗜好，以及职业和生活环境等。以性别（Gender）为例，其对于清除率（CL）可能的影响如图 15-2 所示。

在图 15-2 的示例中，清除率的分布区间在两种性别间具有一定的差异，群体典型值也有所不同。这种影响可以公式（15-4）表示。

$$P_i = P_{pop} + \theta_{gender} \cdot Gender_i \quad (15-4)$$

式中的 P_i 为个体 i 的参数，P_{pop} 为该参数的群体典型值或平均值。θ 在群体药物动力学中一般作为待拟合的协变量校正系数或药物动力学参数，这里的 θ_{gender} 是

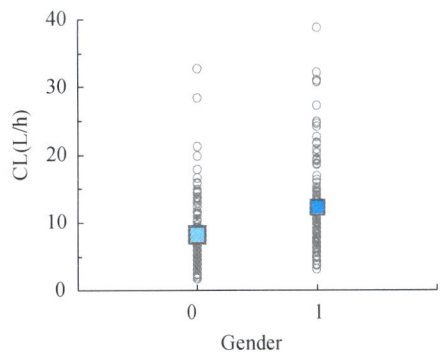

■：参数典型值（P_{pop}）；○：个体参数值（P_i）
Gender=0（F，n=100）or 1（M，n=100）

图 15-2　性别（Gender）对于清除率（CL）的可能的影响

性别对于 P_{pop} 的校正系数。Gender 在式中相当于一个开关因子，设女性的 Gender=0，$P_i = P_{pop}$，设男性的 Gender=1，$P_i = P_{pop} + \theta_{gender}$。

2. 连续型固定效应因素 这是一类呈连续性数值变化的固定效应因素，如年龄、体重、身高、体重指数、体表面积、给药剂量、肝/肾功能和给药后经过时间等。以体重为例，当群体平均体重为 70 kg 时，体重（BW）对于清除率（CL）的可能的影响如图 15-3 所示。

图 15-3 中的参数 CL 与体重 BW 之间近似为线性的正相关关系，可以公式（15-5）表示如下。

$$P_i = P_{pop} \cdot [1 + \theta_{BW} \cdot (BW_i - \overline{BW})], \overline{BW} = 70 \quad (15\text{-}5)$$

θ_{BW} 是单位体重变化时参数 P_{pop} 改变的幅度，个体体重 BW_i 偏离平均体重 $\overline{BW}$ 越多，个体参数 P_i 偏离群体参数 P_{pop} 的幅度也就越大。

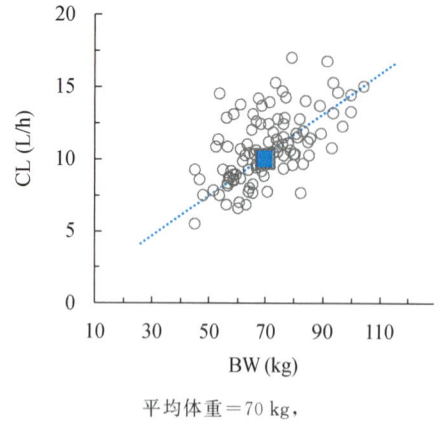

平均体重=70 kg，
平均体重时的 CL=10（L/h） （■）

图 15-3 体重（BW）对于清除率（CL）的可能影响的示意图（n=100）

（二）随机效应因素 Random effect factors

随机效应因素是一类暂时未知，不易观测或察觉，但又大致遵循一定分布规律而变化的因素，例如一些未知的病理生理学现象、无法测定的生化学或病理学差异、无法避免的分析测量误差，以及难以察觉的环境变化等。这类因素可进一步细分为：

1. 个体间随机变异 Inter-individual random variabilities 每一群体都有一组可以描述其整体特征的群体参数（population parameters，P_{pop}），而群体中的每一个体又有一组表征其个体特征的个体参数（individual parameters，P_i）。各个体参数值在群体参数典型值的周围按照一定的规律随机分布。导致这些个体间出现变异的除了上述的固定效应因素之外，还有随机效应因素。在群体药物动力学中，将无法以固定效应解释的个体间变异称为个体间随机变异。

在群体药物动力学中，这种随机效应变量通常以 η 表示，多数情况下，η 遵循以 0 为中心，以 ω^2 为方差的正态分布，即 $N(0, \omega^2)$。这类效应可以是加和型的，也可以是比例型的。

（1）加和型 Additive：个体 i 的加和型随机效应 η_i，所对应的个体参数 P_i 和群体参数 P_{pop} 间的关系可以表述为

$$P_i = P_{pop} + \eta_i \quad (15\text{-}6)$$

这里，P_i 在 P_{pop} 周围的分布范围独立于参数的大小。采用此类模型时应注意：当某一个体的变异项出现较大的负值时有可能使其 P_i 出现小于等于 0 的现象，而在实际中参数和变量不会存在这样的不合理值。

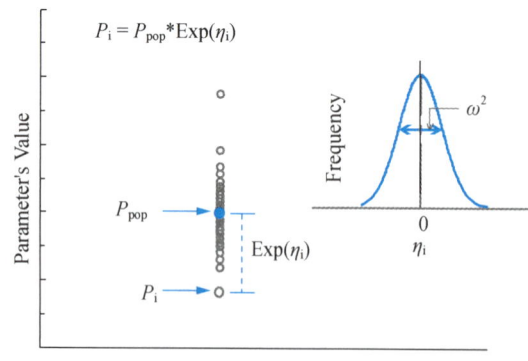

图 15-4 个体参数 P_i，群体参数 P_{pop} 与个体间变异 η_i 间的关系以及 η 的分布特征 $[N(0, \omega^2)]$

（2）比例型 Proportional：个体 i 的比例型效应 η_i，对应的 P_i 和 P_{pop} 的关系可以表示为

$$P_i = P_{pop} \cdot (1 + \eta_i) \quad (15\text{-}7)$$

P_i 在 P_{pop} 周围变动范围的大小与群体参数的大小成比例。只要 $1+\eta_i$ 的值不出现小于等于 0 的情形，个体参数 P_i 就不会出现不合理的值。

（3）指数型 Exponential：个体 i 的指数型效应 η_i，对应的 P_i 和 P_{pop} 的关系（图 15-4）可以用下式表示

$$P_i = P_{pop} \cdot \mathrm{Exp}(\eta_i) \quad (15\text{-}8)$$

上式也可以写作

$$\ln(P_i) = \ln(P_{pop}) + \eta_i \tag{15-9}$$

公式（15-9）表明，指数型变异实际服从对数正态分布模型。指数型模型是药物动力学中表述参数个体间变异时用得最多的一种方式，P_i 的值不会出现小于等于0的不合理现象。

上述几种 η 的分布的中心及变异范围均可以通过群体药物动力学方法予以估计。多数情况下均假设 η 符合均值为0，方差为 ω^2 的正态分布 $N(0, \omega^2)$。在求得相应参数的 P_{pop} 和每一个体的 η_i 之后，就可方便地估计出每一个体相应的 P_i，并进一步估算该个体的血药浓度水平。

2. 个体内/场景间变异 Intra-individual/Inter-occasion random variability 即便是同一个体，在不同时间下个体的生理病理状态也可能存在变化，而这种变化亦可以使用随机变量来描述。例如，某一患者参加一项长期临床试验，根据临床试验方案将在1月和6月分别入院采血检测药物浓度（每次各采集若干个血样点）。在对该患者药物浓度数据进行分析时，可以对该受试者两段时间的药动参数分别采用不同的 η 进行描述，用 $\eta_{1,CL}$ 和 $\eta_{2,CL}$ 分别描述1月和6月入院时的清除率CL的变异。这是因为随着治疗的进行，该患者的肝肾功能很可能在两次入院之间出现了变化（改善或恶化）。从数据分析角度，1月和6月的两次入院可以看作两个不同的场景（occasion），之间的随机变异称为场景间随机效应（inter-occasion random effects）。当同一个受试者先后参加多项试验并将这些试验的数据合并分析时，这些不同的试验亦可看作不同的场景。因此场景间随机效应有时也被称为试验间随机效应。

然而，这种个体内随时间而产生的变化并不总是能被意识到或者被随机效应有效捕捉，例如个体在上午9时和11时之间可能存在微小的状态变化（饮水导致的血容量变化、体位改变引起的血压变化等）。此时通常会考虑引入残留误差对此进行描述，详见下文。

3. 残留误差 Residual errors 残留误差来自于模型本身可能存在的错误设置、模型与实际之间存在的偏离、不可避免的测定误差以及不易察觉的个体内变异与环境改变等，而个体内/试验间随机效应则常见于同一个体在不同时间，不同批次的试验中表现出的差异。此类误差多以 ε 表示，通常假定其符合均值为0，方差为 σ^2 的正态分布：$N(0, \sigma^2)$（图15-5）。

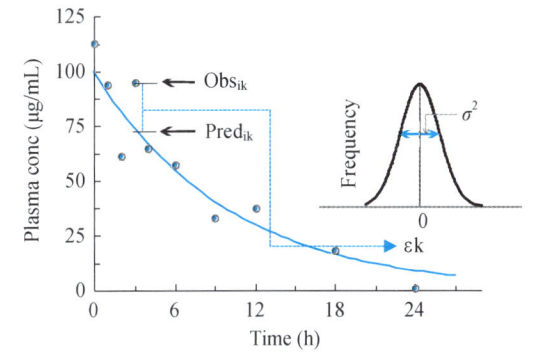

图15-5 个体 i 的观测点 k 的实测值 Obs_{ik}，模型预测值 $Pred_{ik}$ 与 ε_{ik} 的关系以及 ε 的分布特征 $[N(0, \sigma^2)]$

误差项 ε 与 Obs 和 $Pred$ 间的关系可以有如下几种形式。

（1）加和型误差 Additive errors

加和型误差 ε 可以表示为

$$Obs = Pred + \varepsilon \tag{15-10}$$

这类模型中，误差值的大小与模型预测值的大小无关，属于绝对误差。

（2）比例型误差 Proportional errors

比例型误差 ε 可以表示为

$$Obs = Pred \cdot (1 + \varepsilon) \tag{15-11}$$

此类模型中的实际误差项（$Pred \cdot \varepsilon$）的大小与 $Pred$ 的大小成比例变化，属于相对误差。

（3）指数型误差 Exponential errors

指数型误差 ε 可表示为

$$Obs = Pred \cdot \mathrm{Exp}(\varepsilon) \tag{15-12}$$

上式同样还可以写作

$$\ln(Obs) = \ln(Pred) + \varepsilon \tag{15-13}$$

比例型误差和指数型误差在数学性质上有许多相似之处，其实际的分布也非常相像，所以运算时二者选一即可。

加和型、比例型和指数型误差的比较见图 15-6，图中由左至右分别为加和型、比例型和指数型误差，纵向对应的上下两图的数据相同，上图为常规坐标，下图为对数尺度的坐标。图形显示，无论实测值的大小，加和型误差在各个区段的分散程度基本一致，属于绝对误差。而比例型和指数型则不同，其误差的分布与实测值的大小相关，数值越大误差的波动幅度就越大，属于相对误差。同样的数据，当作为纵坐标的血药浓度以对数表示时（图 15-6 下图），可以看到后两种误差的分布范围在各个数值区段均大致相同。

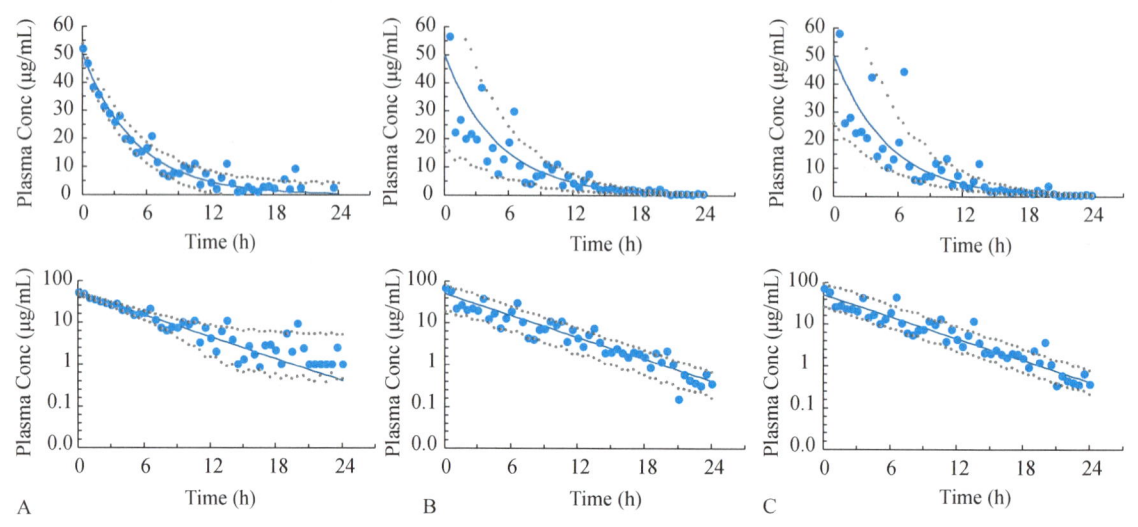

A：加和型；B：比例型；C：指数型
纵向对应的上下两图的数据相同。上图：常规坐标；下图：对数坐标
● ：实测值，────：拟合曲线；……：80% 置信区间

图 15-6　各类数据的离散特征示意图

（4）混合型误差 Combination of additive and proportional errors

在实际当中，往往是加和型和比例型（指数型）两类误差模式的共同存在，可以表达为

$$Obs = Pred \cdot (1+\varepsilon_1) + \varepsilon_2 \tag{15-14}$$

建立模型后，群体药物动力学在估计各项参数的同时，也估计诸如 η 和 ε 这两类随机变量的行为特征。由于根据实际情况和变量之间的内在关联，模型已经假设了两类随机变量的均值均为 0，所以对于变异特征的估计主要针对的是两类变量的方差 ω^2 和 σ^2。

综上所述，给药之后药物的体内行为可能存在个体间变异，个体内/试验间变异以及残留误差。固定效应可以解释个体间变异中的相当部分，不可解释且较难预测的部分则视为随机效应的影响。随着对药物性质认知的逐步深入，许多变异通过具有影响的固定效应得以解释，随机效应影响所占的比重有所变小。除此之外，一些固定效应在观测期间也可能发生变化，导致同一个体在不同批次的试验间出现变异，例如由于药物-药物间相互作用而出现肝药酶的自我诱导或自我抑制、疾病状态、肝和肾等重要器官的功能改变等。

三、群体药物动力学的研究方法 Research methods of population pharmacokinetics

在讨论群体药物动力学的研究方法之前有必要将常规药物动力学的研究方法作一简要归纳。

（一）常规药物动力学的研究方法 Research methods of ordinary pharmacokinetics

1. 简单合并数据法　群体药物动力学的数据集中包含多个个体的数据。简单合并数据法（naive pool data，NPD）将所有个体的数据合并之后同时处理，仿佛这些数据来自于同一个体。这个虚拟个体称为参比个体（reference individual）。数据合并后，NPD 以传统的拟合方法

（如加权最小二乘法）进行拟合，求出一组表征该群体整体特征的药物动力学参数。

如其名称所示，简单合并数据法最大的特点就是简单易行，只要试验设计合理，在各个时间段均有均衡数量的样本采集，稀疏数据合并后也可以这种方法进行处理。但是，这种方法的缺点也十分明显。首先，其无法区分固定效应（主要是个体间误差）与随机效应。尽管拟合中也可给出实测值与模型预测值之间的残留误差及其分布特征，但是这种误差是固定效应和随机效应的混合，无法进一步区分。其次，将数据合并后无法评估单一个体的药物动力学特征。最后，一些协变量的影响无法评价。所有这些都意味着研究者手边的数据并未得到充分的利用。

2. 简单平均数据法 简单平均数据法（naive average data，NAD）是将每个时间点的所有个体的数据加以平均，然后对生成的新数据集进行拟合，求出一组表征该群体整体大致行为的药物动力学参数。在拟合中可以对各数据点以相应的标准差进行加权，以提高拟合的质量。这种方法要求每一个体的采样时间必须一致。与简单合并数据法相似，简单平均数据法的优点同样是简单，但是其缺点也同样不少。例如平均之后数据出现平滑化，可能使一些原本有意义的药-时曲线特征，例如多室模型、肠肝循环等现象被掩盖。另外因为所有个体的数据的平均，无法分析各种潜在的固定效应因素与各亚群间差异的关系。与 NPD 方法一样，NAD 也无法区分个体间和个体内的随机变异，其得出的实测值与模型预测值间的残留误差是几部分的误差之和。

NPD 和 NAD 虽然不属于群体药物动力学的研究方法，但是在模型化的初始阶段，对于估计群体参数的初始值仍不失为一种有效的途径。

3. 标准两步法 标准两步法（standard two stage，STS）是常规药物动力学中很常用的方法，分两步进行。首先，分别对每一个体的数据进行拟合，得出各自的药物动力学参数组。其次，对这些参数组进行统计学处理，求算群体参数，包括代数平均值或几何平均值、方差和协方差等。STS 要求每一个体的数据集均应基本覆盖全部的时间段，且误差分布也大致相似。

设群体中个体 i 的参数 j 为 P_{ij}，相应的代数平均值 $\overline{P_j}$，方差 ω_j^2，各个体的参数值以及个体总数 m 之间的关系可以表示为

$$\overline{P_j} = \sum_{i=1}^{m} \frac{P_{ij}}{m}, \quad \omega_j^2 = \sum_{i=1}^{m} \frac{(P_{ij} - \overline{P_j})^2}{m} \tag{15-15}$$

由于多数的药物动力学参数均服从对数正态分布，那么参数 j 的几何平均 $\overline{P_j'}$ 则为

$$\overline{P_j'} = \mathrm{Exp}\left[\sum_{i=1}^{m} \frac{\ln(P_{ij})}{m}\right] \tag{15-16}$$

STS 法的理念实际上已部分进入了群体药物动力学的范畴。虽然 STS 的应用也很简单，但实际已较 NPD 和 NAD 前进了一步。因为可以估计出每一个体的药物动力学参数组，使得分析各个参数的统计学特征成为可能。更重要的是，由于对群体中每一个体进行了分别的研究，STS 法可以将固定效应因素对药物行为的影响也包括进模型化的过程之中。STS 也存在局限，例如要求所有个体均以同一模型进行拟合，以及要求每一个体具有相似的样本采集密度和涵盖区域等。此外与其他的常规动力学分析方法一样，STS 也无法区分个体间和个体内误差，得到的仍仅是二者之和。有人指出当残留误差可忽略时 STS 的效果较好，否则结果就可能出现偏离。不过，这一假定本身就是对真实的明显偏离，所以并不足取。随着残留误差值的增大，STS 给出的个体间变异也会出现偏大的倾向。这些局限只有在以群体药物动力学方法进行拟合时方能得以克服。

（二）群体药物动力学的研究方法 A brief introduction to the research methods of population pharmacokinetics

标准两步法尽管可以做初步的群体动力学分析，但是通常在群体药物动力学中应用更多的解析策略是下述的贝叶斯评估法和算法为一阶近似法的非线性混合效应模型法。

1. 贝叶斯评估 Bayesian estimation 法 汤马斯·贝叶斯（Thomas Bayes）是 18 世纪英国的神学家和数学家，现代统计学理论的奠基人之一。贝叶斯生前发表的数学论文极少，但在其身后，人们发现了他的多份数学手稿，其中的内容直到今天还对统计学产生着影响。

世间一切事情的发生均存在或多或少的关联。贝叶斯通过对事物出现的概率进行观察，提出了著名的贝叶斯定理，根据某一类事件既往发生的概率特征（先验分布，prior distribution）来预测其今后发生的可能性（后验概率，posterior probability）。

在群体药物动力学中，贝叶斯评估法通过将前期研究获得的药物动力学知识与后期的观测数据相结合，以估计其中特定个体的药物动力学性质。

贝叶斯评估法的目标函数 OF 定义如下。

$$OF = (Obs_i - Pred_i)^T \cdot \Sigma^{-1} (Obs_i - Pred_i) + \eta_i^T \cdot \Omega^{-1} \eta_i \tag{15-17}$$

Obs_i，$Pred_i$ 分别为个体 i 的实测值和模型预测值，η_i 为个体间变异效应，Σ 为残留误差 ε 的协方差矩阵，Ω 为个体间变异的协方差矩阵。式中，个体 i 的 $Pred_i$，与其固定效应参数（θ）、个体间变异效应 η_i 与时间 t_i 间有如下的关系。

$$Pred_i = f(\theta, \eta_i, t_i) \tag{15-18}$$

公式（15-17）由两部分组成。第一部分与数据的拟合精度有关，而第二部分则与药物动力学参数的分布特征有关。在先验分布的基础上，当寻找到这样的一组 η_i，使得第一部分的模型预测值 $Pred$ 尽可能地接近实测值 Obs，同时第二部分的个体间变异 η_i 也尽可能地接近 0（即个体参数接近群体参数）时，方可以得到较小的目标函数。公式中的个体间变异的分布（Ω）就是贝叶斯定理中的先验分布，可通过前期研究得到，在其基础上通过代入后期观测的实测值并计算 η_i 的过程则体现了后验概率的计算。这种计算过程称为经验贝叶斯估计（empirical Bayes estimation，EBE），求得的 η_i 及其衍生参数称作经验贝叶斯估计值（empirical Bayes estimates，EBEs）。

假定两种极端的情况：①没有前期研究的基础而仅有新得的观测数据时，OF 公式就仅有第一项，那么计算过程就会像常规药物动力学时一样，通过最小二乘法找寻到一组参数以使拟合结果尽可能地接近实测结果；②仅有前期研究而没有后期的数据时，OF 公式中就仅有第二项，这时只要令 $\eta_i = 0$（即 $P_i = P_{pop}$），就可以得到最小的目标函数。贝叶斯定理的设计非常巧妙，合理地假设前后期的个体均来自于同一群体，因此后期个体的参数不会偏离前期得出的群体参数太远，且服从相似的分布。同时，还要求通过这些参数求出的后期个体的模型预测值要尽可能地接近其实测值。于是，模型的收敛点就出现在先验分布和后验概率间一种比较理想的平衡之处。

之前的药物动力学分析均要求在所观测的时间区段有足够多的数据，而基于贝叶斯评估法，人们发现只要前期获得了针对该药物的足够知识，那么即便后期面对的个体不多，甚至每一个体的样本数也很少时，同样可以根据前期的结果估计出他们的完整药物动力学参数。贝叶斯评估的这一特点特别适合于临床上数据较难取得的特殊人群，例如新生儿、危重症患者或门诊回访患者等，所以该方法在治疗药物监测（therapeutic drug monitoring，TDM）中也有广泛的应用。

2. 一阶评估和一阶条件评估

群体药物动力学中模型化的主要任务之一是估计模型参数（θ，Ω 和 Σ），以下简要介绍两种经典的可用于群体模型参数估计的极大似然估计方法（maximum likelihood estimation，MLE）——一阶评估（first-order estimation，FO）和一阶条件评估（first-order conditional estimation，FOCE）。

（1）FO： FO 是最早被用于群体模型参数估计的方法。群体模型的似然函数计算复杂度高，估计通常较为困难，FO 则通过若干的近似步骤对计算过程进行了化简（例如统一选择在 $\eta = 0$ 的位置进行泰勒展开，对 η 和 ε 的交互作用进行近似），有效地降低了计算复杂度。FO

方法的优势在于计算快速、便捷，在计算机性能有限的年代有明显优势，但随着计算机科学的进步，其在计算速度方面的优势已不再突出。相反，由于计算过程中采用较多近似步骤，其计算准确度不如后续诞生的新算法。目前 FO 已较少被使用。

(2) **FOCE**：FOCE 是在 FO 之后出现的方法。与 FO 相比，FOCE 计算过程中所做的近似更精确且更少，例如泰勒展开的位置根据式 15-17 选择在使 FO 最小的 η 取值处，FOCE 在对 η 和 ε 交互项的处理时亦可选择不做近似（此时又被称为 FOCE with interaction），故 FOCE 的计算准确度比 FO 高但计算耗时更长。式 15-17 的本质是贝叶斯条件概率公式，这也是 FOCE 中 conditional 一词的由来。在计算资源极为丰富的今天，FOCE 计算耗时较长的缺点已不再是主要问题，是目前被广泛采用的主流算法之一。

从统计建模角度看，群体模型的本质是非线性混合效应模型（nonlinear mixed effect model, NONMEM），目前群体模型建模的"金标准"软件 NONMEM® 便得名于此。以上介绍的经典方法 FO 和 FOCE 均集成在 NONMEM® 软件中，可供研究者调用。

3. 群体药物动力学模型 群体药物动力学中的群体模型由个体内模型和个体间模型两部分组成。

(1) **个体内模型 Intra-individual model**：假定某群体在静脉注射时其血药浓度 C 可以一室模型表示，且残留误差为加和型，那么个体 i 在观测点 k 的实测值 C_{ik} 与剂量 X_{oi}、表观分布容积 V_i、消除速率常数 k_i、时间 t_{ik} 和 ε_{ik} 间的关系可表示为

$$C_{ik} = \frac{X_{oi}}{V_i} \cdot \mathrm{Exp}(-k_i \cdot t_{ik}) + \varepsilon_{ik} \tag{15-19}$$

上式可以一般地写为

$$Obs_{ik} = Pred_{ik} + \varepsilon_{ik} = f(P_i, t_{ik}) + \varepsilon_{ik} \tag{15-20}$$

其中的 P_i 代表个体 i 的参数组，在本例中为 V_i 和 k_i 的集合。

(2) **个体间模型 Inter-individual model**：由于固定效应因素和随机效应因素的影响，每一个体均有其独特的动力学特征。假定群体中个体 i 的表观分布容积 V_i、体重 BW_i 和群体平均体重 $\overline{BW}$ 之间有如下的关系：

$$V_i = [V_{pop} + \theta_{BW} \cdot (BW_i - \overline{BW})] \cdot \mathrm{Exp}(\eta_i) \tag{15-21}$$

V_{pop} 为体重为平均体重时该群体的 V，代表 V 的典型值，θ_{BW} 为体重校正系数，η_i 为以 0 为中心，ω^2 为方差的正态随机变量。$Exp(\eta_i)$ 就是个体参数 V_i 与参数预期值间的差异系数，代表个体间的随机误差。

(3) **群体模型 Population model**：将上述两种模型相结合就成为群体模型，其中假定参数 k 未受任何固定效应因素的影响，而残留误差为加和型。这时个体 i 在观测点 k 的实测值 C_{ik} 即可写为

$$C_{ik} = \frac{X_{oi}}{[V_{pop} + \theta_{BW} \cdot (BW_i - \overline{BW})] \cdot \mathrm{Exp}(\eta_{Vi})} \cdot \mathrm{Exp}[-k_{pop} \cdot \mathrm{Exp}(\eta_{ki}) \cdot t_{ik}] + \varepsilon_{ik} \tag{15-22}$$

其通式可以写为

$$C = f(P_{pop}, \theta, \eta, \varepsilon, t) \tag{15-23}$$

在模型化中，群体模型的拟合还分为群体模型预测（$Pred$）和个体模型预测（$iPred$）两个层次。

i. 群体模型预测值：计算中所有的参数均采用典型值，既不考虑固定效应因素的影响，也不考虑个体间变异，求出的是代表所有个体的典型水平。本例中，实测值 C_{ik} 的群体模型预测值 $Pred_k$ 的定义为

$$Pred_k = \frac{X_{oi}}{V_{pop}} \cdot \mathrm{Exp}(-k_{pop} \cdot t_k) \tag{15-24}$$

其通式可以写为

$$Pred = (P_{pop}, t) \tag{15-25}$$

ii. 个体模型预测值：计算中，参数的估计既要考虑固定效应因素，又要兼顾个体间变异（η）。本例中，个体 i 的实测值 C_{ik} 的个体预测值 $iPred_{ik}$ 为

$$iPred_{ik} = \frac{X_{oi}}{[V_{pop} + \theta_{BW} \cdot (BW_i - \overline{BW})] \cdot Exp(\eta_{Vi})} \cdot Exp[-k_{pop} \cdot Exp(\eta_{Ki}) \cdot t_{ik}] \tag{15-26}$$

第三节 群体药物动力学的模型化过程
Modeling process of population pharmacokinetics

模型化（modeling）是根据研究的目的，针对项目的试验设计和研究结果提出合理的科学假设后，通过构建并优化数学模型来表述这些数据的过程，是药物动力学、药效动力学、生理病理学、药理毒理学、药剂学、临床治疗学和统计学等多门学科知识的综合运用。尽管已经有了许多公认的模型化的原则和标准，但是由于模型化的过程涉及多个学科、内容相对庞杂、分析者关注侧重的不同、知识与经验的差异，可能提出不同的假设，分析当中会遇到多个决策点的多重抉择，所以即便是面对同一数据集，也不能保证所有的人均得出相同的结果，引出相同的结论。

模型化的过程包括研究目的的确立，背景信息的解构和试验数据的检视，基本结构模型的建立，随机效应因素的加入并估计模型群体参数和个体参数，分析检验各项固定效应因素与结构参数之间的关系等一系列过程，然后通过验证得到最终模型。

一、结构模型的建立 Establishment of structural model

（一）研究目的的确立 Definition of modeling objectives

模型化过程中首先要明确的是研究目的，因为其将影响甚至左右其后所有的模型化过程的方向、方法、内容和结论。新药研发存在不同的阶段，有些侧重于药物的安全性，在安全性有保证的前提下有些则更关注药物的有效性，有些为了考察肝肾功能对于药物体内行为的影响，有些为了考察比较不同性别、年龄或种族在药物行为上的不同。群体药物动力学的分析目的要与项目的研究目的紧密结合，在不同的阶段有所取舍，有所侧重。

（二）检视数据 Data inspection

群体药物动力学研究通常均会包含大量的数据，除了药物动力学研究中的给药剂量和途径、采样时间和血药浓度等关键信息之外，群体分析的数据集中还要有群体中对药物行为具有潜在影响的各种相关因素（协变量），如与人口统计学相关的年龄、性别、体重和身高、民族或种族等，与血液生化相关的肝、肾功能等指标，与临床相关的疾病类别和程度，合并用药的种类、剂量、频率与时长等，与药物相关的厂家和批号，研究场所与所在地域，血药浓度分析机构的资质，如有多家参与分析时还应考虑机构间可能存在的系统性差异等，此外还有给药对象的职业、生活环境、习惯和嗜好等多项信息。能否对于这些庞杂信息有充分的掌握和了解，会在很大程度上影响到之后模型化中的各项决策以及最终的结论。

数据的检视可以包括作表和作图等方法，其间还可进行初步的统计学分析。数据检视的目的首先是通过图和表对于手中数据有一较宏观和直观的了解，例如结构模型的基本架构，通过主要协变量如年龄、体重、性别、肝肾功能的分组作图，还可以了解这些因素对于药物行为的可能影响，以决定在其后正式分析中是否需要予以重点关注。其次，了解各类数据在个体间和个体内分散的程度以及残留误差的程度，特别是发现一些可能因采集、储存、测量、输入错误或其他不明

原因的明显异常值。再次，评估试验设计是否合理，所获数据是否适合于群体药物动力学分析。例如采样设计是否涵盖了需要分析的各时间区段，所观测的协变量是否有足够的代表性，在各个组别是否大致均衡地分布等。假如受试人群多为同一性别，或年龄分布过于狭窄时，对相关因素的影响进行解析就难以得出有说服力的结果。此外，要考察和发现各变量、各因素间可能存在的相互关系。最后，还应考察在观测期间各项协变量因素是否稳定，有无出现偏倚。

经过充分的数据检视，人们可以对于模型化的方向和内容有一比较清晰的了解，为后续正式的模型化分析奠定基础。

（三）基础结构模型的建立 Establishment of base structural model

模型化一般都是从简单的基本模型出发，通过逐步优化而向真实逼近。必须了解任何模型都只是对真实的模拟和近似，其间必然存在程度不同的偏离。没有一种模型是完全正确或绝对准确的，所谓的最佳模型只是一种相对的比较。好的模型应具有这样的特征：模型预测值与实测值非常接近，即目标函数值 OFV 相对最小，同时在一些特定的条件下可以较好地预测药物的行为。在此前提下，好的模型还应是相对简单的模型。因为增加模型的复杂程度，即增加参数的数目，对模型进行各种修饰，加入各项附加条件等均可使模型向真实更加逼近，但这样做的同时却会使模型局限于那些加入了的条件，限制了模型的代表性和外延性。模型复杂程度的增加可以看作是模型化中所付出的代价，而向真实的逼近则是这些代价换回的收益。有一些统计学方法可以帮助人们判断这样的代价/收益比是否有意义，有关内容将在后面具体讨论。好的模型还应具有这样的特征，即模型中不可测或未知的部分（个体间随机变异、个体内随机变异、模型残留误差等）应占尽可能小的比重，同时模型中参数的个体值围绕着典型值有相对紧密的关系。

1. 结构模型　结构模型指的是药物动力学中经常用到的一、二、三室等基础模型。通常假定同一药物在同一群体的所有个体中均可以同一类模型表述。结构模型的建立可以参考文献中相同或类似药物的模型，或由同类但不同研究对象（健康志愿者、不同疾病的患者等）的研究，或使用前述的 NPD 法、NAD 法，或对其中几组代表性数据进行拟合。而如果面对的是一全新药物，则只能通过 NPD 法或 NAD 法确立初始模型。

在模型化的初期，通常是针对同一数据集，按照从简单到复杂的顺序尝试不同模型的拟合，再按一定的原则对结构模型进行取舍。因处于模型化的初始阶段，结构模型的选择对其后的研究有决定性的影响，所以应当十分慎重。同时也因处于初始阶段，各固定效应因素和随机效应因素尚未引入模型，在这一步对模型过于精雕细琢是没有意义的。在模型的选择中还应注意采样时间的分布是否合理。例如给药后如果最初采样点比较稀少或缺如时，早期分布项就有可能被忽略，以至于三室模型被误认为二室，或二室模型被误认为一室。

模型的选择主要考虑两个方面：①拟合优度（goodness of fit），即模型预测值与实测值之间的吻合程度；②模型的复杂程度。选择的原则是在保证良好拟合优度的前提下选择相对简单的模型。

（1）同系列模型间模型选择的卡方检验：群体药物动力学中将拟合中的对数最大似然值的 -2 倍（$-2LL$）作为目标函数，其大小是拟合优度的整体衡量指标。$-2LL$ 公式中包括了实测值与模型期望值、个体参数与群体参数，参数个体间变异和模型残留误差变异的分布方差等多项内容，拟合中这些因素都得到均衡的考虑。

具有相互衍生的关系的模型称为同系列模型，例如一室模型和二室模型，二室模型和三室模型等。同属同一个同系列模型的一对模型，其目标函数之差（$\Delta-2LL$）基本符合自由度为 n 的 χ^2 分布。这里 n 为模型中参数的个数，参数越多代表模型越复杂。采用 α 水平检验来比较 $\Delta-2LL$ 和 χ^2 分布的百分数 $100\times(1-\alpha)$ 时，可以检验在该水平下两模型间是否存在显著性差异，即在模型中某些参数的加入是否合理，是否使得目标函数 $-2LL$ 出现了显著意义的变化。

表 15-1 是同系列模型间选择的 χ^2 检验表。例如当增加两个动力学参数（如一室模型变为二室模型）之后目标函数变小的幅度小于等于 5.99 时，表中显示两个模型相同的可能性 ≥95%，即二室模型与一室模型相比并无显著意义的改善，说明这 2 个参数的加入除了使模型变得更加复杂，没有更多积极的意义，一室模型已是足够好的选择。再如体重 BW 与表观分布容积 V 之间可能有一定的相关关系。为了证明这一假定，可以在原有模型参数 V 的公式 [$V_i = V_{pop} \cdot \text{Exp}(\eta_i)$] 中加入体重校正系数 θ_{BW}，如 $V_i = V_{pop} \cdot [1 + \theta_{BW} \cdot (BW_i - \overline{BW})] \cdot \text{Exp}(\eta_i)$。如果因加入 θ_{BW}（$\Delta n = 1$）后目标函数的减小（$\Delta -2LL$）大于 3.84（$p<0.05$），表明模型因为体重的校正得到了显著性的改善，证明其确是有显著影响的固定效应因素。

表 15-1　同系列模型间选择的 χ^2 检验表

Δn	$\Delta -2LL$	p
1	>3.84	<0.05
1	>6.63	<0.01
1	>7.88	<0.005
1	>10.83	<0.001
2	>5.99	<0.05
2	>9.21	<0.01
2	>10.60	<0.005
2	>13.82	<0.001

n：模型参数的个数

(2) 模型选择中的 AIC 判定：当不同系列的模型间进行比较时，则需应用不同于 χ^2 检验的 AIC（Akaike's information criteria）判定。实际上 AIC 法既适用于不同系列模型，也适用于同系列模型的判断，其定义如下。

$$AIC = (-2LL) + 2n \tag{15-27}$$

公式中的 $-2LL$ 为群体药物动力学的目标函数，n 为模型参数的个数，反映的是模型的复杂程度，赋值系数 2 是为使该项在模型判定中具有适当的权重。公式表明，AIC 在进行模型判别时同样兼顾了拟合优度（第 1 项）和模型复杂程度（第 2 项）。针对同一组数据，两模型中 AIC 值较小的是比较好的模型。

(3) 拟合优度的图形解析：与 OFV 或 AIC 等指标相比，作图往往可以使人们对于模型的拟合优度有更加清晰直观的了解。常用的作图包括：

i. 群体模型预测值对实测值：群体模型预测值 $Pred$ 对个体实测值 Obs 作图，如图 15-7A 所示。$Pred$ 根据群体参数得出，此类图形可以获得曲线拟合质量的整体印象。拟合较好的模型，在观测浓度的全部范围内各数据点均应在单位线（unit line，y=x）的两侧随机无偏均匀分布，且分散程度越小代表拟合的精度越高。

ii. 个体模型预测值对实测值：个体模型预测值 $iPred$ 对实测值作图，如图 15-7B 所示。$iPred$ 由模型的个体参数得出。这种图形同样可以用来评价曲线拟合的质量，评估的角度与 $Pred$（图 15-7A）的相同。$iPred$ 的图形通常会比 $Pred$ 的分散程度小，原因是个体参数可能有各种协变量因素（如性别、年龄、体重、肝肾功能等）和个体间随机变异的修饰校正，模型比群体的更加复杂的同时，预测值也因此与实测值更加接近。图 15-7B 中数据点的分散度主要反映的是个体间变异和残留误差的大小，后者中还可能包括给药对象在不同期试验之间可能出现的个体内随机变异，测量中无法避免的随机误差，以及其他一些暂时无法察觉或解释的因素的影响等。在群体和个体模型预测值的此类图形中群体模型预测值（图15-7A）的更加重要，一些重要的倾向不至因一些因素的修饰而被掩盖。

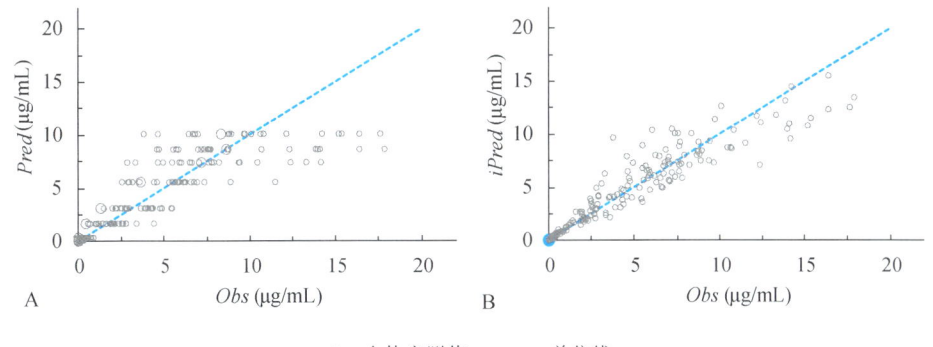

○：个体实测值；-----：单位线

图15-7　群体预测值（Pred，A）和个体预测值（iPred，B）与实测值（Obs）关系的示意图

iii. 残留误差对群体模型预测值：残留误差RES为实测值Obs与个体预测值iPred之差（图15-8A）。此类图形中，在浓度涵盖的整个区域，相对好的模型的RES应在0位线两侧的较窄区域内随机无偏均匀分布，同时不应随着浓度出现趋势性的偏移。此类图形有助于人们确定误差模型的种类，例如图15-8A的实例中，浓度越大残差越大，提示数据存在的主要是比例型误差。

iv. 加权残留误差对群体模型预测值：通过对残差加权，WRES可以在一定程度上将残留误差正态化（normalize），使其分布方差变为单位方差（方差＝1），如图15-8B所示。这样，不同试验、不同单位数据的残留误差之间在加权后就有了相互比较的基础。通过这种图形可以了解模型误差在不同浓度下的状况。WRES＝1时近似等于正态分布的一个标准差（SD）。当误差模型选择合理时，WRES应当是以0为中心，方差为1的标准正态分布，分散的程度越小则表明模型的拟合越好。如果误差出现了随着浓度的整体性漂移，则应检查结构模型和误差模型是否存在明显的不妥。出现WRES＜－3或WRES＞3的点极有可能属于偏离数据（outlier）。

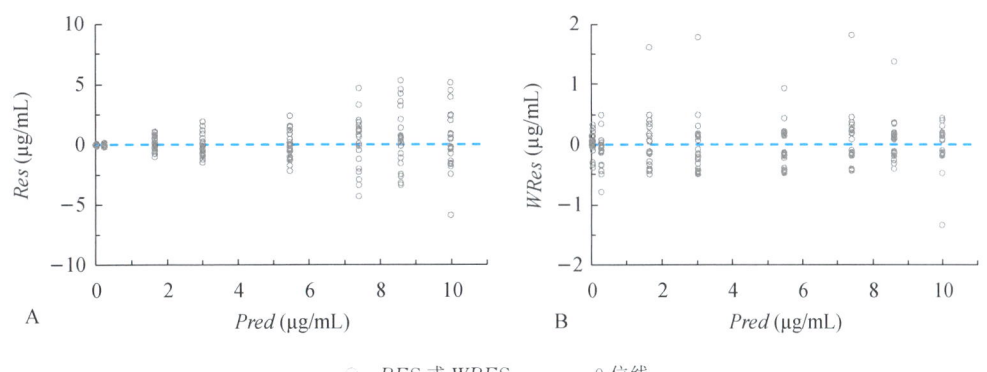

○：RES或WRES；-----：0位线

图15-8　残差（RES，A）和加权残差（WRES，B）与群体实测值（Pred）关系的示意图

v. 个体实测值、群体或个体模型预测值对时间：在动力学研究中时间是最基本的自变量，而实测值和模型预测值等则是随时间变化的因变量。以Obs、Pred和iPred对Time作图（图15-9）也可对于拟合的结果得出整体的印象。图中纵轴可以是常规坐标，也可以是对数尺度的坐标。两种作图可以揭示拟合结果的不同侧面。个体预测值iPred因其个体参数有固定效应因素（如BW）和个体间变异η的共同修饰，很大程度上解释了变异的原因，因而将模型残留误差降到了相对低的水平，所以其拟合精度普遍优于Pred。

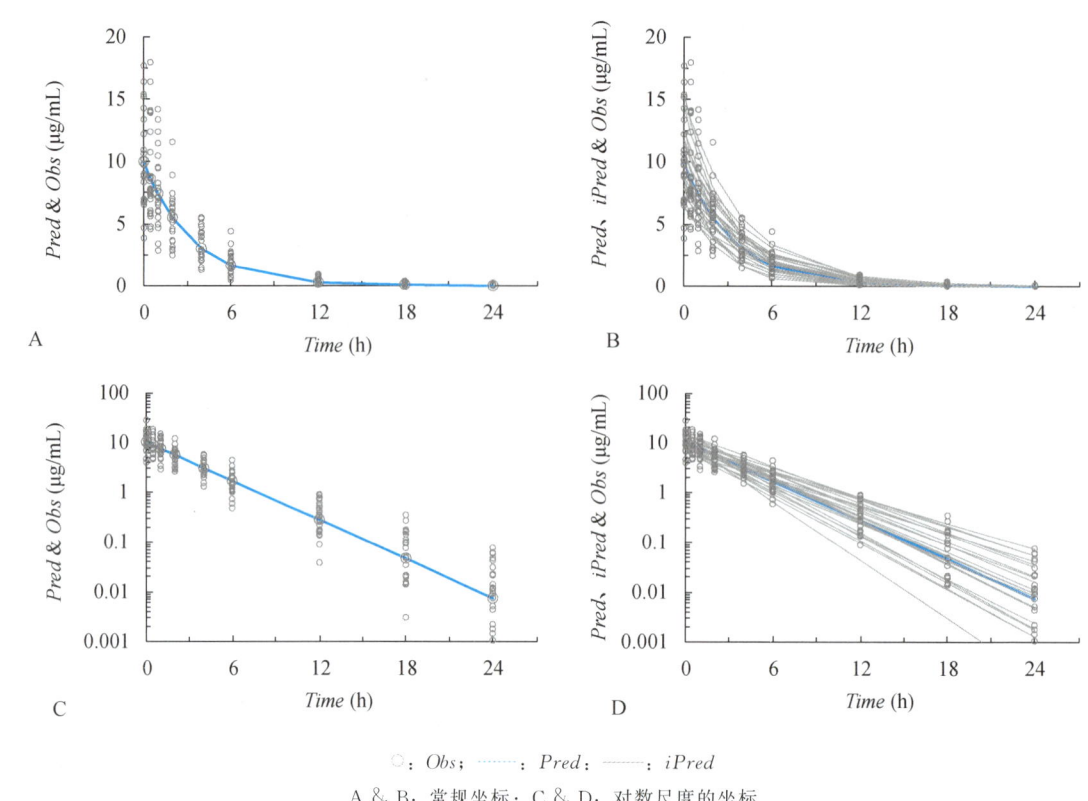

○：Obs； ------ ：$Pred$； ——— ：$iPred$

A & B：常规坐标；C & D：对数尺度的坐标

图 15-9 实测值 Obs，群体预测值 $Pred$（A & C）和个体预测值 $iPred$（B & D）与时间关系的示意图

vi. 残留误差、加权残留误差对时间：RES、$WRES$ 对时间作图（图 15-10）可以了解这些残留误差是否随着时间而变化。较好模型的残差应在 0 位线的两侧较窄的区域内均匀分布，且不应随着时间出现明显的偏移，否则就应当检查结构模型和误差模型的选择是否存在明显的不当。

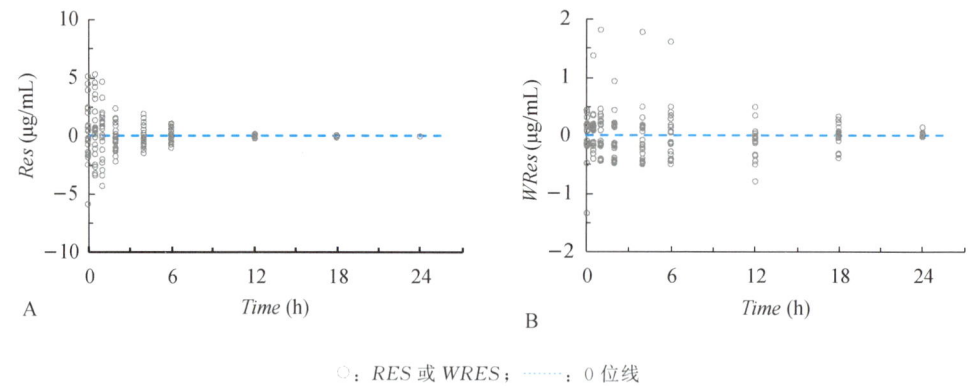

○：RES 或 $WRES$；------：0 位线

图 15-10 残差（RES，A）或加权残差（$WRES$，B）与时间关系的示意图

vii. 残留误差、加权残留误差对个体识别码：RES、$WRES$ 对个体识别码 ID 作图可以了解特定个体的拟合情况（图 15-11）。较好的模型，残差值在每一个体中均应在 0 位线两侧的较窄区域内均衡分布，而那些残差分布比较特殊的个体则应受到特别的注意。

除了通过目标函数和诊断作图对于候选模型进行取舍之外，模型的合理性和参数值的合理性，以及个体参数的变异是否符合其基本假设（η 以 0 为中心的正态随机分布）等，也是应予考虑的决定性因素。例如肠肝循环模型中器官隔室的设置是否与解剖生理结构吻合，参数的群

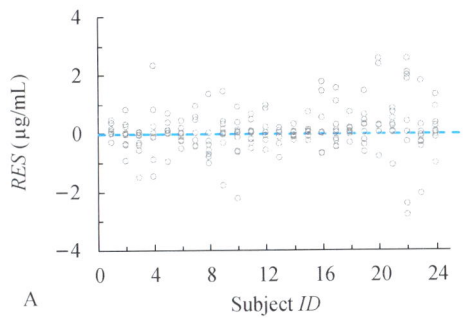
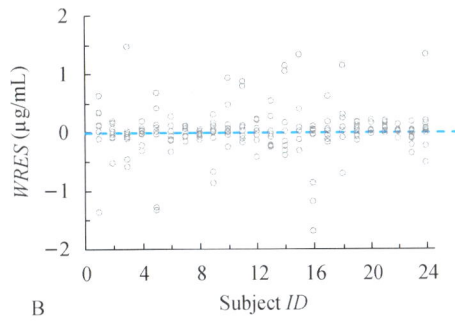

○：RES 或 WRES；------：0 位线
A：RES；B：WRES

图 15-11　残差（RES）和加权残差（WRES）与各个体（ID）间关系的示意图

体和个体模型预测值在生理学或临床医学上是否处于合理的范围水平等均是在模型化过程中应予随时注意的。

2. 模型参数的初值　分析开始时需要设定参数的初值。判断拟合是否成功，标准之一是看是否找到了一组适当的参数使目标函数 OF 得以收敛（convergence）。对于复杂模型，并不能保证每次拟合都能够收敛。导致无法收敛的原因很多，参数初始值偏离真值太远是其中重要的一个。非线性拟合有多种算法，均对参数的初始值有一定的依赖。图 15-12 是拟合过程中某一参数的中期预测值与所对应的目标函数值之间关系的示意图。图中在 A 和 B 点目标函数均出现了收敛，其中以 B 点的值更小。A 点只是目标函数的一个局部最小值（local minimum），而 B 点才是拟合取值范围中的整体最小值或全局最小值（global minimum）。非线性拟合中常会出现一个以上的收敛点。由图可以看出初始值选择的重要性，如果初始值选在了 A 点的附近，那么迭代的结果很可能收敛于 A，而不是 B。所以为了确保达到全局最小收敛，应当尝试选择不同初始参数值的组合以及不同的算法。

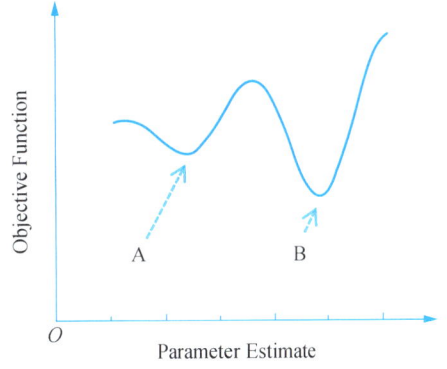

A：局部收敛；B：全局收敛

图 15-12　目标函数值 OFV 与所对应的某参数中期估计值关系的示意图

如下方法可以考虑在摸索初始参数值时使用。

- NPD 或 NAD。
- STS 针对少量代表性个体的数据。
- 非隔室分析法（non-compartmental analysis，NCA）。该方法不依赖于模型，因此人为因素的干扰也就较少。由 NCA 得出的药物消除半衰期 $t_{1/2}$，系统清除率 CL 和表观分布容积 V 等均可以为初始值的选择提供帮助。
- 相关文献或既往研究结果。
- 误差模型中方差的初始值则可以根据实际情况，也可以假定误差在实测值或参数典型值周边 5%～20% 范围内波动。

二、群体模型的建立和优化 Establishment and optimization of population model

当结构模型确立之后，即可以进入群体模型构筑的阶段。

群体药物动力学的建模途径有许多种，例如通过作图直观分析、多元回归、广义迭加式模型化（generalized additive modeling，GAM），或逐步模型化法等。在最初阶段以作图法比较方便直观，通过观察个体参数的变异（η_i）与各协变量的关系，大致可以判断其间是否存在关联。当通过建模，逐步将所有可能的协变量因素由最初的 η 中剥离之后，剩下的 η 就是随机效应因素本身了。通过模型化，模型中已知且可测和可解释的部分增加，而未知的、难以测定或难以解释的随机变异的比重则相对减小。

（一）群体模型的建立 Establishment of population model

在结构模型的基础上可以开始加入随机误差模型。随机误差分为与个体间变异有关的 η 和与个体内变异等模型残差有关的 ε 两类。

药物动力学的研究发现，多数情况下个体参数 P_i 与群体参数 P_{pop} 之间是一种对数正态分布的关系，即 $\ln(P_i) = \ln(P_{pop}) + \eta_i$，而 η_i 是均值为 0，方差为 ω^2 的正态随机变量。图 15-13 为药物动力学参数随机变异特征的示意图，两幅图表述的是同一组参数 CL（$n=200$）。图中纵坐标为 CL 在某一水平下出现的频率。图 A 横坐标为 CL 的原值，假设 $CL_i = CL_{pop} + \eta_i$，图 B 的则为 CL 的对数值，假设 $\ln(CL_i) = \ln(CL_{pop}) + \eta_i$。以上关于个体间变异 η 为正态分布的假设，两幅图中只有图 B 符合，表明对数正态分布才是表述 CL 变异的较好模式。

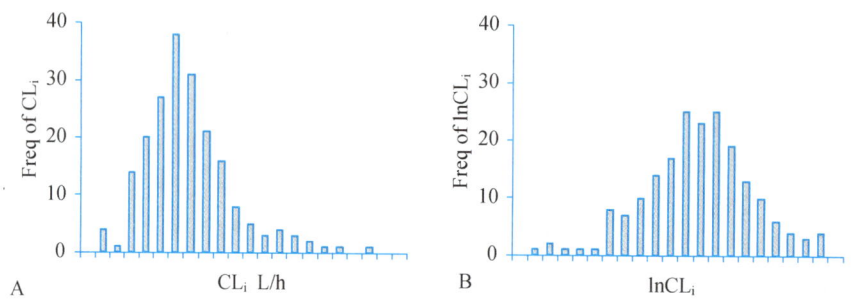

Y：频率；X：参数个体值（A）或相同参数的自然对数值（B）

图 15-13　药物动力学参数分布特征的示意图（$n=200$）

ε 模型的选择（加和型、比例型、组合型等）可以根据：①原始数据在不同浓度下的离散特征。②测量误差的特征。不同的测量仪器和方法所产生的随机误差和系统误差可能会有所不同。③当误差模型完全未知时也可以先使用加和-比例型误差共存的组合模型，然后将得出的两种方差加以比较，方差大的通常代表误差的主要模式。如果拟合得到其中某一类变异的方差很小，同时又因 ε 的均值为 0，那么其所代表的误差类型可以忽略。

（二）群体模型的优化 Refining of population model

目前应用较多的是逐步模型化法，包含了先在较低检验水平上的正向纳入法（forward inclusion），然后在较严格的水平上的逆向剔除法（backward elimination）。前者将可能有影响的协变量逐一引入模型并加以检验，得到包含该条件下有影响的各项协变量因素的全量模型（full model），而后者则在更严格的条件下检验全量模型中的每一协变量，以考察其对模型影响的显著性，完成后得到最终模型（final model）。

个体参数对于解析各种固定效应因素与参数间的关系有重要意义。在模型化的最初阶段，个体参数与群体参数之间的差异包括固定效应因素（协变量）和随机效应因素 η 两个部分。模型化中将这种混合效应因素对群体参数进行修饰后得到的就是每一个体的个体参数。在基础结构模型阶段，各项参数的变异以及模型残留误差通常较大，而这些变异中相当的部分将在群体模型的构建和优化中得以解释。建立群体模型的主要内容就是发现那些有显著性影响的协变量因素，并将之由个体间随机变异 η 中剥离。经此过程，η 中不可解释的部分变小了，相应的变异范围也有可能变小。

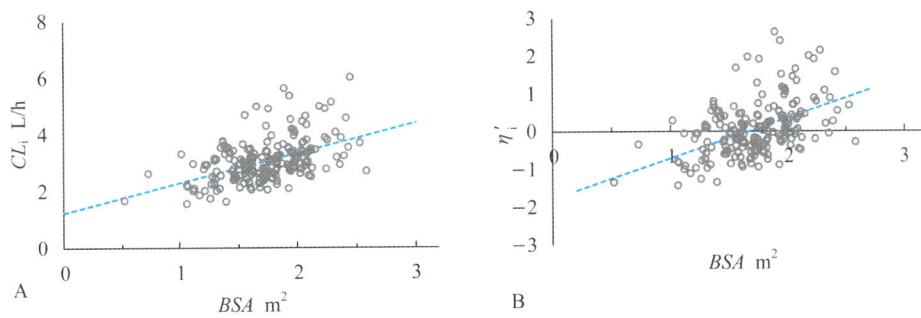

图 15-14 个体清除率 CL_i (A) 及其个体间变异 η'_i (B) 与体表面积 BSA 关系的示意图

图 15-14 展示的是个体清除率 CL_i 及其个体间变异 η'_i 与体表面积 BSA 的关系，很明显，CL_i 与 BSA 之间有较强的正向相关。此时反映个体间变异的 η'_i 可能是包含了协变量 BSA 和个体间随机效应 η 这两项内容的混合因素（图 15-14B），η' 的上标代表其是有待进一步处理的随机变量。η' 与 CL_i 和 CL_{pop} 的关系为

$$CL_i = CL_{pop} \cdot Exp(\eta'_i) \tag{15-28}$$

将 BSA 作为协变量由 η' 中剥离，并加在 CL_{pop} 的表达式上时，得到

$$CL_i = [CL_{pop} + \theta_{BSA} \cdot (BSA_i - \overline{BSA})] \cdot Exp(\eta_i), \quad \overline{BSA} = 1.73 \tag{15-29}$$

1.73 为该群体 BSA 的均值，θ_{BSA} 为 BSA 对清除率的校正系数。如果关于 BSA 的假设正确，以新得的 η_i 对 BSA 作图将会发现二者间原有的关联已不再明显（图 15-15），优化后的目标函数 $-2LL$ 也应有显著的下降。

这样，根据前期的数据检视及相关知识的提示，将对于药物体内行为可能产生影响的所有固定效应因素逐一引入模型，在设定的 α 水平（通常是 5%）上加以检验，凡有影响的均保留于模型之中，最终得到全量模型。

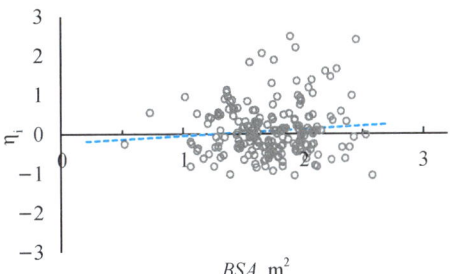

图 15-15 经 BSA 校正后 CL 的个体间变异 η_i 与 BSA 关系的示意图

在正向模型化的基础上，还要在更严格的标准下（例如 α 的水平设为 0.1%、0.05%，甚至 0.01%）进行逆向模型化，以确保最终模型中的每一协变量因素均具有显著性的影响。在逆向模型化时，从全量模型中的协变量因素中以有放回的方式逐个去除 1 项，以验证被去除因素在模型中存在的重要性。假设全量模型中包含了 a、b、c 共 3 项协变量，那么第 1 次检验可去除 a，在保留 b 和 c 的条件下进行检验，而第 2 次则是去除 b，保留 a 和 c 进行检验，之后的操作依此类推。每减去 1 项因素均有可能导致目标函数 $-2LL$ 值的上升，这时要求在自由度 $n=1$ 时 $-2LL$ 的增幅至少应在 7.88 以上（$p<0.005$）方能证明该项因素在模型中存在的意义，通过检验获得的模型称为最终模型。

三、模型的验证 Model validation

模型的验证有时也称作模型评价（model evaluation），是客观评价模型在其建模范围内的预测能力，或模型缺陷是否会对决策产生重大影响的过程。同时也评价模型的稳定性和外延性。

验证在整个模型化的过程中占有极重要的地位，验证方法的选择因研究目的的不同而有所不同，目前已有较通用的模型验证方法，例如通过预测性能评估进行内部和外部验证、目标函数映射（objective function mapping）、可视化检验（visual predictive checks）和 Bootstrap 检验等。

如前所述，所谓的最终模型或最佳模型只是相对而言。同时，由于模型化过程中人为因素不可避免地介入，即便是经过验证的模型有时也会给出错误的结论。因此很多时候，无需建模的非隔室化分析的结果（如 AUC、CL、V、$t_{1/2}$ 等）也常被用来验证模型化得到的动力学参数。

（一）模型稳定性的验证 Model stability verification

模型化过程中为了防止参数在多维度估计中出现过大的偏离或陷入局部最小化，往往在模型中加入一些限制性条件。这种限制可以是数学或逻辑上的，也可以是概念上的。例如在数学上常限制参数在 0 以上的范围内估计取值，或要求参数在初始参数值的 1/10～10 倍的区间内取值。再如在模型中加入一些逻辑条件，规定出现特定情况时的应对等。当模型化完成后，应当尝试去除这些条件限制。如在去除限制条件后模型依然稳定收敛，将可佐证所得到的很可能不是局部，而是整体最小化的模型。

（二）建模目的达到与否的验证 Validation of the achievement of modeling objectives

当模型的架构或参数的估计与相同或同类药物的已有研究存在较大差异时，应进行仔细的核对和验证，提出有说服力的解释。

模型验证中参数估计值的生物学和临床的合理性评价十分重要。例如，一般情况下药物动力学的参数均应大于 0，中央隔室表观分布容积 Vc 的值应≥血浆总体积等。

以下介绍几种目前比较常用的验证方法。

1. 内部验证　内部验证（internal validation）是指在对于同一群体进行模型化时，将其中的部分个体作为验证组（valid group）暂时搁置，而仅将另一部分的个体作为建模组（index group）进行建模。获得最终模型后，将各项参数值固定为其最终估计值，在相似的变异水平上模拟计算出一个数据集。对于良好的模型，这一数据集与验证组比较时应是相对无偏且精确的。建模组与验证组在个体水平上的数目比一般在 7∶3 到 8∶2 之间。

内部验证时验证组的合理选择十分重要。首先，两组的个体应属于同一研究下的同一群体。其次，两组的选择必须是随机的。再次，分组必须在个体水平上进行，即对于每一个体，其所有的数据或全部加入，或全部排除。最后，应注意两组的个体在特质上的一致性，例如在采样上有相似的疏密程度与涵盖区域，各种可能影响到药物体内行为的协变量因素有相似的分布。在随机分配时如无法保证这些因素的均匀分布，对于其中一些重要变量可以进行适当的分层处理。以性别为例，可以在两个性别组中以相同比例进行随机采样。也可以反复随机采样，直到重要因素在两组间达到大致相近的水平。

2. 外部验证　外部验证（external validation）与内部验证非常相似，也是先行建模，然后将其结果与另一数据集进行比较，二者主要的区别在于验证组的选择。内部验证的个体与建模组来自于同一研究的同一群体，而外部验证时则无此限制。很明显，由于不可控因素的增加，外部验证的结果通常会比内部验证的要差。即便如此，也不一定就意味着模型化的失败，两个群体间表现出的差异可能正是探讨某些因素影响的线索。

3. 预测性能的评价　预测误差（prediction error，PE）是实测值与模型期望值间的差异，平均预测误差（mean prediction error，MPE）是其均值，二者都是衡量模型预测能力的指标。当有 N 个采样时，第 k 个采样点的 PE 和整体的 MPE 分别为

$$PE_k = Pred_k - Obs_k \tag{15-30}$$

$$MPE = \frac{1}{N}\sum PE_k \tag{15-31}$$

与模型残差 ε 一样，一个良好的模型，其 MPE 应在 0 的附近，而 PE 的值则有正有负，在 0 的上下随机波动。模型拟合越好，则 MPE 就越接近于 0，同时 PE 波动幅度也就越小。

均方差（mean squared error，MSE）去除了 PE 的正负符号，是反映模型平均精密度和准确度的重要指标，其值越小代表模型的拟合质量越好。

$$MSE = \frac{1}{N}\sum (PE_k)^2 \tag{15-32}$$

统计学中常以均方根误差(root mean square error,RMSE)代表模型的精密度。

$$RMSE = \sqrt{MSE} \tag{15-33}$$

有时换为百分比的形式在结果间更具可比性,于是上面的各公式变为

$$PE_k\% = \frac{Pred_k - Obs_k}{Obs_k} \times 100 \tag{15-34}$$

$$MPE\% = \frac{1}{N}\sum PE_k\% \tag{15-35}$$

在模型化中常会预先设置模型拟合的精度,例如要求 MPE 在±10%范围之内。

4. Bootstrap 过程 Bootstrap 过程是通过一种有放回的重复采样进行的统计学检验,主要用于评价模型的稳定性。

Bootstrap 重复采样通常包括如下的步骤:

(1)通过对于原数据集的 N 次有放回的重复采样,生成 N 个 Bootstrap 数据集。每次采样均以个体为单位进行,取自于完整的原始数据集,其中有些个体可能出现 1 次以上,而另一些个体则可能未被抽到。这一过程一般需重复 500 到数千次,生成相应数目的 Bootstrap 数据集。

(2)使用待验模型拟合每一 Bootstrap 数据集。完成后记录模型成功收敛的百分率。如收敛率过低未达到预设的标准,则表示验证未能通过。

(3)汇总成功收敛的 Bootstrap 模型,求算各参数最终估计值的统计学信息,如平均值、中位数、最大值、最小值以及基于分布分位数的 90% 预测区间等,并将这些信息与待验模型的结果进行比较,检验各项参数的估计值是否落在 Bootstrap 相应参数的 90% 置信区间,且二组参数的变异程度是否接近等。表 15-2 为以 Bootstrap 过程检验某一待验模型的实例。

表 15-2 以 Bootstrap 过程检验某模型的实例

Parameters	Final model		Bootstrap	
	Estimate	RSE%	Median	90% CI
OFV	787.9	—	780.2	688.2~884.6
V (L)	47.8	7.73	47.8	37.4~63.1
$CL = \theta_{1Cr} \cdot CL_{Cr}$	3.27	11.74	3.26	2.69~4.05
Inter-individual variability, η				
η_V (CV%)	39.3	67.8	40.4	4.2~59.8
η_{CL} (CV%)	45.4	24.5	44.8	30.6~60.4
Residual variability, ε				
SD (mg/L)	1.21	89.6	1.39	0.24~2.57
CV (%)	30.7	20.8	29.6	23.2~37.7

5. 可视化检验 可视化检验(visual predictive check,VPC)也是目前应用较多的模型验证方法,其基于如下的假设:如所建模型可以较好地表述其实测数据,那么该模型按其变异特征随机模拟生成的数据的分布区间应较好地包含实测数据。VPC 的具体步骤为:

(1)将待验模型中的各项参数(P、θ、Ω 和 Σ)固定为其最终估计值。

（2）将模型中各协变量分别按其分布特征随机生成虚拟值。

（3）个体间变异 η 和模型残差 ε 按其方差 Ω 和 Σ 分别生成各自的随机值。

（4）将协变量、η 和 ε 三类随机值组合后代入模型，模拟出各时间下该虚拟个体的数据，在药物动力学中通常就是血药浓度值或者药效学指标值。

为了取得有说服力的结果，过程 2～4 需要重复 1000 次以上，生成相应数目的模拟数据集。针对这些数据集，在各个时间点求出其中位值，90% 预测区间的上下限以及上下限各自的 95% 置信区间。

顾名思义，VPC 的结果会以图形展示。在药物动力学的研究中，图形多为血药浓度-时间曲线。图中含有各时间点的实测值，VPC 预测的中位值和预测区置信限，VPC 预测区间，以及预测区上下置信限的置信区间。检验中要比较各时间点的预测中位值与实测数据的中位值的吻合程度，以及预测区间对于实测数据的涵盖情况。图 15-16 为 VPC 检验的一个实例。

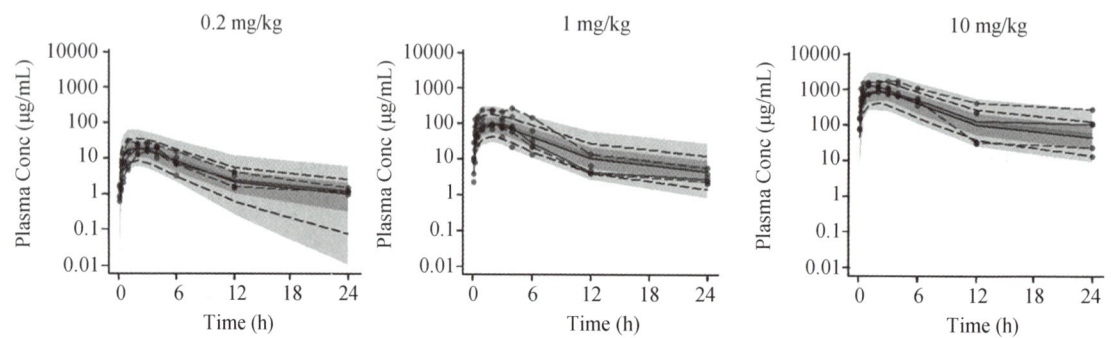

——：实测值中位线；▨：模型预测的 95% 置信区；┄┄：实测值 80% 分位线（内侧）或模型预测区的置信限（外侧）；▨：模型预测区上下置信限各自的 95% 置信区

图 15-16　基于 2000 次模拟的药物动力学模型的 VPC 示例

第四节　群体药物动力学的应用
Application of population pharmacokinetics

群体药物动力学计算程序有多种，其中 NONMEM® 为当前的主流软件。NONMEM® 是非线性混合效应模型（non-linear mixed effect model）法的缩写，以 FORTRAN 语言编写。研究者开发出了数种工具软件作为 NONMEM® 的辅助程序，使其应用更加简便和规范，计算结果的解析也更加快捷和直观。

一、模型模拟 Model simulation

模拟是群体药物动力学研究结果在新药研发与临床合理化用药中的一项重要应用，是模型化工作的自然延伸。模型化是针对实际的数据，根据一定的假设建立和优化模型的过程，而模拟则是模型化的反过程，即应用所建模型，根据设定的场景计算模拟生成数据。模拟的目的是在既有研究的基础上，通过计算机计算对于特定场景下的药物行为进行预测。模拟成功的前提是假设建模个体和模拟个体均来自于处于相似条件下的同一群体。与实际的人体或动物试验相比，计算机模拟具有时间短、成本低和风险小等诸多优势。所谓特定的场景，是指在当初原始数据集的整体环境下，或改变其中的给药剂量/间隔/途径，或改变群体中一些重要协变量因素（如性别、年龄、体重指数和肝肾功能等）的水平或比例等。模拟是一个提出问题和回答问题的过程。在建模大环境下改变部分条件，可以探索其对于药物整体行为可能的影响。除了改变场景之外，还可以改变受试群体的大小，以探索在某特定的变异条件下，得出显著性差异的结论所需群体的大小，或改变受试者的脱落率或不依从性以考察这些因素对于结果的可能的影响。新药研发中，通过计算机模拟可以预知下一步试验的可能结果，从而在很大程度上节约时间、人力、资金以及风险等诸项成本，降低后续研发过程的盲目性和试验失败的概率，为研发过程中各重大节点的关键决策提供科学支持。尽管模型模拟有许多的优势，多数情况下正式的结论仍有赖于之后实际试验的验证。

模型的变异主要受到协变量因素、个体间随机效应因素 $\eta(\Omega)$ 以及模型残留误差因素 $\varepsilon(\Sigma)$ 三种变异的影响。为了获得比较可靠的结果，模拟计算通常要重复数百到数千次，生成数百到上千个相似但不相同的虚拟个体的数据。关于模型中的协变量信息，可以根据原始数据集中相应变量的分布特征随机生成。应注意检查所生成的协变量信息的组合是否合理。如果生成了一个身高 1.8 m，体重却只有 30 kg 的虚拟个体，由于其实际存在的可能性非常小而应予以取消。如果原始数据集中有足够多的个体，也可以对其进行有放回的随机重复采样。至于 η 和 ε，则可以根据模型估计得到的相应方差 Ω 和 Σ 随机生成，如果变量间存在相互的影响，那么生成随机数时其间的协方差也应予以考虑。

模拟时，将模型中的药物动力学参数（P）和各相关因素的校正参数（θ）固定为其最终估计值，然后与上述随机得到的协变量以及 η 和 ε 一起，在各时间点计算生成各虚拟个体的血药浓度数值。模拟结束后将各次的结果汇总处理，获得各个时间点的统计学信息以用于分析和决策。与 VPC 时一样，模拟的结果也多以图形展示。

二、群体药物动力学应用实例 Population pharmacokinetic application example

在某新药的 I 期临床研究中，对 100 名健康志愿者进行了静脉注射和口服给药的随机交叉试验，以考察其在健康人群中的动力学行为和口服给药生物利用度。不同给药途径的两组志愿者均为 200 μg 单剂量给药。给药前空腹 12 h，采集给药后 0 h、0.25 h、0.5 h、1 h、1.5 h、2 h、3 h、4 h、6 h、12 h、18 h 和 24 h 的静脉血液样本，离心分出血浆后置 −20 ℃ 冰箱保存待测。两种制剂的给药间隔为一周。给药期间禁用各种其他药物及保健制剂，给药前后进食标准餐，给药后 24 h 内禁止剧烈运动。给药前后测定血液中各项生化指标。

本研究的目的在于采用群体药物动力学的原理和方法，对上述研究进行系统分析，建立群体药物动力学模型，估计药物动力学参数及其变异特征，同时考察可能影响这些行为与变异的协变量因素，为下一步的临床研究和日后的合理化应用提供参考。

为进行建模后的内部验证，分析中将 100 名健康志愿者随机分为建模组（$n=70$）和验证组（$n=30$）。

(一) 健康志愿者背景信息和数据的检视 Background information review and data inspection

健康志愿者的信息，如与人口统计学相关的性别、年龄、体重，与血液生化指标相关的肝肾功能，与临床相关的疾病类型及程度、并发症、合并用药等，以及给药后的血药浓度数据等都是模型化研究中不可缺少的背景信息。结合研究的目的，在建模开始前通过作图和作表的方式对这些信息及其间的相互关系有一较全面的把握，对于其后的模型化过程将有很大的帮助。在检视的同时，还可在一定程度上发现可能存在的偏离数据。

表 15-3 为本研究中 100 名健康志愿者的分组情况，以及各组的性别 Gender、年龄 Age、体重 BW，反映肾功能水平的肌酐清除率 CL_{cr} 和反映肝功能水平的谷丙转氨酶 ALT 和谷草转氨酶 AST 等关键性协变量的信息。表中显示，建模组和验证组的主要协变量的水平十分接近，符合内部验证个体应与建模个体来自于同一群体的要求。

适合于群体分析的协变量信息应具有一定的分散程度且基本无偏。假如志愿者间仅差 2～3 岁，或年龄的分布明显偏于一侧的话，考察年龄因素对于药物行为的影响就比较困难。如果是分级型协变量，则各变量间的分布应大致均衡。以性别为例，假如两组间的样本数相差过大，分析性别对于药物行为的影响就比较缺少说服力。以上两种情况即便建立了模型，模型的外延性也会较差。

健康志愿者分组情况显示,志愿者男女比例约为 7:3,基本可以满足对于性别因素分析的要求。年龄等其他几项连续变化的协变量均处于正常水平,分布近似对称,且有一定的分散程度。

通过图表进行数据检视时,通过将最大最小值与平均值或中位数的比较,还可发现一些明显的偏离数据。

表 15-3　健康志愿者分组及相关协变量的统计学信息

Dataset		Gender F=0; M=1	Age (y)	BW (kg)	CL_{Cr} (mL/min)	ALT (U/L)	AST (U/L)
Index group (n=70)	Mean	70%	33.6	68.6	88.2	44.8	49.4
	S.D.		3.2	7.7	16.0	5.8	6.2
	Median		33.9	69.1	88.5	45.3	49.5
	Max		39.9	89.3	119.0	54.4	63.0
	Min		24.2	50.1	52.6	24.2	33.5
Valid group (n=30)	Mean	77%	32.3	69.0	85.0	44.4	50.8
	S.D.		3.3	8.6	15.7	5.9	6.0
	Median		31.9	70.0	87.9	44.4	51.0
	Max		40.1	83.8	117.9	54.2	66.0
	Min		24.7	47.4	56.4	33.5	36.8

图 15-17 展示了建模组各项协变量信息的分布特征。

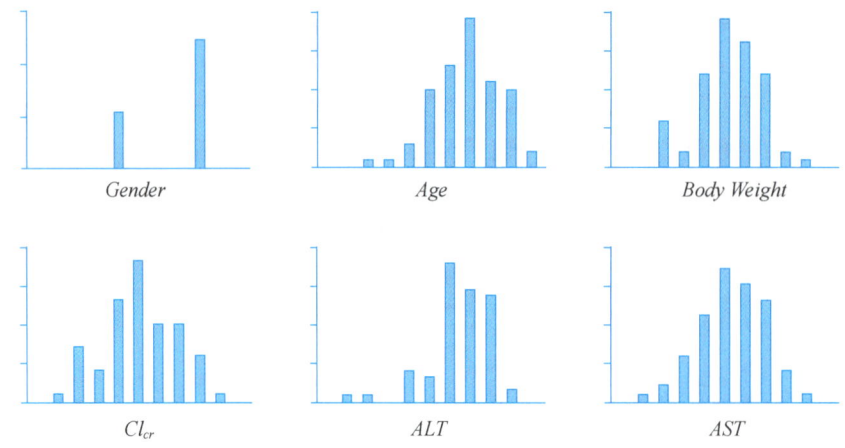

图 15-17　建模组 70 名健康志愿者各项协变量信息的分布特征

图 15-18 展示的是建模组 70 名健康志愿者各项协变量间的相互关系。当这些协变量因素间没有明显关联,即各因素独立存在时,模型化分析的过程将比较简单,反之其模型的建立和验证会相对复杂,解释这种模型时需要考虑的因素也相对较多。图形显示,在本研究的群体中体重、年龄和性别三者间有较明显的相互关联,同时体重和肌酐清除率和谷丙转氨酶之间也有一定的相关。此外,在谷丙转氨酶 ALT 与谷草转氨酶 AST 和性别之间也存在一定的相关。这种相关关系中往往可以认为一方为主动变量,而另一方为被动变量。以本例中的体重为例,如模型化中发现体重对于表观分布容积具有影响,那么还应设法排除与体重密切相关的性别因素,也许后者才是真正的影响因素。这时可以尝试分别在两个性别组独立考察体重的影响,以及分别在不同的重量级组独立考察性别的影响。

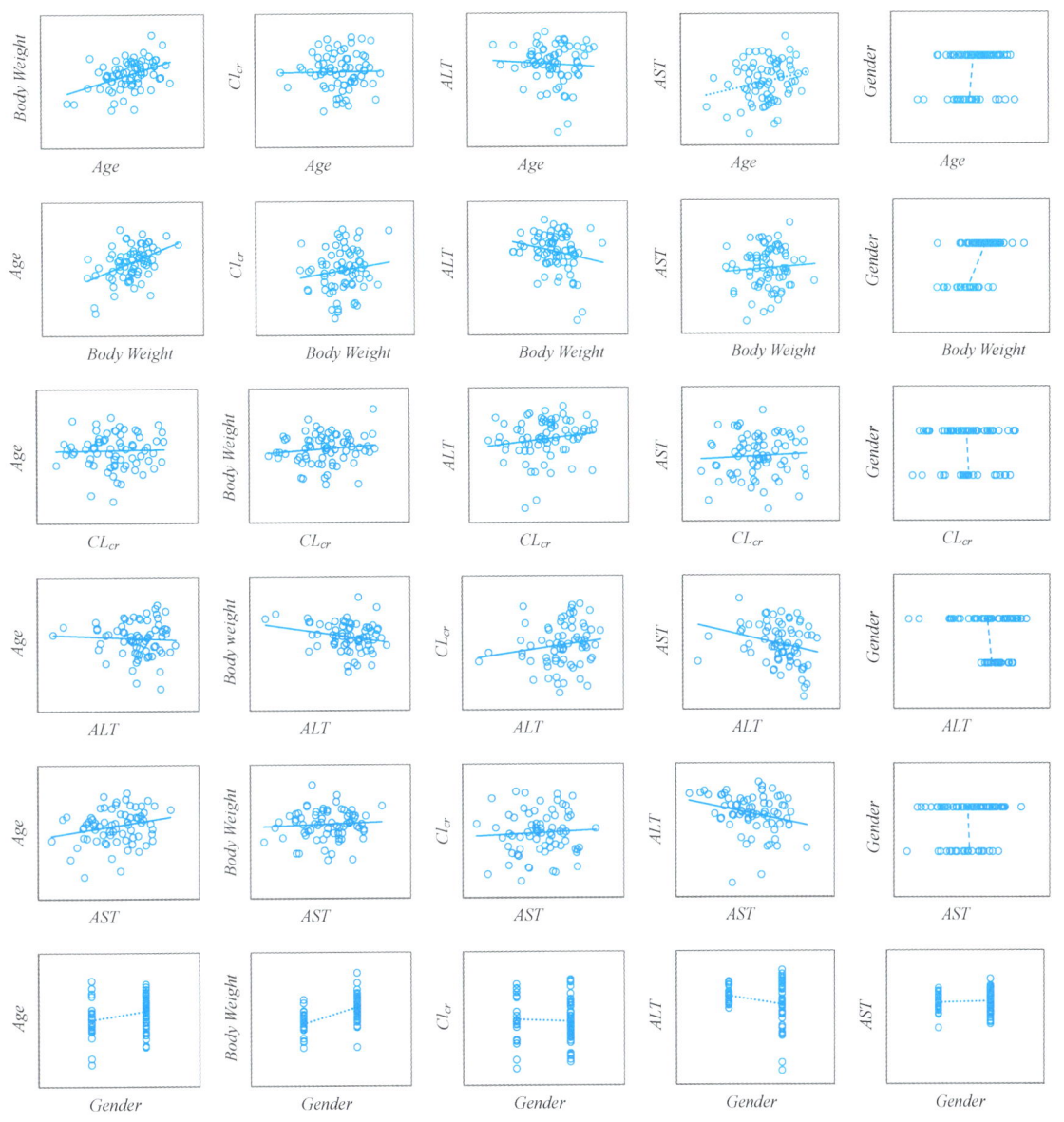

直线：相互关系的线性回归线

图 15-18　建模组 70 名健康志愿者各项协变量间的相互关系

图 15-19 和图 15-20 展示了静脉和口服两种途径给药后的血药浓度-时间曲线，图中左侧的两幅为静脉注射后以常规坐标和对数尺度坐标表示的血药浓度数据，右侧的两幅展示的是口服给药后的相应数据。散点图和个体连线图展示的是同一组数据，前者有利于了解数据随时间的走向和分布的大致情景，后者则有利于了解每一个体的血药浓度随时间的变化。以常规尺度和对数尺度表示血药浓度可以展示药物体内行为的两个侧面。根据浓度在两种图形中血药浓度随时间的变化程度，可以大致判断误差模型的基本形式。本例中当浓度较大时浓度的波动也较大，提示误差以比例型的形式为主。对数血药浓度时间曲线还可以进行模型的判断，尤其是在静脉注射的条件下。很明显，本研究中的药物行为无法以一室模型表述，至于是二室还是三室模型仅靠目测难以判断，需要靠建模后相关的数字化指标（OFV，AIC）进行取舍。表 15-4 展示的是两种给药方式下不同时间血药浓度值的基本统计学信息，如有明显的偏离值也可以从表中发现。

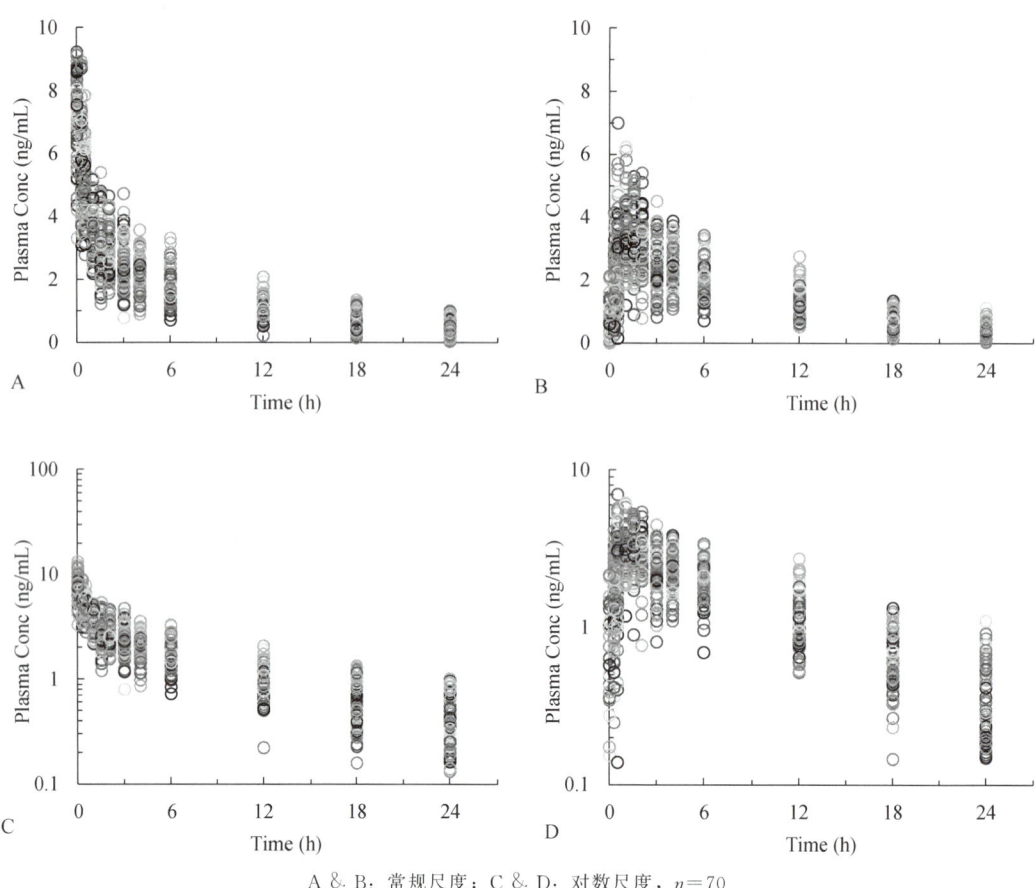

A & B：常规尺度；C & D：对数尺度，$n=70$

图 15-19　建模组分别静脉（A & C）或口服给药（B & D）200 μg 后的血药浓度-时间曲线（散点图）

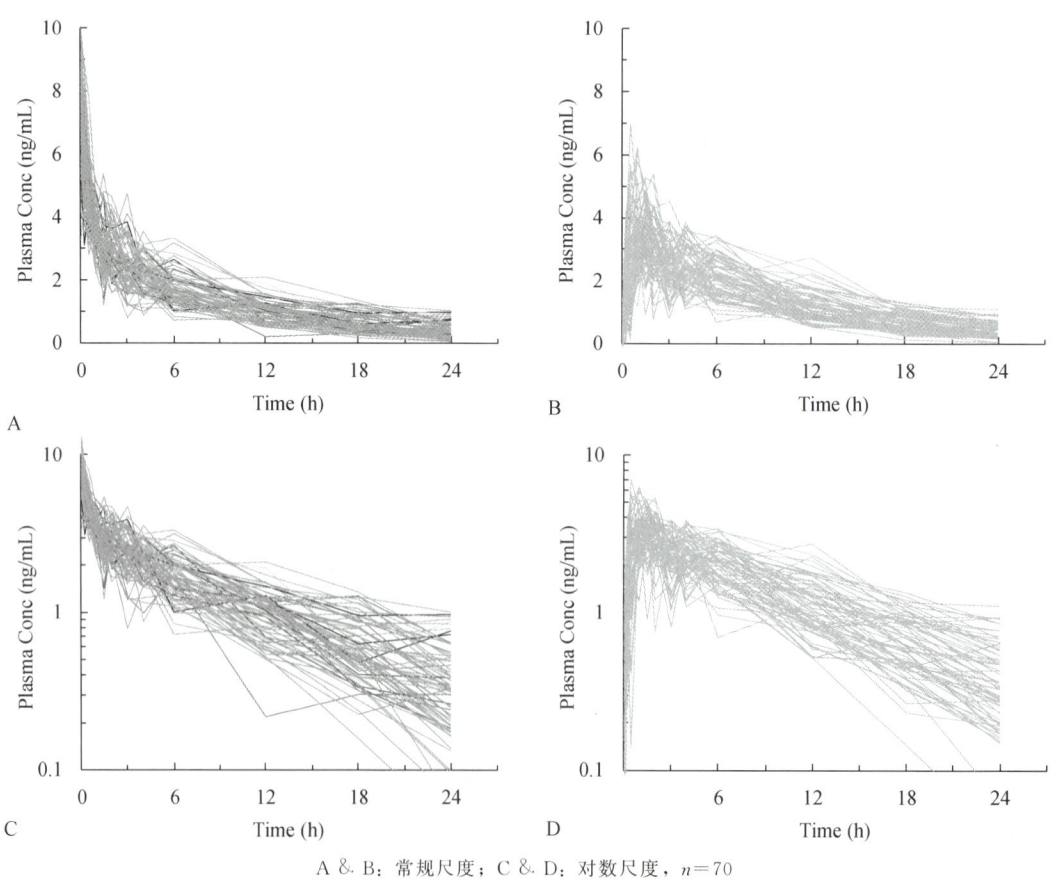

A & B：常规尺度；C & D：对数尺度，$n=70$

图 15-20　建模组分别静脉（A & C）或口服给药（B & D）200 μg 后的血药浓度-时间曲线（个体连线图）

在本阶段还可对血药浓度数据进行一些初步分析，例如采用 NCA 方法估算血药浓度-时间曲线下面积（AUC）、消除半衰期（$t_{1/2}$）、系统清除率（CL）以及表观分布容积（V）等基本参数，作为正式建模时相关参数的初值。同时由于未受人为建模的影响，NCA 参数的客观性往往更高。

表 15-4　静脉或口服给药 200μg 后的血药浓度数据

Time	i. v. （200 μg）							p. o. （200 μg）						
	Mean	SD	Min	5%	50%	95%	Max	Mean	SD	Min	5%	50%	95%	Max
0	8.02	1.93	3.28	5.18	8.04	11.5	13.3	0	0	0	0	0	0	0
0.25	6.14	1.42	3.09	3.82	6.09	8.75	10.9	1.62	1.01	0	0.33	1.58	3.24	4.12
0.5	4.81	0.98	2.75	3.45	4.75	6.47	7.88	2.72	1.26	0.13	0.86	2.84	5	6.96
1	3.5	0.73	1.72	2.37	3.46	4.85	5.22	3.38	1	1.18	1.88	3.39	5.24	6.65
1.5	3	0.81	1.23	1.77	2.91	4.66	5.42	3.33	0.88	0.89	1.99	3.24	4.86	5.26
2	2.87	0.75	0.85	1.91	2.82	4.27	4.67	3.19	0.95	0.76	1.97	3.13	4.96	5.49
3	2.37	0.74	0.8	1.22	2.31	3.58	4.76	2.52	0.73	0.81	1.24	2.52	3.83	4.52
4	2.18	0.58	0.84	1.25	2.19	3.14	3.59	2.39	0.68	1.1	1.31	2.38	3.62	3.89
6	1.75	0.52	0.73	1.01	1.68	2.81	3.33	2.03	0.63	0.7	1.07	2.02	3.11	3.46
12	1.03	0.36	0.22	0.55	1.04	1.61	2.11	1.14	0.46	0.2	0.53	1.05	2.01	2.78
18	0.68	0.3	0.16	0.3	0.61	1.26	1.74	0.71	0.29	0.15	0.33	0.71	1.2	1.76
24	0.41	0.24	0.05	0.1	0.35	0.92	1.08	0.45	0.26	0.04	0.16	0.37	0.94	1.27

Time：h；C：ng/mL；$n=70$（Index）$+30$（Valid）

数据的检视十分重要，其间的发现对于之后模型化的理性有序推进十分关键。

（二）结构模型的选择 Structural model selection

数据检视阶段已经发现药物的行为应以多室模型进行表述。根据图形解析，可以发现除了吸收相的明显区别之外，口服给药与静脉注射时的分布相和消除相具有较高的相似性。因此，在本项研究的建模过程中，假设两种给药方式的药物动力学行为中除了与吸收相相关的参数之外，其余的药物动力学的结构参数均可以共用。如前所述，模型的选择除了目测，还可通过 AIC 或目标函数值 OFV 进行判断。表 15-5 表示的是不同隔室模型拟合本数据集时 OFV 的变化。表中显示，对于同一组数据，二室模型的 OFV 明显小于一室模型，两种模型之间存在极显著的差异（$p<0.001$），但是这种改善在二室和三室模型之间就未出现。同时 NONMEM® 软件的输出文件显示三室模型在求算方差/协方差的过程中曾经非正常中止，表示有目标函数局部最小化或过度参数化（over-parameterized）的可能。另外，在变换各种初始值时发现三室模型中有一两个参数的最终估计值始终与其初始值相等，表明拟合过程并未正常完成。根据选择相对简单而且好的模型的原则，选择二室模型作为本研究的结构模型，之后的优化和再优化均以其为基础进行。二室模型的框图和参数估计值分别列于图 15-21 和表 15-6。

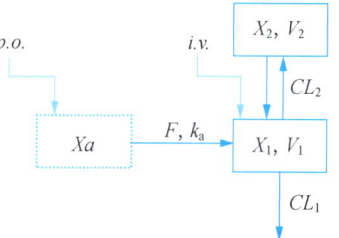

图 15-21　作为基础模型的口服与静脉注射二室模型

表 15-5　基础模型的构建过程

Model	OFV	ΔOFV	p	Modeling
Base Model Selection				
101	4518	—	—	1-Comp Base Model
202	2275	−2243	<0.001	2-Comp Base Model
302	2270	−5	>0.05	3-Comp Base Model

表 15-6　二室模型（202）的参数估计值

	F (%)	k_a (1/h)	CL_1 (L/h)	CL_2 (L/h)	V_1 (L)	V_2 (L)
Mean	78	1.2	5.6	23.1	27	30.1
S.D.	16	0.26	1.46	5.8	7	6.2
Median	79.8	1.16	5.36	22.7	25.6	29.4
Max	92.6	1.85	10.61	49.1	48	44.9
Min	59.5	0.72	3.02	13.8	15.3	17.4

二室模型中个体参数（P_i）与群体参数（P_{pop}）之间的关系为

$$F_i = F_{pop} \cdot \mathrm{Exp}(\eta'i_F)$$
$$k_{ai} = k_{apop} \cdot \mathrm{Exp}(\eta'i_{ka})$$
$$CL_{1i} = CL_{1pop} \cdot \mathrm{Exp}(\eta'i_{CL1})$$
$$CL_{2i} = CL_{2pop} \cdot \mathrm{Exp}(\eta'i_{CL2})$$
$$V_{1i} = V_{1pop} \cdot \mathrm{Exp}(\eta'i_{V1})$$
$$V_{2i} = V_{2pop} \cdot \mathrm{Exp}(\eta'i_{V2})$$

η'之所以有上标"'"，是表示其还有待进一步的处理，直到成为不受任何因素明显影响的随机变量 η。图 15-22 是二室模型 5 个基本参数个体间变异 η'（$\eta' = P_i - P_{pop}$）的分布特征。

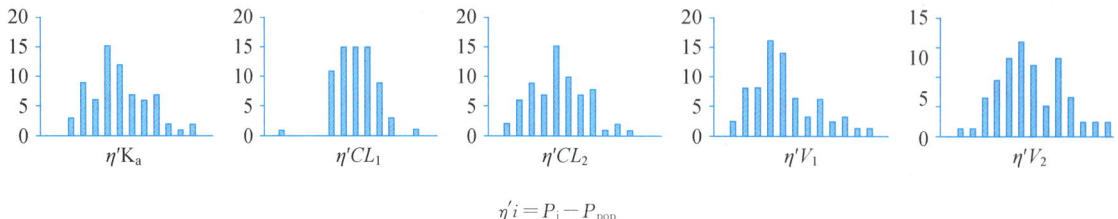

图 15-22　二室模型 5 个基本参数的个体间变异 η' 的分布特征（$n=70$）

图 15-23 是将图 15-22 中隐含的模型参数进行对数转换之后求算出的 η' [$\eta' = \ln(P_i) - \ln(P_{pop})$]，可以发现转换之后个体间变异 η' 的分布特征更加接近于正态，所以之后的模型化中个体检变异均以对数正态的形式表示，即

$$\ln(P_i) = \ln(P_{pop}) + \eta'i，\text{或者} P_i = P_{pop} * \mathrm{Exp}(\eta'i)。$$

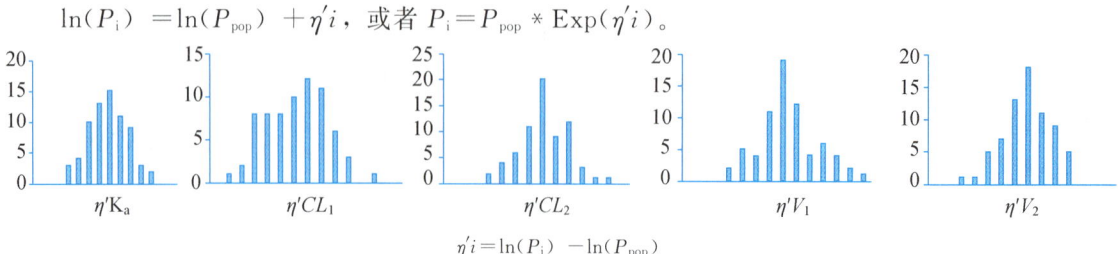

图 15-23　二室模型 5 个基本参数的个体间变异 η' 的分布特征（$n=70$）

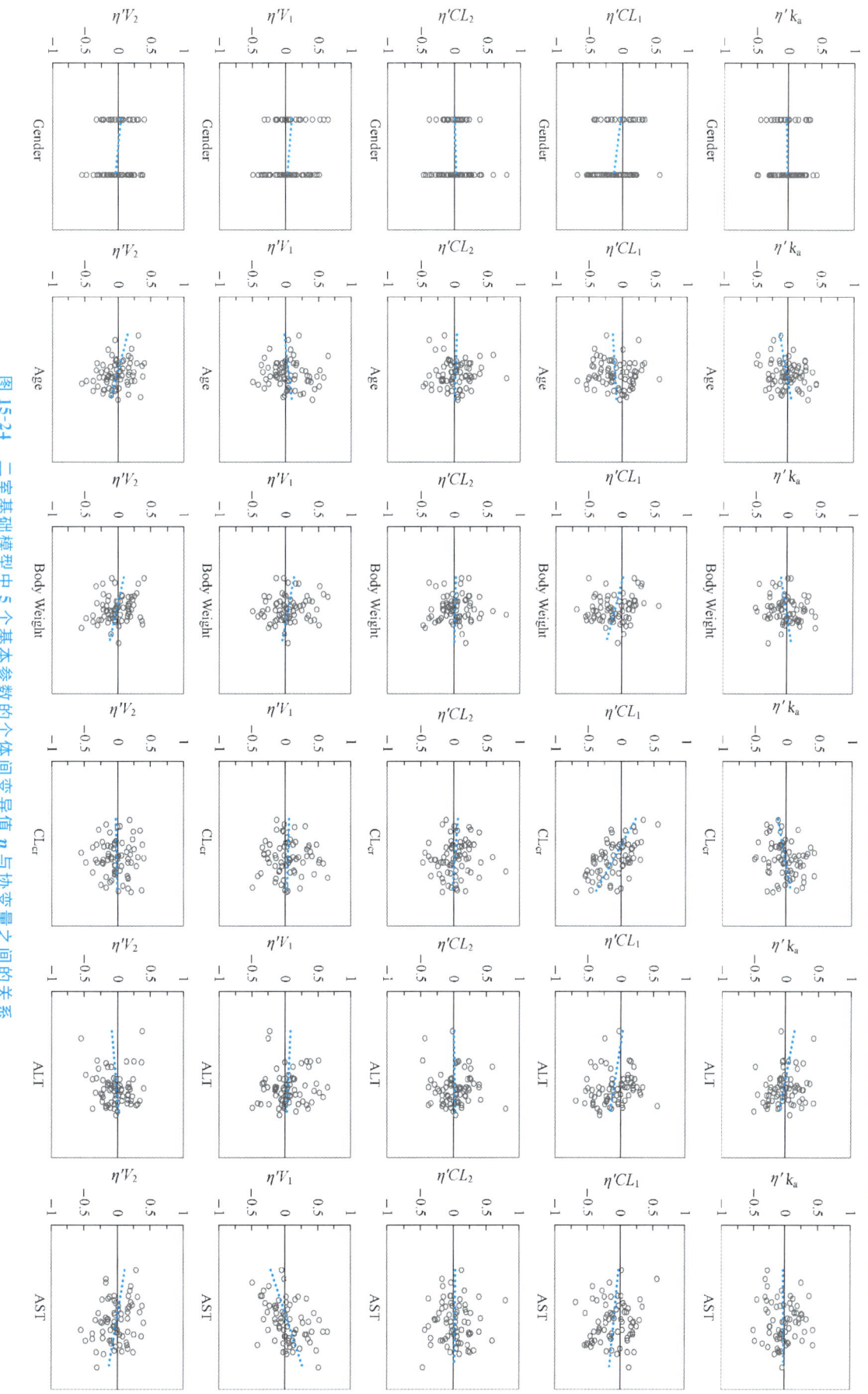

图 15-24 二室基础模型中 5 个基本参数的个体间变异值 η 与协变量之间的关系

图 15-24 展示的是二室基础模型 5 个基本参数个体间变异值 η' 与 6 个协变量之间的关系。由于尚处于模型化的初始阶段，部分的 η' 并不是真正独立的随机变量，例如性别和肌酐清除率就与 CL_1，体重和谷草转氨酶就与 V_1 间存在比较明显的相关，这些协变量变化时参数估计值也出现了变化。下一步的模型化就可以借鉴此处的图形提示，重点考察 CL_{cr}，$Gender$，BW 和 AST 对于 CL_1 和 V_1 的影响。

（三）正向和逆向模型化 Forward inclusion and backward elimination

在确定的二室结构模型的基础上，通过正向模型化（α 水平设为 5%）进行模型优化，得到全量模型，然后在更严格的标准下以逆向模型化（α 水平设为 0.5%，甚至 0.1%）进行模型的再优化，得到最终模型。表 15-7 列出了本研究中在二室模型基础上的正向与逆向模型化的一系列过程。表中显示，在上述 η' 对各协变量作图的提示下，将 CL_{cr}、$Gender$、BW 和 AST 等协变量逐个加在参数 CL_1 和 V_1 之上时，模型出现了显著的改善。不过，当进一步在各参数中再加入其他协变量的影响时，目标函数（$-2LL$）的减小均不具有显著性的意义，此外在逆向模型化中发现全量模型中的各项协变量均具有显著性的影响。所以将在第 4 步得到的模型 261 作为正向和逆向模型化结束后的全量模型，261 作为最终模型。

表 15-7 模型的优化和再优化过程

Model	OFV	ΔOFV	p	Modeling
Base Model Selection				
202	2275			2-Comp Base Model
Forward Inclusion				
212	2188	−87	<0.001	From 202, BW on V_1
221	2053	−135	<0.001	From 212, CL_{cr} on CL_1
242	2017	−36	<0.001	From 221, Gender on CL
261	1991	−26	<0.001	From 242, AST on V_1
232	1990	−1	>0.05	From 261, BW on CL_1
252	1988	−3	>0.05	From 261, BW on CL_2
281	1989	−2	>0.05	From 261, CL_{cr} on V_2
286	1988	−3	>0.05	From 261, BW on CL_1
291	1990	−1	>0.05	From 261, BW on V_2
292	1991	0	>0.05	From 261, BW on K_a
Backward Elimination				
400	1991			261 As Full Model
401	2055	64	<0.001	From 400 remove BW on V_1
411	2118	127	<0.001	From 400 remove CL_{cr} on CL_1
421	2015	24	<0.001	From 400 remove Gender on CL_1
431	2005	14	<0.001	From 400 remove AST on V_1

研究中将协变量的影响反映在模型参数 CL_1 和 V_1 上的形式为

$$CL_{1i}=CL_{1pop}[1-\theta_A \cdot (CL_{cri}-\overline{CL_{cr}})-\theta_B \cdot Gender_i] \cdot Exp(\eta_{iCL_1})$$

$$V_{1i}=V_{1pop}[1+\theta_C \cdot (BW_i-\overline{BW})+\theta_D \cdot (AST_i-\overline{AST})] \cdot Exp(\eta_{iV_1})$$

式中 $\overline{CL_{cr}}$，$\overline{BW}$ 与 $\overline{AST}$ 为相应变量的群体均值，各 θ 为相应协变量的校正系数。其他未受影响的参数的表达式保持不变。

处理后 η' 变为相对纯粹的随机变量 η，其分布特征发生了一定的改变，与 CL_1 或 V_1 之间也不再明显相关（图 15-25 和图 15-26）。

比较 η' 和 η 的公式，可以整理得到二者的关系为

$$\eta'i_{CL_1}=\ln[1-\theta_A \cdot (CL_{cri}-\overline{CL_{cr}})-\theta_B \cdot Gender_i]+\eta i_{CL_1}$$

$$\eta'i_{V_1}=\ln[1+\theta_C \cdot (BW_i-\overline{BW})+\theta_D \cdot (AST_i-\overline{AST})]+\eta i_{V_1}$$

很明显，η' 之所以与部分协变量相关，是因其表达式中包含了这些协变量因素。

图 15-25 为基础模型（202，上图）与全量模型（261，下图）中 η_{CL_1} 与协变量关系的比较，可以注意到其中第 1 纵列（η_{CL_1} vs. $Gender$）和第 5 纵列（η_{CL_1} vs. CL_{cr}）上下图之间出现了差异，原来关联明显的现象经协变量修饰后基本消失了。

图 15-26 为基础模型（202，上图）与全量模型（261，下图）中 η_{V_1} 与协变量关系的比较，第 6 纵列（η_{V_1} vs. AST）中原来明显的关联在协变量修饰后变得不再相关。

图 15-27 为基础模型（202）与全量模型（261）中 η 分布特征的比较，第 2 纵列（η_{CL_1}）和第 4 纵列（η_{V_1}）上下图之间存在差异，协变量修饰后 η 的分布更加接近正态，分布的范围也有一定的变化。

正向模型化结束后，需在更加严格的条件下（α 设为 0.1%）通过逆向模型化对于全量模型进行再优化。表 15-7 显示，在将全量模型中各协变量因素以有放回的方式逐一移除时，模型的目标函数值均出现了显著意义的升高，表明这几个因素在模型中均占有不可缺少的地位，应予保留，因此最终模型与之前的全量模型一样。尽管如此，最终模型的可信程度已经明显提高。

图 15-28 为静脉（A & C）或口服（B & D）给药后的药-时曲线与模型（261）的拟合曲线，其中的亚群体拟合曲线 $iPred$ [$iPred=f(P,\theta,t)$] 是通过经协变量修饰，但未以 η 校正的亚群体参数估算出的结果。亚群体是指群体中具有相同协变量水平的一组个体。与群体拟合曲线 $Pred$ [$Pred=f(P,t)$] 相比，$iPred$ 曲线由于有了协变量因素的修饰而与实测值更加接近。

图 15-29 为静脉（A & C）或口服（B & D）给药后的药-时曲线与最终模型（261）的拟合曲线，与图 15-28 的不同之处在于，亚群体拟合曲线变成为个体拟合曲线 $iPred$ [$iPred=f(P,\theta,\eta,t)$]，其参数是经协变量修饰且加入了 η 变异的个体参数。两相比较，表观上看个体拟合曲线显得更加离散，但由于较亚群体预测又多了 η 的影响，其与实测值更为接近。

图 15-30 和图 15-31 为静脉注射后的最终模型 261 的拟合效果诊断图，图 15-32 和图 15-33 为口服给药后的诊断图。

图 15-30 和图 15-32 中的图 A 为群体拟合 $Pred$ 对于实测值 Obs 的作图，在所有诊断图中该图较为重要，可以了解整体拟合的质量。对于拟合较好的模型，图中的数据点应在单位线（$y=x$）的两侧随机均匀分布，分布区域较窄且不存在偏倚。由于在各时间点每一个体的 $Pred$ 值均是唯一的，所以在浓度上显示出了分层的现象。图 15-30 和图 15-32 中的图 C 为个体模型预测值 $iPred$ 对 Obs 的作图，因为有了协变量因素和个体间变异的加入，数据点在单位线的两侧均匀随机分布，且离散的程度也降低了许多。如直接落在单位线上，表示模型预测值恰好等于实测值。图 15-30 和图 15-32 中的图 B 和图 D 分别为模型残差 RES 和加权残差 $WRES$

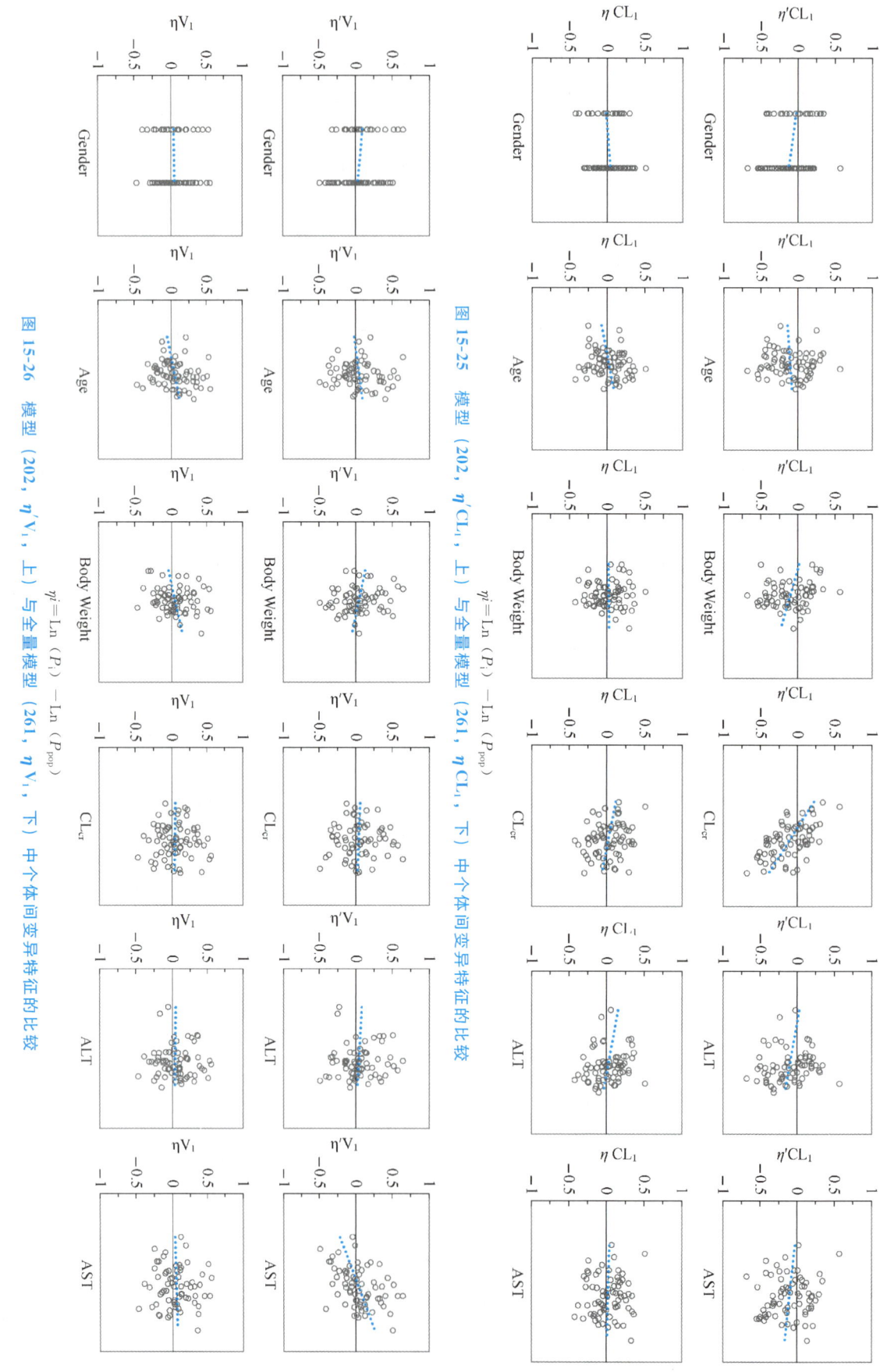

图 15-25 模型（202，$\eta'CL_1$，上）与全量模型（261，ηCL_1，下）中个体间变异特征的比较

$\eta i = \mathrm{Ln}(P_i) - \mathrm{Ln}(P_{pop})$

图 15-26 模型（202，$\eta'V_1$，上）与全量模型（261，ηV_1，下）中个体间变异特征的比较

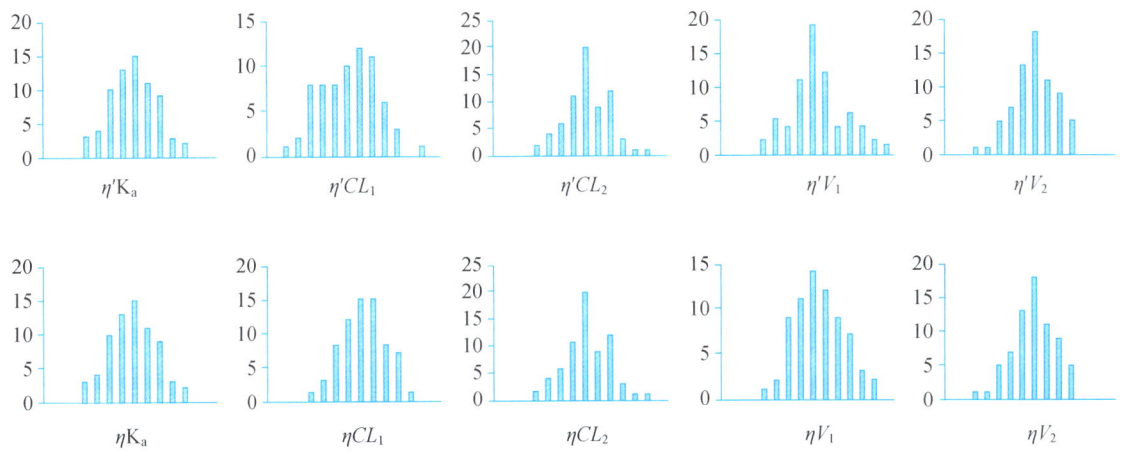

$$\eta i = \text{Ln}(P_i) - \text{Ln}(P_{\text{pop}})$$

图 15-27　基本模型（202，η'，上）与全量模型（261，η，下）中个体间变异特征的改变

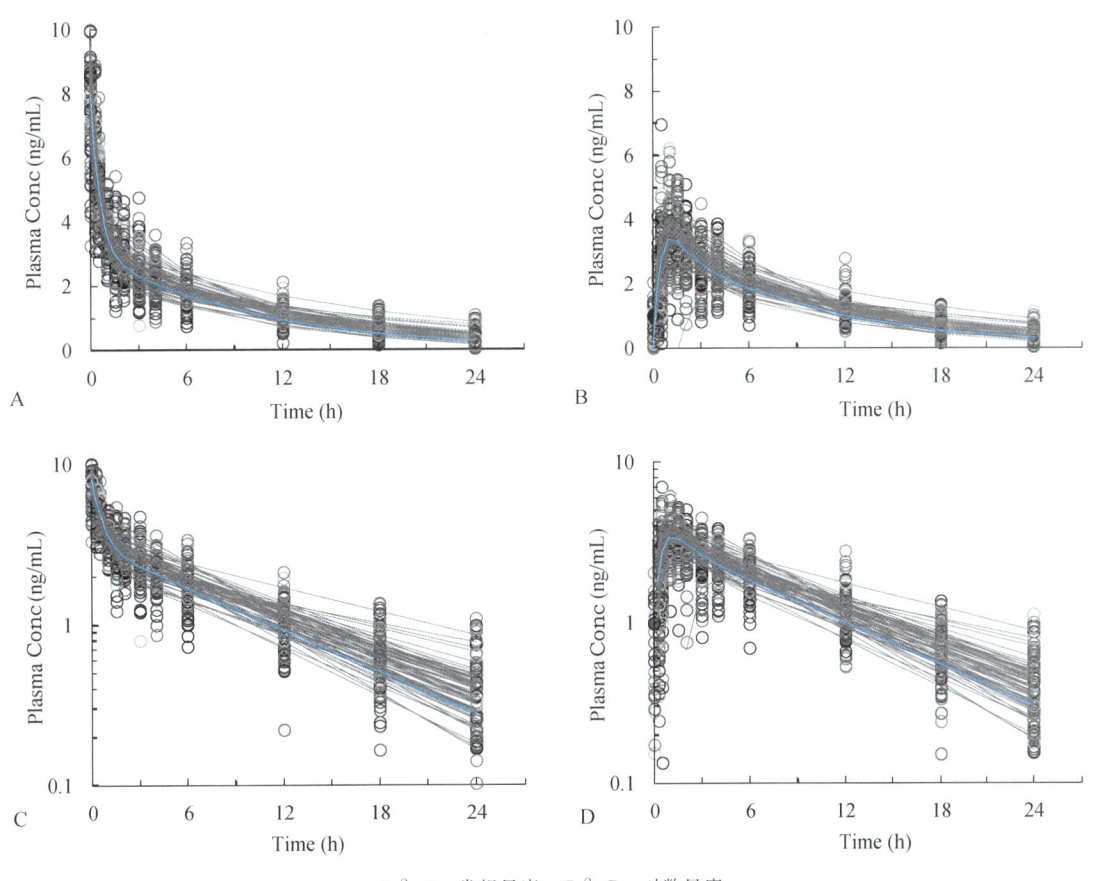

A & B：常规尺度；C & D：对数尺度

○：实测　——：群体拟合 $f(P, t)$　----：亚群体拟合 $f(P, \theta, t)$

图 15-28　静脉（A & C）或口服（B & D）给药 200 μg 后的药-时曲线与模型（261）拟合

对于 $Pred$ 的作图。这些图展示的是模型拟合的精度，一个好的模型，数据点应在 0 位线两侧的较窄区域内随机无偏分布。RES 是实测值与模型预测值之差，图中可以看到当浓度上升时变异的程度也有所上升，与数据检视观察到的一致，模型残差可以用比例型模型表述。$WRES$ 是加权的 RES，由于进行了归一化并去除了单位，所以利于各种不同数据、不同模型之间的一般性评价比较，在模型诊断中占有重要的地位。如有些 $WRES$ 的水平超出了 $-3 \sim 3$ 的范围，应予以特别注意，探讨其中可能的原因。

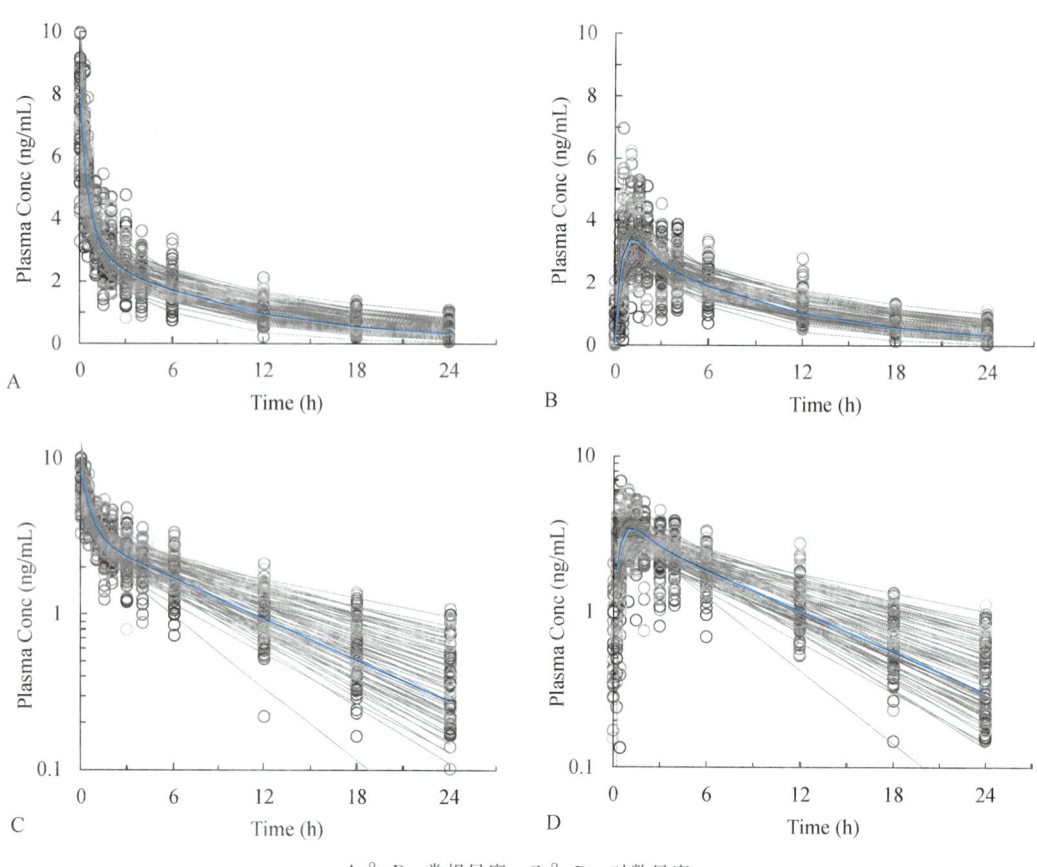

A & B：常规尺度；C & D：对数尺度
○：实测　——：群体拟合 $f(P, t)$　——：个体拟合 $f(P, \theta, \eta, t)$

图 15-29　静脉（A & C）或口服（B & D）给药 200 μg 后的药-时曲线与模型（261）拟合

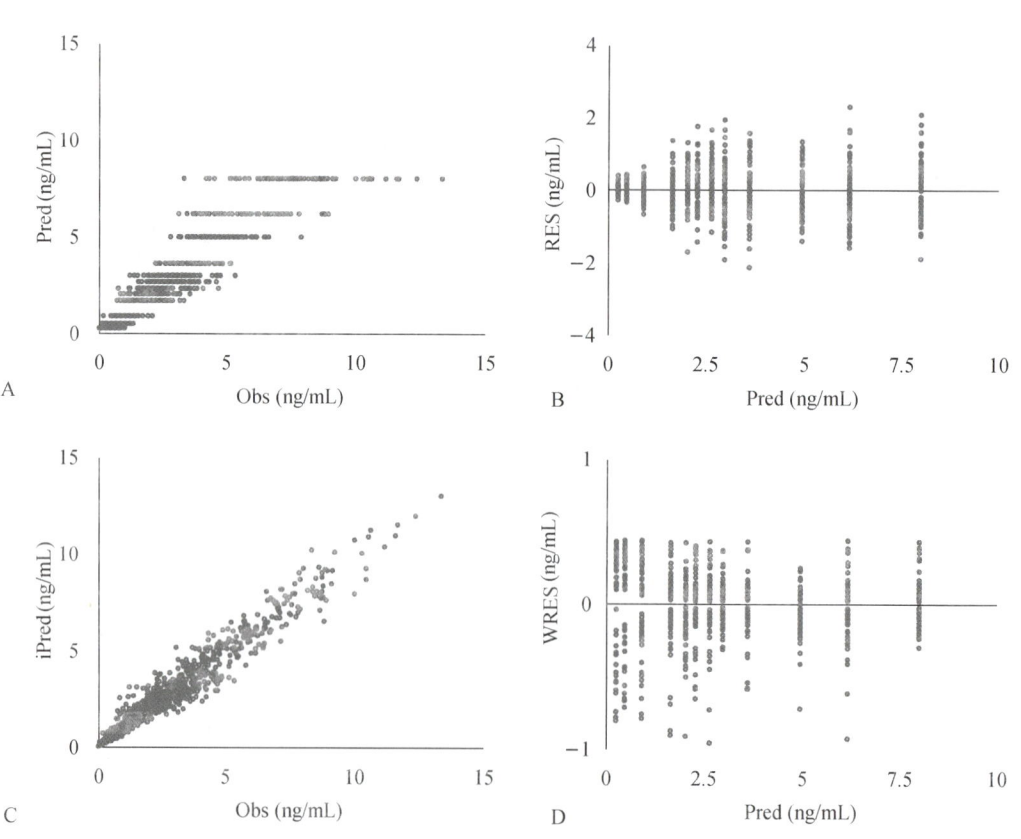

图 15-30　模型 261 拟合效果的诊断图（静脉注射）

图 15-31 和图 15-33 中的图 A 和图 C 分别为 RES 和 $WRES$ 对于 $Time$ 的作图，代表不同时间点模型的拟合度。应注意数据点是否在 0 位线两侧的较窄区域内随机分布，且随时间的变化不存在明显的单方向偏移。图中显示在时间起始点的附近误差水平较高，原因与该区段浓度值较高有关。图 15-31 和图 15-33 中的图 B 和图 D 分别为 RES 和 $WRES$ 对给药对象识别码 ID 的作图。本研究中，建模组 70 名个体的识别代码由 1 到 70 依次排列。此类作图展示的是对每一个体而言的模型拟合精度。如某一个体出现了明显的偏倚，则应予特别注意，探讨其中可能的原因。

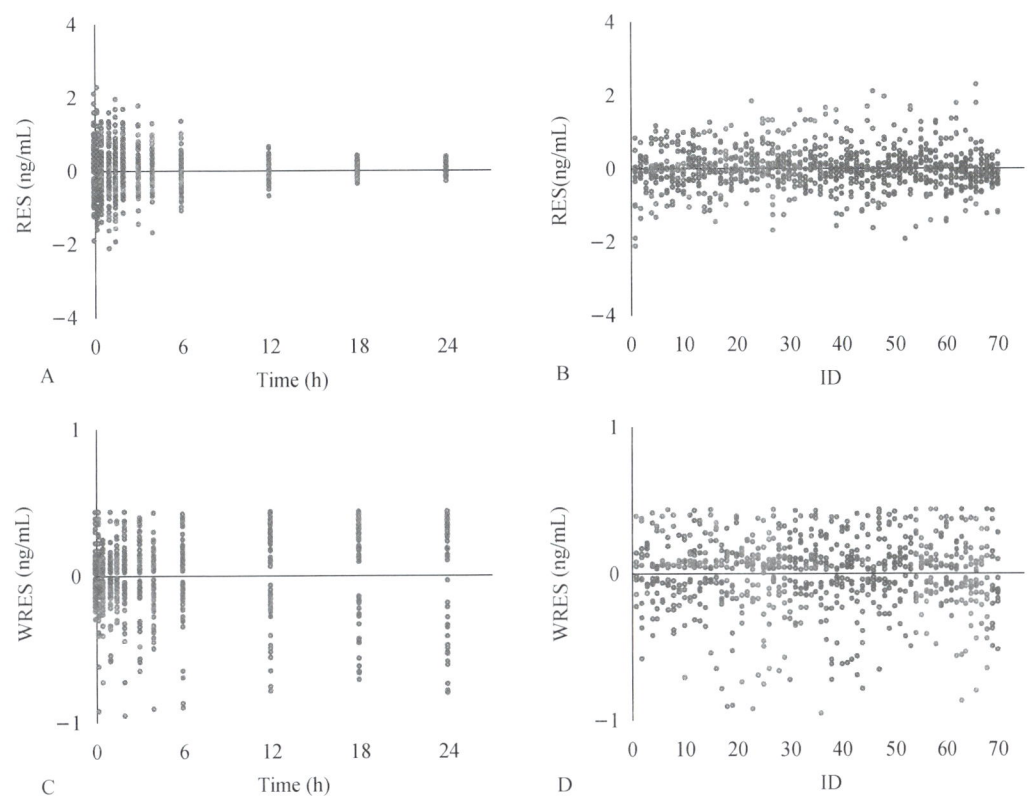

图 15-31　模型 261 拟合效果的诊断图（静脉注射，续图 15-30）

纵观图 15-30 到图 15-33 的各个诊断图，可以看到最终模型（261）无论在静脉注射还是口服给药时均取得了比较满意的拟合效果。

最终模型的完整表达式为

$$F_i = F_{pop} \cdot \text{Exp}(\eta i_F)$$

$$k_{ai} = k_{apop} \cdot \text{Exp}(\eta i_{ka})$$

$$CL_{1i} = CL_{1pop} \cdot [1 - \theta_A \cdot (CL_{cri} - \overline{CL_{cr}}) - \theta_B \cdot Gender_i] \cdot \text{Exp}(\eta i_{CL1})$$

$$CL_{2i} = CL_{2pop} \cdot \text{Exp}(\eta i_{CL2})$$

$$V_{1i} = V_{1pop} \cdot [1 + \theta_C \cdot (BW_i - \overline{BW}) + \theta_D \cdot (ASTi - \overline{AST})] \cdot \text{Exp}(\eta i_{V1})$$

$$V_{2i} = V_{2pop} \cdot \text{Exp}(\eta i_{V2})$$

模型残差的表达式为

$$Obs_{ik} = Pred_{ik} \cdot (1 + \varepsilon_{ik})$$

式中 i 和 k 分别代表不同个体和不同时间实测值的序号，$\overline{CL_{cr}}$，$\overline{BW}$ 与 $\overline{AST}$ 为相应变量的群体均值，θ 为相应变量的校正系数。

最终模型（261）的参数估计值及其相关参数列于表 15-8。根据药物动力学研究可能达到

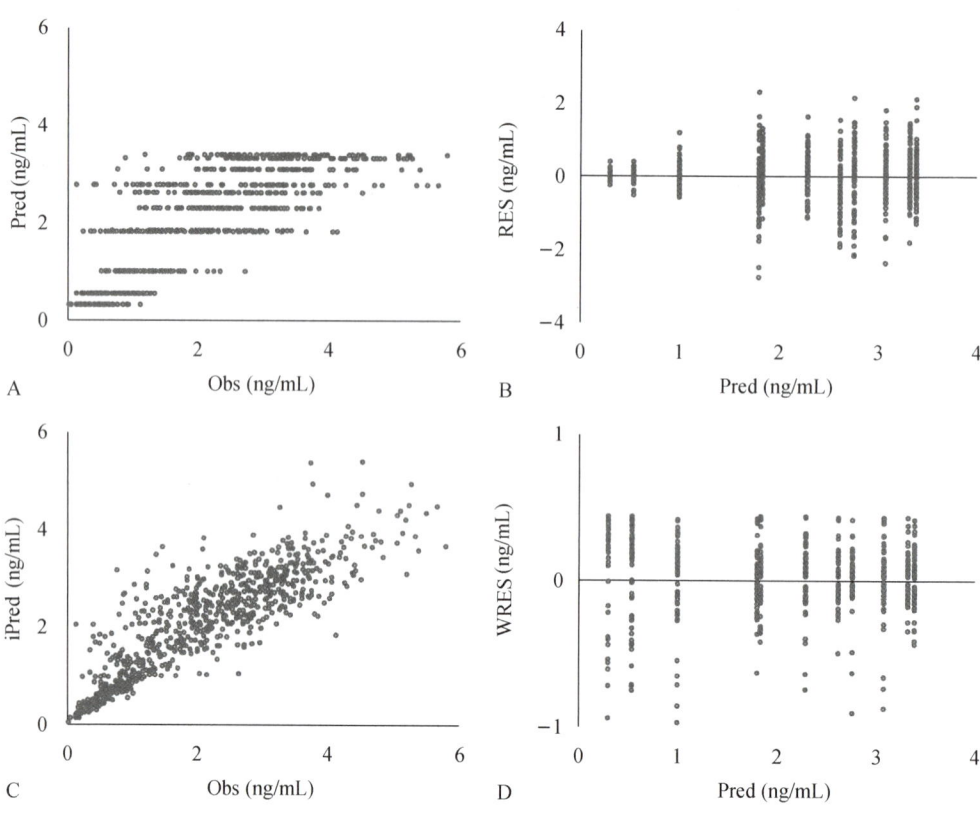

图 15-32　模型 261 拟合效果的诊断图（口服给药）

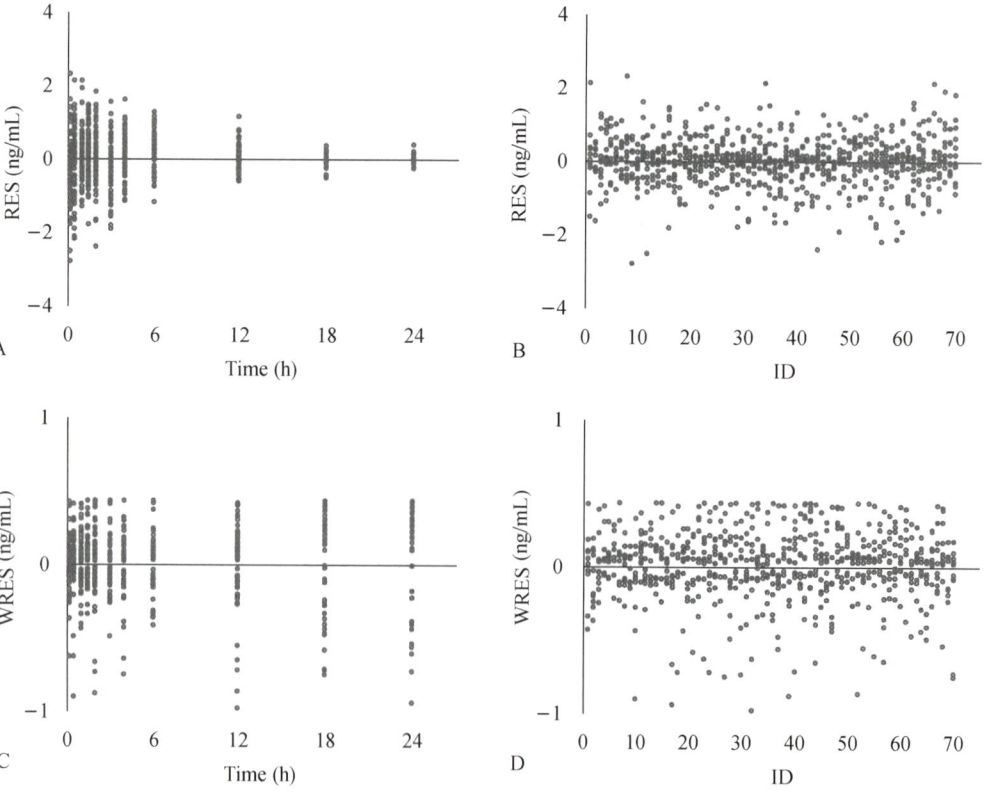

图 15-33　模型 261 拟合效果的诊断图（口服给药，续图 15-32）

的试验精度，参数估计值的有效数字保留 3～4 位。反映参数拟合可信度的相对标准误 RSE 的水平多在 30% 以内，代表各个参数的估计值均有较好的可信程度。90% 置信区间的大小与 RSE 相关，同样反映了模型估计结果的可信程度。如果某参数的置信区间涵盖了 0，则应慎重考察其在模型中存在的必要性。在群体药物动力学的模型化分析时，一般假设个体间变异 η 和模型残留误差 ε 的分布分别符合 N（0，ω^2）和 N（0，σ^2），所以估计 η 和 ε 时主要针对的是其方差 ω^2 和 σ^2。表中的个体间变异 $Inter-indvvar = \sqrt{\omega^2} \cdot 100\%$，而比例型和加合型残留误差分别以 S.D.（S.D. $= \sqrt{\sigma^2}$）和 CV 表示（$CV = \sqrt{\sigma^2} \cdot 100\%$）。如数据检视和模型诊断图显示的，本研究中的残留误差以比例型为主，而加合型的方差极小，均值又为 0，可以忽略。

表 15-8　最终模型（261）的群体药物动力学分析结果

Parameters	Estimate	RSE%	90% CI	IIV*（%）
OFV	1991			
k_a（1/h）	1.20	16.4	0.88～1.74	21.7
CL_1（L/h）	5.60	26.8	3.63～8.21	26.0
CL_2（L/h）	23.1	29.0	15.6～33.4	25.2
V_1（L）	27.0	18.1	18.2～42.3	25.8
V_2（L）	30.1	29.1	21.5～43.3	20.7
F（%）	78.0	30.8	55.0～88.0	32.6
$\theta_{CL_{Cr}/CL1}$（m/mL）	0.0050	50.0	0.0034～0.0100	
$\theta_{Gender/Cl1}$	0.150	20.0	0.114～0.192	
$\theta_{BW/V1}$（1/kg）	0.010	30.0	0.008～0.017	
$\theta_{AST/V1}$（L/u）	0.015	25.0	0.010～0.028	
Residual variability				
Prop（CV%）	13.9			
Add（S.D.）	0.010			

*：Inter-Individual Variability

（四）最终模型的验证 Validation of the final model

以上建立的模型只有经过严格的验证之后方能作为正式的最终模型予以提交。根据研究分析的目的，验证的方法与侧重可能会有所不同。目前较常用的包括前已述及的模型合理性与参数估计值合理性的检验、各种模型的诊断作图、内部和外部验证、可视化检验以及 Bootstrap 验证等。本研究中通过建模组构建并优化得到最终模型（261）。作为内部验证，将模型中的参数估计值固定为其最终值后，应用于来自于同一群体的验证组的 30 名个体，结果较好地覆盖了验证组数据的分布区域。

可视化检验中将模型系统参数（k_a，CL_s，V_s 等）和协变量校正系数（θ_s）固定为其最终估计值，然后根据诸协变量、η 和 ε 的分布特征或估计方差随机生成各种随机组合（虚拟个体），再据其模拟出血药浓度等的虚拟值。本研究中随机数生成和数据模拟共重复 2000 次。完成后针对各时间点的 2000 个数据进行统计学处理，计算其中位值，90% 置信区间以及置信界上下限的置信区间。图 15-34 为模型 261 的可视化检验结果。图中显示中位线较好地通过了各时间点数据值的中心位置，模型预测的 90% 置信区间也较好地覆盖了大部分的实测值，无论是静脉注射还是口服给药，均未出现较明显的趋势性偏离。

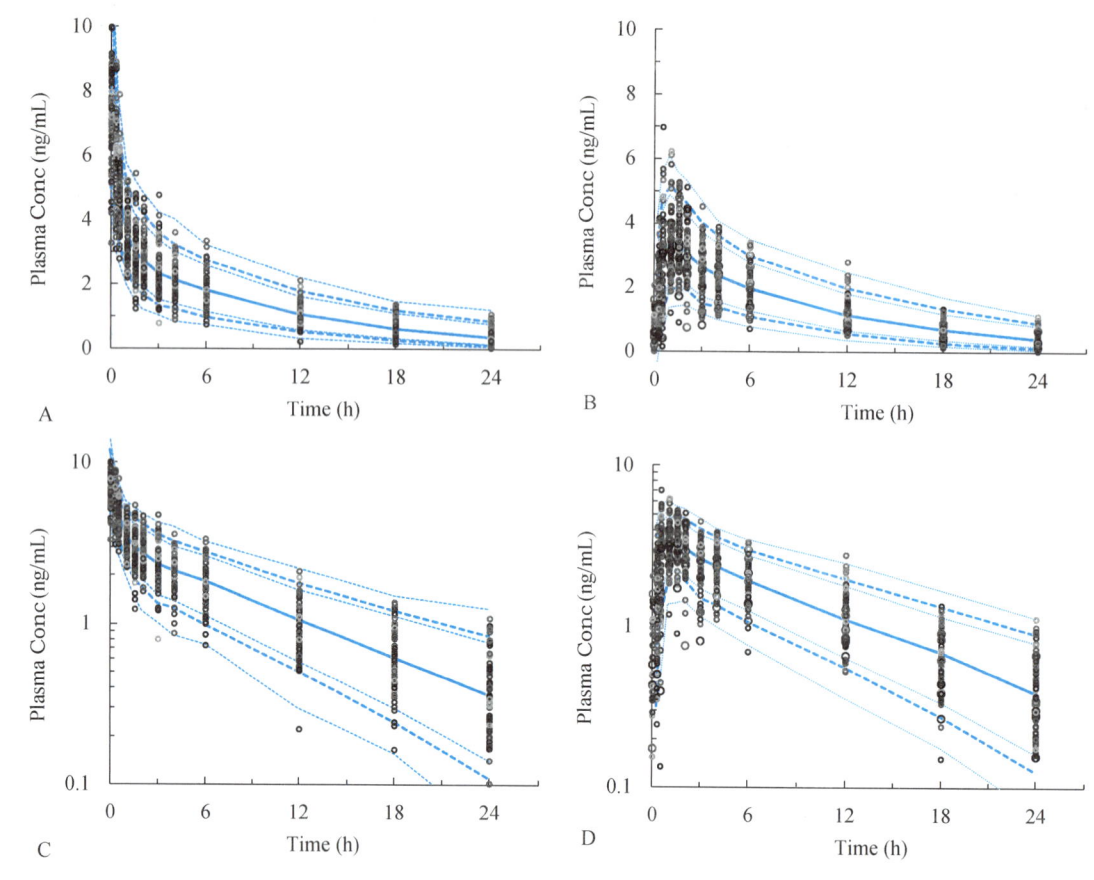

A & C：静脉注射；B & D：口服给药；A & B：常规尺度；C & D：对数尺度
○：实测　——：中位线　----：90%置信界　……：置信界的90%置信区间

图 15-34　最终模型（261）的可视化检验（$n=2000$）

Bootstrap 主要验证模型的稳定程度，操作中对原始数据集进行有放回的 N 次重复取样，生成 N 个新的数据集，然后以待验证的最终模型（261）对之进行逐个拟合。完成后记录成功收敛的比率，并将 N 组参数估计值的中位值和置信区间与最终模型（261）的相应参数进行比较。本研究的 $N=1000$。表 15-9 为最终模型（261）的 Bootstrap 验证结果，模型组与 Bootstrap 组的各参数之间均有较好的吻合。

表 15-9　最终模型（261）的 Bootstrap 验证（$N=1000$）

Parameters	Final model		Bootstrap	
	Estimate	RSE%	Median	90% CI
OFV	1991	—	2005	—
k_a (1/h)	1.20	16.4	1.15	0.94~1.63
CL_1 (L/h)	5.60	26.8	5.97	3.44~7.71
CL_2 (L/h)	23.1	29.0	19.5	14.7~31.9
V_1 (L)	27.0	18.1	34.0	20.1~46.7
V_2 (L)	30.1	29.1	27.3	19.9~45.5
F (%)	78.0	30.8	82.7	54.2~97.9
θ_{CL_{Cr}/CL_1} (m/mL)	0.0050	50.0	0.0055	0.0038~0.010

续表

Parameters	Final model		Bootstrap	
	Estimate	RSE%	Median	90% CI
θ_{Gender/CL_1}	0.150	20.0	0.165	0122~0190
θ_{BW/V_1} (1/kg)	0.010	30.0	0.012	0.008~0018
θ_{AST/V_1} (L/u)	0.015	25.0	0.017	0.010~0.028
Residual variability				
Prop (CV%)	13.9		11.4	
Add (S.D.)	0.010		0.009	

$N=1000$

通过实例研究，演示了群体药物动力学的系统解析方法，也提及了各项注意要点，所建立的模型也基本通过了各项检验和验证，取得了比较令人信服的结果。结果显示，群体药物动力学的研究确实在理念上、在深度和广度上大大地超越了传统的药物动力学研究，代表着今后相当长一段时间的研究热点。但是，也不应忽略模型的局限。没有任何一个模型是完全真实的或完全正确的。世间的事物千变万化，相互关联，人们对之的认识往往局限而且肤浅。根据各种假设构建的模型与实际之间不可避免地存在着差异，所谓好的模型是相对而言，是尽可能地将此差异变小而已。药学工作者的任务就是在了解模型局限的同时，充分发挥其各种优势，为新药研发的理性有序进行、为临床合理化用药的深入开展提供不断的支持。

（卢　炜）

思考题

1. 群体药物动力学可以解决哪些普通药物动力学无法解决的问题？
2. 个体间差异与个体内差异的含义是什么？
3. 个体间差异与个体内差异各自可能包含哪些内容？
4. 哪些相关因素可能对于药物的体内过程产生较明显的影响？通常这些影响是如何通过群体药物动力学的方法来定量评估的？

参考文献

[1] Sheiner LB, Stanski DR, Vozeh S, et al. Simultaneous modeling of pharmacokinetics and pharmacodynamics: application to d-tubocurarine. Clin Pharmacol Ther，1979（25）：358-371.
[2] Center for Drug Evaluation Research. United States Department of Health and Human Services，Food and Drug Administration. Population pharmacokinetics guidance for industry. （2022-2-22）[2024-4-8]. https://www.fda.gov/media/128793/download.
[3] Pharmaceuticals and Medical Devices Agency. Guideline on population pharmacokinetic and pharmacodynamic analysis. （2019-5-1）[2024-4-8]. https://www.pmda.go.jp/files/000230073.pdf#page=2.
[4] European Medicines Agency. Guideline on reporting the results of population pharmacokinetic analyses. （2007-6-1）[2024-4-8]. https://www.ema.europa.eu/en/documents/scientific-guideline/guideline-reporting-results-population-pharmacokinetic-analyses_en.pdf.
[5] 国家药品监督管理局药品评审中心．群体药代动力学研究技术指导原则．（2020-12-1）[2024-4-8]. https://www.cde.org.cn/zdyz/domesticinfopage?zdyzIdCODE=a8ad0773aa5f4055fa9a51dfcdb86a4d.
[6] Davidian M, Giltinan DM. Some general estimation methods for nonlinear mixed effects models. Journal of

Biopharmaceutical Statistics, 1993 (3): 23-55.

[7] Davidian M, Giltinan D. Monographs on statistics and applied probability (volume 62): nonlinear models for repeated measurement data. London: Chapman & Hall, 1995.

[8] Giesbrecht, Francis G. Two-stage analysis based on a mixed model: large sample asymptotic theory and small-sample simulation results. Biometrics, 1985 (41): 477-486.

[9] Byon W, Smith MK, Chan P, et al. Establishing best practices and guidance in population modeling: an experience with an internal population pharmacokinetic analysis guidance. CPT Pharmacometrics Syst Pharmacol, 2013 (2): e51.

[10] EFPIA MID3 Workgroup, Marshall S F, Burghaus R, et al. Good practices in model-informed drug discovery and development: practice application and documentation. CPT Pharmacometrics Syst Pharmacol, 2016 (5): 93-122.

药物动力学/药效动力学模型
Pharmacokinetic/Pharmacodynamic Models

第 16 章

本章要求：
1. 掌握 PD 模型的基本原理及分类。
2. 掌握生物相分布模型、间接效应模型、传导隔室模型的基本假设、模型方程和模型特点。
3. 熟悉疾病进展模型和 PK/PD 模型在新药研发和临床实践中的应用。
4. 了解其他类型的 PK/PD 模型。

药物动力学（pharmacokinetics，PK）定量研究药物在体内的吸收、分布、代谢、排泄等过程的速度规律，体现为药物浓度随时间的动态变化，即"浓度-时间"关系，反映机体对药物的处置。药效动力学（pharmacodynamics，PD）则定量研究药物效应随剂量/浓度变化的规律，即"效应-浓度"关系，反映药物对机体的作用。PK 和 PD 是药物与机体相互作用的一体两面，密不可分。

在新药研发和临床用药中，不仅需要关注体内药物浓度的变化规律，更重要的目标是在保障安全性的前提下尽可能发挥最佳药效。这就需要借助广义的 PD 研究，即对药物发挥效应的时间过程以及影响效应发挥的各种因素（如药物剂量/浓度/暴露、药物作用机制等）进行定量考查，也就是同时考虑药物 PK 和 PD 之间复杂关系和相互作用，将两者进行有机结合并建立药物动力学/药效动力学（pharmacokinetic/pharmacodynamic，PK/PD）模型，以定量描述药物 PK 和 PD 的变化规律及其相关关系。

与群体药物动力学（PopPK）模型类似，对于某一群体，药物对不同个体发挥的药效等同样受到某些固定效应（协变量）的显著影响，并存在个体间和个体内/试验间的随机变异。使用非线性混合效应模型法所构建的群体 PK/PD 模型也包括 η、ε 等表示变异的参数。由于篇幅所限，本章主要介绍 PD 及 PK/PD 模型的基本概念和应用，不再赘述群体 PK/PD 分析过程。除非特别说明，本章所有 PK/PD 模型的模拟曲线均基于静脉注射、一室模型一级消除 PK 特征，且不显示观测值以及各种变异。

第一节 概　述
Introduction

一、药物动力学/药效动力学模型的定义及沿革 Definition and history of pharmacokinetic/pharmacodynamic models

（一）PK/PD 模型的定义 Definition of PK/PD models

PK/PD 模型是以生理学、病理学和药理学为基础，以数学和统计学为手段，在药物 PK 和 PD 信息基础上建立的定量描述体内药物"暴露/浓度-效应-时间"关系的数学模型。建立 PK/PD 模型使定量预测药物在生理和病理条件下的体内药效强弱和时间过程成为可能，这对新药研发和临床用药实践均具有重要指导作用，是评价药物体内效应时间过程及其规律的必要手段。

药物效应与药物浓度和时间之间的关系可用图 16-1 表示。

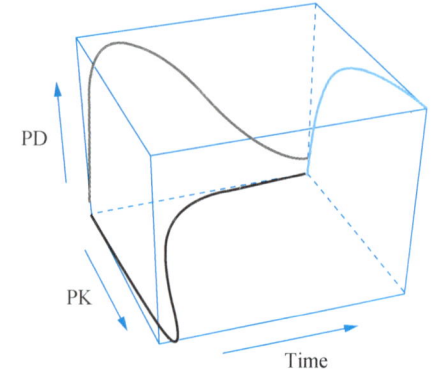

图 16-1 PK 和 PD 之间动态关系示意图

（二）PK/PD 模型化研究的沿革 The research history of PK/PD models

20 世纪 50 年代前，隔室模型等 PK 研究体系已初具雏形，基于质量作用定律、受体占有理论的米氏方程、希尔方程也已经问世，然而这些 PK 和 PD 的研究相对独立。直至 1964 年，Levy 等首次将药物 PK 与体内药效的动态时间过程联系起来，定量描述了筒箭毒碱血药浓度下降和药物效应的对数线性关系，该工作被认为开创了 PK/PD 模型化研究的先河。随后，Wagner 使用同一组数据，将希尔方程融入该 PK/PD 模型当中。

上述 PK/PD 模型将血浆药物浓度直接与药物效应相连，能够很好描述药物快速分布到靶点的直接效应，但无法解释更加常见的药效滞后于血药浓度的现象。因此，在此后的数十年中，有大量研究尝试构建更复杂或基于机制的 PK/PD 模型来描述药效滞后现象。

最初，Levy 和 Gibaldi 尝试采用多室模型中的外周室浓度连接药效，但因外周室无法等同于药物作用的靶点部位，这种方法大部分情况下并不适用。1968 年，Segre 提出了"生物相隔室（biophase compartment）"的概念，假设该虚拟隔室代表药物靶点部位，并将生物相浓度与 PD 模型相连。1979 年，Sheiner 等正式构建了生物相分布模型（biophase distribution model）用以描述药效滞后现象，这一研究推动了效应隔室模型（effect compartment model）概念的广泛应用，是生物相 PK/PD 模型研究的重要里程碑。

期间，Nagashima 首次使用间接效应模型（indirect response model，IDR model）描述华法林的抗凝血作用。IDR 模型假设药物通过干预内源性物质的生成或消除过程而间接影响药效，适用于描述一大类药物的作用机制。1993 年，Jusko 课题组总结了四类 IDR 模型，极大地推动了 IDR 模型在各类药物 PK/PD 研究中的应用。

随后，Mager 和 Jusko 等假设药效滞后也可来自于药物与受体结合的下游信号通路逐步转导（transduction），采用传导隔室（transit compartment）描述这一现象，为药效滞后 PK/PD 的研究开拓了新的视角。

后面章节会对这些重要的 PK/PD 模型展开进一步阐述。

此外，PK/PD 模型化方法也随着 PK 研究的发展而不断深入。1972 年，Sheiner 等提出用非线性混合效应模型（nonlinear mixed-effects modeling，NONMEM）方法估算群体 PK 参数，也使得 PK/PD 模型的研究渐渐从"个体分析"向"群体分析"演变。群体方法的运用使得基于稀疏数据来估算群体参数以及定量分析各类变异成为可能，在现代新药研发和临床用药中被广泛使用。此外，群体 PK/PD 模型是"模型引导药物发现和研发（model-informed drug discovery and development，MID3）"理念的重要组成部分，将为药物研发和临床试验的决策提供重要参考。

随着计算机技术、分析技术、计算数学和人工智能等领域的飞速进步，以及各学科日益交叉融合的研究趋势，相信未来会有更多 PK/PD 研究的新手段、新概念、新进展，为新药研发和临床合理用药提供更多便利。

二、药效动力学的基本原理 The basic principles of pharmacodynamics

（一）药效动力学概述 Introduction to pharmacodynamics

药效动力学（pharmacodynamics，PD）定量研究药物效应随浓度变化的规律。其中药物效应（effect，E）是指药物对机体产生的作用，通常简称药效，它反映药物本身的功能，与机体状态无关。药物效应的程度（degree of effect）称为疗效或效力（efficacy）。机体对药物产生的反应通常称为响应（response，R），响应受到机体本身状态的影响，如某种生理机能的基线（baseline）水平等。中文中当涉及药物作用大小时，R 也常被称为效应。

药物发挥药效是药物与靶点（target）相互作用的结果。靶点是指与药物直接且特异性结合的受体、酶、离子通道、转运蛋白以及核酸等具有功能的生物大分子（下文统称为受体，receptor）。药物与受体结合通常具有特异性、饱和性、高亲和性、竞争性等特点，药物通过与受体作用，参与并干扰细胞代谢、影响物质转运、干预信号通路、影响酶反应等而产生药效。

从用药到发挥药效一般需要经过以下步骤：药物经吸收或直接进入血液循环，分布到作用部位，与作用部位的受体结合形成药物-受体复合物，通过信号转导产生生物学效应，并可能引起后续间接效应，最终体现为机体对药物产生的响应或者药效终点（如血压、心率、生存期等等）的改变，即药物对机体的作用。绝大多数药物发挥药效依赖于其与受体的结合。同时，当药物通过体循环到达非靶组织或药物作用于非靶受体时，则可能会产生相应的毒副作用，但有些药物的毒副作用也与其与靶点的结合有关。

（二）药物作用的类型 Types of drug effects

根据药物与受体的可逆与不可逆结合，药物作用类型分为可逆作用和不可逆作用。可逆作用是绝大部分药物的作用方式，本质上是药物与受体的非共价结合，如氢键结合、离子作用、疏水作用等；而不可逆作用多来自药物与受体的共价结合，如药物对代谢酶的灭活（即时间依赖的酶抑制）以及一些毒物的毒性作用，或是药物不可逆地杀灭细胞或微生物，如化疗药或抗生素。

本质上，药物与受体的结合属于化学层面的结合，药物效应理论上来自于这些化学结合而产生的生物学效应，但依据可逆结合后产生效应与药效终点的关系又可进一步将药物效应分为直接效应和间接效应。由于绝大多数药物均为可逆结合，这里仅就可逆结合进行讨论。

所谓直接效应，即药物与受体结合后"直接"产生的引起药效终点改变的效应。根据药物与受体结合达到平衡的快慢，直接效应可进一步分为快效应和慢效应。

产生快效应的药物通常是作用于中枢神经系统或心血管系统等的小分子药物，它们与受体结合产生电信号等刺激（stimulus）信号，随即激发级联反应导致信号转导（signal transduction）而"直接"发挥效应（如镇痛）。由于这类信号转导速度极快，药效相对于药物浓度几乎没有滞后。本章后续讲述的直接效应模型仅限于快效应类型。

有些生物大分子药物（如单克隆抗体等）会产生慢的直接效应。它们与靶点可逆结合时，由于达到结合-解离平衡的时间较长，达到预期药效峰值需要一定时间，药效相对于药物浓度具有滞后，表现为产生较慢的药效。

所谓间接效应，即药物与靶点结合后并非"直接"改变药效终点，而是通过影响内源性物质或信号通路来干预体内平衡而间接发挥的效应。由于内源性物质的合成和分泌、生物信号的传递、各类细胞的转运迁移等过程均需要时间，该类药物的效应相对于血药浓度常有滞后。例如，血管紧张素转化酶抑制剂类降压药通过抑制血管紧张素转化酶来抑制血管紧张素Ⅰ向血管紧张素Ⅱ的转化，而后者是导致高血压的关键物质，此时药物作用靶点不直接与药效相关，体现为间接效应。

需要注意的是，即便药物属于间接作用机制，但在中间环节中，它们影响内源性配体与其受体的结合（如血管紧张素Ⅱ与其内源性受体的结合），以及级联过程终结时对药效终点的改变（如血压降低），仍属于直接作用。

此外，药效终点也非一成不变，它们是相对的、多层次的，可以是体内某种物质的水平，也可是临床上的评价指标，需根据研究目的或方法进行灵活选择和确定。比如在临床前研究中肿瘤大小常作为抗癌药的药效终点指标，而在临床研究中更具价值的终点指标却是患者生存期，此时肿瘤大小则可作为替代终点。此外，一些能反映疾病状态或药效的生物标记物（biomarker）或内源性物质的水平也常作为药效终点，比如根据不同研究目的，胰岛素、血糖以及糖化血红蛋白均可用作降糖药的药效终点。

（三）药效动力学的基本原理 The basic principles of pharmacodynamics

药效动力学的基本原理包括了受体占有（receptor occupancy）理论、更新与体内平衡（turnover and homeostasis）理论，它们是药物直接效应和间接效应 PD 模型的基础。

1. 受体占有理论 受体占有理论基于描述配体（药物）和受体结合的质量作用定律（The Law of Mass Action），是配体-受体结合过程以及 PD 模型的基础。

假设药物与受体可逆结合形成复合物，两者的游离浓度分别为 D 和 R，复合物浓度为 DR，药物和受体的可逆结合过程可表示为：

$$D+R \underset{k_{off}}{\overset{k_{on}}{\rightleftharpoons}} DR \tag{16-1}$$

式中 k_{on} 是药物与受体的结合速率常数，k_{off} 是复合物的解离速率常数。根据质量作用定律，当结合和解离两个过程达到平衡时，有：

$$DR \cdot k_{off} = D \cdot R \cdot k_{on} \tag{16-2}$$

据此可定义解离平衡常数 K_d 为：

$$K_d = \frac{k_{off}}{k_{on}} = \frac{D \cdot R}{DR} \tag{16-3}$$

K_d 由 k_{on} 和 k_{off} 共同决定，反映了药物与受体的亲和性（affinity）。K_d 越小，表明药物与受体的亲和性越强，反之则越弱。

在此基础上，受体占有理论假设被药物结合的受体在体内数量有限，受体被药物占有之后（生成复合物 DR）会产生下游信号而发生级联反应，并通过信号转导而直接产生效应（E）。该理论认为只有 DR 才是药效发挥的活性形式，DR 与 E 之间可用一个比例系数 ε 进行关联，ε 反映药物与受体结合后所能产生药物效应的能力，如图 16-2 所示。因此药效强弱与受体占有率直接相关，受体占有率越高，药物所发挥的效应越强。

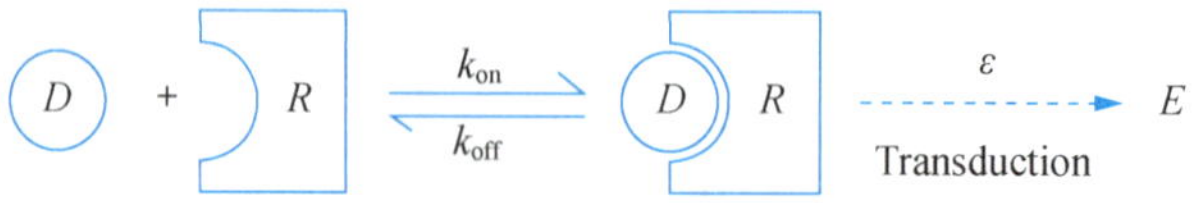

图 16-2 药物与受体的结合-解离平衡以及受体复合物转化为药物效应

由于受体总浓度 R_{tot} 等于 R 和 DR 之和：

$$R + DR = R_{tot} \tag{16-4}$$

基于质量作用定律，结合式 16-3 便可推导得出受体占有率（receptor occupancy，RO）与

K_d 和 D 的关系式：

$$RO=\frac{DR}{R_{tot}}=\frac{D}{K_d+D} \qquad (16-5)$$

受体占有理论假设效应与受体占有率成比例：

$$\frac{E}{E_{max}}=\varepsilon \cdot \frac{DR}{R_{tot}}=\varepsilon \cdot \frac{D}{K_d+D} \qquad (16-6)$$

通过 ε 的桥接，根据公式 16-6 可得到药物效应 E 与作用（受体）部位药物浓度 C 的关系如下，该公式形式也称为米氏方程（Michaelis-Menten equation）：

$$E=\frac{E_{max} \cdot C}{EC_{50}+C} \qquad (16-7)$$

以药物激动作用为例，式 16-7 中 E 与 C 的关系如图 16-3 所示。E_{max} 是当所有受体被游离药物结合后，理论上所能达到的最大药效。受体的有限性导致效应不会随药物浓度增加而无限增加，而是在浓度达到一定水平后达到平台，这一现象也被称为"容量限制（capacity-limitation）"，体现了药效动力学的"饱和性"或"非线性"。

EC_{50} 是药效达到 E_{max} 一半时所对应的药物浓度，反映了药物对于某一靶点的效价（potency）或敏感性（sensitivity）。EC_{50} 值越小，药物的效价越强，对靶点的敏感性也越高。图中 EC_{20} 是指药物效应达到 $20\% E_{max}$ 时对应的药物浓度，EC_{80} 是药物效应达到 $80\% E_{max}$ 时对应的药物浓度，以此类推。

总之，在质量作用定律基础上建立的受体占有理论，可以定量反映受体部位 E 与 C 的关系，其表达式（式 16-7）源于式 16-6。由于 ε 的引入，式 16-7 中 EC_{50} 的数值和单位往往不同于 K_d，在数值上往往小于 K_d 值，而且式 16-7 中药物浓度通常直接用 C 表示，这是后续 PD 模型中 E_{max} 模型的基础。

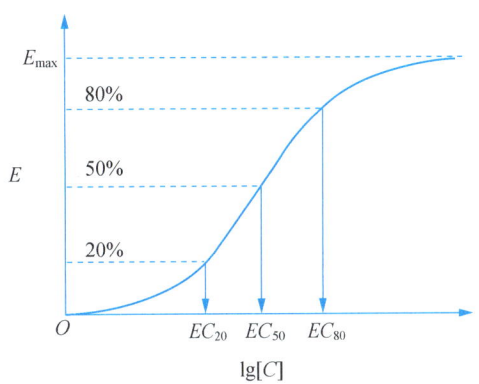

图 16-3 基于受体占有理论的药物 C-E 曲线

2. 更新和体内平衡理论 更新（turnover）和体内平衡（homeostasis）是指大多数内源性物质（例如水、金属离子、激素、碳水化合物、氨基酸、蛋白质或细胞组分等）的含量保持动态平衡，在生成与消除的综合作用下不断更新。例如，人体血液中红细胞的寿命只有 100~120 天，但由于体内红细胞的成熟和死亡达到稳态平衡，因此在很长一段时间内，血液中红细胞的数量基本保持稳定。

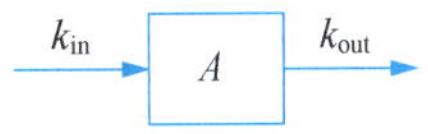

对于某内源性物质 A 而言，上述更新及体内平衡过程可用图 16-4 展示，公式 16-8 定量描述 A 的量的变化速率。

图 16-4 更新和体内平衡

$$\frac{dA}{dt}=k_{in}-A \cdot k_{out} \qquad (16-8)$$

式中 k_{in} 是 A 的零级生成速率，k_{out} 是 A 的一级消除速率常数，当 A 含量达到稳态 A_{ss} 时，上式等于 0，此时其生成和消除速率相同。A_{ss} 也可被视为没有给药时 A 的基线水平 A_0，由此得到 k_{in}、k_{out} 和 A_0 之间的关系：

$$A_0=\frac{k_{in}}{k_{out}} \qquad (16-9)$$

基于更新原理，引入"更新时间（turnover time）"的概念。可以理解为在没有消除过程时，该物质以 k_{in} 的速率合成或分泌，直至含量达到稳态水平 A_0 时所需要的时间。计算公式如下：

$$t_{turnover}=\frac{A_0}{k_{in}}=\frac{1}{k_{out}} \qquad (16-10)$$

在各种生理功能或现象中,电信号、神经递质等的更新时间很短,时间尺度通常为毫秒;而内源性物质如 mRNA、蛋白质或酶等,更新时间通常需要数小时或数天;从更宏观的角度看,组织、器官甚至人体的更新时间则达到了数年或数十年。从上述多种视角理解"更新时间"的概念,有助于充分了解体内物质更新及稳态平衡对疾病状态和药物治疗的影响。

在疾病状态下,由于某些内源性物质生成、消除速度异常加快或减慢,体内正常的生理平衡被打破,导致内源性物质在过高或过低的水平上产生新的平衡。药物可以通过干预内源性物质等的生成或消除,调节体内处于异常状态的稳态平衡,从而起到治疗效果。由此可见,更新和体内平衡理论对于理解各种 PD 过程同样十分重要。

(四) 浓度-效应关系 Concentration-effect relationship

当药物分布到靶组织,与靶点相互作用过程中所显示的浓度-效应关系(即直接效应的 C-E 关系)也会因药物不同而有所差异,体现了药物的不同作用特点。在体内外药效试验中,C-E 关系又可以分为单剂量效应、全或无效应、梯度效应等三类。

单剂量效应(single dose effect)是指某些药物单次给药即可达到治疗效果,即便给药后药物浓度降低,疾病也不会复发。例如异丙肾上腺素治疗急性哮喘、吗啡用于镇痛、秋水仙碱治疗痛风、硝酸甘油治疗心绞痛、多巴胺用于急救治疗休克等。此时 C-E 关系并不十分明确。有观点认为,体现单剂量效应的药物纠正了体内失衡的调节系统,一旦恢复到正常的稳态平衡,机体可自行维持这种稳态而无需再次给药。

全或无效应(all-or-nothing effect)指的是药物浓度变化引起的药效变化不连续,给药后仅存在有效、无效两种响应情况(如生/死、入睡/清醒和无痛/疼痛),没有中间状态,而决定药物效应有无的临界浓度称为阈浓度。此外,一些分级效应指标(比如不同等级的不良反应事件发生率)也属于非连续型 PD 指标。

对于全或无效应,相比于效应的大小,不同效应发生的概率更为重要。以下公式描述药物浓度 C 与效应发生概率 $P(Y=1)$ 之间的关系,其中 EC_{50} 是效应发生概率为 50% 时的药物浓度。

$$P(Y=1)=\frac{C}{EC_{50}+C} \tag{16-11}$$

梯度效应(graded effect)是指药效随药物浓度的变化而发生的连续变化,药效大小可视为药物浓度的连续函数(如血压、血糖等),可用 C-E 作图或 lgC-E 作图来表示。在临床上,C-E 关系呈现梯度效应的药物更为常见。这种药物浓度与药效之间良好的对应关系,使得通过药物浓度定量评价药效成为可能。本章主要针对此类连续型 PD 数据的模型进行介绍。

(五) 药效动力学模型 Pharmacodynamic models

前面讲述的受体占有理论是基于质量作用定律进行的理论推导,而药效的发挥离不开药物的体内过程和机体本身的影响,需要将药物-受体结合模型转换为体内的 PD 模型。因此 PD 模型通常含有某种效应(如血压、血糖、内源性物质含量等)的基线水平 E_0,而且药效与药物浓度的时间过程(即 PK)密不可分。

经典的 PD 模型(下文简称 PD 模型)是描述作用部位药物浓度/暴露与效应之间定量关系的数学模型。该模型假设给药后作用部位的药物浓度和效应瞬间达到平衡或者已经达到稳态,且不存在活性代谢产物。此时 PD 模型就是基于受体占有定律对药物直接效应进行描述。

然而,临床上有不少药物需要一定时间来分布到靶点部位,或者需要通过调节机体的内源性活性物质或体内平衡来间接发挥作用,又或者主要发挥药效的物质是活性代谢产物等,此时单用 PD 模型就难以说明药效在体内的时间过程和量效关系,需要采用广义的 PD 模型(即 PK/PD 模型)进行量化。PK/PD 模型将在下一节进行详细介绍。

这里以梯度效应为例,介绍几类经典 PD 模型:线性模型、对数模型、E_{max} 模型和 Sigmoid 模型。

基于受体占有理论，表示药物效应与浓度之间的定量关系可用米氏方程来表示，公式 16-7 中 E 是指药物产生的效应，体现为药物浓度的函数。但由于体内效应总存在基线值 E_0，因此 PD 模型中总效应 E 是 E_0 与药物所产生的效应（浓度函数）的总和，反映机体的响应（response，R）。激动剂的 PD 模型如图 16-5 表示，图中 E_{max}、EC_{50} 的含义如前所述，R_{max} 为机体的最大响应，是 E_{max} 与 E_0 之和。

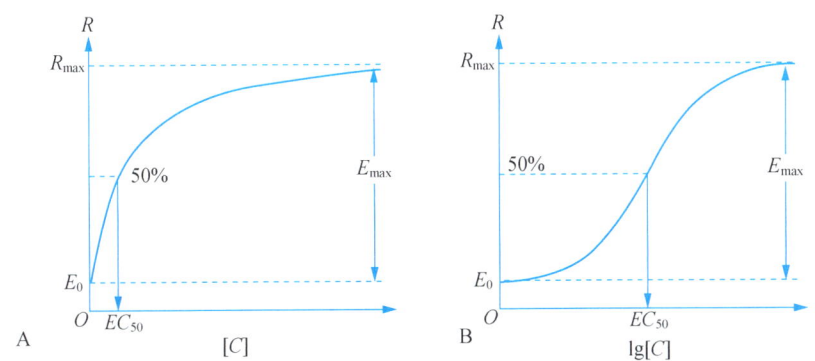

A：C-E 关系，B：lg[C]-E 关系

图 16-5 激动剂 PD 模型中药物效应与浓度之间的关系

以激动剂为例，PD 模型的数学表达式为：

$$E = E_0 + \frac{E_{max} \cdot C}{EC_{50} + C} \tag{16-12}$$

根据 C 和 EC_{50} 的相对大小关系，以及必要时对 C-E 曲线形状的校正，PD 模型进一步分为以下四种形式。

(1) 线性模型：线性模型中药物效应与药物浓度成线性关系，其表达式为：

$$E = E_0 + K \cdot C \tag{16-13}$$

其中 E_0 为效应的基线值，C 是作用部位的药物浓度。K 为线性比例常数，描述药物效应随浓度呈现线性增加。由图 16-5A 可知，线性模型适于药物浓度远小于 EC_{50} 时的药物效应，通常 C 不高于 EC_{20}。

(2) 对数线性模型：对数线性模型中药物效应与对数药物浓度成线性关系，其表达式为：

$$E = E_0 + m \cdot \lg C \tag{16-14}$$

其中 E_0 为效应基线值，m 同为线性比例常数。由图 16-5B 可知，当 E 处在 E_{max} 的 20%～80% 范围时，E 和 $\lg C$ 基本呈现线性关系。因此，对数线性模型较适合描述药物浓度在 EC_{20}～EC_{80} 范围内的 C-E 关系。

由于药物效应最小值为 0，且通常具有上限值，不可能随药物浓度增加而无限增加，因此上述两个模型的应用均具有局限性。

(3) 普通 E_{max} 模型：普通 E_{max} 模型常简称为 E_{max} 模型，是基于受体占有理论推导出的米氏方程的完整形式，其药效和药物浓度之间的关系式见上式 16-12。

当 $C=0$ 时，$E=E_0$；当 C 远小于 EC_{50} 时，$E=E_0 + E_{max} \cdot C/EC_{50}$，即 C-E 呈现线性关系，符合线性模型；当 C 约等于 EC_{50} 时，E 与 $\lg C$ 呈现线性关系，符合对数线性模型；当 C 远大于 EC_{50} 时，E 接近最大效应（$E_0 + E_{max}$）。E_{max} 模型可以描述各浓度范围下的 C-E 关系，比较符合药物作用的实际情况，具有较好的普适性。

由 E_{max} 模型可知：当剂量和效应之间为非线性关系时，体内外实验设计需考虑较广的剂量范围，方能较为准确地估算各参数值；在已知药效参数和 E_0 的情况下，根据此模型可计算达到某效应值时作用部位的药物浓度；合理给药方案的设计除了需要考虑药物的 PK 性质外，还要考虑体内药物浓度与EC_{50}值之间的关系。

(4) Sigmoid E_{max}模型：Sigmoid E_{max}模型常简称为Sigmoid模型，它是在E_{max}模型的基础上增加希尔系数（Hill coefficient，又称形状因子，shape factor）γ，以调整C-E曲线的形状，此时的PD模型为Sigmoid模型，其表达式如下所示：

$$E=E_0+\frac{E_{max} \cdot C^\gamma}{EC_{50}^\gamma+C^\gamma} \tag{16-15}$$

式16-15中表示药物作用的部分是希尔方程（Hill equation），即包含γ的米氏方程，因生理学家Hill最初用此方程来描述血红蛋白与氧的结合而得名。γ可以取大于0的任意实数，但并无直接生理意义，其值大小可改变C-E曲线的形状，有利于提升模型对数据的拟合程度。

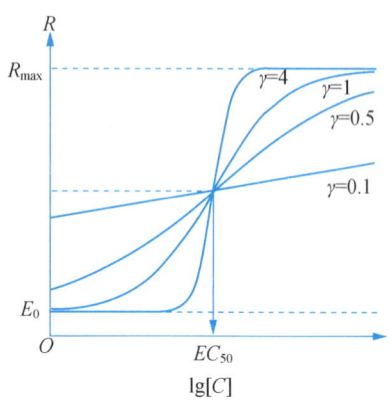

图16-6 Sigmoid模型中形状因子大小对效应-浓度曲线形状的影响

从图16-6可知，当γ=1时，希尔方程与米氏方程形式相同；当γ足够小（远小于1）时，C-E曲线可近似看作平缓的直线；当γ足够大时，C-E曲线变得陡峭，近似于全或无效应。可见，Sigmoid模型是应用最广的PD模型，可涵盖前述几种模型，广泛用于描述各种药物的C-E关系。

上述PD模型既可描述药物激动作用，也可描述拮抗或抑制作用。在线性和对数线性模型中，发挥抑制作用时线性比例常数取负值。使用希尔方程描述药物抑制作用，则可表示为：

$$E=E_0-\frac{E_{max} \cdot C^\gamma}{EC_{50}^\gamma+C^\gamma} \tag{16-16}$$

图16-7A和B分别为药物发挥激动和抑制作用时，Sigmoid模型的lgC-E曲线示例，两种情况下药物发挥的最大效应均用E_{max}表示。然而，从机体响应的角度，药物的激动作用使响应增加，药物达到E_{max}时对应响应达到最大值，即R_{max}；药物的拮抗或抑制作用则使响应的数值下降，药物达到E_{max}时对应响应的数值为最小，即R_{min}。例如，服用降压药之后，药物达到E_{max}时，机体对应的收缩压或舒张压的数值最低，此时测得的血压为R_{min}。

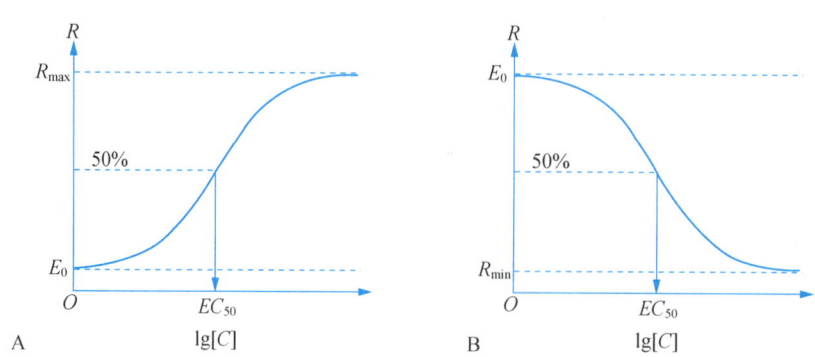

A：激动作用时的E-lg[C]曲线　B：抑制作用时的E-lg[C]曲线

图16-7 药物发挥激动（A）和抑制（B）作用时的E-lgC曲线

三、血药浓度与药物效应间的关系 The relationship between plasma drug concentration and pharmacological effects

前面介绍了PD模型，定量描述药物在作用部位发生直接效应时的C-E关系，效应和作用部位浓度在时间上呈现同步变化。而在临床实践中常以血药浓度描述PK，而血药浓度和药效在时间上未必同步变化，PK和PD的关系在时间尺度上可大致分为：药效与血药浓度同步、血药浓度滞后于药效、药效滞后于血药浓度。

（一）药效与血药浓度同步

血药浓度增加时，药效随之增加，反之亦然，且药物浓度和药效在时间上基本是以相同的趋势同步变化，PK 与 PD 的达峰时间基本相同，如图 16-8 所示。

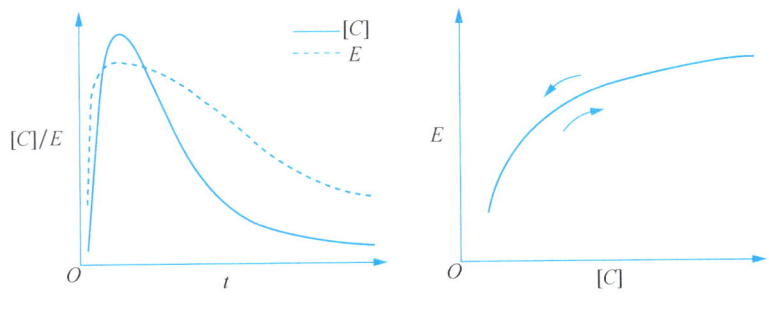

图 16-8　血药浓度与药效的同步变化

当药物的作用部位处于血液或是血液循环相对充分的器官（中央室），药物可迅速分布到达，且药物以原形形式通过直接作用快速发挥药效时，表现为药效与血药浓度同步变化。此时前述 PD 模型（式 16-13 至式 16-16）中的 "C" 指的是血药浓度。

例如，霉酚酸（mycophenolic acid，MPA）具有免疫抑制作用，MPA 直接抑制了肌苷单磷酸脱氢酶（inosine monophosphate dehydrogenase，IMPDH）的活性，MPA 的血药浓度与其对 IMPDH 活性抑制的时间过程同步，IMPDH 酶活性随 MPA 血浆浓度的增加而降低，各剂量下酶活性的最大抑制与最大 MPA 浓度基本一致（图 16-9）。

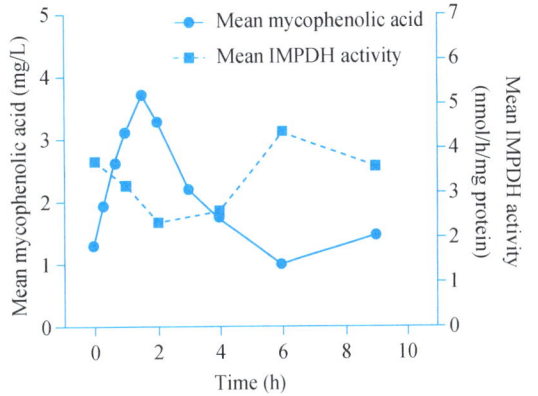

图 16-9　患儿的 MPA 血药浓度和 IMPDH 活性的关系

（二）血药浓度滞后于药效

药物浓度的达峰时间晚于药效的达峰时间，药物浓度未达峰就出现最大药效。此时 C-E 曲线呈现顺时针滞后回环（clockwise hysteresis loop），如图 16-10 所示。

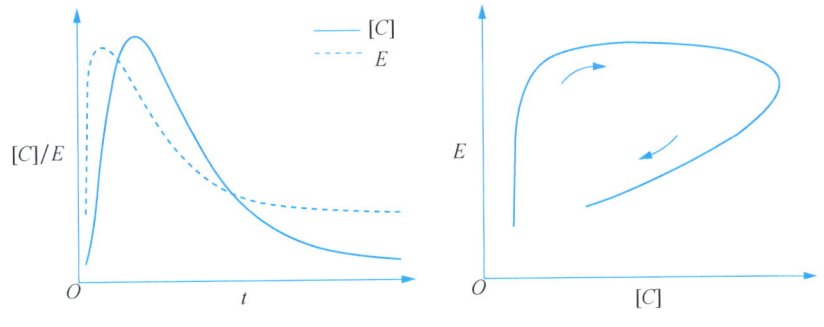

图 16-10　血药浓度的变化滞后于药效的变化

该种情况相对少见，产生的原因可能包括：测定血药浓度的分析方法的专属性不佳，导致无活性代谢产物的浓度被测定并计入原药浓度，而通常从原形药物转化为代谢产物是需要时间的；给药后发生靶点去敏化、负反馈调节或出现急性耐受性，即便药物浓度继续升高也无法进一步增加效应，导致药效提前达峰。

（三）药效滞后于血药浓度

这是最常见的一种情况：药物浓度的达峰时间早于药效的达峰时间，药物浓度达峰后才出现最大药效。此时 C-E 曲线呈现逆时针滞后回环（counter-clockwise hysteresis loop），如图 16-11 所示。逆时针回环内的面积越大，说明药效的滞后越明显。

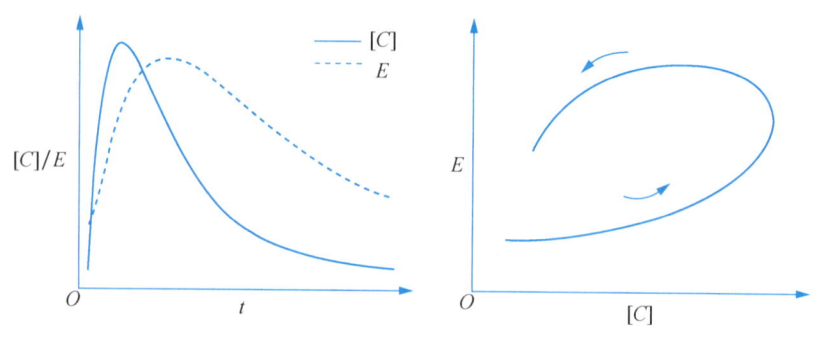

图 16-11　药效滞后于血药浓度

出现这种现象的原因包括：药物的作用部位不处于血液或血液循环相对充分的组织器官，药物分布速度较慢；药物的作用是间接效应，需要经过一系列中间环节才能最终产生药效；药物以活性代谢产物发挥作用，药物代谢过程导致了药效滞后于原形药物浓度；有些药物依赖持续暴露及其时间而不是药物浓度来产生药物效应。

由于药物总会需要时间来分布到作用部位与受体结合，再产生直接或间接效应。这其中有许多限速步骤，包括进入细胞前药物-血浆蛋白复合物的解离、药物经转运蛋白介导入胞、入胞后药物与受体的结合，以及药效终点改变前内源性物质的变化和信号通路的级联传导等过程。因此，理论上几乎所有的药物效应都可能会滞后于血药浓度。

上述一种或多种原因都可引起药效滞后，但通常是某一种原因起主导作用。如果滞后时间相对较短，通常是由基于 PK 层面的药物分布原因所导致；如果滞后时间较长，则一般是由基于生理层面的间接效应所引起。

第二节　PK/PD 模型的建立及其特点
The establishment and characteristics of various PK/PD models

临床上许多药物具有药效明显滞后于血药浓度的特点。1995 年，Jusko 等总结了药物进入体内发挥药效的过程及主要形式（图 16-12），在 PK 和 PD 两个层面上概括了导致滞后的原因。

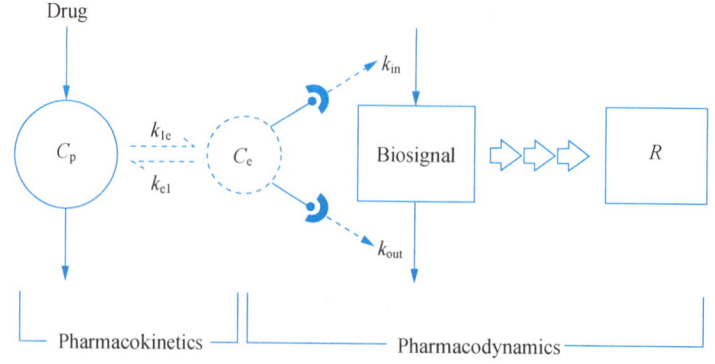

图 16-12　PK/PD 模型中药物发挥效应的基本过程

PK 层面，药物进入血液循环（其中浓度为 C_p）并分布至效应隔室（effect compartment 或生物相 biophase，其中浓度为 C_e）导致滞后；PD 层面，药物通过与靶点结合干预内源性物质的生成（k_{in}）或消除（k_{out}）而导致其体内生物信号（biosignal）水平的变化、或引发体内下游信号通路的级联变化最终导致效应（R）滞后于血药浓度（C_p）。

在 PK/PD 建模过程中，对于血药浓度与药效的变化基本同步的药物，可以直接将血药浓度 C_p 与药效相连，即直接效应模型。而由于上述各种原因导致药效滞后的现象，可以根据其机制分别用生物相分布模型、间接效应模型以及传导隔室模型三种主要模型进行描述。对于血药浓度滞后于药效变化的药物，则可用耐受模型等进行描述。

一、生物相分布模型 Biophase distribution model

通常，血液中只有游离药物能分布到各个组织，靶组织中只有游离药物才能与受体结合发挥药效。游离药物的分布速度不仅取决于血流速度，还与药物从血浆蛋白中解离、药物入胞、细胞内药物消除等某一具体限速步骤相关，这些过程在药效滞后中具有重要影响。

1978 年，Segre 等测定了镇痛药吗啡的血药浓度、脑内药物浓度和药效随时间变化的过程，结果发现吗啡的脑内浓度仍滞后于药效，提示靶点对应的外周隔室并不能真正反映靶点药物浓度，为 1979 年 Sheiner 等提出的生物相分布模型（biophase distribution model，简称生物相模型）提供了实验依据。生物相模型也被称为效应隔室模型（effect compartment model）。

生物相模型适用于药物从血液转运到效应部位具有分布滞后的情况。该模型的基本假设有：①药效滞后来源于药物向其作用部位的分布，而作用部位存在于一个与中央隔室相连接的生物相（效应隔室）中，药物分别以 k_{1e} 和 k_{e0} 的一级速率向其转运或从中消除。②生物相中的药量 X_e 非常少，因而不影响药物 PK 的整体行为。③药物分布到生物相迅速达到稳态，生物相中的药物浓度 C_e 与药效间的关系可用希尔方程进行描述。基于上述假设，一个 PK 为二室模型的生物相模型如图 16-13 所示。

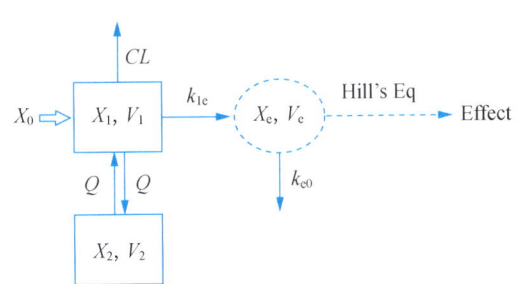

图 16-13 生物相模型

描述中央隔室中药量 X 变化速率的微分方程为：

$$\frac{dX_1}{dt} = -\frac{CL}{V_1} \cdot X_1 + \frac{Q}{V_2} \cdot X_2 - \frac{Q}{V_1} \cdot X_1, \quad X_1(t=0) = X_0 \tag{16-17}$$

描述生物相中药量 X_e 变化速率的微分方程为：

$$\frac{dX_e}{dt} = V_e \cdot \frac{dC_e}{dt} = k_{1e} \cdot V_1 \cdot C_1 - k_{e0} \cdot V_e \cdot C_e, \quad X_e(t=0) = 0, \quad C_e(t=0) = 0 \tag{16-18}$$

其中，C_1 为中央隔室的药物浓度，V_1 和 V_e 分别为中央隔室和生物相隔室的表观分布容积，CL 为中央隔室清除率。

模型假设药物分布到生物相迅速达到稳态，此时：

$$k_{1e} \cdot V_1 = k_{e0} \cdot V_e \tag{16-19}$$

将式 16-19 代入式 16-18，得到生物相中 C_e 的微分方程：

$$\frac{dC_e}{dt} = k_{e0} \cdot C_1 - k_{e0} \cdot C_e = k_{e0} \cdot (C_1 - C_e), \quad C_e(t=0) = 0 \tag{16-20}$$

由式 16-20 可见血药浓度 C_1 与生物相药物浓度 C_e 间的定量关系，可以看成药物以一级速率常数 k_{e0} 从中央隔室向效应隔室分布，此外，C_e 以希尔方程的形式产生药效：

$$E = E_0 + \frac{E_{max} \cdot C_e^\gamma}{EC_{50}^\gamma + C_e^\gamma} \tag{16-21}$$

生物相可能实际存在，也可能仅是一个抽象隔室。通常在 PK/PD 研究时可以测定不同时间的血浆药物浓度和药物效应，而难以测定生物相中药物的浓度，但通过式 16-20 与式 16-21 就可将血药浓度 C_1 和效应 E 进行桥接，反映两者的动态关系。因此，式 16-20 与式 16-21 是生物相模型中的核心公式。

将某药物的 PK 和 PD 参数固定，模拟 20mg、200mg 和 2000 mg 剂量下的血药浓度-时间曲线（虚线）和效应-时间曲线（实线），如图 16-14 所示。静脉注射时药物浓度在起始时刻最高，后逐渐下降；在此过程中，药效从零开始逐渐增加，达峰后缓慢下降，显示出药效滞后的现象，且剂量增加，药效也随之增加，但药效达峰时间不变。

在生物相模型中，参数 k_{e0} 反映了药物从中央隔室分布到生物相隔室的速率，其大小决定了效应滞后的快慢。k_{e0} 越大，意味着药物从中央隔室到效应隔室的平均时间越短，滞后现象也越不明显。图 16-15 为固定剂量和其他参数，模拟不同 k_{e0} 对效应-时间曲线的影响。图中显示，随着 k_{e0} 的增大，药效峰值前移，药效滞后时间缩短，且最大药效增加。

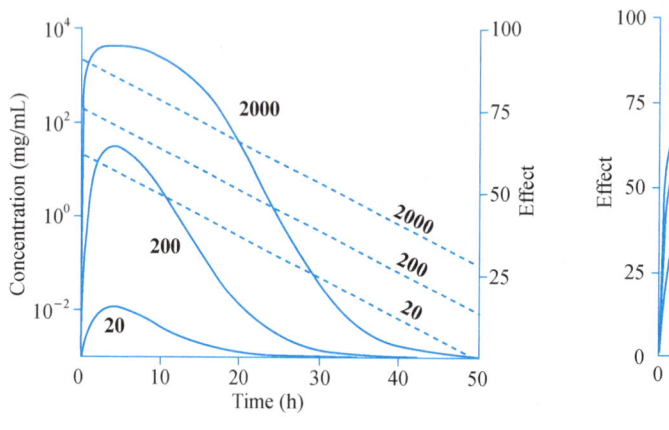

图 16-14 基于生物相模型模拟不同剂量下药物的血药浓度-时间曲线（虚线）和效应-时间曲线（实线）

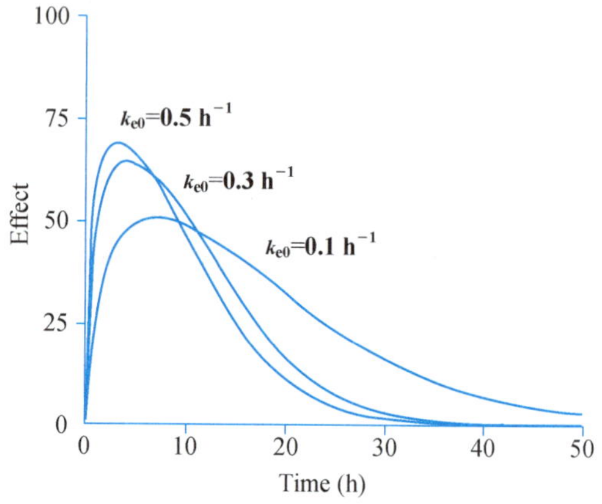

图 16-15 生物相模型中不同 k_{e0} 对效应-时间曲线的影响

图 16-16 展示了某阿片类药物在不同剂量静脉滴注时，患者的血药浓度-时间曲线以及各时间点的药效观测值脑电波振幅（electroencephalogram，EEG）。通过对比血药浓度和药效达峰时间（虚线），可发现存在较为明显的药效滞后，不同剂量下药效达峰时间基本一致，符合生物相模型的特点。许多需要进入中枢神经系统发挥作用的药物，如吗啡、布洛芬、芬太尼、异丙酚等，大都适合使用生物相模型描述药效滞后。

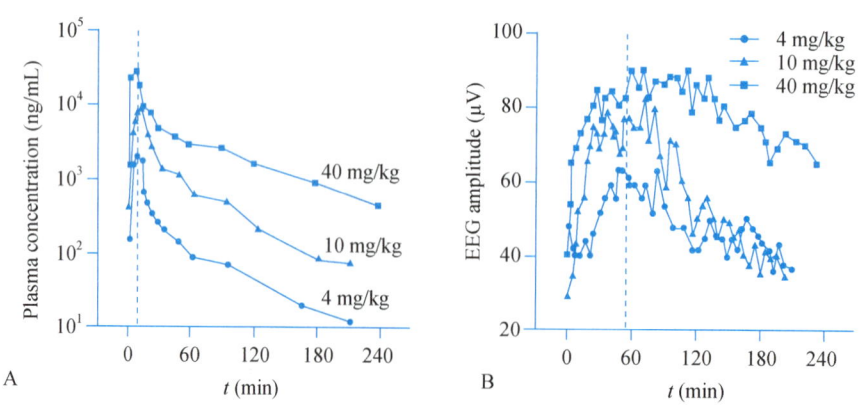

图 16-16 某阿片类药物静脉滴注的血药浓度-时间曲线（A）和药效观测值（B）

值得一提的是,2007 年 Kalvass 等测定了一系列阿片类药物血清浓度、脑内浓度和镇痛药效的时间过程,发现镇痛效应滞后于血药浓度,但与脑内游离药物浓度同步。该研究首次证明脑内药物浓度以游离浓度表示时,大脑就是"真正的"生物相,脑内游离药物浓度即为 C_e,印证了只有靶点部位的游离药物才能与受体结合而发挥药效,同时说明了靶点部位足够的游离药物暴露对药效发挥的必要性。

二、间接效应模型 Indirect response model

前文中提到,大部分药物以间接作用发挥药效,即药物通过改变内源性物质水平、干预体内平衡而最终产生效应,称为"间接效应"。间接效应是造成药效滞后于血药浓度的又一重要因素。1993 年,Jusko 课题组总结了四类基础间接效应模型(indirect response model,IDR model)。

基础 IDR 模型在前述内源性物质更新(turnover)模型的基础上引入了药物干预,模型结构如图 16-17 所示。图中 k_{in} 为一级生成速率,k_{out} 为一级消除速率常数,R 表示某种效应,黑色实心方框代表药物的抑制作用,空心方框代表促进作用。

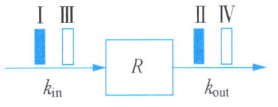

图 16-17　基础 IDR 模型的模型

基础 IDR 模型的假设包括:①R 以零级速率生成(输入),并以一级速率消除(输出)。②系统的基线固定不变,k_{in} 和 k_{out} 能充分说明 R 的生成和消除。③R 起始于基线值 R_0,给药后随时间变化,最后恢复至 R_0。④R 与血药浓度直接相关,采用抑制函数 $I(t)$ 或刺激函数 $S(t)$ 来描述药物对 R 的影响。

根据药物对 R 生成或消除过程的抑制或刺激作用的不同,可将 IDR 模型分成四类,分别是抑制生成(Ⅰ类)、抑制消除(Ⅱ类)、刺激生成(Ⅲ类)、刺激消除(Ⅳ类),药物的作用通过 $I(t)$ 或 $S(t)$ 影响 k_{in} 或 k_{out} 而体现出来。

根据更新原理,不给药时的稳态 R 可看作 R 的基线水平 R_0,那么,

$$\frac{dR}{dt}=k_{in}-k_{out} \cdot R,\quad R(t=0)=R_0 \tag{16-22}$$

$$R_0=\frac{k_{in}}{k_{out}} \tag{16-23}$$

在基础 IDR 模型中,$I(t)$ 或 $S(t)$ 是血药浓度 C 的函数,也可表示为 $I(C)$ 或刺激函数 $S(C)$,符合米氏方程,分别如公式 16-24 和 16-25 所示:

$$I(C)=1-\frac{I_{max} \cdot C}{IC_{50}+C} \tag{16-24}$$

$$S(C)=1+\frac{S_{max} \cdot C}{SC_{50}+C} \tag{16-25}$$

上述公式中,I_{max} 为最大抑制分数,通常 $0<I_{max}\leqslant 1$;S_{max} 为最大刺激效应倍数,通常 $S_{max}>0$。I_{max} 与 S_{max} 反映了抑制或刺激效应可能达到的最大能力。IC_{50} 或 SC_{50} 分别为达到最大抑制或刺激能力一半时所对应的血浆药物浓度。根据上述假设,四类基础 IDR 模型分别如公式 16-26 至 16-29 所示。

模型Ⅰ:
$$\frac{dR}{dt}=k_{in} \cdot \left(1-\frac{I_{max} \cdot C}{IC_{50}+C}\right)-k_{out} \cdot R,\quad R(t=0)=\frac{k_{in}}{k_{out}} \tag{16-26}$$

模型Ⅱ:
$$\frac{dR}{dt}=k_{in}-k_{out} \cdot \left(1-\frac{I_{max} \cdot C}{IC_{50}+C}\right) \cdot R,\quad R(t=0)=\frac{k_{in}}{k_{out}} \tag{16-27}$$

模型Ⅲ:
$$\frac{dR}{dt}=k_{in} \cdot \left(1+\frac{S_{max} \cdot C}{SC_{50}+C}\right)-k_{out} \cdot R,\quad R(t=0)=\frac{k_{in}}{k_{out}} \tag{16-28}$$

模型Ⅳ:
$$\frac{dR}{dt}=k_{in}-k_{out} \cdot \left(1+\frac{S_{max} \cdot C}{SC_{50}+C}\right) \cdot R,\quad R(t=0)=\frac{k_{in}}{k_{out}} \tag{16-29}$$

对于抑制作用，效的低限为零或者机体生理上能够承受的最低限度；对于刺激作用，效应上限为机体生理上能够承受的最高限度。

对模型Ⅰ公式16-26进行分析可知：当 C 远大于 IC_{50} 时，$I(t)$ 可近似为 $1-I_{max}$。假设最大抑制效应分数 $I_{max}=1$，则有 $I(t)=0$，此时效应被完全抑制或拮抗。反之当 C 远小于 IC_{50} 时，$I(t)$ 近似为 1，此时药物几乎不影响 k_{in}，R 逐渐回到 R_0。

模型Ⅰ或模型Ⅳ的效应-时间曲线如图16-18A所示。单次给药后，R 从基线水平 R_0 逐渐减小；随着药物逐渐被消除，效应缓慢地回到基线水平。图中 R_{min} 为给药后 R 被抑制后达到的最低水平。类似地，若为模型Ⅱ或模型Ⅲ，则可观察到效应 R 在给药后达到的最高水平 R_{max}，如图16-18B所示。

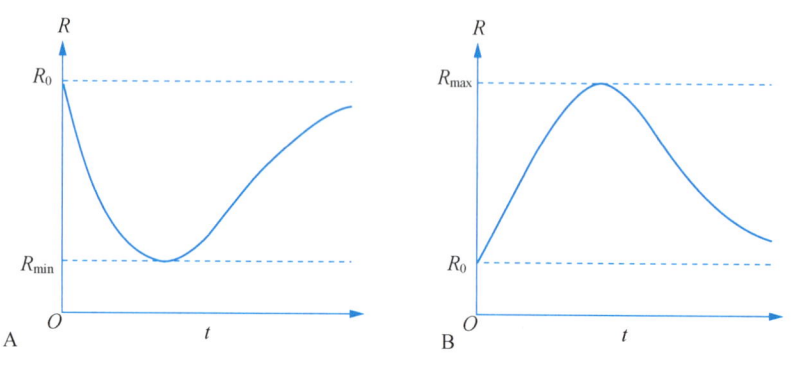

图 16-18　IDR 模型的效应-时间曲线

模拟模型Ⅰ至模型Ⅳ在10mg、100mg和1000mg剂量下的血药浓度-时间曲线（虚线）和效应-时间曲线（实线），如图16-19所示。由图可知IDR模型同样可以描述效应滞后于血药浓度的现象，并且剂量增大，药物的最大效应也随之增加，药效的滞后时间会相应延长。

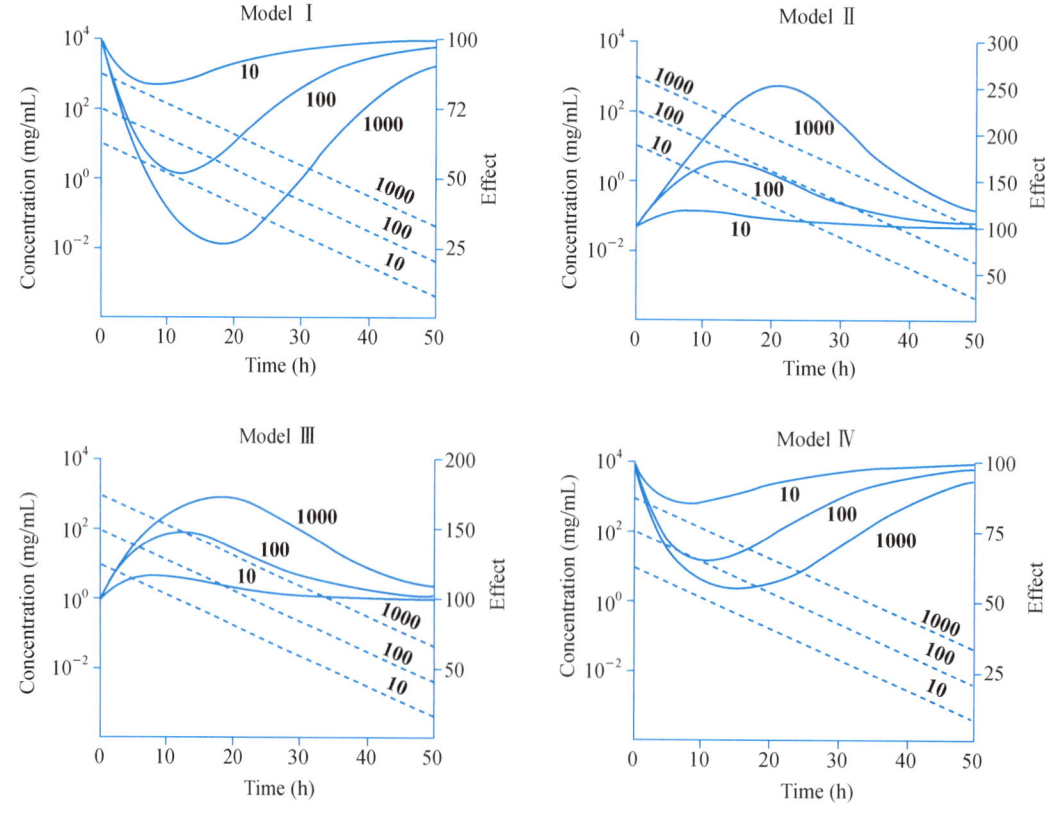

图 16-19　四类 IDR 模型中药物不同剂量下的血药浓度-时间曲线（虚线）和效应-时间曲线（实线）

以对 k_{in} 的抑制为例，当多次给药后，血药浓度达到稳态血药浓度 C_{ss}，效应达到稳态效应 R_{ss}，此时对效应具有持续抑制作用，那么

$$\frac{dR_{ss}}{dt}=k_{in} \cdot I(C_{ss})-k_{out} \cdot R_{ss}=0 \tag{16-30}$$

$$R_{ss}=\frac{k_{in}}{k_{out}} \cdot \left(1-\frac{I_{max} \cdot C_{ss}}{IC_{50}+C_{ss}}\right) \tag{16-31}$$

当 C_{ss} 远大于 IC_{50} 时，可求得最大药效对应的机体效应最小值 R_{min}：

$$R_{min}=\frac{k_{in}}{k_{out}} \cdot (1-I_{max}) \tag{16-32}$$

同理也可以推得模型Ⅱ、模型Ⅲ、模型Ⅳ多次给药后的效应最大值 R_{max} 或最小值 R_{min}。

根据图 16-18 可得到 IDR 模型的另一个重要参数，药效-时间曲线下面积（area under the curve of efficacy，AUC_E），表示效应的基线和效应-时间曲线在 $0-t_r$ 时间内所形成的面积，又可以称为 ABEC（area between the baseline and the effect curve），反映一段时间内的药效大小，如图 16-20A 的阴影部分所示。其中 t_r 是从给药后效应的出现到返回到基线所用的时间。经对时间的数值积分可得模型Ⅰ的 AUC_E 计算公式如下：

$$AUC_E=R_0 \cdot \frac{I_{max}}{k} \cdot \ln\left(1+\frac{X_0/V}{IC_{50}}\right) \tag{16-33}$$

其中，k 是消除速率常数，X_0 和 V 分别为药物剂量和表观分布容积。因此 AUC_E 的大小既与 PK 参数（k、V）、PD 参数（I_{max}、IC_{50}）相关，还与其基线水平 R_0 和剂量 X_0 相关。

从公式 16-33 可见，AUC_E 的大小与剂量呈现非线性关系（图 16-20B），但当剂量足够高时，AUC_E 与对数剂量成正比，即：

$$AUC_E \propto \ln X_0 \tag{16-34}$$

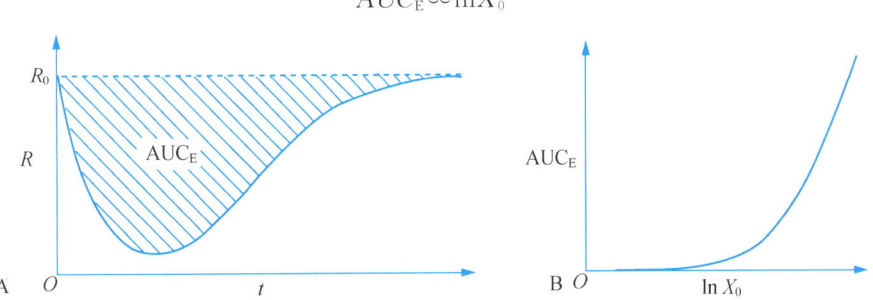

图 16-20 IDR 模型Ⅰ的 AUC_E 以及与剂量的关系

公式 16-33 提示基线水平 R_0 会影响药效的强弱，特别地，当由外部给予内源性物质作为药物时，还需要考虑内源性物质基线水平 C_{BL} 的影响。以白细胞介素-10（interleukin-10，IL-10）为例，采用模型Ⅲ描述其对单核细胞和中性粒细胞等血细胞的刺激效应时，内源性 IL-10 基线水平 C_{BL} 在体内引发的效应 R（即血细胞数量）可表示为：

$$\frac{dR}{dt}=k_{in} \cdot \left(1+\frac{S_{max} \cdot C_{BL}}{SC_{50}+C_{BL}}\right)-k_{out} \cdot R, \ R(t=0)=R_0 \tag{16-35}$$

这种情况下，不给药时的 k_{in} 就不等于 R_0（即血细胞的基线水平）和 k_{out} 的乘积，而受到 C_{BL} 的调控：

$$k_{in}(t=0)=\frac{k_{out} \cdot R_0}{1+\frac{S_{max} \cdot C_{BL}}{SC_{50}+C_{BL}}} \tag{16-36}$$

可见内源性 IL-10 的基线水平 C_{BL} 越高，在 k_{out} 和 R_0 相同时，其生成速率 k_{in} 就越小。

口服外源性 IL-10 后，血液中 IL-10 的浓度 C 用式 16-37 表示：

$$C=C_{BL}+\frac{F \cdot k_a \cdot X_0}{V(k_a-k)} \cdot (e^{-kt}-e^{-k_a t}), \ C(t=0)=C_{BL} \tag{16-37}$$

X_0 为外源给予 IL-10 的剂量，V 为 IL-10 的表观分布容积，F 为吸收分数，k_a 和 k 分别是外源 IL-10 的吸收和消除速率常数。

给药后 R 的变化表示为：

$$\frac{dR}{dt} = k_{in} \cdot \left(1 + \frac{S_{max} \cdot C}{SC_{50} + C}\right) - k_{out} \cdot R, \quad R(t=0) = R_0 \tag{16-38}$$

由于 C_{BL} 同时影响了 k_{in} 和 C，因此药物效应 R 不仅与外源给予的 IL-10 相关，还受内源性 IL-10 基线水平 C_{BL} 的影响。如果药物不是内源性物质，即 C_{BL} 为 0，此时采用基础 IDR 模型。

固定相关模型参数，通过模拟分别考察 IL-10 不同剂量下 k_{in} 和 R_0，以及不同 C_{BL} 对药效的影响，结果如图 16-21 所示。

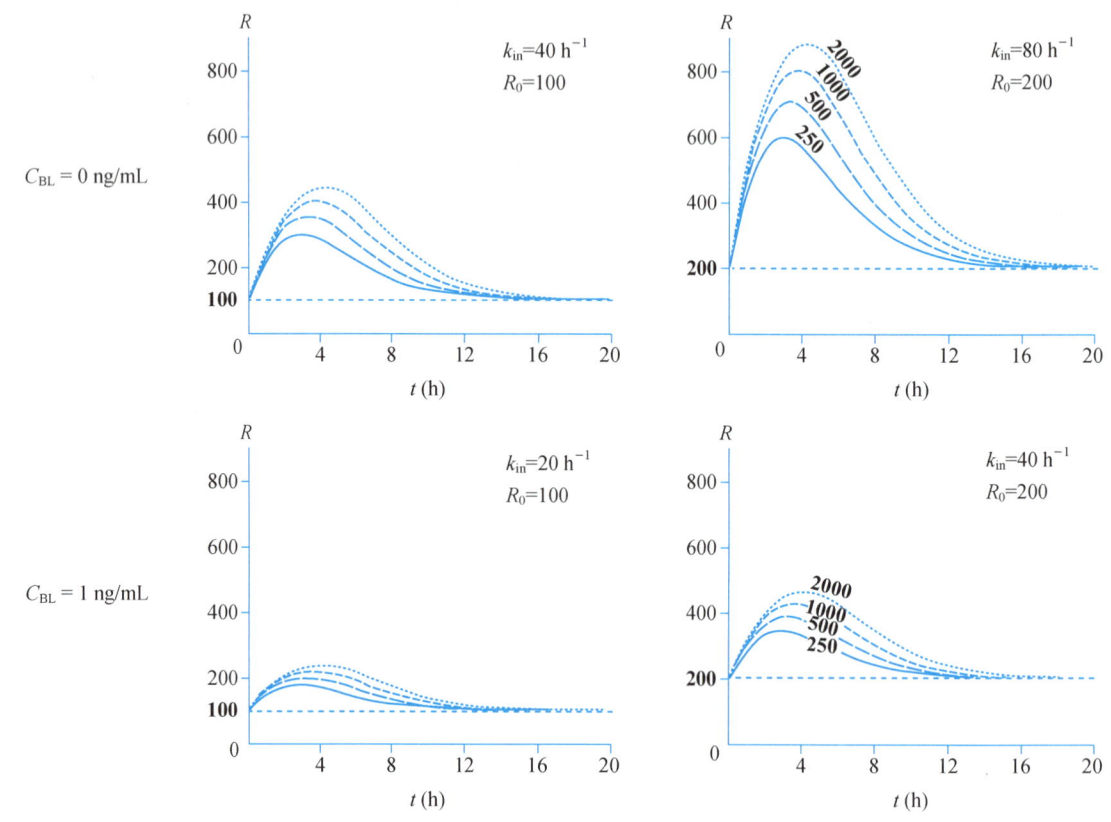

图 16-21　不同基线水平、不同剂量 IL-10 刺激血细胞生成的药效-时间曲线

比较可知：当 C_{BL} 相同、R_0 不同时，给予相同剂量的 IL-10，R 的变化幅度也大不相同；而当 R_0 相同、但 C_{BL} 不同时，由于内源性 IL-10 存在基线浓度，导致效应的生成速率 k_{in} 变小，给予相同剂量的 IL-10 也会导致不同药效。

上述结果再次印证了内源性物质的基线水平 C_{BL}（以及受其影响的 k_{in}）、效应的基线水平 R_0 都可能影响药效。通过比较图中不同剂量的效应-时间曲线及对应的 AUC_E，可知 k_{in} 或 R_0 较低的患者可能需要更高剂量才能达到与 k_{in} 或 R_0 较高患者相似的药物响应，也说明 C_{BL} 及 R_0 基线水平的差异是造成不同患者对相同剂量药物响应不同的重要原因之一，临床个体化给药时应予以充分考虑。

由于药物影响更新及体内平衡的现象普遍存在，IDR 模型的应用范围很广。在实际应用时，R 既可表示某种内源性物质（如胰岛素、血管紧张素转化酶、骨钙素）的水平，也可表示某种药物效应指标（如血糖、血压、骨密度等）。表 16-1 总结了一些展现间接效应的典型药物，根据其作用机制，使用不同类型的 IDR 模型并选择不同的 PD 指标表示 R。

在四类基础 IDR 模型的基础上，根据药物作用机制和数据实际情况，还可衍生出其他类型的 IDR 模型。例如，将 $I(t)$ 或 $S(t)$ 由米氏方程改写成希尔方程的形式；将效应的一级消除速率 k_{out} 改为米氏方程形式，以描述非线性的物质分布或效应消除过程；还可在 IDR 模型中加入生理上限，区分生理因素和药物因素对效应的影响等等，由于篇幅限制不在此详述。

表 16-1　发挥间接效应的药物及其所适用的 IDR 模型类型

药物	作用机制	PD 指标	IDR 类型
华法林	维生素 K 环氧还原酶抑制剂	凝血酶原复合物活性	I
尼扎替丁	H_2 受体拮抗剂	胃酸分泌	I
托瑞司他	醛糖还原酶抑制剂	红细胞山梨醇含量	I
甲泼尼龙	抑制促肾上腺皮质激素	皮质醇分泌	I
氟替卡松	抑制促肾上腺皮质激素	皮质醇分泌	I
泼尼松龙	抑制组织外排	嗜碱性粒细胞迁移	I
泼尼松龙	抑制组织外排	T 细胞迁移	I
泼尼松龙	改变组织外排	血液自然杀伤细胞	I
泼尼松龙	抑制骨代谢	血清骨钙素浓度	I
布洛芬	抑制前列腺素 E_2	退热	I
DCN 203-922	多巴胺类似物	血浆催乳素浓度	I
吡啶斯地明	胆碱酯酶抑制剂	肌肉反应	II
呋塞米	抑制 Na^+、K^+、Cl^- 同向转运	钠、氯离子尿液排泄	II
西咪替丁	H_2 受体拮抗剂	催乳素释放	III
干扰素 α-2a	抑制 MX 蛋白合成	血液 MX 蛋白浓度	III
特布他林	$β_2$-肾上腺素受体激动剂	肺气流	III
特布他林	$β_2$-肾上腺素受体激动剂	低血钾	IV

三、传导隔室模型 The transit compartment model

某些药物或内源性物质分布到作用部位后，首先与其受体特异性结合，然后借由第二信使等物质（如 cAMP、Ca^{2+} 等）向下进行信号转导（signal transduction）或信号传导，导致细胞功能改变而产生最终药效。1998 年，Sun 和 Jusko 等基于信号转导的随机过程，引入一系列传导隔室（transit compartment）对信号转导引起的药理效应滞后进行了描述，称为传导隔室模型（transit compartment model）或转运隔室模型。

该模型具有以下基本假设：①信号级联的触发来自于游离药物 D 与其受体 R 的可逆结合，药物-受体复合物 DR 的水平与触发信号的强弱直接相关。②信号转导过程可用若干个抽象的传导隔室进行描述，以说明信号的传递顺序。③相邻隔室以一级过程进行传导，且具有相同的平均传导时间。基于上述假设，具有三个传导隔室（M_1、M_2 和 M_3）的模型如图 16-22 所示。

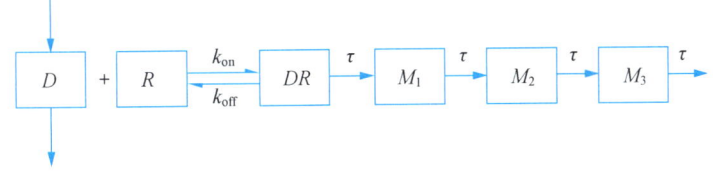

图 16-22　描述信号转导过程的传导隔室模型

以单室模型、单次静脉注射为例，游离药物 D、受体 R 和药物-受体复合物 DR 随时间变化的微分方程：

$$\frac{dD}{dt}=-k \cdot D, \quad D(t=0)=Dose \tag{16-39}$$

$$\frac{dR}{dt}=-k_{on} \cdot D \cdot R + k_{off} \cdot DR, \quad R(t=0)=R_0 \tag{16-40}$$

$$\frac{dDR}{dt}=k_{on} \cdot D \cdot R - k_{off} \cdot DR, \quad DR(t=0)=0 \tag{16-41}$$

以复合物 DR 为起始的转导过程可表示为：

$$\frac{dM_1}{dt}=\frac{1}{\tau} \cdot DR - \frac{1}{\tau} \cdot M_1, \quad M_1(t=0)=0 \tag{16-42}$$

$$\frac{dM_2}{dt}=\frac{1}{\tau} \cdot M_1 - \frac{1}{\tau} \cdot M_2, \quad M_2(t=0)=0 \tag{16-43}$$

$$\frac{dM_3}{dt}=\frac{1}{\tau} \cdot M_2 - \frac{1}{\tau} \cdot M_3, \quad M_3(t=0)=0 \tag{16-44}$$

上述公式中，M_1、M_2 和 M_3 分别代表 1、2、3 传导隔室中相关物质的量。τ 为两个传导隔室间的平均传导时间，其倒数即为一级传导速率常数 k_{tr}：

$$k_{tr}=\frac{1}{\tau} \tag{16-45}$$

固定其他模型参数，模拟静脉注射相同剂量、不同 τ 下各传导隔室中物质的量随时间的变化，如图 16-23 所示。由图可知，信号转导的下游隔室与上游隔室间存在滞后现象，且滞后程度随 τ 的增加而增加；隔室序号的数目越大，曲线形状越趋于对称。此外，每个传导隔室物质的量的最大值随 τ 的增加而减小。

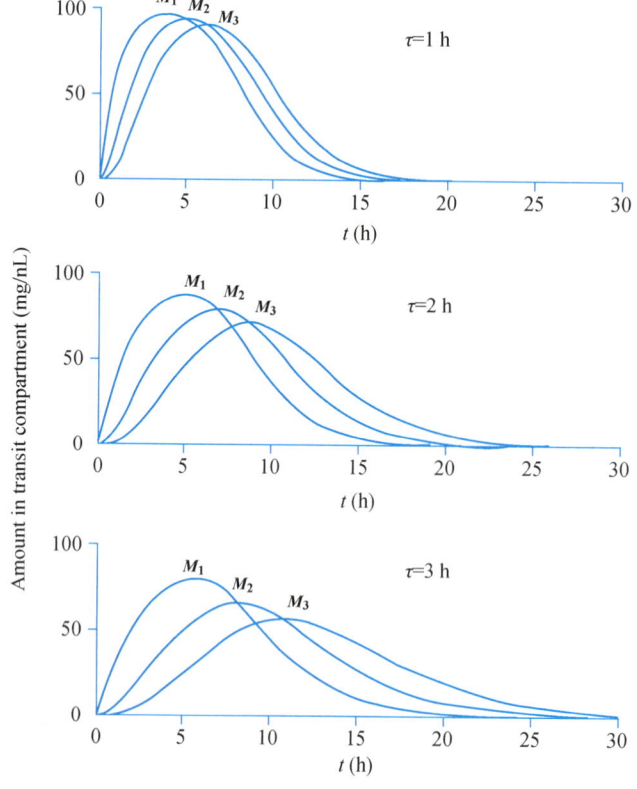

图 16-23　传导隔室模型中不同传导时间 τ 对信号传导曲线的影响

一般认为信号传导的末端隔室（此例中为 M_3）是 DR 所引发信号级联的终点，与药效密切相关。比如模拟 100mg、1000mg、10 000 mg 给药剂量下 M_3 中物质的量-时间曲线，如图 16-24 所示。图中显示各剂量下药效滞后于血药浓度，并且药效随给药剂量的增加而增加，且达峰时间相对延后。

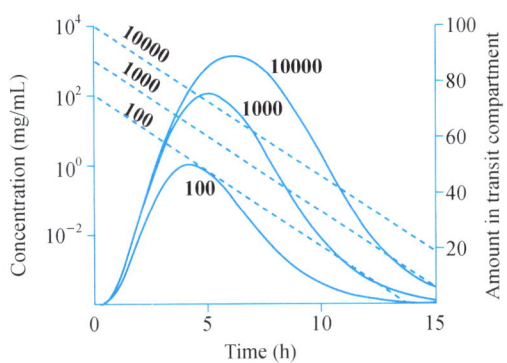

图 16-24　传导隔室中不同剂量药物的血药浓度-时间曲线（虚线）及末端传导隔室 M_3 中物质的量-时间曲线（实线）

传导隔室模型的隔室数量可根据药物及模型拟合效果而定。由于可以通过调整传导隔室的数目来提高模型的拟合效果，因此传导隔室模型具有较强的灵活性和较广的应用范围。除描述信号转导之外，该模型还可用于描述口服缓释药物在消化道各部位的逐级释放、转运和吸收过程，以及用于描述其他含有若干步骤的病生理过程。Simeoni 等曾使用传导隔室描述了增殖期肿瘤细胞经药物作用后逐步转变为非增殖的受损细胞、最后逐步被机体清除的过程，模型如图 16-25 所示。

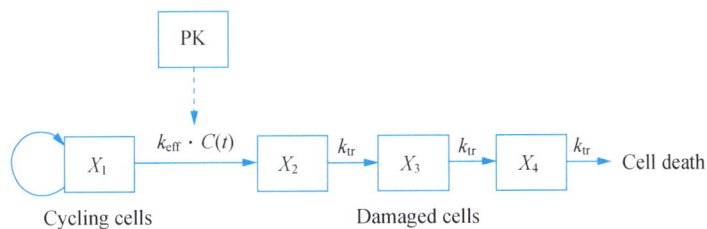

图 16-25　药物影响下肿瘤细胞逐步损伤的模型

该模型假设：①肿瘤细胞在自然状况下均是增殖状态细胞 X_1。②血药浓度 $C(t)$ 以线性方式将增殖状态的肿瘤细胞转化为非增殖的肿瘤细胞 X_2，并会继续以相同的一级速率逐步转变为损伤细胞 X_3 和 X_4，最终死亡而被机体清除；非增殖或损伤细胞可以用数个传导隔室进行描述。③药物作用后肿瘤中存在上述四种状态的细胞（X_1 至 X_4），肿瘤体积等于上述四部分细胞的总体积。

根据上述假设，该模型可用公式表示如下：

$$\frac{dX_1}{dt} = \frac{\lambda_0}{\left[1 + \left(\frac{\lambda_0}{\lambda_1} \cdot TV\right)^\psi\right]^{\frac{1}{\psi}}} \cdot X_1 - k \cdot C(t) \cdot X_1, \quad X_1(t=0) = TV_0 \quad (16\text{-}46)$$

$$\frac{dX_2}{dt} = k_{\text{eff}} \cdot C(t) \cdot X_1 - k_{\text{tr}} \cdot X_2, \quad X_2(t=0) = 0 \quad (16\text{-}47)$$

$$\frac{dX_3}{dt} = k_{\text{tr}} \cdot X_2 - k_{\text{tr}} \cdot X_3, \quad X_3(t=0) = 0 \quad (16\text{-}48)$$

$$\frac{dX_4}{dt} = k_{tr} \cdot X_3 - k_{tr} \cdot X_4, \quad X_4(t=0) = 0 \tag{16-49}$$

$$TV = X_1 + X_2 + X_3 + X_4 \tag{16-50}$$

上述公式中，λ_0 和 λ_1 分别为增殖肿瘤细胞的指数生长和线性生长速率常数；Ψ 为辅助指数项，用于控制肿瘤指数和线性两相的变化；TV 为肿瘤总体积，TV_0 为给药初始时刻的肿瘤体积；k_{eff} 为药效参数；k_{tr} 为损伤细胞隔室间的传导速率常数。

四、其他 PK/PD 模型 PK/PD models of other types

前面系统介绍了几种常见的 PK/PD 模型形式，主要用于描述药效与血药浓度同步或者药效滞后于血药浓度的情况，且药物或内源性物质与受体通过可逆结合直接或间接发挥药效，并假定效应的基线 R_0 保持不变。这些模型能涵括大多数药物的 PK/PD 定量关系，但还存在其他的模型形式，本节将对一些具有代表性的其他 PK/PD 模型进行介绍。

（一）描述耐药的 PK/PD 模型 PK/PD models for drug resistance

耐药也称为药物耐受，是指重复和长期给药后机体对药物的响应逐渐减弱的现象。此时药效的减弱并非源于药物代谢酶诱导或其他导致药物浓度下降的因素。药物耐受现象十分常见。例如抗肿瘤靶向药物在长期使用后对肿瘤生长的抑制作用会明显减弱；长期使用抗生素会导致细菌产生耐药性等。常见的耐药机制包括：负反馈调节、靶点脱敏、活性物质耗竭等。通常使用数学公式经验性地描述耐药过程，也可以针对疾病的具体耐药机制，构建半机制或基于机制的耐药 PK/PD 模型。这里主要介绍经验耐药模型。

经验耐药模型通常需要在其药效参数上加入随时间变化的函数，表示药效参数会随时间不断减小。该种耐药模型无法反映具体的耐药机制，但可经验性地描述耐药现象。以抗肿瘤药物为例，假设肿瘤的自然生长符合一级动力学，药物抑制肿瘤生长的作用与药物的药效强弱、药物暴露 $Exposure$ 和肿瘤大小（TV）直接相关，而且药效随时间呈现指数下降趋势，那么肿瘤生长速率可用公式 16-51 描述：

$$\frac{dTV}{dt} = k_g \cdot TV - k_{eff} \cdot e^{-\lambda \cdot t} \cdot Exposure \cdot TV, \quad TV(t=0) = 0 \tag{16-51}$$

其中，k_g 是肿瘤生长的一级速率常数，药效参数 k_{eff} 反映初始治疗时的药效强弱，λ 为 k_{eff} 的指数衰减速率常数，正是 $e^{-\lambda t}$ 项反映了肿瘤逐渐耐药的疾病进程。

上述例子仅展现了肿瘤治疗过程中耐药的其中一种描述方式。事实上，对于不同疾病类型和数据，可以采用不同的数学公式来描述不同疾病的耐药过程。

（二）不可逆过程的 PK/PD 模型 PK/PD models for irreversible processes

临床上许多药物通过可逆作用发挥药效，即药物被逐步清除、血药浓度下降，药物效应也会减弱，并逐渐回到治疗前水平。与之相反的是，某些具有不可逆效应的药物被清除后，效应在一段时间内都不会回复到给药前的水平。例如某些抗肿瘤药物对肿瘤细胞的不可逆杀伤、某些药物对药物代谢酶的不可逆灭活等。

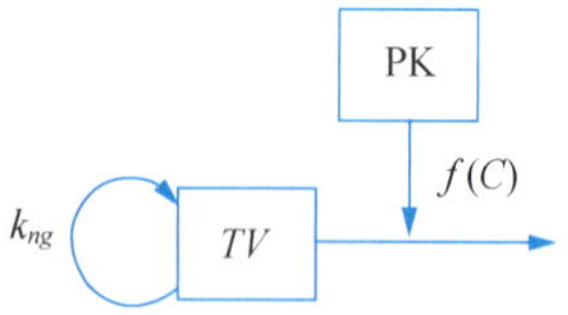

由于机体存在多种产生不可逆效应的机制，与药物机制和疾病状态均有关，因此并无相对统一的不可逆过程模型。此处仅以抗肿瘤药物杀伤肿瘤细胞的 PK/PD 模型举例。假设肿瘤的自然增殖速率常数为 k_{ng}，药物浓度以 $f(C)$ 函数的形式发挥药效，则肿瘤被不可逆杀伤的模型结构如图 16-26 所示，公式如下：

图 16-26 药物不可逆杀伤肿瘤的模型

$$\frac{dTV}{dt} = k_{ng} \cdot TV - f(C) \cdot TV, \quad TV(t=0) = TV_0 \tag{16-52}$$

上式中 TV 为肿瘤体积，k_{ng} 的形式由肿瘤具体生长规律而定，如指数形式等，而 $f(C)$ 可采用线性、米氏方程或希尔方程等各种 PD 模型形式。

（三）描述节律现象的 PK/PD 模型 PK/PD models for circadian phenomena

许多身体功能或生理指标如激素分泌、血压、血糖、体温等都具有节律性，这些在一定范围内有规律性波动的效应可以用余弦（cosine）函数来表示。以 IDR 模型为基础，假设效应的生成速率 k_{in} 或消除速率常数 k_{out} 具有节律性波动，或者可直接把效应的基线值 R_0 写成带有节律的数学形式。药物可以作用于效应的生成或消除过程。节律模型的基本结构如图 16-27 所示。

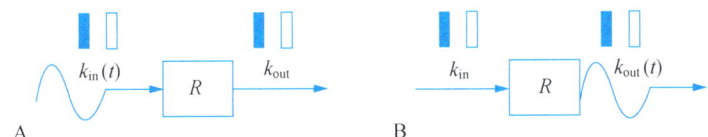

图 16-27　描述节律现象的模型

描述生物节律效应 $R_b(t)$ 的余弦函数为：

$$R_b(t) = R_m + R_a \cdot \cos\left[\frac{2\pi}{T} \cdot (t - t_p)\right] \tag{16-53}$$

式中 R_m 是节律波动中的平均基线值，R_a 是波动的振幅，且 $R_m > R_a$，以使 $R_b(t)$ 为正数。周期 T 一般固定为 24 h，t_p 是效应峰值对应的时间。

当节律产生的机制在于内源性物质的生成速率 k_{in} 时，则可写成 $k_{in}(t)$，此时有：

$$\frac{dR_b(t)}{dt} = k_{in}(t) - k_{out} \cdot R_b(t) \tag{16-54}$$

结合公式 16-53 和 16-54 可计算得到节律性 $k_{in}(t)$ 的公式为：

$$k_{in}(t) = k_{out} \cdot R_m + k_{out} \cdot R_a \cdot \cos\left[\frac{2\pi}{T} \cdot (t - t_p)\right] - \frac{2\pi}{T} \cdot R_a \cdot \sin\left[\frac{2\pi}{T} \cdot (t - t_p)\right] \tag{16-55}$$

同理，当节律产生的机制在于内源性物质的消除速率 k_{out} 时，则可写成 $k_{out}(t)$，此时有：

$$\frac{dR_b(t)}{dt} = k_{in} - k_{out}(t) \cdot R_b(t) \tag{16-56}$$

此时 $k_{out}(t)$ 的公式为：

$$k_{out}(t) = \frac{k_{in} + \frac{2\pi}{T} \cdot R_a \cdot \sin\left[\frac{2\pi}{T} \cdot (t - t_p)\right]}{R_m + R_a \cdot \cos\left[\frac{2\pi}{T} \cdot (t - t_p)\right]} \tag{16-57}$$

通常，单一节律模型能够描述大多数体内效应具有规律性节律的情况，即所有节律的振幅基本相等、每个周期出现峰/谷值的时间相同。然而，有些情况下，会产生非规律性节律的情况，通常采用一个以上的正弦/余弦函数的叠加来描述观测数据。

（四）基于机制的 PK/PD 模型 Mechanism-based PK/PD models

上文提到的肿瘤细胞逐步损伤的 PK/PD 模型中，传导隔室所代表的并不是真实的肿瘤细胞，而是"虚拟"的损伤细胞；肿瘤耐药的 PK/PD 模型也并未真正测定和使用各类细胞的时间过程数据进行建模。该类模型也称为"半机制模型"，相比于直接将血药浓度与效应终点连接的"经验模型"，半机制模型包含机制相关的合理假设，可以更细致贴切地阐述疾病过程和药物机制，但模型中机制部分缺乏相关数据支持。

基于机制的 PK/PD 模型则是在经验或半机制模型的基础上，采集疾病进展或药物作用机制的关键数据构建模型，描述包括体内真实内源性物质、信号通路分子等说明机体病生理状况和治疗效果的关键生物标志物在内的时间过程及其与药效终点的关系。基于机制的 PK/PD 模型有助于定量阐述和验证药物的关键作用机制，具有相对更强的外延能力和应用价值。

在构建基于机制的 PK/PD 模型时，应根据药物作用的具体机制，以及数据量、研究目的、生物标志物与药效之间的相关性等因素决定模型的复杂程度。下面通过具体例子来说明。

埃罗替尼（erlotinib）是一种靶向表皮生长因子受体（epidermal growth factor receptor, EGFR）的酪氨酸激酶抑制剂，用于治疗 EGFR 突变导致的恶性肿瘤。肿瘤中磷酸化 EGFR（pEGFR）是反映肿瘤生长和埃罗替尼疗效的关键生物标志物，可将其关联肿瘤体积，构建基于 pEGFR 机制的 PK/PD 模型。该模型假设给予埃罗替尼后，肿瘤组织中 pEGFR 水平下降，引发增殖肿瘤细胞逐步受损并最终死亡，模型结构如图 16-28 所示。

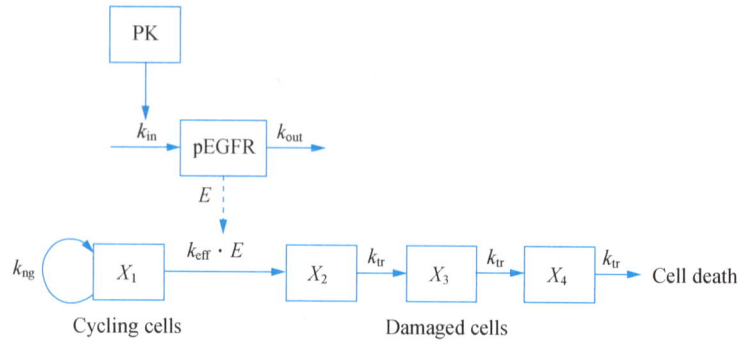

图 16-28　埃罗替尼基于 pEGFR 抑制机制的 PK/PD 模型

该模型可用下列公式进行描述：

$$\frac{d(pEGFR/pEGFR_0)}{dt}=k_{in}\cdot\left(1-\frac{C}{IC_{50}+C}\right)-k_{out}\cdot(pEGFR/pEGFR_0) \quad (16-58)$$

$$E=\frac{1}{(pEGFR/pEGFR_0)}-1 \quad (16-59)$$

$$\frac{dX_1}{dt}=k_{ng}\cdot X_1-k_{eff}\cdot E\cdot X_1,\ X_1(t=0)=TV_0 \quad (16-60)$$

$$\frac{dX_2}{dt}=k_{eff}\cdot E\cdot X_1-k_{tr}\cdot X_2,\ X_2(t=0)=0 \quad (16-61)$$

$$\frac{dX_3}{dt}=k_{tr}\cdot(X_2-X_3),\ X_3(t=0)=0 \quad (16-62)$$

$$\frac{dX_4}{dt}=k_{tr}\cdot(X_3-X_4),\ X_4(t=0)=0 \quad (16-63)$$

$$TV=X_1+X_2+X_3+X_4 \quad (16-64)$$

上述公式中，C 为血药浓度，k_{in} 和 k_{out} 分别为肿瘤组织中 pEGFR 的零级生成速率和一级消除速率常数，k_{ng} 为肿瘤的自然生长速率常数，TV 为肿瘤总体积，k_{eff} 为抑制 pEGFR 水平的药效常数，k_{tr} 为各损伤细胞隔室 X_2、X_3、X_4 之间的传导速率常数。

该例子并非直接采用 pEGFR 水平连接肿瘤体积，而是采用各时间点 $pEGFR$ 相对于初始时刻 $pEGFR$（即 $pEGFR_0$）的变化倍数，并将该比值转化为药效 E 后再与肿瘤体积相连。这种数据处理方式有助于展示当 pEGFR 水平达到某抑制的百分数时肿瘤的生长情况。

在构建基于机制的 PK/PD 模型时，常常需要使用数据标准化（normalization，又称归一化）来处理生物标志物和（或）药效终点数据。有时当数据本身带有生理节律（如血糖、血压等）、或基线变化趋势不一致等情况下，不经归一化处理的数据往往杂乱无章，难以寻找规律，需将某时刻的实测值转换为其与基线值的比值、差值或相对比值等，然后再用于模型构建。

（五）整合的 PK/PD 模型 Integrated PK/PD models

整合 PK/PD 模型，即一个 PK/PD 模型不仅包含了药效指标，还对疾病进展、生物标志物和药物机制等进行了描述，可同时包含生物相模型、IDR 模型等多种模型结构，是一种相对复杂的 PK/PD 模型。下面举例说明。

艾塞那肽（exenatide）是一种人工合成的 exendin-4 类似物，作用与内源性胰高血糖素样肽-1 相似，可以促进葡萄糖依赖的胰岛素分泌，并改善外周组织对胰岛素的敏感性，用于糖尿病的治疗。研究中测定了空白对照组和不同剂量艾塞那肽给药组中大鼠血清的艾塞那肽浓度、血糖浓度、胰岛素浓度，整合 PK 模型、IDR 模型、生物相分布模型，构建了艾塞那肽基于胰岛素和血糖的整合 PK/PD 模型，结构如图 16-29 所示。

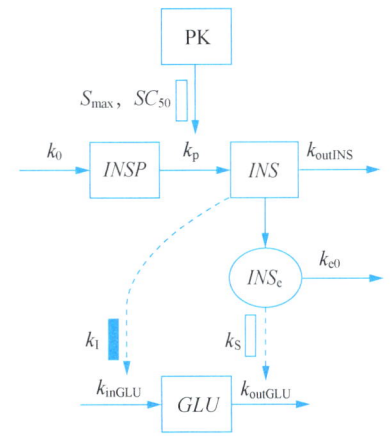

图 16-29　艾塞那肽基于胰岛素和血糖的整合 PK/PD 模型

采用带储库的 IDR 模型对大鼠体内的胰岛素水平进行描述，以体现胰岛素水平在给药后期逐渐下降的现象。图中的 INS、$INSP$、INS_e 分别代表血中、储库中和效应隔室中的胰岛素水平。假设胰岛素以零级速率 k_0 向 INSP 隔室输入，并以一级速率常数 k_p 向 INS 隔室分泌胰岛素，而 INS 隔室中胰岛素的一级消除速率常数为 k_{outINS}。随着给药时间的延长，INSP 中胰岛素存量减少、分泌胰岛素的能力下降。血药浓度 C 以米氏方程形式影响参数 k_p。这部分的微分方程如下所示：

$$\frac{dINSP}{dt}=k_0-k_p \cdot \left(1+\frac{S_{max} \cdot C}{SC_{50}+C}\right) \cdot INSP, \quad INSP(t=0)=INSP_0=\frac{k_0}{k_p} \tag{16-65}$$

$$\frac{dINS}{dt}=k_p \cdot \left(1+\frac{S_{max} \cdot C}{SC_{50}+C}\right) \cdot INSP-k_{outINS} \cdot INS, \quad INS(t=0)=INS_0=\frac{k_0}{k_{outINS}} \tag{16-66}$$

胰岛素与血糖水平密切相关，其抑制血糖的主要机制为增加肌肉和脂肪等组织对血糖的利用、抑制肝糖原分解。由于肝血液很丰富、肌肉和脂肪等组织血流较少，因此胰岛素分布到肝的时滞可以忽略，而分布到肌肉和脂肪会相对滞后。基于此，假设胰岛素 INS 直接以参数 k_1 抑制血糖生成，即抑制肝糖原分解；同时 INS 隔室会以一级速率分布到效应隔室 INS_e，并以相同速率常数 k_{e0} 从效应隔室消除，效应隔室 INS_e 中的胰岛素会促进血糖消除，即促进肌肉和脂肪对血糖的利用。

胰岛素分布到效应隔室 INS_e 的公式如下：

$$\frac{dINS_e}{dt}=k_{e0} \cdot (INS-INS_e), \quad INS_e(t=0)=INS_{e0} \tag{16-67}$$

由于实际测量的血糖值存在生理节律，且在实验过程中观察到禁食、给药等因素导致实验组和对照组血糖基线趋势不一致，因此在处理血糖数据时进行了标准化处理，血糖值被转化为 0～1 之间的药效数值 GLU：

$$GLU=\frac{GLU_{it}^T/GLU_{i0}^T}{GLU_t^C/GLU_0^C} \tag{16-68}$$

GLU_{i0}^T 和 GLU_{it}^T 分别代表第 i 只大鼠在 0 时和 t 时的血糖值，GLU_t^C 和 GLU_t^C 分别代表对照组所有大鼠在 0 时和 t 时的血糖值，且所有大鼠 GLU 初始值 GLU_0 均为 1。

采用 IDR 模型对 GLU 进行拟合，GLU 遵从零级速率生成、一级速率消除过程。根据上述两个主要机制，公式 16-69 描述了胰岛素对血糖水平的抑制作用：

$$\frac{dGLU}{dt}=k_{inGLU} \cdot [1-k_1 \cdot (INS-INS_0)]-k_{outGLU} \cdot [1+k_S \cdot (INS_e-INS_{e0})] \cdot GLU, GLU(t=0)=1 \tag{16-69}$$

至此，艾塞那肽通过影响胰岛素释放进而抑制大鼠体内血糖水平的整合 PK/PD 模型建立完成。此外，该研究基于实验数据经过多次尝试，仍未能在模型中加入胰岛素对血糖的反馈调节作用，作者认为可能与糖尿病动物模型有关。如果在临床研究中收集到各个指标的充分数据，则可尝试建立具有反馈调节机制的 PK/PD 模型。

五、PK/PD 模型研究中的注意事项 Caveats for PK/PD models studies

PK/PD 模型构建依赖于良好的实验设计，如此获得的数据才能使构建得到的 PK/PD 模型尽可能客观、真实地反映剂量-效应关系，为后续模拟或决策提供有力帮助。

在 PK/PD 模型研究中一般需要注意以下事项。首先，PD 数据的测量应该灵敏、专属、渐进、可重复、客观且有意义。其次，研究设计应采集效应的基线水平（例如空白对照）数据，并给予 2~3 个剂量使所得效应最终到达或接近最大效应，这样所建模型能较完整地反映剂量-效应关系。再次，尽可能检测药物作用中间过程或机制相关的关键生物标志物，并将其整合至 PK/PD 模型中，这有助于定量阐释药物作用机制并提高模型外推的可信度。最后，尽可能纳入协变量进行群体 PK/PD 分析，便于更透彻地理解和把握药物的量效关系，充分理解影响药物 PK 和 PD 行为的关键因素以及个体间和个体内随机变异。

第三节　疾病进展模型
Disease progression models

一、疾病进展模型的定义及背景 The definition and background of disease progression models

临床上患者对药物治疗的响应不仅取决于药物的药效，也与疾病进展规律、生物节律、安慰剂效应等密切相关，是多方面因素综合作用的结果。在 PK/PD 分析中，通常认为个体在给药前的基线生理或病理状态（S_0）保持不变，并在建模时将其固定进行简化处理。然而，对于进展性疾病，疾病状态本身随时间进程而变化，此时固定 S_0 的建模方法无法反映这种动态过程，不利于了解并区分药物本身对改变疾病状态的贡献。

疾病进展模型（disease progression model）是指定量描述和预测疾病状态随时间动态变化的数学模型。2004 年美国 FDA 首次明确指出采用模型研究疾病进展过程的重要性，并推荐疾病进展模型作为提高新药研发效率和预测成功率的重要工具。疾病进展模型可量化疾病本身的进展过程对整体疾病状态改变的影响，加深人们对疾病、药物及其相互作用的理解，是新药研发和临床研究的重要工具。

疾病状态可大致从三个层面进行分析。第一层面是分子水平上遗传、转录或受体信号等复杂过程的相互作用。第二层面是随后引起的细胞和组织功能的变化。这两个层面的研究有助于寻找指示疾病变化、预测临床终点的关键生物标志物。第三层面则为临床终点或症状，如某种疾病的严重程度、发病率或患者的生存率等。

疾病进展模型的研究内容包括疾病自然进程、生物标志物与临床终点或替代终点之间的关系、安慰剂效应等。通过数学模型寻找疾病早期的关键生物标志物来预测患者临床终点，有助于降低新药研发风险、提高预测药物药效及安全性的能力。此外，安慰剂效应虽是患者心理作用引起的生物反应而并不涉及疾病，有时却会对临床结果产生较大影响而混淆药物效应，通过量化安慰剂效应随时间变化的规律，对量化并区分药物本身的效应至关重要。

二、疾病进展模型的建立 Establishment of disease progression models

（一）疾病进展模型 Disease progression models

在没有药物干预时，模型假设生理/病理状态（status）是稳定的，可表示如下：

$$S(t) = S_0 \tag{16-70}$$

1. 线性模型　疾病进程随时间的变化可用不同数学形式进行描述。其中，线性模型是经验型疾病进展模型中最简单的类型，其公式如下，其中 α 为疾病进展的速率常数：

$$S(t) = S_0 + \alpha \cdot t \tag{16-71}$$

药物对疾病状态的作用常分为对症性效应（symptomatic effect）和保护性效应（protective effect）。对症性效应指药物能够促进症状改善，但不会改变疾病进程，即药物改变疾病的基线水平，当药物作用消失后，疾病状态会回到原来的基线水平（图 16-30）。假设药物为 D、$f(D)$ 表示药物效应，则对症性效应用公式表示为：

$$S(t) = [S_0 + f(D)] + \alpha \cdot t \tag{16-72}$$

另一种方式是保护性效应，即药物改变了疾病的进展速率，可以减慢、停止甚至反转疾病的进程。当治疗停止后，疾病状态也仍然保留着药物的影响（图 16-31）。保护性效应公式表示为：

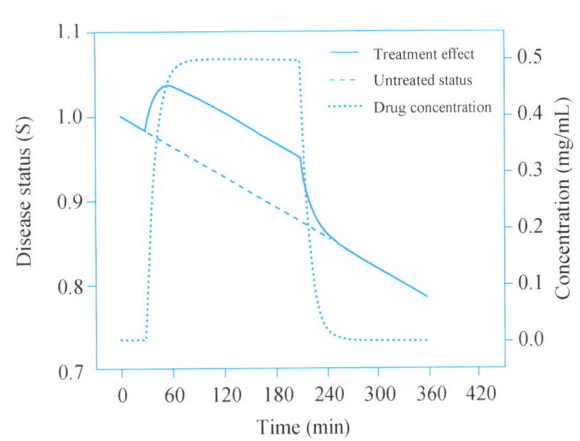

图 16-30　药物对症性效应对疾病进展的影响

$$S(t) = S_0 + [f(D) + \alpha] \cdot t \tag{16-73}$$

某些药物同时具有上述两种效应，即对症性效应和保护性效应同时出现在同一疾病进展模型中（图 16-32）。

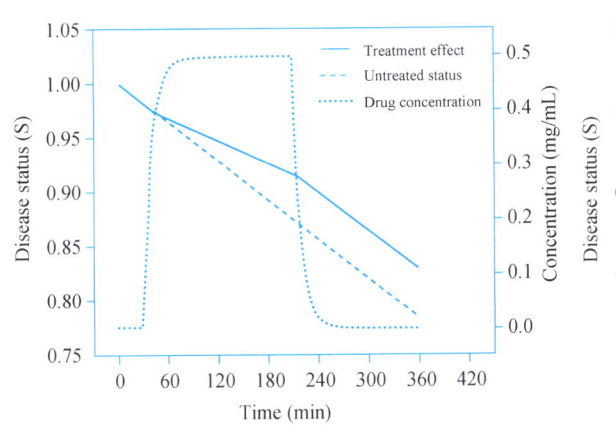

图 16-31　药物保护性效应对疾病进展的影响

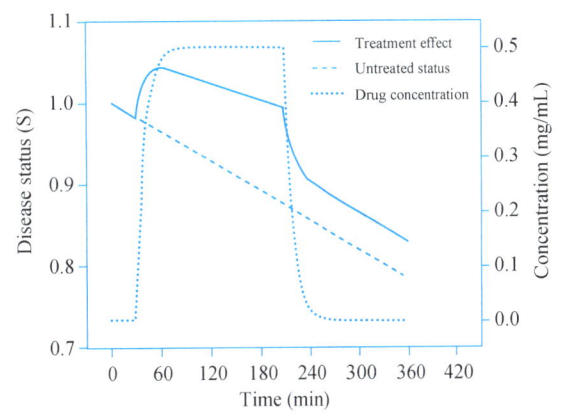

图 16-32　药物同时具有对症性效应和保护性效应时对疾病进展的影响

2. 渐近线模型　许多疾病进展的过程呈现出先进展、后慢慢稳定的特征，可使用渐近线模型描述，如 Logistic 模型和 Gompertz 模型，公式分别如公式 16-74 和 16-75 所示。在 α 和 S_{ss} 两个参数相同时，这两种模型的曲线形状类似（图 16-33）。

$$\frac{dS}{dt} = \alpha \cdot S \cdot \left(1 - \frac{S}{S_{ss}}\right) \tag{16-74}$$

$$\frac{dS}{dt} = -\alpha \cdot S \cdot \ln\left(\frac{S}{S_{ss}}\right) \quad (16\text{-}75)$$

在渐近线模型中，药物可分别或同时作用于疾病进展的速率 α 和疾病进展的稳态 S_{ss}。对于 Logistic 模型，药物同时作用在 α 和 S_{ss} 的公式为：

$$\frac{dS}{dt} = \alpha \cdot f_1(D) \cdot S \cdot \left[1 - \frac{S}{S_{ss} \cdot f_2(D)}\right] \quad (16\text{-}76)$$

同理对于 Gompertz 模型，则有：

$$\frac{dS}{dt} = -\alpha \cdot f_1(D) \cdot S \cdot \ln\left[\frac{S}{S_{ss} \cdot f_2(D)}\right] \quad (16\text{-}77)$$

图 16-34 展示了药物分别或同时作用于 Logistic 渐近线模型中 α 和 S_{ss} 两个参数的疾病进展情况。

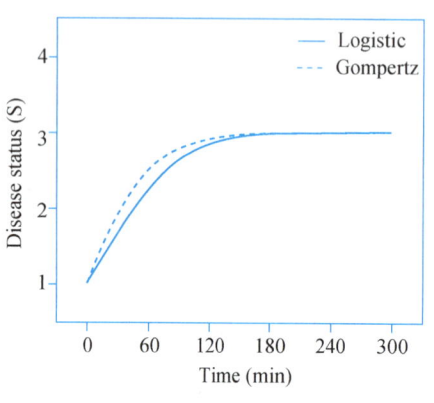

图 16-33　Logistic 和 Gompertz 形式的疾病进展过程

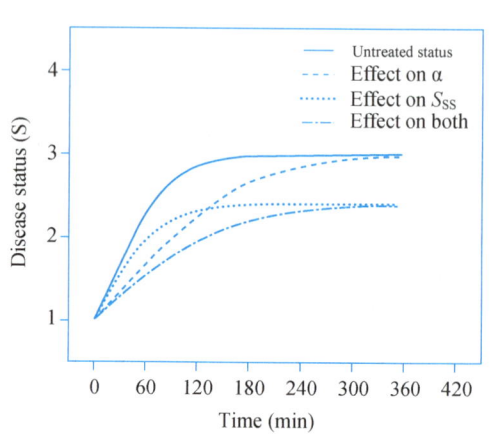

图 16-34　不同药物作用方式对 Logistic 疾病进展的影响

上述疾病进展模型属于描述性的经验模型，通常用于评价临床终点的疾病进展过程，难以体现疾病发生发展的机制，具有一定的局限性。而与之相对应的是基于机制的疾病进展模型，通过整合疾病基线以及疾病进展的关键机制及其生物标志物进行建模，其过程类似于前述 PK/PD 模型，只是模型中并不加入药物效应，鉴于篇幅，这里不再赘述。

（二）安慰剂效应模型 Placebo effect models

如前文所述，患者展现的疾病状态是各种因素综合作用的结果，包括了疾病基线、疾病自然进程、净药效、以及这里介绍的安慰剂效应。

安慰剂效应是通过影响患者心理所引发的生物反应。在含有安慰剂组的随机对照临床试验中，通常以给药组所展现的药效与安慰剂效应之间的差异表示治疗效果。如果试验中安慰剂效应水平过高，那么给药组展现的治疗效果往往十分有限。因此，客观评价安慰剂效应非常重要，有必要采用数学模型对安慰剂效应的大小及时间过程进行描述。安慰剂效应模型的形式多样，下面举例说明该类模型在几种常见疾病药物研发中的应用。

1. 银屑病　银屑病面积及严重程度指数（psoriasis area and severity index，PASI）通常用来反映银屑病的疾病进展状态。采用希尔方程描述安慰剂效应对 PASI 评分（写作 $PASI$）的影响，即假设安慰剂效应的大小随疾病进展时间 $TIME$ 的变化符合希尔方程形式，并设 E_0 为 $PASI$ 的基线，E_{max} 为安慰剂效应的最大值，IT_{50} 是达到最大效应一半时所对应的疾病进展时间，γ 为希尔系数。采用如下公式描述：

$$PASI = E_0 \cdot \left(1 - \frac{E_{max} \cdot TIME^\gamma}{IT_{50}^\gamma + TIME^\gamma}\right), \quad PASI(TIME=0) = E_0 \quad (16\text{-}78)$$

基于此模型，可以对比同一药物、不同批次临床试验时患者安慰剂效应的强弱，有利于更客观地评价抗银屑病药物的药效。

2. 急性精神分裂症 阳性与阴性症状量表（Positive and Negative Syndrome Scale，PANSS）可以评定不同类型精神分裂症状的严重程度，采用 PANSS 评分（即 Total PANSS）来构建药物阿塞那平（asenapine）的安慰剂效应模型。

假设安慰剂效应 $EFF_{placebo}$ 与基线评分 PAN_0 呈线性关系，则有：

$$Total\ PANSS = PAN_0 \cdot (1 - EFF_{placebo}) \tag{16-79}$$

由于数据中观察到安慰剂效应随时间逐渐减小而最终达坪，可用 Weibull 模型描述安慰剂大小随时间变化的过程，其中 P_{max} 是最大安慰剂效应，TD 是达到最大安慰剂效应的时间，POW 为形状因子：

$$EFF_{placebo} = P_{max} \cdot [1 - e^{-(\frac{TIME}{TD})^{POW}}] \tag{16-80}$$

阿塞那平给药后的疾病状况的表达式如下，其中 $EFF_{asenapine}$ 是阿塞那平的实际药效：

$$Total\ PANSS = PAN_0 \cdot (1 - EFF_{placebo}) \cdot (1 - EFF_{asenapine}) \tag{16-81}$$

3. 阿尔茨海默病 PF-06648671 是一种 γ-分泌酶调节剂，通过影响 β-淀粉样蛋白而发挥药效。在一项基于某临床Ⅰ期研究数据的 PK/PD 建模分析中，建立了描述安慰剂效应 Placebo 随时间 TIME 变化的模型，其中 P_{max} 是表示安慰剂效应的系数，K_p 是作用于时间的指数，体现了安慰剂效应变化的快慢。

$$Placebo = P_{max} \cdot TIME^{K_p} \tag{16-82}$$

上述几个例子简单展示了安慰剂效应模型在新药研发或临床评估中的重要作用，更多安慰剂效应的模型形式由于篇幅限制不在此阐述。

第四节 PK/PD 模型在新药研发和临床实践中的应用
Applications of PK/PD models in innovation drug development and clinical practice

目前，投入大、成功率低仍是新药研发所面临的主要挑战，实现个体化精准治疗也是临床药物治疗追求的主要目标之一。对新药研发和临床实践中收集得到的药物 PK、PD 信息进行整合并构建 PK/PD 模型，将为新药研发和临床实践中的决策提供重要帮助。

从新药研发到上市后各个阶段，群体 PK/PD 模型均可发挥指导作用：在非临床研究阶段，PK/PD 模型可用来识别和选择最佳候选药物、描述药物作用机制、预测药物在人体中的 PK 和 PD 行为、为人体首次临床试验提供剂量选择依据，并有助于临床试验中关键生物标志物的选择等；在临床研究阶段，PK/PD 模型可用于优化临床试验设计、预测药物在某些亚群体中的特异行为、评估药物的人体安全性等等，使研发过程更为高效并降低风险；在上市后或临床使用阶段，PK/PD 模型还可用于调整和优化现有给药方案、进一步评估药物安全性、甚至在有扩大药物适应证需求时豁免临床试验等。

在临床研究中构建和使用的模型通常为群体 PK/PD 模型，包含 PK 和 PD 参数的典型值，同时纳入固定效应和随机效应等因素，有助于在掌握药物群体特征的同时了解个体变异的来源，为个体化方案选择提供定量依据，变异的加入使得决策更为谨慎、合理。

因此，PK/PD 模型的作用绝不仅仅停留在描述药物的"剂量-浓度-效应-时间"关系，还使药物研发过程形成"学习-验证-学习"的多次循环，不断加深人们对药物和疾病的认识。PK/PD 模型的应用十分广泛，限于篇幅不能一一举例说明。下面仅列举两个例子展示群体PK/PD 模型在新药研发和临床实践过程中的应用。

1. PK/PD 模型用于预测化合物 A 临床试验方案 化合物 A 是一种具有高选择性、可口服的活性神经激肽 3（active neurokinin 3，NK3）受体拮抗剂，拟开发用于治疗女性多囊卵巢综合征。研究者基于三个 Ⅰ 期临床试验数据构建了群体 PK/PD 模型，以期为 Ⅱ 期临床试验的剂量选择提供参考。

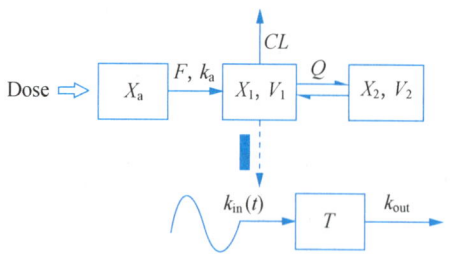

图 16-35　化合物 A 抑制睾酮水平的 PK/PD 模型

多囊卵巢综合征患者通常以血清睾酮浓度升高、黄体生成素分泌增加等为特征，因此该研究以睾酮浓度的下降作为 PD 指标。睾酮作为一种内源性激素，在无药物干预时，其体内水平具有节律，可用 IDR 模型进行描述。化合物 A 的群体 PK 符合口服一级吸收、线性消除的二室模型，血药浓度以米氏方程的形式抑制睾酮的生成，模型如图 16-35 所示。

化合物 A 的群体 PK 模型可用下列公式进行描述：

$$\frac{dX_{a,i}}{dt} = -k_{a,i} \cdot X_{a,i}, \quad X_{a,i}(t=0) = F_i \cdot Dose \tag{16-83}$$

$$\frac{dX_{1,i}}{dt} = k_{a,i} \cdot X_{a,i} - \frac{X_{1,i}}{V_{1,i}} \cdot (CL_i + Q_i) + \frac{X_{2,i}}{V_{2,i}} \cdot Q_i, \quad X_{1,i}(t=0) = 0 \tag{16-84}$$

$$\frac{dX_{2,i}}{dt} = \frac{X_{1,i}}{V_{1,i}} \cdot Q_i - \frac{X_{2,i}}{V_{2,i}} \cdot Q_i, \quad X_{2,i}(t=0) = 0 \tag{16-85}$$

式中 i 表示第 i 个个体，X_a、X_1、X_2 分别为吸收隔室、中央隔室、外周隔室的药量，V_1 和 V_2 分别为中央隔室和外周隔室的表观分布容积，k_a 为一级吸收速率常数，CL 为清除率，Q 为中央隔室和外周隔室间的清除率。

群体中个体 i 的第 j 个参数 P_{ij} 可表示为：

$$P_{ij} = P_{pop,j} \cdot \exp(\eta_{P_{ij}}) \tag{16-86}$$

其中 $P_{pop,j}$ 为参数 j 的群体典型值，$\eta_{P_{ij}}$ 是符合均值为 0，方差为 ω^2 的正态分布的随机数，反映群体参数 $P_{pop,j}$ 在个体 i 上的个体间随机效应。特别地，该群体 PK 模型中 V_1 的协变量是体重 WT，在该群体体重的中位数为 75.5 kg，$\theta1$ 是对参数典型值 $V_{1,pop}$ 的体重校正因子，以指数形式加入模型中：

$$V_{1,i} = V_{1,pop} \cdot \left(\frac{WT_i}{75.5}\right)^{\theta1} \cdot \exp(\eta_{V_{1,i}}) \tag{16-87}$$

给药前内源性睾酮水平 T_0 存在节律性波动：

$$T_{0,i} = BSL_i \cdot \left\{1 + AMP_i \cdot \cos\left[\frac{2\pi \cdot (t - t_{z,i})}{24}\right]\right\} \cdot \left[1 - \frac{I_{max,i} \cdot C_i(t)}{IC_{50,i} + C_i(t)}\right] \tag{16-88}$$

描述给药后中心室血药浓度 $C_i(t)$ 抑制体内睾酮水平的公式为：

$$\frac{dT_i}{dt} = k_{in,i} \cdot \left\{1 + AMP_i \cdot \cos\left[\frac{2\pi \cdot (t - t_{z,i})}{24}\right]\right\} \cdot \left[1 - \frac{I_{max,i} \cdot C_i(t)}{IC_{50,i} + C_i(t)}\right] - k_{out,i} \cdot T_i, \quad T_i(t=0) = T_{0,i} \tag{16-89}$$

上述公式中，k_{in} 和 k_{out} 分别为睾酮的零级生成速率和一级消除速率常数。AMP 为睾酮水平波动的振幅，t_z 为睾酮浓度峰值所对应的时间，I_{max} 为药物对睾酮生成的最大抑制分数，IC_{50} 为达到最大抑制分数一半时对应的血药浓度。

BSL 为基线睾酮水平，年龄 AGE 是 BSL 的协变量，该群体的中位值为 34 岁，$\theta2$ 是对参数群体典型值 BSL_{pop} 的年龄校正因子，以指数形式加入模型中：

$$BSL_i = BSL_{pop} \cdot \left(\frac{AGE_i}{34}\right)^{\theta2} \cdot \exp(\eta_{BSL_i}) \tag{16-90}$$

可见，群体 PK/PD 分析不仅估算参数典型值，还在 PK 或 PD 参数中加入协变量，解释个体变异的来源。PD 参数的协变量可反映影响药效的关键因素，增进人们对药物机制和疾病机制的理解，对后续临床研究设计具有重要参考价值。

基于该 PK/PD 模型模拟不同给药方案下的 PK 曲线和睾酮浓度变化，每天两次给药 40 mg（40 mg BID）和每天单次给药 80 mg（80 mg QD）两种方案下的 PK 和 PD 曲线如图 16-36 所示。模拟 1000 次，图中的粗实线和粗虚线分别为 40 mg BID、80 mg QD 方案下 50% 预测分位线，细实线和细虚线分别为两种方案下 5% 和 95% 预测分位线。

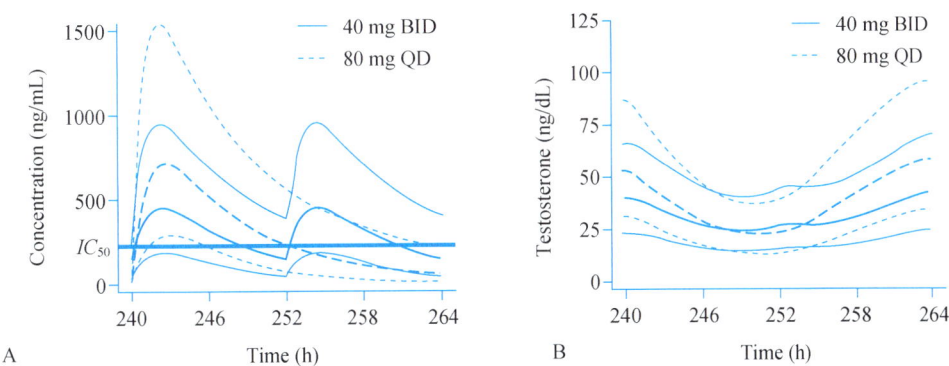

图 16-36 化合物 A 在 40 mg BID 和 80 mg QD 方案下的血药浓度（A）及血清睾酮浓度（B）的时间变化曲线

由图 16-36A 可知，24 h 内，40 mg BID 方案下血药浓度中位值大于 IC_{50} 的时间占 84%，而 80 mg QD 方案的仅为 49%。由图 16-36B 可知，40 mg BID 方案血清睾酮峰值浓度更低、波动程度更小。据此，化合物 A 的 II 期临床试验最终选择了 40 mg BID 的给药方案。另外，由于 I 期试验仅针对健康人，因此在预测 II 期试验患者的有效剂量时，对疾病特异性参数 BSL_i 值作出了相应调整，这体现了 PK/PD 模型运用的灵活性。

2. PK/PD 模型用于预测药物 B 上市后方案优化 上例较好地说明了群体 PK/PD 模型利用早期临床试验数据，为后续临床研究的方案设计等提供帮助；下例则体现 PK/PD 模型在上市后药物的剂量方案调整方面所发挥的重要作用。

药物 B 是一种可口服的小分子抗癌药，获批用于治疗不能手术或放疗的局部晚期皮肤基底细胞癌（locally advanced basal cell carcinoma，laBCC）以及转移性皮肤基底细胞癌（metastatic basal cell carcinoma，mBCC）。

药物 B 的主要副作用包括肌肉痉挛、脱发、体重减轻、乏力等，临床使用常因不良反应而短期中止用药，但并未有指南对中止用药进行明确指导，也尚未有临床试验评价短期中止用药对最终临床疗效的影响。为此，研发企业基于两项临床试验的 PK 数据以及肿瘤体积生长 PD 数据建立 PK/PD 模型（图 16-37），以期寻找合理的停药方案。

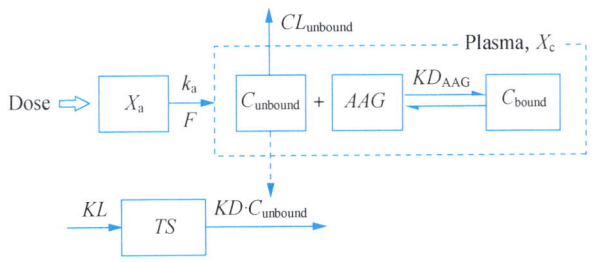

图 16-37 药物 B 治疗 BCC 肿瘤的 PK/PD 模型

经口服吸收后，血浆中药物 B 可以和 α-1-酸性糖蛋白（alpha-1-acid glycoprotein，AAG）结合，并对其 PK 行为产生显著影响。因此在 PK 模型部分加入了药物与 AAG 的结合过程，

亲和力常数为 KD_{AAG}。血浆中药物总浓度 C_{total} 等于游离药物 $C_{unbound}$ 和复合物浓度 C_{bound} 之和。在 PD 模型部分，肿瘤可以 KL 的一级速率生长，游离药物浓度 $C_{unbound}$ 以线性药效常数 KD 抑制肿瘤体积 TS。

群体 PK 模型部分的公式如下，其中 X_a 和 X_c 分别代表吸收隔室和血浆（中央）隔室的药量，V_c 则为中央隔室的表观分布容积：

$$\frac{dX_{a,i}}{dt} = -k_{a,i} \cdot X_{a,i}, \quad X_{a,i}(t=0) = F_i \cdot Dose \tag{16-91}$$

$$\frac{dX_{c,i}}{dt} = k_{a,i} \cdot X_{a,i} - CL_{unbound,i} \cdot C_{unbound,i}, \quad X_{c,i}(t=0) = 0 \tag{16-92}$$

$$C_{total,i}(t) = \frac{X_{c,i}(t)}{V_{c,i}}, \quad C_{total,i}(t=0) = 0 \tag{16-93}$$

$$C_{bound,i}(t) = C_{total,i}(t) - C_{unbound,i}(t) = \frac{AAG_i(t) \cdot C_{unbound,i}(t)}{KD_{AAG,i} + C_{unbound,i}(t)}, \quad C_{bound,i}(t=0) = 0 \tag{16-94}$$

令：

$$\Delta = AAG_i(t) - C_{total,i}(t) + KD_{AAG,i} \tag{16-95}$$

则有：

$$C_{unbound,i}(t) = \frac{-\Delta + \sqrt{\Delta^2 + 4 \cdot C_{total,i}(t) \cdot KD_{AAG,i}}}{2}, \quad C_{unbound,i}(t=0) = 0 \tag{16-96}$$

上述公式中，个体参数也可表示为公式 16-92 所示的形式。特别地，本例在群体参数 $k_{a,pop}$、F_{pop}、$CL_{unbound,pop}$、$V_{c,pop}$ 中加入了协变量，如下所示：

$$k_{a,i} = k_{a,pop} \cdot \exp(\theta_{HV1} \cdot HV_i + \theta_{FORMULATION} \cdot FORMULATION_i) \tag{16-97}$$

$$F = \begin{cases} 1 & \text{if Phase II formulation} \\ F_{pop} \cdot \exp(\theta_{HV2} \cdot HV_i) & \text{if Phase I formulation} \end{cases} \tag{16-98}$$

$$CL_{unbound,i} = CL_{unbound,pop} \cdot \left(\frac{AGE_i}{60}\right)^{\theta_{AGE,i}} \cdot \exp(\eta_{CL_{unbound,i}}) \tag{16-99}$$

$$V_{c,i} = V_{c,pop} \cdot \left(\frac{WT_i}{75}\right)^{\theta_{WT}} \cdot \exp(\eta_{V_{c,i}}) \tag{16-100}$$

吸收速率常数 k_a、生物利用度 F 受到 HV（是否为健康受试者）、$FORMULATION$（剂型是否为临床 I 期）两方面因素的影响；游离药物清除率 $CL_{unbound}$ 受到 AGE（年龄）的影响，研究群体的年龄中位值为 60 岁；中心室表观分布容积 V_c 受到 WT（体重）的影响，体重的中位值为 75 kg。此外，在参数 $CL_{unbound}$ 和 V_c 上还加入了个体间随机效应 η。

PD 部分，描述肿瘤生长随时间变化的公式如下：

$$\frac{dTS_i}{dt} = KL_i \cdot TS_i - KD_i \cdot C_{unbound,i} \cdot TS_i, \quad TS_i(t=0) = TS_{0,i} \tag{16-101}$$

上述公式中 TS 为临床检查中观测到的不超过五个肿瘤病灶（每个受累器官最多两个病灶）的最长径总和，而 TS_0 则为初始时刻的最长径总和。

基于上述 PK/PD 模型，模拟了 4 种给药方案下 laBCC 和 mBCC 两类肿瘤的生长情况，其中接近临床实践的方案是参考（Reference）方案和间断（interruption）方案。参考方案是每天给药 150 mg 连续 80 周，期间随机选择 23% 患者停药 1 次，连续停药 4 周；间断方案是每天给药 150 mg 连续 80 周，期间随机选择 50% 患者停药 2 次，每次连续停药 8 周。

模拟结果（图 16-38）中粗实线和粗虚线分别为参考、间断给药方案中肿瘤最长径总和的 50% 预测分位线，细实线和细虚线分别为 5% 和 95% 预测分位线。图 16-39 比较了两种给药方案下肿瘤体积相对于基线缩小 30% 以上（即达到临床上肿瘤治疗的客观响应率）的患者比例。上述两个模拟结果显示两种方案在治疗 laBCC 和 mBCC 时均没有显著差异。根据该结果可以合理推测，在现有给药方案下，单次停药 8 周不会对最终临床疗效产生显著影响。

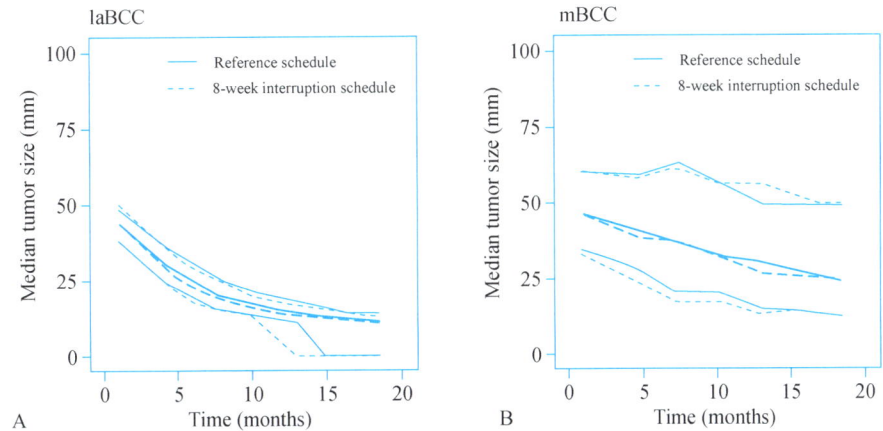

图 16-38　基于模型模拟的参考给药方案和间断给药方案下药物 B 治疗 laBCC（A）和 mBCC（B）的肿瘤体积-时间曲线

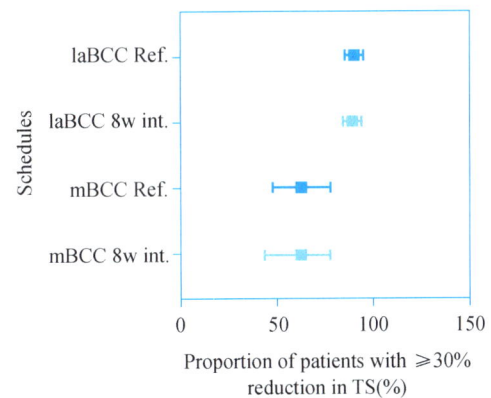

图 16-39　基于模型模拟的参考给药方案和间断给药方案下药物 B 治疗 laBCC（A）和 mBCC（B）时肿瘤缩小 30% 以上患者的比例

最终监管机构根据该结果，在不进行额外临床试验的前提下，接受了在药品说明书中补充药物 B 给药方案的申请，即当发生无法忍受的不良反应时，可单次停药长达 8 周。

（周田彦）

思考题

1. PD 模型的基本原理是什么？
2. 药物发挥药效的一般步骤是什么？药理效应和血药浓度之间有什么联系？
3. 简述生物相分布模型、间接效应模型、转导隔室模型的基本假设、公式和特点。
4. 疾病进展模型在新药研发和临床实践中有哪些应用价值？
5. PK/PD 模型构建的基本思路和步骤是什么？
6. 简述 PK/PD 模型目前的研究进展，思考 PK/PD 模型未来可能的发展方向。

参考文献

[1] Gabrielsson J, Weiner D. Pharmacokinetic and Pharmacodynamic Data Analysis Concepts and Applications. 5th Edition. Stockholm, Sweden: Swedish Pharmaceutical Press, 2016.

[2] Levy G. Relationship between rate of elimination of tubocurarine and rate of decline of its pharmacological activity. Br J Anaesth, 1964. 36: 694-695.

[3] Wagner JG. Kinetics of pharmacologic response. I. Proposed relationships between response and drug concentration in the intact animal and man. J Theor Biol, 1968. 20 (2): 173-201.

[4] Levy G, Gibaldi M, Jusko WJ. Multicompartment pharmacokinetic models and pharmacologic effects. J Pharm Sci, 1969. 58 (4): 422-424.

[5] Segre G. Kinetics of interaction between drugs and biological systems. Farmaco Sci, 1968., 23 (10): 907-918.

[6] Sheiner LB, Stanski DR, Vozeh S, et al. Simultaneous modeling of pharmacokinetics and pharmacodynamics: application to d-tubocurarine. Clin Pharmacol Ther, 1979, 25 (3): 358-371.

[7] Nagashima R, O'Reilly RA, Levy G. Kinetics of pharmacologic effects in man: the anticoagulant action of warfarin. Clin Pharmacol Ther, 1969. 10 (1): 22-35.

[8] Dayneka NL, Garg V, Jusko WJ. Comparison of four basic models of indirect pharmacodynamic responses. J Pharmacokinet Biopharm, 1993, 21 (4): 457-478.

[9] Mager DE, Jusko WJ. Pharmacodynamic modeling of time-dependent transduction systems. Clin Pharmacol Ther, 2001, 70 (3): 210-6.

[10] Sheiner LB, Rosenberg B, Melmon KL. Modelling of individual pharmacokinetics for computer-aided drug dosage. Comput Biomed Res, 1972. 5 (5): 441-459.

[11] Fukuda T, Goebel J, Thøgersen H, et al. Inosine monophosphate dehydrogenase (IMPDH) activity as a pharmacodynamic biomarker of mycophenolic acid effects in pediatric kidney transplant recipients. J Clin Pharmacol, 2011. 51 (3): 309-320.

[12] Groenendaal, D. et al., Pharmacokinetic/pharmacodynamic modelling of the EEG effects of opioids: the role of complex biophase distribution kinetics. Eur J Pharm Sci, 2008. 34 (2-3): 149-163.

[13] Groenendaal D, Freijer J, Rosier A, et al. Pharmacokinetics and pharmacodynamics of seven opioids in P-glycoprotein-competent mice: assessment of unbound brain $EC_{50,u}$ and correlation of in vitro, preclinical, and clinical data. J Pharmacol Exp Ther, 2007, 323 (1): 346-355.

[14] Sun YN, Jusko WJ. Role of baseline parameters in determining indirect pharmacodynamic responses. J Pharm Sci, 1999, 88 (10): 987-990.

[15] Simeoni M, Magni P, Cammia C, et al. Predictive pharmacokinetic-pharmacodynamic modeling of tumor growth kinetics in xenograft models after administration of anticancer agents. Cancer Res, 2004, 64 (3): 1094-1101.

[16] Claret L, Girard P, Hoff PM, et al. Model-based prediction of phase III overall survival in colorectal cancer on the basis of phase II tumor dynamics. J Clin Oncol, 2009, 27 (25): 4103-4108.

[17] Gabrielsson J, Peletier LA. A flexible nonlinear feedback system that captures diverse patterns of adaptation and rebound. AAPS J, 2008, 10 (1): 70-83.

[18] Mager DE, Wyska E, Jusko WJ. Diversity of mechanism-based pharmacodynamic models. Drug Metab Dispos, 2003, 31 (5): 510-518.

[19] Sharma A, Ebling WF, Jusko WJ. Precursor-dependent indirect pharmacodynamic response model for tolerance and rebound phenomena. J Pharm Sci, 1998, 87 (12): 1577-1584.

[20] Wu Q, Li MY, Li HQ, et al. Pharmacokinetic-pharmacodynamic modeling of the anticancer effect of erlotinib in a human non-small cell lung cancer xenograft mouse model. Acta Pharmacol Sin, 2013, 34 (11): 1427-1436.

[21] Li XG, Li L, Zhou X, et al. Pharmacokinetic/pharmacodynamic studies on exenatide in diabetic rats. Acta

Pharmacol Sin, 2012, 33 (11): 1379-1386.

[22] Post TM, Freijer JI, DeJongh J, et al. Disease system analysis: basic disease progression models in degenerative disease. Pharm Res, 2005, 22 (7): 1038-1049.

[23] Winter Wd, DeJongh J, Post T, et al. A mechanism-based disease progression model for comparison of long-term effects of pioglitazone, metformin and gliclazide on disease processes underlying Type 2 Diabetes Mellitus. J Pharmacokinet Pharmacodyn, 2006, 33 (3): 313-343.

[24] Houk BE. Pharmacology, and therapeutics, modeling of placebo drug effect using a population pharmacodynamic mixture model, 2004, 75 (2): 97.

[25] Friberg LE, de Greef R, Kerbusch T, et al. Modeling and simulation of the time course of asenapine exposure response and dropout patterns in acute schizophrenia. Clin Pharmacol Ther, 2009, 86 (1): 84-91.

[26] Kalaria SN, Zhu H, Farchione TR, et al. A quantitative justification of similarity in placebo response between adults and adolescents with acute exacerbation of schizophrenia in clinical trials. Clin Pharmacol Ther, 2019, 106 (5): 1046-1055.

[27] Xu H, Li J, Webber L, et al. population Pharmacokinetic and pharmacodynamic modeling of azd4901 and simulation to support dose selection for the phase 2a study. J Clin Pharmacol, 2016. 56 (8): 999-1008.

[28] Chanu P, Musib L, Wang X, et al. Vismodegib efficacy in advanced basal cell carcinoma maintained with 8-week dose interruptions: a model-based evaluation. J Invest Dermatol, 2021, 141 (4): 930-933.

[29] EFPIA MID3 Workgroup, Marshall S F, Burghaus R, et al. Good practicesin modelinformed drug discovery and development: practice, application, and documentation. CPT Pharmacometrics Syst Pharmacol, 2016 (5): 93-122.

第17章 药物动力学在临床中的应用
Clinical Application of Pharmacokinetics

本章要求：
1. 掌握个体化用药方案设计和调整的主要方法，包括一点法、多点法和贝叶斯法。
2. 熟悉治疗药物监测和目标浓度干预的一般流程、两者的联系和区别。
3. 了解常用个体化给药方案计算工具的使用。

第一节 概 述
Introduction

一、临床药物动力学和给药方案设计 Clinical pharmacokinetics and design of dosing regimens

药物治疗的成败很大程度上取决于给药方案设计是否合理。设计周密的给药方案，应综合考虑患者的基本情况、病情发展和药物属性等多个方面的因素，使药物在体内达到最佳的浓度水平，获得理想的治疗效果和尽可能小的不良反应。给药方案的设计包括确定药物种类、给药途径、给药剂量、给药间隔等。上述内容也是调整给药方案的重要组成。

给药方案的设计有多种方法，按临床经验给药是常见的方法之一。但传统的经验性给药很大程度上依赖于临床医生的治疗和用药经验。虽然在一些情况下可获得较为理想的治疗效果，但由于患者个体间差异较大，以及部分临床医生对于药物的药物动力学和药效动力学特征理解的不足，可能导致治疗效果不佳，甚至出现严重的不良反应。

相比传统的经验性用药，利用文献中的群体平均的药物动力学参数，并结合患者的实际状况确定药物的初始剂量，可获得更好的治疗效果。此外，对用药后的患者进行疗效与安全评估和监测，并根据患者的个体药物动力学参数调整给药方案，并做进一步的评估和监测，如此循环往复。结合适当的临床评估和监测，应用药物动力学原理设计给药方案，可极大地提高药物治疗的成功率。

二、给药方案的个体化 Individualization of dosing regimens

并非所有的药物治疗均需要个体化。对于很多非处方药物，例如布洛芬、氯雷他定等，其安全浓度范围较宽，按照药物说明书服用这些药物是安全有效的，不必实行严格的个体化给药方案。一些抗感染药物，例如青霉素、头孢菌素等，其安全剂量范围也较宽，临床治疗中常根据经验判断，给予一个能使血药浓度维持在最小抑菌浓度之上的剂量。但是，对于氨基糖苷类药物、抗心律失常药物、抗癫痫药物、地高辛等治疗窗较窄的药物，个体化给药方案的设计就极为重要。此外，对于一些体内血药浓度符合非线性药物动力学且治疗窗较窄的药物，如苯妥英钠，较小的剂量变化可能引起药物反应的较大改变，并可能导致不良反应的发生，因此需要制定个体化给药方案。

近年来，随着计算机信息技术的突飞猛进和专业软件的陆续涌现，计算速度和准确性得到了极大的提高，使基于药物动力学原理的给药方案设计更加简便和快捷，大大提高药物治疗的有效性和安全性。

第二节 个体化给药方案设计的基本原则
Basic principles for the design of individualized dosing regimens

一、基础理论 Basic theory

制定和实行个体化给药方案，首先需要充分理解药物的药物动力学和临床疗效的关系。当药物有明确的治疗浓度范围或药物动力学参数与临床疗效存在明确的关系时，基于药动学原理开展个体化给药才有意义。另一方面，在设计给药方案时，除了需要选定治疗药物外，还须结合药物动力学性质、患者个体特征和治疗目标，才能确定合理的给药方案。

（一）药物动力学和临床疗效的关系 Relationship between pharmacokinetics and clinical efficacy

只有血药浓度与期望的临床疗效之间，或血药浓度与药物的不良作用之间存在一定的关系时，进行血药浓度监测并实施个体化给药方案才有意义。对于血药浓度与临床疗效或不良反应无直接相关性的药物，可能存在其他的生物标志物指标与疗效或不良反应相关，例如监测患者的国际标准化比值（international normalized ratio，INR）来评估抗凝药物华法林的抗凝效果和出血风险。

血药浓度与药物疗效的关系，可分为可逆效应和不可逆效应两类。可逆的效应关系包括可逆的直接效应关系和可逆的间接效应关系。可逆的直接效应关系是指血药浓度与药物效应存在明显的直接关系，效应-浓度曲线和效应-时间曲线具有一致性，如降压药物米诺地尔口服后的血药浓度与降压效果。可逆的间接效应关系是指血药浓度与药物效应没有明显的直接关系，效应-浓度曲线和效应-时间曲线不具有一致性，如华法林的抗凝血作用。这两种可逆效应属于量反应中的量-效反应类型，可用一元线性模型、对数线性模型、非线性模型、最大效应模型等形式表征。不可逆的效应包括抗肿瘤药物引起的肿瘤细胞的死亡、抗菌药物引起的细菌死亡等。

1. 治疗窗和治疗指数 在临床药物动力学中，治疗浓度范围（therapeutic range）为有利的临床反应概率较高，而不利的临床反应概率较低的血药浓度区间，也称为治疗窗（therapeutic window）。在血药浓度低于治疗窗时，治疗成功的概率较低，易致治疗失败。而当血药浓度高于治疗窗时，虽然出现药效的概率较高，但也可能产生较大概率的不良反应。

治疗指数是与治疗窗相关的概念，为最低中毒浓度（minimum toxic concentration，MTC）和产生治疗效应的最低有效血药浓度（minimum effective concentration，MEC）的比值，表征药物的安全性。若药物的治疗指数≤3，则该药物属于低治疗指数药物。这类药物需要个体化给药，进行更密切的药物效应监测，如华法林、地高辛、苯妥英等。

此外，患者中可能存在明显的个体间差异，表 17-1 中列举的部分药物的治疗浓度范围是群体值，可能并不适用于所有的个体。不同的个体可能具有不同的有效治疗浓度。因此，有研究提出了"个体治疗浓度范围"的概念，即某一个体规律用药后，获得理想治疗效果时的体内浓度范围。个体治疗浓度范围可定义为用药后谷浓度分布的5%分位数与峰浓度分布的95%分位数的范围。"个体治疗浓度范围"可在临床试验中通过大样本的群体研究获得，也可通过基于群体药物动力学建模和模拟获取。

表 17-1　部分药物的治疗浓度范围

药物	浓度范围	药物	浓度范围
地高辛	0.8～2.0 μg/L	茶碱	扩张支气管：8～20 μg/mL；抢救新生儿窒息：6～11 μg/mL
苯妥英	10～20 μg/mL		
苯巴比妥	15～40 μg/mL	胺碘酮	0.5～2.5 ng/mL
卡马西平	4～10 μg/mL	奎尼丁	2～5 μg/mL
丙戊酸	40～100 μg/mL	普鲁卡因胺	4～10 μg/mL
环孢素	0.15～0.4 μg/mL（全血）	庆大霉素	峰浓度：4～10 μg/mL；谷浓度：<2 μg/mL
锂盐	0.3～1.3 mmol/L	阿米卡星	峰浓度：15～30 μg/mL；谷浓度：<5 μg/mL
利多卡因	1.5～5 μg/mL	万古霉素	谷浓度：10～20 μg/mL；AUC/MIC=400～650

2. 药物动力学参数与临床疗效　药物动力学参数（pharmacokinetic parameter）是反映药物体内动态变化规律的参数，用于定量描述药物在体内经时过程的动力学特点及变化的规律。药物动力学参数是临床制定个体化给药方案的主要依据，同时也是评价药物制剂质量的重要指标。

药物动力学参数包括峰浓度（C_{max}）、谷浓度（C_{min}）、药-时曲线下面积（area under the concentration-time curve，AUC）、达峰时间（T_{max}）、吸收速率常数（k_a）、消除半衰期（$T_{1/2}$）、清除率（clearance，CL）、表观分布容积（apparent volume of distribution，V）、生物利用度（bioavailability，F）等。其中，峰浓度C_{max}、谷浓度C_{min}和药-时曲线下面积AUC是最为常用的临床疗效相关的药物动力学参数。

（1）谷浓度C_{min}：谷浓度（C_{min}）是指给药期间的最低浓度，反映了药物蓄积的水平，与给药剂量、给药间隔和药物消除速率常数相关。谷浓度也常常作为评价药物疗效和安全性的指标。例如，万古霉素是目前治疗甲氧西林金黄色葡萄球菌（methicillin-resistant staphylococcus aureus，MRSA）感染的一线用药。由于万古霉素治疗窗窄，个体间差异大，须进行治疗药物监测（therapeutic drug monitoring，TDM）。在美国、日本和中国的万古霉素诊疗指南中推荐监测万古霉素的谷浓度，以提高疗效和降低不良反应的发生。谷浓度与抗感染治疗的成功率、肾毒性的发生有较强的相关性。对于一般的成人患者，指南推荐万古霉素目标谷浓度维持在10～15 mg/L，对于严重MRSA感染的成人患者，建议万古霉素的目标谷浓度维持在15～20 mg/L。此外，谷浓度≥20 mg/L时，可显著增加肾毒性的发生率。

（2）峰浓度C_{max}：峰浓度（C_{max}）是指给药后血药浓度所达到的最高值，与给药剂量、给药途径、给药次数等相关。峰浓度可作为评价一些药物有效性的指标。例如，大剂量甲氨蝶呤治疗骨肉瘤患者时，峰浓度与临床疗效存在显著相关性。大剂量甲氨蝶呤给药后的C_{max}在1000～1500 μmol/L时，组织学反应率更高，复发率更低，无进展生存期更长，有助于骨肉瘤患者获得更好的临床预后。

此外，峰浓度还可以作为药物安全性的评价指标，如氨基糖苷类抗生素的治疗浓度与中毒浓度接近，易发生毒性反应。庆大霉素、妥布霉素C_{max}的治疗窗为4～10 mg/L，当C_{max}>12 mg/L

时即有可能发生中毒；阿米卡星、卡那霉素 C_{max} 的治疗窗为 15～30 mg/L，当 C_{max}＞35 mg/L 时即有可能发生中毒。

（3）药-时曲线下面积 area under the concentration-time curve，AUC：药-时曲线下面积（AUC）反映了药物在体内的整体暴露水平，与药物的药理效应常更直接相关。例如，麦考酚酸是常用的免疫抑制剂，可预防和治疗器官移植的排异反应。该药的个体间和个体内的药动学差异大、长期治疗时常需合用多种药物，故需对该药进行治疗药物监测。由于麦考酚酸的药动学行为复杂，有肠肝循环现象，谷浓度和治疗效应的相关性差。因此，诊疗指南推荐采用 0～12 h 药时曲线下面积（$AUC_{12\,h}$）作为治疗药物监测的指标，据此估算达到最佳临床疗效所需剂量。现有诊疗指南均建议将早期肾移植患者的 $AUC_{12\,h}$ 维持在 30～60 mg·h/L，以获得最佳获益风险比。

经典药动学的方法估算 AUC 需要采集多个血药浓度，临床可操作性差。因此，基于少量采样点数据，需应用多元线性回归法或最大后验贝叶斯法估算 AUC。具体介绍见第三节。

（二）负荷剂量和维持剂量 Loading dose and maintenance dose

1. 负荷剂量的概念及意义　临床用药实践中，为了尽快达到有效治疗目的，通常第 1 次给药时给予 1 个较大的剂量，使血药浓度尽快达到有效治疗浓度，之后再给予维持剂量维持有效治疗浓度。首次给予的大剂量，称为负荷剂量（loading dose，X_{load}）。如果药物按照每隔 1 个半衰期给药 1 次，通常需要 4～6 个半衰期后才能达到稳态。达稳态前可能长时间血药浓度不在有效浓度范围内，影响药物疗效。因此，可先采用负荷剂量迅速达到最低有效浓度，之后再给予维持剂量使血药浓度维持在有效浓度范围之内。这种方法常用于抗感染治疗，如万古霉素、替考拉宁、磺胺类抗生素等。

2. 负荷剂量的计算及与维持剂量的关系　根据给药途径的不同，负荷剂量的计算公式也有不同。

静脉滴注时

$$X_{load} = C_{ss} \cdot V \tag{17-1}$$

例 1：某药物静脉注射，最低有效浓度为 20 μg/mL，$T_{1/2}$ 为 8 h，$V=12$ L，给药间隔为 8 h。试计算负荷剂量和维持剂量。

$$X_o = \frac{C_{min}^{ss} \cdot V \cdot (1-e^{-k\cdot\tau})}{e^{-k\cdot\tau}} = \frac{20 \times 12 \times (1-e^{-\frac{0.693}{8}\times 8})}{e^{-\frac{0.693}{8}\times 8}} = 240 \text{ mg}$$

由于 $\tau = T_{1/2}$，因此

$$X_{load} = 2 \cdot X_o = 480 \text{ mg}$$

负荷剂量为 480 mg，维持剂量为 240 mg。

血管外给药时，负荷剂量的计算公式为

$$X_{load} = \frac{1}{(1-e^{-k\cdot\tau})(1-e^{-k_a\cdot\tau})} \cdot X_o \tag{17-2}$$

当 $k_a \gg k$ 且 τ 较大时，$e^{-k_a\cdot\tau}$ 趋近于 0，因此上式可简化为

$$X_{load} = \frac{1}{1-e^{-k\cdot\tau}} \cdot X_o \tag{17-3}$$

根据稳态最小血药浓度 C_{min}^{ss} 的计算公式

$$C_{min}^{ss} = \frac{X_o}{V \cdot (1-e^{-k\cdot\tau})} \cdot e^{-k\cdot\tau} \tag{17-4}$$

可获得维持剂量的计算公式为

$$X_o = \frac{C_{min}^{ss}}{e^{-k\cdot\tau}} \cdot V \cdot (1-e^{-k\cdot\tau}) \tag{17-5}$$

其中，k 为消除速率常数，k_a 为吸收速率常数，τ 为给药间隔，X_o 为维持剂量。

例 2：某一药物的 $k_a = 0.7$ h^{-1}，$k = 0.08$ h^{-1}。若每次口服 500 mg，每日服药 3 次，试计

算负荷剂量。

$$X_{\text{load}} = \frac{X_0}{(1-e^{-k \cdot \tau}) \cdot (1-e^{-k \cdot \tau})} = \frac{500}{(1-e^{-0.08 \times 8}) \cdot (1-e^{-0.7 \times 8})} = 1061 \text{ mg} \approx 1000 \text{ mg}$$

负荷剂量为 1000 mg。

二、常用方法 Common methods

设计给药方案时，除了需要考虑治疗目标和药物特征，还应考虑患者的生理、病理特征，确定最佳的给药方案。

（一）治疗药物监测 Therapeutic drug monitoring

治疗药物监测（therapeutic drug monitoring，TDM）始于20世纪60年代，是实现个体化药物治疗的重要手段之一。治疗药物监测是以药物动力学为理论基础，在药物治疗过程中监测患者血液或其他体液中的药物浓度，并以此判断药物应用的合理性，制定合理给药方案。TDM旨在最大限度地提高药物疗效，减少或避免药物相关的不良反应，实现最佳治疗效果。TDM并非简单地测定患者体内的药物浓度，而是基于药物动力学和药效动力学原理对测定数据进行处理和分析，进而制定合理的给药方案。

并非所有药物都需要进行治疗药物监测，当治疗药物具有简便获取且客观的效应指标时，如降糖药物与血糖监测、降压药物与血压监测，则可不必进行治疗药物监测。此外，进行治疗药物监测往往需要明确的药物浓度-效应关系。以下几类情况，常需要进行治疗药物监测：

①治疗指数低的药物。这类药物的安全范围窄，治疗剂量与中毒剂量接近，容易发生不良反应，如地高辛、茶碱、普鲁卡因胺、甲氨蝶呤等。

②具有非线性动力学特征的药物。对于在治疗浓度范围内存在非线性特征的药物，当其在体内的消除能力达到饱和时，一旦剂量稍微增加，即可使血药浓度急剧增加，消除半衰期也会延长，容易使药物在体内形成蓄积而发生不良反应，如苯妥英、甲氨蝶呤、双香豆素、保泰松等。

③肝、肾、心、胃肠道功能受损的患者。肝受损时，肝合成蛋白减少，经肝代谢的药物消除减慢；肾功能减退时，药物经过肾排泄的比例减少；心脏衰竭时，机体器官血流量减少；胃肠道功能受损时，药物吸收受影响。

④合并用药具药物相互作用。药物相互作用可能影响吸收、分布、代谢、排泄过程，从而影响药物浓度。

⑤判断患者依从性，是否按照医嘱用药。

⑥判断药物毒性，防止药物过量中毒。部分药物未起效或中毒时的临床反应相似，TDM作为临床辅助诊断的重要手段，判断是否药物中毒。

治疗药物监测具有重要的临床意义。基于治疗药物监测的结果可以指导临床合理用药，实现个体化用药。根据监测结果及时调整给药方案，提高疗效，减少或避免毒性反应。

（二）目标浓度干预 Target concentration intervention

目标浓度干预（target concentration intervention，TCI）是治疗药物监测的进一步的发展。TCI根据患者的生理、病理及疾病信息（如年龄、性别、体重、肝肾功能、基因型、药物相互作用等），结合药物动力学和药效动力学原理，分析和解释药物浓度和药物效应的关系及影响因素，据此制定达到预期效应所需的给药方案。

与TDM相比，TCI理论提出了"目标效应"及"目标浓度"的概念，即将预期的药物效应定义为目标效应，将达到目标效应所需的浓度定义为目标浓度。TCI不以药物浓度作为唯一的评价指标，更强调患者的疗效。此外，TCI还通过群体方法，研究引起个体间疗效差异的原因，并基于药物动力学-药效动力学原理和患者的个体特征等制定给药方案。因此，TCI克服了 TDM 忽略药效及在临床实践中出现无法用血药浓度解释的情况等弊端，更能实现真正意义的个体化给药。

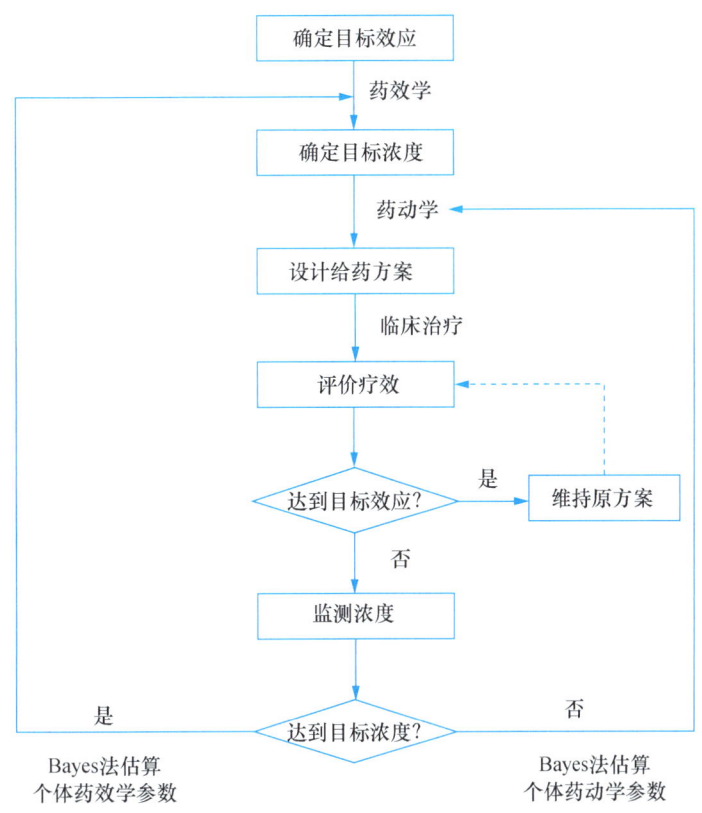

图 17-1　目标浓度干预的工作流程

TCI 的流程如图 17-1 所示。①根据疾病特点和患者预期疗效，确定药物治疗的目标效应；②根据药物浓度-效应关系（药效学），确定目标浓度；③根据药物浓度-剂量关系（药物动力学），结合患者特征制定初始给药方案；④用药后评估疗效，包括药物治疗作用和不良反应；⑤若评估结果满意，达到目标效应，则终止治疗或维持原治疗方案并继续观察和评估；⑥若评估结果与预期疗效存在偏差，则监测体内药物浓度；⑦当药物浓度显著偏离目标浓度时，可结合贝叶斯法估算个体药动学参数值，再根据药物动力学原理重新计算给药方案；⑧当体内药物浓度达到目标浓度时，根据疗效和不良反应的情况调整目标浓度，即根据患者的浓度-效应关系（药效学），应用贝叶斯法计算患者目标效应所对应的目标浓度，进一步计算给药剂量；⑨如此往复，直至达到并维持预期的目标效应。

三、影响因素 Influential factors

设计给药方案时，需要考虑诸多因素，主要包括药物相关和机体相关两方面的因素。这些因素主要是通过影响患者的药物动力学特征，进而影响血药浓度；或者直接影响患者的药效学过程，进而对药物的临床疗效产生影响。

（一）药物相关因素 Drug-related factors

1. 药物剂型　药物剂型对药物体内过程的影响包括吸收、分布、代谢等环节。例如，对于口服给药，不同药物制剂的崩解、溶出速率可能存在较大的差异，药物吸收的速度和程度也可有所不同。缓释制剂、控释制剂等由于释放药物的速率较慢，血药浓度波动较普通剂型更小，因此药物作用和发挥疗效的时间较长。而速溶剂、速崩剂、速释剂等则释放较快，血药浓度在较短时间内达到峰值，因此起效也快。

2. 药物动力学　在体循环中，药物以游离和结合的两种形式存在，其中只有游离型药物才能在靶器官或靶组织中产生药物效应。不同药物和血浆蛋白结合能力不同，例如抗癫痫药物丙戊酸的血浆蛋白结合率高达98%~99%，当与另外一种高血浆蛋白结合率药物联合使用时，可竞争性结合血浆蛋白，使游离型的丙戊酸浓度增加，导致头晕、嗜睡等不良反应的发生。因此，高血浆蛋白结合率的药物容易发生药物相互作用，必要时须监测游离药物浓度，避免不良反应的发生。对于低血浆蛋白结合率的药物，如庆大霉素、异烟肼等，可以直接测定血浆中的药物总浓度。此外，药物在体内的分布对于药效也有一定的影响，其中以药物由血液分布到靶器官的速率的影响最大。当分布速率较慢时，靶器官的药物浓度与血液浓度差异较大，可出现药效滞后。

一般情况下，原形药物是发挥药物效应的主要成分，但也有一些药物需要在体内经过转化后才能发挥药效。这类药物称为前药，也称为前体药物、前驱药物等。例如，阿司匹林吸收后需要在胃肠黏膜、血浆、红细胞和肝内酯酶的作用下才水解成活性成分水杨酸；新型口服抗凝药达比加群酯口服后通过酯酶催化水解转化为具抗凝作用的活性成分达比加群。有些药物的代谢物的活性与原形药物一致，例如非那西丁转化为对乙酰氨基酚后，具有较非那西丁更强的解热镇痛的作用。而有些药物的代谢物则有显著的毒副作用，例如异烟肼转化为乙酰异烟肼再转化为乙酰肼，可与肝组织结合引起肝坏死。

肾和肠道是大多数药物的排泄途径。有肠肝循环过程的药物经胆汁排泄后可进入肠道被重吸收，使药物的血药浓度-时间曲线出现"多峰"，药效也被延长，例如吗啡、红霉素、利福平等。经肾排泄的高脂溶性药物可在肾小管被重吸收，使药物效应延长，例如地高辛。

(二) 机体相关因素 Patient-related factors

1. 特殊人群　并发症可影响药物的血药浓度或疗效。例如，肝是药物代谢的重要器官，患有肝疾病时可能会影响药物的代谢，且不同的肝疾病的影响是不同的。肝病变时，蛋白合成受到影响，肝药酶绝对量减少，导致肝病患者体内的药物消除半衰期延长，多剂量给药后易导致药物在体内蓄积。急性病毒性肝炎不一定会影响药物的体内清除，但慢性肝病时，有些药物的清除率可能会受到明显影响。如慢性乙肝患者静滴奥美拉唑时，其消除半衰期约为正常健康受试者的3倍，总体清除率约为正常水平的1/4，峰浓度较正常增加约1倍。

再如，肾是药物排泄的重要器官，肾功能减退时药物随肾排泄的量减少，可能会引起药物的蓄积。因此有些药物需要根据反映肾功能水平的血肌酐或肌酐清除率调整给药方案。例如，非瓣膜性房颤患者中，服用新型口服抗凝药利伐沙班预防卒中时，需要根据肾功能调整剂量。对于肾功能中度减退的患者，如肌酐清除率30~49 mL/min的患者，需要将剂量从20 mg/d调整为15 mg/d。有时，肾功能受损还可影响药物的生物利用度。例如普萘洛尔在慢性肾衰竭患者中的AUC显著高于健康受试者。此外，肾疾病可能改变活性代谢物的排泄过程。例如肾衰竭患者使用吗啡时，其活性代谢产物吗啡-6-单葡糖醛酸结合物可产生蓄积，并能透过血脑屏障，导致呼吸抑制、低血压等严重不良反应。

当患者的心功能不全时，胃肠道血液淤积可使药物吸收减少，肝血液淤积和组织灌流量减少可使药物代谢减慢，肾血液淤积使药物排泄减慢。例如，心衰患者服用利尿剂呋塞米时，吸收明显减少，峰浓度下降；心衰患者服用的药物，如利多卡因、地高辛、普鲁卡因胺等，由于中央室的分布容积变小，可导致药物的表观分布容积也变小，血药浓度明显增加。

当患者合并消化道疾病时，可影响药物的吸收、胃排空时间等。例如，对于接受胃切除术患者，叶酸、铁剂、头孢菌素等药物的吸收会明显减少；合并克罗恩病时，林可霉素的吸收会减少，而克林霉素的吸收会增加，但不影响头孢氨苄、利福平等药物的吸收。

肿瘤患者由于生理和病理状态的改变，可致机体对药物的处置也发生相应的变化。例如，肿瘤患者使用的小分子细胞毒药物会对消化道上皮细胞产生抑制作用，导致患者出现食欲减退、恶心呕吐、腹泻，甚至肠黏膜坏死等症状，进而影响其他药物的吸收。

2. 合并用药 合用药物有时可产生药物相互作用。药物相互作用包括药物动力学相互作用和药效学相互作用。药物动力学方面的相互作用可表现在药物的吸收、分布、代谢和排泄过程中。

吸收：服用抗酸药物可影响弱酸性药物的吸收；含有重金属的药物可能与某些药物形成络合物而降低二者的吸收；抗胆碱药能减慢胃排空速率从而影响药物吸收，刺激性轻泻药能加快胃肠道蠕动速度，从而影响药物的充分吸收；抗生素类药物可抑制肠道菌群，影响药物的正常生化反应而影响药效；药用活性炭、高岭土等具有吸附作用的药物与其他药物同服时，可减少其他药物的生物利用度。

分布：高血浆蛋白结合的药物与其他高血浆蛋白结合的药物联用时，可导致另一药物的游离浓度增加，药效增强；某些作用于心血管系统的药物能改变组织血流量，影响其他药物的体内处置过程。

代谢：药物相互作用的发生率最高的环节。联合使用肝酶诱导剂和肝酶抑制剂时，可能导致药物代谢发生显著变化。常见的酶诱导剂包括苯巴比妥、苯妥英钠、卡马西平、利福平、茶碱、咖啡因等，常见的酶抑制剂包括氯霉素、异烟肼、西咪替丁、保泰松、抗病毒蛋白酶抑制剂利托纳韦等。

排泄：弱酸性或弱碱性药物在肾小管的重吸收受到所处环境 pH 的影响；有机酸和有机碱分别通过阴离子和阳离子分泌机制进行分泌时，可能受到一些药物的抑制。

药效学的相互作用指一种药物对另一种药物的生理作用或药物效应有增强或减弱的作用。例如，β-内酰胺酶抑制剂可保护 β-内酰胺类抗生素不被开环破坏，增强抗菌活性，如阿莫西林-克拉维酸钾、氨苄西林-舒巴坦、头孢哌酮-舒巴坦等。又如，呋塞米、两性霉素等药物可降低血清 K^+ 浓度，增加奎尼丁、胺碘酮、普鲁卡因胺等药物引发室性心律失常的风险。

3. 依从性 患者的用药依从性是决定药物治疗成败的重要影响因素。当患者能遵从确定的治疗方案时，可提高药物的治疗效果，减少不良反应。产生不依从性的常见原因包括患者的年龄、教育水平、健康素养水平和经济承受能力、药物的疗效和不良反应以及社会环境等。

在制定药物治疗方案时，也应考虑和评估患者的用药依从性等情况。对于依从性不佳的患者，除了加强患者遵从药物治疗方案的认识，还应选择更易依从的治疗方案。

第三节 个体化给药方案的设计和调整
Design and adjustment of individualized dosing regimens

一、初始给药方案 Initial dosing regimens

治疗之初的用药方案为初始给药方案。除了依据经验用药外，初始给药方案的制定还可参考药物的药物动力学特征参数进行计算。制定初始给药方案时，往往基于特定群体制定给药方案。对于整个患者群体，还可根据患者特征，如年龄、体重、肝肾功能、合并用药等，进一步划分为不同的亚群体，例如儿童、成人、老年人等。在亚群体研究中获得的药物动力学参数，与相应个体的实际情况更加符合，在制定初始给药方案时更有参考价值。

（一）静脉给药 Intravenous administration

为了维持稳定的药效，可通过静脉滴注或者输液泵的形式以恒速静脉输注的方式进行给药。临床上常用的恒速静脉给药方案有恒速静脉输注、先静脉注射后静脉滴注、静脉注射和静脉滴注同时进行、间歇静脉滴注等。

1. 恒速静脉滴注 恒速静脉滴注是最常用的输液方式,在设计给药方案时,应根据药物的药物动力学参数和目标治疗浓度计算滴注速度、滴注时间和滴注间隔。恒速静脉滴注时,相关的计算公式如下。

①计算滴注速度 K_0

$$K_0 = C_{ss} \cdot k \cdot V \tag{17-6}$$

例3:某药物的 $T_{1/2}=2$ h,治疗所需的目标稳态浓度为 20 μg/mL,$V=5$ L,应取最佳滴速为多少?

$$K_0 = C_{ss} \cdot k \cdot V = 20 \times \frac{0.693}{2} \times 5 = 34.65 \text{ (mg/h)} \approx 35 \text{ (mg/h)}$$

最佳滴速约为 35 mg/h。

②计算滴注剂量 X_0

$$X_0 = C_{ss} \cdot V \cdot \tau \cdot k \tag{17-7}$$

例4:某药物符合一室模型,$T_{1/2}=2$ h,$V=10$ L,若使药物的血药浓度在 12 h 内维持在 15 μg/mL,滴注该药物时需多少剂量?

$$X_0 = C_{ss} \cdot V \cdot \tau \cdot k = 15 \times 10 \times 12 \times \frac{0.693}{2} = 623.7 \text{ (mg)} \approx 600 \text{ (mg)}$$

给药剂量约为 600 mg。

③计算滴注时间 T_{min} 和 T_{max}

$$T_{min} = \frac{\ln\left(1-\frac{C_{min}}{C_{ss}}\right)}{-k} \tag{17-8}$$

$$T_{max} = \frac{\ln\left(1-\frac{C_{max}}{C_{ss}}\right)}{-k} \tag{17-9}$$

式中的 C_{min} 和 C_{max} 分别为治疗窗的下限和上限,T_{min} 和 T_{max} 分别为血药浓度达到该下限和上限的时间。输注的时间应介于 T_{min} 和 T_{max} 之间。

例5:某药治疗时所需的稳态浓度为 10~20 μg/mL,已知该药物的 $T_{1/2}=6$ h,$V=1$ L/kg,患者的体重为 70 kg。以 10 mg/min 的速度进行滴注,求滴注时间的范围。

$$C_{ss} = \frac{K_0}{k \cdot V} = \frac{10 \times 60}{\frac{0.693}{6} \times 1 \times 70} = 74.21 \text{ (g/mL)}$$

因为 $C = C_{ss} \cdot (1-e^{-k \cdot t})$,所以

$$T_{min} = \frac{\ln\left(1-\frac{C}{C_{ss}}\right)}{-k} = \frac{\ln\left(1-\frac{10}{74.21}\right)}{-\frac{0.693}{6}} = 1.25 \text{ (h)}$$

$$T_{max} = \frac{\ln\left(1-\frac{C}{C_{ss}}\right)}{-k} = \frac{\ln\left(1-\frac{20}{74.21}\right)}{-\frac{0.693}{6}} = 2.72 \text{ (h)}$$

至少滴注 1.25 h,至多滴注 2.72 h。

④计算滴注时间间隔

$$\tau = T + \frac{1}{k}\ln\left(\frac{C_{ss,max}}{C_{ss,min}}\right) \tag{17-10}$$

例6:某药物需要在 1 h 内滴注 100 mg,已知该药物的 $T_{1/2}=3.5$ h,$V=15$ L。若需维持

$2\sim 8\ \mu\text{g/mL}$ 的血药浓度，给药间隔和给药速率应为多少？

$$k=\frac{0.693}{T_{1/2}}=\frac{0.693}{3.5}=0.198\ (/\text{h})$$

$$\tau=T+\frac{1}{k}\cdot\ln\left(\frac{C_{\text{ss,max}}}{C_{\text{ss,min}}}\right)=1+\frac{1}{0.198}\times\ln\left(\frac{8}{2}\right)=7.94\ (\text{h})\approx 8\ (\text{h})$$

$$K_0=V\cdot k\cdot C_{\text{ss,max}}\cdot\frac{1-e^{-k\cdot\tau}}{1-e^{-k\cdot t}}=15\times 0.198\times 8\times\frac{1-e^{-0.198\cdot 8}}{1-e^{-0.198\cdot 1}}=105\ (\text{mg/h})$$

答：滴注间隔约为 8 h，滴注速度为 105 mg/h。

2. 先静脉注射后静脉滴注　临床需要迅速控制患者病情时，可采取先以负荷剂量 X_{load} 静脉注射快速达到治疗浓度，后改成静脉滴注维持稳态浓度的方案。

先静脉快速注射后静脉缓慢滴注时，相关的计算公式如下。

$$X_{\text{load}}=C_{\text{ss}}\cdot V \tag{17-11}$$

$$K_0=C_{\text{ss}}\cdot k\cdot V \tag{17-12}$$

例 7：某药物的目标治疗浓度为 $100\ \mu\text{g/mL}$，已知该药物的 $T_{1/2}=2\ \text{h}$，$V=10\ \text{L}$，为尽早产生药效，可先静脉注射多少负荷剂量？维持给药时的静脉给药的滴速为多少？

$$X_{\text{load}}=C_{\text{ss}}\cdot V=100\times 10=1000\ (\text{mg})$$

$$K_0=C_{\text{ss}}\cdot k\cdot V=100\times\frac{0.693}{2}\times 10=346.5\ (\text{mg/h})$$

可先静脉注射 1000 mg，维持给药时滴速为 346.5 mg/h。

3. 间歇静脉滴注　为了便于患者依从给药方案，常需以间隔的方式静脉滴注药物。

间歇静脉滴注时，相关的计算公式如下。

$$\tau=T+\frac{1}{k}\cdot\ln\left(\frac{C_{\text{ss,max}}}{C_{\text{ss,min}}}\right) \tag{17-13}$$

$$K_0=C_{\text{ss,max}}\cdot k\cdot V\cdot\frac{(1-e^{-k\cdot\tau})}{(1-e^{-k\cdot T})} \tag{17-14}$$

式中的 T 为每次静脉滴注的时间。

例 8：某患者需在 30 min 内快速静脉滴注某药物 50 mg，已知该药物的 $k=0.2/\text{h}$，$V=16.5\ \text{L}$。若要患者的血药浓度维持在 $1.5\sim 5\ \mu\text{g/mL}$，计算给药间隔和滴注时间。

$$\tau=T+\frac{1}{k}\cdot\ln\left(\frac{C_{\text{ss,max}}}{C_{\text{ss,min}}}\right)=0.5+\frac{1}{0.2}\times\ln\left(\frac{5}{1.5}\right)=6.5\ (\text{h})$$

$$K_0=V\cdot k\cdot C_{\text{ss,max}}\cdot\frac{1-e^{-k\cdot\tau}}{1-e^{-k\cdot T}}=16.5\times 0.2\times 5\times\frac{1-e^{-0.2\cdot 6.5}}{1-e^{-0.2\cdot 0.5}}=126.1\ (\text{mg/h})$$

滴注间隔为 6.5 h，滴注速度为 126.1 mg/h。

（二）口服给药 Oral administration

口服给药是最为常用和简便的给药途径，在慢性疾病的治疗中多使用口服给药。口服给药时，符合一室模型药物的相关计算公式如下：

①
$$C_{\text{ss}}=\frac{K_a\cdot F\cdot X_0}{(K_a-K_e)\cdot V}\cdot\left[\frac{e^{-K_e\cdot t}}{1-e^{-K_e\cdot\tau}}-\frac{e^{-K_a\cdot t}}{1-e^{-K_a\cdot\tau}}\right] \tag{17-15}$$

计算给药剂量

$$\overline{C_{\text{ss}}}=\frac{F\cdot X_0}{k\cdot V\cdot\tau} \tag{17-16}$$

$$X_0=\frac{\overline{C_{\text{ss}}}\cdot k\cdot V\cdot\tau}{F} \tag{17-17}$$

例 9：患者口服某药物每 8 h 一次，已知该药物的 $k=0.2\ \text{h}$，$V=10\ \text{L}$，$F=70\%$，若要达到 5 mg/L 的平均稳态浓度，试计算每次的给药剂量。

因为 $\overline{C_{ss}} = \dfrac{F \cdot D}{k \cdot V \cdot \tau}$，所以

$$X_o = \dfrac{k \cdot V \cdot \tau \cdot \overline{C_{ss}}}{F} = \dfrac{\dfrac{0.693}{2} \times 10 \times 8 \times 5}{0.7} = 198 \text{ (mg)} \approx 200 \text{ (mg)}$$

每次的给药剂量约为 200 mg。

② 计算给药间隔

$$\tau = \dfrac{F \cdot X_o}{k \cdot V_d \cdot \overline{C_{ss}}} \tag{17-18}$$

例 11：患者口服某药物 500 mg。已知该药的 $T_{1/2} = 6.5$ h，$V = 2$ L/kg，$F = 85\%$。为使患者的平均稳态血药浓度达 5 μg/mL，体重 50 kg 的患者给药间隔应为多少？

因为 $\overline{C_{ss}} = \dfrac{F \cdot X_o}{k \cdot V \cdot \tau}$，所以

$$\tau = \dfrac{F \cdot X_o}{k \cdot V \cdot \overline{C_{ss}}} = \dfrac{0.85 \times 500}{\dfrac{0.693}{6.5} \times 2 \times 50 \times 5} = 7.97 \text{ (h)} \approx 8 \text{ (h)}$$

给药间隔应为 8 h。

二、调整给药方案 Adjusted dosing regimens

众所周知，药物的效应存在个体间变异，变异的来源包括遗传、年龄、体重、性别、疾病、合并用药等。当个体间变异较小时，大多数患者可采用群体参数计算给药剂量。但当个体间变异较大时，则可能导致个体间临床疗效的显著差异。此时基于群体参数计算的给药剂量就可能不适用。因此，为了实现个体化药物治疗（individualized drug therapy），使患者在获得较好的治疗效果同时，降低不良反应发生的风险，需要调整给药方案。常用的方法包括一点法（one-point method）、多点法（multiple-points method）和贝叶斯法（Bayesian method）等。

（一）一点法 One-point method

1. 稳态一点法 稳态一点法（Steady state one-point method）是指当多次给药后血药浓度达到稳态水平时，根据采集的 1 次血药浓度来设计给药。稳态一点法适用于服从 1 级消除动力学的药物，并假设血药浓度和药物剂量之间存在线性关系。获取血药浓度后，可根据式 17-19 进行计算。

$$\dfrac{X_1}{X_2} = \dfrac{C_{\max,1}}{C_{\max,2}} = \dfrac{C_{\min,1}}{C_{\min,2}} = \dfrac{\overline{C_{ss,1}}}{\overline{C_{ss,2}}} \tag{17-19}$$

其中 X_1 和 X_2 分别表示第 1 次给药和调整给药的剂量，$C_{\max,1}$ 和 $C_{\max,2}$ 分别表示第 1 次给药和调整给药的峰浓度，$C_{\min,1}$ 和 $C_{\min,2}$ 分别表示第 1 次给药和调整给药的谷浓度，$\overline{C_{ss,1}}$ 和 $\overline{C_{ss,2}}$ 分别表示第 1 次给药和调整给药的平均稳态浓度。

例 11：患者给予静脉注射万古霉素 1000 mg q12h，3 天后采集到的谷浓度为 10 μg/mL。为达到目标稳态谷浓度 15 μg/mL，求算调整剂量。

$$X_2 = \dfrac{X_{01} \times C_{\min,2}}{C_{\min,1}} = \dfrac{1000 \times 15}{10} = 1500 \text{ (mg)}$$

调整剂量为 1500 mg q12h。

2. 重复一点法 重复一点法（repeated one-point method）是指在第 1 次给药后在消除相获得血药浓度 C_1，在第 2 次给药后在消除相的同一时间点获得血药浓度 C_2，两次采样时间的间隔等于给药间隔 τ，则两个血药浓度之差（$C_2 - C_1$）为第 1 次给药后的残余浓度，可用式 (17-20) 表示。

$$C_2 - C_1 = C_1 \cdot e^{-k \cdot t} \tag{17-20}$$

取对数并整理后得

$$k=\frac{\ln\left(\dfrac{C_1}{C_2-C_1}\right)}{t} \tag{17-21}$$

计算 k 后可进一步求算 V/F，进而求算调整给药剂量：

$$V/F=\frac{X_0 \cdot e^{-k \cdot t}}{C_1} \tag{17-22}$$

$$X'_0=\frac{k \cdot V \cdot t \cdot C_{ss}}{F} \tag{17-23}$$

其中 X'_0 为调整给药剂量，C_{ss} 为目标稳态浓度。

例 12：患者在 0 h 和 8 h 各静脉推注某药物 500 mg，并分别于第 1 次和第 2 次给药后 7 h 抽取血样，两次测得的血药浓度分别为 6.8 μg/mL 和 9.2 μg/mL，求算患者的个体药物动力学参数。若要达到目标稳态浓度 20 μg/mL，是否需要调整剂量？

$$k=\frac{\ln\left(\dfrac{6.8}{9.2-6.8}\right)}{8}=0.13/h$$

$$V/F=\frac{500 \times e^{-0.13 \times 7}}{6.8}=29.6\ (L)$$

$$X=\frac{k \cdot V \cdot \tau \cdot C_{ss}}{F}=\frac{0.13 \times 29.6 \times 820}{1}=615.7\ (mg) \approx 600\ (mg)$$

消除速率常数 $k=0.13/h$，表观分布容积 $V/F=29.6\ L$。若要达到目标稳态浓度 20 μg/mL，应调整剂量为 600 mg。

（二）多点法 Multiple-points method

多点法指患者服药后的不同时间点采样，采样时间多固定。鉴于临床可操作性，一般多采集 3～5 点。采样点的设计通常包含吸收相、峰浓度和消除相，连续服药时还可在服药前采样。根据各个时间点的血药浓度，通过多元线性回归模型，可推算个体药物动力学参数。

例如，环孢素是临床常用的免疫抑制剂，其药效与不良反应存在较大的个体变异。一般认为：环孢素的 AUC_{0-4h} 是预测急性排斥的最佳指标。基于多元线性回归法，文献报道了以下计算公式：

$$AUC_{0-4h}\ (\mu g \cdot h/L)=256+C_{1h}+0.9 \cdot C_{2h}+1.4 \cdot C_{3h} \tag{17-24}$$

式中 C_{1h}，C_{2h}，C_{3h} 分别表示达稳态后于给药后 1 h、2 h、3 h 采集的全血浓度。可根据 3 个时相的全血浓度估算患者 AUC_{0-4h}。若 AUC_{0-4h} 未达到预期目标值，可根据下列公式调整用药剂量：

$$\frac{D_{new}}{AUC_{new}}=\frac{D_{old}}{AUC_{old}} \tag{17-25}$$

式中 D_{old} 和 D_{new} 分别表示原给药剂量和调整给药剂量，AUC_{old} 和 AUC_{new} 分别表示初始 AUC_{0-4h} 和目标 AUC_{0-4h}。

例 13：患者接受环孢素 400 mg q12h 治疗，稳态下 C_{1h}、C_{2h}、C_{3h} 分别是 412 μg/L、1251 μg/L、1009 μg/L。若至少要达到 5000 μg·h/L 的目标 AUC_{0-4h}，试问是否需要调整剂量，如何调整。

$$AUC_{old}=256+412+0.9 \times 1251+1.4 \times 1009=3206\ (\mu g \cdot h/L)$$

$$D_{new}=AUC_{new} \cdot \frac{D_{old}}{AUC_{old}}=5000 \times \frac{400}{3206}=623\ (mg) \approx 600\ (mg)$$

AUC_{0-4h} 估算为 3206 μg·h/L，需调整剂量为 600 mg q12h。

（三）贝叶斯法 Bayesian method

1. 基本原理 贝叶斯法由英国学者托马斯·贝叶斯提出，并在 20 世纪 70 年代由 Sheiner

LB 等应用到临床实践中。该法可将群体参数的分布特征与个体的观测数据（包括血药浓度、生物标志物浓度、药效学效应值等）相结合，准确估算个体的药动学和药效学参数值。贝叶斯法中，群体参数的分布特征可通过群体研究获得。通过以下计算公式，计算个体参数值。

$$OFV = \sum_{j=1}^{m}\left(\frac{P_j - \hat{P_j}}{\omega_j}\right)^2 + \sum_{i=1}^{n}\left(\frac{C_i - \hat{C_i}}{\sigma_i}\right)^2 \quad (17\text{-}26)$$

式中的 j 为药物动力学参数的序数，i 为血药浓度的序数，P_j 为个体药物动力学参数 j 的估算值，$\hat{P_j}$ 为相应的群体药物动力学参数估算值，C_i 为血药浓度 i 的实测值，$\hat{C_i}$ 为相应的预测值，ω_j 为群体药物动力学参数的个体间变异，σ_i 为血药浓度测定值的个体内变异（又称残差变异）。式中的 $\hat{P_j}$、ω_j 和 σ_i 可通过群体研究获得。通过使式 17-26 的目标函数值（objective function value，OFV）的最小化，实现个体参数值的准确估算。

在危重症患者中抗菌药物（如万古霉素、氨基糖苷类药物）、器官移植患者中免疫抑制剂（如他克莫司、麦考酚酸）等的给药方案设计时，专家共识或诊疗指南中均推荐采用贝叶斯法制定给药方案。

与前述的一点法和二点法相比，贝叶斯法在群体研究的基础上应用 1 个或少量采样观测数据，即可估算患者个体的所有药物动力学参数。同时，还可利用多次监测数据进行迭代计算，提高预测的准确率，是制定个体化给药方案的最佳方法之一。

2. 基于贝叶斯法的临床决策辅助系统　贝叶斯法计算较为复杂，须有相应的软件计算系统。国内外多家机构开发了基于贝叶斯法的临床决策辅助系统（clinical decision supporting system，CDSS），以实现个体化给药方案的制订。根据操作系统平台，CDSS 可分为计算机程序、网页应用和移动设备应用。现有的 CDSS 涉及的药物包括抗菌药物、抗病毒药物、抗癫痫药物、免疫抑制剂、抗肿瘤药物、抗凝药物、抗哮喘药物等。以下对几款免费的基于贝叶斯法的 CDSS 进行简要介绍。

（1）Smartdose：SmartDose（www.smartdose.cn）是一款基于中国人群特征参数的万古霉素、他克莫司、丙戊酸等常用药物的个体化给药决策辅助系统，由国内多个医疗机构共同开发。该系统可制定初始给药方案并根据血药浓度监测结果调整方案，以及自定义给药方案等。除了网页版，Smartdose 还有微信小程序，便于临床应用。

（2）JPKD：JPKD（http://pkpd.kmu.edu.tw/jpkd/）是一款基于 Java 语言的个体化给药软件，由高雄医学大学药学院开发。JPKD 可在用户本地计算机上运行。JPKD 通过体内药物浓度监测值和药物动力学参数，调整给药方案后的血药浓度，也可以通过预期血药浓度来设计给药方案。JPKD 包括了抗菌药物（阿米卡星、庆大霉素、妥布霉素、万古霉素）、抗 HIV 药物（茚地那韦、利托那韦、恩夫韦地）、卡马西平、免疫抑制剂（环孢素、他克莫司、西罗莫司）等药物的计算公式。

（3）NextDose：NextDose（www.nextdose.org）也是一款基于贝叶斯法的个体化给药决策辅助系统，由新西兰奥克兰大学 Nick Holford 教授开发。NextDose 是网页版的交互式系统，提供了初始给药方案的制定、调整给药方案等功能。该系统涵盖了抗感染药物（阿米卡星、庆大霉素、妥布霉素、万古霉素、利奈唑胺、泊沙康唑）、免疫抑制剂（他克莫司、麦考酚酸）、抗凝药物（华法林、达比加群）、抗肿瘤药物甲氨蝶呤等常用药物的给药方案制定。

3. 示例　万古霉素是治疗耐甲氧西林金黄色葡萄球菌（MRSA）感染的一线用药。因其有效治疗浓度范围窄、药动学的个体间和个体内变异大且毒副反应大，需治疗药物监测和个体化给药。对于一般感染的患者，万古霉素的谷浓度需维持在 10~15 μg/mL，而严重感染患者则需维持在 15~20 μg/mL。并且，万古霉素稳态谷浓度>20 μg/mL 时，可大大增加肾毒性的发生率。

例 14：王某，62 岁，男性，体重 68 kg，血清肌酐值 142 μmol/L，因神经胶质瘤术后脑膜炎，以万古霉素进行抗感染治疗。目标谷浓度为 15～20 μg/mL。采用基于贝叶斯法的个体化给药软件 SmartDose（www.smartdose.cn）为患者设计个体化给药方案。

首先，选择软件中"神经外科人群"模块，输入性别、年龄、体重、肌酐值、目标谷浓度，给药频次选择 q12h，经过计算得到初始剂量为 805～1063 mg。结合临床实际剂量规格，可选择 1000 mg q12h 的初始给药方案（图 17-2）。

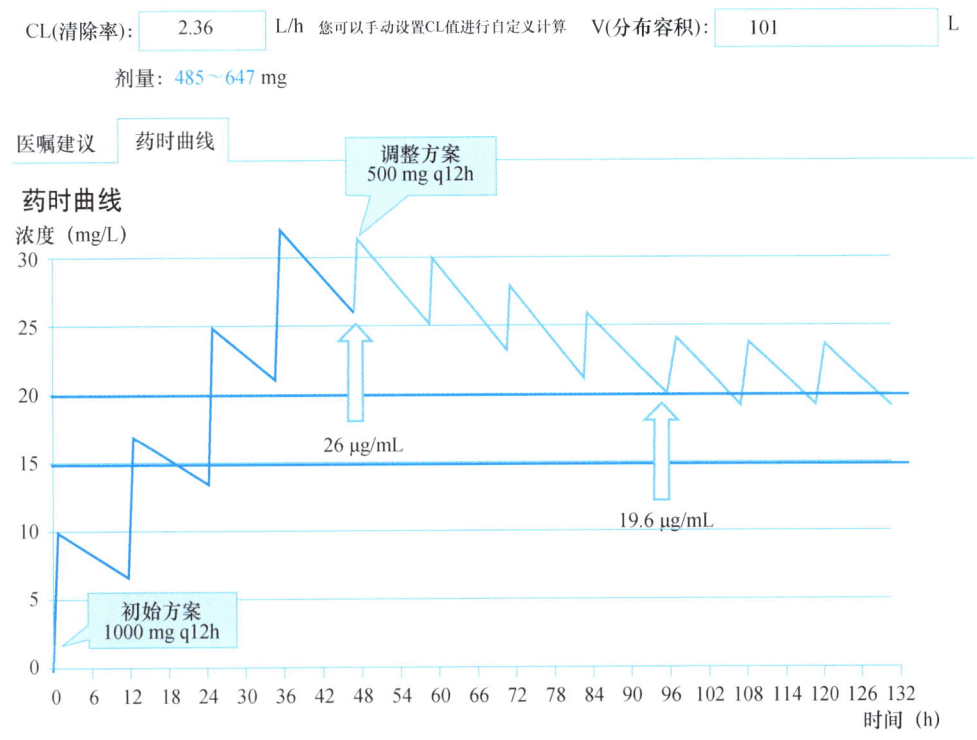

图 17-2　基于贝叶斯法的个体化给药软件 SmartDose

患者连续给药后，于第 5 剂前 35 min 测定谷浓度为 26 μg/mL，超过有效治疗浓度范围，有较大的肾损伤风险，需要调整剂量。软件中录入患者完整的给药记录和血药浓度监测结果，进行贝叶斯估算。患者的个体药物动力学参数为 $CL=2.36$ L/h，$V=101$ L。

根据个体参数计算得调整给药剂量为 485～647 mg，因此可选择 500 mg q12h 的方案。调整剂量后，于第 5 剂前 30 min 测得谷浓度为 19.6 μg/mL，在目标浓度范围内，同时患者连续治疗 8 天后康复出院，未出现肾损伤。

三、用药依从性 Medication adherence

用药依从性（medication adherence）是指患者对药物治疗方案的执行程度。为了达到预期的治疗效果，患者应按照预定的用药途径、给药剂量、时间、次数等进行给药。若患者未能按照预定的要求进行服药，如晚服药、漏服药、服药剂量不足或过量等，则可导致药物治疗失败或发生药物不良反应。

药物治疗的不依从是慢性疾病管理中的常见问题。WHO 报道，不同治疗领域药物的平均依从性仅为 50%。由于用药依从性问题的特殊性，伦理上不能有意使患者延误或漏服药物，以避免对患者造成伤害，故难以开展前瞻性的临床研究。并且由于难以准确收集患者的用药依从性相关资料，开展回顾性分析亦有困难。因此，基于药物的药物动力学特征和患者用药行为，可模拟不依从性场景下药物动力学的变化过程，判断患者用药的依从性情况，合理地制定补救给药方案。

(一) 用药依从性的判断 Judgment of medication adherence

当怀疑患者用药依从性不佳时，常可通过测定体内药物浓度来帮助判断。当体内药物浓度非常低时，可以比较容易地判定患者用药依从性差。但在其他情况下，仅根据体内药物浓度测定结果判断用药依从性仍是一个难题。药物动力学建模与模拟提供了一个有效的工具，可获得体内药物浓度与用药依从性的关系，通过计算各类不依从事件的发生概率，为用药依从性的判断提供科学依据。

例如，李某，男，20岁，64 kg，诊断为癫痫（复杂部分发作继发全面发作）。医嘱如下：卡马西平 7:00 0.1 g、14:00 0.1 g 和 22:00 0.2 g；丙戊酸钠缓释片的给药方案为 7:00 和 22:00 各 0.5 g；另晚上加服氯硝西泮片 1.5 mg。患者的癫痫发作未得到控制，就诊前 1 个月内间歇发作大于 10 次。怀疑该患者用药依从性不佳，多次测定卡马西平的谷浓度值均小于 2 mg/L。

根据已有的群体药动学研究，应用蒙特卡洛法模拟按照上述治疗方案给药后血药浓度的分布（图 17-3）。经计算，如遵从医嘱服药，血药浓度应为 4~6 mg/L，小于 2 mg/L 的概率<0.5%。因此判断该患者的用药依从性不佳。患者也承认了服药不规律。之后，对患者重新调整用药方案，并进行用药教育和指导，癫痫发作最终得以控制。

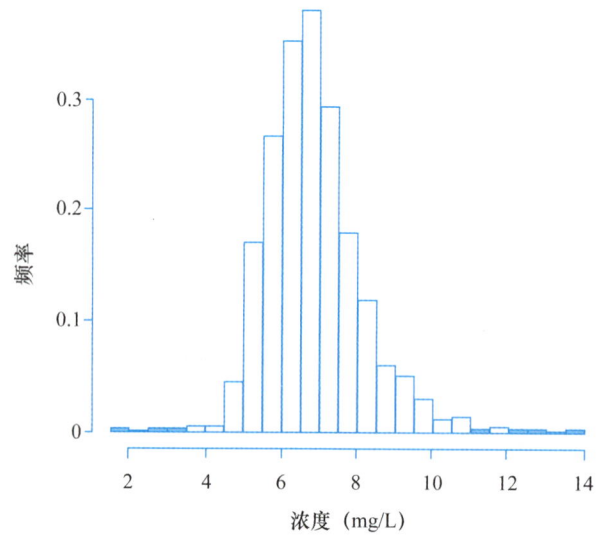

图 17-3　应用蒙特卡洛法模拟给药后血药浓度的频率分布图

(二) 晚服药、漏服药时的补救 Remedy for delayed or missed dose

慢性疾病的长期药物治疗过程中，晚服药或漏服药在所难免。在此情况下，如何进行补救具有重要的临床意义。补救剂量不足，易导致治疗失败；而过高剂量的补救，可致发生严重的不良反应事件。基于药物动力学原理，可预测患者在不同的晚服药、漏服药场景下血药浓度的波动，设计相应的补救用药方案，使血药浓度尽快恢复至有效治疗浓度，缩短超过治疗浓度范围的时间，以减少因依从性不佳导致的治疗失败或不良反应。

常用的一线抗癫痫药物，如丙戊酸钠和卡马西平等，具治疗窗窄、药动学个体间差异大的特点，需要治疗药物监测和个体化给药。漏服或晚服药物可显著影响治疗效果，故须谨慎对待用药不依从时的补救用药方案。应用群体药动学研究获得的群体模型和参数，采用蒙特卡洛模拟法，可考察用药依从性不佳对药物体内过程的影响，并制定相应的补救用药方案。针对常用抗癫痫药物的晚服、漏服药场景，SmartDose（www.smartdose.cn）提供了合理的补救给药方案。

例如，针对单用丙戊酸的儿童癫痫患者，如发生晚服或漏服药时，推荐的补救给药方案见下表17-2。

表17-2 儿童癫痫患者晚服或漏服丙戊酸时的补救给药方案推荐

场景	补救给药方案
120～300 mg（糖浆剂）q12h	
晚服药 0～4 h	立即给予 1 倍剂量
晚服药 4～8 h	立即给予 2/3 倍剂量
晚服药 8～12 h	立即给予 1/2 倍剂量
漏服 1 次	在下个计划给药时间给予 1.5 倍剂量
500 mg（缓释片）q24h	
晚服药 0～4 h	立即给予 500 mg
晚服药 12～24 h	立即给予 250 mg
漏服 1 次	在下个计划给药时间给予 750 mg
500 mg（缓释片）q12h	
晚服药 0～4 h	立即给予 500 mg
晚服药 4～12 h	立即给予 250 mg
漏服 1 次	在下个计划给药时间给予 750 mg

q12h：每 12 h 用药一次；q24h：每 24 h 用药一次。

通过基于药物动力学的模拟预测，可以合理地制定补救给药方案，最大程度地弥补由于晚服或漏服药物带来的危害。

（焦　正）

思考题

1. 药物动力学在临床药物治疗中有哪些主要应用？
2. 目标浓度干预和治疗药物监测之间主要有哪些区别？
3. 如何判断患者药物治疗的依从性？
4. 已知某药拟每日 3 次口服用药，$k_a = 1\ h^{-1}$，$k = 0.1\ h^{-1}$，$V = 10\ L$，生物利用度为 80%，最低有效血药浓度为 3.5 μg/ml，现有每片含 50 mg、30 mg、20 mg、10 mg 四种片剂规格，应选用哪一种？（答案：50 mg 规格片剂）
5. 普鲁卡因胺的治疗浓度范围为 4～8 μg/mL，$V = 2\ L/kg$，$T_{1/2} = 3.5\ h$，若体重为 50 kg 的患者以 20 mg/min 速度滴注，问滴注时间不超过多少为宜？至少应滴注多久？当上述血药浓度达 8 μg/mL 后，如保持此浓度应以怎样的速度滴注？（答案：当 4 μg/mL 时至少应滴注 20.6 min，当 8 μg/mL 时，不宜超过 42.9 min，维持 8 μg/mL 以 2.64 mg/min 滴注）
6. 王某，男，75 岁，60 kg，血清肌酐 85 μmol/L，以万古霉素抗感染治疗。目标谷浓度 10～15 mg/L，请拟定初始给药方案。[答案：拟定给药频次为每隔 12 h 一次，应用 SmartDose 软件（smartdose.cn）计算，软件推荐的给药区间为 405～607 mg，即 500 mg q12h。]
患者连续给药第 5 剂前 30 min 实际测得万古霉素浓度为 5 mg/L，未标目标浓度，需调整给药方案。（答案：采用 smartdose 的调整用药方案模块，补充录入患者的完整给药记录和血药浓度监测结果，进行贝叶斯法估算个体参数。患者的个体参数如下：$CL = 3.15\ L/h$，

$V=56.9\ L$,进一步计算达到目标浓度区间所需剂量区间为 522～782 mg,即给药方案调整为 750 mg q12h。)

参考文献

[1] 凌静,焦正,钟明康. 目标浓度干预概况及研究进展. 中国药学杂志,2013,48(16):1337-1342.

[2] 焦正,李新刚,尚德为,等. 模型引导的精准用药:2021 中国专家共识. 中国临床药理与治疗学杂志,2021,26(11):1215-1228.

[3] 高玉成,焦正,黄虹,等. 万古霉素个体化给药决策支持系统的研制. 药学学报,2018,53(1):104-110.

[4] Gu J Q, Guo Y P, Jiao Z, et al. How to handle delayed or missed doses: a population pharmacokinetic perspective. Eur J Drug Metab Pharmacokinet, 2020, 45(2): 163-172.

[5] He N, Su S, Ye Z, et al. Evidence-based guideline for therapeutic drug monitoring of vancomycin: 2020 update by the division of therapeutic drug monitoring, Chinese pharmacological society. Clin Infect Dis, 2020, 71(Suppl 4): 363-371.

[6] Brunet M, Gelder T, Åsberg A, et al. Therapeutic drug monitoring of tacrolimus-personalized therapy: second consensus report. Ther Drug Monit, 2019, 41(3): 261-307.

[7] Kuypers DR, Meur YL, Cantarovich M, et al. Consensus report on therapeutic drug monitoring of mycophenolic acid in solid organ transplantation. Clinical Journal of the American Society of Nephrology, 2010, 5(2): 341-358.

[8] Li ZR, Wang CY, Lin WW, et al. Handling delayed or missed dose of antiseizure dedications: a model-informed individual remedial dosing. Neurology. 2023, 100(9): e921-e931.

第 18 章 新药临床药物动力学
New Drug Clinical Pharmacokinetics

本章要求：
1. 掌握新药临床药物动力学研究概念、主要类型、主要研究内容。
2. 熟悉新药临床药物动力学研究各个主要内容的目的、常规研究设计和评价指标。
3. 熟悉新药临床药物动力学研究设计要点和主要数据分析方法。
4. 了解新药临床药物动力学研究各个分析方法的目标、原理、具体步骤和评价方法。
5. 了解新药临床药物动力学研究结果解读的基本逻辑和要点。

第一节 新药临床药物动力学研究的概念及主要类型
Concepts and main types of new drug clinical pharmacokinetic study

新药临床药物动力学研究的主要目的是评价药物在人体的药物动力学特征，阐明新药在人体的吸收、分布、代谢和排泄特征及其机制，明确影响剂量-暴露量关系的关键因素并定量其影响的程度，以支持患者给药方案（给药剂量、给药频率和给药时长）的确定以及在各种内在因素（intrinsic factor，如年龄、性别、基因型、病理条件等）和外在因素（extrinsic factor，如吸烟、合并用药等）下的给药方案调整。

一般情况下，新药临床药物动力学研究为前瞻性临床研究，可以是独立研究（前瞻性独立临床研究），也可以是临床大规模试验中的一部分，或者是临床多队列试验中的一个扩展试验（expansion cohort）（前瞻性嵌套临床研究）。前瞻性独立临床研究常常以密集采集受试者血液（特殊情况下也可使用其他生物体液）并测定其药物浓度的形式进行，而前瞻性嵌套临床研究常常是以稀疏采集受试者血液并测定其药物浓度的形式进行，均最好采用群体药物动力学的方法进行研究。

在某些情况下，当进行临床药物动力学研究的挑战较大或结果可被准确预测时，研究者也可进行基于定量药理学的模拟研究（又称临床试验模拟研究，clinical trial simulation），以部分或全部替代真实的临床药物动力学研究，从而提高临床试验效率。定量药理学模拟研究是一种可以有效整合体内体外药物动力学相关信息的模型模拟方法，主要包括群体药物动力学模型

(population pharmacokinetics modeling)、生理药物动力学模型（physiologically-based pharmacokinetics modeling）、基于模型的荟萃分析（model-based meta-analysis，MBMA）以及定量系统药理学（quantitative systems pharmacology，QSP）等方法。根据模型预测力的可信程度（模型建立及应用假设的被验证情况），模型预测也将越来越多地被用于支持临床试验设计，甚至取代某些体内临床试验。

新药临床药物动力学研究具体方法的选择，取决于有关药物机制和（或）临床研究问题的紧迫性和重要性、临床总体开发进度以及相关试验的总体计划，研究者可在高质量解决临床问题的基础上科学选择。下文将按照新药临床研发进程逐步介绍研究内容。

第二节 新药临床药物动力学研究的主要内容
Primary contents for new drug clinical pharmacokinetic study

一、首次人体试验 First-in-human（FIH）trial

1. 首次人体试验的概念及目的 FIH 试验是新药第一次在人体进行的研究，也可能是整个临床研究期间唯一一次获得最大安全窗信息的研究，其主要目的是评价新药在人体的耐受性，同时也可评价新药在人体的药物动力学（pharmacokinetics，PK）、药效动力学（pharmacodynamics，PD）等特征，从而为后续临床评价初步奠定科学基础。

FIH 是创新药物研发过程中的重要环节，也是安全性风险最高的临床试验阶段之一。由于种属差异及药物对人体的作用机制尚不完全清楚，基于临床前研究结果预测的人体有效剂量及安全剂量可能存在严重偏差，导致严重不良事件（serious adverse events，SAE）发生，例如 2006 年英国 TGN1412 和 2016 年法国 BIA10-2474 事件中受试者发生死亡或截肢，这就要求研究者格外重视新药临床剂量的设计以及 FIH 临床试验方案的科学性。

2. FIH 试验研究剂量的设计 FIH 试验研究主要分为试验设计、试验进行和试验总结三个阶段。如前所述，FIH 试验设计不仅涉及临床研究质量与效率，如果未研究到位还可能会引起严重不良事件。因此，FIH 试验设计需系统总结新药临床前药理、毒理、药剂和药物动力学信息，基于体表面积、异速放大（allometric scaling，AS）等方法多维度预测人体 PK 和 PD 特征，同时综合考虑同靶点药物的相关信息，以推荐 FIH 试验起始剂量、有效剂量和最大耐受剂量，科学建议受试者入排标准、剂量设计、安全性、PK 和（或）PD 观察指标等 FIH 临床试验设计的关键信息。

FIH 试验一般为单次给药的剂量递增试验（single ascending dose，SAD），即所有受试者只服药一次，给药剂量从起始剂量逐渐递增至人体最大耐受剂量（maximum tolerance dose，MTD），逐步观察人体单次给药的安全性与 PK 特征，如可能的话，也尽量评价其人体 PD 特征。

3. FIH 试验的药物动力学、药效动力学与耐受性评价 因为 FIH 试验是首次在人体中进行的临床试验，也是后续临床试验的人体数据的重要来源，所以除了必须进行的安全性与耐受性研究外，推荐在 FIH 试验中进行全面的 PK 特征评价，并尽可能进行 PD 评价。药物动力学评价内容主要包括基于原型药物血浆浓度的 PK 研究（也可基于血清或全血或其他生物基质测定药物浓度，依据药物特征而定，以可准确、灵敏反映采样时药物响应为标准，如无特殊说明，下文一律以血浆浓度指代）、原型药物经肾排泄的 PK 研究、血浆中代谢产物的定性研究（也可进行基于血浆与尿液中代谢产物浓度的 PK 研究），并评估原药的剂量-暴露量关系（如线性特征的评价）及其可能的内在或外在影响因素（如群体药动学或生理药动学研究）。上述 PK、PD 与耐受性研究有助于研究者客观全面理解新药在人体的起效机制和剂量-暴露量关系及其影响因素，并初步评价其有效性与安全性，从而为后续临床试验推荐最佳的研发策略及治疗方案。

FIH 试验中每一剂量结束后，研究者可对试验数据绘制受试者个体血浆药物浓度-时间曲线及平均药物浓度-时间曲线，以非房室分析方法进行 PK 参数的计算。需评估的主要药物动力学参数包括：达峰时间（T_{max}），达峰浓度（C_{max}），时间从 0 到 t 的曲线下面积（AUC_{0-t}），时间从 0 到无穷的曲线下面积（$AUC_{0-\infty}$），表观分布容积（V_d 或 V_d/F），消除速率常数（k_{el}）、半衰期（$t_{1/2}$），平均驻留时间（MRT）、清除率（CL 或 CL/F）等。

药物动力学与剂量呈现线性（linearity）关系是指药物暴露量（如 AUC、C_{max}）随剂量呈现比例型（proportional）增加的特征，即剂量增加倍数与药物暴露量增加倍数相近，清除率与分布容积不随剂量改变而改变。如果上述条件不满足，则可称新药具有非线性（non-linearity）PK 特征或剂量依赖性（dose-dependent）的清除率特征。较为准确地评价新药 PK 特征是否为线性的方法为基于把握度模型（power model）的置信区间法，若 PK 的暴露量参数（C_{max}、AUC_{0-t} 和 $AUC_{0-\infty}$）与剂量的 β 次方呈线性相关的特征，且 β 估计值的 90% 可信限（90% coefficient interval，90% CI）在一定范围内（以 80.00%～125.00% 为标准，以剂量范围进行校正），则可说明该药符合剂量线性特征，具体公式表示如下：

$$E = \alpha \times Dose^{\beta} \tag{18-1}$$

上式中 E 系暴露量参数，可以为 C_{max}，AUC_{0-t} 和 $AUC_{0-\infty}$，Dose 为剂量，α 和 β 分别为斜率和幂参数。

药物也可能通过肾排泄进行消除，因此，新药是否经肾排泄以及其肾清除率（CL_r）的大小也建议在 FIH 或 SAD 试验中进行评价。一般建议计算药物的累积经肾排泄量，并绘制累积经尿排泄量-时间曲线图，以期明确药物经肾排泄的时间段和肾排泄占总体清除的比值，也可以获得肾清除药物是否符合线性动力学特征的信息。以上基于血液或尿液浓度的 PK 研究，不仅适用于原型药物，也适用于代谢产物。如果代谢产物占比高于血液中药物相关物质（原药与代谢产物的总称）的 10%，则称为主要代谢产物，主要代谢产物在血液与尿液中的体内动力学特征也需要进行研究，研究方法与原型药物相同。

PD 的评价内容主要包括生物标志物（biomarker）的 PD 研究、剂量-生物标志物的关系和暴露量-生物标志物的关系。PD 评价一般会对药效指标进行描述性统计分析，如果是连续变量，也将估算 PD 参数，如效应-时间曲线下面积（area under the effect curve，$AUEC$）、药效达峰时间（ET_{max}）、最大药效（E_{max}）等。有时，也需要计算扣除基线值或安慰剂效应值来获得更为精准的药物效应参数。在某些情况下，健康人体内的生物标志物并不一定对药物有响应。如血糖对 GLP-1 激动剂在健康人正常情况下就无响应，此时可通过挑战试验（challenge study，如糖耐量试验）获得生物标志物对药物的动态响应，以观察生物标志物改变水平与剂量/暴露量的关系。耐受性评价除了常规的安全性事件观察以外，对于与药理学活性相关、临床前发现的新药相关的重要和严重不良事件，同类药临床高频、重要及严重不良事件需要重点关注，如果上述不良事件的发生频率、严重程度与剂量/暴露量呈现一定相关性，还应探索其间的定量关系。此外，因为心脏不良事件一旦发生可能会引起严重后果，所以目前药政部门要求对所有创新药物需进行其对心脏 QT 间期影响的评估，并且允许基于健康人药物浓度与 QT 间期数据，使用定量药理学模型方法来进行评价，相关研究内容将在后续章节中介绍。

二、多次给药的剂量递增试验 Multiple ascending dose（MAD）trial

1. MAD 试验的基本概念及其试验设计 鉴于绝大部分药物在临床治疗患者时需要连续给药，而连续给药后新药的安全性与耐受性及相应的药物动力学和药效动力学特征都可能与单次给药时有所不同。因此，在 FIH（或 SAD 试验）中明确了单次给药时新药的最大安全窗及初步药动学和药效学特征后，研究者还需要进行 MAD 试验，以继续评估多次给药后药物的耐受性、PK 与 PD 特征。通常来说，MAD 试验在健康人身上进行，若有伦理问题时（如影响受试者健康）也可在患者身上进行。一般来说，MAD 的给药剂量以不超过 SAD 试验给药剂量（或暴露量）为宜。MAD 试验一般会设置 2~4 个剂量组，在低剂量组确认药物安全后方可进行更高剂量组的研究。每个剂量组的受试者以固定给药频率连续接受新药一段时间，直至达到稳态（steady status，SS，即血浆药物谷浓度不再出现明显改变）后，评价稳态药物动力学和药效动力学特征。MAD 试验受试者血浆药物浓度典型曲线图参见下图 18-1。

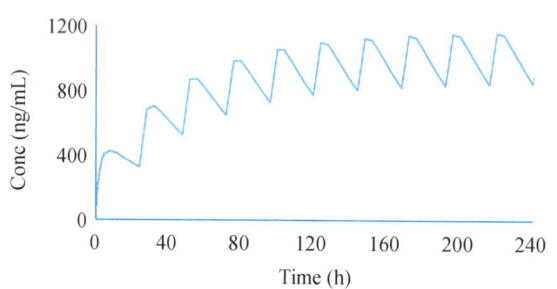

图 18-1　连续多次给药后血药浓度变化的示意图

为了准确评价新药是否到达稳态以及达稳态后的 PK 特征，一般在稳态期间获得至少三次谷浓度进行评价；并在受试者接受第一次给药及末次给药后各获取一套完整的 PK 数据进行评价稳态 PK 与单次给药 PK 之间的异同，从而评估药物多次给药后的蓄积程度。同时，如果可收集有意义的药效指标，也采取与 PK 研究类似的策略进行。整个 MAD 研究期间还会进行新药的安全性评估，以评价多次给药后药物耐受性。

2. MAD 试验的药物动力学评价 根据 MAD 试验中测定的三次谷浓度及稳态血药浓度-时间数据，绘制受试者个体药物浓度-时间曲线及平均药物浓度-时间曲线，以谷浓度-时间曲线判断是否达到稳态。以非房室分析方法对首次给药和末次给药后的药物浓度-时间曲线数据进行 PK 参数的计算，多次给药后需要评价的 PK 参数主要包括稳态谷浓度（$C_{min,ss}$）、稳态峰浓度（$C_{max,ss}$）、稳态坪浓度（$C_{av,ss}$）、稳态情况下的 T_{max}、V_d 或 V_d/F、$t_{1/2}$、CL 或 CL/F、AUC_{ss} 或 $AUC_{ss,0-\tau}$ 或 $AUC_{ss,0-\infty}$ 及波动系数（degree of fluctuation，DF）等。

计算多次给药后的蓄积倍数时，通常可以计算稳态时的 $C_{max,ss}$、$AUC_{ss,0-\tau}$ 或 $AUC_{ss,0-\infty}$ 分别与单次给药后的 C_{max}、AUC_{0-t} 和 $AUC_{0-\infty}$ 的比值，评估药物暴露量的变化幅度。另一方面，也可以计算稳态 $AUC_{ss,0-\tau}$ 与单次给药 $AUC_{0-\infty}$ 的比值，如果该比值接近 1，则说明该药的 CL 或 CL/F 在单次和多次给药间无明显改变，呈现非时间依赖性特征（time-independent）或恒定（stationary）PK 特征，反之，则呈现时间依赖性（time-dependent）特征，提示该药有可能具备自我诱导（药物诱导自身代谢酶）或自我抑制（药物抑制自身代谢酶）等的作用机制。

三、食物影响试验 Food effect (FE) trial

1. 食物影响试验的概念及目的　食物可能通过多种方式改变药物暴露从而影响药物的药效和安全性,具体包括延迟胃排空、刺激胆汁分泌、改变胃肠道pH、增加内脏的血流量、改变药物的肠道代谢、与制剂或药物发生物理或化学反应等。为了评价食物对药物吸收和处置的影响以判断药物是否可以伴随食物服用,研究者需要进行食物影响研究。

2. 评价食物影响的试验方法　不同食物类型对药物吸收和处置的影响程度不同,为了最大限度地获知食物对药物的影响程度,需选择对胃肠道生理状态影响最大的食物类型进行研究,研究指南一般推荐高脂餐(800～1000 kcal,其中脂肪提供500～600 kcal热量)进行研究。若高脂餐对药物动力学特征影响显著,而患者还有可能长期就食低脂餐时,研究者也可继续选择低脂餐进行食物影响的研究,最终需在药品说明书中标注食物类型及其影响程度。

食物影响试验分为关键验证性试验和探索性试验两类。

关键验证性食物影响试验需在正式递交新药注册申请之前完成,其所用剂型应与验证性临床试验所用的药物剂型相同,其研究剂量应不低于临床治疗剂量。关键验证性食物影响试验一般为随机、单剂量、两组对照(伴随高脂餐给药与空腹给药)、双周期、双交叉设计的临床试验。受试者一般选择健康人,每组最少12人需要进行密集的药物动力学采样。特殊情况下,也可采取群体PK方法进行研究,但需要留意是否在吸收相收集足够的PK数据,以更准确地评价食物影响。

探索性食物影响试验一般在新药研发的早期阶段实施,主要是为了支持MAD试验和Ⅱ期临床试验的给药方案设计。可以采用单独设计临床试验进行研究,也可依据其可能的食物影响大小嵌套在其他试验(如MAD试验)中进行。一般情况下,创新药在临床早期开发过程中会进行剂型优化,在进行关键试验(Ⅲ期试验,pivotal study)前以单独设计临床试验进行新剂型的空腹和关键性食物影响研究,以后者支持新药上市申请即可。设计嵌套的食物影响试验时,如果能有食物影响大小的准确预测支持则更可靠,最近几年研究者借助体外模拟肠液溶出实验等数据可以更准确地预测食物影响的大小,从而可以更好地支持基于模型的早期探索性食物影响试验研究减省策略。

3. 食物影响试验的药物动力学评价　食物影响试验一般主要评价PK特征,即食物对新药的C_{max}、AUC_{0-t}和$AUC_{0-\infty}$的定量影响,其统计学评价方法与生物等效性统计学评价方法类似(具体方法见生物利用度与生物等效性章节),若食物对PK有显著影响(两组参数的几何均值比的90%置信区间超出80%～125%范围),研究者需要依据药物暴露量-效应关系对该影响程度的临床意义进一步评价,进而支持给药方案的选择。另外,食物影响试验还需报告T_{max}、$t_{1/2}$、CL/F、V_d/F和吸收延迟时间(T_{lag})等PK参数。

四、代谢产物与排泄研究 Metabolite and excretion study

如果新药在人体内主要以代谢的方式消除,且产生具有药理作用或毒性作用的活性代谢产物时,代谢产物会影响新药临床有效性和安全性的评估。因此,需要对创新药物在人体内的代谢途径、代谢产物的定性特征(分子结构)及定量特征(代谢产物的PK特征)进行研究,以评价代谢产物在人体内的PD特征、是否安全(代谢产物安全性研究,metabolites in safety test,MIST)以及代谢产物是否完全排泄出体外(物质平衡研究,mass balance)。

在申报临床试验之前,研究者会通过人源体外实验(如人肝微粒体、肝S9或者肝细胞)、动物实验来预估人体代谢的广泛程度、代谢途径和代谢产物结构,这些信息可以为早期临床试验代谢产物研究设计及方法提供支持。

在新药的早期临床研发阶段，代谢产物是否会引起安全性风险是临床研究者的重要考量之一。MIST研究的主要目的是明确人体血液循环系统是否存在主要代谢产物（即其血药浓度大于原药总相关物质浓度的10%），以及主要代谢产物的安全性是否经过动物毒理实验的验证。MIST的研究步骤主要分为以下四步：①对人体代谢产物进行探索性分析，明确人体代谢产物的结构；②确认该代谢产物是否是人体内的主要代谢产物；③比较人体内主要代谢产物在人体与动物之间暴露量或者种类的差异；④如果是新的代谢产物或者人体内代谢产物的暴露量是动物的两倍，则需要进行非临床体外甚至是体内的安全性实验。MIST研究一般需在早期临床研发阶段完成，为保障临床研发的安全性，建议在MAD之前就开始进行探索。

受试者接受新药治疗后，原型药物及其代谢产物是会排出体外，还是会长期滞留（如以共价结合的形式）在体内，也是临床研究阶段关于代谢产物安全性的重要考量之一。为此，需要进行人体的物质平衡研究，而动物的物质平衡研究可以提供参考数据。物质平衡研究一般要求经排泄途径回收的药量占给药剂量的85%或以上。一般情况下采用放射性标记的研究方法进行物质平衡研究，该方法可以在未确认代谢产物的结构或未获得代谢产物标准品的情况下，对药物在体内的代谢产物进行定量分析，同时该方法还要求对同位素污染进行严格控制。另外，由于同位素种类以及药物结构中的标记位点会对药物的化学稳定性和代谢稳定性产生显著影响，因此两者的选择也十分重要。可以通过体外微粒体试验或者动物实验初步确定可能的代谢产物和代谢途径，进而筛选合适的标记位点以及给药剂量，保证标记位点是为原型药物和代谢产物所共有的位点，能够客观反映药物在人体的物质平衡特征。随后将收集的生物样品进行放射性的定量分析，对总放射性、原药以及代谢物分别做浓度-时间曲线图，掌握药物及代谢物在体内的变化情况。最后依据尿液、胆汁（仅动物实验收集）及粪便中的放射性总和，推测该药物的总排泄率。当代谢物种类较少并且可以获得其标准品时，也可以采用绝对定量的方法进行研究。

五、药物相互作用研究 Drug-drug interaction (DDI) study

药物相互作用（药物-药物间相互作用，drug-drug interaction，DDI）是指同时或相隔一定时间内使用两种或两种以上药物时，其中一种药物的PK和（或）PD特征受到另一种药物的影响。药物相互作用按照作用环节可分为PK相互作用和PD相互作用，按作用形式可大致分为抑制和诱导两种，最终的效果可分为加和、拮抗或协同三种不同形式。其中受影响的一方称作受害药（victim，或受变药），施加影响的一方称作施害药（perpetrator，或促变药）。药物相互作用的机制多种多样，一般情况下可能有理化性质、代谢酶、转运体或疾病介导等相互作用机制。由于临床上共同服药的情况非常普遍，均有可能引起PK或PD特征的显著改变，因此药物相互作用的潜在风险可能非常大，也有已上市药物因严重的DDI而退市的报道。因此，研究者在创新药研发阶段应关注药物相互作用研究，以保障晚期临床试验与上市后药物临床应用的安全有效，我国NMPA以及FDA和EMA也颁布了相应的临床前和临床研究中DDI研究的指南性文件。

DDI研究是一种覆盖药物全生命周期的系列研究，包括临床前研发、临床研发和上市后这三个阶段，目的是在不同阶段通过对相关信息进行总结以探索、鉴定并明确是否存在DDI以及DDI程度的大小。其主要研究内容包括：①受试药物是否可以改变其他药物的PK特征；②其他药物是否可以改变受试药物的PK特征；③评估受试药物的PK参数的变化程度；④评估受试药物存在DDI的临床意义；⑤制定临床严重DDI的管控策略。

通常来说，DDI研究需先进行体外实验，同时结合药物理化性质、PK/PD特征初步明确潜在的DDI机制，然后通过经验性或机制性公式评估各个潜在DDI机制的重要性或影响力，并通过真实临床试验或模拟临床试验进一步评估重要DDI的影响的大小，最后依据暴露量-效应关系对DDI影响大小的临床意义进行解读，在说明书中明确重要DDI的管理办法。

临床前DDI研究主要通过微粒体、细胞等体外孵育体系进行代谢酶和转运体介导的DDI评价，并对数据进行静态或基于静态机制和动态机制（如PBPK）的模型分析，评价药物相互作用的可能性，并评估临床DDI研究的必要性。临床DDI研究根据临床研究方法可分为前瞻性DDI临床试验、回顾性DDI临床试验和DDI临床试验模拟研究（PBPK、群体PK等）。

回顾性研究并不是针对DDI的研究而专门设计的，往往能够提供的数据有限，可能只能起到辅助作用。前瞻性临床试验是为评价DDI而设计，本节将重点对广泛应用的前瞻性独立DDI试验、前瞻性嵌套DDI试验和DDI临床试验模拟研究进行介绍。

1. 前瞻性独立DDI试验　对于探针药物的选择，应基于相互作用的可能机制（如代谢酶或转运体介导、时间依赖性DDI）和临床合用药物的情况进行判断。同时应根据相互作用的特征（DDI程度、给药时长、DDI持续时间）和底物与施害药的PK/PD/安全性特征进行试验设计，在保证安全的前提下尽可能观察到最大程度的药物相互作用。临床DDI的研究应尽可能在健康成人中进行，但要考虑健康受试者的结果是否能够外推到患者人群。对于试验设计一般采用双周期或三周期交叉试验，在交叉试验不可行时，也可采用平行试验设计。如果受试药物是涉及多个代谢酶或转运体的施害药，则可以选择"鸡尾酒底物研究法"（cocktail substrate study）开展临床试验。此时应保证底物具有特异性且之间无相互作用，同时样本量应充足以评价相互作用。如果研究结果显示受试药物与多种酶或转运体无相互作用，就无需进行进一步的研究，否则，应开展受试药物和单独敏感底物的DDI。此外，现在也有一些研究在评估内源性物质作为特征底物的可行性，从而实现无需给予外源底物即可评估受试药物相互作用的目的，这也是未来DDI研究的一个方向。

2. 前瞻性嵌套DDI试验　除独立性临床试验外，还可以在Ⅱ、Ⅲ期临床试验中通过收集稀疏采样的PK样本评估药物相互作用。研究者应谨慎设计临床试验，收集影响评价药物相互作用的信息，包括给药剂量和时间、终止给药时间、合并用药或其他能够影响药物暴露的因素。而为了充分观察到可能的DDI，还可以提前进行模型模拟（如群体PK模型或PBPK模型）以选择恰当的采样点、样本量和需收集的信息。

3. DDI临床试验模拟研究　随着机制模型的日渐发展成熟，其预测结果已被应用于辅助临床试验设计或豁免部分DDI的试验中。此类研究主要是评估系统特异参数或药物特异参数受到影响后的PK特征，其研究步骤一般如下：①利用体外试验数据建立基础模型；②人体单次或多次给药PK数据和物质平衡研究数据验证模型；③使用体现药物相互作用的机制性数据建立药物相互作用模型；④进行虚拟人的模拟试验，优化临床试验设计和进行剂量调整。值得关注的是，该方法利用的是预测值的均值和临床实测值进行比较，忽视了个体间/个体内的变异，而有时对变异的预测结果的评估也很重要（如敏感性分析）。另外，有时健康人的结果不能反映患者的特征（如代谢酶转运体蛋白表达发生变化），有必要在模型结构中对这些特性进行考虑。

从药物相互作用体内外研究获得的数据将作为药物临床应用和撰写说明书的依据。研究者需考虑剂量-效应关系、DDI变异程度、合并用药的预期疗程及时间、DDI机制、监测指标的可行性、适应证患者的DDI药物可替换性等因素，提供综合策略指导，比如合并用药禁忌、避免合并用药、暂停一种药物、调整剂量、错时用药、监测策略等，以将受害药的药物浓度控制在无效应边界范围以内，满足临床安全性和疗效的需求。

六、特定人群研究 Specific population study

新药临床研发中，一般应先明确目标患者典型人群在特定给药方案下药物的有效性与安全性，以此为依据支持其是否上市。典型人群常指成年患者，且无严重肝肾疾病，与之相对应的就是特定人群患者，包括孕妇、儿童和老年人以及肝、肾功能不全等特定人群。特定人群往往存在生理或病理功能的改变，如肾功能不全会影响经肾排泄药物的消除速率，还会通过影响肝等其他器官的药物代谢酶、转运体功能或影响药物血浆蛋白结合，从而影响非肾清除的程度；肝功能不全时肝肾血流量、心输出量、白蛋白水平、肝药酶和转运体活性均会有不同程度改变；妊娠期间孕妇会发生广泛的身体组成、器官血流量、肾滤过率和肝药酶活性的改变；儿童在不同发育阶段组织器官的生理功能有逐渐成熟的过程，如新生儿肾功能和肝中药物代谢酶与儿童或青年期存在明显差异；老年人随着年龄的增高会产生组织器官功能的改变，导致吸收能力和肝肾清除率的降低。

特定人群研究的主要目标是基于 PK 或 PD 的改变而为特定人群患者推荐剂量调整方案。一般来说，特定人群的生理或病理功能的改变，会导致 PK 特征的改变，在暴露量-效应关系明确的前提下，一般主要依据其 PK 特征的改变幅度为特定人群推荐给药调整方案，而在暴露量-效应关系不明确或 PD 特征也有显著改变时，也需要考虑进行 PD 研究。比如研究发现，中度肾损伤患者的药物暴露量比成年健康人增加 1 倍时，应建议其剂量减半。儿童、老年人、肾损伤、肝损伤和孕妇患者分别因为年龄、病情严重程度或妊娠周期不同，其 PK 特征的改变程度也不同，所以相应的剂量调整策略也会不同。因此，各个特定人群均按照各自生理病理特征分为不同亚群，具体信息详见表 18-1。

但也有少数情况下，PD（如受体亲和力）也会发生改变，因此如果存在明确的药效学的改变，则应评估相应的 PD 指标，以确定与典型患者相应的治疗方案。已有研究表明某些药物的治疗效果与年龄相关，如老年人对于苯二氮䓬类中枢神经系统作用药物的敏感性随着年龄的增加而逐渐提高。又如老年人对 β-肾上腺素类药物的敏感性降低，但对于抑制神经和麻醉类药物的副作用却更加敏感。

为了防止不同亚群的药物动力学特征出现显著改变，从而引起严重的安全性风险，研究者应先研究 PK 改变较小的亚群，然后逐步扩展至其他亚群。如果预估某个亚群的 PK 特征有显著的改变并可能导致安全性风险时，研究者也可不直接评估该亚群，而是在药品说明书中将其列为禁忌人群。如果有科学证据支持某个亚群（如肾小球滤过率在 60～90 mL/min 之间）的 PK 无显著改变，研究者也可尝试进行部分特定人群试验（如跳过该亚群）。

七、临床药效学研究 Clinical pharmacodynamic study

早期临床研发的最重要目的就是成药性评价和为Ⅲ期试验患者推荐最佳给药方案，这需要综合评估在研药物的安全性与有效性，二者均要求早期临床试验对新药的 PD 特征进行评价。

临床药物效应动力学简称为临床药效学，主要研究药物对机体的作用、定量规律及其影响因素，药物在体内产生的效应包括预期的治疗效果和有害/非预期的不良反应。药效的强度以及作用时间的长短与药物剂量及其在药物靶部位的浓度密切相关，所以可以将药物剂量/暴露量与药物效应之间的关系通过描述性绘图表现出来，即量效关系。

表 18-1 特定人群亚群总结表

特定人群	儿童	老年人	肝损伤患者	肾损伤患者	孕妇患者
分型指标	年龄	年龄	血清胆红素、血浆白蛋白、凝血酶原延长时间、腹水以及肝性脑病评分	根据血清肌酐水平计算的 eGFR	孕期
分型规则	早产儿：按校正胎龄（PMA）计算；新生儿：0～27 d；婴幼儿：28 天～23 个月；儿童：24 个月～11 周岁；青少年：12～17 周岁	通常，发达国家 65 周岁以上为老年人，发展中国家 60 周岁以上为老年人；另外，75 岁以上称为高龄老人	Child-Pugh 分级标准： | 临床生化指标 | 1分 | 2分 | 3分 | |---|---|---|---| | 肝性脑病（期）| 无 | 1～2 | 3～4 | | 腹水 | 无 | 轻度 | 中度以上 | | 总胆红素（mg/L）| <20 | 20～30 | >30 | | 白蛋白（g/L）| >35 | 28～35 | <28 | | 凝血酶原时间延长（s）| <4 | 4～6 | >6 | 总分为 5～6 分为 A 级；7～9 分为 B 级；10～15 分为 C 级	90≤eGFR<130，正常肾功能或者 CKD1 期；60≤eGFR<89，轻度肾功能不全或者 CKD2 期；30≤eGFR<59，中度肾功能不全或者 CKD3 期；15≤eGFR<29，重度肾功能不全或者 CKD4 期；eGFR<15 或者未在透析日的透析患者，肾衰竭或未透析 CKD5 期	早期妊娠：妊娠未达 14 周；中期妊娠：妊娠满 14 周而未达 28 周；晚期妊娠：第 28 周及其后

注：CKD：chronic kidney disease，慢性肾脏病；eGFR：estimated glomerular filtration rate，估算的肾小球滤过率；PMA：postmenstrual age，实际年龄减去妊娠 40 周前出生的周数。该术语应仅用于 3 岁以下早产儿。

PD 研究"金标准"指标是疾病终点（endpoint，如肿瘤患者的存活期），此时需重点考虑其选择的基础及测定方法。选择效应终点时，通常考虑以下因素：①与疾病的发病机制和进程的相关性；②与药物作用机制的相关性；③检测的可行性。效应终点可以选择一个或多个，多个效应终点可以提供更大的信息量。因为临床早期研发常常在健康人进行研究，常希望经过短期研究即可为Ⅲ期推荐给药方案，所以疾病终点指标在早期临床研发过程中常常并不适用。早期临床研发中使用的 PD 研究指标通常包括与药物作用机制或临床效应相关的生物标志物（如空腹血糖或 PD-1 结合率）和疾病替代指标（surrogate，如 HbA1c 或肿瘤大小）。FDA 对可用于评价新药疗效的生物标志物和疾病替代指标均有明确的建议和要求，如果需要采用新的生物标志物或替代指标，也需要按照指南进行验证。

在选择生物标志物的时候，一般遵循以下几点：①贯穿整个临床研究中的响应要一致；②与治疗剂量有清晰的对应关系；③存在明确的剂量效应关系或浓度效应关系；④要确定生物标志物、药物作用机制和疾病发生进程之间的关系。此外，生物标志物动态特征也有可能受到昼夜节律、食物摄入或者压力等因素的影响。此时，选择测定生物标志物的样本来源或部位以及样本采集时间也比较关键，应以能反映药物疗效动态变化为目标。PD 动态变化规律与 PK 常不一致，因此应以获取完整和准确的 PD 变化规律为准选择合适的采样部位及其时间。

此外，有些生物标志物虽然在健康人和患者体内均有报道，但健康人接受正常治疗后，该生物标志物的水平并不改变（如某些降糖药物并不降低健康人的血糖）。然而，获知健康人体内药效动力学特征对于尽早明确有效剂量非常重要，此时可在药物早期临床研发阶段开展挑战性研究（比如糖耐量试验），旨在其他条件受控的环境中使受试者产生临床症状来模仿疾病状态，以获得生物标志物水平可显著改变的 PD 特征，建立新药的量效关系，为药物在体内药效学提供初步证据。需要注意的是，开展此类挑战性研究必须具备充分的风险管理措施，以保障受试者的安全。

八、安全性研究 Safety study

在进行临床 PK 研究时，研究者同时还应进行安全性观察，并及时、准确记录相应的安全性数据，依据《常见不良事件评价标准》（common terminology criteria for adverse events，CTCAE）对药物治疗期间发生的不良事件进行记录和评级。通过对不良事件进行评级，可以评价新药在人体的耐受性，判断可否继续提高剂量，最终获得新药的最大耐受剂量（maximum tolerated dose，MTD）和安全窗。

除了上述常规安全性观察以外，与 PK 最相关的一个安全性研究就是心脏 QT 间期的研究。心脏安全性事件一旦爆发，后果有可能非常紧急或严重，较为严重的就是心脏复极化延迟（即为新药心血管安全性事件，显示为 QT 间期延长）。QT 间期代表心室去极化和复极化过程的总时程，即自 QRS 波起点到 T 波终点的时间，见图 18-2。

QT 间期延长被认为是尖端扭转性室心动过速（torsades de pointes，TdP）的显著风险因子，虽然 TdP 发生率不高，但是危险性很大甚至可导致死亡。除了在验证临床试验中通过病例报告来评价心血管安全性以外，研究者还可通过各种技术或研究（如计算机模拟、体外试验、临床前和临床研究）对心血管安全性进行评价，以提早获知新药的成药性。尽管已经有多种方法评价 QT 间期延长以避免导致 QT 间期延长的药物上市，但仍然有 14 个药物因为 TdP 而被退市，因此 FDA 于 2005 年要求几乎所有新药都要进行完全 QT（though QT，TQT）临床研究，以确定该新药是否具备延长心率校正后的 QT 间期的可能。此后，FDA 在审阅了 250 个 TQT 报告后，发现有 20% 的新药存在延长 QT 间期的可能性，更加确证了 QT 研究的必要性。

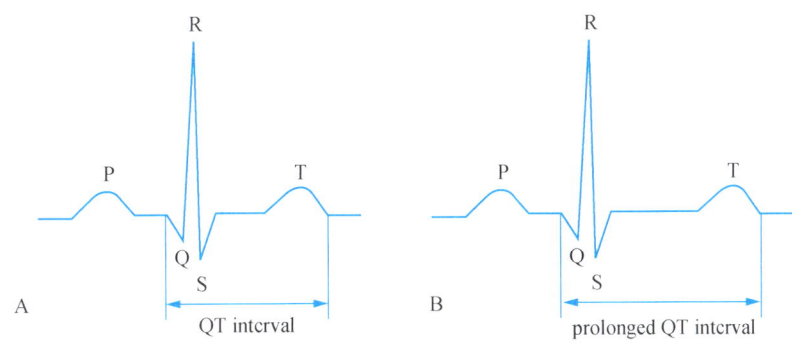

（A 表示正常的 QT 间期，B 表示延长的 QT 间期）

图 18-2　QT 间期示意图

第三节　新药临床药物动力学的试验设计与研究方法
Design and research methods of new drug clinical pharmacokinetic trial

创新药物首次人体试验是首次在人体进行全新化合物的研究，因此临床试验设计首先要保障其安全性，这就要求研究者充分理解该全新化合物的 PK、PD 机制及其特征，以及候选化合物在动物实验中的安全性结果以及安全浓度（剂量）范围，并在了解同靶点药物（如果存在）的临床前和临床研究的基础上对新化合物的临床前 PK、PD、药理、毒理等研究结果能够进行准确而全面地诠释。同时，创新药物首次人体试验又很可能是其在整个临床研发阶段中研究剂量范围最宽的研究，因此研究者需要尽可能收集其 PK、PD 和安全性指标。

创新药物首次人体试验设计中，需要对目标适应证、目标研究人群、给药方案、PK/PD 采集指标及时间和特殊安全性事件等研究要素进行合理设计。目标适应证的选择主要依赖于对临床前有效性和安全性数据的综合考量，也需要考虑新药的竞争药物和潜在市场因素。特殊安全性事件主要依赖于同类药的临床前、临床不良事件综述以及新药的临床前安全性事件评价。

一、受试者 Subject

因为健康受试者的个体间变异小而更容易在小样本临床试验中得到剂量-暴露量（-效应）关系，且更宜暴露前期不良事件，FIH 试验常常选择健康受试者进行。基于药物的作用机制，一些新药可能会损害健康受试者的健康状况，如细胞毒抗肿瘤药物或抗免疫药物，此时在健康人进行 FIH 试验不符合伦理要求，研究者可以选择可能会因服用新药而受益的患者人群进行试验。有时，新药在低剂量组并不影响受试者的健康，而在高剂量组会产生药理学活性相关的不良事件，研究者也可以在低剂量组选择健康受试者，而在高剂量组选择患者进行试验。在患者试验中，研究者可以通过设定更加严格的入排标准，而避免因患者的高变异性而导致不能准确评估剂量-暴露量（-效应）关系，比如对肝肾功能基本正常、消化功能正常的受试者，通常试验时不会服用可能会影响新药药动、药效特征的食物等。

首次人体试验决定在健康志愿者或患者中进行研究时需要考虑的具体临床因素包括：
- 可预见的毒性/相关风险是否允许纳入健康志愿者。
- 靶标在健康受试者或患者中的相对丰度。
- 与健康人群相比，患者可能存在较大的 PK、PD 或安全性的差异。
- 目标患者人群和健康受试者之间的其他潜在差异（可能与受试者的生活方式有关，例如吸烟、酗酒或吸毒等）。
- 使用其他药物可能导致不良反应和（或）难以解释的结果。

- 患者从其他产品或干预措施获益的能力。
- 预测的活性药物治疗窗。
- 与特定人群（儿童、老人、肾损伤、肝损伤、孕妇、哺乳期妇女等）有关的因素，包括年龄、性别、种族和基因型等。

在符合伦理要求的情况下，首选健康受试者进行研究。候选药物在 FIH 研究中开始给药时，如果尚未完全表征其对生殖和胚胎/胎儿或者哺乳期对于幼儿发育毒性的潜在可能，由于担心治疗可能对胚胎/胎儿产生不良影响，通常建议仅招募男性志愿者，除非候选药物是为女性健康而设计的。如果试验中包括具有生育能力的健康妇女，则应仅在用药持续时间短（例如 2 周）且对妊娠风险有严格控制的研究中将其纳入。

二、样本量 Sample size

根据中美药政部门颁布的指南，对于健康志愿者单次和多次给药的剂量递增试验，因为并无统计学假设，主要是观察性研究，所以一般要求每个剂量组有 8～12 例（可包括 2 例的安慰剂）。如果剂量足够低以致不大可能引起有效性或安全性反应，则也可以在低剂量组设置更少的受试者。对于食物影响研究，受试者的选择和要求、试验药物的要求等均相同于健康志愿者单次给药的 PK 研究，通常可采用随机双周期交叉设计，也可以根据药物的代谢特性与单剂量交叉试验结合在一起进行，受试者例数通常设定为每组 10～12 例，探索性食物影响试验的样本量可以依据研究情况自行设定。

三、给药方案 Dosing regiments

给药方案包括给药剂量、给药频率和给药时长三要素。创新药物首次人体试验的剂量设计需要首先明确三种剂量：最大推荐起始剂量（maximum recommended starting dose，MRSD）、最低预期生物效应剂量（minimum anticipated biological effect level，MABEL）和最大耐受剂量（maximum tolerance dose，MTD），研究最好在 6～8 个剂量区间内，从最低剂量开始研究，经过中间疗效剂量，达到最大耐受剂量。为了提高试验效率，最低剂量要在保证安全的情况下，尽可能接近疗效剂量或药理学活性剂量。因此，起始剂量的推荐应该综合考虑安全性和疗效。在首次人体试验时为安全起见，均需要先进行单次给药试验，待验证单次给药安全后再进行多次给药试验。因为临床前的动物研究与人体存在明显的种属差异，所以研究者在设计 FIH 试验的剂量时首先需要依据一定的计算规则对人体的不同剂量进行预测，即依据动物的药动学、药效学和毒理学特征预测相应的人体等效剂量（human equivalent dose，HED）。

FIH 研究起始剂量的确定应参照我国 NMPA 颁布的《健康成年志愿者首次临床试验药物最大推荐起始剂量的估算指导原则》，依据动物数据预测人体 PK 特征的不同方法，可以参考本书生理药动学一章的详细介绍。根据候选药物预期的不良事件（adverse effect，AE）、分子作用机制、治疗剂量范围和靶标饱和度进行递增方案设计，剂量递增常基于固定百分比递增的改良费氏法计划，方案设计方式通常为随机、盲法、对照设计，一般在健康受试者中进行，每组 8～12 例，随机选择其中的 6～9 例接受新药治疗，另外的 2～3 例接受安慰剂治疗，试验主要包括平行设计和交叉设计两种形式（分别见表 18-2 和表 18-3）。

在平行设计中，从低剂量组到高剂量组依次顺序进行，每组包括随机分配的服用安慰剂和试验药的受试者（表 18-2）。剂量递增方法中最常用的是费式递增法（改良 Fibonacci 法），即递增幅度分别为前一剂量的 100%、67%、50%、40%，此后依次递增前一剂量的 33%。如果一个剂量组安全性可接受，则继续增加剂量，递增终止规则通常设定为 50% 的 II 级不良事件（按照 CTCAE 标准）或 33% 的 III 级（含）以上不良事件的发生。若该药剂量递增的安全性风险较高，则可以使用哨兵给药法（sentinel method），即在安慰剂对照、剂量递增研究中，可以每组先进入两名受试者，按试验药与安慰剂为1∶1的比例进行研究，观察无明显安全性问题后，再继续在同剂量组进行其余受试者的研究。

在某些治疗领域的药物（如细胞毒类抗肿瘤药物或抗艾滋病药物）会造成DNA的损伤，在健康受试者中开展临床试验不符合伦理要求，而患者又可能因服用新药而获益，此时研究者可选择目标患者进行FIH试验。抗肿瘤药物的研发较多采用传统的"3+3"试验设计，即从起始剂量开始，先入组3例受试者，观察受试者发生剂量限制毒性（dose-limiting toxicity，DLT）的例数，若1例受试者发生DLT，则在该剂量组再入组3例受试者，最终根据同一个剂量组发生DLT的受试者例数来判断下一步递增或递减或维持目前剂量。近年来，随着贝叶斯估计方法的逐渐应用，为了更快达到药效剂量而且不引起严重不良事件，抗肿瘤新药的研发也在尝试毒性概率区间（toxicity probability interval，TPI）、优化毒性概率区间（modified toxicity probability interval，mTPI）、个体"3+3"（individual 3+3）等方法，然后依据制剂规格选择最相近的剂量。

表18-2 平行顺序递增设计示例

	Group 1	Group 2	Group 3	Group 4	Group 5	Group 6
$n=6$	10 mg	20 mg	35 mg	50 mg	70 mg	90 mg

在交叉试验设计中，可以使用较少的受试者进行多周期评估，每个周期服用不同剂量的药物，示例如表18-3。与平行顺序设计相比，交叉设计试验可使用同一受试者进行多个剂量研究，有效减少个体间变异的干扰，从而具有高效研究的特点。但交叉设计可能具有药物蓄积的风险，因此需要保证足够长的洗脱期，并不适用于长半衰期的药物（如大分子药物），若效应和（或）安全性出现延迟的可能时也不利于及时观察，且受试者脱落的风险也相对较大。

表18-3 交叉设计示例

	Period 1	Period 2	Period 3	Period 4	Period 5	Period 6
$n=1$	安慰剂	20 mg	35 mg	50 mg	70 mg	90 mg
$n=1$	安慰剂	安慰剂	35 mg	50 mg	70 mg	90 mg
$n=1$	10 mg	安慰剂	安慰剂	50 mg	70 mg	90 mg
$n=1$	10 mg	20 mg	安慰剂	安慰剂	70 mg	90 mg
$n=1$	10 mg	20 mg	35 mg	安慰剂	安慰剂	90 mg
$n=1$	10 mg	20 mg	35 mg	50 mg	安慰剂	安慰剂
$n=1$	10 mg	20 mg	35 mg	50 mg	70 mg	安慰剂
$n=1$	10 mg	20 mg	35 mg	50 mg	70 mg	90 mg

四、样本采集 Sample collection

采样方案的确定对PK研究结果具有重大的影响。单次给药的PK研究需采集给药前即刻及给药后不同时间的血样，以绘制包括药物吸收、达峰、分布和消除各个特征相的完整的血药浓度-时间曲线。为准确、全面获得药物的PK特征，建议在吸收相至少需要设计2~3个采样点［防止吸收滞后时间的存在和（或）第一个有效浓度即为峰浓度］，峰浓度前后至少需要3个采样点（设置可略微密集），消除相至少需要3~5个采样点，总体不少于11~12个采样点。

同时，PK 样本的采样时长应至少包括 3～5 个消除半衰期，或采样持续到血药浓度为 C_{max} 的 1/20～1/10。对于长半衰期药物，应至少采集 72 h 的血样。进行大分子药物的 PK 研究时，常需要考虑抗药抗体（anti-drug antibody，ADA）的产生情况，鉴于机体产生 ADA 需要一定的时间，为准确评价是否产生 ADA，应针对人体不同抗体的生成动力学特征进行采样时间的设计，一般在给药后 7～14 天开始采集血样，一直持续至首次给药后的第 8～10 周，中间收集 3～5 个点。

如果需研究尿中的药物动力学以明确药物的排泄特征，则应收集服药前即刻的尿样及服药后不同时间段的尿样，取样点可参考血样的采集时间，期望能获得尿药排泄量达稳的特征。

对于多次给药的 PK，应根据单剂量 PK 求得的消除半衰期，估算药物可能达到稳态浓度的时间，需连续测定三次（一般为连续三次给药间隔）谷浓度（给药前即刻）以确定是否已达稳态。一般采样点最好安排在早上空腹给药前的即刻，以排除饮食、时间以及其他因素的干扰。当确定已达稳态浓度后，在最后一次给药后，应在包括各时相（同单次给药）的时间点采集的一系列血样，以测定稳态血药浓度-时间曲线。

PD 样本的采样点应根据药物的作用特征和动态变化规律，结合 PK 的采样点进行合理设计，同时应参考同类药物（如存在）、非临床研究及该生物标志物的动力学特征数据。

采集生物基质样本后一般需要经过简单的预处理方可冻存，直至采用经验证的分析方法进行测定。预处理的主要目的是保持基质和样本的稳定性，以保证最终检测的样本水平可准确反映采样时的样本水平。研究者可分析多种生物基质，比如血样、尿液、粪便、呼气、唾液等。选择何种基质进行研究，取决于哪一种基质更与药物响应相关，更稳定和更容易让临床试验便捷实施。创新药首次人体试验中，研究者还应留意全血/血浆分配比、血浆蛋白结合率是否随药物浓度改变而改变、血浆的抗凝剂或血清凝血过程是否会影响药物检测准确性。因此，研究者需基于药物特征科学选择分析生物基质种类及其预处理方法，并特别注意采样后分离方法（如将全血离心后分离血浆，包括离心力、离心时间和离心温度）、转运（温度、是否避光）、保存方法以及各个环节的允许最长时长（如全血仅稳定 1 h，则应在 1 h 内分离血浆），这些环节均需要进行精密度和稳定性验证，以确保样本中待测化合物的稳定性，并可准确反映采血时的药物浓度。有些化合物呈现光敏感特征，则需要关键环节避光或全程弱光；有些化合物容易遇氧分解，需要采样后即刻加入稳定剂或抗氧剂；有些化合物还会具有吸附特征，则需要使用硅化容器。

五、药物浓度的生物分析方法 Bioassay methods of drug concentration

药物在生物体内的吸收和处置特点在一定程度上决定其药效或毒性作用的强度，因此，PK 研究在创新药物研发、临床合理用药和药品质量控制等方面均具有重要的指导意义和实用价值。这些均依赖于生物样品的测定，只有运用可靠、准确的检测方法才能获得可靠的结果。

由于生物分析样品一般为全血、血清、血浆、尿液或其他临床生物基质，具有取样量少、药物浓度低、干扰物质多（如激素、维生素、胆汁以及可能同服的其他药物）以及个体差异大等特点，因此必须根据待测物的结构、生物基质特点和预期的浓度范围，建立灵敏、特异、精确、可重复的生物样品定量分析方法，并对方法进行验证。目前国内外的生物样品药物分析方法有色谱法、放射性同位素标记法、酶标免疫法和微生物法等，具体包括：①色谱法：气相色谱法（GC）、高效液相色谱法（HPLC）、色谱-质谱联用法（LC-MS、LC-MS/MS、GC-MS、GC-MS/MS）等，可用于大多数药物的检测；②免疫学方法：放射免疫分析法、酶联免疫分析法、荧光免疫分析法等，多用于蛋白质多肽类物质的检测；③微生物学方法，可用于抗生素药物的测定。具体选用何种分析方法应根据药物的化学结构、理化性质、仪器条件以及借鉴文献方法多方面因素来考虑确定。

分析方法建立前，应该考虑如下问题：①需要采集什么样的生物样本？如血液、尿液、粪便、泪液和其他特殊生物样本。②要测定哪些成分？如原型药物、代谢物、生物标志物、药物抗体等。③测定什么状态？是游离药物、血浆蛋白结合药物，还是总药物浓度？④选择什么分析方法？如色谱法、免疫法、微生物法和其他分析方法，以及相应的生物样本处理方法等。⑤定量范围多宽？需明确定量下限与定量上限。⑥内标法还是外标法？优先推荐内标法，如果为质谱法分析，推荐使用同位素内标。⑦可能的干扰以及解决方案有哪些？如测定内源性物质，则需要采用基线扣除方法。

进行分析方法的验证时，要考察方法的如下方面：选择性（和基质效应）；准确度、精密度；提取回收率；标准曲线（工作范围、浓度-响应关系及曲线拟合技术、质控样品）；灵敏度（定量下限）；重现性；稳定性；有时还要考察稀释因子和残留效应等。生物样本分析时，应制定质控计划和数据接受标准。每个分析批都要新建标准曲线，并合理设置质控样品，并进行既有样本的重分析（incurred sample reanalysis，ISR）以验证分析结果的可重复性。分析实验室应建立严格的质量管理体系和标准操作规程（standard operation procedure，SOP），确保分析方法和检测数据的重现性和真实性。本部分具体内容参见相关指导原则。

六、药物动力学分析方法 Pharmacokinetic analysis methods

PK分析需解决四类主要问题：药-时曲线特征的初步评价、PK参数的计算、PK参数的统计分析和剂量-暴露量关系及其显著影响因素的确定，下文将分别进行介绍。

1. 绘图法分析 研究者常使用绘图法对血浆药物浓度-曲线进行初步评价，以了解达峰大致时间，分布相与消除相的分界时间等信息，以明确有无肝肠循环、双峰等特殊现象；也使用绘图法对尿液药物累积排泄量-时间曲线进行初步评价，以了解累积尿药排泄量占给药量的比值，从而评价药物经肾排泄的比例，同时也可通过观察累积排泄量是否达到平台期以了解药物经肾排泄何时接近完成。多次给药研究时，研究者也常绘制稳态期谷浓度-时间曲线图，以评估当前给药方案下是否达到稳态。若研究者希望依据单次给药的药物浓度-时间曲线预测多次给药后的药物浓度，可使用叠加法（superposition）或模型法进行预测，此时的假设条件为目标药物呈现恒定的线性药物动力学特征。

2. 药物动力学参数的计算 研究者可使用非隔室分析（non-compartmental analysis，NCA）方法或隔室模型方法（compartment modeling analysis）计算药物的PK参数，其中NCA方法因为简单计算即可得到关键参数且规则明确而不宜受到主观影响等原因，被普遍采用进行早期临床研发中PK参数的计算（包括SAD、MAD、FE等试验）。NCA方法可以获得观测指标，如C_{max}、T_{max}、AUC_{0-t}，然后通过消除相的药物浓度-时间曲线计算消除速率常数（k_{el}），然后基于k_{el}计算$t_{1/2}$、$AUC_{0-\infty}$、V_d或V_d/F、MRT、CL或CL/F等参数。此时需要对k_{el}的计算是否代表消除相进行评判，一般以$AUC_{0-t}/AUC_{0-\infty}$是否大于80%评价，若大于80%则认为采集到足够的消除相，这时的k_{el}及k_{el}衍生的PK参数（$AUC_{0-\infty}$、V_d、$t_{1/2}$、MRT、CL等）有效，否则这些参数将会因为误将分布相计入消除相而不准确。有些药物的吸收速率与药物效应相关（如作用神经药物），可以采用达峰前的部分AUC进行这类药物药动学评价，以更好地提示药效特征。

若因为特殊原因（如肿瘤患者必须每天给药以保证可能的疗效，无法采集单次给药后时间足够长的样本）而无法客观评价k_{el}时，研究者也可使用房室模型方法对PK参数进行估计，此时如果使用足够长的多次给药后的药物浓度数据同时进行模型估计，其所得的消除相等参数也较为准确。

3. 药物动力学参数的统计分析

（1）线性评价：SAD试验需要明确药物暴露量是否呈现线性特征及其线性范围，以支持临床给药剂量的合理调整。研究者可以使用剂量-暴露量线性统计分析、剂量校正后 PK 参数的等效性方法和把握度模型方法进行评价。具体方法描述参照本章第二节第一部分。

（2）影响因素评价：获得每位受试者的 PK 参数后，研究者可据其探索相同剂量下不同受试者个体间变异的原因，如性别、基因型对 PK 参数的影响。为了充分利用数据，可使用混合效应模型对 SAD 或 MAD 不同剂量组的合并数据进行整体分析，以剂量组、待分析因素（如性别等）为固定因素，分别探索各固定影响因素对不同暴露量指标的影响。如果可能存在多个影响因素对 PK 参数在机制上有影响，并可得到数据支持，研究者也可使用群体 PK 模型进行系统分析。

4. 剂量-暴露量分析 剂量-暴露量分析（dose-exposure analysis）的主要目标是获得剂量与暴露量之间的定量关系，并且探索可能影响该定量关系的显著性因素。线性评价是剂量-暴露量分析的一种，更常见的剂量-暴露量分析方法为群体 PK 模型和 PBPK 模型方法。这两种方法均以获得剂量-暴露量关系为目的，但所用数据、研究方法和策略及其用途显著不同，在创新药早期临床研发阶段，两者可分别支持定量关系的构建及协变量的初步筛选和新药在人体的吸收及处置特征的初步理解。

七、药效动力学分析方法 Pharmacodynamic analysis methods

PD 指标主要分为定量和定性两大类，分析目标均为探索剂量-暴露量-效应三者间的定量关系及关键影响因素，也均可使用统计学或定量药理学研究方法进行分析。

PD 指标如果同 PK 指标一样，在给药后连续采样，则可以使用 NCA 方法计算 PD 参数，获得药效达峰时间（ET_{max}）、药效峰值（E_{max}）和药效水平-时间曲线下面积（$AUEC$），然后可以采用统计学方法和群体 PD 方法进行统计学分析和探索剂量-效应和（或）暴露量-效应的定量关系及关键影响因素。与 PK 指标（血药浓度）在给药前为 0 不同，PD 指标在给药前通常具有一定的水平，称为基线（baseline）。不同个体或不同剂量组的基线值也可能不同，因此分析 PD 指标时，一般会使用给药前后的差值、比值或差值/基线值的比值进行药效的描述。一般而言，只需要扣除给药前（0 时）的基线值即可，具备时间动力学特征的 PD 指标（如血压）则需要扣除与其采集时间相匹配的基线值。如果 PD 指标在给药后存在系统影响（如食物对血糖、胃内 pH 的系统影响）或容易受到干扰（比如 QT 间期），为了获得更"干净"的药效，研究者应设置安慰剂组并获得与给药组相同的 PD 指标，以支持扣除同周期安慰剂的 PD 指标。

定性 PD 指标一般包括分类变量、等级变量等，研究者可使用频率、发生率等进行定量化，然后进行描述性统计和相应的统计分析。

八、安全性数据的分析方法 Safety data analysis methods

1. 一般安全性数据的描述性统计分析 采用 MedDRA 字典（medical dictionary for regulatory activities）对不良事件进行编码。MedDRA 包含 5 级术语，分别是系统器官分类（system organ class，SOC）、高级别组术语（high level group term，HLGT）、高级别术语（high level term，HLT）、首选术语（preferred term，PT）和低级别术语（low level term，LLT），通常按照 PT 和 SOC 进行分级判断和相关性判断，并总结是否中止给药，是否进行治疗。世界卫生组织药物词典（WHODrug）是药物编码最重要的词典，在临床试验中用于合并用药的编码，在药品上市后监测中，则用于个例安全性报告中的药品名称编码，以加快信号检测。

安全性评估将基于安全数据集（safety set，SS）里所有受试者的数据进行安全性评估。对暴露数据、所有不良事件的相关信息（内容包括是否严重不良事件、严重程度、是否给予伴随治疗、不良事件的转归和与研究治疗的关系等）、个体的严重不良事件数据及全部合并用药、实验室检查、生命体征、体格检查、心电图（electrocardiogram，ECG）评价等统计数据将在统计分析报告中列表给出。所有的统计学分析将使用 SAS 或其他相关软件进行。

2. 剂量/暴露量-安全性分析 不良事件通常按照 SOC 和 PT 及严重程度进行整理，统计不同 AE 的发生率来进行剂量/暴露量-安全性分析，筛选表征 AE 发生的敏感暴露量指标。

通常首先按照剂量组进行安全性的描述性统计分析，其次根据可获得性进行血药浓度或者 PK 参数与效应的相关性分析。如有必要，需要同时考虑原药和代谢物的 PK 参数，主要包括 AUC、C_{max} 或 C_{min} 等。最恰当的暴露量指标的选择取决于研究目的、研究设计和暴露量-效应之间关系的性质。

具体分析方法包括描述性绘图和 Logistic 回归。前者可以通过绘制柱形图、箱线图及初步统计判断可以理解数据的内在信息，寻找极值和潜在的异常值，评价数据的可能趋势和确定数据集的产生是否存在错误。后续分析通常首选线性逻辑回归模型，将每例受试者暴露量变量（例如 AUC）作为连续变量，效应指标作为二元变量（例如，1 表示发生与研究药物相关的不良事件，0 表示未发生与研究药物相关的不良反应）。发生与不发生的概率之比的自然对数为逻辑数。同时筛选暴露-安全性关系的显著影响因素并根据受试者工作特征曲线（ROC curve）和约登指数获得敏感暴露量指标的阈值，为药物治疗窗的评估提供参考。

3. TQT 试验设计与浓度-QTc 分析 TQT 试验一般设计为在健康人体内进行的随机、安慰剂和阳性药物对照的研究，药物剂量要求超过预期治疗的暴露量，收集各组不同时间点的 QT 信息，计算给药后每个时间点的 QTc 改变值（ΔQTc），并计算给药组和安慰剂之间的差值（ΔΔQTc）。如果所有时间点的 ΔΔQTc 的 90% CI（可信限）的上限均低于 10 ms，则可说明该药无 QTc 间期延长风险。一般建议在临床试验 II 期完成 TQT 研究，以支持 III 期 QT 间期监测标准的选择。示意如下图（图 18-3）所示，该药物在低剂量时 ΔΔQTc 的 90%CI（可信限）上限均低于 10 ms，中高剂量均高于 10 ms。因此，仅能说明在低剂量下，该药物无延长 QT 间期的风险。

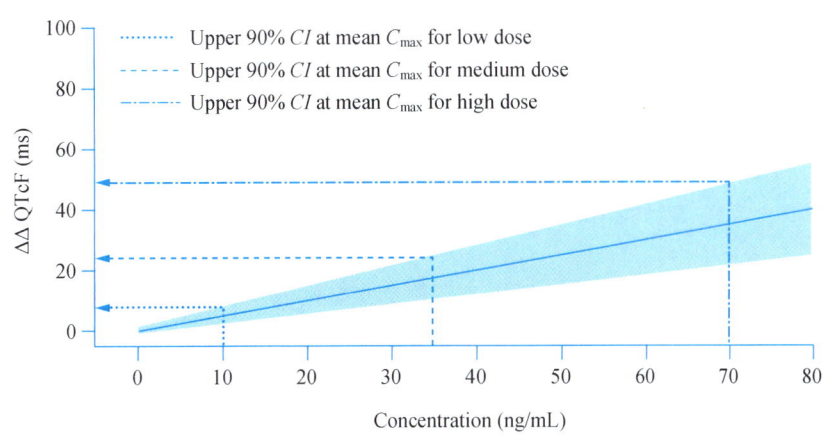

（实线表示预测的药物浓度均值，灰色阴影表示预测浓度的 90% CI，虚线分别表示低、中、高剂量组的 C_{max} 均值的 90% CI 上限）

图 18-3 药物浓度与 ΔΔQTc 的关系图

虽然 TQT 的研究非常灵敏，但需要众多受试者且对验证环境要求严格，导致研究耗费巨大。为此，FDA 定量药理学部门的专家探索使用早期临床研究中的药物浓度-QTc 数据进行模型分析（C-QTc 模型分析），计算 2 倍临床治疗剂量下 C_{max} 值所延长的 QTc 的 90%CI 上限，通过比较90%CI上限和10 ms来评价新药的QTc间期延长风险,以探索替代TQT的研究方法,最终于2015年确认可使用C-QTc评价方法替代TQT研究。FDA于2018年发表了C-QTc白皮书,以方便研究者评价新药对QT间期的影响,支持新药临床研发。

为保障研究数据的质量,在早期临床试验设计中应考虑基线ECG值、药物暴露范围、受试者处理、ECG数据的收集(收集方法及PK/ECG数据时间之间的匹配程度)等影响因素。

受试药物的暴露范围应至少包含最大治疗暴露,由于早期临床试验中不存在阳性对照,SAD/MAD数据不能够决定ECG数据测量的敏感性,推荐研究时药物达到的暴露量应该至少是临床相关最有意义的暴露的两倍。为减少研究的变异,临床试验尽量做到受试者处理的标准化(如ECG收集前休息10 min、进食标准化)、ECG数据收集更稳健(如同一台机器收集,每个时间点收集3次)、ECG收集的时间点应和PK数据采集时间点相匹配,要收集C_{max}附近的点等。

数据可以使用线性混合效应模型(linear mixed effects model,LME Model)进行分析。C-QTc模型的开发步骤主要分为7步,包括探索性数据分析、基础模型开发、基础模型检验(评估C-QTc是否为线性关系、药物浓度和ΔQTc之间是否存在延迟等)、修正基础模型(如有必要)、基础模型评价、最终模型建立以及模型评价。如果研究数据不能通过预先指定的线性模型进行分析,可以选择非线性混合效应模型(nonlinear mixed effects model,NLME Model)进行分析,或者依据实际情况选择合适的效应模型进行分析。

九、暴露量-效应分析 Exposure-response analysis

确定暴露量-效应关系(exposure-response,E-R,有时也称为PKPD关系),是评估药物有效性及安全性的关键。其中,暴露量通常用反映药物暴露水平的各种PK参数(AUC、C_{max}、C_{trough}、C_{ave}等)来表示,而效应是指与药物有效性及安全性相关的生物标志物、替代终点或临床终点。剂量-暴露量-效应三者之间的关系见图18-4。

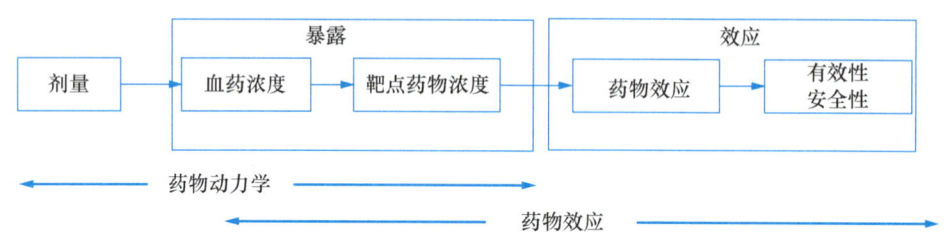

图18-4 剂量-暴露量-效应关系的示意图

大多数情况下,药物剂量的确定是基于药效及安全性的权衡。E-R关系研究可贯穿于整个新药研发过程,其好处在于能够同时提供多种信息,供研究者参考。图18-5展示了剂量、暴露量、效应三者之间的关系,研究者从中可清楚看到在某一特定给药方案下,药物的暴露水平以及在这一暴露水平下能达到的效应。

建立E-R关系的关键之一是要选择合适的E-R指标,通过统计学或定量药理学模型等方法来评价相关性。其中定量药理学模型评价法应用比较广泛,如经验性的药效模型E_{max}模型:

$$E = E_0 + \frac{E_{max} \times 暴露量^{\gamma}}{EC_{50}^{\gamma} + 暴露量^{\gamma}} \tag{18-2}$$

上式中,E:效应;E_0:效应基线值;E_{max}:最大效应;EC_{50}:50%最大效应对应的药物暴露量;γ:希尔(hill)系数。暴露量一般为药物浓度,如果使用统计学模型,也可选择剂量或AUC等药物动力学参数。

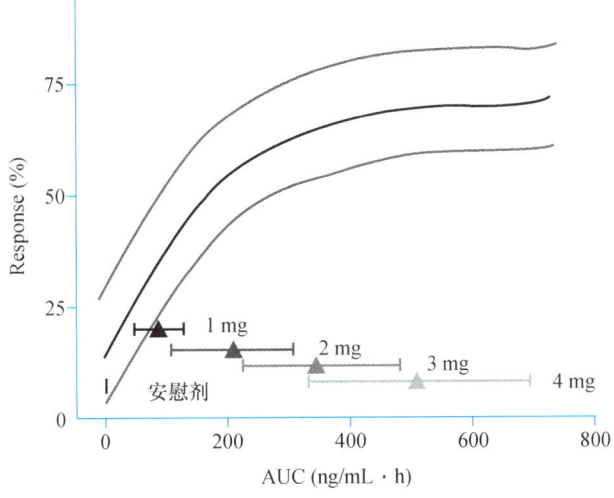

（黑色实线代表全部剂量组暴露量的几何均值，灰色实线代表90%CI）

图 18-5 剂量-暴露量-效应关系分析图示意图

一般将 E-R 关系的药效学模型分为定量反应和定性反应两种类型，前者的药效终点指标通常是连续型数据，而后者的药效终点指标则常是全或无或分级指标。一般在药物的早期临床研发阶段，临床药效学研究与药动学研究同时开展，可分别构建暴露量-药物效应关系和剂量-暴露量关系，共同构建剂量-暴露量-效应关系，并鉴定其影响因素。这既是新药临床开发中最重要的关系之一，也是临床研发阶段最难确定的内容。其定量和定性指标的量效关系示意图，分别见图 18-6 和图 18-7。

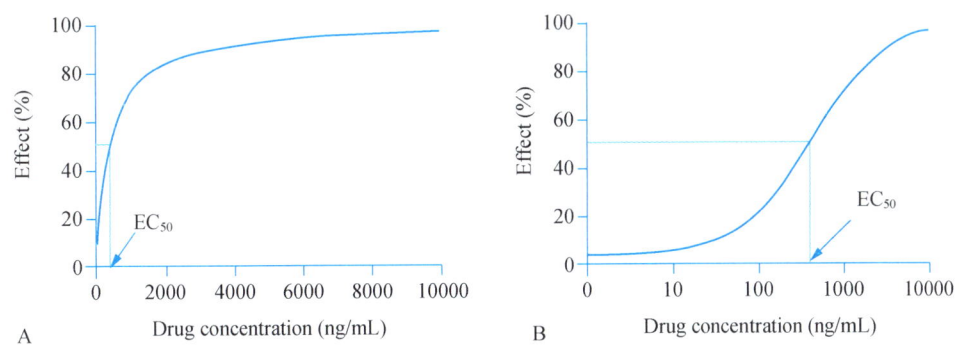

（A：正常浓度坐标下的量效曲线图；B：对数浓度坐标系的量效曲线图；EC_{50}是产生最大药效一半时的药物浓度）

图 18-6 定量指标的量效关系图

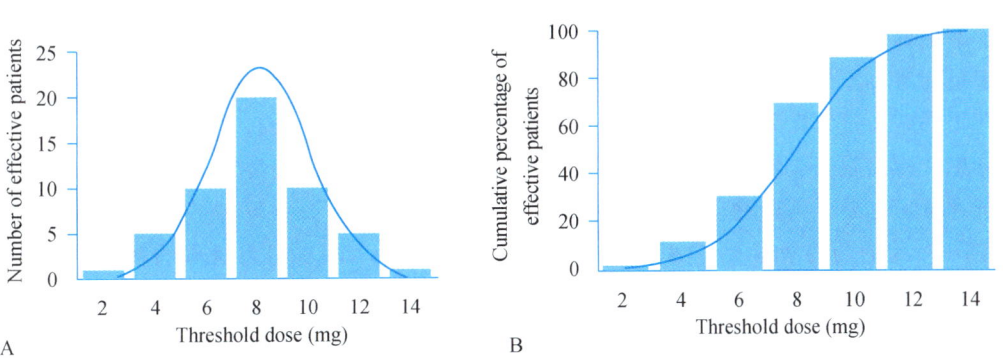

（A：基于观察人群结果的质反应量效曲线，反映全或无效果所需的阈剂量与每个阈剂量下起效患者数量之间的关系；B：累积频率分布，对不同剂量有应答的患者累积比例可以表示为剂量的一个函数）

图 18-7 定性指标的量效关系图

E-R 分析的用途可包括如下方面：①建立药物的治疗窗，为药物的剂量优化提供目标。②依据建立的 E-R 定量关系筛选显著影响因素，为新药开发的临床试验方案设计以及上市药物个体化用药提供支持。③探索暴露量相关的安全性事件种类，揭示新药的安全性特征。④探索暴露量相关的新疗效指标，为新药的新适应证提供依据。⑤探索与药物响应最敏感的暴露量指标，为后续剂量-暴露量分析（如群体药动学分析）方案设计提供指标选择依据。

第四节　新药临床药物动力学研究结果的解读
Interpretation of new drug clinical pharmacokinetic research results

新药临床研发中，临床 PK 试验的目的是理解药物在人体的吸收和处置特征，分析其机制，为下一步给药方案的推荐提供数据支持。为更好地完成该目标，临床 PK 试验也需考察安全性，同时尽可能进行临床 PD 研究，以建立剂量-暴露量-效应关系，分析其显著影响因素。因此，在获得临床 PK、PD 和安全性分析结果之后，还应基于这些结果深入探索和理解在研新药的吸收与处置机制、靶点作用机制及安全性特征，同时综合考量同靶点药物、同疾病药物的机制、非临床和临床数据与剂量-暴露量-效应的关系，以求从机制层面阐释上述研究结果，并基于临床数据验证后的机制，对新药的行为做出科学判断和预测，为后期临床研发提供科学建议。预判及科学建议可包括：①获得新药的可能安全窗，并基于与竞争药物的比较而对新药的成药性进行预判，进而决定是否继续研发；②获得健康人与患者的剂量-暴露量-效应关系，科学预测患者的最佳给药方案，并基于该建议的可靠性推荐新药的临床研发路径优化方案；③基于数据理解在研新药研发的主要问题，并决定需要做哪些研究以及研究的时机，以及如何豁免或者减省个别的真实临床试验；④获得新药的 PK、PD 和安全性数据，预测新试验的特征并优化新试验的研究方案（包括但不限于受试者选择、给药方案选择、样本量确定等）。本节将分别阐述临床 PK 特征的变异来源，以支持研究者进行基于机制的显著影响因素的探索，同时也对新药临床研发的关键环节和挑战进行简单介绍。

一、临床药物动力学的变异及其来源 The variabilities in clinical pharmacokinetics and their sources

临床 PK 变异可分为个体间变异及个体内变异。不同受试者服用了相同剂量的药物，其 PK 参数如 AUC、C_{max} 也可能存在差异，称为个体间变异。而同一受试者两次服用相同剂量的药物，表现出的 PK 参数上可能的差异，则称为个体内变异。变异的大小通常以变异系数来评价。PK 参数的个体内变异系数大于 30% 的药物称为高变异药物。

了解患者变异程度及其原因对药物剂量的制定及其优化非常重要。通常情况下，药物剂量的设定是针对典型患者，如图 18-8A 所示，当患者的药物暴露变异很高时，如图 18-8B 所示，应用药物暴露来推荐患者群体水平的治疗几乎没有价值，因为无法得到一个合适的剂量来满足大部分患者药效及安全性的需要。因此，在新药研发过程中，不仅要对试验药的有效性及安全性进行评价，也要对其药物动力学的变异进行评价。

左图 A 药的药物暴露-反应率曲线平缓且个体间变异小，右图为对应的药物浓度-患者有效、毒性（黑色实线）及治疗效用率（therapeutic utility，灰色实线）。可见 A 药治疗窗较宽，治疗窗范围内能够达到 100% 患者受益。左图 B 药的药物暴露-反应率曲线个体间变异大，右图为对应的药物浓度-患者有效、毒性及治疗效用率，可见 B 药的治疗窗范围内不能达到 50% 患者受益。

PK 变异的来源众多，可大致分为内在因素和外在因素，具体如图 18-9 表示。

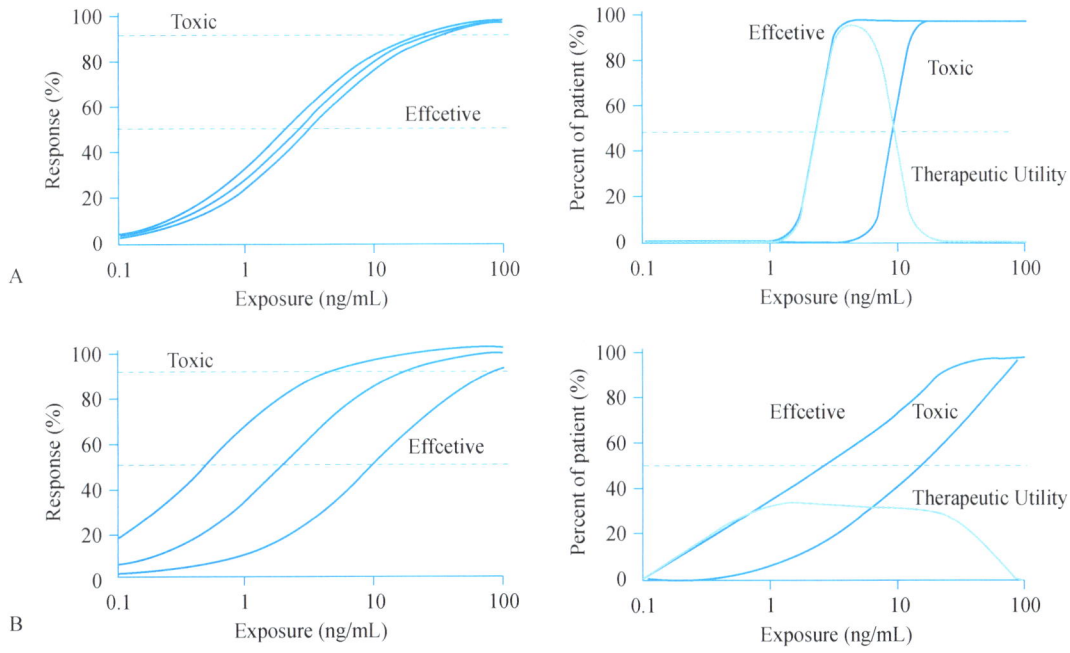

(图中假设达到50%反应率即起效,达到90%反应率即发生毒性。黑色实线代表有效性和毒性随暴露量的变化;灰色实线代表治疗效用率,即以有效率-毒性率来计算药物在特定暴露下,能够有效治疗但不产生毒性的概率)

图 18-8　A、B 两种不同药物的暴露变异性对患者群体水平治疗结果的影响

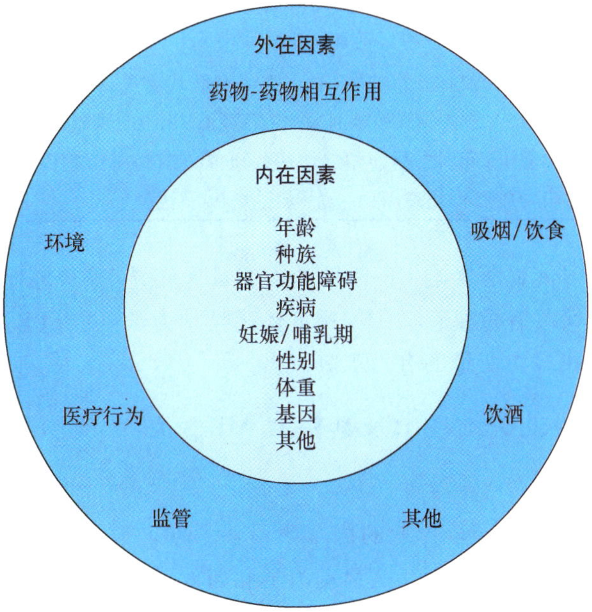

图 18-9　药物动力学变异来源示意图

如图 18-9 所示,内在因素主要包括年龄、性别、体重、遗传多态性、生理状态(妊娠或哺乳)、疾病等因素;外在因素主要包括合并用药、吸烟/饮食、饮酒、医疗行为等因素。表 18-4 针对上述重要因素分别进行解释。

表 18-4　变异来源对药物动力学的影响

变异来源	对药物动力学的影响
年龄	年龄差异对儿童和老年人的影响最为明显，这与机体生理功能成熟和衰退的程度有关。如新生儿出生后由于器官发育不成熟，肾清除率非常低，但随着月龄增加，肾清除率逐渐增加。同理，新生儿肝的肝药酶含量和活性较低，因此药物的肝代谢会受到影响。老年人胃排空时间延长，肠道蠕动减少，血流减慢，肝中的代谢酶丰度及活性下降，会导致药物代谢和排泄能力的降低。
性别	因为体重、激素的影响，女性代谢酶、转运体的丰度与男性有显著差异，可能会导致药物的体内处置过程有所不同。
妊娠或哺乳	当女性怀孕时，其生理发生很大变化，如分娩时人血白蛋白会下降到怀孕前的 50%～60%，这可能导致药物的蛋白结合减少。
体重	临床上有很多药物按体重给药，这主要是因为体重影响了分布容积的大小。在以体重解释 PK 变异时，需要依据药物的分布范围选择合适的体重量值，如极性药物地高辛在脂肪中分布很少，因此分布体积与去脂体重成正比，而与总体重无关。
遗传多态性	因药物在体内可能通过各种酶和转运体进行代谢或分布，因此酶和转运体的遗传多态性会影响 PK 特征。如可待因经 CYP2D6 的代谢可生成少量吗啡。CYP2D6 超快代谢型的儿童使用可待因后，代谢生成过多的吗啡，从而抑制儿童呼吸，造成死亡。
疾病	疾病可能会导致某些与药物体内处置过程相关脏器的生理功能发生改变。如肾损伤患者，对于肾为主要消除途径的药物，因消除能力减弱会造成血药浓度的升高。肝损伤会影响药物的肝代谢，可能会导致低抽提比药物的 CL 降低，$t_{1/2}$ 延长。心力衰竭会造成组织血流灌注下降，从而影响药物的吸收，分布及消除。
饮食	高脂餐可延迟胃排空，新药研发中需对高脂餐或其他类型餐对于受试药物进行食物影响试验，以确定受试药物能否随餐服用（见食物影响章节）。
合并用药	当同时服用肝药酶的抑制剂或诱导剂时，主要经肝代谢的受试药物的 PK 特征可能发生变化。如服用利福平后（CYP3A4 强诱导剂），主要经 CYP3A4 代谢的试验药物血药浓度会出现下降。新药研发中需进行药物-药物相互作用的研究，以阐明药物受诱导剂或抑制剂干预后的暴露程度，详见药物相互作用章节。

在新药研发中，找寻能显著影响 PK 参数的协变量（变异来源）对后期试验中目标人群的选择，剂量的优化等决策具有重要意义。使用群体药物动力学（PopPK）进行研究，以建立非线性混合效应模型，是找寻协变量的有力工具。

二、新药临床研发的关键环节及其挑战 Milestones and challenges for new drug clinical development

传统新药的临床研发分为Ⅰ至Ⅳ期的四个阶段：Ⅰ期，通常在小规模的健康受试者中进行，研究候选药物的安全性和耐受性，药物动力学和药效动力学特征；Ⅱ期，在少量的目标疾病患者中进行概念验证，同时继续在更大人群研究候选药物的安全性和耐受性，并明确剂量-效应关系；Ⅲ期，在大量患者中进行，进一步确证候选药物的安全性和有效性；Ⅳ期，为上市后评价。但若固守这种传统研发模式，容易形成"做作业"式研发，造成该解决的问题没解决，或做了不需要做的试验，造成临床开发低效或临床资源浪费。每个创新药因为自己的特点或待解决的特定问题而进行特定试验，因此更高效的研发模式为"问题导向式"，即依据对于药物作用机制、疾病和竞争药物的理解，凝练出当前的重要问题，然后依据现有的研究方法和技术有针对性地设计研究路径和具体试验方案。同时，在临床研发逐步推进的过程中，随着对新药理解的不断深入，新的问题不断出现，研究者也应该提早发现问题，并依据所面对的问题，凝练新的重要问题，及时调整研究路径和具体试验方案，以实现高效、高质和安全的新药研发。

"问题导向式"研发模式更偏向于"学习-研究-确认"的方式，关键环节如下所述：

（1）发现候选药：在经过体外和动物体内研究后，确定候选药物具有合适的药物特性，如在动物疾病模型中，候选药物应表现出对靶标的特异性和有效性，以及可接受的遗传和短期毒性。

（2）机制验证：证明在人体靶组织中药物的水平能引起药效学标志物或者生物标志物水平的改变，说明药物通过拮抗或激活相关受体、或者抑制相关酶或作用靶点的下游信号通路发挥预期作用。研究需在几十位受试者中进行为期数天或数周的试验，以回答下列问题：

- 靶组织内的药物浓度范围是否合适？能否结合或抑制目标靶标？
- 药物在作用部位是否具有预期的药理学活性？
- 是否有证据表明目标药理学机制会产生临床获益？
- 药物的安全性和耐受性是否能被接受？

（3）概念验证：证明候选药物具有预期的临床治疗效果，且该剂量可耐受，其严重不良事件发生率亦可接受。需在几十至几百位受试者中进行为期数周到数月的试验，以回答下列问题：

- 所针对的症状与药理学活性是否相关？对于慢性疾病来说，药物疗效是否与疾病自然史和进展有关？
- 对于相对较小的样本量和较短的研究周期，耐受剂量能否达到预期药效？

（4）确证性临床试验：高度严格地（通常是重复性研究）证明候选药物治疗后的结局终点指标可达到预期结果，并且安全性可接受，其获益（药效）超过风险（安全性）。通常涉及成百上千名受试者。

药物上市后还将面临新的问题：

- 是否出现罕见不良反应？
- 在更广的群体中药物的有效性和安全如何？
- 随着治疗时间的延长，不良事件是否增加？
- 扩大适应证，药物是否仍然有效？

目前药物研发所面对的困境是成功率低，Ⅰ期成功率50%～65%，Ⅱ期25%～40%，Ⅲ期50%～66%，最终上市药物仅约为15%。其主要失败原因包括候选药物在靶组织中的渗透能力差、试验未在药效动力学终点或生物标志物上达到预期结果，或者耐受性及安全性问题。同时在更加严格的药物审批标准以及现存已上市同类药的竞争下，新药研发费用不断攀高。如何有效地筛选目标候选药物和提高成功率是药物研发中的难点。研究者和申办者应建立以目标为导向的临床试验研发模式，整个临床研发计划要设定明确的终极目标与清晰的研究路径。近年来，外企通过聚焦研究领域（从10个疾病领域收缩到5个，从而试验单个疾病领域的人力财力投入翻倍）、加强生物学机制研究、基于模型和生物标志物进行临床决策等方式，将早期（Ⅰ期与Ⅱ期）临床开发成功率提高1倍，可为我国创新药企所借鉴。临床试验是一个不断决策的过程，在每个临床试验结束后，都应及时进行阶段性获益与风险评估，以决定终止或继续进行临床研发。

（崔　诚　刘东阳）

思考题

1. 临床试验的类型都有哪些？
2. 典型临床试验研究内容有哪些？

3. 创新药早期临床开发的主要目标及主要研究内容是什么？
4. 请简述创新药 SAD、FE 和 MAD 试验的典型试验设计及主要分析方法。
5. 临床药动学变异来源及其主要研究方法是什么？

参考文献

[1] 张苗，刘倩，么雪婷，等. 基于口服吸收生理药动学模型的创新药早期临床食物影响研究探索 [J]. 中国临床药理学与治疗学，2021，26 (12)：1426-1429.

[2] Smith BP，Vandenhende FR，DeSante KA，et al. Confidence interval criteria for assessment of dose proportionality. Pharm Res，2000，17 (10)：1278-1283.

[3] Garnett C，Bonate PL，Dang Q，et al. Scientific white paper on concentration-QTc modeling. J Pharmacokinet Pharmacodyn，2018，45 (3)：383-397.

儿童用药的药物动力学
Pharmacokinetics of Children's Medication

本章要求：
1. 明确儿童及新生儿的药物动力学特点；明确定量药理学在儿童药物研发和合理应用中的作用。
2. 掌握数据外推、真实世界证据的概念；掌握成人药物动力学数据外推至儿科人群的流程和注意事项。
3. 通过学习药物动力学研究在儿童个体化治疗中的应用案例，提升儿科人群临床研究能力。

由于儿童及新生儿群体的各组织器官以及相应的生理功能在发育成熟过程中变化较大，所以药物在体内的吸收、代谢、分布、排泄过程变化也较大，在给予相同剂量的相同药物时，在患儿体内的药物浓度以及产生的药效也不相同，个体间差异和个体内差异很显著，所以儿童及新生儿不应被看做缩小版的成人，许多药物的剂量仅根据患者的体重进行调节是不够的，还应关注儿童及新生儿对药物处置的特征，这对于提高药物在儿童及新生儿群体中的有效性和安全性具有重要意义。

第一节　儿童及新生儿的药物动力学特点
Pharmacokinetic characteristics of children and neonates

一、儿童的药物动力学 Pharmacokinetics in children

（一）药物的吸收 Absorption

新生儿食管下端的贲门括约肌发育不成熟，控制能力差，常发生胃食管反流，一般在9个月时消失。婴儿的胃幽门括约肌发育良好，但因自主神经调节差，易引起幽门痉挛而出现呕吐。新生儿胃酸分泌和胃蛋白酶活性均低，4~6个月时约为成人的1/2。婴儿肠道相对较长，有利于消化吸收，肠黏膜对葡萄糖的转运能力虽低于成人，但因奶中乳糖含量低，仍可正常分解、吸收。婴儿时期胆汁分泌较少，影响脂肪的消化和吸收。小儿的胃容量小，胃酸分泌少，胃液pH较高（2~3岁方接近成人水平），胃排空慢，肠蠕动不规则，胆汁分泌功能不完全。与成人相比，对酸不稳定的药物、弱碱性药物的吸收增加，而弱酸性药物吸收减少。

(二) 药物的分布 Distribution

婴幼儿脂肪含量较成人低，地西泮等脂溶性药物不能充分分布其间，血浆中游离药物浓度较成人高，容易发生过量中毒。婴幼儿体液及细胞外液容量大，如头孢拉定、阿莫西林等水溶性药物在细胞外液被稀释，血浆中游离药物浓度较成人低，而细胞内液浓度较高。随着年龄的增长，脂溶性药物的分布容积逐渐增大，水溶性药物的分布容积逐渐减小。婴幼儿血浆白蛋白与药物的结合力低于成人，药物在血中的游离浓度增高，较多药物分布于组织之中，如达到与成人相当的血药浓度，则进入组织的药物更多，极易引起中毒。儿童期血脑屏障不完善，多种药物均能通过，有可能引发不良反应。

(三) 药物的代谢 Metabolism

到了婴幼儿和儿童期，药物代谢的主要酶系的活性已经成熟，加之肝的相对重量约为成人的 2 倍，因此婴幼儿和儿童对于药物的代谢速率高于成人，若不注意，会导致剂量偏低。如通过肝 CYP3A4 酶和 CYP3A5 酶代谢的他克莫司在儿童患者中的总体清除率高于成人患者，分别是 2~3 mL/(min·kg) 和 1~2 mL/(min·kg)，为了达到相似的体内暴露量水平，儿童患者需要的他克莫司剂量大约是成人患者 1.5~2 倍，这可能是因为儿童患者相对较大的肝体积，以及在 1 岁左右较成熟的 CYP3A4 酶活性。

(四) 药物的排泄 Excretion

儿童肾功能一般到 1~1.5 岁时达成人水平。新生儿肾小球滤过率生后 1 周为成人的 1/4，3~6 个月为成人的 1/2，6~12 个月为成人的 3/4，故过量的水分和溶质不能有效地排出。新生儿及婴幼儿由于髓袢短、尿素形成量少以及抗利尿激素分泌不足，使浓缩功能受到很大影响，应激状态下保留水分的能力低于年长儿和成人。婴儿每由尿中排出 1 mmol/L 溶质需要水分 1.4~2.4 mL，而成人仅需 0.7 mL，脱水时婴幼儿血浆渗透压最高不超过 700 mmol/L，而成人可达 1400 mmol/L，故婴幼儿在入量不足时易发生脱水甚至诱发急性肾功能不全。新生儿及婴幼儿的稀释功能接近成人，可将尿稀释至 40 mmol/L，但利尿速度慢，大量水负荷或输液过快时易出现水肿。新生儿及婴幼儿易发生酸中毒。

新生儿的肾小球滤过率及肾小管排泌功能均低于成人。而伴随婴幼儿的成长，其肾小球滤过率、肾小管排泌能力和肾血流量迅速增加，在 6~12 个月时就接近成人水平，在随后的儿童期，肾功能超过成年人，若不注意，会导致剂量偏低。

二、新生儿的药物动力学 Pharmacokinetics in neonates

(一) 药物的吸收 Absorption

新生儿胃排空时间长，肠壁薄，通透性高，但新生儿胃肠道吸收功能有较大的个体差异，口服药物的吸收量较难预料。药物的吸收与吸收部位的 pH 有关，新生儿的胃液 pH 在刚出生时可达 6~8，之后逐渐降至 1~3，9~12 天后又逐渐回升至接近中性，呈无酸状态。早产儿产酸能力更低。对酸不稳定的青霉素类，如氨苄西林在胃内分解较少，能较好地吸收。弱酸性药物，如阿司匹林、磺胺类、苯巴比妥、萘啶酸、呋喃妥因等在胃内离解度增加，吸收减少。而弱碱性药物，如氨茶碱、奎尼丁等解离度降低，亲脂性增强，易透过细胞膜，则胃内吸收较好。一般健康新生儿，皮下或肌注药物，因局部血流旺盛，故吸收良好。但患有低氧血症，末梢循环不良的幼儿，则皮下或肌注吸收不良。新生儿皮肤、黏膜、肺泡等相对面积大于成人或年长儿，且黏膜娇嫩、皮肤角化层薄，药物外敷后吸收速度较快。

(二) 药物的分布 Distribution

新生儿细胞外液多，血浆蛋白少，血脑屏障差。新生儿体液总量一般约为体重的 80%，早产儿和足月儿体液总量分别占体重的 87% 和 77%。早产儿细胞外液容积与体重比例为 50%。足月儿细胞外液容积与体重比例为 45%。出生后 1 个月婴儿细胞外液容积与体重比例为 40%，是成人（20%）的2倍。体液量大，水溶性药物的分布容积增大，其后果导致了血中药峰浓度的降低，药物最大效应减弱。同时还使药物代谢与排泄减慢，延长药物作用的维持时间。新生儿的细胞内液相对较少，药物在细胞内的浓度比成人高，这种特点可使水溶性药物能较快地输送到靶细胞。

新生儿的体脂含量低，体脂含量的高低变化影响脂溶性药物的分布。早产儿体脂含量仅为体重的21%，足月儿为12%。脂肪含量少，脂溶性药物不能充分分布其间，因而分布容积降低，使血浆游离药物浓度升高，这是新生儿易出现药物中毒的原因之一。脑组织富含脂质，新生儿和幼婴的脑占身体比例较成人大，而且血脑屏障发育未完善，使脂溶性药物易分布入脑，因而新生儿易出现神经系统不良反应。

药物在新生儿体内的蛋白结合率低，其原因有以下几个方面：①血浆蛋白水平较成人低。②蛋白与药物的结合能力低。③存在着大量与白蛋白结合的竞争物。④血pH较低，影响药物与白蛋白结合。⑤病理因素，如慢性严重营养不良导致蛋白合成障碍等。给新生儿注射某些高血浆蛋白结合率的药物，容易使游离血药浓度升高而引起不良反应。

（三）药物的代谢 Metabolism

新生儿的肝中药物代谢酶系统发育尚未成熟，酶参与下的氧化、还原、水解，结合反应的能力较弱，因此，药物经肝代谢缓慢，血中半衰期要长得多。新生儿肝中不同程度地表达CYP1A2、CYP2C、CYP2D6、CYP2E1和CYP3A4，CYP3A4的表达则在出生后逐渐减少。新生儿药物代谢方面的特殊性，提醒人们注意选择新生儿的用药品种和剂量，以防止药物的蓄积和中毒。

（四）药物的排泄 Excretion

新生儿肾组织结构的发育尚不完善，肾小球数量少，肾清除率低。胆汁、肺、肾是药物的主要排泄器官，新生儿的有效肾血流量仅为成人的20%左右，肾组织结构不成熟，肾功能差。每单位体表面积的肾小球滤过率仅为成人的30%~40%，未成熟儿的肾功能到6个月左右仍只有成人的70%，1~2岁左右方接近成人的水平。出生2~3周后肾小管才有一定的排泄结合型药物的能力，分泌和重吸收能力在7个月左右达成人水平，肾小管的最大排泄能力要到1岁半时才能达到成人水平。肾浓缩、稀释能力较成人低，主要以原型由肾小球滤过及肾小管分泌排泄的药物在新生儿期比年长儿和成人的消除要慢。由于肾功能不足，新生儿和婴幼儿肾对酸、碱与水、电解质代谢调节能力差，应用利尿剂时，易出现酸碱及水盐平衡失调。应用主要经肾以原型排泄的药物，均可因新生儿肾排泄功能低而致排泄缓慢，造成血中半衰期延长。

第二节　基于模型的儿童药物动力学研究
Model-based pharmacokinetic study of children

一、概述 Introduction

儿科患者开展药物动力学研究存在特有的伦理问题。虽然现阶段在伦理上已从不接受儿童作为药物试验受试者，转变为在儿童患者中使用未经儿童临床试验的药物是不符合伦理的，且在健康新生儿或儿童中进行药物研究仍认为不符合道德原则，但是可在确有必要进行临床试验的患病儿童中开展药物试验。儿科药物动力学研究在实践中也极具挑战性，主要包括血液样本的收集困难、微量样本药物分析以及数据分析技术的高要求等。对于儿童尤其是新生儿有采样次数和采血量的限制，依赖密集采样的传统的药物动力学方法在儿童中显然不适用。儿童个体之间生长发育存在显著差异，难以通过大规模确证性临床试验获得患儿的数据，支持其用于每个特定年龄阶段的研究和临床用药。因此，采用新技术和建立新方法，减少不必要的儿童药物动力学研究，有利于将儿科人群的痛苦最小化。

面对儿童药物动力学研究的困境，现在较为先进的做法是将建模与模拟应用于儿童药物动力学研究，在药物临床使用前进行前瞻性研究，预测不同年龄儿童的最佳剂量方案。这样可以最大程度利用已有数据，尽可能减少儿科人群药物动力学研究参与者数量，通过数据外推来完善和丰富儿科人群用药信息，指导临床用药，保证患儿用药安全有效。尤其是在根据最优设计理论确定最佳样本量、采用建模所得先验信息确定最适采样时间点、利用贝叶斯原理处理稀疏数据等方面，已有成功案例。

2017年和2020年，国家药品监督管理部门分别发布了《成人用药数据外推至儿科人群的技术指导原则》和《真实世界证据支持儿童药物研发与审评的技术指导原则》。真实世界数据结合科学的数据外推技术与理念，可以提供新药报批和应用的药物剂量、有效性和安全性数据。另外2019年发表的《新药研发中群体药动学/药效学研究的一般考虑》强调了群体药物动力学/药效学研究以及基于其的量效关系研究已成为新药研发与监管的工具和重要组成部分。因此，结合真实世界数据，通过数据外推和群体药物动力学/药效学的研究，利用成熟的试验方法和关键技术进行优化设计，将有助于提升儿童药物动力学研究的科学性和可行性，推动儿科药物的研发进程和合理使用。群体药物动力学的原理及模型化过程见本书的相关章节。

基于模型的儿童药物动力学研究可以整合机会采血法、儿童微量样本药物分析技术、发育定量药理模型技术，进行药物动力学、有效性和安全性的真实世界数据外推、剂量预估等，形成了可推广、可落地的优化设计体系。

二、成人药物动力学数据外推至儿科人群 Extrapolation of pharmacokinetic data from adults to pediatric patients

数据外推是充分利用已有数据（如成人数据、真实世界证据），通过科学的研究方法，将已知人群的研究信息和结论扩展到未知人群（目标人群），从而减少在未知人群中开展不必要的研究。目前外推的方法已广泛应用于药物开发领域，如体外实验或动物实验数据外推至人体试验，以确定人体首次剂量及预测有效剂量；健康志愿者药物动力学数据外推至患者人群；相同机制药物或类似机制药物之间药效学数据的外推等。

对于在儿童中开展的药物临床试验，首次人体试验剂量是面临的主要难题之一。在药物开发试验中，首次人体试验剂量的正确选择，可以极大地减少或避免毒副作用的发生。由于儿童的特殊性，首次人体试验剂量不允许像成人一样通过Ⅰ期临床试验中的"剂量爬坡"试验来确定。血药浓度是连接成人和儿童药物治疗的基础，儿童的药物动力学研究大都是在成人的药物动力学研究完成之后，应该充分地利用成人的相关信息和有用的临床前数据。

成人用药数据外推至儿科人群包括：建立外推假设、设计外推计划、实施外推分析，制定降低不确定性及风险的策略等诸项要素。外推假设、外推计划和外推分析是一个序贯且循环往复的过程，这个过程贯穿儿科人群药物开发的整个周期，包括上市前和上市后阶段。

（一）建立外推假设 Establish extrapolation hypothesis

整合已知数据，评价已知人群与目标人群的相似性和差异点，借助建模模拟的方法，明确提出外推假设，获得预测指标。"已知数据"的来源包括体外实验、动物实验、流行病学研究、诊断研究、药物动力学（pharmacokinetics，PK）和药效动力学（pharmacodynamics，PD）研究、临床试验、临床观察性研究、类似药物研究、文献等。

"相似性"评估包括疾病相似性（病因、病理生理、临床表现、病程特征等）、人体内药物代谢及作用相似性（药物动力学、药效学、药理作用机制等）、药物暴露量和药物效应关系、临床有效性和安全性评价指标相似性及标准一致性等。通常，预测人群间的相似度越高和预测准确度越高时，外推的可能性越大，所需额外研究数据的必要性越低。相反，如果预测人群间的相似度越低或难以预测，或者预测准确度的影响因素越多或影响因素越难明确时，外推的可能性越小，所需额外研究数据的必要性越大。

根据外推假设中已知数据在已知人群与目标人群的相似程度，外推模式可分为以下三种：① "完全外推"模式。目标人群与已知人群间具高度相似性，并且假设（预测）具高度准确性。② "部分外推"模式。目标人群与已知人群间具一定相似性和（或）假设（预测）具一定不确定性。③ "不进行外推"模式。目标人群与已知人群间不具相似性和（或）假设（预测）具有高度不准确性。

（二）设计及实施外推计划 Design and implement extrapolation project

基于外推假设，制订目标人群研究计划，包括哪些数据可直接通过外推获得、哪些需设计简化的临床试验或完整系统的临床试验获得。

解释在目标人群中获得的有限数据，验证外推假设，确证/验证已知人群和目标人群的相似性。如假设未被验证，修改完善建模模拟，调整更新外推假设和外推计划，再行外推分析；有必要时再收集数据或可以考虑数据的分段使用。

应充分评价数据外推的可靠性，明确不确定性和风险，提出减低不确定性和风险的策略。若基于目标人群的验证性数据有限，可能难以在上市前解释这些不确定性和风险，则需要制订上市后研究计划。

（三）建模模拟 Modeling and simulation

建模模拟（modeling and simulation，M&S）是一种数据分析方法，用于汇总数据，描述一致人群的体征并量化评估人群间差异，为后续研究决策提供预测手段，但不能完全替代儿科人群的药物临床试验。通过建模模拟选择最利于信息获取的试验人群，确定样本量，预测给药剂量等。建模模拟的条件复杂，需考虑与目标适应证、目标人群、试验药物相关的各个因素。

需要注意的是，鉴于现有知识理论的不足，对于人体生长发育不同阶段的差异尚无法做到精确判断，会给建模模拟带来困难。在外推假设时需要充分考虑到知识局限性和不确定性对建模模拟数据结果的影响并予以分析。

（四）基本原则和要求 Basic principles and requirements

使用成人用药数据外推至儿科人群时，需判定儿童与成人在疾病进程、药物治疗效果、PK/PD 关系之间的相似程度以及是否有已知与药物疗效相关的生物指标或替代指标，研究计划可以由简单的药物动力学桥接到全面的药效和安全性试验。符合药物动力学桥接的条件包括：①儿童患者和成人患者的病因、病程和药物治疗结果相似；②儿科患者的血药浓度-临床效应关系和成人患者类似，如果血药浓度和临床效应之间的关系尚不明确，可考虑利用血药浓度-生物指标的关系来代替，较为理想的生物指标如血压、血脂、病毒载量等；③参照成人的已知安全与有效的血药浓度来决定在儿童达到相同浓度所需要的剂量。国家药品监督管理部门发布的《成人用药数据外推至儿科人群的技术指导原则》中构建了儿科人群临床研究设计与外推决策流程图（图 19-1），供参考。

在我国，将药品的成人数据外推至儿科人群时，药品需已有中国成人数据，同时会根据是否国外已获批儿科人群适应证、是否已有国内外儿科人群应用的参考文献（或其他支持性数据），分情况开展外推。

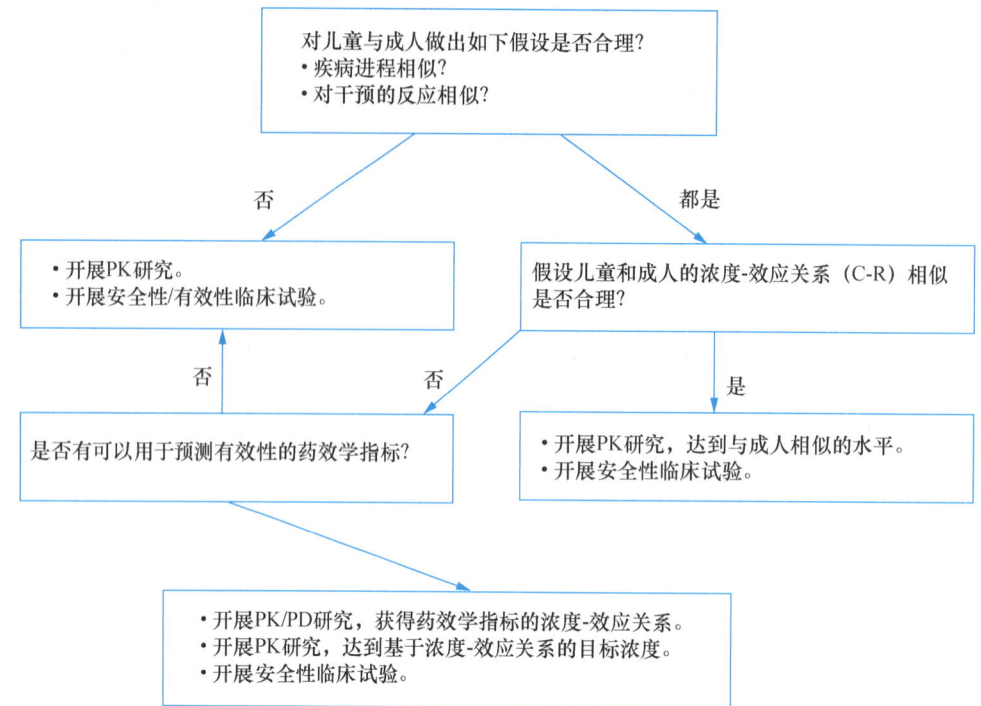

(摘自2017年国家药品监督管理部门发布的《成人用药数据外推至儿科人群的技术指导原则》)

图 19-1　儿科人群临床研究设计与外推决策流程图

三、真实世界证据支持儿童药物临床试验 Real-world evidence supports clinical trials of drugs in children

(一) 真实世界证据概述 Overview of real-world evidence

随机对照试验（randomized controlled trial，RCT）是评价药物安全性和有效性的金标准，但随机对照试验有其局限性。一是RCT的研究结论外推于临床实际应用时面临挑战，如严苛的入排标准使得试验人群不能充分代表目标人群，所采用的标准干预与临床实践不完全一致，有限的样本量和较短的随访时间导致对罕见不良事件探测不足等。二是对于某些疾病领域，传统RCT难以实施，如某些缺乏有效治疗措施的罕见病和危及生命的重大疾病。三是传统RCT或需高昂的时间成本。

过去，传统临床试验和相关的试验证据被用于新药的研发和评审，真实世界研究则用于新药上市以后的有效性和安全性研究。2016年12月7日，美国国会通过了《21世纪治疗法案》（21st Century Cures Act）。该法案的颁布对美国乃至世界的生物医药和健康医学领域的发展产生了深远的影响。因为它提出了一个目标，利用"真实世界证据（real world evidence，RWE）"加速药品和医疗器械的审批。真实世界证据目前还没有公认的定义。在《21世纪治疗法案》中，"真实世界证据"被明确定义为"从随机对照试验以外的其他来源获取的关于用药方式、药物潜在获益或者安全性方面的数据"。美国FDA官员随后在《新英格兰医学杂志》上发表了一篇题为《真实世界证据——它是什么以及它能告诉我们什么？》的文章，对真实世界证据的数据来源给出了具体的说明："它是指来自典型临床试验以外的其他类型的医疗保健信息"。

《21世纪治疗法案》明确规定了真实世界证据在药物评审中的两个用途：①用来支持已获批的药物进行扩大其适应证的批准；②用来支持或满足已获批的临床试验的相关需求。这条规定意味着美国FDA首次明确认可真实世界证据在药物评审中的作用。当然，真实世界证据并非要去取代传统的临床试验证据在药物评审中的地位，而是提供一种新的补充证据。因此，在药物研发和监管领域如何利用真实世界证据评价药物的有效性和安全性，已成为全球相关监管机构、制药工业界和学术界共同关注且具有挑战性的问题。我国系统性开展使用真实世界证据支持药物监管决策的工作尚处于起步阶段，国家药品监督管理局于 2020 年 1 月发布了《真实世界证据支持药物研发与审评的指导原则（试行）》。

真实世界数据（real world data，RWD）是否适用于回答临床所关注的科学问题，所生成的真实世界证据能否或如何起到充分的支撑作用，涉及诸多亟待商榷和解决的问题。真实世界研究是指针对预设的临床问题，在真实世界环境下收集与研究对象健康有关的数据（真实世界数据）或基于这些数据衍生的汇总数据，通过分析，获得药物的使用情况及潜在获益-风险的临床证据（真实世界证据）的研究过程（图 19-2）。

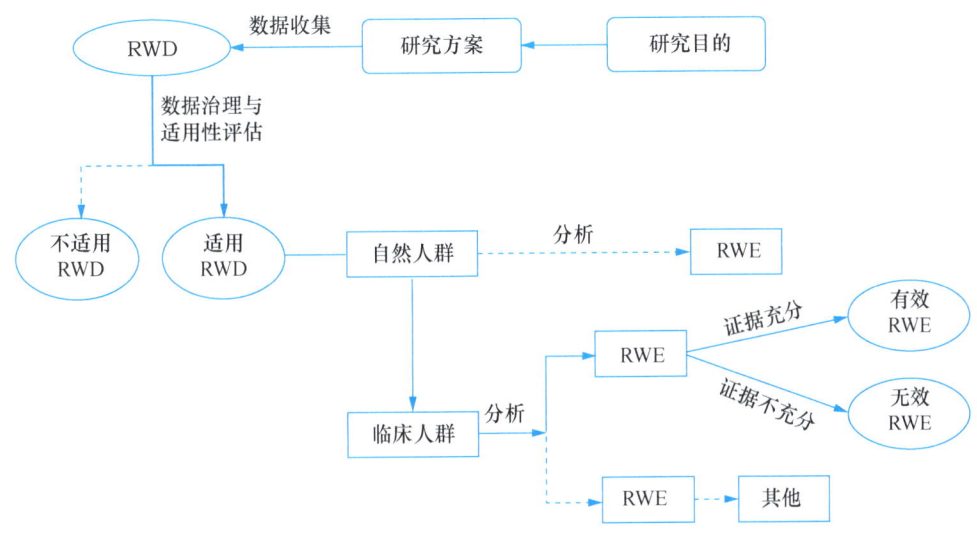

（摘自 2020 年国家药品监督管理局发布的《真实世界证据支持药物研发与审评的指导原则（试行）》）

图 19-2 支持药物监管决策的真实世界研究路径（实线所示）

在儿童临床试验领域，在传统的随机对照临床试验难以提供充分信息时，真实世界证据可以作为辅助，为儿童临床合理用药证据提供支撑。国家药品监督管理局于 2020 年 8 月发布了《真实世界研究支持儿童药物研发与审评的技术指导原则（试行）》。

（二）真实世界证据在儿童药物研发中的应用 Application of real-world evidence in drug development in children

在儿童药物研发中，真实世界研究的具体应用范围包括：①提供安全性证据，为真实世界证据在儿童药物研发中最常见的应用模式，可以观察儿童长期用药的安全性。②支持用药方案优化，扩展或缩窄适用人群（如向低龄儿童扩展）、优化给药剂量或频次（如根据 kg 体重细化剂量）、完善或修改给药操作或流程（如与不同类型果汁、果酱同服）等，可用于扩充药物临床获益人群，完善医生处方及患者用药方案，支持药品说明书信息的更新。③长期临床获益的评价。④提供剂量依据或验证剂量合理性。通过真实世界证据，包括回顾性的医疗数据分析和前瞻性的处方数据采集等，所提供的儿童剂量依据可以支持其说明书中相应内容的撰写。另外，借助儿科外推（pediatric extrapolation）方法获得儿童给药方案时，也可以根据已有成人数据对儿童剂量和安全性外推的可靠性，采用上市后真实世界证据以进一步验证儿童患者用药剂量的合理性。⑤其他，还可以获得儿童使用药物的卫生经济学指标、生活质量指标等。

真实世界研究与传统临床试验互为补充、互为支撑。在儿童药物研发中，开展真实世界研究或开展传统临床试验通常都具备一定的合理性和可行性，最终选择哪种或兼而有之，取决于

第三节 药物动力学研究在儿童个体化治疗中的应用
Application of pharmacokinetic study in individualized treatment of children

一、儿童药物治疗中存在的问题 Problems of drug treatment in children

儿科药物的使用是目前社会广泛关注的问题。促进儿童合理用药，对于防治儿童疾病、提升儿童健康水平具有重要意义。由于儿童处于生长发育过程中，不同年龄儿童对药物的处置能力不同，药物的疗效和安全性也与成人有所不同。然而，在临床实践中人们经常发现药品说明书中儿童适应证、使用剂量、有效性和安全性数据严重缺失。即使是常用于儿童的药物，也很少在儿童中试验过。

目前，我国儿童用药存在种类匮乏、剂型较少、用法不明、研发滞后等问题。据统计，大约70%的患儿在住院期间存在超说明书用药问题（即在超出药品说明书所标注的适应证、给药方法或剂量范围内使用药物）；在新生儿患者中的比例更是高达80%～97%。药品说明书中"儿童剂量酌减""遵医嘱"等表述，使得医生不得不凭借经验制定药物治疗方案。儿童的生长和发育处于连续的和动态的发展变化过程中。由于生理的变化，造成许多药物在成人和儿童之间存在着显著的药物动力学（PK）和药效学（PD）差异。儿童用药剂量方案往往根据经验，在成人剂量的基础上，根据体重或体表面积进行预估。这些经验预估方法，已被证实存在着系统误差，而且儿童的年龄越小，则预估误差就越大。显然，经验治疗增大了患儿治疗失败或药物不良反应发生的风险。

随着儿童药物临床研究的开展，适用于儿童的药物临床评价方法也在不断探索和改进，其中儿童定量药理学研究逐渐被人们所重视。定量药理学（pharmacometrics）是运用数学及统计学的方法去研究以下问题：定量描述、解释和预测药物在体内的吸收、分布、代谢和排泄（药物动力学），以及药物在体内的药效作用（药效学）；定量描述与药物动力学及药效学相关的不确定性；运用数据及模型对药物开发和药物治疗做出合理决策。儿童定量药理学主要涉及发育药物动力学（developmental pharmacokinetics）和药效学的模型建立和临床试验模拟（clinical trial simulation），它整合了来自于不同领域的多项信息，包括药物的特性、发育临床药理学、儿科学以及统计学。在儿科药物研发领域，定量药理学是儿童药物临床试验设计的强有力工具，可以用于儿童起始剂量预估、样本量优化、取血点优化、PK/PD分析、有效性和安全性判定等。定量药理学在药物研发和审评中的作用已得到公认，然而，其在儿童临床实践中的应用还很少被关注。其核心问题是如何将复杂的模型转变为易于使用的工具，并将它整合到个体化治疗的临床实践过程中。以下将通过案例来阐述如何将定量药理学模型应用于儿童的个体化治疗中。

二、免疫抑制剂他克莫司在儿童器官移植患者治疗中的应用 Application of immunosuppressant (tacrolimus) in the treatment of pediatric patients with organ transplantation

当儿童处于器官衰竭的终末期时，器官移植往往是最终的选择。近年来，实体器官移植技术已取得巨大的进步。多个儿童肾移植的队列研究表明，移植后的5年和10年生存率均超过

90%，20年生存率为70%。接受器官移植的儿童需要使用免疫抑制剂防止排异反应的发生。在不同的移植机构，免疫抑制剂的治疗方案各不相同，但是通常是联合使用一种钙调磷酸酶抑制剂（calcineurin inhibitor，CNI，例如他克莫司或者环孢素），一种抗增殖剂（例如硫唑嘌呤或者吗替麦考酚酯）和一种皮质激素。哺乳动物雷帕霉素靶蛋白的抑制剂（如西罗莫司和依维莫司），有时也会放在联合方案中，或者在方案中取代CNI。

由于这些药物存在显著的个体内和个体间的药物动力学和药效学的差异，并且治疗指数较窄，因此，需要监测患者体内的免疫制剂血药浓度，从而达到个体化治疗的目的。在临床实践中，为了减少排异反应，降低不良反应的发生风险，治疗药物监测（therapeutic drug monitoring，TDM）非常重要。根据移植类型、移植后的时间和免疫抑制剂治疗方案，大多数移植中心使用谷浓度（C_0）和（或）浓度-时间曲线下面积（area under the concentration-time curve，AUC）来调整免疫抑制剂个体剂量，其目标是保持C_0/AUC在一个预定范围内。在成人移植患者中，已经确定的能够影响免疫抑制剂疗效的因素包括：移植后的时间、合并用药以及肝/肾功能等。除了以上这些因素，免疫抑制剂在儿童体内的PK行为明显受生长发育因素的影响。儿童的个体化治疗更有挑战性，其收益也更为显著。

在实体器官移植患儿中，他克莫司、吗替麦考酚酯和泼尼松的联合使用最为普遍。根据北美儿科肾临床试验与协作研究（North American Pediatric Renal Trials and Collaborative Studies）的报告，在1987—1993年期间，环孢素、硫唑嘌呤和泼尼松的三联疗法曾在大多数患儿中广泛使用（80%~85%）。这种状况在引入他克莫司和吗替麦考酚酯后发生了明显的变化。使用环孢素的移植患儿从1996年的81%降低到2009年的不足2%，同时期，他克莫司的使用率从6%增加到74%。在硫唑嘌呤和吗替麦考酚酯的使用上也观察到相同的趋势，硫唑嘌呤的使用率从1996年的49%降低到2009年的3%，而同时期吗替麦考酚酯的使用率从9%增加到60%。

他克莫司是一种钙调磷酸酶抑制剂，儿童移植患者的初始推荐剂量是0.15 mg/kg。然而，已经有大量的研究表明在该剂量下，青少年经常出现过量现象，而低龄儿童又会存在剂量不足。这是因为体重与他克莫司的清除率在儿童患者中存在非线性关系，所以单一的剂量方案不能满足各个年龄段儿童的需要。他克莫司缓释制剂也存在着相同的问题。

（一）治疗药物监测 Therapeutic drug monitoring

在儿童肾移植患者中，他克莫司C_0目标浓度随移植后的时间而变化：通常为10~20 ng/mL（移植后0~1个月），10~15 ng/mL（移植后1~3个月），5~10 ng/mL（移植后>3个月）。在成人肾移植患者的浓度对照试验中发现，药物不良反应发生率随着他克莫司C_0水平的增加而增大，排异反应的发生率随着他克莫司C_0水平的增加而降低。

虽然C_0广泛用于他克莫司TDM，但是其主要局限性在于C_0与AUC之间的相关性一般。他克莫司AUC是个体化剂量调整的金标准，其目标暴露量为150~200 (h·ng)/mL。传统PK的计算方法往往需要十几个血药浓度数据点来计算AUC，这显然不适用于儿童。基于模型的线性回归法和贝叶斯估计的有限样本方法（通常只需要2~3个取血点）更适用于儿童。

（二）他克莫司的群体药物动力学模型 Population pharmacokinetic model of tacrolimus

在肝移植和肾移植儿童中，已发表了多个他克莫司的群体PK研究。通过这些研究，得出了他克莫司的PK参数，系统评估了影响他克莫司PK参数的影响因素。为制定个体化剂量提供了依据。研究人群覆盖了整个儿童年龄段，人数从16人到100人。在这些研究中，口服的典型清除率差别很大[0.12~2.18 L/(h·kg)]。影响他克莫司剂量的因素见表19-1。

表 19-1 影响他克莫司儿童剂量的因素

因素	对剂量的影响
发育因素（年龄、体重）	随着年龄和体重的增加，所需剂量增加
肝功能（天冬氨酸转氨酶、γ-谷氨酰胺转酞酶）	肝功能受损时，所需剂量减少
生物学因素（红细胞比容）	红细胞比容降低（<33%），所需剂量增加
移植（移植类型、移植后的时间、移植肝尺寸与体重的比值）	相比于部分肝移植者，全肝移植的患者所需剂量更高；随着移植时间的增加，所需剂量减少
药物代谢与转运（CYP3A5 基因型、小肠 ABCB1 mRNA 水平、CYP3A 抑制剂的合用）	CYP3A5 表达者需要剂量较高；小肠 ABCB1 mRNA 水平较高者，需要剂量较高；合用 CYP3A 抑制剂者，所需剂量减少
食物因素	影响吸收

（三）遗传药理学对他克莫司的药物动力学和不良反应的影响 The influence of pharmacogenetics on the pharmacokinetics and adverse reactions of tacrolimus

他克莫司在肝几乎全部通过细胞色素（Cytochrome，CYP）3A4 和 3A5 代谢，同时它还是多药耐药性基因 1（multidrug-resistance 1 gene，ABCB1）编码的多药耐药蛋白（P-gp）的底物。基于 CYP3A5 基因型的他克莫司个体化治疗方案已经被越来越多的证据所支持。它可以更好地帮助医生制定他克莫司的个体化起始剂量。在成人移植患者中，已经建立了基于 CYP3A5 基因型的个体化治疗方案：CYP3A5 非表达者（CYP3A5*3/*3 携带者）的他克莫司起始剂量为 0.075 mg/kg，CYP3A5 表达者（CYP3A5*1 携带者）的为 0.150 mg/kg。在移植患儿中，他克莫司的遗传药理学研究也已大量报道。相对于 CYP3A5 非表达的患儿，CYP3A5 表达的患儿平均需要 1.8 倍的他克莫司剂量。有趣的是，Hooper 等报告说 CYP3A5 非表达者在联合应用尼卡地平后，他克莫司的不良反应风险增加。最近，Zhao Wei 等在他克莫司联合应用氨氯地平的患儿中也发现了相同的问题。CYP3A5 基因型对他克莫司药物相互作用的影响值得进一步研究。当免疫抑制剂的合用药物发生变化时，推荐进行 TDM。

CYP3A4*1B（−392 A>G mutation）是 CYP3A4 代谢酶中最常被研究的基因型。虽然有研究认为其突变体活性较低，但是还没有研究证明儿童 CYP3A4*1B 基因型和他克莫司 PK 有明显的相关性。CYP3A4*22 是新发现的基因型。Gijsen 等证实，在心脏移植儿童中，与 CYP3A4*1/*1 基因型患儿相比，CYP3A4*22 基因型患儿需要的他克莫司剂量明显降低。

ABCB1 通过激活肠上皮细胞向肠腔的排出，减少他克莫司的吸收。ABCB1 mRNA 高表达的日本肝移植儿童中，他克莫司清除率明显较高，需要更高剂量以便达到目标浓度。ABCB1 的单核苷酸多态性（single nucleotide polymorphism，SNP）对他克莫司儿童 PK 的影响仍存在争议，大多数研究都不能证明其与他克莫司之间存在明显的相关性，这可能是因为单个 SNP 是 ABCB1 表达的弱标志物。单体型分析（3435C>T；2677G>T/A；1236C>T）更为有效，Hawwa 等发现在肝移植患儿中，ABCB1 T-T-T 携带者有更高的神经毒性风险和剂量校正的 C_0。

（四）他克莫司儿童个体化治疗方案 Individualized treatment regimen of tacrolimus in children

1. 适合患者的起始剂量 依据群体药物动力学-遗传药理学模型，Zhao Wei 等制作了一个可视化他克莫司患儿个体化剂量图（图 19-3）。使用这个图之前，需要首先知道儿童的体重，红细胞比容和 CYP3A5 基因型。假设患者 X，CYP3A5 非表达者（*3/*3），体重 20 kg，红细胞比容 38%。从图中可以看到，要想达到 C_0 10 ng/mL，其他克莫司的剂量应为 0.1 mg/kg。

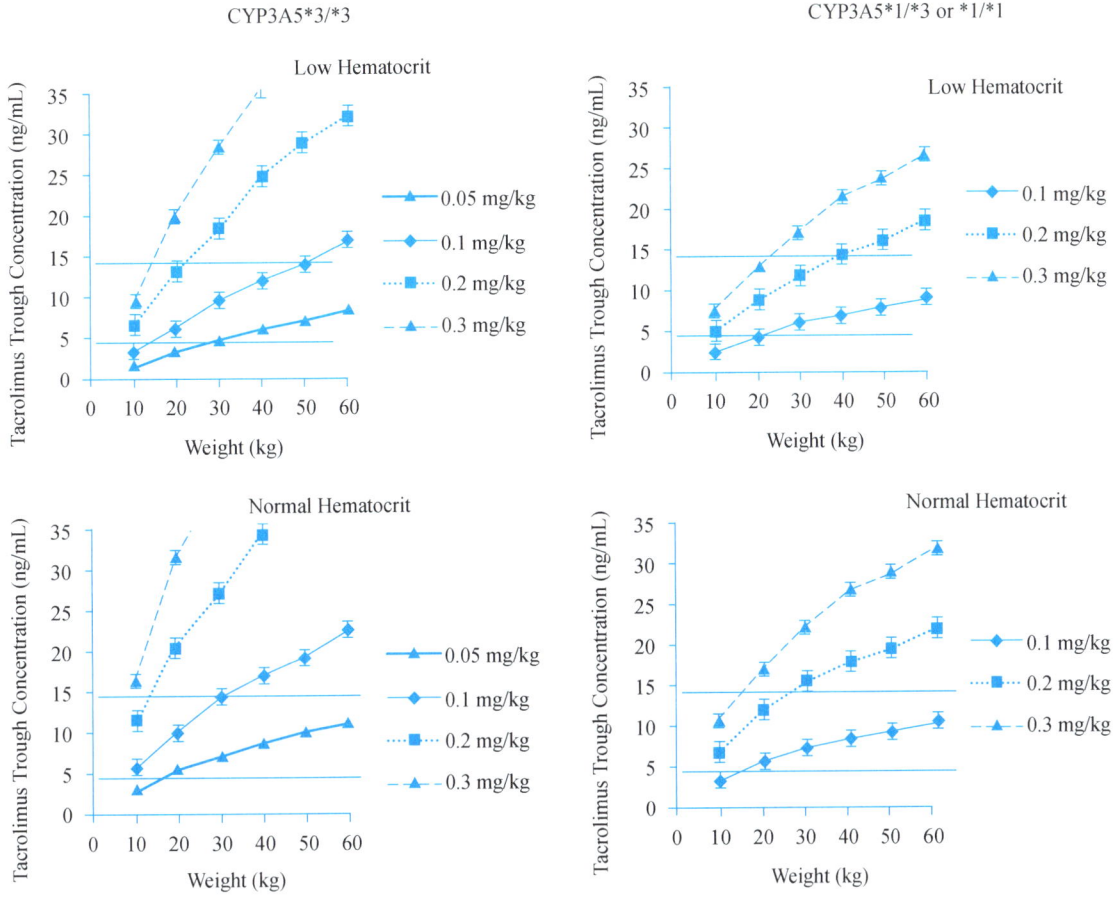

图 19-3 可视化他克莫司患儿个体化剂量图

2. 治疗药物监测 第一次 TDM 应在开始治疗后的 2～3 天进行。一般是根据 C_0 进行判断，如果 C_0 在目标浓度范围内，那么在下次 TDM 之前，不需要调整剂量。如果 C_0 在推荐目标范围外，可以结合临床表现考虑调整剂量。

3. 剂量调整 当需要进行剂量调整时，基于 AUC 的调整优于 C_0。应用模型，临床药师可以通过有限取样方案或者贝叶斯反馈，计算出患儿个体的 PK 参数。临床药师和临床医生综合临床表现和个体 AUC 值，进行剂量调整。

4. 随访 根据临床需要，制定常规的 TDM 随访方案，例如移植后 1 个月、6 个月和每年进行复诊。在以下这些情况下，均应该考虑进行 TDM 和剂量调整：出现排异反应，出现不良反应（例如肾毒性、神经毒性、胃肠道毒性等），缺乏依从性，调整了可能会发生药物相互作用的合用药物（例如抗高血压药、质子泵抑制剂等）。

使用基于定量药理学模型的他克莫司个性化方案可以使患儿在器官移植后尽快达到理想的血药浓度，降低了急性排异反应发生的风险，改善了患儿的预后，推动个体化治疗在儿科临床实践中的应用。

三、万古霉素在新生儿败血症治疗中的应用 Application of vancomycin in the treatment of neonatal sepsis

万古霉素是一种糖肽类抗生素，是治疗严重革兰阳性感染使用最广泛的窄谱抗生素之一，并且是由耐甲氧西林金黄色葡萄球菌感染导致的新生儿败血症的首选药物。该药物在临床使用中的最大难点是治疗窗窄，而且药物动力学个体差异大。在万古霉素新生儿败血症适应证临床试验中,利用非线性混合效应模型技术(NONMEM)对临床医疗真实世界数据(8个国家,1631名新生儿患者)和动物体内药物动力学-药效学数据分析,进行了目前为止最大的新生儿真实世界数据外推研究,豁免了新生儿剂量爬坡研究与有效性双盲对照试验。在万古霉素的临床批件中,欧盟药监局同意在外推研究的基础上,仅需进行新生儿药物动力学验证性临床试验,即可获批万古霉素的新生儿适应证和规格,大大加快了总体临床试验进程。

研究发现各治疗中心根据万古霉素各自现有的给药方案,不同患儿体内的浓度相差可以达到10倍以上。而且,万古霉素体内浓度与其肾毒性的发生风险呈正相关,而体内浓度过低则会导致抗感染治疗的失败。应用现有的给药方案,20%左右的患儿会出现肾毒性,体内达到目标血药浓度的患者比例只有41%。

Stéphanie Leroux等通过临床试验优化万古霉素在新生儿败血症治疗中的给药方案,补充在新生儿群体中的有效性和安全性数据,得到了基于模型的个性化治疗方案,开发了万古霉素新生儿个体化给药软件(计算器),将其反馈于临床,并在临床实践中对该治疗方案的有效性和安全性进行了评估。在2012—2014年之间,通过群体药物动力学研究开发的万古霉素剂量计算器已被用于3个新生儿重症监护病房的常规临床治疗中,医生只需输入患儿的年龄、体重和肌酐值,以及最低抑菌浓度的阈值,该患儿的个体化剂量就会自动计算出来,详见式19-1和式19-2。以第一次治疗药物监测时万古霉素浓度达到治疗窗15～25 mg/L为疗效指标对该剂量方案的有效性进行评价,同时监测肾毒性以评估其安全性。结果190名使用万古霉素计算器进行个性化治疗的新生儿,没有发生一例万古霉素所致的肾毒性病例,患儿体内达到目标血药浓度的比例由41%提高到了72%,成功地完成了"临床试验"到"临床实践"的成果转化。

$$负荷剂量 = 目标浓度 \times V = 目标浓度 \times [0.791 \times (当前体重/1416)^{0.898}] \quad (19\text{-}1)$$

$$维持剂量 = 目标浓度 \times CL \times 24\ h = 目标浓度 \times \{0.0571 \times (当前体重/1416)^{0.513} \times (出生体重/1010)^{0.599} \times [1+0.282 \times (日龄/17)] \times [1/(血清肌酐/42)^{0.525}]\} \quad (19\text{-}2)$$

其中,负荷剂量单位为mg,维持剂量单位为mg/24 h,目标浓度单位为mg/L,当前体重和出生体重单位为g,日龄单位为day,血清肌酐单位为μmol/L。

四、阿奇霉素在儿科患者社区获得性肺炎治疗中的应用 Application of azithromycin in the treatment of pediatric patients with community-acquired pneumonia

阿奇霉素是一种大环内酯类抗生素,可抑制对肺炎支原体、肺炎链球菌和肺炎衣原体等多种CAP病原体,常用于儿科患者社区获得性肺炎(CAP)的经验性治疗。然而由于缺乏药物动力学、有效性和安全性数据,阿奇霉素治疗儿童社区获得性肺炎属于超说明书用药。因此Zheng Yi等开展了研究者发起的群体药物动力学多中心研究,通过定量药理学模型技术得到了阿奇霉素在CAP患者中的优化剂量方案。对于肝功能正常的患者,给予15 mg/kg的负荷剂量和10 mg/kg的维持剂量;而对于肝功能异常(ALT>40)的患者,以上剂量要减少15%。该基于群体药物动力学/药效学模型的剂量方案将进一步在临床进行验证和评估其有效性和安全性。

五、布洛芬在儿科患者解热和镇痛治疗中的应用 Application of ibuprofen in the treatment of pediatric patients with antipyretic and analgesic

布洛芬注射液是非甾体类解热镇痛药物,通过仿制境外上市的原研药开发。该注射剂首先批准用于中国成人,在上市一段时间之后,申请通过豁免中国儿童临床研究的方式增加原研药已批准的儿童适应证。通过成熟的外推建模技术,利用原研药的儿童临床研究为数据基础,模拟出我国儿童剂量,提供了支持我国儿童的用药方案证据。依据《成人用药数据外推在儿科人群药物临床试验及相关信息使用的技术指导原则》建议,最终通过实施上市前的临床研究豁免，获得了儿童适应证的批准。该品种被要求上市后进行真实世界研究进行剂量合理性验证（包括儿童群体药物动力学研究、有效性和安全性观察研究）。

（赵　维）

思考题

1. 儿童及新生儿的药物动力学特点有哪些？
2. 成人药物动力学数据外推至儿科人群的流程如何？
3. 什么是真实世界证据？在儿童药物研发中，具体应用范围包括哪些？
4. 简述定量药理学研究在儿童个体化治疗中的应用。

参考文献

[1] Merchant H A，Liu F，Gul M O，et al. Age-mediated changes in the gastrointestinal tract [J]. International Journal of Pharmaceutics，2016，512（2）：382-395.

[2] Nicolas J M，Bouzom F，Hugues C，et al. Oral drug absorption in pediatrics：the intestinal wall，its developmental changes and current tools for predictions [J]. Biopharmaceutics & Drug Disposition，2017，38（3）：209-230.

[3] Hong L，Sara R . Developmental pharmacokinetics in pediatric populations [J]. J Pediatr Pharmacol Ther，2014，19（4）：262-276.

[4] Batchelor H K，Marriott J F . Paediatric pharmacokinetics：key considerations [J]. British Journal of Clinical Pharmacology，2015，79（3）.

[5] Zhao W，Baudouin V，Fakhoury M，et al. Pharmacokinetic interaction between tacrolimus and amlodipine in a renal transplant child [J]. Transplantation，2012，93（7）：e29.

[6] Zhao W，Elie V，Roussey G，et al. Population pharmacokinetics and pharmacogenetics of tacrolimus in de novo pediatric kidney transplant recipients [J]. Clinical Pharmacology & Therapeutics，2009，86.

[7] Evelyne J A，L Stéphanie，Thomson A H，et al. Population pharmacokinetic meta-analysis of individual data to design the first randomized efficacy trial of vancomycin in neonates and young infants [J]. Journal of Antimicrobial Chemotherapy，2019（8）：8.

[8] Leroux S，Jacqz-Aigrain E，Biran V，et al. Clinical utility and safety of a model-based patient-tailored dose of vancomycin in neonates [J]. Antimicrob Agents Chemother，2017，60（4）：2039-2042.

[9] Yi Z，Liu S P，Xu B P，et al. Population pharmacokinetics and dosing optimization of azithromycin in children with community-acquired pneumonia [J]. Antimicrobial Agents & Chemotherapy，2018：AAC.00686-18.

第 20 章 蛋白多肽类药物动力学
Pharmacokinetics of Proteins and Peptides

本章要求：
1. 掌握蛋白多肽类药物动力学研究实验设计的要点。
2. 熟悉蛋白多肽类药物的常用分析方法。
3. 了解蛋白多肽类药物的药物动力学特征及生物制品的分类和结构特点。

第一节 概 述
Introduction

生物制品涵盖的产品范围广泛，例如疫苗、血液和血液组分、变态反应原、体细胞、基因治疗、组织和重组治疗蛋白等。生物制品可以由糖、蛋白质、核酸或这些成分的复杂组合组成，也可以是活的细胞或组织等。生物制品可以是从各种天然来源（人类、动物或微生物）中分离出的，也可通过生物技术方法和其他尖端技术生产。

《生物制品注册分类及申报资料要求》对生物制品的定义：是指以微生物、细胞、动物或人源组织和体液等为起始原材料，用生物学技术制成，用于预防、治疗和诊断人类疾病的制剂。为规范生物制品注册申报和管理，将生物制品分为预防用生物制品、治疗用生物制品和按生物制品管理的体外诊断试剂。预防用生物制品是指为预防、控制疾病的发生、流行，用于人体免疫接种的疫苗类生物制品，包括免疫规划疫苗和非免疫规划疫苗。治疗用生物制品是指用于人类疾病治疗的生物制品，如采用不同表达系统的工程细胞（如细菌、酵母、昆虫、植物和哺乳动物细胞）所制备的蛋白质、多肽及其衍生物；细胞治疗和基因治疗产品；变态反应原制品；微生态制品；人或者动物组织或者体液提取或者通过发酵制备的具有生物活性的制品等。生物制品类体内诊断试剂按照治疗用生物制品管理。按照生物制品管理的体外诊断试剂包括用于血源筛查的体外诊断试剂、采用放射性核素标记的体外诊断试剂等。

生物制品的开发始于 20 世纪 80 年代初，80 年代后期批准了第一个上市许可，2020 年版《中华人民共和国药典》中已经收录了分成了四大类（图 20-1）的 153 种上市药物。生物制品与传统化学药物最大的不同是，传统化学药物都是通过化学合成的制备工艺得到，而生物制品是利用生物过程产生的，并且来源于有生命的物质，与大多数化学合成且其结构已知的药物相比，大多数生物制品是复杂的混合物，不易识别或表征。生物制品，包括那些通过生物技术制造的产品，往往对热敏感并且容易受到微生物污染。鉴于生物制品自身的药学和生物学特点，如结构确证难度大、种属特异性强、免疫原性和活性的多样性等，生物制品非临床安全性研究的方法和内容与常规化学药物存在许多不同之处，对于生物制品的安全性评价，相关管理机构已发布了系列指导原则，化学药物相关安全性等评价方法和模式并不都适用于治疗用生物制品。

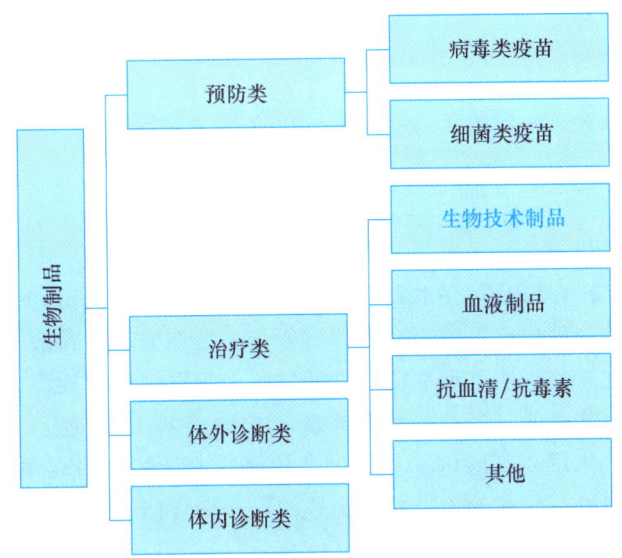

图 20-1　2020 年版《中华人民共和国药典》中收录的生物制品分类

一、治疗用生物制品的分类及结构特征 Classification and structural characteristics of therapeutic biological products

治疗用生物制品（以下简称生物制品）是指采用不同表达系统的工程细胞（如细菌、酵母、昆虫、植物和哺乳动物细胞）所制备的蛋白质、多肽及其衍生物，它包括细胞因子、纤溶酶原激活因子、重组血浆因子、生长因子、融合蛋白、酶、受体、激素和单克隆抗体等，也包括了化学性质类似的化学合成多肽、从组织提取的单组分的内源性蛋白。本章节不包括基因治疗产品、体细胞治疗产品、变态反应原制品、由人或动物的组织或者体液提取或者通过发酵制备的具有生物活性的多组分制品、微生态制品、治疗用疫苗、寡核苷酸产品和血细胞组分。

蛋白质/多肽是由氨基酸以"脱水缩合"的方式组成的多肽链经过盘曲折叠形成的具有一定空间结构的物质。蛋白质的种类很多，性质、功能各异，但都是由 20 种氨基酸（amino acid）按不同比例组合而成的。

治疗性重组蛋白（多肽）类生物制品，2020 年版《中华人民共和国药典》（以下简称《中国药典》）依据蛋白多肽类药物的结构类型及命名规则分为下述五类。《中国药典》规定其通用名称命名原则应采用世界卫生组织（World Health Organization，WHO）国际非专利名称（international nonproprietary name，INN）命名，中文通用名称原则上应与其英文 INN 相对应。

（一）非糖基化化合物（蛋白质/多肽）Non glycosylated compounds（proteins / peptides）

非糖基化化合物通常用后缀识别一组蛋白质或多肽，通过一个随机的前缀来显示氨基酸链的不同，如水蛭素类似物的后缀为芦定（英文 INN：-irudin）；或用一个单词来识别一组蛋白质或多肽，通过名称中的第二个单词来显示氨基酸链的不同，如甘精胰岛素（英文 INN：insulin glargine），见图 20-2 所示。

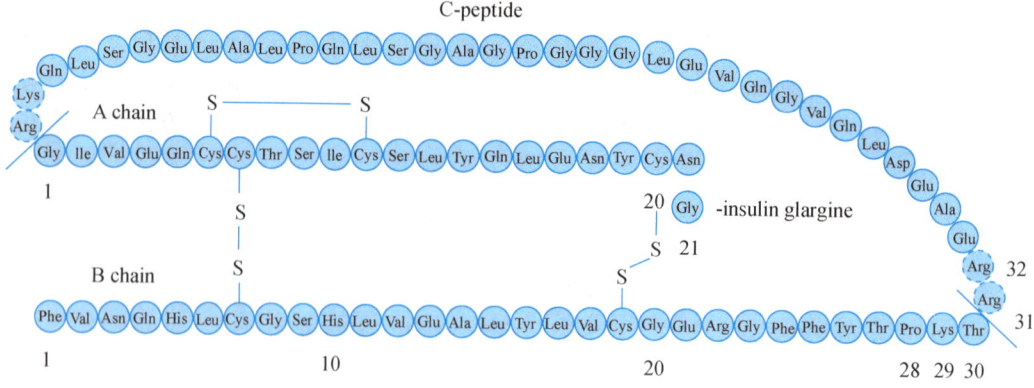

图 20-2 非糖基化蛋白甘精胰岛素示意图

(二) 糖基化化合物 (蛋白质/多肽) Glycosylated compounds (proteins / peptides)

蛋白质的糖基化是一种最常见的蛋白翻译后修饰，是在糖基转移酶作用下将糖类转移至蛋白质和蛋白质上特殊的氨基酸残基形成糖苷键的过程。根据糖苷键类型，蛋白质糖基化可以分为四类，即以丝氨酸、苏氨酸、羟赖氨酸和羟脯氨酸的羟基为连接点，形成 O-糖苷键型。以天冬酰胺的酰胺基、N-末端氨基酸的 α-氨基以及赖氨酸或精氨酸的 ω-氨基为连接点，形成 N-糖苷键型；以天冬氨酸或谷氨酸的游离羧基为连接点，形成脂糖苷键型以及以半胱氨酸为连接点的糖肽键，如图 20-3 所示。

对于糖基化的蛋白多肽药物的通用名，通常用后缀识别类别，通过一个随机的前缀来显示氨基酸链的不同；对于糖基化不同的同类化合物，采用适当的方式予以区分，如以希腊字母（英文用全拼，中文用缩写。希腊字母应按希腊字母顺序使用）作为第二个单词显示糖基化形式的不同。重组凝血因子类，如氨基酸序列不同于天然凝血因子，也用一个随机的前缀区分，如凝血素 α（英文 INN：octocog alfa）、贝罗凝血素 α（英文 INN：beroctocog alfa）、莫罗凝血素 α（英文 INN：moroctocog alfa）；活化的凝血因子应在通用名称后用括号标注"活化"，如依他凝血素 α（活化）[英文 INN：eptacog alfa（activated）]。

目前已有很多研究观察糖基化对于糖蛋白代谢的影响，但并没有形成完全一致的结论，在新药研发中，应对糖基化加以重视，并建立相应的研究方法评估糖受体对目的分子代谢的影响，于研发早期规避代谢性质差的分子。

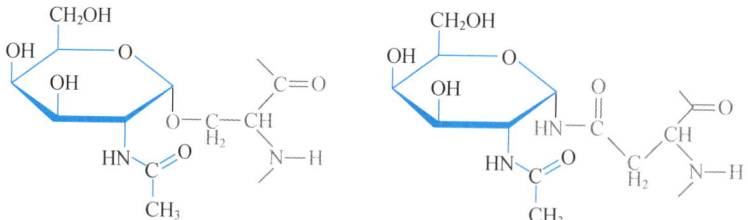

图 20-3 糖基化蛋白药物示意图（左：O-糖苷键型；右：N-糖苷键型)

(三) 单克隆抗体类 Monoclonal antibodies

单克隆抗体是由单个 B 淋巴细胞克隆所分泌的抗体，具有理化性质高度专一、生物活性单一、与抗原结合特异性强等特点。经过 30 多年的研究和发展，单克隆抗体药物在肿瘤和自身免疫疾病治疗领域取得了巨大进展，同时也成为了医药领域增长速度最快、最有前景的发展方向。基因工程抗体技术主要包括人源化技术、抗体库技术和转基因小鼠技术等，在这些技术的推动下，单克隆抗体人源化程度不断提高，并不断往小型化、功能化等方向拓展。根据结构，可将单克隆抗体分为：单克隆抗体（鼠源单抗、嵌合单抗、人源化单抗、全人源单抗）和抗体偶联药物、多特异性抗体、抗体融合蛋白、小分子抗体（Fab、ScFv、VHHS）等新型单克隆抗体。其中人源化单克隆抗体药物的上市数量最多，约占单克隆抗体药物上市总数的 37.6%；新型单克隆抗体中小分子抗体的上市数量最多，占单克隆抗体药物上市总数的 9.8%。

单抗的命名规则是由后缀-mab 识别所有包含结合明确靶点的免疫球蛋白可变区的制品，加上靶点（分子、细胞、器官）/来源词干及前缀组成，如利妥昔单抗（英文 INN：Rituximab）。抗体药物结构特征如图 20-4 所示。

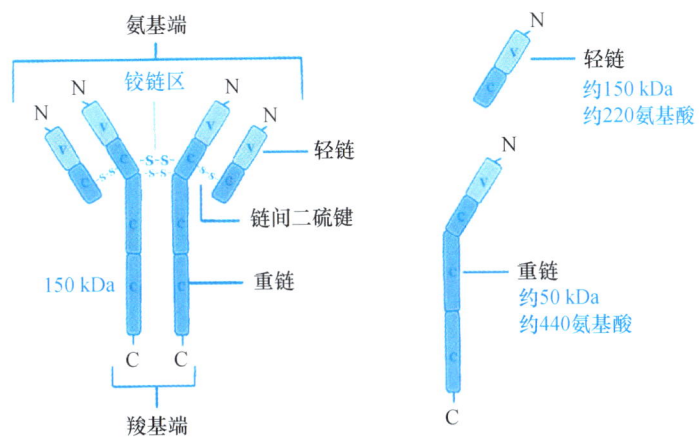

图 20-4　抗体药物结构特征示意图

抗体药物偶联物（antibody-drug conjugate，ADC）是通过一个连接子将具有生物活性的小分子药物连接到单抗上，单抗作为载体将小分子药物靶向运输到目标细胞中，ADC 药物是采用特定的连接子将抗体和小分子细胞毒药物连接起来，其主要组成成分包括抗体、连接子和小分子细胞毒药物（small molecular cytotoxic drug，SM），如图 20-5 所示。抗体分子主要发挥靶向投递作用，小分子药物发挥效应。但有些抗体同时存在抗肿瘤的药效学作用，如 Kadcyla 中阿多曲妥珠单抗（ado-trastuzumab）和美坦新（maitansine）（美登素）存在协同作用。

ADC 药物的命名规则是：偶联另一个蛋白质或化学物质（如螯合剂）的单抗的中文 INN 由偶联药物的中文 INN 加单抗中文 INN 组成，其中偶联药物的中文 INN 应基于简短的原则采用音译、意译或音意合译方式命名，并尽可能系统反映结合药物的类别，如莫奥妥珠单抗（英文 INN：oportuzumab monatox）、恩美拉瑞妥昔单抗（英文 INN：laprituximab emtansine）；放射性核素标记的单抗，将放射性核素列在 INN 的首位，如 [90Y] 替利妥珠单抗 [英文 INN：Yttrium (90Y) clivatuzumab tetraxetan]。

（四）融合蛋白 Fusion protein

两个不同的蛋白质既可以通过化学方法也可以通过基因的融合来连成一个大分子，如图 20-6 所示。依据融合的目的不用，融合蛋白药物分别具有多功能性、靶向性、半衰期延长等特点。其命名原则是由受体分子后缀（西普：-cept）加靶点词干和前缀组成，如阿巴它西普（英文 INN：abatacept）、舒阿韦西普（英文 INN：alvircept sudotox）。

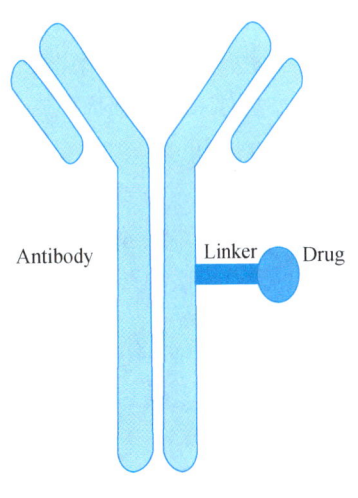

图 20-5　抗体药物偶联物（ADC）结构示意图

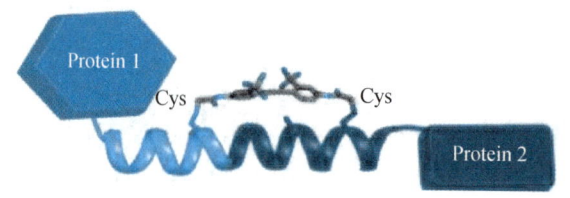

图 20-6　融合蛋白药物结构示意图

（五）聚乙二醇化蛋白（细胞因子类、单抗、酶、激素等）Pegylated proteins（cytokines, monoclonal antibodies, enzymes, hormones, etc.）

药物的聚乙二醇修饰即聚乙二醇化，是将活化的聚乙二醇通过化学方法偶联到蛋白质、多肽、小分子有机药物和脂质体上，蛋白质聚乙二醇化技术可以有效地降低药物蛋白质免疫原性，延长其循环半衰期并改善其药动学/药效学等性质，因此成为近些年的研究热点，图 20-7 为聚乙二醇化蛋白药物结构示意图。命名原则一般是用前缀"培"（peg-）表示聚乙二醇化蛋白，如培干扰素 α-2b（英文 INN：peginterferon alfa-2b）。

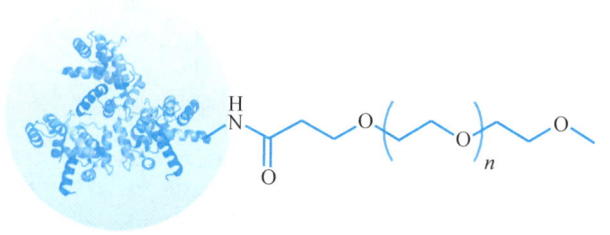

图 20-7　聚乙二醇化蛋白药物结构示意图

二、预防用生物制品 Prophylatic biological products

预防用生物制品（简称为疫苗）系指含有抗原、能够诱导人体产生特异性主动免疫的制剂，它可以保护机体免受感染原、毒素及感染原引起的抗原性物质的损伤。疫苗研究的重点是免疫原性试验和保护力实验，主要是考察疫苗在动物体内引起与人体相关的体液免疫或细胞免疫应答。体液免疫试验主要测定动物血清中和抗体效价。必要时，疫苗在临床前还应进行其他与免疫应答有关的研究。在可能的情况下，还应在动物体内进行疫苗的保护力试验，以反映疫苗的保护作用。

疫苗通常不需要进行常规的药物动力学研究。但某些特殊疫苗应进行组织分布的研究。疫苗的组织分布研究，除考察主要组织脏器外，还应考察注射局部和注射局部附近的引流淋巴结，以反映疫苗的局部滞留特点。依据使用的免疫佐剂的特点，必要时应考察佐剂组织分布方面的特性。

三、生物制品的发展趋势 The development trend of biological products

由于分子生物学、基因工程技术和基因组学研究的飞速发展，生物制品药物的数量日益增长，治疗疾病种类越来越多，上市的新药很多是突破性的治疗方法。如人鼠嵌合抗体、人源化抗体、受体药物、蛋白毒素融合蛋白和放射免疫治疗、新型疫苗等，其分子从几个氨基酸的小肽至大的免疫球蛋白。

生物制品药物种类繁多，有关药物代谢的实验设计、分析方法和药物动力学特征各异，针对不同化学实体的药物研究设计需要具体问题具体分析。药物动力学研究中，需要针对不同分子实体建立创新性的研究方法，因篇幅所限，本章节主要集中学习化学本质为 α-氨基酸以肽链连接在一起组成的肽类和蛋白类药物的吸收、分布、代谢及排泄过程及研究方法。

第二节 蛋白多肽类药物的结构特征与药物动力学特点
Structural and pharmacokinetic characteristics of protein and peptide drugs

蛋白多肽类药物化学本质为 α-氨基酸以肽链连接在一起组成的肽类、蛋白质，分子的化学结构决定其活性，影响活性的结构因素主要为氨基酸种类、氨基酸序列、末端基团、肽链和二硫键位置、糖基化位点、空间结构等。本类药物是由活细胞通过复杂生产过程制造的，生产工艺上的微小差异很可能导致生物制品质量的异质性，进而造成药物动力学、有效性与安全性方面的差异。多肽及蛋白质的分子量常为数千至几十万，颗粒直径在 1~100 nm 之间，现有技术方法通常不能完整确证其结构。

蛋白多肽类药物其分子特征与其药物动力学行为密切相关。大多数蛋白多肽类药物具有分子量大和水溶性的特点，因此药物动力学有一定的规律性。①通常这类药物不能口服给药；②给药进入体内后，它们大多保留在血管床中和细胞间隙；③主要代谢途径是体内广泛存在的蛋白多肽酶使其失活，主要的排泄途径是肾。④蛋白多肽类药物通常选用非胃肠道途径给药，如静脉、皮下、肌内注射等。

生物制品类新药注册申报需要的研究方法及研究内容与常规化学药物存在许多不同之处，常规化学药物的评价方法和模式并不都适用于治疗用生物制品。生物制品的新药注册研究更多强调根据生物制品特点采取具体问题具体分析的原则来评价其安全性，以支持该类生物制品的临床研究及上市。

一、结构特征与性质 Structural characteristics and properties

蛋白多肽类药物有与小分子药物不同的结构特征和生物学性质，这些特点是影响临床前药物动力学实验设计的关键因素，如表 20-1 所示。

（一）结构确认的不完全性 Incomplete structure identification

生物制品多数为蛋白质或多肽及其衍生物，其生产方式多数是对活的生物体产生的蛋白质或多肽类进行基因修饰的产物，具有复杂的分子结构及活性中心，现有的技术方法和手段不能完全确认其化学结构特征，例如蛋白质的空间构象、糖基化差异等，图 20-8 显示了各类别治疗药物的分子大小示意图。

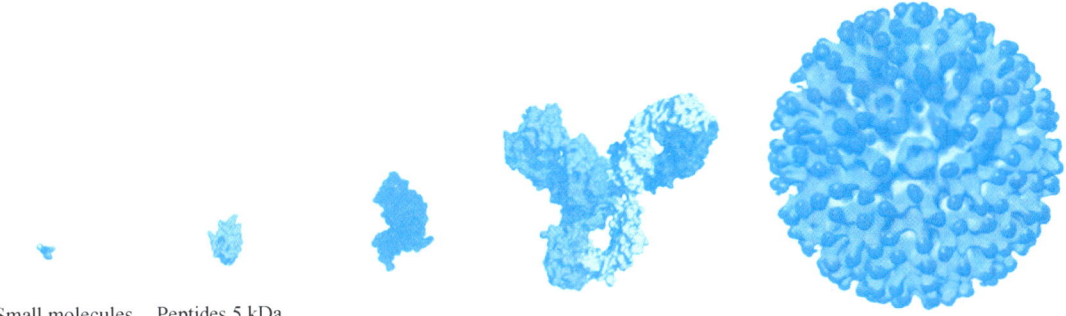

图 20-8　各类治疗药物的分子大小对比示意图：从左到右依次为小分子（西他列汀）、肽和蛋白质（胰岛素）、寡核苷酸、单克隆抗体（pembrolizumab）和疫苗

（二）种属特异性 Species specificity

大多数蛋白多肽类药物的生物活性与动物种属及组织特异性有关。在不同物种中，生理功能相同的蛋白质和肽类（包括药物分子、药物作用的受体、药物相关代谢酶等）可能具有不同的氨基酸序列，如果在不同的物种中使用，可能没有活性甚至产生免疫原性。

表 20-1 影响临床前药物动力学实验设计的因素

小分子药物	蛋白多肽类药物
低分子量	高分子量
通常有先例	独特分子
有指南等管理文件支撑研究	可能依赖与管理部门的即时沟通
靶器官毒性剂量	最佳生物剂量
活性通常与物种无关	特定物种有活性
药物代谢酶代谢	蛋白酶水解降解
非免疫原性	免疫原性

（三）稳定性 Stability

氧化是蛋白多肽类药物的主要化学降解途径之一。蛋氨酸、半胱氨酸、组氨酸、色氨酸和酪氨酸是最易氧化的氨基酸残基，与各种活性氧具有高反应性。蛋白质的加工和储存过程中可能被氧化，过渡金属离子的存在也可催化氧化剂的产生，光照也可以诱导氧化。蛋白多肽类稳定性还受 pH、温度和缓冲液组成的影响。与化学药物相比较，本类药物更易变性、失活、体内易被酶解清除等，因此临床用剂型通常为冻干粉针剂。

（四）免疫原性 Immunogenicity

大分子蛋白质，分子量大于 10 000 者，可含有大量不同的抗原决定簇，如异种血清蛋白、酶蛋白及细菌毒等，都是强免疫原蛋白成分。抗体生成是多次重复使用蛋白多肽类药物很常见的一种现象，尤其是对于那些来源于动物的蛋白类药物。来源于人体蛋白序列的生物技术药物，在动物中也通常会有免疫原性，在动物中重复给予这类制剂会诱导抗体生成，进而影响血药浓度的分析检测和毒性表现。蛋白-抗体复合物也会改变蛋白多肽类药物的分布、代谢和排泄，清除率可能增加或者下降，如果网状内皮系统受到刺激，会导致形成的复合物消除加快。也有可能抗体-药物复合物作为药物的一个储库，将降低药物的消除速率。如果复合物的形成不影响活性位点的情况下，还可能会延长药物的作用时间，对临床治疗是有利的。在对这类药物动力学和安全性评价的讨论中，应关注抗体生成对研究结果的影响。即便是某些人源性蛋白药物在人体中也能产生抗体，原因是重组蛋白药物在结构或空间构型上与人体天然蛋白质有所差别。

治疗性蛋白药物给药后出现不必要或非预期的免疫原性可能中和药物的生物学活性，或与对应的内源性蛋白产生交叉免疫反应，也可能导致过敏反应和细胞因子释放综合征等不良事件的发生，对患者的安全性和药物的有效性及药物动力学行为均有重要影响，应在药物开发的全生命周期中关注免疫原性研究。

大多数情况下治疗性蛋白药物具有种属差异，基于动物免疫原性研究结果预测人体免疫原性具有局限性。但是，在非临床研究中进行免疫原性评价仍然具有一定意义。免疫原性相关的反应可导致非临床研究结果复杂化并难以解释，因此免疫原性研究始终是治疗性蛋白药物非临床安全性研究证据链的重要组成部分。

（五）代谢部位广泛 The metabolic site is extensive

一般认为，蛋白多肽类药物几乎全部是通过与内源性或者膳食蛋白一样的分解代谢途径被消除，分解产生的氨基酸进入内源性氨基酸库，进而被用于重新合成结构性或者功能性机体蛋白质。

通常可以根据蛋白质和肽类的生理功能，预测它们在体内的代谢消除趋势。例如，肽类通常具有激素活性，消除半衰期往往较短，这一点与其精确调控内源性水平是对应的。而转运蛋白和抗体等半衰期长达几天或者几周，可以确保机体较长时间内维持必要的浓度。肽和蛋白质的消除几乎可以非特异地发生在机体各处，或者局限于特异性器官或组织。

体内存在>550 种蛋白酶，它们分布于各组织器官内，包括肠道分泌的蛋白酶（如胃蛋白酶、弹性蛋白酶、胰蛋白酶和糜蛋白酶）和刷状缘膜结合酶（如内肽酶、氨肽酶和羧肽酶）等。由于肽酶的分布广泛，多肽药物在人体内往往消除半衰期（$t_{1/2}$）较短，如：胰岛素 $t_{1/2}$<9 min，血管紧张素 $t_{1/2}$<1 min，exendin-4 在肾和肝匀浆中 $t_{1/2}$ 分别为 7.8 min 和 100.9 min。

（六）受体效应 Receptor effect

某些治疗性蛋白药物是通过与特异性受体结合，进而通过信号传导机制发挥药理活性，因受体分布具有动物种属特异性和组织特异性，故其在体内药物动力学行为包括吸收、转运、分布及消除均受受体结合效应的影响。

（七）多功能性和网络效应 Multifunction and network effects

许多蛋白多肽类药物可以作用于多种组织或细胞，且在机体内相互调节，彼此协同或拮抗，形成信号传导通路，因而可具有多种功能，呈现多种药理作用。

二、药物动力学特点 Pharmacokinetic characteristics

（一）吸收 Absorption

生物利用度通常定义为到达全身循环的原型药物的百分比，是评估药物吸收疗效的关键参数之一。蛋白多肽类药物与传统小分子药物不同，如果通过口服给药，它们通常没有治疗活性。难以吸收入血发挥全身作用的主要影响因素有两个：胃肠道蛋白酶的高活性和胃肠黏膜的低通透性。口服后胃肠道和肝的首过效应进一步阻碍了这类药物吸收入血。

由于大多数蛋白多肽类药物口服无活性，所以，临床上静脉给药、皮下或者肌内注射通常是此类药物的首选给药途径。其他非口服药物途径如鼻腔给药、口腔黏膜给药、直肠给药、阴道给药、经皮给药、经肺部给药或者经眼给药也是研究热点。

蛋白多肽类药物必须透过一种或多种生物屏障才能达到全身循环并成功地转运到作用靶标。例如，皮下注射给药的药物保留在皮下组织的细胞间隙中，直到被运输到血液或淋巴液中，有些药物的转运过程更复杂，必须进入细胞才能达到其靶标，但它们的亲水性和高分子量使其无法通过被动扩散穿过亲脂性细胞膜。有些生物技术药物，包括肽、蛋白质和抗体，与细胞表面受体和蛋白质相互作用，并具有细胞外靶标。一个经典的例子是胰岛素，它与跨膜胰岛素受体的胞外亚基结合，引发胰岛素诱导的生物反应，以调节葡萄糖稳态。

多肽类药物的转运途径受其分子大小影响较大。分子量较大的蛋白质等大分子可通过淋巴循环分布到靶组织或靶器官，淋巴循环也可使药物避免首过效应，药物通过被动扩散从血液向淋巴液转运，故血药浓度一般高于淋巴液中的药物浓度。分子量<5000 的小肽类几乎全部由血液转运，而部分难以进入毛细血管的大分子多肽与小蛋白质（分子量为 5000~12 000）通过淋巴管被吸收。淋巴管比毛细血管具有更高的渗透性，因此较大的分子更易穿透淋巴管壁。对于大多数分子量为 1000~10 000 的肽，通过血液和淋巴系统组合吸收，最终被摄取到作为主要吸收途径的毛细血管中。

图 20-9 展示了生物技术药物不同的给药途径和需要克服的生物屏障，对于大多数蛋白多肽类药物，口服能在胃肠道降解，较难通过生理屏障，因此多采用非胃肠道途径给药。目前已上市的蛋白多肽类药物中大于 60% 的品种是通过注射方式给药。

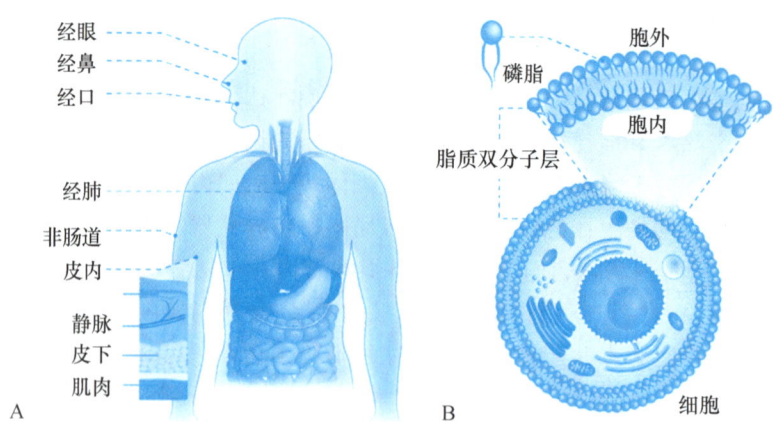

图 20-9 （A）生物技术药物给药的不同途径；（B）细胞和细胞膜结构示意图，脂质双分子层是药物透过的疏水性屏障

注射给药途径顺应性差，慢性病如糖尿病需要长期给药。通过对蛋白多肽类结构改造能影响药物的吸收，延长其作用时间。缓释注射剂也可以改变蛋白多肽类药物转运过程，延长体内吸收及作用时间，甘精胰岛素、地特胰岛素，其半衰期可以达到 25 h，长效的降糖药物可以减少用药的次数，增加患者的顺应性。甘精胰岛素是通过基因重组技术生产的长效胰岛素类似物，与普通胰岛素的不同之处在于，其 A 链羧基端的最后一个天冬酰胺（Asn）被甘氨酸（Gly）所取代，使六聚体更加稳定；B 链羧基端的 31 和 32 位连接了 2 个精氨酸（Arg），导致等电点由 5.4 提高到 6.7，见图 20-2。经过上述分子改变后的胰岛素，在酸性条件下，呈无色透明溶液状，在生理条件下，溶解度则很低，皮下注射后立即聚合、溶解度降低，形成甘精胰岛素沉淀物，吸收延迟，作用时间也延长。由于此修饰位点不参与胰岛素受体的结合，这种改变不影响胰岛素的生物活性。曲普瑞林是一种人工合成的十肽，是天然促性腺激素释放激素的类似物，其注射剂（decapeptyl）是以聚乳酸羟基乙酸［poly (lactic-co-glycolic acid)，PLGA］为骨架制备的长效微球，皮下给药体内可以持续释药 1 个月。

口服蛋白多肽类药物的开发是国内外研究的热点，研发的瓶颈在于蛋白多肽在吸收过程中易受胃肠道蛋白酶降解，肠道黏膜的通透性低，直接口服蛋白类药物的生物利用度不足 2%。通过制剂技术，结合纳米粒、脂质体、聚合物等载体及加入酶抑制剂等有可能增强蛋白多肽类药物的口服吸收，提高其生物利用度。

给药途径的变化可能改变药物的 PK 和免疫原性。皮下给药后，药物通过淋巴系统可能会产生体循环前消除，因此生物利用度低于 100%。不同给药部位（如上臂、大腿、腹部）的生物利用度也可能有所不同，如果需要变换不同给药部位，则应针对每个给药部位的相对生物利用度进行临床研究。对生物利用度影响的其他考虑因素还包括注射深度、注射浓度、注射体积和患者个体因素等。

（二）分布 Distribution

对于传统小分子药物，为了发现可能的药物或代谢产物在特定组织的积聚，研究药物在动物机体各组织的分布是必不可少的。对于蛋白类药物，其代谢产物氨基酸可以在机体被循环利用，因此对于蛋白多肽类药物进行组织分布的主要目的是观察其对特异性组织的靶向效应及研究其主要消除器官。

蛋白多肽类药物的分布容积主要由其理化性质如所带电荷及脂溶性、蛋白结合（包括受体结合）及对主动转运的依赖性。如前所述，由于分子量大，生物膜的透过性低，大多数蛋白类药物分布容积较小。蛋白多肽类药物的分布容积多为 $0.04 \sim 0.2 \, L \cdot kg^{-1}$，而小分子药物多为

$1\sim 20\ L\cdot kg^{-1}$。蛋白多肽类药物中分子量较大的药物表观分布容积（V_d）较小，跨膜通透性低，大多被限制在血浆及组织间隙中，通常可以依据血容量预测给药后的初始浓度。对于极性强以及分子量较大的蛋白多肽类药物，其组织分布过程缓慢，游离药物主要通过细胞旁路中的血液-组织液对流以及细胞内吞方式分布到外周组织。如单抗静脉注射后V_d与血浆体积相近，组织与血液的药物浓度的比值为$1\%\sim 10\%$。

静脉给药蛋白多肽类药物后，药-时曲线通常符合二房室药物动力学模型。此模型的中央室主要为血管床和血流丰富的组织器官如肝肾组织，而周边室主要为肌肉、皮肤等血流不丰富的组织器官。

某些蛋白多肽类药物在体内与相应受体结合而起效，因而受体在组织器官中的分布往往对药物在体内的分布及效应具有重要影响，决定了其体内的分布、靶向性特征。

蛋白多肽类药物跨膜转运模式包括细胞吞噬及受体介导的内吞作用。其中受体介导的内吞模式是蛋白多肽类药物分布至组织细胞的主要方式，该过程中药物与受体的结合程度对药物靶细胞分布尤为重要。

抗体药物偶联物（antibody drug conjugate，ADC），由单克隆抗体与小分子药物（细胞毒药物）偶联而成，其作用机制就是通过单克隆抗体的靶向作用特异性地识别肿瘤表面抗原，然后利用细胞本身具备的内吞作用使化学药物进入肿瘤细胞内发挥杀伤肿瘤细胞的作用，提高疗效，降低副作用，是目前抗体领域的研究热点。从其结构上看，抗体分子量约占ADC药物的98%，因此，ADC药物的体内分布主要取决于裸抗体。抗体偶联后的细胞毒药物的分布过程则通过ADC药物在靶细胞溶酶体中的逐步释放实现，抗体作为ADC中的载药系统，其自身的分布过程可能会影响细胞毒药物的体内分布。测定其在血液、组织及靶点的浓度是ADC药物体内药动学研究的重要内容。此外，抗体携带的毒素的数量也会影响ADC药动学特性，如提高药物抗体比（drug to antibody ratio，DAR）会使药物清除率升高，半衰期缩短，结合过多的毒素还会启动免疫系统清除机制。因此，ADC药物的DAR常以$2\sim 4$为最佳范围。

有些治疗性蛋白药物进入血液后与血液成分结合，例如与可溶性受体结合，结合后会通过改变分布和（或）清除而改变其药物动力学特征。临床研究中，由于受试者体循环受体水平的个体差异，治疗性蛋白药物与可溶性受体结合后可能导致个体间药物动力学参数变异性的增加。

当治疗性蛋白药物结合血浆蛋白（白蛋白、α-酸性糖蛋白等）能力与其药物动力学行为相关时，应研究血浆蛋白结合率。

（三）代谢及消除 Metabolism and elimination

进行药物动力学研究时应首先明确药物的主要消除途径。对于治疗性蛋白药物来说，在很大程度上可以通过分子量大小预测消除途径，表20-2展示了分子量大小与消除途径的关系。

1. 酶水解代谢消除　人体中存在多种蛋白水解酶，所以酶水解作用在蛋白多肽类药物代谢中非常重要。蛋白水解酶在机体分布广泛，胃肠道的肽酶及蛋白酶是相对非特异性的，所以蛋白多肽类药物通常不能口服给药。而细胞间隙及细胞表面的肽链水解酶相对特异性较高。

分子量小的蛋白多肽类通过肾滤过被消除（随着分子量的减小，肾小球滤过作用越来越重要），随后被肾小管重吸收和次级代谢分解；对于分子量较大的治疗性蛋白药物，在水解作用之外主要通过在其他组织和（或）靶细胞中受体介导的内吞后再分解代谢进行消除。

表 20-2　分子量是蛋白多肽类消除途径和机制的主要影响因素

分子量	消除部位	主要消除机制	主要影响因素
<500	血液、肝	细胞外水解被动脂溶扩散	结构、亲脂性
500～1000	肝	载体介导的吸收被动脂溶扩散	结构、亲脂性
>1000～50 000	肾	肾小球滤过及随后的降解	分子量
>50 000～200 000	肾、肝	受体介导的内吞	糖基、电荷
>200 000～400 000		调理作用	α_2-巨球蛋白，IgG
>400 000		吞噬作用	颗粒聚集

2. Fc 受体介导的消除　Fc 受体为与免疫球蛋白 Fc 片段 C 末端结合的受体。免疫球蛋白（immunoglobulins，Ig）与抗原结合后，抗体的 Fc 片段变构，与细胞膜上的 Fc 受体结合，产生各种生物效应，抗原-抗体复合物对细胞的作用都是通过 Fc 受体的介导，因此 Fc 受体在免疫功能及其调节中具有非常重要的作用。每一类 Ig 都有其相对应的 Fc 受体。

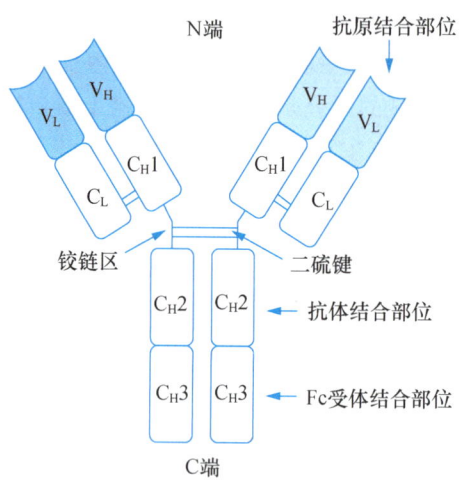

图 20-10　治疗性抗体 Fc 受体介导的消除示意图

治疗性抗体药物以及含有抗体 Fc 片段的融合蛋白类药物，其消除方式之一为 Fc 受体介导的消除，见图 20-10。Fc 受体介导的消除具有非特异性，含有 Fc 结构的蛋白多肽均可通过 IgG 结合细胞表面的 Fcγ 受体，然后被内吞进入细胞酶解。

含有 Fc 结构的蛋白多肽也可以在内涵体的弱酸性环境下通过 IgG 结合新生儿 Fc 受体（neonatal Fc receptor，FcRn）而免受降解。与其他蛋白质或小分子相比，抗体之所以在体内有很长的半衰期，一个重要原因是能够和一种特殊的 Fc 受体 FcRn 结合。FcRn 在体内有广泛的表达，包括许多组织的上皮、内皮细胞及多种免疫细胞（如单核巨噬细胞）等。FcRn 与 IgG 的结合是 pH 依赖型的：只在弱酸性 pH 6.0 左右结合，而在中性 pH 无结合。当血液中的游离抗体被细胞非特异的内吞至胞内体（endosome）中，由于胞内体内部为弱酸性（pH5～6），IgG 通过抗体的 Fc 片段与 FcRn 结合。结合后的抗体随 FcRn 转运至细胞膜表面，由于细胞外液为近中性（pH7.4），此时 IgG 与 FcRn 失去结合，重新进入血液循环，从而延长了 IgG 在体内的半衰期。而其他不能和 FcRn 结合的蛋白，在胞内体内不能被 FcRn 回收，最终进入溶酶体降解，导致了较短的半衰期。除了 IgG 外，FcRn 还同人血清白蛋白（HSA）结合，其结合方式与 IgG 相同，也为 pH 依赖型，所以 HSA 在体内也具有和抗体相似的长半衰期（20 天）。

3. 靶点介导的消除　通过靶点介导的药物处置（target mediated drug disposition，TM-

DD)：当药物分子与相应配体（受体）结合后，通过胞吞作用进入细胞，随后在溶酶体进行降解。靶点介导的消除是特异性消除途径，包括细胞表面受体介导的内吞消除和可溶性靶点介导的免疫复合物形成。蛋白多肽类药物可以与靶细胞表面受体结合并被内吞进入细胞，在溶酶体中被降解成为氨基酸及肽段。细胞表面的靶点数量通常有限而具有可饱和性，使药物的药动学特征呈非线性。如西妥昔单抗（cetuximab）是靶向表皮生长因子受体（epidermal growth factor receptor，EGFR）的药物，西妥昔单抗的药物清除率会随其剂量增加而降低。可溶性靶标则通过与药物结合形成免疫复合物，进而通过细胞吞噬的方式介导消除，如图 20-11 所示。

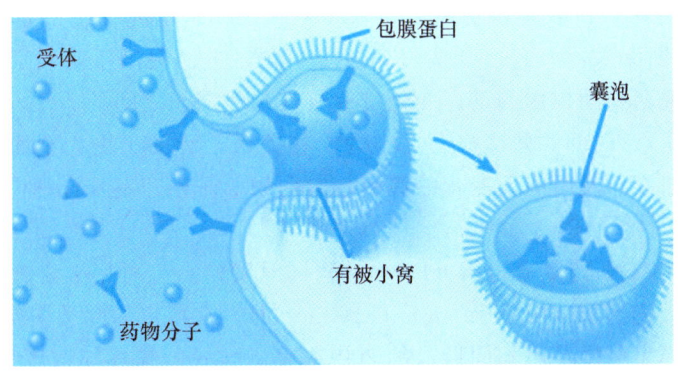

图 20-11　蛋白类药物通过受体介导的内吞模式进入细胞内：
深灰色区域为胞外，浅灰色区域为胞内

当抗体的体内浓度很低时，抗原相对抗体过量，靶点介导的清除起主要作用。随着抗体的体内浓度升高，抗原逐渐饱和，或者内吞的抗原导致表面靶点数量减少，而此时新的抗原还未及时通过蛋白质合成途径补充，这些情况下，靶点介导的抗体清除就会显著减少。因此用数学模型描述靶点介导的清除时需要考虑靶点本身的生物学特征。

（四）排泄 Excretion

治疗性蛋白药物大多以代谢物的形式排出体外，一般极少以原型排出体外，体内降解的终极产物为氨基酸，并参与体内氨基酸循环。蛋白质多肽分子在体内代谢降解后，产生的氨基酸及小肽片段大多会进入内源氨基酸库，用于内源性物质的重新合成。除少数多肽外，这些药物很少以原型药的形式排泄，但是代谢生成的小肽片段的生物活性也值得关注。

与母体药物相比，代谢物可能具有不同的 PK 特征，应结合研究目的及可行性，综合考虑对有药效活性的代谢物进行鉴定。此外，治疗性蛋白药物的活性不仅与血浆中的游离成分有关，还与结合部分以及结合动力学有关，因而需明确生物分析中分析物的具体形态。

蛋白多肽类药物主要通过肾排泄，肾在蛋白多肽类药物处置中起重要作用，肾小球可滤过分子量小于 30 000 的蛋白质，肾小管尤其是近曲小管的上皮细胞，可重吸收蛋白药物。在该过程中，蛋白结合在腔细胞表面，胞饮后被细胞中的溶酶体降解。重吸收过程具有饱和性，随着剂量的升高，重吸收比例下降。多数蛋白多肽类药物的分子量较大，体内快速消除主要通过细胞内酶解实现，较少以原型药物排泄。

为延长蛋白多肽类药物的血浆半衰期，通过聚乙二醇（polyethylene glycol，PEG）修饰等方式改造原型药是常用方法之一。PEG 可以保护蛋白活性片段不被酶解，分子量增加也会减少肾排泄，提高药物在血液中的稳定性。如多肽分子（Glu-Ile-Leu-Asp-Val-Pro）用分子量 20 000 的直链甲氧基聚乙二醇（mPEG20000）修饰后，在小鼠体内的清除率降低为原来的 1/25。

延长多肽在体内循环半衰期的另一种方法是利用一种配体（ligand）将多肽锚定到具有更长寿命的血清蛋白上，例如白蛋白（albumin）。白蛋白是最丰富的血清蛋白，其半衰期为

19 天。在理想情况下,这种配体应很容易地合成并吸附在多肽药物上,同时与白蛋白具有很高的亲和力。地特胰岛素(insulin detemir)、德谷胰岛素(insulin degludec)、利拉鲁肽(liraglutide)是最常见的 3 种多肽药物,其结构中均含有可结合白蛋白的脂肪酸,目前已应用于糖尿病的临床治疗。

(五)药动学/药效学及生理药物动力学模型 Pharmacokinetic/pharmacodynamic models,PK/PD models;physiologically based pharmacokinetic models,PBPK models

PK-PD 模型描述了药物剂量、浓度和疗效之间的关系。药效学(PD)和药动学(PK)是在体内同步进行着的两个密切相关的动力学过程。但在相当长的一段时间内对 PK 与 PD 多是分割看待,两者之间的内在联系被忽视,使得 PK 和 PD 的研究存在一定的局限性。随着对 PK 和 PD 研究的不断深入,人们逐渐认识到这一问题,进而提出了药动学-药效学(PK-PD)结合模型,综合研究药物在体内的动态变化过程与其药效消长之间的关系,它借助数学方法定量表述浓度(或剂量)、时间和效应三者之间的内在关系,有助于更为全面和准确地了解药物的效应随剂量(或浓度)及时间而变化的规律,对药物的研究开发及合理使用等,具有普遍的指导意义。

药物动力学(PK)和药效动力学(PD)过程同时发生,且可用数学模型予以表达,其中最常见的 n 室线性乳突模型(linear mammillary model),在特定的此类模型中,根据药物不同给药方式、不同的模型可推导出不同形式的药物浓度函数式。描述随浓度变化的药效动力学,研究受体部位的药物浓度和效应的关系。在整体情况下,直接测定受体部位的药物浓度几乎不可能,但由于血中的药物浓度和受体部位的药物浓度有相关性,故通常采用血药浓度和效应建立关系式。主要的模型有线性模型和最大效应模型,其他模型还有 Sigmoid Emax 模型和 β 函数模型等。

1. 线性模型 描述浓度和在一定范围内效应关系的最简单模型。

$$E = b \cdot C_p + E_0$$

式中,E 为效应程度,C_p 为药物浓度,b 为直线斜率,E_0 为给药前效应值。

在多数情况下,简单的线性模型还是有价值的,但是此模型只能预测 20%~80% 的药物效应。

2. 最大效应模型 此模型适用于药物效应随浓度呈饱和曲线增加的情形,即为 E_{max} 模型,当药物不存在时,无药理效应,当药物浓度接近于某一极限水平时,再增加浓度,效应增加很有限。E_{max} 为药物引起的最大效应,EC_{50} 为产生 50% E_{max} 时的药物浓度。此方程在形式上和米氏方程一样。此模型可描述较宽范围内浓度和效应的关系。当药物浓度接近至一定量再增加浓度,效应增加很少或不再增加。

$$E = \frac{E_{max} \cdot C}{EC_{50} + C}$$

在蛋白多肽类药物的研发中,建立适宜的 PK/PD 模型对新药开发及临床用药具有指导作用。蛋白多肽类药物药动学过程在种属间存在显著的差异性,通过 PK/PD 模型由临床前数据可以桥接及预测蛋白多肽药物的人体药动学特征,推测人体试验中药物的首次给药剂量,这是 PK/PD 模型用于种属间剂量外推的优势的重要体现。

PBPK 模型也是目前蛋白多肽类药物人体药动学预测的主要方法,其以生理、生化及解剖数据为基础,通过模拟机体的血液循环将药物处置相关的组织器官相互连接,各房室均代表一种组织或器官。使用该模型预测大分子药物人体药动学具有以下优点:①可以预测药物在靶组织的浓度,从靶点水平描述药物暴露剂量与药效的关系;②考虑到不同病理生理条件,并定量描述其对药物处置的影响;③将各组织器官看作单独隔室并相互连接,可以包含药物的多种 PK 及 PD 过程,如在淋巴液中的对流及与 FcRn 结合等。但实际应用中建立整体的 PBPK 模型相当复杂且需要大量数据，近年又发展出 Hybrid-PBPK 及 Minimal-PBPK 模型。Minimal-PBPK 模型对 PBPK 模型进行大幅简化，其将机体分为血液、淋巴液和组织，并依据药物对流机制将其相互连接，组织内的器官又按血管内皮紧密程度归为两类（V_{tight} 及 V_{leaky}）且可分别描述药动学行为。当受试者仅能提供血药浓度数据时，此类模型预测抗体的人体药动学数据较房室模型的准确度更高。

第三节 蛋白多肽类药物的生物分析方法
The bioanalysis methods for proteins and peptides

对于蛋白多肽类药物来说，研究其药动学行为就必须建立合格的测定其血药浓度的方法。此类药物检测方法的建立十分具有挑战性，其主要原因包括：有些药物本身就是机体的内源性物质，药物动力学研究时首先需考察基线水平对检测的影响；某些蛋白药物可能诱导生成抗体而干扰药物动力学检测；蛋白多肽和机体内源性蛋白多肽都由氨基酸组成，结构相似不易区分；某些蛋白药物给药量小，血浆浓度极低，多数在 pg·mL^{-1} 或 ng·mL^{-1} 水平，而各种内源性蛋白含量要高出数千上万倍，会干扰目标分子的准确测量。生物样品测定方法对专属性、灵敏度、精密度及准确度的要求较高，蛋白多肽类药物方法学的建立与小分子药物有很大区别。新药研究中，为了获得其药物动力学的特征信息，通常需要几种方法结合使用。

一、同位素示踪法 Isotope tracer method

同位素示踪法在蛋白多肽类药物研究中是一种有效方法，它是一种在目标蛋白质多肽上标记同位素，从而鉴别和区分目标蛋白质和内源性多肽的方法。本方法对研究蛋白多肽类药物在动物体内的组织分布、靶向分布及物料平衡具有其他方法无法比拟的优越性，但因具有放射性而不适用于人体药物动力学的研究。

在运用放射性标记法时，存在标记过程可能导致蛋白失活、标记同位素的脱离、标记氨基酸的生物再利用等问题，在实验方案制定和设计阶段充分考虑这些因素，并需在结果讨论和结论中关注带来的影响。研究中常需要结合其他技术手段来配合使用并验证结果，如使用分子筛高效液相色谱法、反相高效液相色谱法、聚丙烯酰胺凝胶电泳法和酸沉淀法等进行分离并分别测定血浆或尿中标记的原形物和其代谢产物的放射活性。因此，对生物技术药物药物动力学特征的描述不能仅仅依赖于放射性标记法的研究结果，还应该结合其他分析方法的实验结果进行综合分析。

二、免疫测定法 Immunoassay

免疫测定法是指利用免疫学原理，以待测物作为抗原或抗体从而测定样品中待测物质含量的方法。

（一）放射免疫法 Radio immune assay, RIA

根据抗原抗体特异性结合的原理，以放射性同位素标记抗原或抗体，根据计数定性或定量测定待检标本中抗体或抗原的量。该法是免疫标记分析方法之一，常被用于生物技术药物的测定，其分析原理如图 20-12A 所示。该方法是一种超微量分析技术，通过放射性标记的已知抗原（*Ag）和非标记的待检抗原（Antigen，Ag）同时与限量的特异性抗体进行竞争结合或竞争性抑制反应，分离并测定结合型（*Ag-Ab）或游离型（*Ag）放射性标记抗原的量，再根据标准曲线即可推算出被测物的含量，如图 20-12B 所示。

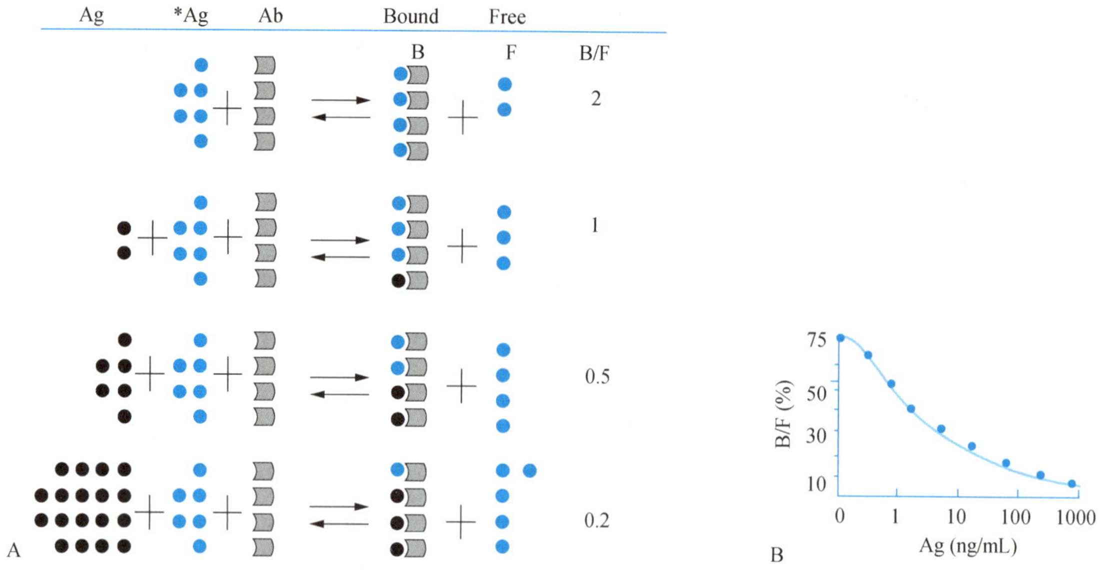

图 20-12　竞争放射分析原理（A）及分析关系曲线（B）示意图

（二）免疫放射定量法 Immunoradiometric assay，IRMA

免疫放射定量法的基本原理是将核素标记在抗体上，然后以过量的标记抗体与待测抗原结合，未结合的标记抗体通过和固相的抗原免疫吸附剂结合而去除，溶液中的放射性与待测抗原的含量呈正相关。IRMA 与 RIA 相比较有以下优点：①IRMA 反应系统中应用的标记物为免疫球蛋白。易于提纯和进行碘化标记，标记抗体的比活度较高，有利于提高分析的灵敏度，且不同抗体的标记方法基本相同；而在 RIA 中应用的标记物是抗原。抗原种类繁多，化学结构各异，较难获得纯品，标记方法亦多种多样。②在 IRMA 反应系统中使用过量的标记抗体，直接与抗原结合，不存在竞争结合的复杂反应，因此反应速度较快，即使使用亲和力较低的单克隆抗体，也能满足实验要求；而在 RIA 中抗体是微量的，所以一定要用高亲和力的多克隆抗体。③IRMA 使用的标记抗体和固相抗原在反应中都是过量的，只有待测样品加样误差才会影响分析结果，因此 IRMA 的批内和批间变异（CV%）比较小；而 RIA 使用的抗体和标记抗原在反应中是固定量的，加样误差可严重影响测定结果，如图 20-13、图 20-14 所示。

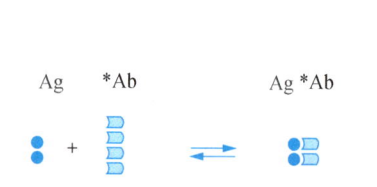

图 20-13　免疫放射定量法（IRMA）示意图

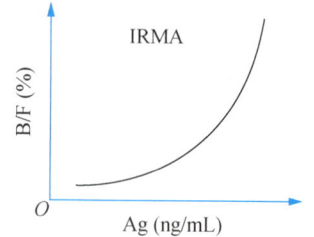

图 20-14　IRMA 分析关系曲线示意图

（三）酶联免疫吸附测定 Enzyme linked immunosorbent assay，ELISA

酶联免疫吸附测定是目前蛋白多肽类药物药物动力学评价的主要方法。该方法以抗体-抗原特异性结合反应为基础，具有灵敏度高、重复性好、操作简便、适用范围广等优点。根据欧洲药物评审组织 EMEA（The European Agency for the Evaluation of Medicinal Products，EMEA）2007 版的指导原则，免疫分析技术是唯一被认可的、可用于蛋白多肽类药物临床药物动力学研究的分析技术。常用的方法有直接法、间接法、双抗体夹心法和竞争法等，原理见图 20-15。

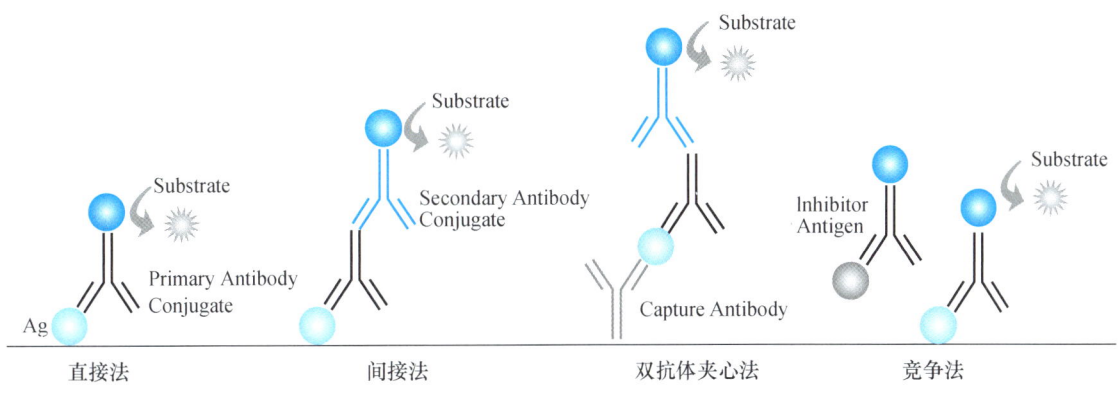

图 20-15　免疫分析方法原理示意图

（四）注意事项 Points for attention

免疫方法的缺点在于它测定的是蛋白质多肽的免疫活性而不是生物活性，不能同时测定代谢物，因此具有抗原决定簇的代谢物片段可能带来结果误差。不同来源的抗体与相同蛋白多肽反应可能有较大差别。免疫分析方法还很容易受到内源物质的干扰。

1. 待测样品的稳定性　从采集样品到离心分离血清或者血浆、样本储运、测定过程中的反复冻融，都有可能影响待测生物大分子的稳定性。在开发分析方法早期，需评价并获得待测分子在生物样品中的稳定性数据。如果生物样本量较多，最好备份多份同样的样品，以减少检测过程冻融样本的次数。通常，EDTA 抗凝的血浆比肝素抗凝的血浆稳定性好，对于稳定性差的生物样本，在样本制备过程中需要低温快速处理，并在＞－70 ℃的低温冰箱保存样品。

2. 吸附效应　待测组分水溶性的肽和蛋白类会吸附在其接触的样品管、注射器、移液管和色谱系统，因此，在方法学建立时，应该考察待检测成分的表面吸附问题。对于 LC-MS 检测体系，PEEK 材质管道的吸附小于不锈钢材质，陶瓷进样针吸附小于石英和不锈钢，色谱柱中高分子填料的吸附小于硅基填料。

3. 标准品　大分子药物的标准品附带的分析报告应该包含含量、效价、纯度、肽序列、盐形式和水分含量信息。活性单位可以依据世界卫生组织或者药典的规定进行标准化。特别注意的是，由于翻译后修饰及工艺过程可能带来的蛋白的聚集等，对于不同来源的同种蛋白其效价、色谱行为和免疫原性可能不同，因此，分析实验室对于不同批次的标准品需要用同一种分析方法进行比较研究。尽量使用纯度最高的标准品，用于配制校正样和质控样品的标准品应尽量与临床和非临床试验使用的受试品批号相同。标准品批号变更时，应对其进行表征和生物活性分析。

4. 生物基质　一般选择和待测样品一致的生物基质配制标准曲线和稀释样品，不推荐使用经碳吸附、免疫吸附等方法提取过的基质、透析血清、蛋白缓冲液等替代实际样品基质建立分析方法。针对某些品种，生物基质中可能存在高浓度与分析物结构相关的内源性物质，干扰导致根本无法测定分析物。在无其他可选定量策略的前提下，可使用替代基质建立分析方法，但应对使用替代基质建立方法的与实际样本的差异进行验证，同时质控样品必须用实际样品基质配制，通过计算准确度来验证是否能消除基质效应。

5. 最适稀释度　分析方法建立与验证过程中，通常需要对生物基质进行稀释，以降低其产生的高背景信号，在此情况下，应考察最适稀释度：指分析方法中为提高信噪比、减少基质干扰、优化准确度与精密度而必须使用缓冲液对生物样品进行稀释的最适倍数。应使用与试验样品相同的基质来配制加药样品来确定最适稀释度。

6. 检测试剂　免疫方法中使用的关键试剂如结合蛋白、适配子、抗体或偶联抗体、酶等都会对分析结果产生直接影响。如果在方法验证或样品分析过程中，关键试剂批次发生改变，须确认方法性能不被改变,从而确保不同批次结果的一致性。无论是关键试剂,还是缓冲液、稀释液、酸化剂等非关键试剂,都应对维持其稳定性的储存条件进行规范,以确保检测方法的可靠性。

三、生物检定法 Bioassay

生物技术药物具有生物活性如抗菌、抗肿瘤、降压、凝血等药理学活性,可将其作为生物分析法的观察指标用于药物动力学研究。生物活性检定法的基本原理是在体内和体外组织或细胞对被测药物的特异药理活性,通过剂量(或浓度)效应曲线对目标药物定量分析(绝对量或比活性单位)。

生物活性检定法在测定过程中对实验条件的要求较高,实验步骤相对繁琐,如体内实验要首先建立动物模型,对设定的观察指标需建立相应的检测方法,通常耗时数周才能完成,且观察终点易受主观因素影响。体外实验生物检定法通常以细胞增殖、细胞毒等为观察终点,方法的特异性、重复性和精密度较差,观察终点易受主观因素的影响。同时,与免疫分析法相似,生物分析法也会受到活性代谢产物、生物基质、血清中抑制因子的干扰以及种属特异性的限制,不能提供药物体内降解产物的信息。

四、色谱和质谱法 Chromatography and mass spectrometry

色谱法利用不同物质在不同相态的选择性分配,以流动相对固定相中的混合物进行洗脱,混合物中不同的物质会以不同的速度沿固定相移动,最终达到分离的效果。色谱法具有分离效率高、分离速度快、应用范围广,可对生物技术药物进行有效的分离鉴定而不影响受试物的分子结构和生物活性等优点。它以分辨率高、灵敏度高、分析时间短、样品量少及操作简单等诸多优点而成为蛋白质多肽生物分子分离、分析的重要手段。

质谱分析是一种测量离子质荷比(质量-电荷比)的分析方法,其基本原理是使试样中各组分在离子源中发生电离,生成不同质荷比的带电荷的离子,经加速电场的作用,形成离子束,进入质量分析器。在质量分析器中,再利用电场和磁场使其发生相反的速度色散,将它们分别聚焦而得到质谱图,从而确定其质量。质谱分析能够分析分子量大于 100 kDa 的蛋白质,甚至更复杂的混合物。液相色谱-质谱联用技术在选择性、灵敏度、分子量测定和提供结构信息等方面具有明显的优势,能够同时获得可靠的定性、定量结果,因而已经被广泛应用于药物在生物体内的吸收、分布和代谢的研究,包括代谢物的结构确定及定量。液相色谱-质谱联用已逐渐成为新药研究必不可少的手段之一。

五、电泳法 Electrophoresis,EP

电泳法是指带电荷的供试品(蛋白质、核苷酸等)在惰性支持介质(如纸、醋酸纤维素、琼脂糖凝胶、聚丙烯酰胺凝胶等)中,于电场的作用下,向其对应的电极方向按各自的速度进行泳动,使组分分离成狭窄的区带,用适宜的检测方法记录其电泳区带图谱或计算其含量(%)的方法。电泳技术在药物动力学研究中常和其他方法如放射性标记法、放射自显影法或免疫印迹法联合应用于生物技术药物的分离、鉴定和定量分析。

六、活体成像技术 Living animal imaging technology

分子影像技术是运用影像学手段显示组织水平、细胞和亚细胞水平的特定分子,反映活体状态下分子水平变化,对其生物学行为在影像方面进行定性和定量研究的科学。

大多数分子成像技术是临床放射科的常规技术,主要包括可见光成像(optical imaging)、核素成像(radio-nuclear imaging)、核磁共振成像(magnetic resonance imaging,MRI)和超声成像(ultrasound imaging)、计算机断层摄影成像(computed tomography,CT)五大类。

因此可以在药物开发中设计实验,分子成像用于药物开发的不同阶段,包括靶点表达、化合物筛选和优化,以及Ⅰ期至Ⅲ期临床研究。

活体动物体内功能成像技术可用于观察和追踪靶细胞、基因的表达,同时检测多种分子事件,优化药物和基因治疗方案,从分子和细胞水平对药物疗效进行观察,从整体动物水平上评估疾病发展过程,对同一个动物进行时间、环境、发展和治疗影响跟踪。由于功能成像的诸多优势,这项技术广泛应用于生命科学、医学研究及药物开发等方面。

(一) 核素活体成像技术 Radionuclide imaging technology

核素活体成像技术用于易为核素标记的既定靶分子,追踪痕量标记药物在体内的转运。包括正电子发射断层扫描(positron emission tomography,PET)、单光子发射计算机断层成像术(single-photon emission computed tomography,SPECT)。微PET在目前的分子影像学研究中占据着极其重要的地位。微PET技术是将正电子同位素标记的分子注入生物体内作为探针,当这些化合物参与生物体内的代谢过程时,PET按照同位素放射性分布的绝对量进行连续性扫描,根据动力学原理和图像数据,对活体组织中的生理生化代谢过程做出定量分析,如血流量、能量代谢、蛋白质合成、脂肪酸代谢、神经递质合成速度、受体密度及其与配体结合的选择性和动力学等。PET通常使用的探针是用 ^{11}C、^{14}N、^{15}O 及 ^{18}F 等生物组织中含量最多元素的放射性核素标记的化合物,它们具有与体内分子类似(包括细胞代谢)的特点。

在药物动力学研究中,可用正电子发射核素直接标记药物,观察其在活体中的分布和代谢,或测量生理性刺激及病理学过程中药物分布与代谢的变化,从而对药物剂量、作用部位、可能发生的毒副作用等做出判断。据此也能判断其代谢反应的类型及产物,观察药物与其他药物的相互作用、药物与受体的作用、药物与酶的相互作用等。

(二) 荧光成像技术 Fluorescence imaging technology

荧光物质的标记方法:①荧光蛋白标记:荧光蛋白适用于标记细胞、病毒、基因等,通常使用的是GFP、EGFP、RFP(DsRed)等;②荧光染料标记:荧光染料标记和体外标记方法相同,常用的有Cy3、Cy5、Cy5.5及Cy7,可以标记抗体、多肽、小分子药物等;③量子点标记:量子点(quantum dot)是一种能发射荧光的半导体纳米微晶体,是由数百到数万个原子组成的原子簇,尺寸在100 nm以下,外观恰似一极小的点状物。量子点作为一类新型的荧光标记材料,其在长时间生命活动监测及活体示踪方面具有独特的应用优势。与传统的有机荧光试剂相比较,量子点荧光比有机荧光染料的发射光强20倍,稳定性强100倍以上,具有荧光发光光谱较窄、量子产率高、不易漂白、激发光谱宽、颜色可调,并且光化学稳定性高,不易分解等诸多优点。主要应用在活细胞实时动态荧光观察与成像,可以在长达数天内进行细胞的分化和世系观察,以及细胞间、细胞内及细胞器间的各种相互作用的原位实时动态示踪。不但如此,量子点还可以标记在其他需要研究的物质上,如药物、特定的生物分子等,示踪其活动及作用。

荧光物质被激发后所发射的荧光信号的强度在一定范围内与荧光素存在的量成线性关系,这是荧光成像系统应用于生物学研究的理论基础。荧光标记技术采用荧光素、量子点等对目标物进行标记,不具有放射性。该技术的缺点是标记的荧光素、量子点由于引入的分子量较大,可能会影响蛋白多肽的分子构型,进而影响蛋白药物的活性;此外,荧光物质的穿透性差,整体显影效果受限。

七、新型分析技术 Modern analytic techniques

(一) 化学发光免疫分析法(chemiluminescence immunoassay,CLIA)及电化学发光免疫分析(Electro chemiluminescence Immunoassay,ECLIA)

1. 化学发光免疫分析法 是把免疫反应与发光反应结合起来的一种定量分析技术,既具有发光检测的高度灵敏性,又具有免疫分析法的高度特异性。

在 CLIA 中，主要有两个部分，即免疫反应系统和化学发光系统。免疫反应系统与放射免疫测定中的抗原抗体反应系统相同，化学发光系统则是利用某些化合物如鲁米诺（luminol）、异鲁米诺（isoluminol）、金刚烷（AMPPD）及吖啶酯（AE）等经氧化剂氧化或催化剂催化后成为激发态产物，当其回到基态时就会将剩余能量转变为光子，随后利用发光信号测量仪器测量光量子的产额。

将发光物质直接标记于抗原（称为化学发光免疫分析）或抗体上（称为免疫化学发光分析），经氧化剂或催化剂的激发后，即可快速稳定地发光，其产生的光量子的强度与所测抗原的浓度成比例。

也可将氧化剂（如碱性磷酸酶等）或催化剂标记于抗原或抗体上，当抗原抗体反应结束后分离多余的标记物，再与发光底物反应，其产生的光量子的强度也与待测抗原的浓度成比例。

反应过程分为以下两个阶段：

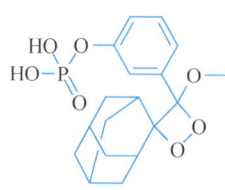

图 20-16 AMPPD 的结构

① 待测抗原（Ag）和一定量的碱性磷酸酶标记抗原（ALP-Ag）同时与一定量的特异性抗体（Ab）竞争结合。ALP-Ag-Ab 的量与 Ag 的量之间存有竞争抑制的关系，即 Ag 的量越多，形成的 Ag-Ab 的量就越多，ALP-Ag-Ab 的量越少。反之亦然。

② 加入（羊）抗鼠 IgG 包被的磁性颗粒，捕获 ALP-Ag-Ab（其中的 Ab 为鼠单克隆抗体），在磁场作用下将 ALP-Ag-Ab 与 ALP-Ag 分开，经洗涤并吸弃废液后，加入化学发光底物（dioxetane-phosphate，AMPPD）。AMPPD 为 1,2-二氧环己烷衍生物，它是一种生物化学领域中新颖的超灵敏的碱性磷酸酶底物，具有反应速度快的特点，如图 20-16 所示。

AMPPD 其分子结构中有两个重要部分，一个是联接苯环和金刚烷的二氧四节环，它可以断裂并发射光子；另一个是磷酸根基团，它维持着整个分子结构的稳定。通常这种化合物很稳定，但如果有碱性磷酸酶存在，AMPPD 作为酶的底物会在酶的催化一脱去磷酸根基团，形成一个不稳定的中间体。这个中间体随即自行分解（二氧四节环断裂），同时发射光子。光子的生成量与 ALP-Ag-Ab 的量成正比，由此可计算出待测抗原（Ag）的量。将一系列已知浓度的标准液与待测标本同样处理，即可绘出标准曲线并据此查出标本中待测抗原的浓度。例如，E2HSA 是采用基因工程技术，将 2 个串联 Exendin-4 和白蛋白在酵母菌中共同表达而得到的新型融合蛋白，以期能达到延长药物半衰期的目的。用 CLIA 方法检测猕猴血浆中的 E2HSA 浓度，在 2~500 ng·mL^{-1} 范围内与其他类型白蛋白无明显交叉反应，最低定量限达到 2 ng·mL^{-1}。

2. 电化学发光免疫分析 ECLIA 克服了 CLIA 技术中每一发光分子只能利用一次的缺点，ECLIA 体系主要包括两个部分，即免疫反应系统和电化学发光系统。免疫反应系统与放射免疫测定中的抗原抗体反应系统相同，因此具有较高的特异性；电化学发光系统包括电化学和化学发光两个过程。

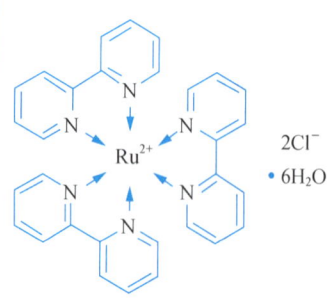

图 20-17 二价的三联吡啶钌 [Ru(bpy)3]$^{2+}$

在电极表面的电场作用下，二价的三联吡啶钌 [Ru(bpy)3]$^{2+}$ 失去一个电子，成为三价的三联吡啶钌 [Ru(bpy)3]$^{3+}$，三丙胺（TPA）也失去一个电子被氧化随即脱氢成三丙胺自由基传递一个电子给三价的三联吡啶钌，使还原成激发态的二价三联吡啶钌 [Ru(bpy)3]$^{2+}$，后者很不稳定，以发射一个波长为 620 nm 的光子的形式释放能量而回到基态，如图 20-17 所示。这个过程可反复进行，直到电场中的三丙胺耗尽。因此测定过程中的一个抗原抗体复合物可产生许多光子信号，从而产生生物放大效应，极大地提高了方法的灵敏度。此外测定方法还应用了链霉亲和素，生物素技术、磁性分离技术等，使其准确性、灵敏度以及自动化程度都很高。

(二) 微流控芯片免疫分析方法 Microfluidic chip-based immunoassay

微流控芯片技术是利用微通道精确控制和处理微尺度流体，从而在微芯片上实现进样、稀释、混合、反应、检测等多种功能，其最突出的优点是只需少量标本或生物样品，便可高效快速地完成各种微分析检测，并具有高灵敏度、高通量、低成本和设备微型化的优势。

Lin 等在 PDMS 芯片上用夹心免疫荧光法测定了人血管内皮生长因子，检出限为 4 pmol/L。GyrosTM 免疫测定平台是将微流控免疫测定技术实现小型化和自动化的检测平台。Liu 等对 GyrosTM 技术定量分析人血清中利妥昔单抗进行了验证，验证结果显示，GyrosTM 具有较好的准确性、精密度以及选择性，灵敏度与 ELISA 法相当，能够提供动态检测范围更广的纳米级测定，灵敏度与 ELISA 法相当，能够提供动态检测范围更广的纳米级测定。

第四节 蛋白多肽类药物动力学研究实验设计要点
Key points of experiment design for proteins and peptides pharmacokinetic studies

一、实验设计的一般原则 General principles of experimental design

1. 相关动物种属的选择 实验动物种属不同或种属相同年龄、性别不同，都能引起实验动物对药物敏感程度的差异以及对药物吸收、转化、作用靶点的差异。一般应考虑在相关动物种属中进行药物动力学研究，应选择与人有相同靶抗原的动物模型进行试验。例如当灵长类动物具有抗体相关的靶抗原时，应考虑采用此类动物进行抗体的主要药效学和药物动力学研究。

2. 年龄及生理状态 动物的周龄及月龄、性别等因素可能会影响受体的表达，影响待研究药物的作用及毒性观察。

3. 中和抗体的存在 中和抗体出现可导致重复给药或单剂量给药时动力学参数特征的改变，因此应特别注意中和抗体对药物动力学的影响。

4. 给药方式，包括剂量、给药途径和给药方案 可能情况下，药物动力学研究应尽可能使用拟用于毒性试验和临床研究的制剂，给药途径也应与拟临床试验给药途径相关。制剂、浓度、给药部位和给药容量都可影响吸收模式。如检测方法可行，各项毒性试验中设立卫星组监测全身药物暴露情况对把握相关毒性的安全范围和控制临床试验风险性有重要价值。

5. 受试品在使用条件下的稳定性 例如当使用放射性标记蛋白时，重要的是要验证放射标记的受试蛋白仍保持了与非标记受试蛋白相当的活性和生物学性质。由于快速的体内代谢或放射性标记物的不稳定等因素，可能难以解释用放射性标记蛋白得到的组织放射活性浓度和（或）放射自显影数据。解释特定的放射性示踪试验结果时应特别谨慎，因为代谢生成的标记氨基酸可进入与产品无关的蛋白质或多肽的再循环。

二、生物样品测定方法的选择 Selection of determination methods for biological samples

应针对特定蛋白多肽类药物分子，建立一种或多种测定方法，并阐述研究方法的科学性及合理性。分析方法应该按照生物分析方法的要求，验证分析方法的准确性、可靠性、稳定性等。理想的生物样品分析测定方法最好能在临床前研究和临床研究中均适用。应解析血浆/血清中的血浆结合蛋白和（或）抗体生成对分析方法的可能影响。

三、代谢转化研究设计 Design of metabolic transformation research

蛋白多肽类代谢的预期终产物是降解成为小肽和各种氨基酸，通常对其代谢途径已有基本了解。近年的研究表明，蛋白大分子的代谢过程是逐步进行的，某些代谢过程中生成的肽段具备一定的生物活性，例如尿激酶原为无活性蛋白，代谢转变为尿激酶后具备了生物活性。因此，在有条件的前提下，应尽量解析可能代谢肽段的结构及活性，其结果对于其药效学和安全性评价都有重要价值。

四、展望 Prospect

蛋白多肽类药物特殊的理化性质决定了其特有的药物动力学特征。在生物体内，这类药物具有首过效应显著、体内靶向分布、受体介导消除、极少以原型药物形式排泄等特征。

与传统小分子药物相比，蛋白质多肽类药物的药动学分析面临着更多的挑战。该类药物在体内代谢过程中，可与多种物质结合，如受体、抗原、内源性结合蛋白等，如何区分游离药物、代谢片段以及结合药物浓度，目前仍是检测分析的一大难点。酶联免疫吸附测定（ELISA）是目前蛋白多肽类药物药物动力学研究的主要方法。采用 ELISA 法进行药动学评价时，首要考察的是方法的特异性。考察对象包括药物同源蛋白、血浆蛋白、封闭蛋白等。一般情况下，使用单克隆抗体检测的特异性要远高于使用多克隆抗体。放射性同位素示踪技术具有极高灵敏度，与电泳或 HPLC 联用后，能够有效区分示踪药物与放射性代谢片段。该方法在药物组织分布及排泄研究中具有独特优势。适当的比活度对于放射性同位素示踪技术的检测至关重要，比活度过低会影响检测灵敏度与准确性，过高则会提高标记成本以及产生辐射效应；LC-MS/MS 具有较好的选择性和重复性，并能对药物代谢物进行监测。目前，该方法主要是用于一些结构简单、稳定性较强的多肽类药物。LC-MS/MS 对样品纯度要求较高，在预处理过程中应当避免目标分子发生聚集、变性或降解等；活体成像技术能够对目标样品在体内动态变化过程进行在体实时监测，不需要繁琐的取样和样品处理，结果检测直观、操作简便。不过，现阶段这些新型显影技术发展还不够成熟，方法的灵敏度、稳定性、重现性等都难以满足药动学检测要求。

总之，在对蛋白多肽类药物非临床药物动力学进行评价时，应根据这类药物的分子结构、理化性质以及药物动力学特征制定合理的实验方案、选择适当的分析方法，最好是将多种方法联合使用，互为补充验证，以获得药物在体内吸收、分布、代谢、排泄的全面可靠信息。

综上所述，生物样品中生物技术药物药物动力学研究的分析方法应该根据具体情况来选择。在某种程度上，可应用的分析方法依赖于生物技术药物的物理化学性质和生物特性。一般来说，没有哪一种分析方法能够解决研究中可能遇到的所有分析问题，如原形物、复合物和代谢物的定量，生物活性的评价等。故几种分析方法联用，取长补短，会取得令人满意的结果。

（窦桂芳）

思考题

1. 蛋白多肽类药物药物动力学研究的设计要点有哪些？
2. 蛋白多肽等生物技术药物常用的分析方法有哪些？

参考文献

[1] Bussiere JL. Species selection considerations for preclinical toxicology studies for biotherapeutics. Expert Opinion on Drug Metabolism & Toxicology,2008,4(7):871-877.

[2] Xuan J,Lin Y,Huang J,et al. Exenatide-loaded PLGA microspheres with improved glycemic control: *in vitro* bioactivity and *in vivo* pharmacokinetic profiles after subcutaneous adminis-tration to SD rats. *Peptides*,2013,46:172-179.

[3] Upersaxo A,Hein WR,Steffen H. Effect of molecular weight on the lymphatic absorption of water-soluble compounds following subcutaneous administration. Pharm Res,1990,7(2):167-169.

[4] Kagan L,Gershkovich P,Mendelman A,et al. The role of the lymphatic systemin subcutaneous absorption of macromolecules in the rat model. Eur J Pharm Biopharm,2007,67(3):759-765.

第21章 同位素示踪法在药物动力学研究中的应用
Application of Isotope Tracer Method in Pharmacokinetic Study

> **本章要求：**
> 1. 掌握标记化合物质量控制要点。
> 2. 掌握标记化合物的基本概念和常用的放射性测量技术。
> 3. 理解药物动力学研究中标记核素选择的原则。

第一节 概述
Introduction

著名核医学家 Wagner 教授认为"核医学是将示踪原理应用于临床医学及生物医学研究的一门分支学科"，示踪技术在核医学中占有极其重要的地位。实验核医学与核药学的先驱者 Hevesy 早在 1923 年就开始了示踪实验。20 世纪 30 年代初期到 40 年代中期是用稳定核素开展大量示踪研究的活跃时期，在此期间，大量研究者把医学研究从静态观察为主推向动态观察为主，使人们对生命现象的认识跨进了一大步。

在示踪研究初期主要使用天然放射性核素，后续发展到使用稳定性核素及人工放射性核素。示踪技术现在越来越引起医学界的重视并被广泛应用，渗透到几乎所有医学基础学科和临床学科，目前其应用已涵盖从体内到体外，从整体到局部，从组织到细胞，从细胞到分子，从定性、定量到定位，从静态到动态，从平面到断层等的多个层面。

目前，组合化学等新药发现技术和天然药物分离制备技术的发展加快了候选药物的出现。新药研究不仅需要对候选药物进行药效学评价，也需要对其药物代谢和动力学性质进行评价，后者对成药性影响巨大。理想的候选药物需要具有适宜的体内滞留时间和生物利用度，不被代谢转化成有毒活性代谢产物、不易在非靶组织浓集累积带来安全性问题等。大量候选药物会因为其药物动力学性质不佳而被淘汰，因此在新药设计、筛选过程中应该重视候选药物代谢特征以获得更为安全有效的药物。放射性同位素示踪技术的出现和广泛应用能协助快速、全面了解候选药物的体内、体外代谢特征。国家药品监督管理局发布的《药物非临床药代动力学研究技术指导原则》也明确指出："在临床前和临床早期阶段，特别是毒性剂量和有效治疗剂量范围确定的情况下运用放射性标记化合物,可通过收集动物和人体粪、尿以及胆汁以研究药物的物质平衡。这些研究能够获得化合物的排泄途径和排泄速率等信息,而且有助于代谢产物的性质鉴定,并通过有限的数据比较它们的体内吸收和分布特点"。体外和动物样品中分离出的代谢产物经纯化后可作为参比品用于临床和非临床的定量研究。组织分布研究和动物收集的胆汁、排泄物能够提供药物的组织分布数据及明确胆汁、粪尿排泄特点。新药研究中,一般要求采用放射性同位素标记技术研究候选药物的物质平衡(mass balance)。

放射性同位素示踪技术(radioisotopes tracer technique)是利用放射性同位素或经富集的稀有稳定核素作为示踪剂,研究各种物理、化学、生物、环境和材料等领域中科学问题的技术。该技术可以用于药物分子吸收、分布、代谢、排泄(ADME)规律的研究,也是本章节要阐述的主要内容。放射性同位素得以广泛应用于药物的示踪研究,主要依赖于其具有如下特点:①与被示踪物质有同一性,即放射性核素与其同种元素的非放射性核素具有高度一致的化学性质及生物学行为。②与被示踪物质有可区别性,放射性核素的原子核不断衰减,发出能被放射性探测仪所探测的射线,从而实现对标记物的定量及定性。放射性核素的这两个特点使其与其他分析检测方法相比具有不可比拟的优越性。③放射性同位素示踪技术还具有灵敏度高、专属性强、适用性广、检测方法简便等优点。新药开发中放射性同位素用于示踪研究的流程如图 21-1 所示,标记的目标分子经纯化后给予动物,分离提取动物的体液及组织样品后,用相应的设备分析样品的放射性浓度,从而获得候选药物体内过程的完整信息。

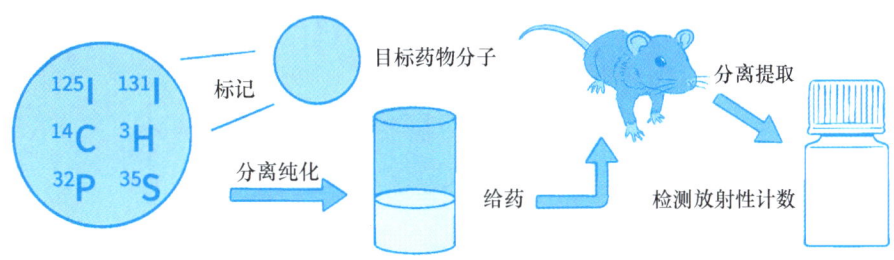

图 21-1 放射性同位素用于新药开发中的示踪研究示意图

第二节 核素、标记化合物的基本概念
Basic concepts of nuclides and labeled compounds

一、核素、同位素、同质异能素 Nuclide, isotope and isomer

(一) 核素 Nuclide

核素(nuclide)是表示某种原子具有一定特征的名称,结构示意图见图 21-2,具有相同的质子数、中子数和能态的原子,称为一种核素。反之,质子数、中子数及能态不同的原子为不同的核素,如 ^1H、^{12}C、^{99}Tc、^{99m}Tc 都是不同的核素。由此可见,每种元素可有多种核素。现已知的核素约有 2000 种,分别属于 100 多种元素。

(二) 放射性核素 Radioactive nuclide

原子核可分为两大类:一类为稳定存在的,不会自发地发生核内成分或能级的变化,或者发生概率非常小,半衰期超过 10 亿年,这类原子核称为稳定性原子核,相应的核素称为稳定核素。另一类原子核则是不稳定的,会自发地转变为别的原子核或自发地发生核能态变化,变化时伴有射线的发射,这类原子核称为放射性原子核,相应的核素称为放射性核素(radioactive nuclide)。放射性核素分为两大类,一类是自然界存在的天然放射性核素,另一类是核反

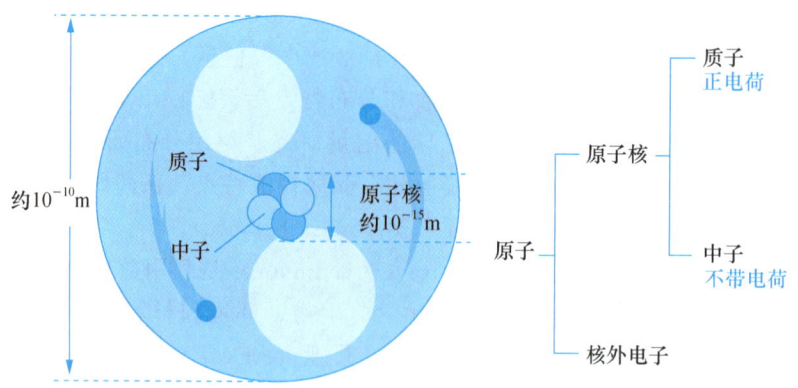

图 21-2　核素结构示意图

应产生的人工放射性核素。

（三）**放射性核衰变** Nucleus disintegration

不稳定的原子核自发地发生转变并放出射线，这个过程称为放射性衰变，简称核衰变（nucleus disintegration）。不同的放射性原子核往往具有不同的衰变方式，在不同形式衰变过程中发射出不同的射线，主要有下列几种类型：α 衰变（alpha-decay）、β 衰变（β-decay）、γ 衰变（跃迁）。射线类型与药物动力学研究中需要采用的检测手段及个人防护措施有关。不同类型射线的穿透力如图 21-3 所示，描述放射性核衰变的相关参数包括半衰期、衰变常数、生物半衰期和有效半衰期。

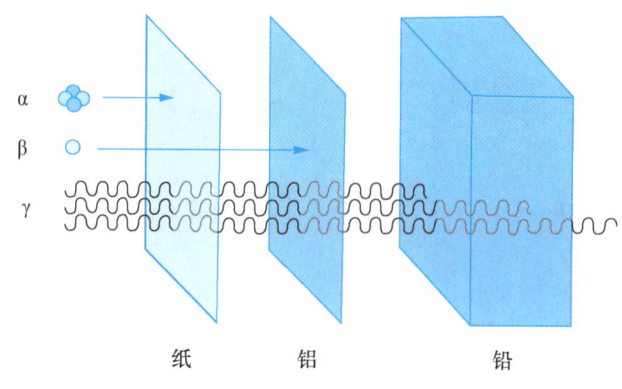

图 21-3　不同类型射线的穿透力

1. 半衰期　半衰期是指放射性核素的原子核数因衰变而减少到原来一半所需的时间。半衰期同样表征了放射性核素的物理特征，故该半衰期也称物理半衰期，与衰变常数相比，半衰期更为直观。

2. 衰变常数 λ　衰变常数（decay constant）表示单位时间内每一个核的衰变概率（单位是时间$^{-1}$，例如 s^{-1}、min^{-1} 等）。衰变常数是各种放射性核素的特征参数，不受任何外界因素的影响。

半衰期与衰变常数之间的关系：$T_{1/2}=0.693/\lambda$。

表 21-1　示踪研究常用放射性核素名称及半衰期表

核素名称	半衰期
氢 ^3H	12.35±0.01 年
碳 ^{14}C	5730±40 年
磷 ^{32}P	14.28±0.01 天

核素名称	半衰期
硫^{35}S	87.4 天 ± 0.2 天
碘^{125}I	60.12 天 ± 0.15 天
碘^{131}I	8.040 天 ± 0.001 天

3. 生物半衰期 生物体内的放射性核素，由于生物代谢过程从体内排出，排出至原来一半所需要的时间，称为生物半衰期（T_b）。放射性核素由于放射性衰变和生物代谢的排出，两者共同作用而减少到原来一半所需的时间，称为有效半衰期（T_{eff}）。

（四）同位素、同质异能素 Isotopes，isomer

同位素（isotope）在同一种元素的各核素中，质子数相同，但中子数不同；或质子数、中子数均相同但核的能态不同，这类核素称为该元素的同位素。一种元素往往有几种甚至几十种同位素，一个元素所有同位素，其物理性质可能有所不同，但都具有完全相同的核外电子结构，大部分同位素化学和生物性质基本相同。如^{1}H、^{2}H、^{3}H 是同位素，其中^{1}H、^{2}H 是稳定同位素（stable isotope），而^{3}H 是放射性同位素（radio isotope），前者不能自发发生转变而后者会自发发生核转变并放出不同射线（图 21-4）。

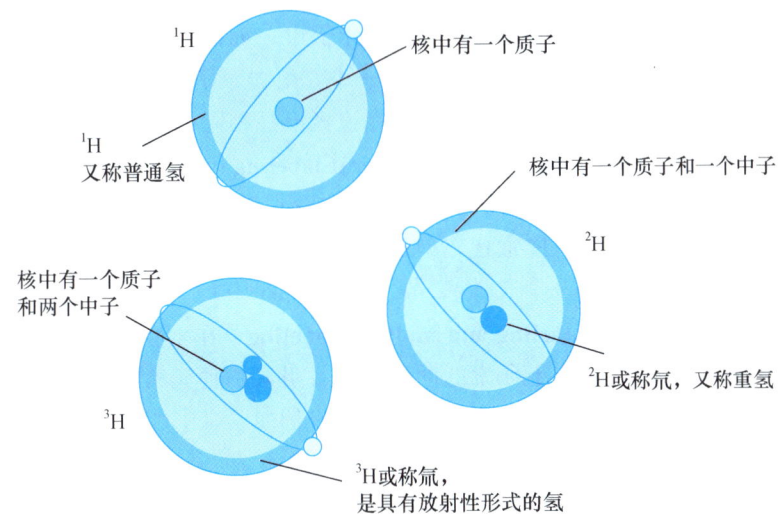

图 21-4　氢元素的同位素（^{1}H、^{2}H、^{3}H 是同位素，其中^{1}H、^{2}H 是稳定同位素，而^{3}H 是放射性同位素）

同质异能素（isomer）核内中子数和质子数都相同，但核所处的能态不同的核素称为同质异能素（isomer）。如^{99m}Tc 和^{99}Tc，其中^{99m}Tc 是^{99}Tc 的激发态，前者质量数后的符号"m"表示亚稳态（metastable state），有时也写在元素符号的右上角。同质异能素是同位素的特例。

二、标记 Label

凡是分子中某一原子或多个原子或其化学基团被其易辨识的同位素或其他易辨识的核素，或其基团所取代而得到的产物，称之为标记化合物，这种取代过程称为标记（label）。在基础医学、生物医学、药学等研究中，放射性核素标记化合物主要作为分析试剂和示踪剂，用于体内微量物质定量和示踪研究。制备放射性核素标记化合物，需要依据化合物的结构、理化性质及用途选择合适的放射性核素和标记方法。

（一）标记位置及命名 Names for isotopically modified compounds

化合物分子中的原子被其放射性同位素取代，取代后分子的物理、化学性质（如分子构型、旋光性等)不发生变化,这种标记属同位素标记(isotopic-labeling),亦称理想标记,如化合物分子中碳、氢原子被^{14}C、^{3}H取代,含硫、磷化合物用^{35}S、^{32}P取代。若化合物分子的原子被另一元素的放射性同位素取代,属非同位素标记(non-isotopic-labelling),亦称非理想标记,如用^{125}I取代蛋白质中酪氨酸残基上的氢原子,得到的碘标记蛋白的生理、生化活性可能会受到一些影响。

无机标记化合物命名,通常在化合物名称前注明所标记的核素名称。如^{35}S-硫酸、^{131}I-碘化钠等。对于有机标记化合物,一般在有机化合物名称前注明核素名称及标记位置。如羧基上标记^{14}C的醋酸,称为1-^{14}C-醋酸。药物动力学研究中,最理想的标记是定位标记,其分子的理化性质不受影响。在实际工作中,可以用下列术语和符号来说明标记的具体情况。

1. 定位标记（Specific labeling） 如4-溴苯甲酸[CARBOXYL-^{14}C],表示^{14}C定位标记在羧基的^{14}C上(图21-5)。通常定位标记分子可以省略"定位"符号"U"。

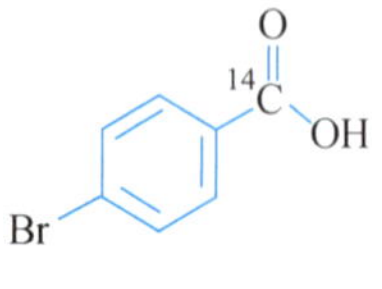

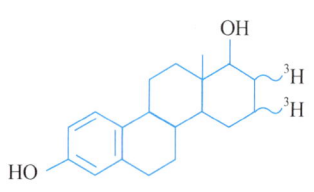

图21-5 4-溴苯甲酸[羧基-^{14}C]

2. 名义定位标记（Nominal labeling）,用符号"n"表示 在^{3}H标记中,理论上应获得预期的定位标记分子,而实际上^{3}H在预期位置上的分布有时低于化合物中^{3}H总量的95%,或百分比值不详。此类标记称准定位标记,用"n"表示。这是一种名义上的定位标记,因此也称名义定位标记。如15,16(n)-^{3}H-雌二醇(图21-6)。

3. 均匀标记（Uniform labeling）用符号"U"表示 指放射性原子均匀地分布于分子中,如用$^{14}CO_2$通过植物光合作用制得的^{14}C-葡萄糖,其分子中6个碳原子从统计学上来讲被均匀地标记上^{14}C,即每个碳的标记概率是相同的,故可写成U-^{14}C-葡萄糖。

4. 全标记（General-labeling）用符号"G"表示 某些用同位素交换法制备的氚标记化合物分子中所有氢原子都可能或多或少被^{3}H取代,但概率各不相同。如G-^{3}H-胆固醇表示胆固醇分子上所有氢原子都可能被^{3}H标记。

图21-6 15,16(n)-^{3}H-雌二醇

5. 双标记及多标记 Double labeling and multiple labeling 在生物学示踪实验中,有时需要在化合物分子中引入两种或两种以上元素的同位素,或引入一种元素的两种或两种以上的同位素原子,这种标记化合物称为双标记或多标记化合物。例如$^{15}NH_2^{14}CH_2COOH$(氨基乙酸)。

(二) 放射性活度 Radioactivity

放射性活度是指放射性元素或同位素每秒衰变的原子数,表征了放射性物质的衰变速率,它与衰变形式和发射粒子无关。放射性活度以放射性物质每秒衰变次数来量度,单位是衰变数/秒(decay per second, dps)或者衰变次数/分(disintegration per minute, dpm),即$A=-dN/dt$。目前放射性活度的国际单位是Bq(Becquerel, Bq),1Bq表示每秒有一个原子衰变。1 g的镭放射性活度为$3.7×10^{10}$Bq,表示每秒衰变的原子数为$3.7×10^{10}$。Bq常用的派生单位有kBq、MBq、GBq、TBq等。1 Bq=1 dps。

旧的放射性活度专用单位为Ci(居里),派生单位是mCi、μCi等。

1 Ci=$3.7×10^{10}$ dps=$2.22×10^{12}$ dpm

两种单位的换算如下:

1 Ci=$3.7×10^{10}$ Bq=37 GBq

1 mCi=$1×10^{-3}$ Ci=$3.7×10^{7}$ Bq=37 MBq

1 μCi=$1×10^{-6}$ Ci=$3.7×10^{4}$ Bq=37 kBq

(三) 放射性活度与核素的原子数及质量数之间的关系 The relationship between radioactivity and atomic number and mass number of nuclides

衰变常数(decay constant),表征放射性衰变统计规律的特征量之一,表示某种放射性核

素的一个原子核在单位时间内发生衰变的概率。衰变常数（λ）与半衰期（$T_{1/2}$）有下列关系：$\lambda=0.693/T_{1/2}$；$T_{1/2}=0.693/\lambda$。λ值愈大，放射性元素衰变愈快，半衰期愈短。

放射性活度 A 与原子数 N 间有如下关系：$A=\lambda N$。

对于特定核素，λ为一常数，$N=6.023\times10^{23}\times$摩尔原子数，所以一定质量放射性核素的放射性活度可计算出来。

表 21-2　常用放射性核素的质量和活度之间的关系

核素名称	g/GBq
氢 ^{3}H	2.81×10^{-6}
碳 ^{14}C	6.05×10^{-3}
磷 ^{32}P	9.46×10^{-6}
硫 ^{35}S	6.32×10^{-7}
碘 ^{125}I	1.50×10^{-6}
碘 ^{131}I	2.32×10^{-7}

第三节　药物动力学研究中的放射性测量
Radioactivity measurement in pharmacokinetic study

放射性同位素发出的射线与物质相互作用，会直接或间接地产生电离和激发等效应，利用这些效应可以探测放射性的存在、放射性同位素的性质和强度。用来记录各种射线的数目、测量射线强度和分析射线能量的仪器统称为探测器（probe）。在药物动力学研究中，要示踪放射性标记分子测量样品的放射性，确定放射性物质的存在与否、分布情况并对放射性物质进行定性和定量分析。放射性测量包括射线能量及放射性活度的测量，在药物动力学研究中主要使用放射性活度的测量。

放射性测量是检验核医学中极为重要的基本技术。放射性样本的活度是以放射性测量的结果为依据的，放射性测量准确与否，对样本检测结果有直接影响。为使样品检测获得可靠结果，就必须熟练掌握放射性测量技术，熟悉放射性测量仪器的基本结构及其工作原理，正确选择测量仪器的工作条件，尽量排除影响放射性测量的因素，严格控制放射性测量的统计误差。

一、绝对测量和相对测量 Absolute counting and relative counting

1. 绝对测量　是不借助中间手段直接测量放射性活度的方法。该方法很少用于常规放射性样品的测量，多用于测定标准源或校正源，在药物动力学样品检测中很少涉及。

2. 相对测量　是需借助中间手段测量放射性活度的方法。将已知放射性活度的标准源与待测样品在同样条件下测量脉冲计数率，然后通过已知标准源的活度求出待测样品的放射性活度。标准源和样品在相同条件下测量，避免了许多校正工作，简化了测量程序。

3. 测量效率　指单位时间内放射性测量仪器记录的脉冲数（计数率）与放射性原子核实际衰变数目（衰变率）的比率。测量效率＝计数率/衰变率×100%。测量效率是评价放射性测量仪器质量的重要指标。探测效率的高低受探测器类型、样品大小、性状以及种类、能量和距离影响。因此，只有在测量仪器探测效率稳定的前提下，才能用样品间的放射性计数率进行比较。

二、放射性测量的分类 Classifications of radioactivity measurements

(一) 按测量目的分类 Classified according to the purpose of measurement

1. 定量测量 以测量样品的放射性活度为目的，对样品进行计数测量，这是新药研究中常用的测量方法。

2. 定性测量 每种放射性核素都有特定的能谱和能峰，以鉴定样品的放射性种类为目的，对样品放射线做能谱测量。

3. 定位测量 以测定样品的放射性分布为目的，采用显影技术观察放射性核素在机体组织中的定位，用于新药研究中的组织分布研究。

(二) 按射线种类分类 Classified by type of rays

放射性测量按射线种类可以分为三类，即 α 测量、β 测量和 γ 测量。其中 α 测量采用的仪器有 α 粒子计数测量-电离室型探测器、ZnS (Ag) 荧光闪烁计数器，或 α 能谱测量-硅面垒型半导体探测器；β 测量的测量仪器包括低能 β 射线-液体闪烁计数器、高能 β 射线-电离室型探测器或塑料闪烁探测器；γ 测量采用 γ 粒子计数-NaI (TI) 闪烁计数器或 γ 能谱测量-γ 能谱仪进行测量。其中，掺铊的碘化钠晶体 NaI (TI) 是通过向碘化钠基质中添加适当浓度的激活剂铊 (Thalium, TI) 生长而成，其是一种性能优良的闪烁晶体。在新药研究中，这三类计数测量都会涉及。

(三) 影响放射性测量的因素 Influencing factors of radioactivity measurement

放射性测量的目的是获得待测样品的活度。利用核辐射探测器可以测量由射线产生的脉冲计数率但是脉冲计数率并不等于样品的活度值，或者说不等于样品在单位时间内原子核的衰变数（用 dpm 或 dps 表示），原因是原子核衰变时发出的射线很难全部为探测器所吸收，必须将计数率除以一个校正因子才等同于样品的活度值。该校正因子即通常所说的测量效率。影响放射性测量的因素较多，有来自操作方法和测量条件，有来自探测仪器和使用器皿，有来自周遭环境。

1. 测量系统 测量系统主要由两部分组成：探测器（俗称探头）、电离电流和脉冲记录系统。当射线进入探测器后即与探测器作用，产生次级效应，并随之转化为一个可被记录的电流或脉冲信号。记录系统将在探测器中产生的信号进一步放大，并经过一定的处理后记录下来，最终以数字方式显示被测样品的放射性浓度。测量系统主要影响检测效率，而检测效率与探测器类型、尺寸、几何形状和射线种类及能量有关，主要体现在以下几个方面：①射线的散射和反散射：进入探测器的射线偏离会导致计数减少；不该进入探测器的射线进入探测器会导致计数增加。②射线的吸收和自吸收：射线从样品进入探测器的过程中，因空气等介质影响会引起能量减弱，从而使能谱漂移导致计数降低-吸收。③样品深部发出的射线经过样品本身导致能量消耗-自吸收。④检测仪器的工作条件：电压、探头寿命、元器件老化等都会影响到检测的效率。

2. 几何因子 几何因子 (Geometric factor) 对放射性测量的影响较大。因校正繁琐，通常采用相对计数法测量，可以消除几何因子的影响。

在放射性测量中，记录仪记录到的脉冲数一般总是少于放射源的核衰变数，放射源发出的射线是均匀地向各个方向发射的，进入探测器的只是其中的一部分。假定放射源为点状源，即只考虑放射源的位置而不考虑大小，如图 21-7 所

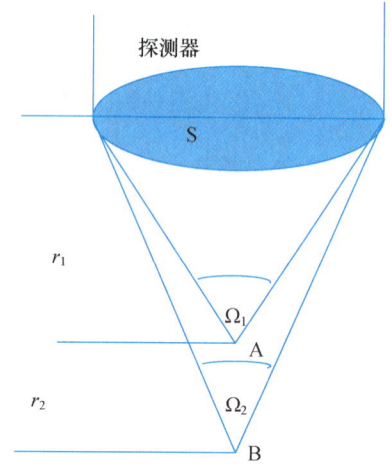

图 21-7 几何因素对放射性测量的影响示意图

示，当放射源处于 A 点时，进入探测器的射线只是射入立体角 Ω_1 的部分，探测器的工作面积为 S，A 点到 S 面的径向距离为 r，则：

$$\Omega_1 = \frac{S}{(r_1)^2}$$

当放射源处于 B 点时，进入探测器的射线只是射入立体角 Ω_2 的部分：

$$\Omega_2 = \frac{S}{(r_2)^2}$$

因为 $r_2 > r_1$，所以 $\Omega_2 < \Omega_1$，即放射源离探测器越远，进入的射线数目就越少，测量效率就越低。

3. 样品制备 放射性测量过程中，待检样品的体积、取量、放射性分布和盛样品容器的污染等对放射性测量均有影响。样品放射性活度不变而体积增加，会导致计数率的下降。样品取量必须准确，要求使用精密度高的器具。在进行药物排泄研究时，由于给药时注射器的精度达不到要求，为了使给药剂量准确，通常用减重称量法计算剂量。检测时液体样品需充分混匀，以防止溶液发生沉淀和挥发。样品管管壁可能吸附化学量极低的放射性物质，可能导致射线被管壁吸收而使计数减少，其中塑料的吸附作用比玻璃小。另外，盛样本的器皿使用后应彻底清洗，之后最好进行本底测量和筛选。

4. 放射性核素的物理特性 放射性核素的物理特性对检测计数也有重要影响，研究时需主要关注三个方面：①核素的物理衰变：半衰期较短的放射性核素进行两个时间点以上的测量时，可采用待测样品与标准源计数率比值的比较，或将不同时相的样品进行集中的统一测量，或者依据衰变系数和半衰期校正至同一时间点的计数。②衰变方式：有些放射性核素不只具有单纯一种衰变类型，即使衰变类型相同，也可能有多种能量的射线，但探测器只能探测其中之一。所以，在计算总活度时，可以用标准源进行校正。③本底计数：本底计数来源较多，对放射性测量尤其是对低放射性活度样本的测量有较大影响。降低本底计数的方法包括：防止探头污染，远离强放射源，彻底清洗盛放放射性样品的容器，必要时可在探头处加 5 cm 厚的铅砖以增强屏蔽。由于测量时要扣除本底计数，故在计算样品测量误差时，也应考虑本底计数的统计误差。

三、放射性测量统计误差 Statistical error of radioactivity measurement

新药研究中，常用到的检测射线种类及其特点如下：①γ 射线的测量：γ 射线穿透力强，无论固体、液体或组织样品均可直接测量，特别适用于蛋白药物的组织分布和排泄研究。对于低能 γ 射线样品，使用薄壁 NaI（Tl）晶体可降低本底，提高测量效果。②β 射线的计数测量：高能 β 射线样品可选用端窗式盖革计数管（端窗式 GM 计数管）、液体 β 盖革计数管、钟罩型 β 计数管、流气式 4π 计数管来存放并进行测量；低能 β 射线样品宜采用液体闪烁测量法进行测量，且样品需要前处理和制备。

（一）放射性检测计数的统计性 Statistics of radioactivity detection and counting

放射性核素的衰变总体上遵循负指数规律，即 $-\frac{dN}{dt} = \lambda N$，式中 N 为 t 时的放射性原子核数目，λ 为该核素的衰变常数。但是一个放射源在单位时间内衰变掉的原子核数目并不一定与上述理论值完全一致。由于各个核互不关联，衰变是独立的随机事件，所以不同时刻衰变的核数不是一个固定的值，一方面每个原子核在单位时间内的衰变都具有相同的概率；另一方面，每个原子核的衰变又都是独立的，与其他原子核无关，不同原子核衰变的次序并不固定。

因此，放射性核素的衰变只是遵循一定的统计规律，即衰变总在总体期望值附近上下波动，属于离散型随机变量并服从一定的概率分布。如果对同一样品多次测量，以计数率 n 为横坐标，某一计数率出现的频数 $P_{(n)}$ 为纵坐标，坐标纸上作图就能得到一个分布曲线，在统计学上称之为泊松分布（Poisson distribution）。测量次数越多，平均计数率与理论值越趋于一致。泊松分布可以用数学公式表示为：$P_{(n)}=\dfrac{\bar{n}}{n!}e^{-N}$，通常测量时对计数率较低的样品会通过增加检测时间来提高检测的准确性。

（二）放射性测量计数的统计学误差 Statistical error of radioactivity measurement and counting

放射性测量的计数是单位时间内随机事件发生的次数，为了提高检测的准确性，可以通过单次或多次测定，确定计数水平及其离散范围或程度，这个离散范围或程度就是放射性计数的统计误差，分为标准误差 σ 和相对误差 δ 两类。

在一般的放射性实验中，为了减少相对误差，总是希望样品的放射性活度适当高一些，因为计数 N 越大，相对误差就越小。如果被测样品的计数率比较低，则可以适当延长测量时间 t，这样也能降低相对误差。此外，也可以采用对同一样品重复测量多次的方法来降低相对误差，其效应与增加测量时间是相同的，重复测量还有一个优点，即可及时发现仪器不正常的计数。

（三）放射性测量统计误差的控制 Control of statistical error in radioactivity measurement

可以通过以下方法来降低放射性测量过程中的统计误差：①样品计数要控制在一定范围之内，太低容易导致测量误差，过高会增加污染概率，通常通过控制给药剂量来实现。②通过彻底清洗样品瓶和检测管来降低本底计数，必要时对本底进行检测筛选样品管或扣除本底。③确定样品最小可测量。④合理分配样品和本底的测量时间，增加检测时间可以降低检测误差。⑤增加测量次数也能提高检测的准确度。

四、放射性测量常用的设备 Equipment commonly used in radioactivity measurement

（一）计数器 Counter

在核药学中，常用的放射性核素都是 γ 或者 β 辐射体，对于发出软 β 射线（β 射线能量较低）的核素，通常使用液体闪烁计数器进行测量，而发出硬 β 射线（β 射线能量较高）或者 γ 射线的核素可用 γ 计数器进行测量。γ 计数器实质上是一个固体闪烁探测器所用的闪烁体为 NaI（Tl）晶体，闪烁体是一类吸收高能粒子或射线后能够发光的材料。为了提高测量效率，一般采用井型 NaI（Tl）晶体。测量时，仪器可同时装入几十至数百个样品。为了提升检测的特异性，经常联用其他分离分析设备，如高效液相色谱仪、质谱仪等，可用于代谢产物的鉴定及定量分析。

液体闪烁计数器主要测定发生 β 核衰变的放射性核素，尤其对低能 β 更为有效。其基本原理是依据射线与物质相互作用产生荧光效应。具体而言，闪烁溶剂分子先吸收射线能量成为激发态，激发态再回到基态时将能量传递给闪烁体分子，闪烁体分子由激发态回到基态时会发出荧光光子。荧光光子被光电倍增管（PM）接收转换为光电子，再经倍增，在 PM 阳极上收集到好多光电子，以脉冲信号形式输送出去。最终信号被复合、放大、分析、显示，表示出样品液中放射性强弱与大小。

（二）活度计 Radioactivity meter

活度计的射线探测部分实际上是一个密封充气式电离室探测器，主要用于已知核素的活度测量，量程范围从 10^5 Bq 一直到 10^{10} Bq。活度计一般设有常用核素测量方式，如测量 ^{99m}Tc 标记物的活度，只要按下活度计面板上的 ^{99m}Tc 键，再按测量键即可。测量完毕，仪器即以数码显示的方式显示样品活度。对于面板上没有列出的核素（即非常用核素），可通过"自选"键，并结合"校正系数"拨码开关进行活度测量。

(三) 放射性层析扫描仪 Radioactive tomographic scanner

该设备可对放射性薄层层析板和纸层析条进行扫描测量，主要用于放射性标记化合物放射化学纯度的测定和代谢产物的分析。它一般配有两种探头，一种是 NaI（TI）晶体的闪烁探头，用于测量 ^{125}I、^{99m}Tc、^{131}I、^{198}Au 等发出 γ 射线的样品；另一种是流气式 GM 计数管，用于测量 β 放射性，包括 ^{3}H、^{14}C 等软 β 辐射体。该仪器测量时可对层析扫描所得谱图进行积分，自动计算各峰峰面积，进而求出各组分含量。

(四) 色谱分析联用放射性检测器 HPLC coupled with radioactivity detection

色谱方法经常用于分离放射性核素和标记化合物，并可用于分析药物进入体内后的原型药物和代谢产物。分离原理与标准色谱方法相同，不同的是使用放射性检测器进行检测。用于药物代谢动力学研究的样品纯度要求高，需要色谱法分离并检测纯度。给予放射性标记药物后采集的各生物样品，可以通过色谱分析对代谢产物进行在线和离线分离。分离后的组分用放射性检测器测其在衰变过程中放射出的正电子、电子或 γ 射线来鉴定样品中的原型药物及各代谢产物，如图 21-8 和图 21-9 所示。放射色谱法按固定相使用方式的不同，可分为柱色谱法、纸色谱法和薄层色谱法等。特别注意的是，放射性检测器非常灵敏，可能会因为色谱体系的污染，导致放射性检测出现错误的信息。因此，必须对那些与放射性化合物接触的部件进行彻底清洗；有时为了除去污染会将比较便宜的零件更换为新零件；最好预估样品的放射性，分析时首先进样分析低放射性样品，容易带来污染的具有较高放射性的样品排在后面分析。

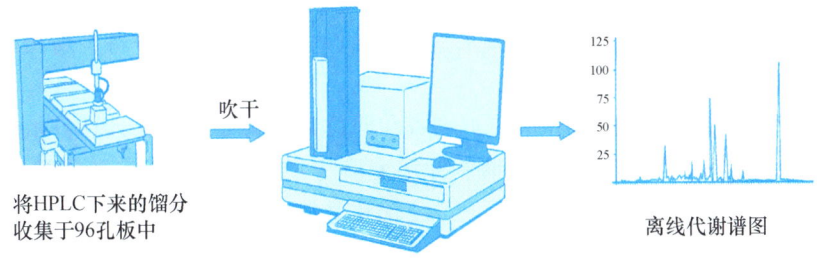

图 21-8　色谱分离和离线检测放射性纯度和代谢产物

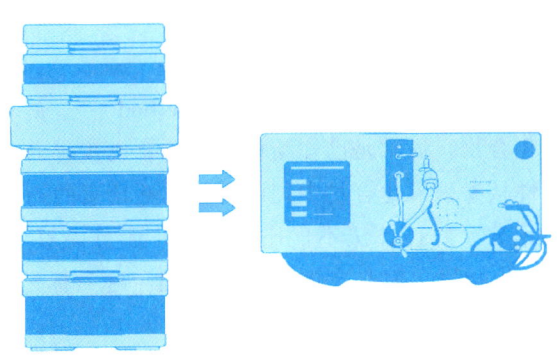

图 21-9　色谱分离和在线检测放射性纯度和代谢产物

(五) 放射免疫分析 Radioimmunoassay，RIA

在新药研究中，放射性标记还用于体外分析方法的建立。放射免疫分析是一种通过高比活度示踪物观察抗原与抗体结合反应产物来定量微量物质的一种分析方法。它是将具有高灵敏度的放射性核素示踪技术与高度特异性的免疫化学技术相结合而建立起来的（图21-10）。由于它具有灵敏度高、特异性强、精确度佳、重复性好等优点，而且是在体外进行分析，免除了对人体的辐射，且被测样品量小、操作简便、快速、安全可靠，因此发展十分迅速，已应用于血药浓度监测和药物动力学研究。

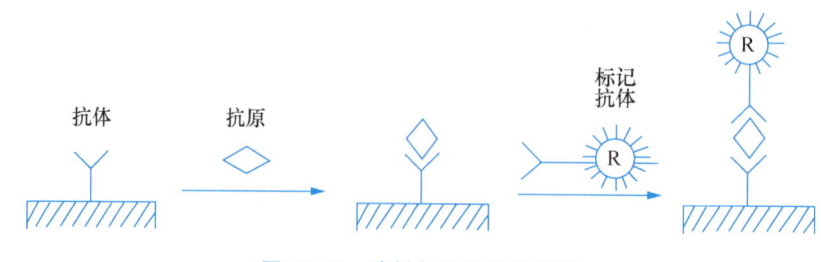

图 21-10　放射免疫分析示意图

第四节　药物动力学研究中同位素示踪物的选择
Selection of isotopic tracer in pharmacokinetic study

分子核医学技术用于药物研究的先决条件是制备标记药物，将待研究药物分子中的某一原子或某些原子用放射性同位素或稀有稳定性同位素取代。药物研究中常用的放射性核素为 ^{3}H、^{14}C、^{35}S、^{125}I、^{11}C 及 ^{18}F 等，常用的稳定性核素为 ^{2}H、^{13}C、^{15}N 和 ^{18}O 等，所用标记方法分为同位素标记法和非同位素标记法。

药物分子的标记过程要在具备相应防护设备和同位素废物处理功能且具备相应资质的专门实验室进行。总体原则如下：①放射性核素标记率应尽量高，这与标记药物的检测灵敏度有关。②标记需用微量或超微量方法进行标记、纯化和鉴定，尽量避免对环境的污染和减少放射性废物的产生。③标记过程中尽量减少对放射性核素的稀释，避免混入不必要的杂质以免给后续纯化增加难度。④最好用同位素标记。如使用非同位素标记，则标记位置应不影响标记分子的生物学活性。⑤标记过程应简单、快速。最好在合成反应的最后阶段或步骤引入核素，以减少损失和污染；有条件时，在标记前做冷实验，以取得经验。

一、同位素标记方法 Isotopic labeling methods

（一）化学合成标记法 Chemical synthesis labeling method

对于需要制备的标记化合物，通常是已知结构和已知合成步骤的药物分子。化学合成标记法是通过化学反应将放射性核素引入化合物中，即将放射性核素的初始原料，通过选定的工艺步骤，合成出所需要的标记化合物。此法不仅比活度高，而且能够定位标记，但合成步骤较多。^{14}C、^{3}H 和放射性碘标记化合物常用此法进行合成标记。这类标记化合物已广泛用于药理、代谢和分子结构等研究。

标记过程中的注意事项如下：①控制标记量与比活度的关系：对药物示踪实验来说，标记化合物的量与给药剂量有关，给药剂量（化学量）低的药物，需要的比活度高，给药剂量（化学量）高的药物，标记的比活度可以相对低一些。示踪分子进入生物体以后，会被血液稀释、分布到各个组织器官和代谢排泄，为了示踪药物分子的体内过程，控制标记化合物的比活度应该适当，使样本既能被检测，又不易造成生物样本之间的交叉污染。②最好有较高的反应产物。因为有机反应常常伴随许多副反应产物。较高的反应产物一方面使原料的利用率高，更主要的是减少了标记分子中的放射性杂质。③标记反应最好在密封的系统内合成。因为所有的标记化合物的合成都要从简单的放射性无机盐类开始，大部分中间产物都是低分子量的放射性气体或者是挥发性液体，在密闭体系中是为了安全防护和防止物料损失。

（二）同位素交换标记法 Isotope exchange labeling method

同位素交换标记法是利用同一元素的放射性核素与化合物中的非放射性核素之间的交换反应来制备所需要的标记化合物。该方法操作快速、简便。在放射性核素半衰期短、化学合成步骤多的情况下，该方法的实用意义更大。适用于大量有机化合物、天然产物或难以制得前体的标记化合物的制备，是制备^{3}H标记化合物的重要方法。同位素交换法包括酶促合成法、催化交换法和气体曝射法。这种标记方法通常为非定位标记，特别注意的是给药进入机体后可能会与机体内的物质发生离子交换，导致检测的特异性降低。

（三）生物合成法 Biosynthesis method

生物合成法是利用酶、微生物、动植物的生理代谢过程，引入放射性核素合成有机化合物。特别是对目前尚不能用人工方法合成的有机化合物，如某些激素、蛋白质、抗生素、核酸、维生素等，可用生物合成法制备。生物合成法比化学合成法容易，能够从自然界直接获得有生物活性的异构体。生物合成的缺点是产率低，标记位置不易控制，易造成类似标记物，增加了标记产物分离和提纯的难度。新药研究较少采用本方法。

（四）非同位素标记 Non-isotope labeling

在另一类标记物中，标记原子不是分子中的某一元素的同位素。例如，以放射性碘原子取代蛋白质或中性脂肪分子中的氢原子这种标记方式称为"非同位素标记"，它虽不如前者理想，但比较经济、易得，虽然标记物的分子结构发生了变化，但其化学性质一般不会发生明显变化，另外，该法还易获得定位标记。用放射性核素标记药物并结合色谱-质谱进行药物代谢研究时，需进行定位标记。近年来，稳定性核素标记技术已成功地用于研究药物的吸收、分布、生物转化、排泄、相互作用及立体选择性等多个方面。在药物动力学研究中，可以将稳定核素标记药物直接用于人体实验，并借助于色谱分析技术，实现对药物及其代谢产物既可以定性又可以定量的药物分析方法。

二、标记化合物的性质及质量控制 Properties and quality control of labeled compounds

标记化合物中所含的放射性核素产生的电离辐射作用，导致标记化合物分子本身的结构破坏而丧失原有特性的现象，统称为辐射自分解（autoradiolysis，ARL）。辐射自分解的类型有：①初级内分解（primary internal decomposition）：指核素本身衰变引起标记物分子结构发生变化，其ARL的方式为标记物化学结构的变化，而非电离辐射所形成，因此，目前尚无有效的预防方法。②初级外分解（primary external decomposition）：指核素衰变所发出的射线引起标记物分子化学键的断裂，从而改变标记化合物的化学和生物学特性，可以采取一定的方式降低其发生率，应用放射性核素对化合物标记，所得放射性标记化合物具有与一般化合物不同的特殊性质，需要研究者在以下几个方面加以注意。

（一）比活度 Specific activity

比活度是放射性标记化合物的一个重要参数，通常以每毫克分子所含放射性活度（即mCi或Ci）来表示。当某些化合物分子量不确定时，则以每单位重量所含放射性活度（即mCi/mg或Ci/g）等来表示。对于比活度的要求，因使用目的而异。例如放射性标记物作为分析试剂，用于竞争结合分析法测定微量物质时，要求比活度高，以提高分析方法的灵敏度；在作为示踪剂用于观察药物分子的体内过程时,要求尽量接近药效学剂量的用量,且同时具有可测的放射性活度。

(二) 放射性纯度 Radioactive purity

放射性杂质不仅可以从原料及制备过程中产生,而且会随贮存时间延长而逐渐产生。因此制备标记化合物时需要纯化和分离,而且在贮存过程中仍要随时监测它的放射化学纯度,要求纯度至少大于98%方可用于药物动力学研究。放射性标记化合物除与相应的非标记化合物本身具有同样的化学、生物学等不稳定因素外,更由于分子中引入了放射性原子,增加了它的不稳定性。主要体现为:①放射性衰变引起的不稳定性。任何衰变都伴有能量释放,这部分的能量简称为衰变能,会导致标记化合物的稳定性低于非标记化合物。②由于放射性辐射导致的药物分子自分解。③由于标记位置不牢固或外界干扰因素引起的放射性原子脱落或定位标记物中放射性原子发生位移等。例如皮质醇^{125}I标记物溶解后易分解,用完后剩余部分应冷冻,保存期1个月。因为温度降低,自由基与标记分子作用的反应速率降低,因此标记化合物的辐射自分解速率也降低。但是对于标记化合物的溶液来说,当溶解度下降,溶液缓慢冻结时,溶质会挤在一起,进而加速标记化合物的初级辐射自分解。对射线能量较强、初级外分解作用小、自由基作用显著的标记化合物,贮存温度越低越好。

(三) 质量控制 Quality control

标记完成后,应该检验合成的标记化合物是否与设计的目标化合物相符,特别是标记原子是否在预定位置上,是否有杂质以及杂质含量有多少。标记的质量控制中常需检测如下指标。

1. 标记位置   用于药物动力学的标记,最理想的标记是定位标记,其分子的理化性质不受影响。应该尽量标记在药物分子中不易被代谢分解的性质稳定的位置,例如苯环上。获得标记分子后,应对标记位置进行鉴定。

2. 标记率   指所标记的物质(有可能包括一种以上的化学形态)的放射性活度占样品中总放射性活度的百分比。

$$标记率 = \frac{标记物的放射性活度}{样品的总放射性活度} \times 100\%$$

3. 放射化学纯度   指某一特定化学形态的标记物活度占总放射性活度的百分比。放射化学纯度一般应达到95%以上方可使用。

测定标记率和放射化学纯度的检查方法主要有放射性层析法,具体包括电泳、薄层色谱、纸色谱以及高效液相色谱法等,有时也用放射性核素稀释法和放射自显影法进行测定。

$$放射化学纯度 = \frac{特定化学形态的放射性活度}{样品的总放射性活度} \times 100\%$$

4. 放射性比活度   简称比活度,是指单位质量物质所含放射性活度。用 MBq/mmol 或 GBq/mmol(旧单位:mCi/mmol 或 Ci/mmol)表示。测定比活度的方法包括直接测定计算法、层析扫描面积计算法等。

5. 活性鉴定   包括生物活性和免疫活性等测定。标记分子的活性鉴定很重要。如果放射性核素标记的是生物活性物质,如蛋白质、细胞等,经过标记后可能丧失部分活性,活性丧失则说明标记失败,此时的标记物不能用于研究药物的体内过程,受体的生物活性可通过受体和配基结合率测定,免疫活性可通过抗体和抗原结合率测定。如果标记化合物进入体内,则还需根据进入体内的途径,如口服、静脉注射等,进行相关项目的检测。

第五节　放射标记技术在药物动力学研究中的应用
Application of radiolabeling technique in pharmacokinetic study

一、应用核技术研究药物的吸收、分布及排泄 Application of nuclear technology to study the absorption, distribution and excretion of drugs

核素示踪技术是研究药物体内 ADME 过程的最有效的方法和工具。在示踪技术广泛应用以前，许多药物的代谢信息非常有限。运用示踪技术测定药物在体内各组织中的浓度，可用于了解药物的吸收、分布（全身、特定组织器官）和排泄情况（尿、粪、呼出气体、胆汁、乳汁、毛发）；也可用于了解药物的体内变化、代谢过程和代谢产物；还可用于研究反复给药时特定组织器官内的蓄积以及合并用药时的相互影响。药物的 ADME 过程可为其药理作用、药效过程及毒性反应提供重要资料，相关研究对药物给药途径的选择和剂型设计也有重要价值。

（一）药物的吸收 Absorption of drugs

药物从给药部位吸收入血，通过血液转运到机体各组织器官和靶部位，最后以代谢产物或者原形药物排出体外。血药浓度可以反映药物在体内动态变化的全过程。血药浓度测定方法有多种，放射性核素标记药物为示踪剂检测药物的吸收利用情况，计算生物利用度，发现潜在的代谢产物，具有其他检测方法所不具备的优势。口服药物需经过胃肠道的代谢转化以及肝首过消除才能进入全身血液循环。被吸收的药物在进入全身血液循环之前已有一部分被转化成代谢产物。在新药研究的早期阶段，想要获得目标药物体内代谢物的完整信息并不容易，研究者在测定药物吸收量时，若只检测血浆样品中的原药（有标准品才能进行定量分析）而忽略代谢物部分，测得结果往往不能真实反映药物吸收入血的情况，有可能忽略活性或毒性代谢产物的类型及比例等信息，从而延误药物的研发进程。使用放射性同位素来标记母体药物进行测定，就能解决上述问题。图 21-11 中总放射性浓度的时间曲线面积明显大于原型药物，说明总放射性物质中存在一定量的代谢产物。通过探测样品的放射性，可测得样品中原药及相关代谢物的总量，从而在代谢物具体信息未知的情况下，获得药物吸收及生物利用度的准确信息、代谢产物的种类及比例。

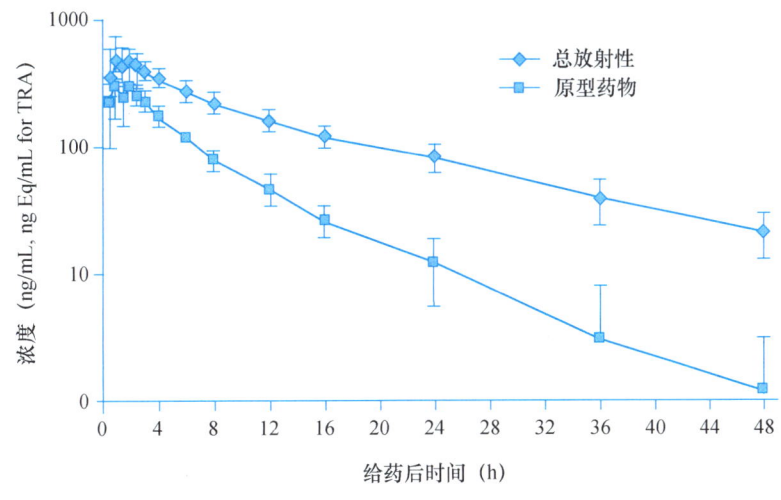

图 21-11　总放射性浓度和原型药物的药-时曲线

(二) 药物分布研究 Study on drug distribution

药物吸收进入血液循环后，可以较均匀地分布于器官或选择性分布于某一特定器官中。药物分布于作用部位，并与靶细胞上受体结合而发挥药物作用，其作用强弱基本上取决于靶细胞接触药物的浓度。药物亦分布于其他组织，但多不出现治疗作用而造成药物的蓄积或毒副作用。同位素示踪技术是研究组织分布经常采用的方法，具有灵敏度高、干扰少、操作简便，一般不需要将欲测定的标记药物自生物样品中分离，可以定位观察药物的分布，能确定药物的靶器官、能消除内源性物质的干扰等。研究药物分布的放射性方法有两类，含量计算方法根据研究目的分为两种：定性的整体放射自显影、定量组织分布。

1. 整体自显影方法　通过整体放射自显影法可以一目了然地看出药物在动物体内的分布，其结果可以显示候选药物或其代谢产物的药物动力学数据，可以作为解释其潜在毒性和药理靶器官的依据。该技术可以研究下述问题：①药物体内吸收、排泄的途径和速度；②药物在各组织（特别是重要脏器）的分布和消除情况，以回答是否有药物或代谢产物蓄积的问题；③药物是否能透过血脑屏障和（或）胎盘屏障；④靶组织、靶器官的药物分布。实验一般多用鼠等小动物，有时也用犬或猴。放射性标记用核素常用 ^3H、^{14}C、^{35}S、^{125}I 等，动物放射性活度的用量会因标记原子的不同而存在差异。

该方法的操作过程和原理简要概括为：将动物冷冻切片后，含放射性组织切片贴合到荧光显影成像板上，荧光板可以吸收射线能量，当用激光扫描荧光板时，能被转化为电信号，计算机可以将检测到的信号转化成图像信号。

药物的分布与其生理作用、药效、毒性、副作用等密切相关，采用整体自显影法分析具有以下特点：①将给予标记药物的动物制成整体冷冻切片，所得自显影像可直观显示放射性标记药物在体内各组织器官内的分布，能在同一条件下比较各脏器组织之间，如妊娠动物形体与子体之间浓度随时间的变化。②动物在极短时间内冷冻，并在冷冻条件下操作，能完全防止标记物从切片流失和在样品中移动，研究资料可靠。③能得到摘除困难的小器官或组织内局部定位的明确资料。④能在同一条件下直接比较血液、胆汁、尿液、胃肠道内容物和羊水中的浓度。图 21-12 表示大鼠给予标记药物后的整体放射自显影示意图。

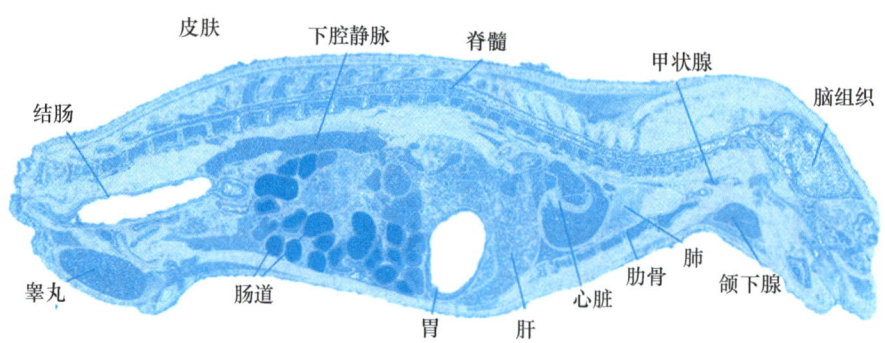

图 21-12　大鼠给药后的整体放射自显影示意图

2. 定量组织分布　药物作用决定于靶器官（受体）内药物的浓度，因此对脏器放射性测定可以说是靶器官内物质浓度的测定。测定脏器选择，一般多采集重要脏器（肝、肾、心、脑、肺）；淋巴系统器官（胸腺、脾、骨髓）；内分泌-生殖系统器官（垂体、肾上腺、甲状腺、胰腺、睾丸、卵巢、子宫）；胃肠道、肌肉及脂肪等。动物给予放射性标记药物后，一般依据药物的药-时曲线选择给药后的适当时间点处死动物，原则上应该覆盖药物的吸收相、分布相和消除相。动物经麻醉后放血处死，摘取组织样本经一定处理后，测定组织放射性。脏器浓度一般多用单位湿重脏器中的摩尔数表示（nmol/g、μmol/g）。标记物在体内可经历代谢变化，生成代谢产物，即使分子量发生变化也不引起脏器浓度改变，因此本指标反映了原型及代谢产物的总量。研究标记物质与靶器官内的受体结合，用脏器浓度表示更为适合。

定量组织分布是研究药物随时间动态分布变化的较好的表示法，能确切掌握给予标记药物在体内的定量分布随时间的变化。

(三) 药物排泄研究 Drug excretion study

药物进入体内，一部分经肝代谢后，以原型或其代谢产物形式经由肾随尿排出；一部分通过胆汁排至十二指肠经由肠道随粪便排泄；还有一部分通过呼出气体、汗液、唾液、乳汁等途径排出。多数药物主要随尿和粪便排出体外。

放射性标记药物或稳定核素标记药物给药后，测定尿和粪便排出量是最为常用的实验，由此可以估计药物的排泄途径和排泄速率以及药物的体内滞留量。

(四) 代谢转化研究 Study on metabolic transformation

在新药开发过程中，应用放射性标记化合物可较为准确地确证其体外代谢产物，也可精确定量。液相色谱-质谱联用技术可进行可靠的代谢产物确证，但不进行放射性标记，在没有代谢产物标准品的早期药物开发时，对化合物原形及其代谢产物无法准确定位、定性，更谈不上精确定量。通过高效液相色谱分离，在线放射性检测（流动液闪仪），并在线进行质谱分析，能得到完整的代谢产物的信息。

二、用核素标记方法进行新药研究设计要点 Key points of research and design of new drugs by nuclide labeling method

(一) 实验类型和实验动物的选择 The types of experiments and the selection of experimental animals

根据示踪实验的目的和要求，选择整体示踪实验和离体示踪实验。整体示踪实验要选择合适的动物，将示踪物引入，以了解示踪物在整体中的运动转化规律，如研究物质的吸收、分布、转运、排泄等。整体动物给药途径有口服、静脉注射、腹腔注射、肌内注射等，应尽量采用与临床途径一致的给药途径，或者增加静脉给药途径观察物料平衡，考察是否有肠道代谢、吸收部位的影响、是否有肝首过效应等。

在选用实验动物时，应依据药效学实验结果、受体类型、作用靶标等选择相关动物。应尽量选用小动物，其中鼠类最合适，这样既可节约放射性核素用量，又便于饲养管理；大鼠的代谢笼易于收集放射性排泄物，放射性废物的产生也较少。离体示踪实验是用整体动物分离出来的脏器或组织等进行实验，如离体灌注的器官、体外培养生长的细胞株或细菌等。根据研究水平可分为脏器水平、细胞水平、亚细胞水平或分子水平。离体示踪实验由于研究系统简单，受生物机体其他脏器影响小，因此分析结果单纯，灵敏度较高。但有时分析结果与整体情况有差别，故常需要用整体实验来验证。

(二) 核素的选择 Nuclide selection

用放射性核素做示踪实验时，必须选用能满足实验要求的具有合适物理半衰期的核素。如果半衰期太短，则在实验结束之前放射性就消失殆尽了。如用碳做示踪实验，需观察 200 min，那么选择半衰期为 20 min 的 ^{11}C 就不合适，因为经过 10 个半衰期，^{11}C 的放射性活度已降低到原来的 1/1000，无法测出该示踪物的踪迹。因此改用 ^{14}C 较合适，即使一个长达数十年的示踪实验，^{14}C 放射性活度减小也不显著。

除半衰期外，还要考虑核素的射线类型和能量。碘同位素 ^{131}I 为 β、γ 射线，其 $T_{1/2}$ 为 8 d，γ 射线能量为 0.36 MeV。^{125}I 的 $T_{1/2}$ 为 60 d，纯 γ 射线能量为 0.035 MeV。要进行体外脏器显像时，宜选用能量足以透过机体的 γ 射线核素，如 ^{131}I、^{99m}Tc、^{113m}In 等。如用三碘甲状腺原氨酸（T_3）体外检查甲状腺功能，应选用 ^{125}I 为好，因其半衰期较长，便于保存。如要进行细胞水平的具有高分辨力的放射自显影时，选用发射低能 β 粒子的 ^3H 可获得最佳效果。

(三) 标记位置的选择 Selection of mark location

标记位置的选择需满足在整个代谢过程中，标记原子必须始终存在于示踪剂分子上的条件。如 ^3H 标记在 OH、COOH、NH_2、COCH 等处都不合适，这些位置的氚原子容易与水中的氢发生交换而丢失。有些标记物的标记原子在体外经一般化学处理是稳定的，但进入体内后由于酶的作用而发生非代谢脱落，如 2,3-^3H-亮氨酸静脉注射后其 2 位上的 ^3H 不稳定，故不宜用于整体实验。根据实验目的，标记原子应标记在分子的特殊部位。如研究类固醇前体与产物的关系时，标记在 2、4、6、7、16 位置的氚易羟化而丢失，因而制备了其他位置的标记物（如 9α,11,11,12,12-五氚乙烯雌二醇和 19,19,19-三氚睾酮等）。又如用 ^{14}C-美沙西汀呼气试验检查肝功能时，要求 ^{14}C 必须位于 O-甲基碳上，位于其他部位都不能形成 $^{14}CO_2$，达不到反映肝功能的目的。

(四) 示踪剂放射性比活度的选择 Selection of specific activity of tracer

在选用放射性标记物的放射性比活度时，应使其化学量小到不足以影响观察对象的原有状态，同时又能满足生物样品中放射性能够被精确测定。通常离体实验使用的示踪剂放射性比活度高，灵敏度也高，而整体实验使用示踪剂的放射性比活度不宜过高，以防加重对细胞的损伤作用和辐射自分解。

(五) 示踪剂最初剂量的选择 Selection of initial dose of tracer

示踪剂使用剂量必须经得起体内稀释，且最后测试样品的放射性不能低于本底。只有示踪剂的放射性比活度足够高，才能保证被稀释后样品的放射性被测出。减去本底后待测样品计数一般不应小于本底，即满足：A×C×K/D>B，A 为示踪剂的放射性比活度，B 为本底计数，C 为示踪剂的质量，D 为稀释倍数，K 为计数效率。

例如取一只 20 g 小鼠，注射某示踪物的放射性比活度 A 为 37 kBq/mg，用量 C 为 6 mg（即为 222 kBq），本底 B 为 1/s，计数效率 K 为 10%。代入上式：$3.7×10^4×6×10\%/20\,000$=1.11/s，即稀释后样品放射性强度为 1.11/s。但减去本底 1/s 后，为 0.11/s，小于本底计数。只有把注射剂量提高到 444 kBq 后，稀释后样品的放射性减去本底后为 1.22/s，计数才大于本底。但考虑到测量误差及代谢、排泄和组织特异性，导致蓄积器官放射性高，其他组织放射性低等情况，给药剂量还应适当提高。

(六) 放射性测量手段的选择 Selection of measuring methods for radioactivity measurement

无论是整体还是离体示踪实验都要进行放射性测量，测量基本上有 3 类方法：①取生物样品在 r 计数仪或液闪仪上测量放射性；②不同水平切片后放射自显影术测定组织分布；③从体外测整体的放射性分布，如 γ 照相机、EPT 等做脏器功能测定和显像检查。

(七) 模拟实验 Simulation experiment

在正式做放射性示踪实验之前，往往需做非放射性的模拟实验，因为放射性示踪物较贵重，许多实验条件需要摸索，应选择最适实验条件进行操作，以保证示踪实验的顺利进行。如果对实验考虑不周，又没有预先发现加以纠正，就会导致实验失败。因此，对使用的仪器、试剂、防护条件进行仔细准备，对每个实验步骤从头到尾预演一遍是非常必要的。

三、辐射防护 Radiation protection

人们在从事放射性实践的过程中，无可避免地要受到电离辐射的照射。例如在核药学研究中，工作人员在从事放射性药物的制备、各种放射性检测方法的建立及示踪技术的研究等工作时，都会受到不同剂量的照射。当放射性药物用于临床诊断和治疗时，医生和患者也会受到不同方式、不同剂量的照射。此外，由于在核试验中沉降的大量放射性尘埃，核工业、核动力放射性三废的排放，各种核设施的意外事故，以及患者为诊断或治疗所必须接受的医疗照射，也使人们受到的电离辐射量增多。其他还有来自外层空间的宇宙射线，存在于周围环境，如岩石、土壤、建筑物等的天然放射性核素，都使人们受到一定程度的照射。长期较强的电离辐射照射不仅影响人体健康，且有可能产生辐射遗传效应。因此研究电离辐射剂量，采取最佳放射卫生防护措施，对保障广大放射性工作人员及公众的健康、防止环境污染是必要的，不使放射性三废遗祸子孙后代也是十分重要的。

外照射防护的目的是尽量减少或避免电离辐射从外部对人体的照射，使所受到的外照射剂量控制在尽可能低的水平。基本措施有如下4条：

1. 减少核素用量 在不影响实验统计结果的前提下，尽量减少放射性物质的用量。

2. 减少接触放射源的时间 人体所受到的累积照射剂量与接触放射源的时间成正比，所以应尽可能缩短操作时间。这需要熟练的操作技能，并尽可能采用自动化设备。对于新设计的实验，应先做冷试验（即模拟试验），熟练后再进行正式实验。对于辐射剂量较大，操作时间较长的实验，可采用轮班操作的方法，限制每人的操作时间，从而减少每个操作人员所受到的辐射剂量。此外，还须注意不要在放射源附近做不必要的停留，以避免不必要的照射。

3. 增大距离 γ射线的照射强度是与放射源到被照物距离的平方成反比的，因此，增大距离能有效地降低受照剂量。对于β射线，由于空气对β粒子的吸收，增大距离的效应更加明显。增加距离的方法很多，如可以采用长柄的夹具，甚至机械手，进行远距离操作。对于剂量很大，外照射危害十分严重的操作，则可设计全自动的操作方式。

4. 设置屏蔽 在进行放射性操作时，设置合适的屏蔽能大大减少工作人员所受到的照射剂量。选用何种屏蔽材料，采用多大屏蔽厚度，主要取决于射线的类型、能量，放射源的活度及工作时间。此外，还需从实际出发，考虑屏蔽材料的价格、来源等因素。

（窦桂芳）

思考题

1. 常用的放射性测量技术有哪些？
2. 标记化合物质量控制要点有哪些？

参考文献

[1] 王世真. 分子核医学，2版. 北京：中国协和医科大学出版社，2004.
[2] Meng J, Liu XY, Ma S, et al. Metabolism and disposition of pyrotinib in healthy male volunteers: covalent binding with human plasma protein. Acta Pharmacologica Sinica，2019，40：980-988.
[3] 王亦兵. 统计学初步知识及其在放射性测量中的应用. 核防护，1977（22）：1-61.

中英文专业词汇对照索引

A

安全数据集（safety set，SS） 396

B

把握度模型（power model） 383
靶点介导的药物处置（target mediated drug disposition，TMDD） 223，429
靶向递送系统（targeting drug delivery system） 97
半衰期（half life） 232
胞吐（exocytosis） 18
胞饮（pinocytosis） 16
保护性效应（protective effect） 355
杯状细胞（goblet cells） 11
贝叶斯法（Bayesian method） 374
贝叶斯评估（Bayesian estimation） 300
被动靶向纳米制剂（passive targeting nanopreparations） 97
被动扩散（passive diffusion） 14
鼻腔给药（nasal drug delivery） 53
比例型（proportional） 296，383
比例型误差（proportional errors） 297
标记（label） 443
标准操作规程（standard operation procedure，SOP） 395
标准两步法（standard two stage，STS） 299
表观分布容积（apparent volume of distribution） 89，155
病例报告表（case report form，CRF） 250
波动百分数（percent of fluctuation，PF） 207
波动度（degree of fluctuation，DF） 207
不良事件（adverse effect，AE） 392

C

参比个体（reference individual） 298
残留误差（residual errors） 297
肠肝循环（enterohepatic circulation） 143
肠灌流法（intestinal perfusion method） 50
肠襻法（intestinal loop method） 50
肠上皮细胞（intestinal epithelial cells） 11
常规最小二乘法（ordinary least squares，OLS） 294
超快代谢型（ultra-rapid metabolizers，UM） 288
重复一点法（repeated one-point method） 374
抽取比（extraction ratio） 160
出胞作用（exocytosis） 16
穿细胞途径（transcellular route，transcellular pathway） 14
穿细胞转运（transcellular transport） 78
传导隔室（transit compartment） 332
传导隔室模型（transit compartment model） 347
醇脱氢酶（alcohol dehydrogenases） 111
促变药（perpetrator） 285
促进扩散（facilitated diffusion） 16，20

D

达稳时间的预测（prediction of time required to reach steady state） 236
大肠（large intestine） 40
代谢（metabolism） 102
代谢分数（fraction of metabolism） 237
代谢性药物-药物相互作用（metabolic drug-drug interaction） 123
代谢转化及消除（metabolism and elimination） 427
代谢转化研究（study on metabolic transformation） 455
单胺氧化酶（monoamine oxidases，MAOs） 110
单核苷酸多态性（single nucleotide polymorphim，SNP） 119
单核吞噬系统（mononuclear phagocyte system，MPS） 98
单剂量效应（single dose effect） 336
单加氧酶（monooxygenase） 107
单颗粒示踪技术（single-particle tracking，SPT） 83
单羧酸转运体（monocarboxylate transporters，MCTs） 30
胆酸盐外排蛋白（bile acid export protein，BSEP） 20
胆汁排泄（biliary excretion） 141
胆汁清除率（billiary clearance） 142

胆汁消除（biliary elimination） 137
蛋白冠（protein corona） 98
典型值（typical values） 292
电泳法（electrophoresis，EP） 434
电子数据采集系统（electronic data capture，EDC） 251
叠加法（superposition） 395
丁酰胆碱酯酶（butyrocholinesterase） 113
顶侧（apical side） 133
顶侧膜（apical membrane） 12
顶端钠离子依赖胆汁酸转运体（apical sodium dependent bile acid transporter，ASBT） 31
定量系统药理学（quantitative systems pharmacology，QSP） 382
毒性概率区间（toxicity probability interval，TPI） 393
对症性效应（symptomatic effect） 355
多点法（multiple-points method） 374
多剂量函数（multiple-dosage function） 199
多室模型（multicompartment model） 181
多药及毒素外排蛋白（multidrug and toxin extrusion proteins，MATEs） 27
多药耐药蛋白（multidrug resistance-associated proteins，MRPs） 20

F

方差分析（analysis of variance，ANOVA） 257
仿制药申请（abbreviated new drug application，ANDA） 245
放射免疫法（radio immune assay，RIA） 431
放射性核素（radioactive nuclide） 441
放射性同位素示踪技术（radioisotopes tracer technique） 441
非房室分析方法（non-compartmental analysis，NCA） 228
非肾清除率（nonrenal clearance） 162
非线性（non-linearity） 383
非线性混合效应模型（nonlinear mixed effects model） 398
非线性药物动力学（nonlinear pharmacokinetics） 210
肺部给药系统（pulmonary drug delivery system） 56
分布（distribution） 87
分散模型（dispersion model） 275
负荷剂量（loading dose） 206
腹腔注射（intraperitoneal injection） 71

G

肝清除率（hepatic clearance） 272
肝微粒体（liver microsome） 128
高尔基体（golgi apparatus，golgi complex） 78
高级溶出吸收代谢（advanced dissolution，absorption and metabolism，ADAM） 283
隔室模型（compartment model） 150
隔室吸收转运（compartmental absorption and transit，CAT） 283
个体参数（individual parameters） 296
个体间变异（inter-individual variability） 292
个体间模型（inter-individual model） 301
个体间随机变异（inter-individual random variabilities） 296
个体内变异（intra-individual variability） 293
个体内变异系数（within-subject coefficient of variation） 251
个体内模型（intra-individual model） 301
更新（turnover） 335
更新与体内平衡（turnover and homeostasis） 334
共定位（colocalization） 82
谷胱甘肽（glutathione，GSH） 118
谷胱甘肽-S-转移酶（glutathione S-transferases，GSTs） 118
固定效应（fixed effects） 292
固定效应参数（fixed-effect parameters） 295
寡肽转运体（oligopeptide transporters） 24
广义迭加式模型化（generalized additive modeling，GAM） 307
过度参数化（over-parameterized） 317

H

后验概率（posterior probability） 300
环氧化物水解酶（epoxide hydrolases，EHs） 112
黄嘌呤氧化酶（xanthinoxidase，XO） 110
黄素单核苷酸（flavin mononucleotide，FMN） 107
黄素单加氧酶（flavin monooxygenases，FMOs） 110
黄素腺嘌呤二核苷酸（flavin adenine dinucleotide，FAD） 107
磺基转移酶（sulfotrasferases，SULTs） 116
回肠（ileum） 40
混合良好模型（well-stirred model） 272
混合型误差（combination of additive and proportional errors） 298
混杂参数（hybrid parameter） 182
活度计（radioactivity meter） 448
活体成像技术（living animal imaging technology） 434
活性药物成分（active pharmaceutical ingredient，API） 248

J

肌内注射（intramuscular injection） 70

基底侧（basolateral side，BL） 133
基底外侧膜（basolateral membrane） 12
基线（baseline） 396
基于模型的荟萃分析（model-based meta-analysis，MBMA） 382
疾病进展模型（disease progression model） 354
几何均值比（geometric mean ratio，GMR） 253
计数器（counter） 448
剂量-暴露量分析（dose-exposure analysis） 396
剂量限制毒性（dose-limiting toxicity，DLT） 393
既有样本的重分析（incurred sample reanalysis，ISR） 395
加和型（additive） 296
加和型误差（additive errors） 297
加权离差平方和（weighted sum of squared deviations，WSS） 197
加权最小二乘法（weighted least squares，WLS） 294
甲基转移酶（methylatases，MTs） 117
间接效应模型（indirect response model，IDR model） 343
简单合并数据法（naive pool data，NPD） 298
简单平均数据法（naive average data，NAD） 299
建模组（index group） 310
结肠（colon） 40
紧密连接（tight junction，TJ） 11
净外排率（net efflux ratio，net ER） 134
静脉注射（intravenous injection） 70
局部最小值（local minimum） 307
菊粉（inulin） 161
巨胞饮（macropinocytosis） 18
聚乙二醇（polyethylene glycol，PEG） 99
绝对生物利用度（absolute bioavailability） 244
均方差（mean squared error，MSE） 310
均方根误差（root mean square error，RMSE） 311

K

抗体-药物结合药物（antibody-drug conjugate，ADC） 289
可视化检验（visual predictive checks） 309
可信限（coefficient interval） 383
空肠（jejunum） 40
口腔给药（buccal drug delivery） 51
扩展最小二乘法（extended least squares，ELS） 294

L

临床决策辅助系统（clinical decision supporting system，CDSS） 376
临床试验模拟研究（clinical trial simulation） 381
零阶矩（zero moment） 228
流动镶嵌模型（fluid mosaic model） 10
硫胺素转运体（thiamine transporters，THTRs） 31
滤泡相关上皮细胞（follice-associated epithelial cell） 11

M

M 细胞介导的转运（M cell mediated transport） 79
盲肠（cecum） 40
酶抑制（enzyme inhibition） 221
酶诱导（enzyme induction） 221
米氏方程（Michaelis-Menten equation） 335
免疫放射定量法（immunoradiometric assay，IRMA） 431
免疫原性（immunogenicity） 424
模型评价（model evaluation） 309
模型引导药物发现和研发（model-informed drug discovery and development，MID3） 333
膜动转运（membrane-mobile transport） 16
膜转运（membrane transport） 9
目标函数（objective function，OF） 294
目标函数映射（objective function mapping） 309
目标浓度干预（target concentration intervention，TCI） 368

N

Na^+-牛磺胆酸共转运多肽（Na^+/taurocholate co-transporting polypeptide，NTCP） 31
N-乙酰转移酶（N-acetyltransferases，NATs） 117
纳米给药系统（nanodrug delivery systems） 77，96
脑积液-脑屏障（cerebrospinal fluid-brane barrier，CBB） 36
脑微血管内皮细胞（brain microvascular endothelial cells，BMEC） 36
内分泌细胞（enteroendocrine cells） 11
内流（influx） 19
内皮细胞（endothelial cells） 13
内吞（endocytosis） 17
内在清除率（Intrinsic clearance） 272
内在因素（intrinsic factor） 381
拟合优度（goodness of fit） 303
逆时针滞后回环（counter-clockwise hysteresis loop） 340
逆向剔除法（backward elimination） 308
黏液层（mucus layer） 12
黏着连接（adherens junction，AJ） 11
浓缩型核苷转运体（concentrative nucleoside transporters，CNTs） 30

P

pH-分配学说（pH-partition hypothesis） 42
P-糖蛋白（P-glycoprotein，P-gp） 20
排泄（excretion） 137
排泄比（excretion ratio） 161
潘氏细胞（paneth cells） 11
皮下注射（subcutaneous injection） 71
偏离数据（outlier） 305
平衡型核苷转运体（equilibrative nucleoside transporters，ENTs） 30
平均崩解时间（mean disintegration time，MDIT） 237
平均溶出时间（mean dissolution time，MDT） 237
平均稳态血药浓度（average steady-state plasma drug concentration） 236
平均吸收时间（mean absorption time，MAT） 235
平均预测误差（mean prediction error，MPE） 310
平行管模型（parallel tube model） 275

Q

器官清除率（organ clearance） 160
强代谢型（extensive metabolizers，EM） 288
亲和性（affinity） 334
清除率（clearance） 160，232
清洗期（wash-out period） 251
全或无效应（all-or-nothing effect） 336
醛酮还原酶（aldo-keto reductases，AKRs） 112
醛脱氢酶（aldehyde dehydrogenase，ALDH） 111
醛氧化酶（aldehyde oxidases，AOs） 110
群体参数（population parameters） 296
群体模型（population model） 301
群体药物动力学模型（population pharmacokinetic modeling） 382
群体值（population values） 292

R

人体等效剂量（human equivalent dose，HED） 392
绒毛（villi） 40
容量限制（capacity-limitation） 335
溶解度（solubility） 248
溶酶体（lysosome） 78
溶质载体（solute carrier，SLC） 20
乳腺癌耐药蛋白（breast cancer resistance protein，BCRP） 20
入胞作用（endocytosis） 16
弱代谢型（poor metabolizers，PM） 288

S

上皮细胞（epithelial cells） 10
上皮细胞层（epithelium） 11
哨兵给药法（sentinel method） 392
摄取（uptake） 19
肾排泄（renal excretion） 137
肾清除率（renal clearance） 161
肾消除（renal eliminations） 137
肾小管分泌（renal tubular secretion） 140
肾小管重吸收（renal tubular re-absorption） 140
肾小球滤过（glomerular filtration） 139
肾小球滤过率（glomerular filtration rate，GFR） 138，139
渗透性（permeability） 43
生理药物动力学（physiologically-based pharmacokinetics，PBPK） 270
生物半衰期（biological half life） 154
生物等效性（bioequivalence，BE） 244，245
生物活性检定法（bioassay） 434
生物利用度（bioavailability） 235
生物相（biophase） 341
生物相分布模型（biophase distribution model） 332，341
生物信号（biosignal） 341
生物药剂分类系统（biopharmaceutical classification system，BCS） 248
生物制品（biological products） 419
生物转化（biotransformation） 101
施害药（perpetrator） 386
十二指肠（duodenum） 40
时间依赖性抑制（time-dependent inhibition） 123
食物与药物相互作用（food-drug interaction，FDI） 255
首次人体试验（First-in-human trial） 382
首过效应（first pass effect） 41
受变药（victim） 285
受体（receptor） 333
受体占有（receptor occupancy） 334
受体占有率（receptor occupancy，RO） 334
双单侧 t 检验（two one-sided t test） 257
双向（bi-directionality） 19
顺时针滞后回环（clockwise hysteresis loop） 339
速率法（rate method） 176
随机效应（random effects） 292
羧酸酯酶（carboxylesterases，CESs） 113

T

胎盘屏障（placental barrier） 95
梯度效应（graded effect） 336

体内平衡（homeostasis） 335
体内体外相关性（in vivo in vitro relationship，IVIVR） 248
体外体内外推（in vitro-in vivo extrapolation，IVIVE） 275
替代指标（surrogate） 390
调理化（opsonization） 99
调理素（opsonin） 98
同位素（isotope） 443
同质异能素（isomer） 443
统计矩（statistical moment） 228
吞噬（phagocytosis） 16，17

W

外翻肠囊法（everted gut sac） 49
外在因素（extrinsic factor） 381
晚期内吞体（late endosome） 78
网格蛋白/小窝蛋白非依赖的内吞（clathrin- and caveolin-independent endocytosis） 18
网格蛋白介导的内吞（clathrin-mediated endocytosis） 18
微粒给药系统（microparticle drug delivery system，MDDS） 77
微绒毛（microvilli） 40
胃（stomach） 39
稳态分布容积（steady-state volume of distribution） 233
稳态血药浓度（steady-state plasma drug concentration） 167，201
稳态一点法（steady state one-point method） 374
物理化学靶向纳米制剂（physicochemical targeting nanopreparations） 98
物质平衡（mass balance） 386，441

X

吸收（absorption） 2，39
吸收细胞（absorptive cells） 11
希尔系数（Hill coefficient） 338
系统间外推因子（inter-system extrapolation factors） 276
细胞旁路途径（paracellular route，paracellular pathway） 14
细胞旁路转运（paracellular transport） 79
细胞色素 b5（cytochrome b5） 107
细胞色素 P450（Cytochrome P450，CYP450） 276
细胞色素 P450 氧化还原酶（cytochrome P450 oxidoreductase） 107
先验分布（prior distribution） 300
线性（linearity） 383

线性混合效应模型（linear mixed effects model，LME Model） 398
线性药物动力学（linear pharmacokinetics） 210
相对生物利用度（relative bioavailability，Fr） 244
消除速率常数（elimination rate constant） 153
硝基还原酶（nitroreductases，NTRs） 112
小肠（small intestine） 40
小窝蛋白介导的内吞（caveolar mediated endocytosis） 18
效价（potency） 335
效应（effect，E） 333
效应隔室模型（effect compartment model） 332，341
协变量（covariate） 292
心电图（electrocardiogram，ECG） 397
新药临床试验申请（investigational new drug application，IND） 245
新药申请（new drug application，NDA） 245
信号转导（signal transduction） 347
形状因子（shape factor） 338
血-脑脊液屏障（blood-cerebrospinal fluid barrier，BCSFB） 36
血-脑屏障（blood-brain barrier，BBB） 36
血-组织屏障（blood-tissue barrier） 89
血房水屏障（blood-aqueous barrier，BAB） 66
血管透过性（vascular permeability） 89
血视网膜屏障（blood-retinal barrier，BRB） 66
循环内吞体（recycling endosome，RE） 78

Y

烟酰胺腺嘌呤二核苷酸（nicotinamide adenine dinucleotide，NADH） 107
严重不良事件（serious adverse events，SAE） 382
眼部给药（ophthalmic drug delivery） 64
验证组（valid group） 310
药-时曲线下面积（area under the concentration-time curve，AUC） 367
药物-血浆蛋白结合率（drug-plasma protein binding ratio） 90
药物-药物相互作用（drug-drug interaction，DDI） 20，122
药物代谢（drug metabolism） 101
药物代谢和药物动力学（drug metabolism and pharmacokinetics，DMPK） 102
药物的吸收（absorption of drugs） 453
药物动力学/药效动力学（pharmacokinetic/pharmacodynamic，PK/PD） 331
药物动力学（pharmacokinetics，PK） 331，382

药物动力学参数（pharmacokinetic parameter） 366
药物分布研究（study on drug distribution） 453
药物排泄研究（drug excretion study） 455
药物药效学/毒理学（Pharmacodynamics/Toxicology，PD/T） 88
药物转运体（drug transporter） 19
药效-时间曲线下面积（area under the curve of efficacy，AUC_E） 345
药效动力学（pharmacodynamics，PD） 331，382
药学等效（pharmaceutical equivalence） 245
药学替代（pharmaceutical alternative） 245
一点法（one-point method） 374
醇脱氢酶（alcohol dehydrogenases，ADHs） 111
乙酰胆碱酯酶（acetylcholinesterase） 113
以模型为导引的药物研发（model informed drug development，MIDD） 292
异速放大（allometric scaling，AS） 274
异速放大方法（allometric scaling method） 273
阴道给药（vaginal drug delivery） 62
用药依从性（medication adherence） 377
有机阳离子转运体（organic cation transporters，OCTs） 25
有机阴离子转运多肽（organic anion transporting polypeptide，OATP） 29
有机阴离子转运体（organic anion transporters，OATs） 28
预测误差（prediction error，PE） 310
预防用生物制品（prophylatic biological products） 422

Z

早期内吞体（early endosome，EE） 78
窄治疗指数（narrow therapeutic index，NTI） 252

正向纳入法（forward inclusion） 308
脂质体（liposomes） 99
直肠（rectum） 40
直肠给药（rectal drug delivery） 59
指数型（exponential） 296
指数型误差（exponential errors） 297
质膜单胺转运体（plasma membrane monoamine transporter，PMAT） 30
质子偶联的寡肽转运体（proton-coupled oligopeptide transporters，POTs） 24
治疗窗（therapeutic window） 365
治疗浓度范围（therapeutic range） 365
治疗药物监测（therapeutic drug monitoring，TDM） 366，368
置信区间（confidence interval，CI） 257
中间代谢型（intermediate metabolizers，IM） 288
中枢神经系统（central nervous system，CNS） 36
主动靶向纳米制剂（active targeting nanopreparations） 98
主动转运（active transport） 15
主要研究者（principal investigator，PI） 249
转胞吞（transcytosis） 16，19
最大耐受剂量（maximum tolerance dose，MTD） 382，392
最大推荐起始剂量（maximum recommended starting dose，MRSD） 392
最低有效血药浓度（minimum effective concentration，MEC） 365
最低预期生物效应剂量（minimum anticipated biological effect level，MABEL） 392
最低中毒浓度（minimum toxic concentration，MTC） 365